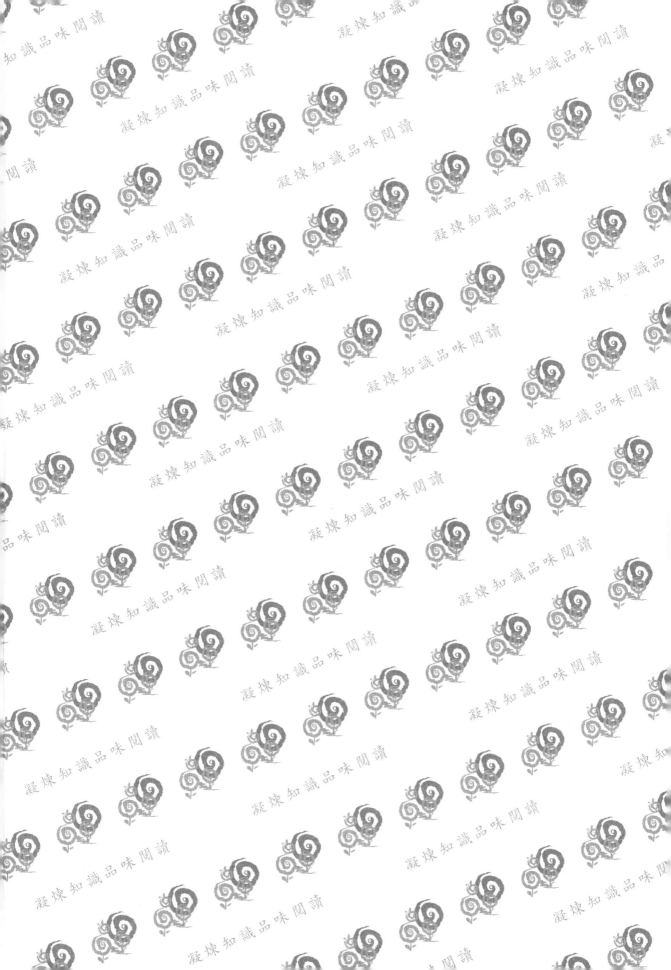

慢性病護理

Chronic Illness：Impact and Interventions

Ilene Morof Lubkin、Pamala D. Larsen　著

曾文培、周雨樺、陳翠芳、呂如分、蔡宜珊　譯
（依翻譯量排序）

五南圖書出版公司 印行

Original English language edition published by

Jones and Bartlett Learning, LLC

5 Wall Street

Burlington, MA 01803 USA

給我的孫子女 Ian, Naomi 和 Kyle Lubkin

以及 Cody 和 Kai Larsen Jonah

與 Landon Fanning 和 Abby Larsen

序言

　　當專業護理人員，能理解我們的歷史、確認我們訓練的優先次序，以及對我們的專業所衝擊為何的這些觀點。允許我對I1ene Lubkin列出其護理訓練的不同之處。這本第六版的「I1ene的書本」中，她在出版之前，已經於2005年4月21日逝世了。

　　在1986年I1ene第一次出版這本書《慢性病護理》，在此之際，也在另一所大學教書，培育慢性疾病照護的碩士級之學生。正當我們尋找合適的教科書之時，我們發現市面上有許多討論慢性疾病的書，但卻沒有任何一本探討病患與家庭經驗的書籍，直到我們發現I1ene所出版的書籍。其書本論及有關病患、家庭，以及能夠協助這些病患相關的處置與疾病的經驗。這本書也論及慢性疾病病患的經驗，與病患整體的照護，聽起來就像護理一樣，不是嗎？

　　很高興我擁有優先審閱特權，並成為I1ene這本書的第四版、第五版以及第六版的共同作者，雖然I1ene與我曾有多次電話及電子郵件的往返溝通，但我們卻從未碰過面。我們彼此是什麼樣的合作關係，我想應該是我們兩個都願意熱情分享有關我們對慢性疾病病患照護的經驗。I1ene是個對自己所做的任何事情都非常熱情投入的人，即使在退休之後依然如此。也許你在臨床實務中是個非常熱情的工作者，藉由這本書提供你一個實務照護的架構。

Pamala D. Larsen 謹誌

紀念

　　我的母親I1ene　Ruth　Lubkin註冊護士，加州大學碩士。逝世於2005年4月21日加州核桃溪市的家中，享年76歲，此時母親正值智慧與個人生命的高峰點。在她身體上總是展現出充滿能量、生氣，是個很活躍的積極份子。在心理層面上，我的母親是一個處處讓人感到驚奇的女人，總是讓她的朋友、家人和同事留下出類拔萃、溫煦迷人、言談具可信觀點與具有神奇機智的記憶印象。她終生熱情致力奉獻且持續投入於教育、教導其他人以及協助任何需要協助的人。她是一位人道主義者，總能切中事情並精確使用適當的言詞意義。

　　母親在1950年畢業於Wayne州立大學護理學程。當她還是個實習護士時，就培育其志趣於協助病患處理其慢性疼痛，以及管理與預防慢性疾病等問題，持續從事約有十多年的時間。同時致力最前端最新研究、參與專題研究報告與擴展其臨床訓練能力。隨後三十年的臨床護士工作中，母親再度返回加州大學Hayward完成碩士學位，在此期間生了四個小孩，並且在加州核桃溪市的John　Muir醫院當全職的護理部副主任。她還繼續完成學業，並從加州洛杉磯的加州大學取得碩士學位。之後幾年她則全心投入於加州大學長堤專科護理師的計畫，之後取得專科護理師證照，並獲聘於加州Martinez　VA醫院的醫療主任。

　　接下來幾年期間，她受邀成為加州大學護理學院的特聘講師。她在校贏得聲譽稱為生動的授課者，以其熱情並散發感染對護理專業的興奮情緒，能帶領人快速成長。在她擔任講師的前兩年，同時獲聘於護理系當全職的助理教授。她所擅長教授的專業，在於她喜歡每一個個體與其專業生命的每一個層面，如此造就專業生命很快地成為護理學院的副教授。在這段期間，花了

數十年終於完成終生的「夢想」，著書完成慢性疾病一書，也就是目前各位所讀的這本紀念書，你手中所持有的一本令人驚奇的書。這個文本反應母親終生熱情協助他人，並傳達她驚人致力奉獻於護理專業的熱情。這本書融合超過五十年的臨床與學術及經驗，對慢性疾病的動態歷程有更好的了解，以及其如何衝擊病患生活中所面臨的問題。在這本教科書出版不久之後，母親成為護理學院的教授。之後她將自己生命的十五年盡心地教導年輕的護士。她到全國各地授課，成為在慢性疾病領域中少數具國際認證的專家之一。當她到了70歲時，母親從學術機構退休，當一位退休教授，其工作時數幾乎是先前每週工作的一倍以上，她燃點心中想法並展現驚人的熱情，無視於年齡與疾病而全然奉獻，直到她生命的最後五年，成為年長的參議員，代表Contra Costa地區，針對在加州首府山克拉門都老年立法機關的相關研究、與倡導立法法案，來支持關切健康照護議題，以及其他有關老年重要法案的立法。Ilene Ruth Lubkin註冊護士，加州大學碩士，每天都致力於工作中，朝其夢想和目標前進，直到死亡始終如一。

Hugh J. Lubkin 謹誌

目錄

第一部分

疾病的衝擊

第一章　慢性化

前言

慢性病是美國最嚴重的健康問題。根據估計，2004 年美國國內有 1 億 3 千 3 百萬人罹患至少一種慢性病。到了 2020 年，粗估會有 1 億 5 千 7 百萬人罹患至少一種慢性病，占了人口總數的一半（Partnership for Solutions, 2004）。2001 年醫療費用小組研究（Medical Expenditure Panel Survey, MEPS）的資料說明，目前美國有 83% 的醫療費用用於治療慢性病患者（Partnership for Solutions, 2004）。這情況非常嚴重。

我們在檢視各種不同的慢性病時，了解到需要如此多的服務才能照顧慢性病患者，這讓我們非常驚訝。舉例來說，我們可以想想罹患阿茲海默症、腦性麻痺、心臟疾病、脊髓損傷或多發性硬化症的患者，罹患上述疾病的患者各有不同的需求。患者須由健康照護體系取得不同的服務，但目前的健康照護體系卻以提供急症照護為主。

第一批戰後嬰兒潮出生的人在 2011 年將年屆 65。此一趨勢讓大眾更加關注健康照護體系因應慢性病的能力。這個世代的人特別大聲地抨擊健康照護體系無法滿足當今社會需求，更遑論能解決未來的問題。除此之外，戰後嬰兒潮世代的民族組成比前一個世代更加多元（National Center for Health Statistics, 2004）。目前以及未來的健康照護體系，如何能夠因應不同族群的年長者以及伴隨而來的慢性病呢？

許多因素使越來越多人罹患慢性病。公共衛生、細菌學、免疫學以及藥理學等領域的發展大幅降低急症死亡率。醫療進步延長了人類的預期壽命以及更早診斷出罹患的疾病，但卻使慢性病罹患率大幅成長。而壽命越長讓人越容易發生意外或罹患疾病，最終可能演變為慢性疾病。原先可能死於心肌梗塞的病患，現在卻可能因為心臟衰竭而得接受持續不斷的照護。癌症患者接受救命治療（life-saving treatment），但伴隨而來的醫原性（iatrogenic）傷害使患者須持續接受健康照護。

拜目前復健技術之賜，意外受傷而四肢癱瘓的青年可活得更久，但必須從醫療照護體系獲得持續預防及維持照護（maintenance care）。罹患纖維性囊腫的幼童因肺部移植手術而得以改善生活，但終其一生還是得受到持續的照護。因此，許多曾經是致命的傷害、疾病以及症狀，現都成為慢性疾病。

　　當今的醫療照護體系是在二次戰後的二十年逐漸形成（Lynn & Adamson, 2003）。此一體系的目的是提供重症、偶發性（episodic care）以及治癒性照護，而非治療慢性疾病。整體來看，當前的醫療照護體系能有效地提供急症照護，但卻由各種不同的照護組成，如到醫院就醫、居家照護以及醫生訪視等。每種照護只能以本身有限的能力照護患者。沒有任何一個部門、機構或療法能全面性的管理疾病，想當然也無法理解患者及家屬的患病經驗。沒有人負責患者的整體照護，只能用本身的專業知識照護病患，而這卻使醫療費用大幅提升。就如同 Zitter 所說：「若僅提升單一種照護的品質，經常會提高照護體系的成本」（Zitter, 1997, p.2）。

疾病與患病

　　雖然專業健康照護人員經常將疾病與患病交替使用，但我們仍須了解這兩個字意義上的差別。疾病是指一種狀況，如結構或功能的改變，醫師由病理學及生理學的角度視之。相反地，患病是人們經歷症狀及痛苦的經驗，通常指的是患者及家人如何覺察、面對以及與疾病共處。了解慢性的病理學成因固然很重要，但若要長期照顧病患，對患病經驗的理解更顯其重要性。因此，本書的重點是放在患者及家人的患病經驗，而非說明特定的疾病過程。

急症與慢性病

　　若罹患急症，症狀會突然發生，與疾病過程相關的症狀一一浮現。急症發病的時間相當短，最後患者不是痊癒，就是死亡。

　　但慢性疾病卻會永遠跟隨著病患。雖然能活下去比死亡好，但這對患者及整體社會，可說是憂喜參半。除此之外，慢性病將成為個人的認同。舉例來說，無論罹患何種癌症，即使症狀並不明顯，但仍被貼上「那個人得了癌症」的標籤（詳見第三章污名）。

　　有許多不同種類的慢性病，但沒有單一的發病模式。慢性病可能突發或累積許

久才爆發，病情可能突然惡化，或者潛伏期非常長且未出現任何症狀。保持健康或抑制症狀就如同平衡治療方法但又同時強調生活品質一般。當強調生活品質時，保持健康或緩解症狀就像是平衡治療攝生同時要進行的多種事務。

歷史觀點

古今中外，人類了解人會生病，並嘗試將疾病帶來的影響降至最低或治癒疾病。蘇美人遺留下來的石板（公元前 2158-2008 年），證明當時曾使用敷料（poultices）希望能治癒疾病。雖然石板上只記載處方以及治療方式，並未討論疾病本身，但這應是最古老的醫療文本（Majno, 1975）。在 17 世紀，除了解造成疾病的因果關係之外，當時的衛生官員下令清理城市街道，立法規定排泄物的儲存方式，以解決惡臭的問題。當時人們認為惡臭是鼠疫的來源（Cipolla, 1992）。

到了 19 世紀，在發現疾病成因及過程後，便將科學方法運用到健康照護上。衛生領域如醫學及護理學等，現在得面對各式各樣的疾病，從急症到慢性疾病，以及因廣泛地介入所造成的醫原性（iatrogenic）傷害。

在 1940 年代，慢性疾病對社會健康的影響受到全國注目，因而進行首次國民健康調查（National Health Survey），期望了解慢性病對社會造成的影響（Commission on Chronic Illness, 1957）。早在 1977 年，疾病管制局（Centers for Disease Control, CDC）便重新定位該機構的角色，開始強調慢性疾病的初級預防（Benjamin & Newcomer, 1997）。

現今的專業健康照護人員可能會面臨以下的問題：在未來，病人可能罹患急症或慢性病，但他們所須的照護方式仍不夠完善。專業健康照護人員、科學家、立法人員必須衡量是否有充足的經濟、社會以及環境資源，以維持日益增長的預期壽命的品質。

慢性化的定義

慢性化的定義非常複雜。許多人希望能給慢性病一個完整的定義，但卻都不甚明確（詳見表1-1）。首先，慢性疾病委員會（Commission on Chronic Illness）列出慢性疾病的特徵：身體受傷或發生異常，讓患者無法過著正常的生活，包括以下一種或多種情況：懷孕、殘餘失能（residual disability）、非病理上的改變、需要

復健或長期監護、觀察及照護（Mayo, 1956）。長期病人照護國家會議（National Conference on Care of the Long-Term Patient）在慢性病的特徵中加入了時間的面向：凡因慢性病或損傷而須緊急住院超過三十天，或在其他照護環境裡，須接受醫療監護或復健三個月或以上，就可將之稱為慢性疾病（Roberts, 1954）。

　　如果我們欲了解某種慢性病的成因，要定義此慢性病就更加困難。某些慢性病須幾年的時間症狀才會出現。若大腸癌在 50 歲發病，但我們能確定這是因為三十年前細胞突變而造成的嗎？或是因為某種飲食或生活習慣所引起？還是進行大腸切片時癌症因子便已產生？就如生命一般，起因於何時總是充滿爭議。對慢性疾病而言，成因非常重要，如此才能找出預防或減輕慢性病的方法。

表1-1　慢性病的定義

作　者	定　義
慢性疾病委員會（1957）	身體受傷或產生異常，無法過著正常的生活。包括以下一種或多種情況：如懷孕、殘餘失能、由不可逆的病理改變所造成、須特別訓練病患復健、需要長期監護、觀察及照護。
Feldman（1974）	持續的醫療狀況，伴隨不同程度的社會、經濟、以及行為帶來的影響，需要持續及有意義的個人及專業投入。（摘要）
Cluff（1981）	醫療介入無法治癒的醫療狀況，須定期監測以及支持性照護，以降低疾病的嚴重程度，讓個人功能發揮到最大以及負責自我照護。（摘要）
Curtin & Lubkin（1995）	慢性病是疾病或傷害的出現、累積或潛伏，須有全人環境（total human environment），以提供支持性照護以及自我照護、維持功能、預防再度失能。

　　慢性病的嚴重程度以及發展方向，讓我們更難明確地定義慢性病。殘障的定義不僅取決於殘障的情況以及嚴重程度，還得視對個人的影響而定。與年長者相比，罹患骨癌的年輕人得花更多時間調適。殘障的程度以及被迫改變的生活方式，與患者對疾病的知覺及某種疾病有很大的關係。

　　某些治療方式造成的長期或醫原性傷害也可能會導致慢性病，因此也可將之定義為慢性病。舉例來說，末期腎臟病患者（ESRD）須進行血液透析，因此生活方式被迫改變。救命過程也會造成其他問題。舉例來說，病患在 30 歲時接受腹部放

射線照射，以治療移轉性腸癌，但往後數年可能會造成吸收不良，持續腹瀉而使患者神情憔悴、身體衰弱。利用化學療法治療癌症，可能會使病患在往後幾年罹患白血症。

慢性病無法完全治癒或預防。從生物的角度來看，人體耗損速度不一。醫療的進步讓許多年長者需要越來越多專業的服務，以治療日益複雜的疾病。Emanuel（1982）說過：「生命是由慢性病累積而成，若超出我們的負荷，便得向疾病屈服（p.502）。」

若從護理的角度出發，可將慢性病定義如下：

慢性病是疾病或傷害的不可逆存在、累積或潛伏，須有全人環境，以提供支持性照護以及自我照護、維持功能、預防再度失能。（Curtin & Lubkin, 1995, pp.6-7）

慢性病的衝擊

慢性病影響個人生活的各個層面。但因人格特質、信念與價值觀、擁有的支援系統以及其他不同個人因素，慢性病對個人造成的衝擊也有所不同。一名 40 歲罹患原發性漸進性多發性硬化症的女性，其患病經驗與同年齡罹患相同疾病的人一定有所不同。故每位病患皆有其獨特的患病經驗。

成長及發展因素

個人的成長及發展階段對照護慢性病患者非常重要。慢性病患者全面照護計畫應包括評估患者的成長及發展階段。

人一定會老，老化以及生命各個階段影響問題類型以及問題產生的後果。而此類問題及後果會影響慢性病患者。就算罹患疾病和／或身體殘障，每個人還是得完成各年齡層的發展任務，如此心理及認知狀態才能進入下一階段。發展通常會產生離心或解放的效果，而患病會帶來向心或集中的效果。若在關鍵時期（如孩童才剛入學）罹患疾病，會使生活大亂，並造成許多接踵而至的問題（Rolland, 1987）。

慢性病對個人發展階段的獨立性及自我控制產生負面的影響。患者勢必越來越依賴他人：幼童無法滿足自己的需要；學齡兒童在學業方面無法跟上同學，也無法參與課後活動；青少年無法達成目標，也無法獨立自主；患病前，年長者原本能獨立生活，但現在卻無法完成老年的發展任務。在任何一個發展階段中，管理及遵守療程可能會產生個人控制的問題，導致疾病管理失敗，造成負面的患病經驗。

身體意象是自我概念中非常重要的部分，與個人發展階段密不可分。舉例來說，已具有身體覺察的孩童，可能會因為罹患疾病而受到負面影響，而使其無法獲得必要的身體覺察訊息（如學步的兒童測試身體的極限）。進入青春期的青少年也受到相似的影響。因為罹患慢性病之故，青少年若不改變自己的身體意象，則無法面對正常的成熟過程（詳見第八章身體形象）。

從嬰兒時期至青少年時期

根據估計，美國約有 15%～18% 的兒童罹患慢性病或殘障，需要特殊的健康照護（Judson, 2004; Perrin, 2004）。根據醫療費用小組研究 2001 年的資料，如下表所示，此四項慢性疾病是造成大多數 0～17 歲孩童無法受教育的主因。

表1-2 慢性疾病比例

慢性疾病	比例
眼部疾病	6%
情緒、行為失調	15%
氣喘	27%
呼吸疾病	35%

＊資料來源：Partnership for Solutions, 2004。

隨著科技進步、治療方法改善、公共衛生以及預防辦法的實施，越來越多孩童罹患慢性疾病。腦性麻痺、脊柱裂、纖維性囊腫等慢性病新療法的出現，延長這些孩童的生命。科技的日新月異大幅增加極低出生體重和超低出生體重早產兒的存活率（Jackson, 2000）。但能倖存下來的兒童，通常得面臨終生的慢性健康問題。醫療進步導致越來越多的嬰兒、幼童、青少年罹患長期健康問題。貧困與種族讓越來越多孩童罹患慢性病，且病情不斷惡化（National Center for Health Statistics, 2004）。貧窮是造成全球幼童罹患慢性病最常見的因素。同時，貧窮常常與種族、

社會地位以及教育有關（Judson, 2004）。

　　因爲兒童期是非常特殊的階段，成長與發展的需求得特別注意，提供的照護也與其他年齡層不同。注意孩童的發展程度而非年齡的增長，讓我們更能關心孩童的優勢而不是缺陷（Brown-Hellsten, 2005）。

　　現在大家都了解，以特定疾病相關療法治療罹患慢性病的孩童，或許不是最適當的做法，這與照護成年慢性病患者非常相似（Schmitke & Schlomann, 2002）。因此，臨床醫師找出六個重要面向，比特定疾病相關療法更適合用來治療罹患慢性病的孩童。

1. 發病原因
2. 疾病發展方向
3. 對外表的影響
4. 對日常生活功能的影響
5. 對行爲以及社交能力的影響
6. 需要的照護

＊資料來源：Schmitke, J. & Schlomann, P.（2002）。

　　在塑造彼此的生命以及幫助彼此準備進入成年階段的過程中，兄弟姊妹扮演了積極且多元的角色。因爲擁有「不同」的兄弟姊妹，孩童經歷許多不同的情緒反應；因兄弟姊妹罹患疾病或殘障之故，他們也必須調整自己的生活方式。但至目前爲止，我們仍不確定患病或殘障的兄弟姊妹對家中其他孩童造成的影響（Brown-Hellsten, 2005）。事實上，近年來有些證據顯示，可能是因爲社會大眾越來越能接受疾病與殘障，上述的影響有遞減的趨勢（Sharpe & Rossiter, 2002）。但這些證據說到，父母親才是最需要調適的。某些家長能覺察疾病及其影響，並透過正常化（normalization）整合病情。正常化是一種管理的過程，有慢性疾病兒童的家庭常會使用此方法。家庭了解孩童的病症，盡量將社會對家庭的影響降至最低，然後參與活動證明自己的家庭與他人無異（Knafl & Deatrick, 1986）。

　　罹患慢性病的青少年可能無法達成「獨立」這項新發展任務，但仍須學習接受有缺陷的人生。此時身體發生多重變化，但慢性病卻在此刻浮現，會使青少年厭惡自己的身體，甚至對人際關係造成極大的負面影響。青少年面對最大的挑戰是如何調適，因爲生活從「原來會是怎麼樣」變成「現在以及還能變成什麼樣」。

低社經地位與健康狀況不佳有關，這方面青少年與其他年齡層的情況十分相似（Newacheck, Hung, Park, Brindis, & Irwin, 2003）。

從青壯年時期至中年時期

　　青壯年時期至中年時期是人一生中活動力以及生產力最高的時期。開始成家立業、結婚生子、經歷社會地位的變動，以及準備退休。若在此時罹患慢性病，則使個人無法達成目標及夢想。在此階段，創意能量由體內向外發散，但罹患慢性病患者須運用最深沉的力量與疾病對抗。

年長者

　　老化以及死亡的概念在 20 世紀歷經重大的改變。1900 年的主要死因包括急性肺炎、肺結核、腹瀉及腸炎、受傷等（美國健康與人類服務部，2000）。罹患重症和／或殘障，可能在幾天、數週或數個月內身亡，絕對不會拖到數年之久。家庭得負擔龐大的醫療費用，患者也多由家庭成員照顧（詳見表1-3）。

　　現在進入 21 世紀，讓我們看看發生了哪些變化。從 1950 年到 2000 年，美國 75 歲及以上的人口從 3% 成長至 6%。根據估計，至 2050 年 75 歲及以上人口將占總人口的 12%（國家衛生統計中心，2004）。許多慢性病好發在老年人身上，因此老年人口增加的意義重大。隨著人們老化，診斷出罹患慢性病的機率也越大。我們將這種共存情況（co-existing conditions）稱爲共病症（*co-morbidities*）。在21世紀，預期壽命增加，意味罹患慢性病的年長者失能時間將加長、更容易罹患其他疾病、醫療費用增加以及日益增加的照護問題。Lynn 及 Adamson（2003）將老年人常罹患的慢性病分爲以下三類：

表1-3　一個世紀的改變

	1900	2000
預期壽命	47 歲	75 歲
常見過世地點	家中	醫院
醫療費用	家庭負擔	聯邦醫療保險支付
患病至死亡的時間	通常不會太久	平均是兩年

＊資料來源：經作者許可，複印自 *Approaching Death: Improving Care at the End of Life*. ©國家科學院 1997，節錄自國家研究出版社，華盛頓特區。

1. 非致命性慢性病——如骨質疏鬆症、聽力或視力問題。雖然這些症狀會加重殘障的程度以及增加健康照護的費用，但大多數的患者仍能存活長達數年之久。

2. 嚴重、最終會導致死亡的慢性病——癌症、器官系統衰竭（心臟、腎、肝、呼吸系統衰竭）、失智以及中風。

3. 使患者虛弱的疾病——致命的慢性疾病，使患者幾乎沒有任何力量。任何干擾會使狀況惡化及醫療費用大幅提高。

　　年長者也有成長及發展任務，但若罹患慢性病，便無法完成。一般來說，我們「預期」老年人會罹患一種或多種慢性病，並且能面對伴隨老化出現的慢性疾病。但我們若用 Erikson 的發展理論作為實踐的基礎，則各個年齡層都有發展任務須完成，年長者也不例外。成年人的發展任務包括精力充沛與頹廢遲滯（generativity versus stagnation），老年人的發展任務則是完美無缺與絕望悲觀（integrity versus despair）。但社會對老年人及慢性病患者都抱持著負面的態度（詳見第三章污名）。目前社會大眾傾向以對國庫的影響，來看待老年人及慢性病患者。65 歲及以上的人口的確使用了絕大部分的醫療照護費用。老年人口成長意味著，未來用於老年人的醫療照護費用無論是數字或比例，都將增加（詳見第二十七章金融衝擊）。用在老年人身上的照護費用無法帶來未來的利益，與投注在孩童身上的醫療花費非常不同（詳見第二十六及二十四章，分別討論政治與政策和長期照護）。

生命品質與生命長度

　　若要成功地適應慢性病，必須相信有意義的生命品質值得我們奮力爭取。但疾病只是眾多影響整體生命品質的因素之一。舉例來說，即使罹患相同的疾病，有些人可以忍受，有些人卻無法容忍。疾病特性、患者的年齡與發展、失能程度、維持患者生命必須的醫療介入程度等，對患者、家庭以及整個社區皆有影響（詳見第九章生活品質）。

　　醫療科技創造出新的方法，保護及延長人類壽命，但卻使專業照護人員面臨兩難的局面。醫療界長久以來都在討論誰應接受什麼樣的救治以及誰應負擔醫療費用。隨著許多複雜的治療方式以及多重器官移植的出現，我們須廣泛地計畫，為特定患者制定導引方針。多數醫院設有道德委員會，決定在眾多病人中誰應接受急

救。即便是死亡的過程或死亡本身都受道德委員會的掌控。

1990 年通過的病人自我決定權法案（Patient Self-Determination Act）改變了專業健康照護人員的角色，從原本的決策者轉換為教育者及促進者。本法案強調患者應主導自己的健康照護，做出可能會導致患者死亡的決定。本法案的兩大特色為：病人有權拒絕接受治療以及主導自己的健康照護（詳見第十八章慢性病的倫理議題）。

隨著病人越來越能對自己的病情表達意見以及更深入參與照護及治療，生命品質與生命長度的討論將持續繼續下去。患者開始將自己視為照護人員的夥伴，而不僅僅是接受照護的人。

健康差距

健康照護中的種族差距同樣出現在許多疾病以及健康照護服務中，鮮有例外（Smedley, Stith, & Nelson, 2003）。這些差距促使國會在 1999 年要求醫學研究機構（Institute of Medicine, 以下簡稱為 IOM）評估差距的種類及程度。IOM 的責任包括：

1. 評估各民族健康照護的差異。這些差異的成因不包括如醫療可獲性等已知因素。
2. 衡量可能造成各民族健康照護差異的因素，包括對個人、機構及健康體系的偏見、歧視以及刻板印象。
3. 提供建議以根除健康照護差異。

＊資料來源：Smedley 等人，2003, p.30。

IOM 成立一委員會重新評估數百條法規，並從個人、資料庫以及焦點團體蒐集資料。許多文獻都有提到少數族群受到不公平的醫療照護。其中最有利的證據出自於心血管疾病照護研究。此委員會的發現及建議詳細地呈現在不平等待遇：弭平各民族健康照護的差距（*Unequal Treatment: Confronting Racial and Ethnic Disparities in Healthcare*）（Smedley 等人，2003）。

相似的情況也出現在少數族群的預防保健中。2004 年國家健康照護差距報告（National Healthcare Disparities Report, NHDR）說明，特定族群的實證預防保健（evidence-based preventive services）使用的確存在著差異，低社經地位（lower socioeconomic status, SES）的人與少數族群更是如此。舉例來說：

1. 低社經地位者或少數族群較不常做大腸直腸癌及乳癌篩檢。

2. 除了諮詢以及詢問如何治療心臟病危險因子之外，低社經地位者及拉丁裔美國人不常進行血壓及膽固醇檢測。

3. 低社經地位者及非洲裔美國人不願意讓孩童在 4 歲前接受預防注射。

4. 低社經地位及少數族群的孩童不常接受牙齒檢查。

5. 低社經地位、非洲裔美國人及拉丁裔美國人較不願意接種流感及肺炎鏈球菌疾病疫苗。

＊資料來源：Kelley, E. 等人（2004）。

文化影響

疾病信念體系（Illness belief systems）形成文化環境，而文化環境影響照護者以及個人對疾病的態度。疾病成因與必要的治療這兩個概念影響照護者提供的療法以及患者預期的結果。

美國人口越來越多元化，爲專業健康照護人員帶來了新的挑戰。如何提供符合各文化的照護？我們想到的第一個問題可能是「到底什麼是符合各文化的照護？」目前的健康照護教育體系不注重了解與學習他人的文化、信仰以及價值觀，經常是「一套照護方式走天下」。

Chin（2000）說明提供符合各文化的照護應注意的三項議題，包括醫療可獲性、利用以及醫療品質。醫療可獲性是指取得醫療服務的方便程度。目前的健康照護體系以地域區分照護對象，而不是以人口或社群加以區別。可獲性的另一面向是，若無雙語照護提供者，則可提供口譯員給不會說英語的病患。各方仍對此服務與口譯員的費用爭論不休。另一方面，若聘用口譯員，病人等待的時間會延長、翻譯可能不恰當以及安排看診時間不易（Chin, 2000）。除此之外，聘請口譯員的費用不包含在支付制度內。

「利用」意指在一個體系內，服務取得的方便性、使用服務的頻率以及使用是否恰當。因爲缺乏授權服務（enabling services）、個案管理、服務延伸（outreach）、交通、孩童照顧服務，移民者及低收入的少數族群無法利用醫療服務（Chin, 2000）。

專業健康照護人員相信自己提供高品質的照護，但他們是從自身的立場衡量品質，而非以病患的角度加以衡量。其他文化背景的人可能認為健康照護的品質並不好，因為專業健康照護人員並沒有考慮到個人的宗教信仰、價值觀以及患者的習慣，如患者服用中藥或北美原住民的傳統藥物。患者及照護提供者的價值觀及信仰常常相距甚遠，但目前的健康照護體系中對此著墨不多。

社會影響

年長者或慢性病患者覺得自己不被他人需要。若他們罹患急症，無論從康復的可能性、症狀減輕程度或經濟的角度來看，都不太值得為他們提供照護。為年長者建立基本方針時，應考慮其功能性（functionality）而非年齡。Bortz（1988）認為預防對策、功能評估以及復健治療都比治癒疾病更重要。

到目前為止，社會大眾仍多從疾病的角度來定義疾病與患病。這讓慢性病患者處於非常不利的地位。我們應將慢性病患者視為「經過修飾」（modified）而不是「不具生產力」（unproductive）的人。這樣的觀點才能使患者的福祉、創造力以及生產力達到最大。

國內許多著名人士都站出來替慢性病患者發聲，恰巧這些人皆有身體殘障或罹患慢性病、末期疾病。這些人的勇氣及遠見讓立法人員更客觀以及更仔細地評估立法與提供經費的可能性。米高福克斯及拳王阿里罹患帕金森氏症；魔術強森感染 HIV 病毒；已故的克里斯多夫里維四肢癱瘓，依賴呼吸器維生。他們都挺身而出希望降低慢性病背負的污名，也期望立法人員修改公共政策以及增加研究經費。

慢性病的經濟衝擊

美國人的平均醫療費用高於其他世界各國（National Center for Health Statistics, 2004）。與 2002 年 9.3% 的成長相比，2003 年 7.7% 的成長算是較為緩慢，但總醫療支出仍達 1.7 兆美元（Smith, Cowan, Sensening & Catlin, 2005）。醫療費用占國民生產毛額的比例首度超越 15%，達到 15.3%（Smith 等人，2005）。

我們可用糖尿病來說明慢性病造成的經濟衝擊。美國糖尿病協會的資料顯示，在 2002 年，共有 1,320 億美元投注在與糖尿病相關的費用上。其中 920 億美元為直接費用，40 億美元是間接費用，包括殘障、無法工作以及早逝等（Kruzikas,

Jiang, Remus, Barrett, Coffey & Andrews, 2004）。因爲費用如此龐大，IOM 將改善糖尿病照護品質視爲其首要任務。

　　想想罹患五種或以上慢性疾病的患者。他們平均一年得看十五次醫生，得拿超過五十份藥（Partnership for Solutions, 2004）。這讓患者及聯邦醫療保險（一般來說，保險對象爲 65 歲以上的老年人）付出大筆醫療費用，患者可能還得額外購買醫療保險計畫。

　　我們可能會認爲，醫療費用逐漸增長，讓大衆認爲醫療照護體系能管理健康照護。但事實卻恰恰相反。Harris 爲約翰霍普金斯大學及羅伯特・伍德・詹森基金會（Robert Wood Johnson Foundation）進行美國成年人研究，此研究發現：

　　1. 72% 的人認爲，慢性病患者很難從健康照護提供者獲得必要的照護。

　　2. 74% 的人認爲，慢性病患者很難取得處方藥。

　　3. 89% 的人認爲，慢性病患者很難找到適當的健康保險。

　　不斷增長的醫療費用替健康保險帶來大筆的利益。原本小公司得替員工支付保險費用，但現在可能將部分費用轉嫁給員工，甚至不爲員工保險。醫療費用讓一般美國家庭的財務狀況越來越吃緊。

專業健康照護人員的態度

　　專業健康照護人員可能對慢性病抱持正面的態度，認爲慢性病對個人、家庭或社會的未來成長有所助益。但是照護人員也可能持負面的態度，認爲慢性病無法完全康復。因爲多數醫院只提供偶發性照護，而絕大部分醫療人員只在患者病情惡化時參與照護，因此才形成衆多負面態度。即便是慢性病患者的狀況只會持續惡化以及帶來更多的痛苦，但因爲不常接觸慢性病患者之故，健康照護人員仍然認爲患者能復原。

　　照護慢性病患者不像在急診室救回一條人命那樣，讓人如此有成就感。教導患者糖尿病帶來的長期影響無法與救活心臟病患者或新生兒相比。但很不幸地，許多專業護理照護人員因爲想參與急救而選擇這個職業，因此對慢性病患者抱持負面的態度。

介入

    Partnership for Solutions是一全國性團體，希望發掘與慢性病相關的議題以及尋求治療的方法。此團體由羅伯特‧伍德‧詹森基金會成立，地點位於約翰霍普金斯大學內。該組織的首要目標是改善 1 億 3 千 3 百萬名慢性病患者的照護及生活品質。此團體有三項主要的活動：(1)進行創新研究，並了解目前有哪些研究能說明問題的本質；(2)代表慢性病患者將研究結果傳達給立法人員、企業界領袖、醫療專業人士以及慢性病患者的支持者；以及(3)與前述的團體合作，解決慢性病患者面臨的問題（Partnership for Solutions, 2004）。健康照護專業人士及大眾可在該團體的出版品或網頁上找到與慢性病相關的文獻（網址為 http：//www.partnershipforsolutions.org）。

專業教育

    除了強調長期關注患者的照護模式外，我們仍需要「新的」照護模式教導未來的健康照護專業人員。若健康照護教育停滯不前，我們就得運用過時的急症醫療模式，教育未來的醫師、護士以及治療師。醫療界討論慢性病已有數十年，不斷強調需要有所改變，如此才能提供慢性病患者更優質的照護。但在健康照護專業教育中卻沒發生什麼改變。

    波爾慈善基金（The Pew Charitable Trusts）成立波爾醫療專家委員會（Pew Health Professions Commission, 1989-1999），研究照護人力層面。此委員會的目標是幫助立法人員以及教育者更完善地準備健康照護教育課程，以滿足 21 世紀病患的需求。此委員會最後一份報告是在 1998 年 12 月公布，其中說明 21 世紀的健康照護專業人士應具備的能力（詳見表1-4）。

表1-4　波爾 21 世紀專業健康照護人員能力

- 具有社會責任以及社會服務精神。
- 在專業活動中，展現符合倫理的行為。
- 提供實證照護與合格臨床照護（clinically competent care）。
- 將各種健康決定因素融入臨床照護中。
- 運用新知識。

（續）

- 展現批判性思考、反省以及解決問題的能力。
- 了解基層醫療的角色。
- 努力施行預防健康照護。
- 將人口爲基礎的照護及服務融入實踐之中。
- 若患者需求未滿足，就改善他們的醫療可獲性。
- 練習與地方社區共同做出健康照護決策。
- 提供不同族群文化敏感性的照護。
- 與當地社區共同做出健康照護決策。
- 有效及適當地運用通訊以及資訊科技。
- 能在各學科團隊中工作。
- 確保照護滿足個人、專業、醫療體系以及社會需求。
- 展現領導才能。
- 負責各層級的照護品質以及健康結果。
- 持續改善健康照護體系。
- 支持提升、保護大眾健康的公共政策。
- 不斷學習且幫助他人學習。

＊資料來源：波爾醫療專家委員會（1998）。21世紀護理專業人士應具備的21項能力。見網址http：//www.furturehealth.ucsf.edu/pewcomm/competen.html

　　表1-4列出應具備的能力，因此照護人員的態度勢必得加以改變。照護人員應視照護慢性病患者與照顧急症患者一樣重要，也一樣有成就感。但是改變態度是非常緩慢的過程。媒體讓大眾更了解罹患慢性病的意義爲何。社會大眾之所以缺乏同理心及漠不關心，可能是因爲大眾沒有機會與慢性病患者接觸。在過去，因爲疾病和失能的嚴重程度、不友善的環境以及無法工作等因素，使慢性病患者無法融入主流社會。有時仍有人以無能的角度出發，看待慢性病患者，而不是以患者的能力爲出發點。

　　IOM也努力地改善健康照護人員的教育。自1996年起，IMO發起一連串提升照護品質的活動。最近的活動建議改善健康照護專業人員的教育，更能符合國家的需求。簡而言之，他們的願景是打造能解決下列問題的健康照護教育：

1. 提供以患者爲中心的照護
2. 能在各學科團隊中工作
3. 實踐品質改善
4. 採用實證應用
5. 運用資訊科技

＊資料來源：Greiner, A. & Knebel, E.（Eds.）（2003）。

立法

改善公共政策仍然是最主要的介入方法，能協助慢性病患者及其家屬。我們須制定國家政策、提供預防資金以及提倡衛生保健。除此之外，除非健康照護專業人員能改善各醫療機構以及提供解決資金問題，否則慢性病患者無法取得必要的長期照護。連續性居家照護的需求再明顯不過。

目前醫療界仍廣泛討論 2003 年醫療照護處方藥改進及現代化法案（Medicare Prescription Drug, Improvement, and Modernization Act，以下簡稱為 MMA）的處方藥規範。MMA 建立基本門診病患藥品給付制度，也就是聯邦醫療保險 D 類。MMA 也主動提供門診病人藥品給付給聯邦醫療保險受惠者。國會預算局（Congressional Budget Office, CBO）估計，2006 年此計畫生效時，將有 87% 的聯邦醫療保險受益者參加（CBO, 2004）。兩黨政治人物及政府官員仍在討論此計畫到底會花掉政府多少錢。唯一可以確定的是，費用一定比布希政府當初的估計高出許多。

特別值得注意的是，MMA 中有一部分大眾較不熟悉。MMA 規範了第一階段自願改善慢性照護計畫（Phase I Voluntary Chronic Care Improvement Program, CMS, 2005 ）。以下引述照顧和醫療補助服務中心（Center for Medicare and Medicaid Services，以下簡稱為 CMS）的說明：「CMS 為聯邦醫療保險論量計酬（fee-for-service，以下簡稱為 FFS）計畫所成立的第一個大型照護改善計畫。CMS 將選擇一些機構，提供自我照護指南以及支持給慢性病患者。」（CMS 網址為http：//www. cms.hss.gov.medicarereform/ccip/）。2004 年 12 月 8 日有九個機構獲選，將在 2005 年春天開始運作。

第一階段獲獎者及其服務地區列舉如下：

1. Humana, Inc.　佛羅里達州中部

2. XLHealth Corporation　田納西州

3. Aetna Health Management LLC　伊利諾州芝加哥市

4. Lifemaster Supported SelfCare, Inc.　奧克拉荷馬州

5. Mckesson Health Solutions LLC　密西西比州

6. CIGNA HealthCare　喬治亞州

7. Health Dialog Services Corporation　賓州

8. American Healthways, Inc.　華盛頓特區及馬里蘭州

9. Visiting Nurse Service of New York　紐約市：皇后區及布魯克林

Home Care & United HealthCare

Services, Inc.-EverCare

　　這些計畫預計將服務 15 至 30 萬聯邦醫療保險受惠者。這些罹患多重慢性病患者皆參與聯邦醫療保險FFS計畫。這九個機構獲選的原因是在它們服務的地區中，糖尿病及心臟衰竭非常普遍。CMS 的資料說明，14% 的保險者罹患心臟衰竭，但他們的醫療費用卻占了整體的 43%。18% 的保險者罹患糖尿病，而他們的醫療費用占了整體的 32%（CBO, 2004）。慢性照護計畫是自由參與，受益者也無須付費，也不會影響患者選擇醫師的權利。

提供符合各文化的照護

　　提供符合各文化照護的需求持續存在。到了 2050 年，美國境內的亞裔人口將從現在的 3% 成長至 8%；非洲裔美國人將由 12.7% 上升至 14.7%；拉丁美洲裔人口將從 12.6% 增加至 24.4%（美國人口統計，2004）。為了因應多元人口的健康照護需要，我們得發展新的照護模式，提供更佳的照護。Campinha-Bacote 的文化能力照護模式便可滿足不同民族的需要。此模式說明文化意識、文化知識、文化能力、文化接觸以及文化欲求等，是建構文化能力最重要的元素（Campinha-Bacote, 1999）。這些元素相互依賴，無論健康照護提供者從何處切入，皆必須經歷及因應這五個構面。此五個元素的交會之處，才是真正的文化能力（Campinha-Bacote, 1999）。

　　美國健康與人類服務部（Department of Health and Human Services, DHHS）的少數民族健康辦公室（The Office of Minority Health）已完成草案標準，規範符合各語言及文化的健康照護服務。表 1-5 說明 DHHS 的標準，期望大眾皆可以獲得健康照護。

表1-5　符合各語言及文化的健康照護服務的建議標準

文化及語言對患者健康照護服務的取得及反應有深遠的影響。為了確保不同民族能獲得高品質的健康照護，健康照護組織及提供者應該：

- 提升及支持護理人員應具備的態度、行為、知識以及技能，才能在多元文化的工作環境中，尊重患者及同儕，並與其有效地合作。
- 擁有全面性的管理策略，提供符合各語言及文化的健康照護服務，包括策略目標、計畫、政策、程序以及指派執行人員。
- 利用正式機制，讓社區及患者參與服務傳遞的設計和執行，包括規劃、立法、營運、評估、訓練以及診療計畫。
- 發展及執行策略，以招募以及維持合格、多元、具有文化能力的行政、臨床以及支援人員。他們必須接受訓練，以滿足不同民族的需求。
- 規定及安排行政、臨床以及支援人員接受教育及參與訓練。如此，才能提供符合各語言及文化的服務。
- 若患者英語能力有限（LEP），則提供口譯服務或邀請雙語工作人員協助。
- 提供口頭或書面通知，包括翻譯合約中重要的部分，以患者的母語告知其權利，而且不應收翻譯費用。
- 若常用的教材或其他相關資料是以主流語言撰寫，那麼必須將這些資料翻譯成患者能了解的語言。
- 確保口譯員以及雙語工作人員擁有充足的語言能力，並接受專業訓練，包括口譯技巧與職業道德、熟悉雙語中醫療直接相關或間接相關的概念與詞彙。因為缺乏前面所述的能力，患者親朋好友無法替代口譯員及雙語工作人員的角色。
- 確保患者使用的語言為何以及患者屬於哪個族群，並將前述資料記錄在健康照護組織的管理系統以及照護人員使用的記錄中。
- 運用各種不同的方法，為不同民族蒐集精確的人口、文化、流行病以及臨床結果，並加以利用。留意民族／文化的需求、資源以及鄰近地區的資產。
- 持續評估醫療機構是否提供符合各語言及文化的健康照護服務，並將可近性、滿意度、品質以及結果等評估方式融入組織內部稽核以及表現改善計畫中。
- 建立程序，解決醫療體系中跨文化的道德及法律問題，同時也要回應患者及護理人員對不公平、文化不敏感、歧視對待以及服務取得困難、護理人員拒絕服務等問題。
- 準備年度進展計畫，記錄組織執行 CLAS 的進展，須說明計畫、人員及資源的相關訊息。

* 資料來源：健康與人類服務部（1999）。少數民族健康辦公室與跨文化健康照護資源（Resources for Cross Cultural Health Care）。網址為 http：//www.omhrc.gov/clas/index.htm

慢性病管理模式

有許多因素導致當今健康照護體系無法滿足慢性病患者的需求，包括：

1. 臨床資訊系統不佳

2. 可避免的住院

3. 承保範圍

4. 提供者支付

5. 照護協調（Anderson & Knickman, 2001）

先看其中一項即可略知一二。臨床資訊系統不佳使照護提供者無法分享資訊。一般聯邦醫療保險受益人罹患一種或多種慢性病，一年得看八位醫生。若照護提供者得仰賴患者共享資訊，這樣患者該如何是好？根據哈利斯互動調查（Harris Interactive Survey）2000 年的資料顯示，當年共有 2,000 萬名患者自健康照護者得到矛盾的訊息，共有 1,800 萬名慢性病患診斷結果相互矛盾，還有 1,700 萬人去買藥時，只被告知可能產生一種藥物交互作用（Partnership for Solutions, 2001）。

另一群受到臨床資訊系統不佳所苦的就是照護環境不斷改變的患者。舉例來說，年長者原本住在家中，因跌倒而使髖骨骨折。患者可能得在不同的照護環境中接受不同人的治療及照護。若欲治癒病患，各機構與人員之間訊息的交換就非常重要（Coleman, 2003）。

目前的健康照護體系最初建立時，目的並非是提供慢性病照護。支付制度對住院及看醫生的患者較為有利，但提供給長期照護、居家健康照護以及預防實踐的經費並不充裕（Zitter, 1997, p.1）。在這種急性照護模式中，支付制度著重在照護的組成，而非患者的整體需求。在健康照護體系中，疾病管理的概念發生了改變。疾病管理計畫是「各獨立的計畫，其目標為降低醫療成本以及改善患者的症狀。」（Rothman & Wagner, 2003, p.257）

在 1990 年中、後期，許多疾病管理公司紛紛成立，大多期望能提供慢性病患者符合成本效益的照護。到了 1999 年，全美共有 200 間疾病管理公司，提供糖尿病、氣喘以及心臟衰竭等疾病管理服務（Bodenheimer, 2003）。大多數的計畫並非在醫療機構內執行，而是外包給不同的公司。但今天，疾病管理公司已為數不多，獲利也大不如前。最主要的原因是許多公司都專注在一種疾病上，但老年人通常罹患一種或多種慢性病。其中一個例子是，原本因心臟衰竭而住院的病患，再度入院時，不到半數是因為心臟衰竭而入院。其他患者因為罹患冠狀動脈疾病、高血壓、慢性阻塞性肺病以及其他可能造成心臟衰竭的疾病而再度入院（DeBusk, West, Miller, & Taylor, 1999）。疾病管理公司提供的只是計畫而已，既不是有系統的治療方式，也無法將計畫整合到健康照護體系中。除此之外，許多疾病管理計畫是以醫師的專科實務為本，而非奠基於基層照護。老年人經常罹患數種慢性疾病，因此得

去看不同科的醫師。所以疾病管理計畫若以專科實務為本，便無法產生預期效果。

有些商業保健組織（Commercial Health Maintenance Crganizations, HMOs）也有疾病管理計畫，包括醫師提供臨床醫療指引、函授教材以及告知醫師患者是否遵循照護計畫（Bodenheimer, 2003）。

慢性病管理計畫一定會有預防及維持這兩部分。但很不幸地，某些疾病的罹患率已攀升。從 1994 年至 2000 年間，慢性阻塞性肺部疾病罹患率成長 20%，高血壓罹患率上升 13%，細菌性肺炎罹患率增加 9%（Kruzikas 等人，2004）。若有良好的基層及預防照護，患者就無須住院。若臨床醫師可以診斷、治療、教育患者，患者能管理自己的照護以及過更健康的生活，需要住院的機率便會下降。

照護慢性病患者的最佳模式到底為何？Edward Wagner 在評估計畫以及發展「最佳實踐方法」這兩方面做出很大的努力。他是麥柯爾健康照護創新機構（McColl Institute for Healthcare Innovation）的主任。此機構附屬於華盛頓州西雅圖市的普捷灣醫療合作組織（Group Health Cooperative of Puget Sound）。Wagner 與他的同事研究了專家認為「最好」、最創新和／或最有效的七十二個慢性病管理計畫（Wagner, Davis, Schaefer, VonKorff, & Austin, 2002）。為了衡量各疾病管理計畫，Wagner 等人發明了一個新模式，用以評估照護的有效程度（詳見圖1-1）。此模式認為組織良好的健康照護體系應與政策和社區資源相連結。這些政策與資源可提供健康照護體系中缺乏的支持及教育服務。此模式的重點是，以適時的評估為基礎，建立一個病人中心、相互合作的計畫，也就是替每位病人量身訂作適合的計畫。

他們的研究結果顯示，只有少數計畫持續改善患者狀況。一半的疾病管理計畫無法認清他們的服務對象，四分之一的計畫認為他們只能服務非常少數的患者（Wagner 等人，2002）。最明顯的問題就是(1)缺乏組織策略以執行計畫以及(2)基層護理照護與專業為本的計畫關聯薄弱（p.78）。根據 Wagner 的模式，七十二個受試的計畫中，只有一個達到所有評估標準。Wagner 的研究說明我們需要有系統的方法照護慢性病患者。

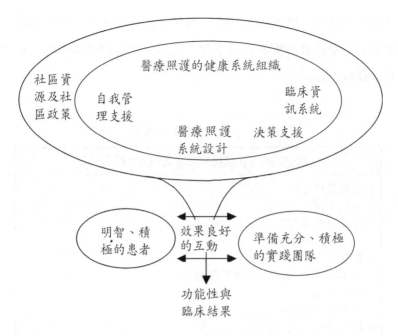

圖1-1　有效的慢性病照護模式

* 資料來源：Key Aspects to Preventing & Managing Chronic Illness. Funk 等人
© Springer Publishing Company, Inc., New York, NY 10036. 未經許可不得擅
加使用。

　　如果患者大都在基層醫療照護取得大多數的照護，爲何不讓患者也在相同的地
方接受慢性病照護？就如同糖尿病患者尋求內分泌醫師的協助、心臟衰竭患者尋求
心臟科醫師的協助以及關節炎患者尋求風濕病學家的協助。如果能徹底實踐基層照
護，則基層照護的三大信念：持續性（continuity）、周全性（comprehensiveness）
協調性（coordination）便能滿足慢性病患者的需求（Rothman & Wagner, 2003,
p.256）。但我們要再度強調，實踐必須符合上述三大信念，如此才能有效地管理
慢性疾病。除此之外，基層醫療照護經常運用醫師以外的照護提供者，如護士、護
理診斷師、醫師助理等。非醫師的人士在成功的慢性病介入及計畫中扮演吃重的角
色（Rothman & Wagner, 2003）。

　　Wagner 除了發展模式以評估疾病管理計畫之外，也發展了慢性病照護模式
（Chronic Care Model），讓各組織管理他們提供的服務（Bodenheimer, 2003）。慢
性病照護模式說明理論如何從實踐產生，以及理論又如何改善實踐方法（p.64）。
此模式與標準疾病管理模式最大的差異是在目標。疾病管理計畫公司最主要的目標
是降低成本，接下來才是改善慢性病照護；慢性病照護模式的順序剛好相反，改善

慢性病照護為首要任務，降低成本次之。慢性病照護模式利用的是基層醫療照護，與疾病管理公司常用的專科實務非常不同。慢性病照護模式包含四個內部因素，兩個外部因素（詳見表1-6）。

表1-6　慢性病照護模式

內部因素（對提供者來說屬於內在因素）
1.自我管理支援
2.決策支援
(1)臨床實踐指引
(2)臨床醫師教育
3.重新設計醫療照護體系
(1)有計畫的訪視（包括團體訪視）
(2)個案管理
(3)主要照護團隊
4.臨床資訊系統
(1)註冊
(2)臨床回饋
(3)提醒
外部因素
1.社區資源
2.健康照護組織

＊資料來源：Bodenheimer, T.（2003）。介入以改善慢性疾病照護：評估其效度。《疾病管理》，6(2), 63-71。

　　雖然 Wagner 及其同事設計的模式相當完善，但真正的考驗是如何將之付諸實踐。其中讓人擔憂的一點是，此模式是否與其他相似的模式一樣，是真正的病患管理模式，而非疾病管理模式。慢性病患者仍須選擇一種臨床療法，如此才能決定該如何介入。Wagner 的照護模式可能符合成本效益，但我們仍不清楚是否能將之稱為疾病管理模式，值得注意的地方包括：照護品質與照護分量、是否滿足患者的需求。

　　總有特別的辦法來管理慢性疾病。舉例來說，在美倫多發性硬化症中心（Mellen Center for Multiple Sclerosis）的多發性硬化症患者與個案管理護士（nurse case managers）自 1998 年就在使用電子郵件溝通，期望更能滿足患者的需求。患者滿意度一直非常高（Cleveland Clinic Foundation, 2005）。

Busk 與其同事（1999）總結照護慢性病患者最需要的東西是「一種治療方法，著重治療患有疾病的病患，而不是患者身上的疾病。」（p.2740）

專業責任及社區責任

社區專業人士必須支持常見的預防計畫。《健康人 2010》（*Healthy People 2010*）提出系統性的方法改善個人健康、社區健康、國家健康等（DHHS, 2000）。《健康人 2010》的目標源自於兩個宏大的願景：提升健康生活的品質及長度，以及弭平各個人口團體之間的健康差異。《健康人 2010》共有二十八個焦點領域、四百六十七項目標監控這些目標。許多目標著重在介入方法，降低社區居民罹患疾病、失能或過早死亡的機率。其他目標負責的範圍比較廣泛，如提升高品質醫療照護的可近性、加強公共衛生服務、讓更多人能獲得與健康相關的資訊（DHHS, 2000）。除此之外，許多焦點領域與慢性疾病和／或慢性病預防有關（詳見表1-7）。

表1-7　《健康人 2010》的焦點領域

• 高品質衛生服務的可獲性	• 預防傷害及暴力
• 關節炎、骨質疏鬆症以及慢性背部疾病	• 婦女、新生兒、孩童保健
• 癌症	• 醫療產品安全
• 慢性腎臟疾病	• 心理衛生及心理疾病
• 糖尿病	• 營養及體重過重
• 殘障及併發症狀	• 職業安全及健康
• 教育計畫以及以社區為本的計畫	• 口腔保健
• 環境衛生	• 體適能
• 家庭計畫	• 公共衛生基礎建設
• 食品安全	• 呼吸疾病
• 健康傳播	• 性病
• 心臟疾病與中風	• 物質濫用
• HIV	• 吸菸
• 免疫疾病及傳染疾病	• 視覺與聽覺問題

*資料來源：健康與人類服務部（2000）。《健康人 2010》。系統性的方法改善健康。您可在網站上（http：//www.health.gov/healthypeople/Document/html/uih/uih_2.htm）找到相關資料。

研究

我們仍須繼續研究，才能了解新照護模式對慢性病患者的影響。護理研究在此領域已有長久的發展，但仍缺乏介入研究。何種護理措施能提升慢性病患者的生活

品質？

介入研究其中一個例子就是檢視因心臟衰竭入院的年長者接受的「過渡期醫療照護」（transitional care）。在一項隨機臨床試驗中，實驗組共有 118 名受試者，臨床專科護理師（advanced practice nurse，以下簡稱為 APN）負責他們的全面性照護，包括個人化照護計畫、出院後的家庭訪視、APN 全年無休的電話服務。控制組有 121 名受試者，接受一般照護及出院衛教（discharge instructions）。出院一年後，實驗組再度入院、死亡、住院時間都降低，滿意度較高，醫療費用比控制組低 37.6%（Naylor, Brooten, Campbell, Maislin, McCauley, & Schwartz, 2004）。

除了需要介入研究之外，我們也須衡量個人、整體人口、健康體系的效果。有些介入研究是效果研究（outcome research）；效果研究是指探討某特定護理措施帶來的效果。隨著醫療費用不斷增長，各方日益希望能為醫療體系及個人帶來正面的效果。管理照護組織能說明人口臨床效果（如因緊急狀況而再度入院、醫療費用、疾病復發等），也有些結果可能與護理人員相關。但特定護理措施到底能為病患帶來何種效果呢？護理措施能如何改善患者的生活品質？

研究效果已不是新的概念。南丁格爾在克里米亞戰爭中檢視士兵的罹病率及死亡率，以研究病患狀況。我們現在經常將「個別病患結果」與「健康照護體系為一群病患帶來的結果」混為一談（Mitchell, Crittenden, Howard, Lawson, Root, & Schaad, 2000）。

在健康照護體系的架構下，有些效果受到監控，包括服務效果（如患者進入急診室到接受血栓治療等待的時間）、臨床品質效果（如再入院率）、財務效果（平均住院天數、費用、再入院率等）、健康狀況（長期效果）等（Brown, 2000）。雖然效果非常明顯，但在檢視總人口時，個人常遭忽略。因此，衡量個人及家庭的生活品質便非常困難。

摘要與總結

照護慢性病患者及其家屬是一項持續的挑戰。專業健康照護人員如何在照護品質與照護分量之間取得平衡，將受到持續的關注。美國的健康照護體系必須發展出連續性照護，以服務慢性病患者。我們須重新定位過去與現在的急性照護系統（有

人將之稱為「非系統」），提供患者更佳的照護。目前的照護體系無法服務越來越多的老年人口以及慢性病患者。因此需要新的模式照護慢性病患者。

問題與討論

1. 說明造成今日慢性化增加的因素。

2. 統計數字如何影響我們對慢性病的看法？

3. 說明定義慢性化的困難為何。在定義慢性化時，我們該考慮哪些因素？

4. 個人的發展階段如何影響個人對慢性病的反應？

5. 我們的社會是如何對待和／或回應慢性病患者？

6. 健康專業教育該有什麼改變，才能提供慢性病患者更好的照護？

7. 《健康人 2010》的目標與慢性病之間有何關聯？

8. 比較慢性疾病（chronic disease）與慢性患病（chronic illness）之間的不同？

9. 目前的健康照護體系該有什麼改變，才能符合慢性病患者的需求？

10. 個人的文化背景如何影響罹患慢性病的經歷？專業健康照護人士如何提供該患者照護？

參考文獻

Anderson, G., & Knickman, J. (2001). Changing the chronic care system to meet people's needs. *Health Affairs, 20* (6), 146–160.

Benjamin, A., & Newcomer, R. (1997). Community level indicators of chronic health conditions. In R. Newcomer & A. Benjamin (Eds.), *Indicators of chronic health conditions,* pp. 1–14. Baltimore: Johns Hopkins University Press.

Bodenheimer, T. (2003). Interventions to improve chronic illness care: Evaluating their effectiveness. *Disease Management 6* (2), 63–71.

Bortz, W. (1988). Geriatrics: Through the looking glass [Commentary]. *Medical Times, 117,* 85–92.

Brown, M. (2000). Stroke management: Beginnings. *Outcomes Management for Nursing Practice, 4* (1), 34–38.

Brown-Hellsten, M. (2005). Chronic illness, disability or end-of-life care for the child and family. In M. Hockenberry (Ed.) *Wong's Essentials of Pediatric Nursing* (7th ed.). (pp. 549–588). St. Louis: Mosby.

Campinha-Bacote, J. (1999). A model and instrument for addressing cultural competence in health care. *Journal of Nursing Education, 38* (5), 203–207.

Centers for Medicare & Medicaid Services (2005). The chronic care improvement program. (http://www.cms.hhs.gov/medicarereform/ccip/) Retrieved 2/20/05.

Chin, J. (2000). Culturally competent health care. *Public Health Reports, 115,* 25–33.

Cipolla, C. (1992). *Miasmas and disease: Public health and the environment in the pre-industrial age.* New Haven, CT: Yale University Press.

Cluff, L. (1981). Chronic disease, function and the quality of care, Editorial. *Journal of Chronic Diseases, 34,* 299–304.

Coleman, E. (2003). Falling through the cracks: Challenges and opportunities for improving transitional care for persons with continuous complex care needs. *Journal of the American Geriatrics Society, 51* (4), 549–555.

Commission on Chronic Illness. (1957) *Chronic illness in the United States, prevention of chronic illness.* Cambridge, MA: Harvard University Press.

Congressional Budget Office. (2004). A detailed description of CBO's cost estimate for the Medicare Prescription Drug Benefit. (http://www.cob/gov/ftpdocs/56xx.doc5668/Report.pdf) Retrieved 10/18/04.

Curtin, M., & Lubkin, I. (1995). What is chronicity? In I. Lubkin (Ed.), *Chronic illness: Impact and interventions* (3rd ed.), (pp. 3–25). Sudbury, MA: Jones & Bartlett.

Debusk, R., West, J., Miller, N., & Taylor, C. (1999). Chronic disease management: treating the patient with disease(s) vs. treating disease(s) in the patient. *Archives of Internal Medicine, 159*, 2739–2742.

Department of Health and Human Services. (2000). *Healthy People 2010. A systematic approach to health improvement.* Available on-line at http://www.health. gov/healthypeople/Document/html/uih/uih_2.htm. Retrieved 2/20/05.

Emanuel, E. (1982). We are all chronic patients. *Journal of Chronic Diseases, 35*, 501–502.

Feldman, D. (1974). Chronic disabling illness: A holistic view. *Journal of Chronic Diseases, 27*, 287–291.

Field, M., & Cassel, C. (1997). *Approaching death: Improving care at the end of life.* Washington, DC: National Academies Press.

Funk et al. (2001). *Key Aspects to Preventing & Managing Chronic Illness.* New York, NY: Springer Publishing, Inc.

Greiner, A., & Knebel, E. (Eds.) (2003). *Health professions education: A bridge to quality.* Washington, DC: National Academies Press.

Healthy People 2010: A systematic approach to health improvement. Available at: http://www.healthpeople.gov/ Document/html/uih/uih_2.htm. Retrieved 2/20/05.

Jackson, P. (2000). The primary care provider and children with chronic conditions. In P. Jackson & P. Vessey (Eds.), *Primary care of the child with a chronic condition* (3rd ed.). St. Louis: Mosby.

Judson, L. (2004). Global childhood chronic illness. *Nursing Administration Quarterly, 28* (1), 60–66.

Kelley, E., May, E., Kosiak, B., McNeil, D., et al. (2004). Prevention healthcare quality in America: Findings from the first national healthcare quality and disparities reports. *Preventing Chronic Disease* [serial online] 2004 July. Available at: http://www.cdc.gov/pcd/ issues/2004/jul/04_0031.htm.

Knafl, K., & Deatrick J. (1986). How families manage chronic conditions: An analysis of the concept of normalization. *Research in Nursing and Health, 9*, 215–222.

Kruzikas, D., Jiang, H., Remus, D., Barrett, M., et al. (2004). *Preventable hospitalizations: A window into primary and preventive care, 2000.* Agency for Healthcare Research and Quality, 2004. HCUP Fact book No. 5: AHRQ Publication No. 04-0056.

Lubkin, I. (Ed.). (1995).*Chronic illness: Impact and interventions* (3rd ed.). Sudbury, MA: Jones & Bartlett.

Lynn, J. & Adamson, D. (2003). Living well at the end of life: Adapting health care to serious chronic illness in old age. Available at: http://www.rand.org/publications/ WP/WP137/.

Majno, G. (1975). *The healing hand.* Cambridge, MA: Harvard University Press.

Managing chronic illness with technology (2005). *Notable nursing: Revolutionalizing nursing practice.* Cleveland, OH: The Cleveland Clinic Foundation.

Mayo, L. (Ed.). (1956). *Guides to action on chronic illness.* Commission on Chronic Illness. New York: National Health Council.

Mitchell, P., Crittenden, R., Howard, E., Lawson, B., et al. (2000). Interdisciplinary clinical education: Evaluating outcomes of an evolving model. *Outcomes Management for Nursing Practice, 4* (1), 3–6.

National Center for Health Statistics (2004). *Health, United States, 2004. With Chartbook on Trends in the Health of Americans,* Hyattsville, MD. Washington DC: US Government Printing Office.

Naylor, M., Brooten, D., Campbell, R., Maislin, G., et al. (2004). Transitional care of older adults hospitalized with heart failure: A randomized, controlled trial. *Journal of the American Geriatrics Society, 52*(5), 675–84.

Newacheck, P., Hung, Y., Park, M., Brindis, C., et al. (2004). Disparities in adolescent health and health care: Does socioeconomic status matter? *Health Services Research, 38*(5), 1235–52.

Partnership for Solutions (2001).Available on-line at http://www.partnershipforsolutions.org/statistics/ prevalence.htm. A Partnership of Johns Hopkins University and the Robert Wood Johnson Foundation. Retrieved 5/31/01.

Partnership for Solutions. (2004). Available on-line at http://www.partnershipforsolutions.org/statistics/ prevalence.htm. Retrieved 2/14/05. A Partnership of Johns Hopkins University and the Robert Wood Johnson Foundation. *Chronic Conditions: Making the Case for Ongoing Care,* September 2004 update.

Perrin, J. (2004). Chronic illness in childhood. In R. Behrman, R. Kleigman & H. Jensen (Eds.) *Nelson textbook of pediatrics* (17th ed.) Philadelphia: Saunders.

Pew Health Professions Commission. (1998). Twenty-one competencies for the 21st century. Available online at http://www.futurehealth.ucsf.edu/pewcomm/ competen.html.

Powell, S. (2000). *Advanced case management: Outcomes and beyond.* Philadelphia: Lippincott.

Roberts, D. (1954). The overall picture of long-term illness. Address given at a conference on problems of aging, School of Public Health, Harvard University, June 1954. Subsequently published in *Journal of Chronic Diseases,* February 1955, 149–159.

Rolland, J. (1987). Family illness and the life cycle: A conceptual framework. *Family Process, 26,* 203–221.

Rothman, A., & Wagner, E. (2003). Chronic illness management: What is the role of primary care? *Annals of Internal Medicine, 138,* 256–261.

Schmitke, J. & Schlomann, P. (2002). Chronic conditions. In N. Potts & B. Mandleco (Eds.) *Pediatric Nursing: Caring for children and their families.* (pp. 493–515). Clifton Park, NY: Delmar.

Sharpe, D. & Rossiter, L. (2002). Siblings of children with a chronic illness: A meta-analysis. *Journal of Pediatric Psychology, 27,* 699–710.

Smedley, B., Stith, A., & Nelson, A. (Eds.) (2003). *Unequal treatment : Confronting racial and ethnic disparities in healthcare.* Washington, DC: National Academies Press.

Smith, C., Cowan, C., Sensening, A., & Catlin, A. (2005). Health spending growth slows in 2003. *Health Affairs,*

24(1), 185–94.

U.S. Census Bureau (2004). U.S. Interim Projections by Age, Sex, Race, and Hispanic Origin. (http://www. census.gov/ipc/www/usinterimproj/natprojtab01a. pdf). Retrieved 10/18/04.

U.S. Department of Health and Human Services. (1999). *Office of Minority Health and Resources for Cross Cultural Health Care.* Available on-line at http://www. omhrc.gov/clas/index.htm.

U.S. Department of Health and Human Services. (2000). *Healthy People 2010. A systematic approach to health improvement.* Available on-line at http://www.health. gov/healthypeople/Document/html/uih/uih2.htm. Retrieved 6/4/01.

Zitter, M. (1997). A new paradigm in health care delivery: Disease management. In W. Todd & D. Nash (Eds.) *Disease management: A systems approach to improving patient outcomes.* (pp. 1–25). Chicago: American Hospital Publishing.

第二章　疾病行為與角色

　　疾病是生命中的黑暗面，它賦予麻煩與繁重的職責。通常任何人在出生後都會有生病與安適的雙重權利與職責。雖然我們大家比較喜歡只處於健康狀態，並且此健康狀態遲早都是我們的，但一旦人處在生病狀況下，至少我們也應該相信，再過一陣子後就能恢復健康。

──〔Susan Sontag, Illness as Metaphor (1988) p.3〕

前言

　　社會制定正式與非正式的準則去影響社會成員的行為，行為與慢性病一樣會被社會所影響。當一個人完全治癒時，則能從生病的行為角色回到原本先前未生病的行為角色。但若復原只有部分或慢性病纏身，則個體需要進行修正改變過去的角色，以順應社會的期盼及自己的健康狀態。

　　疾病的出現與人們對生病的反應，取決於文化社會因素（Helman, 2001）。文化有其本身的困窘處，它跨越主觀經驗與社會客觀認定的個人與團體間的情感利害衝突。每種文化斷定何種徵候是不正常的，以及每一種情緒與生理型態的轉變也會成為診斷疾病類型的標準依據（Helman, 2001）。

疾病行為

　　生病不僅影響身體，也影響到個人與他人的關係、自我形象、行為。社會對疾病的觀點，是身體在出現生理、病理學上的變化，但是無法完全依賴他們。診斷疾病的真正過程除了病理學之外，還有其他重要的推斷論點（Conrad, 2005）。

　　當獸醫斷定牛生病時，他絕對不會藉由診斷結果來改變這頭牛的行為……，但是當醫生判斷人已生病時，他會藉由診斷結果來改變此人的行為：社會觀點附加於從不健康到生病的生命中。　──Freidson, 1970, p.223

　　疾病行為中有關個人對身體適應的不同反應，他們是如何去監測身體內在情形、清楚的解釋徵象，並做疾病歸因與進行治療行動，以及利用各種正式與非正式的資源（Mechanic, 1995, p.1208）。第一個探討疾病行為的文獻是 Mechanic 在 1950 年晚期，雖然在當時，他的發表成果是從未有過的，但最初的概念是由 Talcott Parsons 在 1951 年所發展的，以及在 1929 年 Henry Sigerist 描述〈生病獨特見解〉的論文（Mechanic, 1995）。每位學者闡述健康狀態、疾病行為，受許多因子所影響，疾病行為接著會影響健康照護服務的利用。

影響疾病行為與角色

　　社會、文化、經濟與人口學因素，會影響行為與生病病理的症狀與徵象。在貧瘠的文化中（Rundall & Wheeler, 1979），會影響社會與心理的發展，其中包括依賴、宿命論、無滿足感、不健康等（Cockerham, 2001, p.123）。窮人們必須要工作才能存活，因此屢屢不承認自己已生病，除非此疾病已經造成失能時，他才會承認（Helman, 2001）。

　　婚姻狀態也會影響到疾病行為，通常已婚者因為是較健康的，因此需要很少的幫助，他們比較適合的是預防性的照護（Thomas, 2003）。

　　文化會斷定疾病及正當行為的個別觀點（Helman, 2001）。人們學習社會化與過去的經驗，並確認他們的社會與文化背景，進而調整處理疾病的行為。從過去的觀察經驗中，堅忍的雙親，在他們有病在身時仍然會去工作，也不想獲得醫療的幫助，上述這些行為都會影響他們兒女在日後的處事態度。若孩童們察覺到父母親如此的辛勤工作，而無法在生病時得到妥善照護，則未來他們將被那些遭遇所同化，並借鑑在他們自己的生活中。

生病的角色

　　生病已經被社會學家認為是反常的社會行為（Cockerham, 2001, p.157），此觀點已在 1951 年由 Talcott Parson 所研究的生病角色之《社會系統》一書中證實。學者 Parson 為「機能主義」的提倡者，他認為，生病宛如功能不良，因為威脅干擾到社會系統的穩定性（Cockerham, 2001）。從機能主義的觀點而論，社會系統與個人系統是互相連結的，文化是構成社會準則的基礎。他發現，生病是對社會壓力的反映結果，即避開在社會上應盡的責任。每一個人都應盡自己的角色，因此，角

色應從失當到完善。

生病角色與附帶行為共有四個因素，相關因素見表2-1。角色是由學習得來的，而且生病的角色也是由學習得來的。個體只要遵守這四個因素，則較能期望使社會去接受生病的角色（Meleis, 1988, p.366）。

表2-1　生病角色的特性

角色的組成因素	相關的可能性行為
病患能豁免扮演常規的社會角色	依疾病的種類與嚴重度而定，比較嚴重的疾病能讓病人得到豁免扮演更多的社會角色，但前提是必須先由醫生進行判定。
病患無法對自己的狀況負責	病人沒有任何責任要背負，因此生病的個體有權利被照護，包括接受保護身體與支持情緒的權利，並且需要有一個量身訂作的療效過程來復原。
責任義務變得更完善	生病被視為是值得的，因為生病角色的特權與豁免可能變成附帶的收穫，此收穫的誘因也能獲取重要地位。
責任義務要做到能尋求合適的專業協助並與之合作	生病需要具有醫生與其他專業人員的專門技術與經驗，再者，為了使身體漸漸復原的共同目標，應與這些專業人士共同合作。

＊資料來源：Cockerham, W. C. (2001). *Medical Sociology* (8th ed.), (p.160), Upper Saddle River, NJ: Prentice-Hall.

學者 Parson 的生病角色，定義為病患與醫生之間的責任義務，也就是 Parson 考量到病患與醫生之間的關係是可信賴或是可預知的；病患通常無法對他的狀況負責，但他有責任使自己能恢復健康，並尋求充分的協助。因此，醫生如同專家一樣，依照社會常態去協助病患下診斷。雖然病患與醫生之間有相互依存的關聯性，但其關聯性並非是相等的，通常醫生是處於當權者的角色，因為他們是醫治病患與下診斷的社會專家，所以醫生能主宰社會中的病患（Freidson, 1970, p.206）。

傷害的角色

生病的角色還有更多意味是指罹患急性病與傷殘者。當生病的角色只是指長期的慢性病患時，則較不適合。慢性病固有的特定稱謂為「傷害」角色（Gordon, 1966）。慢性病患的稱謂中，雖然稱「傷害」的角色較不恰當，對於那些患有慢性病的患者，較佳的稱謂應為「生病的角色」。

　　學者 Gordon 在 1966 年界定行為，數個社會經濟學家傾向認爲，患病的嚴重度與持續時間的不同，可作爲各疾病的界定。他發現，社會經濟學家診斷某一個人有沒有生病，「預後」是主要因素。在當時有人就曾一度被如此斷定，此行爲符合學者 Parson 的說法。當疾病惡化，社會經濟學家會加速免除病患對社會的責任義務。

　　學者 Gordon 會界定兩個疾病角色的情況。第一是生病的角色，其預後是緩慢與多變的，就如同前述 Parson 的說法。第二個角色，學者 Gordon 稱它爲「傷害的角色」，是判定其預後是已知或不會死亡的。當病患爲傷害角色時，會預期病患應有常規的社會期望與責任義務（Gordon, 1966）。換句話說，倘若社會上並不認爲個體有生病，則社會將會期望個體能回到正規的社會約束行爲中。

　　傷害角色的特性：

1. 病患具有一項傷害且是永久的。

2. 除了維持在健康狀態範圍內的常規行爲中，病患是無法終止社會常規角色與責任義務的。因此，對殘障者而言，改變生活方式則是必要的。

3. 病患不想治癒健康，僅希望能完善運用所剩的功能；儘管已接受失能傷害的存在、承受不便，但病患必須了解自己是具有潛力的（Wu, 1973）。

　　本來傷害的角色是以生病的角色去引領照護自己的身體，但當傷害的角色被接受時，也應該接受諸如協助維持控制現況、預防合併症、恢復角色等責任義務，並完全了解極限潛能的事項（Wu, 1973）。傷害的角色應涵蓋復健與恢復至最佳的復原狀況。

　　傷害的角色有時候被稱爲「風險角色」，似乎是一個轉化階段。在此階段，病患應改變他的角色行爲來進行醫療控制的責任義務。生病角色在社會的責任義務中，與傷害角色的責任義務比起來，傷害角色的改變是比較細微的。此外，兩種角色的重要差異點是：傷害角色扮演起來比生病角色還更不明確，甚至傷害角色的症狀、徵象、持續時間，也比生病角色來得不明確（Meleis, 1988）。

生病行為與角色的議題

評價學者 Parson 的觀點

生病角色模式的主要缺失是以急性疾病為依據；它忽略了慢性病；若要慢性病完全恢復是一項不合理的期盼，並且接受疾病的處理安排通常也是病患或家屬的責任義務，甚至病患也需要適應疾病的各種長期變化。慢性病患通常無法完全再繼續扮演他過去的角色，並需要持續現在（而非回到過去）最佳的角色扮演，並且在角色扮演中也只侷限在會危害疾病的相關事項（Kassenbaum & Baumann, 1965）。

學者 Parson 的生病角色觀點認為，病患是疾病的受害者，他們應盡照護自己的責任義務，病患也應順從醫生（Meleis, 1988）。儘管學者 Parson 在 1951 年所發表的《社會系統》一書中的病患「角色」與現今完全相異，但在當今有關增進消費者權益保護運動之健康照護系統的事項，都能利用網路，使病患介入參與及處理他們的健康照護。當今在照護中，病患與醫生是夥伴關係，並反對當時在 1951 年的醫病關係論點。

學者 Parson 的生病角色也描述到中庸行為。他強調，病人的責任為力求標準與理性的解決問題（Cockerham, 2001）。他臆測，當任何努力朝向健康時也將獲得正面的收穫。在貧瘠的地方，生病的角色通常是被否決的，因為他們在過去沒有機會從疾病獲取額外的收穫；除此之外，在貧瘠地方也不在乎收穫。

角色責任義務的免除

在考慮有關角色的責任義務與執行方面，能臆測正在與醫生進行諮詢後，再準備去適應生病的角色（Segall, 1976），即使此人主動放棄責任義務，或考慮到其他未被發現到的因素。

免除角色責任義務也需要合法化與法律上的認可，以防止沒病裝病者（Cockerham, 2001）。學者 Parson 的觀點認為，病患只會尋找照護及照護上協助的無辜受害者。然而許多美國學者已經改變病患健康責任義務的照護價值觀與假說。

酒精成癮者與精神疾病患者，在免除角色責任義務時是有其困難的（Segall, 1976）。雖然酒精成癮者現今已被列為是一個需要進行治療的疾病，但大部分的人及健康照護者仍舊感覺到應合法化此成癮者，並解除其責任義務，因此，酒精成癮者常否決生病角色的規範（Finerman & Bennett, 1994）。

尋求與協同適當的幫助

生病角色的四個因素現今已被廣泛的討論到，特別是在討論到尋求合適的專業協助並與之合作時，往往被忽略討論到的問題為——病患生病是一項社會過程。病人在生病時會面臨身體與心理的主觀改變經驗，這些變化也將被其他人所認可贊同（Helman, 2001）。文化因素決定病患所出現的症狀與徵象，以及預期病患應有哪些適當的反應措施，皆被認為是不妥的（Buchwald 等人，1994；Mechanic, 1992）。其他有關批判行為過度單純化的事物，與失當的模式，在考慮有關病患的人格與適應情況、促使改變依賴、經驗，以及心理精神層面的需求（Helman, 2001）。

另外，從學者 Parson 所遺漏的觀點是「所處的復原階段與程度」，病患也許會尋求健康照護體系的協助勝於單純的治療疾病（Hover & Juelsgaard, 1978）。許多人不相信學者 Parson 的觀點，學者 Mechanic 在 1961 及 1972 年發表尋求生病角色的專業照護與合法化假說，他指出，病患的生病角色可能會或不可能會接受醫療的處理。

誰去合法慢性病

學者 Parson 強調，醫生在過程中的角色是去宣布診斷疾病，他無法扮演護士、社工或其他相關健康照護提供者；另外，家屬或其他人對疾病的診斷上也較無意義。雖然醫生在最後診斷為急性病，但病患或許要問：是否會造成慢性病或長期的失能。

慢性病健康照護處理的首要條件在家庭，即依賴非專業資源的照護。Helman 在 2001 年指出，為病患選擇生病角色的權利與利益，病患應需要與他或她的社會團體合作，一旦社會團體認定某人確實生病，他們就會覺得有責任提供照護。Honig-Parnass 在 1981 年發現，在他們的治療中，其決定性的角色是「遵照病患」。換言之，對於慢性病患者的支持照護，覺得由家庭照護者來照護比處理他們每天的醫療照護者照護，是較重要的合法標準。

特別是有些徵象不是很明確的疾病，若要從醫生或其他相關健康照護者中得到合法化，可能困難重重，因此，讓病患處於疑問並獨自解決問題（Steward & Sullivan, 1982），但最後結果是，這些只被疑似患病的人，會用自己的觀點抹煞問題的真實性。

又如，兩種時下的慢性病常常被忽略診斷並延遲治療，即慢性疲憊症（CFS）與纖維肌痛，它們是一種好發於女性的疾病。兩種慢性病皆無明確的病因、治療與預後，也有許多問題被爭論（Asbring, 2001）。當無法從醫生或其他相關健康照護者中得到合法化，這些人就會被列為憂鬱症患者或裝病者；亦即若被診斷為正常時，這些人中的某些人就會找心理學家或精神病醫生。

當診斷最後被確定時，這些人總是會露出稍微高興的表情去被診斷，並反覆的發生此種麻煩的疾病。他們的疾病是如何被了解？對這些人有極大的利害關係。他們尋求達到合法化的需要，去引發同情與降低恥辱，以及維護自我的概念（Mechanic, 1995）。

誰尋求生病的角色

病患在估量自己的生病狀況時，大多以本身所剩的身體功能與能力而定，而不以器官的變化作為考量。另外，焦慮與害怕的心理因素也是估量的其中因素。再者，病患需要遭受到危機，或感覺到病症干擾會影響到日常的重要活動後，才會找尋協助的資源（Redman, 1993）。

其他一些因素也會影響到生病的角色，Whitehead 與夥伴在 1982 年發現到，若病童們得到獎賞（例如：玩具、食物等），當他們生病時會更容易進入生病角色的境界，並表露出較多的身體不適，使更多醫生去探視查房，衍生出更多的急性病與慢性病，使醫生的工作精力都耗費在病童身上。再者，病童們在同樣情境下，其雙親也會進一步影響病童生病的社會行為模式（Schwartz, Gramling & Mancini, 1994；Whitehead 等人，1994）。

其他影響生病角色的因素，包括支付醫療費用的財務能力、對自己健康的責任與義務、個人對醫療的看法、專業技術、診療環境與其本身的身體狀況（Redman, 1993）。例如：老年人會將身體變化視成正常老化的一部分而不是生病，前述的看法會加速他們不願意尋求照護，以及顧慮到經濟層面。

Mechanic 在 1972 年指出，七個影響病患主動成為生病角色的重要變數，其中一些變數與個人的健康信念有關：

1. 疾病症候的多寡與持續時間。

2. 病患確認症候的能力。

3. 了解症候的嚴重性。

4. 可利用的資訊與醫學常識。

5. 個體、人群、團體的社會背景。

6. 社會及身體失能的程度終究歸因於症候。

7. 協助社會及身體可利用的有益資源。

角色變化

診斷慢性病是極不容易的事，通常是突然或是漸進的被下診斷。診斷影響到目前的角色，可能也需要讓個體涉獵新的知識、改變新的行為，並重新在社會中清楚自我的角色定位（Kubisch & Wichowski, 1992）。大多數人相信，我們的社會結構會混淆慢性病患者如何扮演自己角色的訊息（Thorne, 1993）。

無法勝任角色

角色轉變可能導致無法勝任角色；無法勝任角色，即為將理解與履行不同於自己本身角色的期待與責任義務（Meleis, 1988, p.371）。無法勝任角色可能是自願或被迫的。若為自願無法勝任的角色，則可能是病患對醫療費用的考量（Meleis, 1988）。

角色不明確

無法勝任角色可能與角色不明確有關。角色不明確即缺乏明確的期盼角色（Hardy & Hardy, 1988），此種狀況發生在當病患有很少有關特殊角色的行為期盼，或當病患的社會系統無法傳遞清楚的特殊角色期盼。

角色衝突

「角色衝突」為一概括名詞，使用在描述病患衝突角色的遭遇。「角色內衝突」，為他人期盼的特殊角色產生衝突之故，因此，病患缺乏支配角色（Nuwayhid, 1991）。衝突的例子，包括初為人母，正試著調整母愛的角色，並在照護小孩的方式上與母親及婆婆有極大的衝突。「角色間衝突」，當擔任兩個相互矛盾的行為角色時，病患缺乏展現適當的角色行為（Hardy & Hardy, 1988）。衝突的例子，一名罹患慢性病的女人，因為她了解到，要照護小孩、又要照護自己是互

爲矛盾的，所以，她選擇減少照護自我的行爲。

角色扭曲

當面對任何一種角色不確定感，病患可能出現角色扭曲的身、心症狀。「角色扭曲」是個體感到角色的責任義務艱困，以及不可能實現的反應。角色扭曲的徵象，包括焦慮、煩躁、怨恨、敵意、憂鬱、哀傷、冷漠等，以上這些反應與典型的身體壓力反應相同（Hardy & Hardy, 1988; Meleis, 1975）。

次要獲得

學者 Parson 的重要論點是希望恢復病患的健康，但有時候，病患卻會選擇維持在原本生病的角色狀態。病患對疾病的許多反應，會受人格、生活型態、社會心理等因素的影響（Feldman, 1974）。幾乎大部分的人都願意接受短暫的生病來紓解壓力。孩童會以喉嚨痛、胃痛爲藉口逃避上學；成人也常樂於得到流行性感冒躺在床上休息，以暫時擺脫平常的壓力。

適應慢性病的生活改變是一個冗長的過程（Davidhizar, 1994），病患會面臨承受適應疾病與恢復身體功能的壓力。在疾病的進展過程中，病患也能從疾病的受限中獲得次要的收穫，前述的這些意外利益通常是會引人注目的。

未加鑑別的「任何人都想要擁有健康」的假說，會模糊我們對健康與疾病行爲的看法。特別是許多生重病、不快樂的人，很少會花費所有家產去換取健康。儘管不良的生活型態會加速得病的可能性，但每年有數百萬的美國人仍然照樣抽菸、喝酒、吃高脂肪食物。健康的身體與不良的生活型態是相互對立的，但通常個體只接受健康生活的行爲目標。

生活年代的差異性

對疾病的差異反應取決於個人所處的發展階段、任務與角色。每一個年齡層都會面臨到疾病的角色，尤其是傷害的角色，這都要考量到孩童與老人家對疾病反應的差異。

孩童與慢性病

研究已經證實，慢性病病童對於情緒處理不擅長，這是一個重要的危險因子（Pless & Nolan, 1991），包括行爲障礙、低自尊、發展遲滯等。根據研究顯示，

孩童心理上社會的發展危機，並不與特殊診斷或疾病的嚴重程度有關（Breslau & Marshall, 1985；Heller 等人，1985），即使是孩童罹患的疾病是具有高危險性的中樞神經系統的疾病（特別是心智遲緩）（Breslau, 1982; Breslau & Marshall, 1985）。除此之外，孩童的年齡與現今所處的發展階段，也都會影響適應慢性病的過程。青春期的女孩處在一個建立認同與獨立自主的階段，此階段也是一個非常重要的危機（Boice, 1998）。

慢性病病童會以不同的適應策略去解決疾病的壓力（Boekaerts & Roder, 1999）。孩童與青春期的不同發展階段，會分別影響他們在糖尿病上的控制能力（Grey, Camerson & Thurber, 1991）。青少年期會有較少的憂鬱與焦慮，而且在疾病的調適上較成功；青少年期在糖尿病上的控制會比青春期理想。青春期完全在發展與角色改變的壓力下，有更多的逃避、憂鬱及血糖控制不良。

慢性病病童的社會環境，特別是家庭的社會環境，對於他們適應疾病是非常重要的（Harris, Newcomb & Gewanter, 1991）。慢性病控制是一種養成的生活型態，家人應以這些需求去符合家人與患病的孩童的生活品質（McCarthy & Gallo, 1992）。病童的家屬需要改變他們在社會系統中的角色（Meleis, 1975）。學者 Christian 在 1989 年曾建議，患有纖維囊腫的病童家屬，了解家庭系統對於家人適應慢性病是一項重要的事情。

一般來說，對慢性病病童家庭問題下一個定論是非常困難的。家庭失和常與慢性病病童的情緒問題相關（Pless & Nolan, 1991），但此研究是針對家庭已深受慢性疾患所苦與無法預估面對問題的能力。

老人與慢性病

老年人涉及許多負面角色的轉換，也就是說，疾病角色與生命週期相關。雖然我們現存的社會意味著每種人的價值，但現今許多社會行為也無法去證實此論點。我們的社會價值觀並無法永遠維護老年人，因此，他們會喪失更多的角色權利、喪失自我尊嚴，使老年人依賴他人，並很少考量自己的正面價值回饋（Kiesel & Beninger, 1979）。事實上，一些老化與退休的社會態度，本來就較令人容易進入末期的疾病中（Clark & Anderson, 1967）。

這些角色的喪失會影響身體與情緒的安適狀態（Robinson, 1971）。現今已知

許多疾病的被發現與老化有關，而且其既定的生病角色也是被社會所接受的。因此，即使老年人比其他年齡層的人有更難判別的病症，但有時的疾病徵候反而更容易被判別。

老年人的疾病也可能因為身心的老化而突然發生，經費限制、不良住所、營養不良、被社會貶低及各種方面的失落，都會使老年人與社會隔離並且生病（Robinson, 1971）；即使是急性發作，但這些病的前身都是慢性病。當老年人生病時是會讓人默許他們依賴他人照護的，包括許多在他們生活中的各項事項都不必負擔任何責任義務。即使老年人仍有家人可以依靠，但他還是算獨居的；雖然慢性病可能會引起這些家人的注意，但也應該要考慮到各種國家的文化背景與做法（Hyman, 1971）。優先治療老人的慢性病，就下面兩種情況來說是別具意義的：1.發生病情變化時；2.老年人所代表的其他正常、健康的狀態較少。但在強化體會生病的角色時，仍須結合社會所能接受的生病角色正常進行。例如：下述 A.B. 個案的研究例證。

案例：老人與生病角色

A.B. 以前的大半生並無嚴重的健康問題。68 歲那年，她歷經喪偶，並在三年後從工作場合中退休。這時，她的兒女已經結婚很久，並且離開她，只有一個女兒仍和她住在同一個社區裡。她以往的角色是妻子與母親，現在連這個角色也已經退休。儘管目前的經濟狀況還不錯，能充分滿足她的需求，也偶爾和已成家立業在外的兒女互通電話，A.B. 還是感到孤單。

這時的 A.B.，長期患有輕微的吞嚥困難（但這個症狀從未被醫生診斷過）、輕微的心血管疾病及偶爾下背痛。這些疾病，在她壯年期就已經很明顯。在她喪偶的幾個月中，A.B. 常去找長期診治她的醫生檢查她任何極小的健康問題。從她與家人談及社會所接受她生病後的行為所帶來的相關反應來看，她也樂意去醫院看診時和其他病患互說病況，這彷彿改變了她每天一成不變的做家事與看電視的習慣。她的家人並沒告訴她：減重與增加活動量，對她都是有益的。她只堅持醫生會將她的病醫治好，並持續多年來每個月固定看病的習慣。

這次 A.B. 罹患了一個已末期的疾病，她的醫生對於她仍持續的虛弱、疼痛、疲勞等主訴症狀，發現已減輕。在 74 歲那年，A.B. 到醫院接受另一位醫生看診。由於她在生命的最後幾個月變得更容易疲累，醫生也更關切她，並逐漸診斷確定為「急性白血病」，

她在接受化療兩週後就去世了。

＊資料來源：Lubkin (1995)。

疾病行為與角色的專業處理

　　健康照護的醫護專業人員，通常會覺得病患的生病角色與行為應在急性醫療院所扮演。大部分的病患住進醫療院所的第一時間，就是盡快進入狀況、配合醫院治療；盡快痊癒與恢復原來的角色。醫護專業人員與病患的期待，都希望病患能符合社會期待，以及按照以往的慣例去醫治疾病，並希望在出院時能達到已治癒的情況。當病患抱怨與出現適應問題時，醫護專業人員會與他們會談、解決問題（Lorber, 1981）；但當病患仍適應不良時，醫護專業人員應該考慮是不是自己本身的專業出現問題。

　　近年來，慢性病患者住進醫院的人數正逐漸增加中。通常住進醫院發生在疾病症候或急性疾病出現時。許多慢性病患者並不清楚自己會得病幾年，也曾有過因病住院的經驗，至於會和健康照護系統接觸，是因為病患曾從健康照護系統中體驗到喪失醫療的「假保證」，因此，慢性病患者正在尋求與健康照護人員的新關係（Thorne & Robinson, 1988），即慢性病患者若能簡單明確地陳述他的治療計畫，則有可能會在最後成功的改變前述的責任義務假說（Weaver & Wilson, 1994）。

　　傷害角色對於慢性病每天的日常生活活動是不可或缺的，縱使病患願意託付他們的照護責任義務給健康照護團隊，但他們寧可盡可能擁有掌控本身健康的方法。隨著時間過去，這些病患們已能發揮他們的能力去處理自己的疾病，他們期望大家能承認他們在健康照護上的能力（Thorne & Robinson, 1988）。

　　學者 Thorne 在 1990 年的研究中，發現慢性病病患及其家屬與健康照護專業人員的關係演進為：從什麼是「真實」經「覺醒」到最後階段的「保護聯盟」。他提出規則管理，在處理急性與慢性病上是全然不同的。假設生病的角色可能較適合急性病患，且醫療專家會提供治癒急性病患的可能性，但慢性疾病就不可能治癒；慢性病病患對於他們自己疾病的照護就是專家，並隨著經驗的累積，他們也會擁有最大權利去處理自己的健康。

　　當慢性病病患被送入醫院，他們會在意健康照護提供者與相關人員的不同觀

點。病患若有一種以上的慢性病，他們會較在意維持本身狀況的平穩，以避免不必要的其他症狀出現；醫療人員則較傾向於處理急性病症的出現（Strauss, 1981）。除此之外，病患已有多次的入院經驗，他們會較想利用對醫院的了解去獲得對此醫療系統的需求。在住院治療期間，病患需要可信賴的醫療、特定時間的療程或其他特殊的常規治療。他們也會遵守醫療追蹤時間，例如：個別的醫療規定、醫生囑咐、重要報告等，以上這些需求會增加健康照護團隊的工作壓力，並且這些病患會被標誌為「問題病人」（Lorber, 1981）。

　　健康照護提供者從他們的工作上得到次要的獲得，顯示出已完成使命感與目睹病患復原的個人滿意度。急性照護目標（全科別的治癒與恢復）提供對護理人員的潛在推動力與酬謝，使護士覺得自己是治療者（Wesson, 1965），與產生一種全能與自我滿足的感受（如表2-2）。令人滿意的復原病患，會使醫院覺得值得為那些人提供此類的照護。

表2-2　專業人員角色：急性病與慢性病之關係

急性病	慢性病
義務	
對於病患健康處理的義務。	直接給予照護計畫但是不需要負有義務。
責任感	
根據病患病情，掌握照護的責任感。	維持病患負責處理本身的照護；觀察病患的問題、簡略處理病患的需求。
次要的收穫	
對多數的團隊成員 • 病患感激並滿意醫療人員。 • 當幫助解脫疾患時，會覺得自己是全能的。 • 藉由病患的快速復原，明瞭到努力的結果。	對某些的團隊成員 • 並非是有療效的治癒，只是能穩定病情。 • 反覆的再發生，使照護者感到吃力。 • 長時期的發病，導致與疾病相關的寶貴經驗累積、出現。

＊資料來源：Lubkin (1995)。

　　但是對於慢性病而言，要治癒是不可能的，只能控制病情而已。再度入院，同樣的問題會常常復發，使照護人員產生挫敗感，以及吃力的照護會令人感到厭煩。

其長期目標為保留最大的潛在性功能及讓未來有最小的退化程度（詳見第二十五章復健）。這些照護慢性病病患的工作無法像照護急性病患獲得次要的收穫。

對於照護者逃避慢性病病患、深感挫敗與不滿意，照護者的態度可能會缺乏對慢性病病患病況的觀察靈敏度與缺乏感受病患最關切的事宜。通常治療的效果是無法預知的，因此會減低醫療人員的照護力量與療效性，因此，鼓起勇氣、勇往直前，應能隨即發生在病患與照護者之間（Thorne, 1990）。

對於慢性病病患而言，維持與醫療人員的滿意關係是一項非常重要的任務，也很清楚這不是一項簡單的工作。學者 Thorne 在 1993 年發現，慢性病病患及其家屬經常感到，許多健康照護提供者，無法了解處理慢性病病患健康問題的需要。有時候，因為病患與家屬必須建立自信，並以他們自己的能力去處理疾病的問題。但也許所缺乏的信心是在適應疾病上。絕大多數被探討的照護者與受照護者關係的主題，都為了照護者能察覺注意到本身的醫護專業技術而受限。

慢性病缺乏角色的規範

慢性病有許多任務，例如：要履行完成疾病的醫療控制與個人的疾病生活型態所需。儘管疾病所殘存的功能會限制身體活動，但當個體疾病纏身時，社會仍無法去認同慢性病。如果生病角色的行為受挫，他們就會進入傷害的角色；但是傷害的角色也不是那麼容易被社會認同的，因此會出現角色模糊不清的狀況。目前已知慢性病缺乏的角色規範項目，包括失能的程度（不同的失能情況產生不同的後果）、失能的外觀性（較差的外觀更有標準）、失能的接受度（別人接受的結果），以及社會對於病患無生產能力與依賴經濟的觀點（Wu, 1973）。若無角色的確認，則不論有無失能，病患還是無法發揮最大的身體功能。病患也必須去適應及認同他們的受限，並預期慢性病未來的限制（Watt, 2000）。

介入性行為

「生病角色」與「傷害角色」是社會所界定的病患行為，除了口頭上的界定外，也需要行動的介入。雖然健康照護提供者能藉由社會所期許的角色經驗，協助病患的適應力，使病患與健康照護提供者能有更佳的關係。

依賴的態度

值得注意的是，「依賴」是生病角色的一部分，但是健康照護提供者總是無法提供依賴角色的舒適感給予病患或無法做一些嘗試以幫助他們。例如：在實務上，在病患入院不久就要開始做出院準備的計畫，甚至危急的疾病也是如此。在做出院準備計畫時，會以三點作為執行的基礎：1.社會的期待是希望能病癒；2.要小心裝病者及希望藉由持續生病而得到次要收穫的病患；3.在健康照護系統的經濟壓力中，會促使病患盡可能快速的如期出院；當病患的病情能如期改善時，裝病者通常就不是一個問題，但是有時候，不論病患是罹患急性或慢性病，停留在依賴的階段都比期待的長。

重症者其身體的照護比心理的照護更應顧慮（Hover & Juelsgaard, 1978）與更無法下定決心的決策（Stiggelbout & Kiebert, 1997），其所強調的身體照護與馬斯洛的需求理論是相符合的。他強調，生理與安全的需要優先出現，再更高層次則是心理的需求。重症病患表示，在他們住院治療期間，他沒有足夠的精力想存活與無法達到去改善狀況的成果。在提出上述病況後，健康照護提供者必須能認同與接受病患的完全依賴。

Miller 在 2000 年討論有關慢性疾患的依賴與遭受無力感相關。慢性病病患身處許多無法預知的窘境，甚至當急性期已過後，病患的精力也會被未來未知的復原消耗力所耗竭，同時，與他同住的親朋好友也會因此崩潰。了解行為反應，在病患回到正常角色前也應勿使專業人員過早去強調病患的依賴行為（詳見第十三章無力感）。

Miller 在 2000 年建議五項降低病患無力感的策略，也使專業人員在工作上感到較輕鬆：

1. 改變環境，使病患能對自我擁有更多的掌控權。

2. 協助病患設定實際與期望的目標。

3. 增進病患對其疾病的認知與處理方法。

4. 增進健康專業人員與其他相關人員對於慢性病病患無力感的觀察敏銳度。

5. 鼓勵病患用語言說出感受。

健康專業人員大部分的時間會花在以已知的疾病角色去計畫執行的事項，若能

眞正教育執行介入，則將有助於整合疾病角色的認知（詳見第十五章個案與家屬的教育），但病患仍然無法受教，還是處於高依賴的狀態。當身體狀況有所改善時，則強調病患要回到正常角色去學習最大健康狀況的需要與過程。但當病患處於傷害角色時，則要了解他最大的殘存功能所需，並教導病患在家或在醫院的最佳成功照護。

附加角色

附加角色是一個過程，在計畫介入執行後再說明生病角色與傷害角色的明確性（Meleis, 1988）。附加角色策略，將協助病患處理角色內的衝突，因爲他們的目標是在清楚界定角色。又因爲病患會有不相容的角色問題，故清楚變化與協助病患「試試成爲他們」的策略可能是有用的。有幾個附加角色的策略，健康照護者可以利用它們去協助病患在新角色上的成功。

界定角色

「界定角色」涵蓋確認與定義角色的認知、行爲與界限（Meleis, 1988），包括述說清楚自我與他人在新角色的學習與行爲的期許。界定角色能更進一步提升慢性病患者在新角色的行爲期望，例如：新被診斷爲糖尿病的病患能操作自我注射胰島素。

角色綵排

「角色綵排」能讓病患預期到新的行爲及感受到新的角色（Meleis, 1988），若病患的重要事項與角色綵排能被認定，則此過程將會被增強。

角色典範

儘管角色與新行爲能協助病患釐清角色，角色典範也是很重要的策略去協助病患扮演角色。角色典範出現在病患藉由觀察角色的規定，再學習到了解與仿效角色（Hardy & Hardy, 1988）；健康照護提供者能成爲病患的角色典範或增進病患與相關的角色典範相接觸，例如：接觸乳癌病患的復原計畫、匿名酒癮者。

角色獲得

「角色獲得」著重在病患能預測他們的行爲反應（Meleis, 1988），用別人的眼光去察覺他們的行爲，以作爲調整自己的行爲依據（Hurley-Wilson, 1988）。在

角色獲得中，藉由病患預期自己的新角色行為與預期相關人員的反應後，新行為將會被一一列舉出來。預測他人反應是扮演新角色的重要條件，由於角色從未被孤立，因此病患能據此調整他們自己的角色行為（Hurley-Wilson, 1988）。

角色內衝突的態度

病患遭受角色內衝突需要解決衝突的策略，在問題解決過程期間，固有的解決策略包括引導問題解決過程、時間管理、教育關鍵與健康照護專業人員的支持（Nuwayhid, 1991）。

傷害角色的準則

慢性病患者沒有明確的角色準則去確認他們自己的社會化，特別是傷害角色在長期的殘缺與失能下可能限制他們的活動。對於慢性病患者而言，需要學習新行為的適應、接受新舊行為的相似處，並激發患者扮演新的角色。

角色的自我認同無法符合社會，我們要進一步去了解社會所期待與認同的行為。失能的政治行動主義、殘障聯盟、老人忠告團體創設新的準則，這些團體需要社會的更大迴響。再者，他們的行動主義歸究於立法，例如：1992 年的美國「失能行動」，是確保失能民眾能有機會在法律的保護下，使每一個專業團體都能協助準則的設定。

最近幾年，「失能」的概念視為病患的特性已經轉變了。「失能」不是病患在環境中的自我能力有缺失（醫學會，1991）。在失能過程的許多層面上，社會政策與環境輔導可作為學習完全的新角色（Verbrugge & Jette, 1994）。除此之外，Mechanic 在 1995 年指出，有可能改造生活環境使病患的身體功能提升，及擁有並維持所期望的角色。

傷害角色的準則似乎是容易轉變的。在此強調探究慢性病病患的內心世界並賦予一個角色來當作生病的權責，其重點在於分享賦予做決策及賦權的權利，使病患成為一位夥伴而不是只接受照護的受照護者（Crossley, 1998; Thorne & Paterson, 1998），然而，並非所有病患都會樂於參與介入的角色（Stiggelbout & Kiebert, 1997）。

協助傷害角色

對於特殊疾病的疾病反應、人格、壓力研究報告已有特別發現，例如：情感性行為與特殊疾病的認知力改變（Byrne & Whyte, 1978; Pilowsky & Spence, 1975）。這些研究以相同的工具發現，患有心肌梗塞、不同型態功能受損者、自知重病者、頑固疼痛經驗壓力反應的病患。研究顯示，這些病患在最初也很難去接受生病的角色（Byrne & Whyte, 1978）。這些資料對於照護計畫與設計復健、預防活動等，都會是有用的；實務操作的專業人員也可考慮利用類似的研究工具，去確認其他慢性病患者的短期與長期照護計畫。

其他許多研究發現，個體面對疾病並適應傷害角色，例如：Viney 與 Westbrook 在 1982 年調查新診斷慢性疾患的心理反應，並發現不因疾病的種類不同而影響病患的反應。慢性病患者情緒反應的最好指標是疾病妨礙他們生活多寡的個人觀感。Benner 與 Wrubel 在 1989 年，Place 在 1993 年指出，病患會慢慢進入憂鬱，而照護者則是必備疾病的照護經驗。

Pollack、Christian 與 Sands，在 1990 年證實，慢性病病患在心理方面的適應無法直接與生理的安適相符合，要依疾病的種類而定；反之，心理方面的適應與特殊的已知壓力，如「頑強表徵」是相符合的。頑強氣質的人格是促成壓力反應之呈現、控制、挑戰的特別態度，故在此再次點出病患適應慢性病的不同觀點（Pollack, 1989）。

病患不僅要繼續治療而且也正處於傷害的角色，即「繼續受減低身體功能的慢性病威脅」（Monohan, 1982）。較早提及的上述特性早已修正傷害角色為冒險角色。當病患已大致了解到他們的合併症風險時，也較能積極遵從疾病的控制（詳見第十章遵從），故鼓勵病患趨向修正角色的態度，健康照護提供者需要去說服病患遵從，其最大結果是健康與安適，而此最理想的身體功能目標將持續著。協助病患降低合併症的風險需要由專業人員評估以下因素：健康信念、環境因素（家人安置、角色、組成；醫療與社會支持；社會文化因素）及現存的功能程度與症狀。

學習處理個人的偏見

專業人員了解疾病角色不多時，會造成對這些角色的知覺度下降，他們的反應將會影響病患或被病患所影響。在醫院的健康照護人員處理病患時，特別是慢性病

患者，因礙於對全面狀況認知的有限，故常會以一種片面的方式處理事情，這些受限的意見將會妨礙復原與復健的結果。

上述問題將會被解決，因為慢性病病患在接受醫院的安置時總是表現出不遵從（Thorne, 1990）。又因為這些病患平時自我管理的責任場所總是在家中，他們會不願意將本身託付給醫院照護，但他們會學習持續控制疾病的重要方法，甚至有其他的原因也會促使他們留在醫院。再者，慢性病病患從未做完全的生病依賴角色，此現象又特別發生在疾病最危急的時期。由於病患從未扮演過生病的角色，因此健康照護人員處理這樣的病患都會深感挫敗，故動力的激勵將會在健康照護人員與慢性病患者之間展開。

病患的照護反覆出現相同的健康問題時，會使照護者與病患感受到相同的無力感，因為照護者與病患了解到他們是不會完全康復的。有時候，健康照護人員會藉由責罵來表現出他們的挫敗感，像這些對於病患的負向感受必然會影響到他們的醫病關係。

健康照護人員必須感受並推展病患所保有的自主權，那是有效益的。在了解這些自主權是如何影響照護工作，甚至使照護者能完成照護的目標，而使慢性病患者嘗試處理他們自己的症狀與生活，也能盡可能發揚他們所殘留的潛力。健康照護人員必須了解，在力求於整體安適中的適應疾病與詮釋角色的自主需要。

一旦健康照護人員重新組織他們的看法，盡可能與病患共同設立目標與計畫、權力分享與相互信任滿意的發展（Thorne & Robinson, 1988），此時，健康照護人員會被感到信賴與尊重，並協助病患提升與維持能力。

實務的架構與模式

照護慢性病病患比急性病病患更需要一個不同的實務架構與模式，此架構並無法概括一切。

這些架構與模式應該不會與第一章的疾病處理模式有所衝突。「疾病處理模式」著重在身體症狀，這些模式中的一些模式指出，當嚴重狀況時能真正接受到照護的規則狀況。這些模式處理疾病，不是僅單單處理疾病。疾病的架構與模式著重在受健康威脅的病患與家屬的疾病經驗談。

慢性病患者的生活品質

在 1960 年，早期社會科學家 Anselm Strauss，在 Barney Glaser 工作與護士 Jeanne Quint Benoliel 商討哪種照護方式是最適合臨終的病患（Corbin & Strauss, 1992），那次商討的結果，使 Strauss 在 1975、1984 年發表慢性病病患的議題與相關論點的架構。雖然「軌道」一詞在那時被首度提出，但直到二十年後才開始被推展。他的架構很簡單，是最早以反駁過去疾病的觀點去調查病患與家屬的疾病經驗。若健康照護者能了解病患與家屬的疾病經驗，或許會有更多的適當照護提供。了解照護的基本關鍵問題，請參考表2-3。

表2-3　關鍵問題

- 預防醫療危機
- 控制病情
- 執行醫療規定
- 日常生活預防、社會隔離
- 疾病的改變調適
- 嘗試正常生活型態
- 發現到錢的重要
- 面臨到伴隨的心理、物質與家庭問題

＊資料來源：Strauss, A. L., et al. (1984)，《慢性病與生活品質》，第二版第 16 頁。

在確認慢性病病患與家屬的關鍵問題後，哪一種是根本的策略、家屬與協會的安排，即安排的重要性等，詳見 Strauss 等人，1984, p.17。

軌道（trajectory）的架構

自從 Strauss 與同事在 1960 至 1970 年共事，軌道架構在 1980 年被修訂。Corbin 與 Strauss 也在 1992 年發揚此架構後，使護士能：1.獲得慢性病病患的經驗；2.整合現存的慢性病文獻成為他們的實務運作；3.提供完整的護士建構模式，包括實務、教導、研究、做決策的指引。

隨著時間的過去，「軌道」被定義為疾病的過程、病患行為、家屬與健康照護專業人員處理行為（Corbin, 1998, p.3）。「疾病的軌道」被預設在生理病理學與健康狀況的改變，但也有一些策略被病患所運用。家屬與健康照護專業人員想像病患臨終的外型，這就是「疾病的軌道」（Corbin & Strauss, 1992）。即使每個病患

所罹患的疾病是相同的，但他們的疾病軌道卻是不同的，即考慮每個病患的獨特性（Jablonski, 2004）。外型不能意味疾病將產生變化或被治癒的最終過程；疾病的軌道是外型或病患家屬的行為變化（Corbin & Strauss, 1992）。

　　在模式中，「階段」指出不同階段的慢性病病患經驗。軌道模式中有九個階段，雖然它是連續的，但並非是一直線，但病患能經由這些階段以一直線方式前進、回到從前的模式或達到疾病的週期。除此之外，慢性病也會順著軌道起變化（如表2-4）。

表2-4　軌道階段

時　期	定　　義	處理目標
前軌道	遺傳因子或生活型態行為是病患或社會發覺慢性病的危險因子。	防治慢性病出現
軌道起始點	出現顯著的症狀，包括診斷逐漸出現與公布，病患開始適應診斷。	設計合適的軌道計畫與方案
穩定期	疾病的過程與症狀在控制下，日常生活活動受疾病的限制，疾病處理場所在家中。	維持疾病的穩定性與日常生活活動
不穩定期	不穩定期間維持症狀在來回控制下，執行日常生活活動是困難的，安置在家中接受疾病的控制與照護。	恢復穩定
急性期	嚴重或無法緩解的症狀或合併症，需要住院或臥床休息使疾病的進展受到控制，每天日常生活活動短暫暫停或徹底減少。	疾病能在控制下或再繼續正常的日常生活活動
病危	病危或生命受到威脅，需要緊急治療與照護，每天日常生活活動暫停直到危機已過。	解除生命威脅
恢復	失能或疾患已逐漸回到生命所接受的狀況。	開始轉變並進行軌道的計畫與方案
衰退	疾病的過程特徵是快速或漸進的，身體的衰退與失能、症狀控制困難是連帶的。	調適失能，使重要的衰退回復
臨終	死前的最後幾天或幾週，身體漸進或快速的罷工，每天日常生活活動與興趣皆作罷。	生命終止，讓他走，死的安詳、平和

＊資料來源：Corbin, J.（2001），《慢性病與護理》之緒論篇。

另一個被使用的名詞是「傳記」（biography）。病患的傳記包括之前入院經驗、處理症狀的有效方法、對疾病的信念及對生命的其他經驗（White & Lubkin, 1998）。

軌道的起始點是「前軌道期」或稱「預防期」，在此期疾病的過程還未開始，但有促成因素與生活型態造成慢性病的危險因子，例如：超重的個體、有心臟病家族史、高膽固醇與少運動。

在軌道期，是疾病的症狀與徵象的出現，診斷開始逐漸被確立、病患開始調適診斷。在穩定期，疾病的症狀在處理與控制下，病患會待在家中。無法使症狀在控制階段稱為「不穩定期」。急性期會帶來嚴重或無法緩解的症狀或合併症。病危或生命受到威脅時，則需要緊急治療是在危機期。恢復期，則已逐漸回到生命所接受的狀況。衰退期，是漸進的身體退化與提高失能度或加重症狀。軌道模式的最後階段是臨終期，身體會漸進或快速的罷工（Corbin, 2001, p.4-5）。

轉變對慢性病的觀點

Thorne 與 Paterson 在 1998 年的理論結果是分析 292 篇慢性病的品質研究，已在 1980 年至 1996 年被發表；其中 158 篇說明慢性病病患的角色。Thorne 與 Paterson 的研究成果，贊成慢性病病患的「內在」觀點，反對「外在」觀點，此為較傳統的觀點。傳統的照護觀點認為：「病患如同個案」轉變成現在的「病患即是夥伴」。研究結果也顯示，忽略失落與負荷的轉變，並嘗試重視預防會違害健康的疾病。

分析這些報告會使學者對慢性病的理論看法有所轉變（Paterson, 2001），此理論陳述慢性病是持續性的，並且病患會繼續轉變社會與疾病的經驗論點。Donnelly 在 1993 年首次提出慢性病病患是活在安適與生病之中，Paterson 的理論也著重在病患的疾病與安適中（Paterson, 2003）。慢性病最重要的固有觀念是患病不健康、失落感與負荷力。那些剛被診斷罹患慢性病的人都會有一個共同的反應，若能控制病情、學習疾病知識經驗、考量接受治療、長期將疾病視為生命中最重要的事情，則此疾病就被病患所認同。

慢性病視為最重要的事，可能是因為病患為了安全起見或是儲存身體其他活動的動能。但無論如何，慢性病能使患者認定自己是一位生病的人，或是慢性病會符合他們的需求，例如：社會認定他們應該生病，或是他們會由疾病獲得次要的收穫（Paterson, 2001）。

具備安適被視爲是最重要的，自我認爲沒病是確認安適的來源（Paterson, 2001, p23）。若病患能得到疾病控制，儘管並非是身體的完全安適，而是正在接受治療中或只在緩和疾病的症狀。此觀念的轉變出現在個人的思緒中，並讓病患能遠離疾病。但任何無法控制的威脅將使病患重新回到「慢性病視爲最重要」的感受，威脅是疾病的惡化，與缺乏自我處理疾病的能力（Paterson, 2001）。

疾病與安適都不是對或錯，但它們之中的每一個都表達著病患的獨特需求──此時要集中在有關健康的狀況上（Paterson, 2001）。

研究

最近許多有關慢性病的研究已轉變成以「外在」角度去觀察與下定論有關病患們的行爲。病患的「內在」觀點著重在考驗病患對慢性病的反應。Thorne 與 Paterson，在 1998 年注意到，內在觀點總是分析慢性病患者的經驗或描述病患爲活動的代言者，健康照護者似乎會限制執行他們的專業能力，並將病患的照護接受者角色轉變爲照護活動者的夥伴。

許多 HIV 陽性病患的經驗例證，Crossley 在 1998 年的研究描述，HIV 陽性病患長期拒絕自己是生病的角色，有些人有時會懷疑醫療的專業可信度。在取樣對象中，表示有一個需求，即積極地拒絕他們被強制爲生病角色的依賴者。他們注重在「賦權」，並經常反對醫療與社會所訂的規則。疾病嚴重性的提高是因爲這些病患對於他所罹患的疾病，經常抱著反對任何保護他人的義務。

Crossley（1998）、Thorne 及 Paterson（1998），兩派學者都注意到「自我照護」團體的崛起，並與慢性病患者之新「活動代言者」的角色相關。同時，他們也注意到一些較不須依賴且活動自如的病患，因爲他們需要藉助醫療的協助，所以會爲了活下去而仍然信任健康照護系統。一項保守的說明，病患與健康照護者的夥伴關係也不是眞實的。事實證明，要處理慢性病病患的工作有時勢不可擋，因爲許多慢性病病患皆表示，持續需要與希望得到專業人員的協助（Cahill, 1996; Stiggelbout & Kiebert, 1997）。此項研究質疑：當病患想被控制病情時，雖然他們想做夥伴關係，或想依賴，但健康照護提供者仍能發揮臨床專家的角色。

摘要與總結

　　疾病行為所被影響的層面有許多差異，包括病患的健康信念。在一些方面，順著疾病的行為延續，急性病人會踏入生病的角色，並依賴他人與減輕他的社會責任義務。急性病人有義務得到安適並尋求專業人員的合作，此種角色適用於急性病人而不適用於慢性病患者。根據傷害角色理論，慢性病患者或失能者需要負責自己的健康與擔任符合在健康狀況限制內的角色需求。換句話說，「傷害角色」應負起身體安適的調適。

　　生病的角色缺乏有效性，對於慢性病病患是一個重要的缺失。傷害的角色也是一個問題，因為社會還沒清楚的去界定角色的最大融合社會規範，護理人員能藉以支持病患與家屬的策略來增加此類的融合。

　　健康照護提供者在醫院必須藉由察覺他們與病患之間的內在觀點，去分辨急性與慢性病行為之間的不同。因為研究結果的受限，故運用疾病角色當作一般臨床實務的基礎，並具備豐富的經驗。在這期間，疾病角色的認知能提供健康照護人員一些指引。

　　許多社會文化因素會影響到疾病依賴的社會反應，它並非總是以邏輯與科學做根據（Helman, 2001），對於慢性病患者的健康照護是更有效的授與。當健康照護提供者協助病患的不只是疾病，還包括內在心理支持、適應技巧、控制感的需要（Sobel, 1995），架構與理論至今已被發展出來，並使照護提供者能對慢性病病患有更適當的照護。

問題與討論

1. 疾病行為是什麼？哪些因素會影響病患在疾病行為上的調適？

2. 生病角色的特性是什麼？病患要在什麼時機表現出此種角色？

3. 傷害的角色如何異於生病的角色？傷害角色的特性是什麼？

4. 有關生病角色與它的特性中，哪些問題已經被確認？

5. 當進入生病與傷害角色時，哪一種角色障礙可能會是一個人的遭遇？

6. 兒童對於疾病角色的反應有何差異？老人的反應如何？

7. 專業人員的期望，會以什麼方式影響病患的反應？

8. 對於傷害角色影響病患行為，會以什麼方式缺乏清楚的角色規範？

9. 想想你曾經在醫院照護過的病患？你用什麼準則去決定病患正處於依賴的角色？準備轉向而非依賴？

10. 對於慢性病或受傷害病人，其無法勝任社會角色的問題是什麼？

11. 應用軌道架構與轉移觀點模式在糖尿病患者身上，此兩個模式之間有哪些相同點與相異點？

參考文獻

Asbring, P. (1991). Chronic illness—a disruption in life: Identity transformation among women with chronic fatigue syndrome and fibromyalgia. *Journal of Advanced Nursing, 34* (3), 312–19.

Benner, P., & Wrubel, J. (1989). *The primacy of caring: Stress and coping in health and illness.* Menlo Park, CA: Addison-Wesley.

Boekaerts, M., & Roder, I. (1999). Stress, coping, and adjustment in children with a chronic disease: A review of the literature. *Disability and Rehabilitation, 21* (7), 311–337.

Boice, M. (1998). Chronic illness in adolescence. *Adolescence, 33* (132), 927–939.

Breslau, N. (1982). Psychiatric disorder in children with physical disabilities. *Journal of the American Academy of Child Psychiatry, 24,* 87–94.

Breslau, N., & Marshall, I. A. (1985). Psychological disturbance in children with physical disabilities: Continuity and change in a 5-year follow-up. *Journal of Abnormal Child Psychology, 13,* 199–216.

Buchwald, D., Caralis, P. V., Gany, F., Hardt, E. J., et al. (1994). Caring for patients in a multicultural society. *Patient Care, 26* (11), 105–120.

Cahill, J. (1996). Patient participation: A concept analysis. *Journal of Advanced Nursing, 24,* 561–571.

Christian, B. J. (1989). *Family adaption to chronic illness: Family coping style, family relationships, and family coping status—implications for nursing.* Unpublished doctoral dissertation, University of Texas, Austin.

Clark, M., & Anderson, B. G. (1967). *Culture and aging.* Springfield, IL: Charles C. Thomas.

Cockerham, W. C. (2001). The sick role. In *Medical sociology* (8th ed.) (pp. 156–178). Upper Saddle River, NJ: Prentice-Hall.

Conrad, P. (2005). *The sociology of health and illness: Critical perspectives* (7th ed.) New York: Worth Publishers.

Corbin, J. (1998). The Corbin and Strauss chronic illness trajectory model: An update. *Scholarly Inquiry for Nursing Practice, 12* (1), 33–41.

Corbin, J. (2001). Introduction and overview: Chronic illness and nursing. In R. Hyman and J. Corbin (Eds.) *Chronic illness: Research and theory for nursing practice.* (pp. 1–15). New York, NY: Springer Publishing, Inc.

Corbin, J., & Strauss, A. (1992). A nursing model for chronic illness management based upon the trajectory framework. In P. Woog (Ed.) *The chronic illness trajectory framework: The Corbin and Strauss Nursing Model.* (pp. 9–28). New York: Springer.

Crossley, M. (1998). "Sick role" or "empowerment"? The ambiguities of life with an HIV positive diagnosis. *Sociology of Health and Illness, 20* (4), 507–531.

Davidhizar, R. (1994). The pursuit of illness for secondary gain. *Health Care Supervisor, 13* (3), 49–58.

Donnelly, G. (1993). Chronicity: Concept and reality. *Holistic Nursing Practice, 8,* 1–7.

Feldman D. J. (1974). Chronic disabling illness: A holistic view. *Journal of Chronic Diseases, 27,* 287–291.

Finerman, R., & Bennett, L. A. (1994). Guilt, blame and shame: Responsibility in health and sickness. *Social Science and Medicine, 40* (1), 1–3.

Freidson, E. (1970). *Profession of medicine.* New York: Dodd, Mead.

Gilles, L. (1972). *Human behavior in illness.* London: Faber & Faber.

Gordon, G. (1966). *Role theory and illness: A sociological perspective.* New Haven, CT: College and University Press.

Grey, M., Camerson, M. E., & Thurber, F. W. (1991). Coping and adaptation in children with diabetes. *Nursing Research, 40* (3), 144–149.

Hardy, M. E., & Hardy, W. L. (1988). Role stress and role strain. In M. E. Hardy & M. E. Conway (Eds.), *Role theory: Perspectives for health professionals* (2nd ed.). (pp. 159–240). Norwalk, CT: Appleton & Lange.

Harris, J. A., Newcomb, A. F., & Gewanter, H. L. (1991). Psychosocial effects of juvenile rheumatic disease: The family and peer systems as a context for coping. *Arthritis Care and Research, 4* (3), 123–130.

Heller, A., Rafman, S., Zvagulis, I., & Pless, I. B. (1985). Birth defects and psychosocial adjustment. *American Journal of Diseases of Children, 139,* 257–263.

Helman, C. G. (2001). *Culture, health and illness* (4th ed.). London: Arnold.

Honig-Parnass, T. (1981). Lay concepts of the sick role: An examination of the professional bias in Parsons' model. *Social Science and Medicine, 15A,* 615–623.

Hover, J., & Juelsgaard, N. (1978). The sick role reconceptualized. *Nursing Forum, XVII* (4), 406–415.

Hurley-Wilson, B. A. (1988). Socialization for roles. In M. E. Hardy & M. E. Conway (Eds.), *Role theory: Perspectives for health professionals* (2nd ed.). Norwalk, CT: Appleton & Lange.

Hyman, M. D. (1971). Disability and patient's perceptions of preferential treatment: Some preliminary findings. *Journal of Chronic Diseases, 24,* 329–342.

Institute of Medicine. (1991). *Disability in America: Toward a national agenda for prevention,* Washington, DC: National Academy Press.

Jablonski, A. (2004). The illness trajectory of end-stage renal disease dialysis patients. *Research and Theory for Nursing Practice: An International Journal, 18* (1), 51–72.

Kassenbaum, G. G., & Baumann, B. O. (1965). Dimensions of the sick role in chronic illness. *Journal of Health and Human Behavior, 6* (1), 16–27.

Kiesel, M. Sr., & Beninger, C. (1979). An application of psycho-social role theory to the aging. *Nursing Forum, XVIII* (1), 80–91.

Kubisch, S. M., & Wichowski, H. C. (1992). Identification and validation of a new nursing diagnosis: Sick role conflict. *Nursing Diagnosis, 3* (4), 141–147.

Lorber, J. (1981). Good patients and problem patients: Conformity and deviance in a general hospital. In P. Conrad & R. Kern (Eds.), *The sociology of health and illness: Critical perspectives.* New York: St. Martin's.

Lubkin, I. (Ed.). (1995). *Chronic illness: Impact and interventions* (3rd ed.). Sudbury, MA: Jones & Bartlett.

McCarthy, S. M., & Gallo, A. M. (1992). A case illustration of family management style. *Journal of Pediatric Nursing: Nursing Care of Children and Families, 7* (6), 395–402.

Mechanic, D. (1961). The concept of illness behavior. *Journal of Chronic Diseases, 15,* 189–194.

____. (1972). *Public expectations and health care.* New York: John Wiley and Sons.

____. (1992). Health and illness behavior and patient-practitioner relationships. *Social Science and Medicine, 34* (12), 1345–1350.

____. (1995). Sociological dimensions of illness behavior. *Social Science and Medicine, 41* (9), 1207–1216.

Meleis, A. I. (1975). Role insufficiency and role supplementation: A conceptual framework. *Nursing Research, 24* (4), 264–271.

____. (1988). The sick role. In M. E. Hardy & M. E. Conway (Eds.), *Role theory: Perspectives for health professionals* (2nd ed.). Norwalk, CT: Appleton & Lange.

Miller, J. F. (2000). *Coping with chronic illness: Overcoming powerlessness* (3rd ed.). Philadelphia: F. A. Davis.

Monohan, R. S. (1982, May). The "at-risk" role. *Nurse Practitioner, 42–44,* 52.

Nuwayhid, K. A. (1991). Role transition, distance and conflict. In C. A. Roy & H. A. Andrews (Eds.), *The Roy Adaptation Model: The definitive statement,* (pp. 363–376). Norwalk, CT: Appleton & Lange.

Parsons, T. (1951). *The social system.* New York: The Free Press.

Paterson, B. (2001). The shifting perspectives model of chronic illness. *Journal of Nursing Scholarship, 33* (1), 21–26.

Paterson, B. (2003). The koala has claws: Applications of the shifting perspectives model in research of chronic illness. *Qualitative Health Research, 13* (7), 987–994.

Pilowsky, I., & Spence, N. D. (1975). Patterns of illness behavior in patients with intractable pain. *Journal of Psychosomatic Research, 19,* 279–287.

Place, B. E. (1993). Understanding the meaning of chronic illness: A prerequisite for caring. In D. A. Gaut (Ed.), *A global agenda for caring* (pp. 281–291). New York: National League for Nursing Press.

Pless, B., & Nolan, T. (1991). Revision, replication, and neglect—Research on maladjustment in chronic illness. *Journal of Child Psychology and Psychiatry, 32* (2), 347–365.

Pollack, S. E. (1989). The hardiness characteristic: A motivating factor in adaption. *Advances in Nursing Science, 11* (2), 53–62.

Pollack, S. E., Christian, B. J., & Sands, D. (1990). Responses to chronic illness: Analysis of psychological and physiological adaptation. *Nursing Research, 39* (5), 300–304.

Redman, B. K. (1993). *The process of patient education.* St. Louis: Mosby.

Robinson, D. (1971). *The process of becoming ill.* London: Routledge and Kegan Paul.

Rundall, T. & Wheeler, J. (1979). Factors associated with utilization of the swine flu vaccination program among senior citizens in Tompkins County. *Medical Care, 17,* p. 191.

Schwartz, S. S., Gramling, S. E., & Mancini, T. (1994). *Journal of Behavior Therapy and Experimental Psychiatry, 25* (2), 135–142.

Segall, A. (1976). The sick role concept: Understanding illness behavior. *Journal of Health and Social Behavior, 17,* 163–170.

Sobel, D. S. (1995). Rethinking medicine: Improving health outcomes with cost-effective psychosocial interventions. *Psychosomatic Medicine, 57,* 234–244.

Sontag, S. (1988). *Illness as metaphor.* Toronto: Collins Publishers.

Steward, D. C., & Sullivan, T. J. (1982). Illness behavior and the sick role in chronic disease: The case of multiple sclerosis. *Social Science and Medicine, 16,* 1397–1404.

Stiggelbout, A. M., & Kiebert, G. M. (1997). A role for the sick role: Patient preferences regarding information and participation in clinical decision-making. *Canadian Medical Association Journal, 157* (4), 383–389.

Strauss, A. (1981). Chronic illness. In P. Conrad & R. Kern (Eds.), *The sociology of health and illness: Critical perspectives.* New York: St. Martin's.

Strauss, A., & Glaser, B. (1975). *Chronic illness and the quality of life.* St. Louis: Mosby.

Strauss, A., Corbin, J., Fagerhaugh, S., Glaser, B., et al. (1984). *Chronic illness and the quality of life* (2nd ed.). St. Louis: Mosby.

Thomas, R. (2003). *Society and health: Sociology for health professionals.* New York: Kluwer.

Thorne, S. E. (1990). Constructive noncompliance in chronic illness. *Holistic Nursing Practice, 5* (1), 62–69.

____. (1993). *Negotiating health care: The social context of chronic illness.* Newbury Park, CA: Sage.

Thorne, S. E., & Paterson, B. (1998). Shifting images of chronic illness. *Image, 30* (2), 173–178.

Thorne, S. E., & Robinson, C. A. (1988). Reciprocal trust in health care relationships. *Journal of Advanced Nursing, 13,* 782–789.

Verbrugge, L. M. & Jette, A. M. (1994). The disablement process. *Social Science and Medicine, 38* (1), 1–14.

Viney, L. L., & Westbrook, M. T. (1982). Psychological reactions to the onset of chronic illness. *Social Science and Medicine, 16,* 899–905.

Watt, S. (2000). Clinical decision-making in the context of chronic illness. *Health Expectations, 3,* 6–16.

Weaver, S. K. & Wilson, J. F. (1994). Moving toward patient empowerment. *Nursing and Health Care, 15* (9), 380–483.

Wesson, A. F. (1965). Long-term care: The forces that have shaped it and the evidence for needed change. In *Meeting the social needs of long-term patients.* Chicago: American Hospital Association.

White, N., & Lubkin, I. (1998). Illness trajectory. In I. Lubkin & P. Larsen (Eds.) *Chronic illness: Impact and interventions* (4th ed.) (pp. 53–76). Sudbury, MA: Jones & Bartlett.

Whitehead, W. E., Winget, C., Federactivius, A. S., Wooley, S., et al. (1982). Learned illness behavior in patients with irritable bowel syndrome and peptic ulcer. *Digestive Diseases and Sciences, 27* (3), 202–208.

Whitehead, W. E., Crowell, M. D., Heller, B. R., Robinson, J. C., et al. (1994). Modeling and reinforcement of the sick role during childhood predicts adult illness behavior. *Psychosomatic Medicine, 56,* 541–550.

Wu, R. (1973). *Behavior and illness.* Englewood Cliffs, NJ: Prentice-Hall.

第三章 污名

　　我的車子在十字路口前停了下來，看看四周，包括車裡的人，但沒有人和我一樣。他們竟然離我如此遙遠，也與我不同。如果他們看著我，不會發現我有任何缺陷。但如果他們知道我的缺陷，可能會掉頭就走。在我視力所及的範圍內，我開始覺得自己與他人格格不入，也與他人不同。我知道事情再也不會回到從前了。

—— 癌症病患

前言

　　本章將說明「污名」發展的過程，以及「污名」為何對許多慢性疾病和殘疾產生如此重大的影響。本章也將探索污名與偏見（prejudice）、刻板印象（stereotyping）及標籤（labeling）等概念之間的關係。因為污名是由社會所賦予的，因此在各種情境下，污名會產生不同的影響。除此之外，個人及團體對污名化的過程具有不同反應。因此，在替慢性病患者規劃改善生活品質策略的同時，也必須考慮到這些因素。

　　即使污名化的情況隨處可見，但並非所有人都會將疾病或身體殘障冠上污名。本章並不是假設接觸殘障或慢性病患者的人會貶低他們的價值；相反的，本章鼓勵大家能仔細地檢視自身的價值觀、信念及行動。

　　韋氏線上字典（2004）將污名定義為「羞恥的表現或聲名狼藉」。韋氏線上同義詞辭典（2004）列出與污名同義的字，如污點（blot）、污跡（slur）、污漬（spot）及瑕疵（stain）。Goffman（1963）發現，污名這個字的使用可追溯至古希臘，指稱「身體上的記號，用以揭露（signifier）道德地位異於常人或道德地位不良者」。這些記號是刻或烙印在人的身上，說明此人可能是奴隸、罪犯或叛國賊。我們必須注意污點本身所具有的道德判斷涵義，污點所帶來的羞恥及恥辱遠比身體上的記號影響更為深遠。

污點、社會認同及標籤理論

社會教導其成員將不同的人加以分類，以及定義同一群人常表現出的性格及特性（Goffman, 1963）。日常的例行公事為我們建立了生活常規，當我們遇見陌生人時，某些現象可以幫助我們預期 Goffman 所謂的「社會認同」。此類認同，包括個人特質（如能力）及社會結構特性（如工作）。舉例來說，大學生通常能忍受教授奇異的行徑，但倘若教授口吃、身體殘障或罹患疾病，學生可能賦予教授「無能」的社會認同。雖然這種認同並非以事實為出發點，但仍可能使人遭到污名化。

個人的社會認同可能包括：身體活動（physical activities）、專業角色、自我概念。任何能改變上述社會認同的因素（如殘障），就會改變個人認同，因此也可能會使個人背負污名（Markowitz, 1998）。

Goffman（1963）運用社會認同的概念來擴大先前污名的研究。他的理論將污名定義為：「使人無法完全被社會接受的事物。」Goffman 認為，在污名發展的過程中，社會認同是最主要的作用力，因為個人具有的社會認同會將此人分類。社會環境及慣例告訴我們會遇到哪種人，因此，當個人因為不同及／或不好的特質而未能達成他人期望時，就從原來可被接受的人（accepted people）成為被貶損的人（discounted ones），也就是遭到污名化。

Goffman 於 60 年代進行一連串的實驗。其後的二十年中，在污名對社會認同的衝擊及長期影響這方面（特別是在心理衛生方面），興起了廣泛辯論。反標籤理論者質疑一項假設：污名及負面社會認同可能會對疾病產生極度不良的影響，以及背負污名者所能獲得的社會支持的本質為何？在精神疾病的領域中，批評者認為污名不會加重精神疾病的嚴重程度及慢性化（chronicity）。在一系列的實驗中，Link 提出修正的標籤理論。此理論主張：標籤作用源自於負面社會信念對行為的看法，使人的價值貶損及遭受歧視。最終，價值貶損及歧視的感受會導致負面的社會結果（Link, 1987；Link等人，1989；Link等人，1997）。

在 1987 年，Link 比較人們對歧視及價值貶損的預期，也比較剛診斷出患有精神疾病的患者、再度罹患精神疾病的患者、已治癒的患者，以及社區居民等道德敗壞的嚴重程度（severity of demoralization）。他發現，剛診斷出患有精神疾病及再度罹患精神疾病的患者，在道德敗壞及歧視的評量上，得分比社區居民及已治癒患

者人高。除此之外，他也發現，得高分與所得損失及失業有關。

1989 年，Link 與其同事用修正的標籤理論測試一群相似的病人：剛診斷出罹患精神疾病的患者、再度罹患精神疾病的患者、已治癒的患者、未接受治療的患者，以及健康的社區居民（Link, Cullen, Struening, Shrout & Dohrenwend, 1989）。他們發現，所有群體都預期精神病患者會遭到歧視及價值貶損。此外，他們也發現，在他們目前接觸的病患中，價值貶損及歧視的預期會使某些患者運用遮掩（secrecy）及退縮（withdrawal）的因應機制，此類因應機制對社會網絡（social network）會產生嚴重不良的影響，減少患者認為安全可靠之人的數目。

1997 年，Link、Struening、Rahav、Phelan 及 Nuttbrock，在一縱斷的研究中測試修正的標籤理論，此研究比較污名對精神疾病患者福祉及藥物濫用的影響，以決定污名長期的負面效果及治療是否削弱正面效果（Link等人，1997）。他們發現，即使病患情況有所改善，對治療的反應良好，但病人察覺到的價值貶損、歧視，以及實際受到的歧視，仍對患者產生負面影響。他們認為，專業護理照護人員如欲改善精神病患者之生活品質，必須在初始階段即全力對抗污名效應，如此才能成功。

Fife 及 Wright（2000），以修正的標籤理論為架構，研究 HIV／AIDS 及癌症患者被冠上的污名。他們發現，污名嚴重影響 HIV／AIDS 及癌症患者的生活。但他們也發現，疾病本身並不會直接影響患者的自覺，但對自我的影響與污名覺察有直接關係。他們的研究結果顯示：污名有不同的面向，各面向對自我也有不同影響。拒絕與他人來往（rejection）及社會隔離感，使自尊心下降；社會隔離感也會影響個人之身體意象；且社會隔離感及財務不穩定，會使人缺乏個人控制感。在污名的各個面向中，只有社會隔離感會影響構成自我的要素。

近年來，Camp、Finlay 及 Lyons（2002）質疑污名效果是否一定會對自我產生影響。他們的假設為：個體必須先了解及接受負面的自覺、接受與個人相關的認同，再將負面的知覺加諸在自己身上，污名才會對自我概念產生負面影響。在一項女性長期精神障礙的研究中，受試女性認為，負面社會知覺與她們無關；相反的，她們將負面觀感歸咎於那些將她們污名化的人。研究者未發現任何證據足以證明受試女性被動地接受標籤及負面認同，若受試者認為，在某些社交場合中，會覺得自己與他人不同或遭排除在外，則會避免參與社交活動，並與接受及認同她們的人形

成新的社會網絡。雖然受試者了解精神疾病帶來的負面效果,但她們似乎不會自動將這些負面效果與負面自我評量連結在一起。促成正面自我評量形成的因素,包括參與支持性內團體(supportive in-group)、讓自己處於較有利環境而不是與其他罹患相同疾病的患者相處,與了解精神疾病的人士分享經驗。

　　概括來看,污名的定義為恥辱或道德敗壞的標記,源自於社會大眾普遍對人格、行為與疾病之信念,透過社會化的過程傳達給個人。若個人行為會產生污名,他們就可能會遭遇社會價值貶損及歧視。罹患精神疾病、傳染病、絕症的病人,常會被冠上污名。污名可能會改變身體意象的知覺、捨個人感受到社會隔離感、拒絕與他人來往,以及察覺無法自我控制。但也有證據顯示:並非所有行為或情況特殊的個人都會被冠上污名。某些人不願接受污名,認為社會之所以會傳達負面信念,是因為社會本身就有瑕疵。若他人了解污名,對被污名化非常敏感,此類的人會與其分享經驗;而且因為了解自己的情況與罹患相同疾病的患者相當(甚至更好),因此從中獲益。

污名獨特的面向

　　在某些特殊情況下,我們更容易察覺到污名。個人若缺乏成熟的個人認同,或太依賴外在力量以增強內在的價值觀,就可能會產生污名感,我們可以用青少年為例。一個人可能特別重視某些社會面向,當此社會在傳達污名的概念時,污名信念的力量會變得特別強大。宗教、文化、自殘和懲罰等相關議題,也可作為說明。

　　青少年最重要的任務之一即是發展穩定、一致的認同(Erikson, 1968)。為了成功達成此目標,青少年必須在廣泛的社會經驗情境下,運用正式操作思考(formal operational thinking),發展出一種自我感(a sense of self),不僅能整合相似之處,也能整合個體觀察到自己與他人之間的差異。社會文化環境傳達的社會互動及社會訊息告訴我們,何為期望行為?何為非期望行為?這些社會互動及訊息指引年輕人發展出一種認同感,整合期望的相似處,摒棄非期望的差異,因為青少年希望他人能接受新發展出的認同感,所以同儕的影響及喜好變得非常重要。某些人會用極激烈的手段將與之差異極大的個人貼上標籤或將其污名化,有時還會造成不堪設想的後果。1999 年哥倫比亞高中(科羅拉多州)發生的屠殺事件即是一例:

Eric 及 Dylan 似乎很喜歡自己「局外人」的角色……，沒有人將他們貼上局外人的標籤，這是他們自己的選擇，也因此受到學校小混混的嘲笑奚落。有些小混混跟他的同黨把 Eric 推到櫃子裡，說他是「死玻璃」……。Jessica 說哥倫比亞高中的情況為——「基本上，學校有兩種人，也就是高級和低級的人。低級的人聚集在一起，高級的人取笑低級的人。你只能忍氣吞聲。」

—— Bartels & Crowder, 1999

文化也可能會產生污名。在各種文化中，罹患創傷性腦損傷（Simpson, Mohr, & Redman, 2000）、HIV/AIDS（Heckman 等人，2004）、癲癇（Baker 等人，2000）等疾病的人，會被冠上污名及遭到社會隔離。另一方面，Brandon 等人（2000）在歐洲十一個國家研究大眾對無家可歸的人的態度，他們發現，各國的態度具有顯著差異，前華沙公約的成員國特別傾向將無家可歸的人冠上污名。多數族群若認定少數族群的種族及／或文化低劣，就可能形成種族主義、歧視及污名的現象（Weston, 2003; Williams, 1999）。

宗教也可能會為人帶來污名。倫敦曾進行五大宗教團體的研究，此研究欲探討人們對憂鬱症及精神分裂症者的態度。研究發現，非白人團體非常擔心被冠上污名，害怕非屬同一宗教的專業白人健康照護人員會誤解他們（Cinnirella & Loewenthal, 1999）。

社會對污名的反應不僅由身心障礙所造成，近年來將有「特殊需求」的孩童（通常是心智發展遲緩的孩童）融入主流教育之中，使我們得以重新評估長久以來將此類孩童污名化的信念及刻板印象（Waldman, Swerdloff, & Perlman, 1999）。如果你想了解污名的概念，這是非常重要的一點。標籤的負面反映來自於未被貼標籤的人，而非源自於離經叛道的行為。因此，某種疾病或殘疾具有的標籤及相關污名，使個人無法參與社會互動。但若僅考慮個人實際的身心狀況，他們還是有機會能參與社交活動（Link 等人，1997）。腐化認同（spoiled identity）輕易地就能將個人冠上污名，使原本有社交活動的人喪失與他人互動的機會。伴隨污名而來的社會隔離及困擾，可能改變患者的求醫行為（health-seeking behavior），導致延遲治療（Baker 等人，2000; Kelly, 1999; Searle, 1999; Williams, 1999）。

　　大多數的污名會對他人造成威脅。我們將罪犯及社會偏差者污名化，因為他們造成一股焦慮感，威脅我們的價值及安全。同樣的，遇見生病或殘障人士會使我們感到另一種焦慮及恐懼，此類的會面打碎了「人生而平等」的美夢。生病的人提醒我們，人會經歷生老病死。因此，身體健康的人可能會對生病或殘障人士做出負面的價值判斷（Kurzban & Leary, 2001）。舉例來說，有些視力正常的人可能會認為，盲人不願意或得依賴他人才能照顧自己，但這個假設不是以盲人是否願意或能照顧自己為出發點。患有 AIDS 的人會受到道德判斷。自中世紀以來，心理疾病患者一直遭到污名化（Keltner, Schwecke, & Bostrom, 2003），因此，這些人不僅要與病魔纏鬥，在日常生活中，還得與認為他們沒有價值的人對抗。這些人因此背上污名。

　　有些人遭到污名化是因為他們的行為或差異是由自己造成，因此不值得他人幫助。酗酒、藥物等相關問題，精神疾病通常屬於此類（Crisp 等人，2000; Ritson, 1999）。社會大眾認為，罹患 HIV、AIDS、B 型肝炎等傳染病的患者是自找的，因為個人採取不被社會接受的行為而染病。這種看法因而影響遭污名化的患者（Halevy, 2000; Heckman 等人，2004）。

　　在過去，「恥辱」（shame）、「罪惡」（guilt）這兩個字，是用來描述與污名相似的概念，也就是個人行為、特徵與理想標準之間的知覺差異。從此觀點來看，「罪惡」的定義為「自我批評」（self-criticism）；「恥辱」則是源自於他人的不認同。「罪惡」就如同覺得自己道德墮落；「恥辱」由他人的輕視或蔑視而產生，使人覺得痛苦。舉例來說，酗酒的人在喝酒時可能會產生罪惡感。若他人不恥酗酒者的行為，酗酒者就會感到恥辱。

　　因此，「異常」（deviance）與「正常」（normality）的概念是由社會所建構而成。也就是說，個人價值之所以會遭到貶損，是因為他們表現出離經叛道的行為（Kurzban & Leary, 2001）。在哥倫比亞高中，有些學生被貼上「小混混」（jocks）的標籤，他們將他們認為「低級」的學生污名化，因此這些低級的學生「預期」自己會被嘲笑（Bartels & Crowder, 1999）。事實上，每個人都會經歷的老年期也經常被冠上污名（Ebersole & Hess, 2001）。此外，污名是由社會所定義，因此在不同的環境中，污名的定義就會有所不同。舉例來說，吸食「消遣用藥」

（recreational drugs）在一個團體中可能被視為很正常，但在另一團體中卻被列為禁忌。

不管污名出現時機為何，其價值貶損的力量過於強大，因此會掩蓋個人其他特質，成為評量一個人的重點（Kurzban & Leary, 2001）。污名的這項特點，或稱為「差異」（differentness），強大到足以剝奪個人的其他特性（Goffman, 1963）。舉例來說，若護理人員患有糖尿病，則可能隱藏自己的病情，如此才能使他人認為其是有能力的專業護理人員；如果一位教授口吃，其專業能力就可能會受到質疑。

特殊情況下產生的污名，我們無法預測其影響力。罹患相同疾病的患者感受到的污名程度不盡相同；反之，不同的殘疾可能使不同的人感受到相同程度的污名。在寫到關於患有精神疾病的個人時，Link（1997）描述各個病人間不同的症狀，但精神正常的人卻不會考慮各種症狀之間的差異。不管其能力或殘疾嚴重的程度，殘障人士都被視為擁有相同的污名，也就是精神疾病。也就是說，人們是對精神疾病的刻板印象產生反應，而非對個人實際狀況做出回應。

相同地，Herek、Capitanio 及 Widaman（2003），研究 HIV/AIDS 標籤的污名化效果，他們發現，一般來說，如果個人表示他們覺得與 HIV/AIDS 相關的污名程度降低，會對感染 AIDS 的人及與 HIV 相關的團體具有負面情緒，希望能採用非匿名通報系統（name-based reporting system）。

污名的種類

污名是普遍現象，社會都會將某些人污名化。Goffman（1963）將污名分為三類。第一種為身體殘障上的污名（stigma of physical deformity）：此種污名源自於預期之健全身體狀況與實際身體狀況之間的差異。舉例來說，許多慢性疾病使外表形象或身體機能改變，這些改變常會造成人我知覺的差異（self-or other-perception，詳見第八章身體形象）。身體老化也會產生此類的改變。正常老化過程創造出的身體與電視廣告中年輕、體態優美及纖瘦的「標準」（norm）大相逕庭，但這種標準逐漸在改變，將中老年的人口涵蓋其中，因為人口結構正在改變。

第二種污名為「名聲受損」（character blemishes）。患有 AIDS、精神疾病、酗酒或同性戀者可能會具有此種污名。舉例來說，感染 HIV 的人得面對龐大污名壓力，因為許多人認為，感染 HIV 的人應能控制自己的行為，不致使自己遭

到感染（Halevy, 2000; Heckman, 2004; Herek, Capitanio, & Widaman, 2003; Weston, 2003）。

認為自己名聲受損（也就是人們不想要的）的想法，其實是由社會所賦予的。舉例來說，在許多非洲社會，肥胖是美麗與社會地位的象徵，因此，許多年輕女性可能會被送入「增胖室」（fattening room），以增加她們的社會地位或治療，如頭痛或體重下降等症狀（Brink, 1989）。

第三種污名則是源自於部落，常被稱作「偏見」（prejudice）。當一個團體察覺到另一團體的種族、宗教或民族，不如自己社會建構的標準時，就會產生偏見。雖然社會大眾逐漸了解女性及少數族群在找工作時受到的歧視，但仍未注意殘障人士及已治癒的精神病患者受到的歧視（Katz, 1981）。

多數健康照護專業人員都認為，偏見不應存在於健康照護體系中（health care delivery system）。雖然有些專業照護人員有意或無意地表現出不耐煩的態度，但大多數的專業護理人員仍然非常細心且努力地治療各年齡層、種族、國籍的病患。但慢性病患者面臨的偏見就如同種族及宗教偏見一般，必然存在。

這三類污名可能有重疊之處，也可能發生交互作用，使污名效果增強（Kurzban & Leary, 2001）。已經因為種族、年齡或貧窮遭到社會隔離的人，若因其他污名再遭到隔離，會使他們受傷更深。經濟狀況不佳或文化差異顯著（也就是說遭社會多數族群污名化）的人，若罹患疾病，將被冠上更多的污名。

污名不只常在，一旦產生，就會長存（Link 等人，1997）。即使造成污名的原因消失，污名帶來的效應也難以抹滅。個人的社會認同會受到過去污名效應的影響。酗酒或罹患精神疾病的紀錄會使個人持續背負污名，就像剛剛被釋放的犯人一般。個人的認同不僅遭到毀損，即使運用有效的補救方式，也無法拯救遍體鱗傷的認同。

慢性病的污名

在日常社交活動中，慢性病患者的出現超出大多數人的預期。在日常生活中，人們認為自己不會遇到坐輪椅或裝有胰島素幫浦（insulin pump）的人。舉例來說，大眾認為視障人士不會參加社會功能的活動。

美式價值觀使我們將慢性疾病視為一種污名化的情況。也就是說，主流文化重

視年輕、吸引力及個人成就，這種西部拓荒者的工作道德及傳統，使西部英雄身體強健、健康及具有生產力。電視及雜誌每天都說完美的體態才是標準的，但這些社會價值卻與實際慢性病的情況有衝突。例如：關節炎及 AIDS 等慢性病，及社會所期待的完美體態之間，其實是存有差異的。

如病因不明等疾病特質，可能會使許多慢性疾病被污名化。事實上，任何病因不明或無法有效治療的疾病都可能會被冠上污名，包括阿茲海默症（Jolley & Benbow, 2000）及焦慮症（Davies, 2000）。大眾認為，如麻瘋病等神祕又讓人懼怕的疾病，可能會在人類的道德上傳染開來。

污名也與個人受到的不平等待遇有關，但此種不平等待遇的相對嚴重程度常與污名化情況的嚴重程度有關。舉例來說，與 HIV/AIDS 相關的公共政策採取雙管齊下的方式，一方面提升獲得治療的機會；另一方面則限制遭污名化的人行使公民權（Herek, Capitanio, & Widaman, 2003）。除此之外，遭污名化的人感受到的恥辱、罪惡及社會隔離，也可能使他們的家人受到不公平待遇。因為不願透露 HIV 檢驗呈陽性反應，病患及其家屬可能無法獲得必要之精神衛生、藥物濫用、戒斷或傳染病治療等服務（Salisbury, 2000）。

到目前為止，本章將污名定義為預期特性及實際特性之間的差異。我們可以想像，若慢性病患者身體殘障、壽命縮短、活力降低，以及／或需要醫療及飲食的需求，污名會對他們產生什麼影響。

所有污名都有一個共通點：無論在何種情況，原本能在社會環境中與他人互動的人，卻因為污名的道德敗壞特性，使其無法達成此目標。道德敗壞的特性可能成為眾所注目的焦點，使大眾對這些人敬而遠之。

污名的衝擊

受影響的人與正常人相遇時，污名化的情況會為雙方帶來衝擊。遭污名化的人通常無法確認他人抱持的態度，因此會不斷想讓人留下良好印象。同時，未被污名化的人可能會擔心是否要接受這種情況；個人可能得做出不切實際的要求（Goffman, 1963）。罹患慢性疾病的人可能無法融入各個團體中，因為團體的成

員不知如何與其相處,對污名的反應各有不同。以下將以遭污名化的個人、未遭污名化的個人,以及專業人士的角度來討論污名。

遭污名化的個人對其他人的反應

每個人以不同的方法處理污名帶來的反應,這端視污名化情況持續的時間、污名的本質和個人特性。Dudley（1983, p.64）清楚地說明遭污名化的個人常有的感覺:

對一個人的觀點加以冷嘲熱諷、冷眼以對及置之不理,使人承受無法想像的傷害。這種痛苦不僅來自於帶來污名的事件,先前事件的累積效果也參了一腳。最近發生的事件提醒了他們低人一等的地位。

除了遭污名化的人以外,他們的家人也因為和他們有關係而間接背上污名（Goffman, 1963）。家人必須處理他們對未遭污名化之人的反應。HIV 檢測呈陽性的母親不會說出自己的狀況,以保護其孩童不受到負面效果的影響（Sandelowski & Barroso, 2003）。同樣的,照顧感染 AIDS 的家庭成員也會背負 AIDS 的污名,使其價值受到貶損,因而不願與他人往來、喪失朋友,以及受到騷擾（Gewirtz & Gossart-Walker, 2000; Salisbury, 2000）。遭污名化的人對這些反應有不同的因應之道。

遭污名化的人常將世界分為一大一小的團體。在大的團體中,他們守口如瓶;小型團體了解他們遭污名化的情況。以往,醫療從業人員建議採取此種訊息管理方式。時至今日,此方法仍有其影響力（Goffman, 1963）。舉例來說,可將痲瘋病更名為「漢生氏症」（Hansen's disease）或「分枝桿菌神經性皮膚炎」（mycobacterial neurodermatitis）,病人可以選擇用其他的名稱來替代痲瘋病及伴隨痲瘋病的歷史污名。另一個常見例子就是:受虐配偶會用盡各種合理的說法來解釋身上的瘀青、腫脹及傷痕,這種「轉嫁」（passing）的做法,特別是在社會文化限制受虐者吐露實情的情況下,可能會嚴重影響受虐個人之就醫行為（Bauer 等人,2000）。

置之不理

個人對污名的第一個反應可能是置之不理。換句話說，個人可能決定不去思索或討論這使人痛苦不堪的情況。調適良好的個人面對污名已有相當長的一段時間，他們選擇不要投注太多精力回應別人對他們的看法。舉例來說，雖然罹患慢性疾病，但許多驕傲、充滿自信的人，選擇對其惡言相向的言論置之不理。

另外一個例子就是輪椅運動員。有些人認為，身體殘疾使其無法進行劇烈的運動，但輪椅運動員不願接受這種看法。身體健康的人以及看過他們賣力比賽的人，是不會覺得輪椅運動員不如自己。

將患有 AIDS 的情況公眾化也是將污名置之不理的一種表現，這是因為個人主動面對負面的結果。公眾化其中一項正面效果是可能採取政治行動及推動社會變革。美國前總統 Gerald Ford 的妻子 Betty，向大眾吐露自己藥物濫用的問題，這證明公眾化強大的效果。同樣的，拳王阿里、魔術強森、已故的克里斯多夫·李維、米高福克斯，以及其他知名人士獲得大眾的注意，於是採取積極作為以降低與他們健康狀況有關的污名。

個人對污名的知覺可能會影響污名對自我認同的影響程度，這就支持個人運用置之不理的因應機制。在一項研究 206 名罹患 AIDS 及癌症病人的實驗中，Fife 及 Wright（2000）發現，受試者對污名的知覺、對污名為自我認同帶來的衝擊，具有非常大的影響。但研究者也發現，無論患有何種疾病，污名的負面效果（社會拒絕、內化的恥辱、社會隔離，以及財務危機）仍揮之不去。

隔離

人們傾向將自己分成小型的次團體，這種現象不一定代表對他人有偏見，因為與自己所屬的團體相處比較容易也比較不費力；對某些人而言，這使他們更加自在。但這種分類方法實際上是突顯相異而非相似之處（Link, 1989）。

一旦團體成立，密閉式互動（closed interactions）的策略就會產生，在此過程中，內團體（in-group）鮮少邀請外人（outsiders）參與，互動也僅侷限於團體內。團體內密閉式的互動使個人覺得自己更正常，因為圍繞在他四周的人都與之非常相似（Camp, Finlay, & Lyons, 2002）。哥倫比亞高中的大衣黑手黨（The Trenchcoat Mafia）正是此現象的最佳寫照（Bartels & Crowder, 1999）。但若外人被視為具有

威脅性或讓團體成員感受到自己與外界不同時，即會遭到隔離。

與相似的人相處是獲得支持的一種方式，但相似（similar）並不代表殘障或疾病。有些殘障人士及慢性病患者覺得與非殘障人士相處反而讓他們更自在。一位先天殘障的年輕女性覺得與非殘障人士相處使她更自在，這是因爲她始終認爲自己沒有殘缺。她的態度提醒了我們，當我們在推斷他人的知覺時，必須非常謹愼。

次級收穫

另一可能的反應爲尋求次級效益（secondary benefits, Dudley, 1983）。舉例來說，Dudley（1983）提到一位乖巧、需要他人照顧的智能障礙人士。他之所以會有如此行爲是希望能獲得大家的憐愛。專業健康護理人員非常了解，有些人會利用自己的狀況以獲得特殊待遇，護理人員不太鼓勵這種行爲，但這卻是遭污名化的人另一種面對污名的方法。

慢性疾病可能帶來讓人非常企盼的次級收穫（Dudley, 1983）。舉例來說，支持性工作環境若能照顧到殘障人士，就有可能改善社會關係，這就是一項重要的次級效益。除此之外，工作環境若能提供殘障人士住宿，就能提升他們的經濟獨立、降低必須接受「福利」的污名；教育機構若能幫助學習障礙者，不僅能增強這些學生的學習，也能確保這些遭污名化的學生最終能順利就業。此類次級收穫的例子可提升遭污名化的個人能見度，或許能因此降低與污名有關的負面刻板印象。

抗拒

另一種對污名化的反應爲抗拒（Dudley, 1983）。若個人需求未能被滿足，他們會直接表達不滿並挑戰各種規範。過去許多年來，因爲高度影響之故，輪椅使用者無法使用付費電話，但輪椅使用者卻與他人團結起來，爲抗議此不公平待遇發聲。現在較低的公共電話隨處可見，就如同斜坡及人行道上的缺口。憤怒常是尋求改變的催化劑。Dudley 認爲，這種抗拒，至少對智能障礙的人來說，是朝向「自主」，非常重要的一步。

轉嫁

在面對污名時，其中一項重要的反應爲轉嫁——假裝認同遭污名化的程度並不嚴重（Dudley, 1983; Goffman, 1963; Joachim & Acorn, 2000）。如果某項特性是可恥的（不一定能用肉眼察覺出），如二型糖尿病或 AIDS 抗體試驗爲陽性反應但卻未

出現病徵，轉嫁就是一種可行的方式。轉嫁可能是無意間發生且會增強。隨著時間的逝去，個人就能進行各種活動，好像他們身體沒有問題。舉例來說，我們可以想想不識字的人會買報紙並帶上公車，只為了假裝自己是一般會識字的人（Dudley, 1983）；或聽力受損的人假裝在做白日夢（Goffman, 1963），這一切只為了將他們的情況轉嫁出去，此過程可能包含隱藏污名的標誌。有些人不願使用實體設備，如助聽器，因為此類設備會告訴他人自己是殘障人士。

除了能見度（visibility）外，顯眼（obstrusiveness）的程度也會影響轉嫁的能力。換句話說，即某種情況影響正常運作的程度為何？對於輪椅使用者而言，若能坐在會議桌後面，應該會使別人更容易忽略他們的與眾不同之處（Goffman, 1963）。又如一個口吃的人並沒有顯而易見的污名記號，但當他／她開口說話時，別人就會注意到其本身的殘疾。

學習轉嫁是遭污名化的個人必經過程。然而，接受與自我尊重能減少隱藏真實情況的需要。自願與他人說明自身的情況，表示個人的調適情況良好，也可以說是「過著恩寵的生活」（a state of grace）（Goffman, 1963）。

有時，文化限制個人能採用的因應之道，特別是在吐露患有精神疾病的情況下更是如此。在一項研究西印度女性面對憂鬱的實驗中，Schreiber、Stern 及 Wilson（2000）發現，在印度文化中，對抗憂鬱的方式應該是「堅強」起來，而非向他人訴說自己的狀況。

掩飾

若向他人訴說具有污名的差異，可能會對個人造成威脅以及帶來不安，因此，大多數人不會強調自己與他人之間的差異，這種反應稱為「掩飾」，其目的是為了降低實際差異與他人所感受到的差異（Goffman, 1963）。就像轉嫁，此過程包含了解能見度及顯眼程度之間的差異。也就是說，此狀況眾所皆知，但可將個人污名帶來的影響降至最低，此方法的目標是欲降低緊張關係。舉例來說，具有特殊飲食需求的人在某個場合中，可能就不會堅持一定要遵守其飲食習慣。降低此類重要性使人較不容易注意到污名或缺陷的存在，能為所有人創造舒適、自在的環境。

遭污名化的人若能以輕鬆及有技巧的方式來處理各種狀況，我們能見到的污名就不會讓人這麼焦慮。透過一笑置之的方式，將一個人本身的需求去重要化（deemphasized），則能降低與他人會面時產生的焦慮。「我向大家開了一個和輪椅有關的玩笑，讓大家知道和我討論坐輪椅這件事是沒有問題的。」（S. Saylor，私人通訊，1988）。令人焦慮的主題不再是禁忌，他人能更輕易地處理、面對。

未遭污名化的人對遭污名化的個人之反應

未遭污名化的人對背負污名的人產生的反應，會因為特定的污名以及「未遭污名化」的人之過去經驗而有所不同。因為社會詳細列舉遭污名化的特性，也會教導其成員該如何面對這些污名。

我們可在各團體對殘障人士不同的態度中發現，各團體之間存在著民族及文化的差異（Brandon 等人，2000; Cinnirella & Loewenthal, 1999）。藉由觀察及傾聽身邊不同的聲音，孩童會學習到如何與不同文化的人相處。同樣的，藉由整合社會判斷，孩童也能了解如何對待慢性病患者及殘障人士。但不幸的，這些反映通常都是負面的，因為背負污名之故，個人常被視為名聲敗壞。

價值貶損

未遭污名化的人常認為背負污名的人比較沒有價值、比較不像人或不如他人預期。很可惜的，我們之中有許多人抱有一種以上的歧視態度，正因為如此，遭污名化之人的人生機會大幅遭到剝奪（Goffman, 1963）。許多人會說別人較低等或具有危險性，而將其污名化，並且會使用如廢人（cripple）、白癡（moron）等字眼。若個人相信身體改變會使人的價值受到貶損，那麼他會認為遭污名化的人之社會認同已經腐敗。

刻板印象

分類簡化了我們的生活。我們可由不同的分類來決定我們該有何種反映，而無須在每種情況下做決定。在一生中，大多數我們遇到的事件可以概括地分成幾個種類，因此我們的反應也簡化了（Allport, 1954）。上教堂必須穿著得體。但有時候將事物分類的傾向，會限制或誤導我們的思考方式，如同假設殘障人士無法完成各項事物。

刻板印象是一種負面的分類，是對模糊情況產生的社會反映，讓我們能對群體而非個人期望做出反應。身體健康的人遇見身體不健全的人時，雙方對對方的期

望不明（Katz, 1981）。健全的人不清楚該如何反應，因此將慢性病患者置於刻板印象的分類，以降低對患者的模糊性，也讓進行刻板印象分類的人能擁有自在的環境。一旦被分類，就很難改變。因此，重新考慮或改變偏見要比維持偏見困難得多。

若我們運用分類及刻板印象的方式來了解他人，我們便無法注意到其他的特性（Hynd, 1958）。如果我們不了解個人正面的特質或能力，負面特性就會變成個人主要的社會認同。當人被分類時，其他不屬於此類的人常會做出輕率的判斷，但這些判斷卻不是以實際情況為出發點。分類使人容易以二分法看待這個世界。舉例來說，智力是一個連續面，我們都分布在其中，但無論智力是否正常，每個人都會被分類。

對 AIDS 的病人來說，代罪羔羊行為（scapegoating）及排斥（ostracism）等反應，會使 AIDS 對患者產生更嚴重的影響，也會延後就醫時間（Distabile 等人，1999; Rehm & Franck, 2000; Salisbury, 2000）。事實上，此類反映妨礙預防此類疾病的衛生教育之推動。不管如何分類，不同團體的人在某些方面非常相似，但在某些方面卻也是天差地別。

標籤作用

因為疾病而被貼上的標籤對個人事關重大，並會影響我們對人的看法。舉例來說，若被診斷出患有 AIDS，這就是非常嚴重的標籤，可能使患者喪失友誼及工作，這種情況是其他症狀或傳染病無法與之相比的。

患有學習障礙的人有時候並不介意被稱為「學習緩慢者」（slow learners），但若被稱為「智能障礙者」，可能會使他們大吃一驚（Dudley, 1983）。學習障礙者的反應顯示他們視「智能障礙者」這個詞為禁忌。弱智者得花許多時間說明能工作、自己吃飯、保持衛生等，以解釋為什麼他們不是智能障礙者。他們對智能障礙的定義比較不像一般人的行為，「智能障礙是用來描述智商非常低的人」（Dudley, 1983, p.38）。也就是說，對弱智者而言，負面標籤隱含的意義之傷害性要比無法完成某些事情來得大。

專業反應：對污名的態度

大多數專業健康護理人員擁有共同的美夢，也就是個人成就、具有吸引力，及健全、凝聚力強大的家庭。這些價值影響我們對殘障人士、慢性病患者，及「較不

正常」之人的看法。

社會的價值以及對污名的定義會影響專業人員的態度，這一點都不使人意外。專業人員的態度也受到專業教育影響，因爲專業健康學校的學生受到教職員的影響非常深（Cohen 等人，1982）。Cohen 及其同事說明學校教師如何影響醫學院學生對癌症患者態度的發展。學生將他們看見的態度同化，因此，如果教師對患者非常沒有耐心或態度惡劣，學生常會學習這些行爲；另一方面，學生觀察到教師同情所有病人，學生也可能仿效這種行爲。

除了教職員的影響外，與病患及慢性病患者的互動也會影響學生的態度（Sandelowski & Barroso, 2003）。學生如果相信患者有能力面對疾病，他們的專業經驗也會隨之成長。同樣的，知道某人罹患慢性病，可以提升我們的正面態度。

另一項研究醫學院學生對疾病看法的揭露污名化顯現令人驚訝的一面。學生表示，他們非常關切與自己健康相關的社會污名，並擔心若對外人吐露自己的健康狀況，專業形象會受損（Roberts, Warner & Trumpower, 2000）。這顯示，當專業衛生人員認爲自己冒著非常大的風險時，對被污名化的恐懼就會加深，可能更不願意去除自己的污名。

對於背負污名的人來說，醫療專業人員與未遭污名化的人表現出相同的反應。因此，如果照護人員欲克服污名化行爲帶來的效應，他們就必須透徹了解他人對遭污名化的人的反應。了解污名的概念能提升我們介入慢性疾病的能力（Joachim & Acorn, 2000）。

介入方法：面對遭污名化的個人

慢性疾病或殘疾對個人的生活造成諸多限制。疾病隱含的污名加重個人的負擔，這種負擔遠比疾病本身帶來的不適更加嚴重（Joachim & Acorn, 2000）。慢性病患者通常會接受治療，但幾乎沒有任何介入方法是用以降低污名帶來的負面效應。

我們應非常謹慎地幫助他人處理污名帶來的效應。畢竟改變的速度非常緩慢，過程也未必一帆風順。特地用來降低污名影響的介入方法，應該要前後一致且明智，這與降低血壓或舒緩慢性疼痛一樣都非常重要。以下將討論處理污名適當的策略。

對自我的反應：改變態度

社會規範及價值決定個人絕大部分的自尊及自我價值。孩童得學習社會化，以適應其他社會文化團體（sociocultural group）不同的特性。社會化的過程讓我們了解正常的標準為何，或使我們能預期社會可能產生何種反應。用 Goffman 的話來說就是：在我們所處的社會分類中，期勉自己能達成他人的期望。特別是在美國，成就及吸引力是非常普遍的價值觀。

未具備他人預期特性的人和一般人一樣，都了解這是名聲敗壞。除此之外，慢性病患者可能會發現自己的缺陷而降低自尊。也就是說，遭污名化的人不僅得處理他人的反應，有些人甚至對自我價值產生強烈的負面情緒。此類內化的知覺可能比疾病或殘疾本身更棘手。

相對的，有些慢性病患者可以接受自己與預期標準不同，因此較不受到他人的影響。他們重新定義生命中重要的事項，不再使用疾病或殘疾來衡量自我價值。他們會發展出一種替代性的意識型態，以對抗「標準」（standard）的意識型態。強烈的認同感保護著他們，使他們在面對污名時，覺得自己與他人無異（Goffman, 1963）。這對團體中文化差異顯著的個人來說也是如此，如猶太人或門諾會人士（Mennonites），對他們的族群認同感到非常驕傲。相同的，對非裔美國人、拉丁裔美國人或其他社群來說，大家庭以及民俗自豪感（cultural pride）使他們具有強烈的認同。

這種認同信念體系（identity belief system）也被稱為「認知信念型態」（cognitive belief pattern），代表個人的觀點。包括個人的知覺、心態（mental attitudes）、信念及對經驗的詮釋（Link 等人，1997）。個人若被主流社會冠上污名，他們可能會相信及認為自己所屬團體優於或至少比其他團體好，這些信念使個人不受他人污名化反應的影響。

在面臨污名化的情況時，慢性病患者的認知信念型態能幫助個人獲得認同接受（identity acceptance）及提供保護。舉例來說，進行癌症截肢手術後，患者有意識地告訴自己，手術後已成為完整的人，因為遭截肢的身體部分發生病變或已經毫無用處。雖然身體發生改變，但現在身體非常健康、完整，也讓他人能夠接受；同樣的，輪椅運動員為自己良好的身體狀況及競爭力驕傲。也就是說，個人對自我價值

的知覺會影響個人對疾病或殘疾的反應。「我有價值嗎？」這個問題可由個人如何決定自己的價值及觀點來回答。因此，患者對自己的定義是影響自我滿意非常重要的因素（詳見第八章身體形象）。

Shontz（1977）研究腦性麻痺患者、癌症患者、顱顏異常者、關節炎患者，以及多發性硬化症患者，他殘障的意義對每位患者來說都非常重要。舉例來說，如果個人因身體健康及體態美好才覺得自己有價值，也很可能因為罹患慢性病而覺得自己價值頓失。糖尿病患者一定會有自己的養生法和必備的相關醫療器材；視障者的視力無法恢復正常。因此，個人的反應以及調適差異的能力會決定他們的價值觀及態度。

最近發生的社會變遷顯示，以主流社會規範所內化的污名，可能因為某些健康問題而有所改變。健康保險支付大多數藥物濫用復健計畫，造成此措施部分原因是越來越多人主動尋求協助，這也說明社會態度的改變（Garfinkel & Dorian, 2000）。像是墮胎或乳癌切除手術等女性健康問題所帶來的污名效應已經減少（Bennett, 1997），或許，這些改變證明能見度及吐露自己的情況對負面刻板印象產生的正面影響。

發展自己的支持團體

Goffman（1963）使用特有團體（the own）代表具有相同污名的人。擁有相同污名的人能提供「遊戲規則」（tricks of the trade）、接受程度及精神上的支持給遭污名化的人。自助團體就是特有團體的一種體現。舉例來說，「戒酒無名會」（Alcoholics Anonymous）提供特有團體一個社群及新的生活方式給其成員。成員公開演講，說明酗酒者可以治癒，不是可怕的人。用 Goffman 的話來說，他們勇敢地調適（heroes of adjustment）。

具有相同情況的人組成的團體，其性質可以是正式或非正式，且會帶來極大的幫助。第一，我們可用同儕團體來探討先前討論過所有可能的反應，像是抗拒或轉嫁。第二，此類團體中舉行的問題解決會談（problem-solving sessions）探求可行的解答，以解決常見的問題（Dudley, 1983）。最後，擁有相同污名的其他人能接受及支持慢性疾病患者及其家人。

我們必須再度強調，有時候遭污名化的人認為，與未遭污名化的人相處要比與

同類的人相處來得自在，這是因爲他們比較認同未遭污名化的人。舉例來說，並不是所有女性對邁向康復組織（Reach to Recovery）都有好感；有些女性覺得與此組織帶來的不適遠比支持來得大。因此，「最佳」解決方案因人而異。

發展支持性的他者

　　支持性的他者（可能是專業或非專業人士）並未背負污名，但他們了解遭污名化的人，並且提供敏感的了解（sensitive understanding）。Goffman（1963）稱這些人爲「智者」（the wise），遭污名化的人組成的團體會接受他們。智者認爲，遭污名化的人是正常的，不會讓遭污名化的人感到羞恥，因此，智者以正常的方式對待背負污名的人。一名殘障的女大學生被問到她喜歡別人以哪種方式對待她時表示：希望他人能採取了解接受的態度。

> 　　我喜歡看別人的眼睛，但這代表別人得坐下來並靠近我。我喜歡別人與我有身體上的接觸。其他人都會拍對方的背，爲什麼沒有人來拍我的背呢？如果有人推著我的輪椅四處走走，我才會覺得被他人接受。有些人看到的是我，而不是我的輪椅。　　——（S. Saylor，個人通訊，1988）

　　他們期望的態度不過是朋友間的相處方式。我們必須以對待正常人的方式和遭污名化的人相處，不能只將他們視爲殘障或攜帶復健器材的人，必須將他們視爲一個人，而不只是一個遭污名化的情況。

　　AIDS 疫情擴散，使我們更需要發展支持性的團體。在許多城市，AIDS 的照護模式得仰賴義工以及以社區爲基礎的團體才能達成其目標。義工及此類團體提供食物、交通運輸、居家照護、接受及支持 AIDS 患者。這種社區網絡屬於醫院照護的一部分，清楚地說明明智的他人在 AIDS 病患的照護過程中，扮演舉足輕重的角色。

　　成爲智者的過程並不容易，可能得先奉獻自己，並等待遭污名化的人接受他們。專業照護人員在遇見慢性病患者時，不可能立刻變得明智。專業人員須表現出一致的行爲，也就是敏銳、了解及接受，如此才能獲得患者的認同。

　　欲變爲明智的其中一個方法就是提出直接、敏感的問題，例如：詢問殘障人士

的身體情況。許多殘障人士很高興有機會能暢所欲言，因為這代表殘障不再是自己與他人之間的禁忌話題。舉例來說，殘障人士可能希望他人詢問關於枴杖或助行器的事情，而不是忽略這些東西的存在，這讓殘障人士能依他們偏好的答案來回答問題。因此，殘疾是被認可、了解，而不是遭到忽視的。無疑地，必須先與殘障人士建立良性的關係後，才能詢問此類問題，而不應純粹出於好奇而提出問題。

與背負污名的人一起工作也可使人變得明智。專業醫療人員能學習到解決問題的知識、有效的策略，以及特定疾病需要注意的事項。這種知識讓專業醫療人員能將智者敏銳的了解及實質的建議提供給慢性病患者。舉例來說，與 AIDS 病患工作的護理人員，有機會發現哪些行為對病患有所助益、了解行為帶來的結果及患者的反應。對病情相似的患者及其家人來說，這種訊息非常重要。

友愛、相互關懷的朋友或親屬是另一種智者。兄弟姐妹、配偶、父母親，都能變得非常明智，因為他們所看見的不只是疾病本身，並將病患視為正常人。但並非所有親屬及朋友都會變明智，許多人無法面對污名化的情況，因此將自己與病患隔離。

專業醫療人員偶爾會變得不明智。許多與慢性病患者或殘障人士工作的醫療人員，因為他們不願接受此類的人，也因為他們的敏感度不夠高，更加重患者的污名。

對於護理人員及其他專業醫療人員來說，擔任智者並不是新的角色。一般來說，護理人員長久以來多在缺乏醫療資源的環境下照護遭污名化患者，因此，他們已習慣將病患視為人，而非一種症狀。對許多病患而言，護理人員擔負起醫療照護服務守門員的角色；護理人員及專業醫療人員提供慢性病患者有效的照護，這些人員有眾多機會扮演智者的角色。

支持

支持是明智的表現，因為這兩種過程都需要將個人視為具有價值的個體。病人的代理人（client advocates）認為，病患有權利做出適當的決定及選擇自己應接受何種治療。病人的代理人替需要幫助的人發聲，結合專業知識與對個人或團體的了解，以支持病人的權利。

有些建議立法案或衛生政策剝奪 AIDS 患者或 HIV 抗體檢驗呈陽性人士的

權利，一般大眾及專業醫療人員群起反對，這就是支持最好的表現。Herek、Capitanio 及 Widaman（2003）發現，AIDS 污名與對男同性戀者的負面態度有很緊密的關係。他們也表示，專業醫療人員若能大力支持，就能提升 HIV 患者對他們的信賴。

遭污名化的人可能會參與支持活動，以洗刷污名及處理所面臨的問題。在維吉尼亞州對精神病患者進行的研究發現：以病患為基礎的支持是有效的因應機制（Wahl, 1999）；但若以抗議的方式表現支持，會產生反效果，使抑制負面刻板印象遭到增強而非減弱的影響（Corrigan & Penn, 1999）。

重新定義殘障

如前所述，重新評估個人正常的標準，這可改變遭污名化的人對自我價值的知覺。也就是說，我們必須了解，即使身心正常的人也可能會遭受病魔所苦而無法享受歡樂（Goffman, 1963）。未遭污名化的人也可採用此方法。

與遭污名化之人互動的家人、朋友及健康照護提供者，深深影響他們的自我價值觀（Camp, Finlay, & Lyons, 2002）。受到重要人士的重視及接受，能提升個人的自尊。遭污名化的人可能會發現，這種自我健康的認知，能降低其他人負面反應所帶來的效應。有些人雖然殘障，但總是受到他人重視，就不會覺得自己的價值受到貶損。

若個人的自尊或認同建立在職業或嗜好上，可能會因為罹患慢性疾病而喪失。就如同孩子已長大成人的父母親，可能會找出先前未發展的個人嗜好以填補喪失的認同感。因此，許多慢性病患者會找出新的認同來源取代喪失的功能。

即使沒有達成任何特殊成就，人們也應該覺得自己有價值。舉例來說，因為罹患慢性病而無法繼續工作的護理人員，應能與其專業的朋友或先前的同事共度閒暇，無須完全喪失自我認同。同樣的，若個人能以內在價值而非身體特徵為基準回答：「我是誰？」這個問題，身體意象的改變對此人來說，或許就不會造成非常嚴重的負面影響。

不接受和不參與

在照護遭污名化的人時，我們必須辨別不接受及不參與之間的差異。因為個人

受到疾病或殘障的限制，而不參與社交活動，我們稱這種情況爲「不參與」；相反的，「不接受」是指一種負面的態度，也就是正常人抗拒或不願與殘障人士有任何往來（Ladieu-Leviton, Adler, & Dembo, 1977）。若殘障人士選擇不參加露營活動，那麼他就是「不參與」者，因爲身體殘障之故，使其決定不參加活動。無論殘障人士是否想參加活動，正常人決定不邀請他們，這就是所謂的「不接受」，使殘障人士喪失選擇的機會。

正常人通常無法準確地了解殘障人士能參與的程度，但通常我們都高估殘障帶來的限制。如果正常人錯誤地認爲，殘障人士無法參與某活動，這就是一種「不接受」。之所以會產生諸如此類的不接受，是因爲殘障人士實際可能的參與程度與正常人認定的程度之間的差異所造成。如果能解決雙方認知的差異，「不接受」就不再是個問題。

補救的方法非常簡單。正常人可以表示希望殘障人士能夠參與，讓殘障人士決定是否要參與，或許殘障人士希望以不同的方式參與。舉例來說，罹患幼年型關節炎的青少年，如果能決定是否要與朋友去釣魚及共度這些時光，即使他們眞的無法參與，也不會感到後悔（Ladieu-Leviton, Adler & Dembo, 1977）。

專業態度：治療和照護

一般來說，健康照護的目標是治癒病患。即使在今日，健康照護提供者仍傾向使用這種方法衡量療程的成敗。現在慢性疾病比傳染病或急症更加嚴重，這種衡量成敗的標準似乎不合時宜。欲使病人獲益，治療既不是最重要也非必須的手段；相反的，我們應將重視及協助所展現的關懷之意視爲評量標準。越來越多人罹患慢性疾病，因此，照護提供者須學習接受慢性病的特性：病因不明、可能復發以及需要多種治療方式。在今日的健康照護體系中，成本控制是大家注目的焦點。但照護提供者不能忽略衛生政策背後的考量，也就是需要注意個人特質（personhood）的概念及提供公平之健康照護，能體察遭污名化的疾病（Gewirtz & Gossart-Walker, 2000；Roskes 等人，1999；Salisbury, 2000）。

為醫療服務選擇適當的模式

健康照護提供的方式可能會增強或減弱污名帶來的效應，鼓勵病人參與健康照護決策是尊重及關懷患者最直接的表現方式。在建立目標的過程中，將患者當作

夥伴，此舉顯示我們將患者視爲有價值的個體；相反的，若照護提供者不問患者意見，逕行決定治療方式或目標，此舉將使患者自覺價值遭到貶損。因此，只要是能提升患者參與程度的照護方式，就能提升病患的自我價值，也因此降低污名帶來的效應。

照護提供者－患者的互動，可分爲以下三種基礎健康照護模式（health care delivery model, Szasz & Hollander, 1956）。爲了管理污名及慢性病，我們必須明智地選擇最適當的健康照護法來治療慢性疾病。

主動－被動：主動－被動的互動，實際上並不算互動，因爲病人是被動接受，也未參與決策；照護提供者是唯一主動的一方。此模式就如同無助的嬰兒與父母親之間的關係。若發生緊急情況，此模式最合適，但運用此模式的前提是：病患無法參與決策。

指引－合作：患者向照護提供者尋求幫助，而且願意參與此模式。在這種關係下，患者尊重且遵守照護提供者的決策；但雙方權力並不平等，因爲患者不能質疑照護提供者做的決定。在傳統的「照護提供者－患者」的互動中，此模式具有舉足輕重的地位，在治療急症方面非常重要。但在此模式中，病患沒有太多機會表達自己與照護提供者不同的期望或目標。

共同參與：共同參與使患者及照護提供者擁有均等的權力，達成雙方都滿意的關係。換句話說，就是患者與照護提供者對採取的建議及決策感到滿意。除此之外，雙方得仰賴對方的訊息才能找出使雙方滿意的解答。患者需要照護提供者經驗及專業知識的輔助；照護提供者不僅須了解病人的病史及症狀，也須知曉患者重視的事、期望及目標。有時須兩權相害取其輕，例如：到底該進行手術或放射線治療來治療癌症？醫師可提出專業的意見，說明放射治療的長期影響以及手術後身體心象的改變，患者須在這兩種方式間做出選擇。只有個人才能做出「正確」的選擇，因此唯有患者及照護提供者雙方提出的意見，才能達成雙方都可接受的結果。

對抗污名其中一個重要的方法是讓遭污名化的人有機會成爲「戰役的主要參與者」（Dudley, 1983）。如果專業醫療人員主宰雙方的互動過程，患者就無法更深入地參與。傳統的患者－照護提供者的關係，將權力及決策權都交給照護提供者，但這必須有所改變，才能提升病患參與的程度。

　　當專業醫療人員越來越能讓患者參與及決定更多事物時，這種關係就能降低殘障帶來的污名效應。明智的照護人員應創造出一種氣氛，使慢性病患者不僅願意與其合作，也讓患者表達自己關心的事、他們觀察到的現象、期望及遭到的限制。

　　共同參與模式讓遭污名化的慢性病患者能做決策，因為此模式提升患者的自我價值。患者必須為長期疾病管理負責，而照護提供者必須負責幫助患者自助（Szasz & Hollander, 1956）。雙方攜手合作，找出一些替代策略，並決定雙方都能接受的方式。當患者的優先順序及目標被重視，並整合到療程中，病患的接受感就會提升。因此，此模式所展現對患者的尊重及關懷，讓我們獲得一項利器，以對抗疾病污名化的效應。

　　共同參與模式的另一項優點是：提升患者服藥的遵從性。若罹患慢性疾病，病人必須遵循醫師的指示，因此，「遵從性」就成為特別重要的議題（詳見第十章遵從）。若病患與醫師的關係非常融洽，而非權威式的關係，患者將更容易遵循醫師的指示。因為患者需要遵從醫師的指示，使我們更應強調共同參與模式，因為此模式使病患必須對自己健康照護負責。因此，與其猜測為何患者不願配合治療方式，照護提供者不如提出雙方都可接受的治療計畫。

在職教育

　　專業醫療人員的態度可能反映出一般的社會觀點，因此也可能包含偏見。又因為專業醫療人員與慢性病患者相處的時間非常久，因此偏見可能帶來更深遠的影響。所以，我們更須注重教導專業人員的課程，幫助他們認清及矯正對潛在、對分類及刻板印象的概念（Dudley, 1983）。

　　在任何機構內，提供密集的教育訓練以降低員工的污名知覺，這是非常有利的。除此之外，專業人員能擔任模範的角色，教導非專業人員如何以接受的態度對待患者。

　　一些研究指出，在職教育在某些領域會產生助益。一項增強污名行為（stigma-promoting behaviors）的研究提出一些看法，使希望改變本身態度的照護提供者有些依據（Dudley, 1983）。在 Dudley 的研究中，發現幾種常見的增強污名行為：怒視、不讓患者表達自己的看法、用不適當的言詞指稱病患、不適當地限制病人活動、洩密、對病患施虐、忽略病患等。

另一項研究檢視幾種健康傳播（health communication）法。這些方法本意是希望增進公共意識，但實際上卻產生反效果、提升公眾污名（Wang, 1998）。採用的健康傳播法向殘障人士傳達了以下訊息，「不要這樣」（Don't be like this）。公眾意識的確提升，但我們卻再度加深殘障人士的污名。

可藉由鼓勵醫療專業人士及患者多多接觸，以提升污名的能見度，及提升大眾的意識（Joachim & Acorn, 2000）。在採用此方法前，必須先找到一位知識淵博的領導人，能辨別及了解各種態度及反應。小組先與之學習，之後才能採用此方法。舉例來說，許多護理系學生不喜歡技術性護理之家（skilled nursing facilities，以下簡稱 SNFs），因為他們較不喜歡老年患者。在學生進入 SNFs 前，老年病專業護理人員花些時間和學生相處，給學生看老人飽受風霜的臉的照片，並向學生訴說老人告訴他們的有趣經驗，這能讓學生將長者視為真正的人。專業人士和學生進行團體討論，打破與老化相關的迷思及刻板印象，如此一來，學生在 SNFs 才能獲得正面的經驗。在接觸遭污名化的人之前，即使做了萬全準備，還是有些問題無法解決，但這仍不失為一個好方法來揭露污名化反應（如刻板印象）、檢視它們並提供訊息給照護人員。這裡敘述的團體討論適用於社區或機構中專業及非專業照護人員。

社區教育計畫

可在各社區實施降低污名效應的社區教育計畫。許多組織如「美國防癌協會」（American Cancer Society）及「美國糖尿病協會」（American Diabetes Association），為社區舉辦演講或提供圖書資料，讓還在社會化的年輕人參與教育計畫，這能有效地預防產生污名的態度（stigma-producing attitudes）形成（Dudley, 1983）。學校、童軍社團或教會團體，是理想的環境，讓身體雖不健全卻擁有正面價值及特性的人加入。舉例來說，感染 AIDS 的人成為許多團體討論的主題，透過討論，讓孩童學著將他們視為正常人，與他人無異。因此，讓人不再害怕精神疾病的教育計畫，也能降低各種疾病帶來的污名化效應（Link, 1989）。

社會大眾的態度及各種政策仍普遍將污名加諸在慢性病患者身上（Herek, Capitanio, & Widaman, 2003），但現今許多情況已有改善。在 70 年代，殘障人士及其支持者進行了前所未見、深入各個層面的活動，造成社會及結構上的變革。殘障人士開始出版雜誌、製作電影及短片、在地方及全國組織政治活動，為自己

發聲，他們的行動造成根本性的改變，並在 1990 年通過「美國身心障礙者法案」（Americans with Disabilities Act, ADA）。此法令要求政府及私人部門提供殘障人士工作、受教育、使用大眾運輸交通工具，以及進入公家機關的機會。

除了正式的社區教育計畫之外，增加與殘障人士的接觸也可改變社會大眾的態度。藉由鼓勵舉行服務計畫、網路連結、舉辦活動等，能增加健康、殘障、罹患慢性疾病人士之間的互動。

也可藉由影響媒體，期望能賦予慢性病患者正面的形象。若電視公司播出的節目說明殘障人士也能像正常人一般生活，照護提供者及其他人也可寫信到電視公司讚揚他們。

其他要考慮的議題還包括「融入」（inclusion）、「排除」（exclusion），以及這兩者對污名造成的影響。科技及輔助是非常重要的要素，因為這兩者使「生活品質」不再是空中樓台。不久以前，電動輪椅非常不普遍，但現在不僅有成人的電動輪椅，還有孩童的尺寸，讓腦性麻痺的孩童能與「同伴玩耍」，而不是只能坐在操場的角落看著大家遊戲。先前，手臂麻痺的人只能將小棍子綁在頭巾上，慢慢地打字；現在有越來越多精確的聲控家庭電腦，只要說話就能打字；同樣的，話說不清楚的人只須按顯示板上的按鈕，就能以人聲而非機械聲發出完整的句子。

雇用個人助理的機會也非常重要。有了助理後，重度殘障人士的生活將比沒有助理的殘障人士更多彩多姿。許多殘疾政策提倡者，希望政府能將目前投資在護理之家及其他機構的資金重新分配，讓殘障人士或慢性病患者能住在自己的家中（詳見第二十六章政治與政策，及第二十七章金融衝擊）。

結果

就像和慢性病相關的社會心理學概念，欲了解病人的結果非常不容易。有些患者可能常遭污名化，但卻能克服伴隨污名而來的情緒。因此，患者遭污名化的結果可能是缺乏其他慢性病所帶來的常見社會心理學效應。舉例來說：

1. 患者並未遭到社會隔離，且毫無困難地進行日常生活的活動。
2. 儘管患者身受慢性病及伴隨而來的身體症狀所苦，但仍能維持高度自尊。
3. 患者仍與家人、朋友及支持性的他人保持良好關係。

4. 病患能正常地與他人進行互動而不受限制。

摘要與總結

污名這個概念可以回溯到古希臘，將負面價值判斷加諸到與自己不同的人身上。在古希臘，污名是烙印在奴隸、罪犯及叛國賊身上，讓他們永遠記住自己與他人的「不同」。從社會學的角度來看，污名有三種形式：實際身體上的差異、名聲受損以及偏見。無論哪種形式的污名，都是我們知覺的缺陷，是為了帶來負面影響而存在的。

現在污名仍是用來彰顯道德墮落的記號。無論是有意或無意的，「正常人」傾向將他人污名化，因此，他們才能在社會中辨別與他們不同的人，讓他們在某一社會情境中能自在，同時降低自己的焦慮。這裡指的「正常人」，是指評斷他人的人，並沒有背負污名。

殘障人士或慢性病患者常背負污名。壽命縮短、身體殘障、行動受限、疲憊、醫療及飲食需求，還有其他的限制，這些都被視為「異常」。污名帶來的社會隔離及道德墮落效應，超越任何疾病或殘疾帶來的限制。價值遭貶損的特性，會使其他特徵相形失色，成為衡量人的主要標準。

不幸的，人不僅將他人污名化，也會將自己污名化；也就是說，覺得自己身為人的價值已經降低。除此之外，照護慢性病患者的專業人員之行為及態度，經常會反映社會的負面認知。無論患者疾病的嚴重程度或是否能正常生活，專業人員加諸在患者身上的污名，都會使患者受到不公平的治療。

我們可採取一些行動擊破污名化循環，最重要的是改變態度——改變社會、專業醫療人員、個人的態度。在定義一個人的價值時，我們必須重新檢視人們衡量自己及他人的標準。從面對相同情況的人獲得支持，以及學習處理負面的反應，都會為遭污名化的人帶來助益。我們也應鼓勵專業醫療人員成為「智者」，採取了解、敏銳的支持態度對待背負污名的慢性病患者及殘障人士。此外，也必須發展能更公平分配權力及目標的健康照護模式。某些行為造成產生污名的態度，因此必須對專業及非專業人士施行在職訓練，以提升對此類行為的敏感度；也必須要有社會教育以徹底根除造成污名的成因。

個案研究及問題討論

案例1

> Elise Duerr 現年 42 歲，離過婚，是一名特殊教育的老師，常感到很疲憊。大約從四年前開始，她的肌肉越來越感到無力。在經過冗長及讓她非常焦慮的檢查之後，三年前被檢查出罹患「肌萎縮側索硬化症」（amyotrophic lateral sclerosis, ALS）。她的病情逐漸惡化，到現今已無法工作。職業公會和當地學區簽署的合約包括長期健康保險給付，這使她感到非常欣慰。現在 Duerr 得依賴呼吸器，還必須要請一個專業照護人員 24 小時照顧她的日常生活起居。Duerr 靠保險支付 80% 醫療器材的費用，例如：維生器及電動輪椅。

問題與討論

1. 從例子中可看出，該名患者可能會背負何種污名？你如何評估或對污名的自我知覺？

2. 你會採用何種策略以降低污名對患者帶來的效應？

3. 你將帶領一名新的呼吸治療師熟悉 Duerr 小姐的居家健康照護團隊。在此團隊中，醫療專業人員如何能打破這種污名？

4. Duerr 小姐採取何種行為會讓你覺得她並沒有將自己污名化？

案例2

> Domingo Mendez 現年 36 歲，已婚，擔任電腦軟體技術人員，育有三子，他曾罹患輕度憂鬱症。九個月前，八個月大的女兒過世，他被診斷出罹患憂鬱症。他的身體一直很健康，但今年稍早參加員工健康檢查，卻發現他的血壓「快超出正常標準」了。Mendez 先生擔心其他的員工發現他罹患憂鬱症，因此一直不願服用醫師開的抗憂鬱藥物。

問題與討論

1. 你會提出什麼建議給健康照護團隊，讓他們進行適當的評估？

2. Mendez 先生是否將某種特定「標籤」加諸在自己身上？健康照護團隊是否會對 Mendez 先生貼上某些「標籤」，因此造成污名障礙？

3. 在工作場合中，Mendez 先生可能會碰到什麼污名化情況？在社區中又會碰到什麼情況？

4. 提升患者在健康照護參與的程度，優劣各自爲何？提升患者參與的程度，會如何影響 Mendez 先生感受到的污名？

5. 應可採取何種策略以減輕 Mendez 先生感受到的污名？

參考文獻

Allport, G. (1954). *The nature of prejudice.* Reading, MA: Addison-Wesley.

Baker, G. A., Brooks, J., Buck, D., & Jacoby, A. (2000). The stigma of epilepsy: A European perspective. *Epilepsia, 41* (1), 98–104.

Bartels, L., & Crowder, C. (1999). Fatal friendship. *Denver Rocky Mountain News.* Available on-line at: www.rockymountainnews.com.

Bauer, H., Rodriguez, M., Quiroga, S., & Flores-Ortiz, Y. (2000). Barriers to health care for abused Latina and Asian immigrant women. *Journal of Health Care for the Poor and Underserved, 11* (1), 33–44.

Bennett, T. (1997). Women's health in maternal and child health: Time for a new tradition? *Maternal and Child Health Journal, 1* (3), 253–265.

Brandon, D., Khoo, R., Maglajlie, R., & Abuel-Ealeh, M. (2000). European snapshot homeless survey: Result of questions asked of passers-by in 11 European cities. *International Journal of Nursing Practice, 6* (1), 39–45.

Brink, P. (1989). The fattening room among the Annang of Nigeria. In J. M. Morse (Ed.), *Cross-cultural nursing: Anthropological approaches to nursing research.* Philadelphia: Gordon and Breach Science Publishers.

Camp, D. L., Finlay, W. M. L., & Lyons, E. (2002). Is low self-esteem an inevitable consequence of stigma? An example from women with chronic mental health problems. *Social Science and Medicine, 55* (5), 823–834.

Cinnirella, M., & Loewenthal, K. M. (1999). Religion and ethnic group influences on beliefs about mental illness: a qualitative interview study. *British Journal of Medical Psychology, 72* (4), 505–524.

Cohen, R., Ruckdeschel, J., Blanchard, C., Rohrbaugh, M., et al. (1982). Attitudes toward cancer. *Cancer, 50,* 1218–1223.

Corrigan, P., & Penn, D. (1999). Lessons from social psychology on discrediting psychiatric stigma. *American Psychology, 54* (9), 765–776.

Crisp, A., Gelder, M., Rix, S., Meltzer, H., et al. (2000). Stigmatization of people with mental illness. *British Journal of Psychiatry, 177,* 4–7.

Davies, M. R. (2000). The stigma of anxiety disorders. *International Journal of Clinical Practice, 54* (1), 44–47.

Distabile, P., Dubler, N., Solomon, L., & Klein, R. (1999). Self-reported legal needs of women with or at risk for HIV infection. The HER Study Group. *Journal of Urban Health, 76* (4), 435–447.

Dudley, J. (1983). *Living with stigma: The plight of the people who we label mentally retarded.* Springfield, IL: Charles C. Thomas.

Ebersole, P., & Hess, P. (2001). *Geriatric nursing and healthy aging.* St. Louis: Mosby.

Erikson, E. (1968). *Identity: Youth in crisis.* New York: W. W. Norton.

Fife, B., & Wright, E. (2000). The dimensionality of stigma: A comparison of its impact on the self of persons with HIV/AIDS and cancer. *Journal of Health and Social Behavior, 41* (1), 50–67.

Garfinkel, P. E., & Dorian, B. J. (2000). Psychiatry in the new millennium. *Canadian Journal of Psychiatry, 45* (1), 40–47.

Gewirtz, A., & Gossart-Walker, S. (2000). Home-based treatment for children and families affected by HIV and AIDS. Dealing with stigma, secrecy, disclosure, and loss. *Child and Adolescent Psychiatry Clinics of North America, 9* (2), 313–330.

Goffman, E. (1963). *Stigma: Notes on management of spoiled identity.* Englewood Cliffs, NJ: Prentice-Hall.

Halevy, A. (2000). AIDS, surgery, and the Americans With Disabilities Act. *Archives of Surgery, 135* (1), 51–54.

Heckman, T. G., Anderson, E. S., Sikkema, K. J., Kochman, A., et al. (2004). Emotional distress in nonmetropolitan persons living with HIV disease enrolled in a telephone-delivered, coping improvement group intervention. *Health Psychology, 23* (1), 94–100.

Herek, G. M., Capitanio, J. P., & Widaman, K. F. (2003). Stigma, social risk, and health policy: Public attitudes toward HIV surveillance policies and the social construct of illness. *Health Psychology, 22* (5), 533–540.

Hynd, H. M. (1958). *On shame and the search for identity* (3rd ed.). New York: Harcourt Brace Jovanovich.

Joachim, G. & Acorn, S. (2000). Stigma of visible and invisible chronic conditions. *Journal of Advanced Nursing, 32* (1), 243–248.

Jolley, D. J., & Benbow, S. M. (2000). Stigma and Alzheimer's disease: Causes, consequences, and a constructive approach. *International Journal of Clinical Practice, 54* (2), 117–119.

Katz, I. (1981). *Stigma: A social psychological analysis.* Hillsdale, NJ: Lawrence Erlbaum Associates.

Kelly, P. (1999). Isolation and stigma: The experience of patients with active tuberculosis. *Journal of Community Health Nursing, 16* (4), 233–241.

Keltner, K., Schwecke, L., & Bostrom, C. (2003). *Psychiatric nursing* (4th ed.) St. Louis: Mosby.

Kurzban, R. & Leary, M. R. (2001). Evolutionary origins of stigmatization: The functions of social exclusion. *Psychological Bulletin, 127* (2), 187–208.

Ladieu-Leviton, G., Adler, D., & Dembo, T. (1977). Studies in adjustment to visible injuries: Social acceptance of the injured. In R. Marinelli & A. Dell Orto (Eds.), *The psychological and social impact of the physical disability.* New York: Springer.

Link, B. G. (1987). Understanding labeling effects in the area of mental disorders: An assessment of the effects of expectations of rejection. *American Sociological Review, 52* (1), 96–112.

Link, B. G., Cullen, F. T., Struening, E., Shrout, P. E., et al. (1989). A modified labeling theory approach to mental disorders: An empirical assessment. *American Sociological Review, 54* (3), 400–423.

Link, B. G., Struening, E. L., Rahav, M., Phelan, J. C., et al. (1997). On stigma and its consequences: evidence from a longitudinal study of men with dual diagnoses of mental illness and substance abuse. *Journal of Health and Social Behavior, 38* (2), 177–190.

Markowitz, F. E. (1998). The effects of stigma on the psychological well-being and life satisfaction of persons with mental illness. *Journal of Health and Social Behavior, 39,* 335–347.

Merriam Webster Dictionary and Thesaurus (2004). Available on-line at www.m-w.com.

Rehm, R. S., & Franck, L. S. (2000). Long-term goals and normalization strategies of children and families affected by HIV/AIDS. *Advances in Nursing Science, 23* (1), 69–82.

Ritson, E. B. (1999). Alcohol, drugs, and stigma. *International Journal of Clinical Practice, 53* (7), 549–551.

Roberts, L. W., Warner, T. D., & Trumpower, D. (2000). Medical students' evolving perspectives on their personal health care: Clinical and educational implications of a longitudinal study. *Comprehensive Psychiatry, 41* (4), 303–314.

Roskes, E., Feldman, R., Arrington, S., & Leisher, M. (1999). A model program for the treatment of mentally ill offenders in the community. *Community Mental Health Journal, 35* (5), 461–472.

Salisbury, K. M. (2000). National and state policies influencing the care of children affected by AIDS. *Child and Adolescent Psychiatry Clinics of North America, 9* (2), 425–449.

Sandelowski, M., & Barroso, J. (2003). Motherhood in the context of maternal HIV infection. *Research in Nursing and Health, 26,* 470–482.

Schreiber, R., Stern, P. N., & Wilson, C. (2000). Being strong: How black West-Indian Canadian women manage depression and its stigma. *Journal of Nursing Scholarship, 32* (1), 39–45.

Searle, G. F. (1999). Stigma and depression: A double whammy. *International Journal of Clinical Practice, 53* (6), 473–475.

Shontz, E. (1977). Physical disability and personality: Theory and recent research. In R. Marinelli & A. Dell Orto (Eds.), *The psychological and social impact of physical disability.* New York: Springer.

Simpson, G., Mohr, R., & Redman, A. (2000). Cultural variations in the understanding of traumatic brain injury and brain injury rehabilitation. *Brain Injury, 14* (2), 125–140.

Szasz, T., & Hollander, M. (1956). A contribution to the philosophy of medicine. *American Medical Association Archives of Internal Medicine, 97,* 585–592.

Wahl, O. F. (1999). Mental health consumers' experience of stigma. *Schizophrenia Bulletins, 25* (3), 467–478.

Waldman, H. B., Swerdloff, M., & Perlman, S. P. (1999). Children with mental retardation: Stigma and stereotype images are hard to change. *ASDC Journal of Dentistry for Children, 66* (5), 343–347.

Wang, C. (1998). Portraying stigmatized conditions: Disabling images in public health. *Journal of Health Communication, 3* (2), 149–159.

Weston, H. J. (2003). Public honor, private shame, and HIV: Issues affecting sexual health service delivery in London's South Asian communities. *Health & Place, 9* (2), 109–117.

Williams, D. R. (1999). Race, socioeconomic status, and health. The added effects of racism and discrimination. *Annals of the New York Academy of Science, 896,* 173–188.

第四章　慢性疼痛

前言

　　病患感到疼痛是尋求健康照護的一個主要原因（Clark, 2002; Elliott, Smith, Penny, Smith, & Chambers, 2000; Mantyselkä 等人，2001）。「人們尋求疼痛的健康照護不僅是為了診斷的評估及症狀的紓解，也因為疼痛會干擾日常生活，造成憂慮與情緒上的困擾，並且會讓人對自己的健康憂心忡忡」（Gureje, Von Korff, Simon, & Gater, 1998, p.147）。

　　Melzack（1973）形容「疼痛」為「視文化學習、疼痛，這種情況所具有之意義，以及個人特有的其他因素而定的一種極為個人的經驗。」國際疼痛研究協會（International Association for the Study of Pain）將疼痛定義為：「一種知覺及情感上的不愉快經驗，與急性或潛在的身體組織損傷有關，或以此類損傷所描述之經驗。」（Merksey, 1986, p.S217）換句話說，疼痛是一種主觀的經驗（Turk, 1999; Warfield & Bajwa, 2004）；是介於「生物學」與「文化」之間一種多面向的現象（Bullinton, Nordemar, Nordemar, & Sjöström-Flanagan, 2003）；是「身體——自我的神經網絡」（Melzack, 1999）。

疼痛理論

　　關於疼痛傳遞與感知的（多種）特殊機轉，目前我們所知有限，但已有幾種研究理論，在此略為介紹其中幾種。讀者如果想知道更詳盡的訊息，可以參考下列作者的著作：例如：Wall 和 Melzack（1999 年——新版預定 2005 年推出）；Turk 和 Melzack（2001）；Warfield 和 Bajwa（2004），或是 Weiner（2002）。

　　在解釋「疼痛傳遞」的理論中，「特殊理論」（specificity theory）是最古老的理論之一，其所依據的概念是因果之間必有某種關係存在。此種理論認為：特定的疼痛受體〔傷害性受體（nociceptors）〕會在經由脊髓到大腦的特定神經疼痛通道上（即 A-delta 與 C 纖維）釋放出神經脈衝。

「傷害性受體」不單只對疼痛有所反映,對壓力與溫度這類的刺激也是如此,這一點得到證實後,「模式理論」(pattern theory)即應運而生。此理論認為,疼痛沒有特定的傷害性受體,會產生疼痛是因為刺激夠強,加上脊髓背角中神經脈衝的中樞加成作用(central summation)所導致。

目前臨床實務中廣泛運用的是 Melzack 與 Wall(1965)所提出的「閘門控制理論」(gate control theory)。目前並沒有無庸置疑的實證可以全然支持這項理論。此理論認為,脊髓背角有一種閘門控管機轉會允許或抑制疼痛神經脈衝的傳遞。而作為閘門的,則是在脊髓背角的灰質中形成突觸的末稍神經纖維。若閘門關閉,疼痛神經脈衝便無法抵達大腦,因此,人們必會先意識到疼痛,才能感覺到疼痛;若是可以讓人不意識到疼痛,即可減輕或消除疼痛的感覺。

急性與慢性疼痛

疼痛在本質上可以是急性或慢性的。「急性疼痛」是一種保護性的生理機轉,會在身體出問題時通知我們(Weiner, 2002),或是藉由讓受傷部位行動受限的方式,來防止組織進一步損傷(Melzack & Wall, 2003)。急性疼痛會顯現在自主神經系統或是行為反應上,疼痛的時間則是限於數分鐘至數週。急性疼痛只要治癒就會消退,通常也能以藥物和其他介入方式加以控制。即使急性疼痛的情況嚴重,但病人因為經由醫生說明而了解這只是一時的疼痛,往往都能忍受得住。

「慢性疼痛」的情形,則是當疼痛:1.持續很長一段時間,最常見的是三到六個月以上;2.數月或數年之間時常出現;3.與慢性病理有關(McCaffery & Pasero, 1999; Wall & Melzack, 1999; Warfield & Bajwa, 2004)。若有慢性疼痛的情形,身體通常是喪失了具有調適性的生理及自主神經反應,因此,慢性疼痛可能會持續不斷、難以處理,或是斷斷續續、一再復發。即使疼痛的程度輕微,但可能因為影響層面甚廣而足以成為一種疾病,所以仍需要每天加以處理。

以專門用語來區分的話,慢性疼痛可分為惡性(與漸進式末期疾病有關)或非惡性(與漸進式末期疾病無關,但對於治療沒有反應)。慢性非惡性疼痛又稱為「慢性良性疼痛」(chronic benign pain)或「難治型疼痛」(intractable pain)。慢性疼痛的病人常常會覺得自己的疼痛「沒有希望治好」,因為他們的疼痛不再有急性疼痛所具有的目的,也無法對一般的藥物治療有適當的反映。

　　雖然有慢性疾病問題的人可能會經歷急性和／或慢性這兩種疼痛，但正因爲慢性疼痛始終如影隨形、揮之不去，因而主宰了病人大部分的生活。本章會檢視慢性非惡性疼痛病人所面臨的一些問題，並且就介入方式（interventions）提供一般性的準則。然而，慢性疼痛所引發的各種問題，或是所有可能採取的介入方式，此處並未予以探討。這裡所提到的介入方式，有許多亦可用在惡性疼痛的病人身上。本章重點在於介紹健康照護專業人員能用以幫助慢性疼痛病人的資訊。

問題與議題

　　慢性疼痛是一種常見的、持續性的問題（Elliott 等人，2002）。一般來說，針對慢性疼痛之普遍程度所做的評估，會依年齡、國家以及使用的研究方式而有極大差異。例如：在英國，一般人口是 2% 到 40%（Blyth 等人，2001; Elliott 等人，2002; Erikson 等人，2003; Hasselström, Liu-Palmgren, & Rasjö-Wrååk, 2002）；老年人口則是72%（Thomas 等人，2004）。慢性疼痛會出現在許多身心障礙人員身上，並且造成二度經濟問題，包括喪失工作生產力與增加社會健康照護的成本（Blyth, March, Brnabic, & Cousins, 2004; Caudill-Slosberg, Schwartz, & Woloshin, 2004; Maniadakis & Gray, 2000）。

　　慢性非惡性疼痛會出現在身體的任何一個部位（Merskey, 1986），疼痛強度從輕微到令人難以忍受不等（Wall & Melzack, 1999）。慢性疼痛往往會導致功能性能力受損（Ljungkvist, 2000）、心理方面的轉變（Currie & Wang, 2004; McWilliams, Cox, & Enns, 2003），以及家庭生活的改變 （Palermo, 2000; Smith & Friedemann, 1999）。

　　慢性疼痛是一種多面向的複雜現象，會影響成人（Loeser, 2000; Marcus, 2000; McCaffery & Pasero, 1999）與孩童（Palermo 2000; Rapoff & Lindsley, 2000）生活的每一層面。「生理面向」主要是研究疼痛的病原，還有疼痛的位置、疼痛開始的時間與歷時長短。「感覺面向」探討的是病人如何描述疼痛的強度、性質以及疼痛的型態。「情感面向」則是著重病人對於疼痛的感受，也就是他們的情緒狀態，焦慮、害怕以及憂鬱（McWilliams, Cox, & Enns, 2003）。若經歷慢性疼痛（Strahl, Kleinknecht, & Dinnel, 2000），病人在情感上就會常常感到困擾（Turk, 1999）與害

怕（Crombez 等人，1999）。「認知面向」是探究疼痛的意義以及其他相關的心路歷程（Bullington 等人，2003）；「行為面向」則是用來降低疼痛強度，並向他人示意疼痛的存在；「社會文化面向」注重的是病人的民族文化背景——家庭與社會生活、工作及家庭責任、休閒活動與空閒時間、環境因素，以及社會與文化的影響（Davidhizar & Giger, 2004; Riley 等人，2002）。

　　未能得到舒緩的慢性疼痛，會影響「生活品質的每一層面……（這種未受舒緩的疼痛）遍及各年齡層，在所有類型及各種原因所產生的疼痛之中也都可以看見。」（Katz, 2002, p.S38）

專業人員治療不足

　　健康照護的專業人員經常未能對疼痛做出充分處理。許多醫療專業人員對疼痛評估及疼痛處理所知甚少，對於未表現出疼痛症狀或是對於治療處理沒有良好反應的病人，這些醫療專業人員常會感到挫折（Green 等人，2002; Lazarus & Neumann, 2001; McCaffery, Ferrell, & Pasero, 2000; Shvartzman 等人，2003; Weinstein 等人，2000）。

　　令人遺憾的是，在健康照護專業人員的優先順序中，疼痛舒緩不如掌控病人的疼痛表達那麼重要。Tait 和 Chibnall（2002）所做的結論是：健康照護人員所記錄的慢性疼痛只在病人所表現出來的不適；但病人本身對於疼痛所做的評等，則是與其所表現出的不適，還有功能獨立性及憂鬱等三方面都有相互的關係。此外，由給藥的各項變數即可看出護理人員對於疼痛所做的評等。

　　與慢性疼痛病人對疼痛所做的自我評等相較，健康照護專業人員向來低估了疼痛的強度（Bergh & Sjostromm, 1999; Tait & Chibnall, 2002），即使往往有明確的跡象顯示需要使用麻醉藥，麻藥的用量依然不足。專業人員「對於類鴉片止痛藥的使用存有成見」（Weinstein 等人，2000, p.479）。舉例來說，若適當使用止痛藥，就能讓因為末期腎臟病經歷急性或持續疼痛的病人之中，多達 85%～90% 感到舒適（McCaffery & Pasero, 1999）。

　　許多健康照護專業人員對慢性疼痛病人存有負面的刻板印象，因而輕忽了病人的疼痛陳訴。專業人員並非一直都相信病人所描述的疼痛情形，除非有可辨識的症狀，或是病人出現自主神經或行為上的反應（Turk, 1999; Weinstein 等人，

2000）。他們往往認定所有病人都有相同的疼痛感知閾值，所以，對於同一種刺激所感受的疼痛強度都一樣（Voerman, van Egmond, & Crul, 2000）。許多專業人員對病人的疼痛體驗失去敏感度，而且也不像病人般重視疼痛（Shvartzman 等人，2003），某些人還錯誤的認爲，與慢性疼痛並存的憂鬱而減低疼痛舒緩措施的效度。

許多專業人員相信，慢性疼痛的強度不如急性疼痛，尤其是沒有證據證明症狀時，他們更是這麼認爲。然而，研究已證實，慢性疼痛的強度大於急性疼痛。長期疼痛會導致腦內啡減少，因此強化了對同一刺激的疼痛感受（Takahashi 等人，2000）。這些與其他種種的錯誤認知，會讓自認爲準備不足以處理病人疼痛的醫生無法適當地處理慢性疼痛（Green 等人，2003）。

醫生開出的止痛藥物不足的情形，這三十幾年來一直有人提出（Grossman & Sheidler, 1985; Marks & Sacher, 1973; McCaffery & Ferrell, 1999; Shvartzman 等人，2003）。此外，出於藥物開立不足的相同原因，護理人員在給藥時也很保留，他們會拉長用藥的間隔時間，或是在醫生開立的藥量範圍內給予低劑量。由於給藥很不一致，因此無法持續及適當舒緩病人的疼痛。而某些病人沒有服用建議使用的藥物和／或劑量，更進一步造成麻醉藥的使用不足，因爲他們也和健康照護專業人員一樣，有相同的錯誤認知（Sweeney & Bruera, 2003）。

成癮

麻醉性止痛藥一般不會用來處理慢性疼痛。許多醫療專業人員害怕病人會對麻醉藥上癮（Caracci, 2003; Shalmi, 2004; Sweeney & Bruera, 2003），他們對於類鴉片藥物的使用存有誤解，讓人們對於使用麻醉藥來治療慢性疼痛更是爭論不休（Cowan, While, & Griffiths, 2004; McCarberg & Barkin, 2001）。他們誤把病人的行爲解讀爲「成癮」（如表4-1）。「成癮」的定義是：「強迫性使用藥物的一種模式，其特徵爲持續渴望服用類鴉片藥物，並且需要服用類鴉片藥物來獲得疼痛舒緩以外的效用」（McCaffery & Pasero, 1999, p.36）。「成癮」一詞一般不會用在慢性疼痛病人身上。成癮者不會使用藥物來舒緩疼痛，他們是出於心理因素才這麼做，他們會強迫性的尋求藥物，甚至往往在身體經過戒斷之後還是會再復發。表4-1描述了對於顯示成癮跡象的行爲，人們常有的錯誤看法。

表4-1　錯誤觀念：有成癮跡象的行為

常被誤認為是成癮跡象的行為	正確概念／評論：這種行為可能是什麼？
病人要求開立止痛藥時，指定藥名、劑量、用藥間隔時間，和／或用藥方式。例如：「我需要每4個小時服用二次Vicodin」、「靜脈注射10毫克嗎啡對我的頭痛最有效」。	這位病人大概受過良好教育，之前很可能有疼痛情況，或一直有慢性疼痛。但我們必須要教育病人所有他們將使用的藥物，包括止痛藥在內。如果這位病人是糖尿病患者，正在要求醫生開立「胰島素」，那麼這就是我們所樂於得到的消息──這位病人正在為疼痛治療計畫提供有用的資訊。
這位病人是「醫院常客」（frequent flyer），經常到各處醫療院所急診室（emergency departments, EDs）去拿類鴉片止痛藥。	• 這不是我們所樂見的行為，但可能是起因於疼痛治療的效果不佳。如果這間醫院的急診室治療不能有效舒緩疼痛，或是醫務人員認為病人太常出現而不想給藥，這名病人可能就會到另一間醫院的急診室尋求疼痛的紓解，或是減少到同間急診室的次數。 • 這位病人可能有慢性疼痛的問題，而且未能得到私人醫生的妥善處理，所以迫使病人得向醫院的急診室尋求幫助。 • 如果病人時常返回急診室求助，應該要就此訂出計畫，並把先前的評估、治療的效度，以及各種建議事項加以記錄，彙編成檔案，以便病人日後再來急診室時可以為他展開疼痛舒緩的措施。
這位病人從一位以上的醫生那裡取得類鴉片藥物。	• 這不是我們所樂見的行為，但如同前面提過的，這種情況或許也反映出醫生對這位病人處理疼痛的效果不佳。例如：醫生可能會開立口服的類鴉片／非類鴉片止痛藥（例如：Percocet 或 Tylenol No. 3）。病人可能覺得早上服用一劑就能有效減輕疼痛，讓他能活動，這樣他就能夠進行一整天的工作。如果醫生不願意每三個月開立 30 錠以上的藥量，又沒有提出其他紓解疼痛的方法，病人可能就會向另一位醫生尋求藥物以紓解疼痛。 • 加強評估及疼痛的治療，包括使用非類鴉片藥物與其他治療形式，也許能改善這種情況。
這位病人要求的類鴉片劑量比其他病人高。「他 PCA 按鈕按太多次了。」	• 沒有一定的類鴉片藥量對所有病人都是安全無虞而且有效的。即使是之前完全沒有服用過類鴉片藥物的病人，所需藥量也可能會是另一位病人的六倍；對類鴉片止痛藥有耐藥性的病人，所需藥量則可能是這位初次服用病人的一百倍。 • 有些疾病，例如：「鐮狀血球危症」（sickle cell crisis），所造成的疼痛比其他疾病來得嚴重。病人因為鐮狀血球危症需要使用的類鴉片藥物量，可能遠超過動大型腹部手術所需的藥量。

（續）

	病人按壓 PCA 按鈕的次數若很頻繁，PCA 幫浦的參數就需要有所調整。
這位病人長期頻繁地服用類鴉片藥物。	長期服用類鴉片藥物似乎不會增加成癮的可能性。許多有癌症或非癌症疼痛的病人服用類鴉片藥物達數月或更久的時間，疼痛消退後，他們就停止服用。長期用藥可能會導致身體依賴與耐藥性，但這兩種情形和成癮是不同的。
這位病人是「老盯著時鐘看的人」（clock watcher），可能在指定的時間之前就想拿到止痛藥。病人也許會說：「大概每過 30 分鐘我就要再服一次藥。」	• 有時醫生所開的止痛藥用藥間隔時間比藥效持續時間還長。病人若在下一次用藥前就要拿藥，醫生往往會告訴他得再等多久的時間。例如「你要 2 小時之後才能再服一粒。」因為病人必須疼痛地等待 2 小時，這時他可能就會一直注意時間，只要 2 小時一到，就立刻開口拿藥。然後病人發現，護理人員要再經過 30 分鐘才能準備好給藥。因為這些情況，病人可能就會計算下一次給藥的時間，然後提前 30 分鐘就向護理人員拿藥。 • 此情況顯示出病人的類鴉片藥物處方應該改為比較長效型的，或是應該要縮短用藥的間隔時間。
這位病人「寧可打針，不想吃藥。」	• 劑量一樣若由注射給藥改為口服給藥，舒緩疼痛的效果可能會大幅下降，運用「等效止痛藥量對照表」（equianalgesic chart）往往可以解釋這個問題。例如用藥方式一直是每4小時肌肉注射或靜脈注射 10 毫克嗎啡，如讓病人改用某種鴉片藥物／非類鴉片藥物組合，如一劑Tylenol No. 3提供的疼痛舒緩效果只有原先的五分之一到六分之一。 • 使用單一成分的口服類鴉片藥物，例如嗎啡，或許是解決之道，30 毫克的劑量能提供大致相同的疼痛舒緩效果。如果疼痛減少了 50%，就可以改為口服15毫克的嗎啡。
這位病人「很喜歡服用他的德美羅（Demerol）止痛藥」。	疼痛一旦減輕，病人自然會覺得比較快樂，也會從事比較多活動，例如：包括說話和四處走動。因此，病人可能看起來「很亢奮」或心情愉快。但病人只不過是回復到正常的情緒，或許還會因為沒那麼痛了而有些興高采烈。
這位病人說他對什麼都會過敏，唯獨一種特定的類鴉片藥物除外。	• 對類鴉片藥物過敏的情況很罕見，但病人常常會把副作用誤以為是過敏，例如：反胃、嘔吐和發癢。這些副作用可能是處理方式不佳所致，或是與其他病人相比，某些類鴉片藥物對這位病人所產生的副作用更加嚴重。如果某些特定的類鴉片藥物對這位病人有較多副作用，則應該避免使用。

（續）

	• 如果病人相信某種類鴉片藥物比其他的有效，病人可能就會以他對其他藥物過敏為理由來試圖避免服用。即使病人所使用的止痛藥不是非常有效，也可能會害怕情況更惡化而不願服用另一種止痛藥。
	• 如果病人不是一定得改用另一種類鴉片藥物，則應該隨病人的意思，讓他服用想服用的藥。如果必須有所改變，或許是因為病人屬意的藥物有活性代謝物蓄積的情形〔麥佩里定（meperidine）常見的問題〕，那麼就要依據審慎的評估確認病人是否過敏，或是否有副作用沒受到處理或無法處理，再選用另一種類鴉片藥物。

＊資料來源：可複印用於臨床實務。取自 McCaffery M, Pasero C: *Pain: Clinical manual*, pp. 52-53. Copyright © 1999, Mosby, Inc.，並經 Elsevier 同意。

　　病人為了減輕疼痛，服用麻醉藥物而成癮的情況非常少見（Laliberte, 2003; Savage, 1999）。適當使用麻醉藥物的疼痛病人，一旦疼痛減輕就會停止服藥。如果需要持續服藥，就表示疼痛未能得到舒緩，仍然得繼續用藥。而健康照護專業人員通常會與成癮混為一談的，不是「身體依賴」就是「耐藥性」這兩者之一。

身體依賴

　　身體依賴並非成癮的徵兆，而是身體對於重複服用某種麻醉藥而產生的生理反應。如果突然停止使用麻醉藥物，就會出現「戒斷症狀」（withdrawal symptoms）。在停用麻醉藥的最初 6～12 小時內，病人可能會有焦慮、鼻漏（rhinorrhea）、大量出汗、冷顫、食慾不振、反胃、嘔吐，和／或腹部絞痛的情形。停藥的第二日到第三日內，病人可能會有興奮、浮躁、失眠、肌肉痙攣、下背痛、血壓上升、心動過速、脫水、酮酸中毒（ketosis），和／或白血球增多症等現象。並非每個人都會經歷可以證實的戒斷症狀，也並非增加麻醉藥的劑量就會讓戒斷更嚴重。如果逐步停用麻醉藥，就可避免產生戒斷症狀——這是疼痛消退後常見的情況（McCaffery & Pasero, 1999）。而心理上的依賴可能又是另一回事，但很罕見，發生率不到 1%（Goodwin & Bajwa, 2004）。

耐藥性

　　「耐藥性」是一種非自主的生理反應，重複用藥會讓麻醉藥開始失效，或是需要增加劑量來維持相同藥效時，就會產生「耐藥性」（McCaffery & Pasero, 1999;

Goodwin & Bajwa, 2004）。健康照護專業人員誤以為，當疼痛未能適度舒緩而需要增加藥量時，每一種麻醉藥都有最大會引發顧慮的劑量。他們也擔心，增加麻醉藥的劑量會造成呼吸抑制（respiratory depression）或過度鎮靜（oversedation）的情形。他們要記住的是：病人若對麻醉藥產生耐藥性，就會同時對呼吸抑制與鎮靜作用產生抵抗力（Pasero, Portenoy, & McCaffery, 1999）。慢性疼痛的病人需要較高劑量的止痛藥物，因此對其也具有更大的耐受性。除了其他藥物之外，他們還可以再使用麻醉藥來有效處理疼痛。

未舒緩疼痛的影響

慢性疼痛的病人可能會經歷一種轉變，即由原本扮演的多種角色（例如：員工、朋友、家庭成員）到變成只在乎自己的疼痛。因為疼痛是隱形的，病人可能會覺得有必要為自己的疼痛說明或辯白，好讓健康照護專業人員與其他人相信自己。如果遭受質疑，病人可能會灰心喪氣、失去支柱，對健康照護體系感到無能為力（Lane, 2000）。

許多慢性疼痛的病人設法要讓生活其他方面繼續運作，但有些人因為處理疼痛的能力有限，發現回應症狀最安全且唯一的方式是求助於醫生。這些病人的生活圍繞著疼痛打轉，而且因為「無法將疼痛拋諸腦後」。由此可見，慢性疼痛具有多重面向，並影響了日常生活的許多層面。

憂鬱症

即使只知道憂鬱症與慢性疼痛會同時出現（Dersh, Polatin, & Gatchel, 2002; Pincus & Williams, 1999）在成人與孩童身上（Scharff & Turk, 1998），除此之外，各界對這兩者關係的本質並無共識，但憂鬱與慢性疼痛之間顯然有某種關係存在。有一些研究探討了憂鬱與慢性疼痛之間具有因果關係的假說，Fishbain、Cutler、Rosomoff 和 Rosomoff（1997）在回顧這些研究時表示，支持「結果假說」（憂鬱隨著慢性疼痛的發展而來）與「傷痕假說」（憂鬱的傾向提高了憂鬱症與慢性疼痛一起出現的可能性）的證據最為有力。

McWilliams 等人（2003）分析了由「美國國家疾病共病調查」（National Comorbidity Survey, USA）所得到的資料，他們表示，和沒有慢性疼痛的成人相較，患有慢性疼痛的成人比較可能同時有憂鬱的情況。加拿大一項全國性調查則發

現，慢性下背痛的成人也患有憂鬱症的比率是一般人的三倍以上，「嚴重型憂鬱症（major depression）的罹患率呈直線上升，而且伴隨更嚴重的疼痛而來」（Currie & Wang, 2004, p.54）。疼痛與憂鬱會對完成認知任務的能力有所影響，而且隨著疼痛與憂鬱的程度加劇，對這種能力的影響越大。再者，疼痛與認知作用的關係是由憂鬱所調節，也就是憂鬱會助長慢性疼痛對日常生活所造成的影響（Brown, Glass, & Park, 2002; Fishbain 等人，1997）。另外，如果憂鬱症狀能得到有效治療，或許能提高認知－行為介入方法的成功機率。

　　證據顯示，憂鬱是慢性疼痛之所以會持續的原因之一，因為負面思考會導致憂鬱，而負面思考和憂鬱會影響疼痛及疼痛行為。Spinhoven 等人（2004）的研究報告表示，把認知行為介入方式設計成能減少有關疼痛影響的災難化思考（catastrophizing thoughts），並能提升病人對於掌控疼痛的自我期許，以降低憂鬱和疼痛行為的程度。

　　不論有多普遍，憂鬱症至今仍未受到認知，也因此無法得到治療（Harris, 1999）。只要想想同時患有慢性疼痛與憂鬱，比單獨患有其中之一者更能讓病人喪失能力（Currie & Wang, 2004），即可了解到，同時治療憂鬱以及疼痛的重要性。此外，即使不是嚴重的憂鬱症，也不應忽略憂鬱的症狀。幫助病人以藥物及其他介入方式來治療憂鬱症是非常有助於減輕慢性疼痛的嚴重性與影響。某些疼痛處理計畫即是規劃成處理與慢性疼痛共存的憂鬱以及其他難題，特別是那些具有認知－行為治療方法的計畫。

焦慮

　　患有慢性疼痛的成人會感到焦慮。McWilliams 等人（2003, 2004）近來分析全國代表性成人樣本時發現，即使在其他變數的影響受到控制下，疼痛與焦慮之間的關係還是比疼痛與憂鬱之間的關係更密切。他們的結論是：慢性疼痛病人的焦慮一直未被認知到。

　　至今有明確的紀錄顯示：慢性疼痛病人患有焦慮症的情況非常普遍，其中以恐慌症（panic disorder）與廣泛性焦慮症（generalized anxiety）最為常見（Dersh 等人，2002）。焦慮會讓生理機轉所感受到的疼痛持續下去和／或更加嚴重。例如：因為害怕疼痛、害怕行動而減少活動量，並且導致身體功能退化

（deconditioning）。此外，認知因素也可能會促成害怕－迴避的行為（Dersh 等人）。近幾年，這些因素之中有一項備受注目，就是災難化思考，這種思考方式會讓病人錯誤的解讀與疼痛有關的感覺（Asmundson, Norton, & Norton, 1999; Woby, Watson, Roach, & Urmston, 2004）。已有研究報告表示，認知－行為介入方式可以減少病人的災難化思考與害怕－迴避的想法（Woby 等人，2004）。因此，慢性疼痛病人所經歷的憂鬱以及焦慮，都需要得到更多關心、注意。

憂心（worry）在疼痛經驗中也扮演重要的角色（Aldrich, Eccleston, & Crombez, 2000）。憂心與意識到軀體的感覺有關，而且會讓人感到心煩意亂、備受其擾（Eccleston, Crombez, Aldrich, & Stannard, 2001）。所以，如果要有效處理疼痛，就必須處理憂心這個問題。

疲勞與睡眠障礙

疲勞是「感到精疲力盡、疲倦、虛弱，或是缺乏活力的一種主觀經驗」（Kaasa 等人，p.939），其會影響人的生活、工作、社會活動以及情緒（Kaasa 等人，1999）。近期一項實證，文獻回顧已證實，慢性疼痛和疲勞之間有所關聯；Fishbain 等人（2003）推斷，疼痛和疲勞之間可能具有某種病因的關係。

相較於健康的對照組，患有慢性疼痛的成人有睡眠障礙的情況更為普遍。慢性疼痛成人的睡眠常是斷斷續續的，入眠時間比較久，也因此睡眠品質比較差（Call-Schmidt & Richardson, 2003）。Nicassio、Moxham、Shuman 和 Gervitz（2002）發現，慢性疼痛所造成的睡眠品質不佳，會帶來更大的疲勞；睡眠品質會調節慢性疼痛和疲勞之間的關係。

憂鬱和睡眠品質不佳也會讓患有纖維肌痛症（fibromyalgia）而感到劇烈疼痛的病人覺得疲勞（Menefee 等人，2000; Nicassio 等人，2002）。不僅是憂鬱會導致睡眠品質不佳，常用來治療憂鬱以及心神不寧的抗憂鬱藥物與鎮靜劑／催眠劑也會破壞 REM（快速動眼期）睡眠，影響睡眠週期。臨床醫生必須要同時考慮抗憂鬱劑的好處，以及其干擾睡眠與增加疲勞的可能性。他們也必須考慮其他介入方式，以促進睡眠並且減輕疲勞（詳見第七章行動能力改變與疲倦感）。

我們可以建立一個負面的回饋循環。睡眠障礙引發疲勞，疲勞造成身體活動減少，並且導致憂鬱、專注力差與煩悶的情緒，然而這一切又會對睡眠造成負面影響（Nicassio 等人，2002）。治療睡眠障礙對孩童與成人而言是同樣重要的（Lewin

& Dahl, 1999）。

許多慢性疼痛病人所提出的睡眠障礙，通常不是表示疼痛未能有效減輕，尤其是夜間疼痛，要不就是顯示病人有精神上的困擾（Smith, Perlis 等人，2000）。將慢性疼痛與睡眠障礙的治療方式做一整合，能降低疲勞所造成的影響（NIH, 1995）。

生命週期的差異

孩童與老人的慢性疼痛比其他年齡層更加未能得到適當處理。這兩種年齡族群所拿到的藥物劑量往往比較少，也比較不受其他治療方式的關注，因此，無謂地讓他們陷於中度至重度的疼痛之中。

孩童

疼痛是孩子們常有的經驗。一項針對 0 歲到 18 歲孩童所做的橫斷式調查指出，25% 的孩童表示有慢性疼痛（超過三個月），其中三分之一表示經常感到劇烈疼痛（Perequin 等人，2000）。

幼童治療中常見的疼痛控制不足，比較可能是肇因於缺乏知識（包括缺少疼痛評估）而非缺少關注。許多關於孩童疼痛的迷思並沒有事實根據，例如：1.人們誤以為非常年幼的孩子，尤其是新生兒與嬰兒不太會感到疼痛，就算會也很輕微，疼痛程度也不如成人，他們忍痛的能力比成人好，也比成人更快復原；2.因為麻醉藥有潛在的副作用，包括成癮在內，讓人們認為對孩童使用這種藥物過於危險；3.人們以為疼痛不會對幼童造成生命威脅，幼童不會記住疼痛的感覺（Berde & Masek, 2003; McCaffery & Pasero, 1999; Mitchell & Boss, 2002）。

各年齡層的孩子都可能經歷劇烈疼痛（Perequin 等人，2000）。4 歲到 7 歲表示疼痛程度低於年幼或年長者的孩子，所感受到的慢性疼痛強度因年紀而有所不同（Perequin 等人，2000）。孩子們不論年齡都會表現出疼痛。新生兒與嬰兒會因疼痛在表情上有所反應，感到痛時，會明顯的哭出聲來（Jeans & Johnston, 1985）。近來就孩童疼痛所做的一項詳細的文獻回顧指出，「疼痛造成嬰幼兒的壓力」，以及疼痛對神經方面的發展有長期影響（Whitfield & Grunau, 2000）。一旦孩子們學到了語言技能，人們一般會比較相信他們所表達出來的疼痛，即使疼痛或許未能得到適當處理，孩子們所感受到的疼痛也並非無害。

近來就疼痛對孩童與其家庭所造成之影響進行文獻回顧時，Palermo（2000）做出結論表示，疼痛對孩童與他們的家庭有顯著影響。疼痛會干擾孩子的睡眠、學校、休閒活動，以及人際關係。疼痛讓孩子與家庭的日常活動時時受到干擾，也造成父母親的負擔。憂鬱症和病人角色承擔這兩項相同的問題，都與孩子和成人有切身的關係，對這兩方面而言，這整個「疼痛難題」都是一樣的複雜難解（Rapoff & Lindsley, 2000）。

就如同成人的情況，對孩子而言，憂鬱也和慢性疼痛有關。Williamson、Walters 和 Shaffer（2002）表示，母親若患有憂鬱症，可以預料她們的孩子也會有憂鬱的情形；就像孩子若患有疼痛，也同樣會感到憂鬱。此外，孩童疼痛和憂鬱之間的關係會因母親所使用的因應策略而有所改善。

大約有三分之一的青少年會有慢性疼痛的經歷（Perequin 等人，2000）。紀錄顯示，青少年所經歷的慢性疼痛與喪失能力，以及情感上的痛苦，這兩方面之間所存在的關係近似成年人的情況。憂鬱和焦慮會同時出現在患有慢性疼痛的青少年身上（Hunfeld 等人，2001；Kashikar-Zuck 等人，2002; Smith 等人，2003）。與沒有疼痛的同輩相較，患有慢性疼痛的青少年表示比較不能得到其他人的接受、更加害怕失敗、各方面的生活品質也比較差（Hunfeld 等人，2001；Merlijn 等人，2003）。同儕與父母親對於疼痛的反應，會大大影響青少年如何與自身疼痛共處。他們可能會因為同儕不樂意見到疼痛的行為，而待在家中好讓同儕不知道自己的情形。這種待在家中不好出門的行為可能反而受到父母親的鼓勵，因而讓疼痛行為得到了支持（Merlijn 等人，2003）。

老年人

就和孩童的情形一樣，人們對老年人的疼痛也存有錯誤的看法。這些迷思包括1.人們認為疼痛是變老自然會有的結果，而且疼痛會隨著年齡增強（Gloth, 2004）；2.對疼痛的感知能力與敏感度會隨著年齡下降（Leininger, 2002）；3.沒有疼痛行為，就表示沒有疼痛或是有限度的疼痛（Lansbury, 2000）；4.有憂鬱現象且疼痛原因不明的老年人，只要對其憂鬱加以治療，即可消除疼痛（Scharff & Turk, 1998）；5.麻醉藥因具有潛在副作用，若用在老年人身上會過於危險（McCaffery & Pasero, 1999; McPherson, 2004）。但這些迷思都是不正確的（詳見前述參考書目）。

老年人的疼痛並非無可避免。在某項研究中，居住在社區的老年人只有三分之一表示經常有疼痛的情形（Reyes-Gibby, Aday, & Cleeland, 2002）。對年紀較輕的成年人與孩童而言，疼痛會限制功能性的能力，不應將其視為老化必有的正常現象。疼痛也與疲勞、睡眠障礙、憂鬱症及生活品質不佳有關（Jakobsson, Klevsgård, Westergren, & Hallberg, 2003; Roberto & Reynolds, 2002），因此，慢性疼痛需要加以治療。

未能診斷出慢性疼痛，繼之病人又不願接受疼痛及同時存在的憂鬱症治療，這些情況持續導致老年人的「診斷不足」與「治療不足」（Gloth, 2004; Scharff & Turk, 1998）。

然而，老年人與較年輕一輩不同之處在於他們所表現出的慢性疼痛。在某些情況中，老年人所表現出的疼痛可能具有較少的疼痛行為（Katsma & Souza, 2000; Lansbury, 2000），但不能以此概括所有的情況或所有慢性疼痛的老年人。Klinger和Spaulding（1998）所做的結論是——「沉默非金」；以及要對老年人進行疼痛評估有其困難存在，因為他們或許不會明白地訴說疼痛，或是因為過去和健康照護專業人員的相處經驗，讓他們學到要輕報疼痛的情形。評估及處理疼痛時，不論是以藥物或其他介入方式來進行，都必須配合伴隨老化而來的生理變化（Gagliese & Melzack, 2003; Miakowski, 2000）。

性別

一直都有紀錄顯示，慢性疼痛具有性別上的差異。女性經歷慢性疼痛的比例大於男性，女性的疼痛程度也大於男性（Keefe 等人，2000; Rustøen 等人，2004; Uhruh, Ritchie, & Merkskey, 1999）。女性所表示的疼痛治療次數多於男性，而男性則表示生活品質低於女性（Rustøen 等人，2004）。Edwards、Auguston 和Fillingim（2000）說明疼痛強度與焦慮之間的關係時，表示疼痛對男性造成的干擾大於女性。雖然在疼痛造成的情緒混亂或是情緒混亂帶來的影響這兩方面，並無性別上的差異，但是用於處理男性和女性疼痛的策略是有所不同的（Uhruh 等人，1999）。

如果感知能力與其他生理機轉，說明了在疼痛強度及治療反應這兩方面，性別所顯現的差異，那麼性別就必須要視為疼痛處理時的重要考量因素（Vallerand &

Polomano, 2000）。因此，建議臨床醫生仔細想想，男性及女性對慢性疼痛可能會有何種不同反應，以及可能必須採用哪些不同的方法來處理疼痛。

家庭角色

疼痛會影響整個家庭（Ballard & Min, 2002; Smith & Friedemann, 1999）。當一個人病重時，他就承擔了病人的角色（詳見第二章疾病行為與角色）。這點對孩子而言也是如此（Palermo, 2000）。

當慢性疼痛病人不再受到雇用時，家庭的收入便下降（Kemler & Furnée, 2002）。將病人無法做的家務重新分配給家中其他成員，一開始是大家可接受的替代做法，因為大家認為這些角色及責任的改變不過是暫時的情況（Strauss 等人，1984）。若疼痛是慢性的，配偶所負擔的持家責任便越來越重（Kemler & Furnée, 2002）。Harris、Morley 和 Barton（2003），就描述了在四種領域中的角色喪失（友情、職業、閒暇時間與家庭）。一家疼痛診所的成年病人表示，平均喪失了三點四種角色以及七種與這些角色相關的特質。對於能暢所欲言進行溝通的家庭而言，家人之間是能討論為了因應疾病與疼痛以外的額外工作所必須要做的改變（Strauss 等人，1984），但並非所有家庭都能如此。

Smith（2003）調查，患有慢性非惡性疼痛女性的家庭關係，並且描述三種家庭關係的模式：1.家人密切參與的週期抵銷或彌補了疏離－親近與分離交替出現的時期；2.把注意力導向他人以及傳統的家庭角色，平衡了需要幫助和只在乎自己所產生的罪惡感；3.喪失身體方面的親密接觸。

只在意自身的慢性疼痛會導致社會的疏離（McCaffrey, Frock, & Garfuilo, 2003）。不論是自行疏離社會（Zautra, Hamilton, & Burke, 1999），或是家人讓慢性疼痛的病人獨自一人，若失去與社會的互動，會造成更嚴重的疏離、憂鬱及生活品質不佳等結果。

配偶往往會因為另一半的慢性疼痛而受到負面影響（Cano 等人，2004）。夫妻雙方承受精神痛苦或憂鬱症的風險越來越高（Cano, Weisberg, & Gallagher, 2000），對婚姻更加感到不滿（Cano 等人，2004），而且健康也會產生更多問題（Flor, Turk & Rudy, 1987）。事實上，疼痛處理對於配偶因應能力所發揮的影響，更甚於對疾病本身或對另一半疼痛的強度之影響（Flor 等人，1987）。

就患有慢性疼痛的成人而言，婚姻變數說明了疼痛變數以外，造成憂鬱及焦慮等症狀的原因。「疼痛與婚姻兩項變數比疼痛變數單獨一項，更能解釋慢性疼痛中的精神痛苦」（Cano 等人，2004, p.104）。病人及其配偶或許都能受惠於學習疼痛的知識與處理方法，以及學習有效溝通和處理其他婚姻的問題。

孩童的兄弟姐妹之中，若有人患有慢性疼痛，對其而言也會有重大的衝擊。一項統合性分析指出，患有慢性疾病的孩子，其兄弟姐妹與健康的控制相較之下，比較可能有憂鬱及焦慮情形，也比較不會和同儕一起活動。對於病童的兄弟姐妹所造成的影響，有某些是因為病童每天必須接受治療所致（Sharpe & Rossiter, 2002）。

家人對慢性疼痛病人的反應，會影響病人如何面對自己的疾病；反之亦然。例如：配偶若是對另一半消極的舉動有所回應，或選擇性地關心他們的疼痛及憂鬱，便會加強病人的疼痛行為。若考量到家庭成員之間的人際關係，如果要讓介入方式發揮效用，就應考慮對整個家庭進行評估。介入方式若只把重心放在已確知的患者身上，可能起不了作用，因為要求「病人」採取的行動／策略，無法得到家人的支持和強化。新證據顯示，疼痛處理計畫若是納入由配偶輔助的疼痛處理技巧訓練，病人的焦慮與憂鬱就較可能有所改善（Keefe 等人，2004）；如果要讓使用的介入方式達到最大效益，就需要讓家人也一起參與。

文化對疼痛的影響

雖然對於文化如何影響疼痛感知這一點並無共識，但是各種文化賦予疼痛的意義、如何表達疼痛，以及建議的治療方式是如何為人所接受和／或認為有效，這些方面顯然各有不同（Beck, 2000; Edwards, Fillingim, & Keefe, 2001; Elliott, Smith 等人，1999; Galanti, 2004; Green, Baker 等人，2003）。疼痛的表達方式是後天學習而來，會受到病人的環境及社會關係所影響，而家人的反應是主要影響因素。「對疼痛行為慣有的態度存在於每個文化之中，因此，適當和不當的疼痛表達方式，是由文化來加以訂定的」（Ludwig-Beymer, 2003, p.407）。在某些文化或族群之中，既不以言語也不以非言語的方式來表達疼痛；這些人是自我壓抑的（stoic）。在其他文化中，會以大聲驚呼和／或疼痛行為來表示疼痛，例如：臉部有扭曲的表情或是抱住疼痛的身體部位。

舉例來說，病人可能會表現出一些生理上的反應，讓健康照護提供者詢問是

否有疼痛的情形（例如：呼吸既淺又快、心律增加、姿勢僵硬）。但病人的臉部表情可能沒有任何變化，或是未以言語表達疼痛。實際上，當病人被詢問時，即使由家人把問題翻譯成他們自己的語言，病人還是會否認有疼痛的情況，而且可能會拒絕接受止痛藥。Jorgensen（2000）提醒健康照護提供者，要清楚明白自己這種家長式的做法，以及病人對於健康和自己身體的看法。病人所懷有的身體形象（body image）以及是如何感知疼痛的，對於正確評估疼痛並且發展出病人可接受的治療計畫是非常重要的。

　　近期有幾項研究，描述了世界各地以及北美在疼痛經驗和治療反應上的各種差異（Cope, 2000; Green, Baker 等人，2003; McDermott 等人，2000; Soares & Grossi, 1999）。疼痛雖然是人類存在的一種普遍經驗，卻「取得了特殊的社會與文化意義」（Davidhizar & Giger, 2004, p.49）。疼痛的特徵（例如：疼痛強度），以及人們感受到疼痛的方式各有不同。人們賦予疼痛的意義和對疼痛所具有的反應也會受文化所影響。例如：印第安奧吉布瓦族（Ojibwe）的長者，當疼痛在 10 級量表中達到 6 以上時，才會表示疼痛。他們認為，疼痛是罹患癌症的現象之一，而且是無法加以舒緩的（Elliott, Johnson, Elliott, & Day, 1999）。

　　健康照護專業人員若要提供文化適當的照護，必須要了解自己對疼痛的看法及態度，並且要知道構成「病人與工作同仁」的那些群體，所持有的看法和態度為何？對於各文化群體與移民世代的疼痛反應，或是病人被送到健康照護專業人員處所時所顯示出的情形，世人都存有一些刻板印象，雖然其中確實有些為真。但各世代之間往往還是有顯著的差異存在。請記住一個要點：在評估和處理疼痛時，應該要考量到個人的民族文化背景。尊重病人是獨立的個體，並且尊重他們對疼痛的反應，以避免依據文化對個人存有先入為主的觀念（Ludwig-Beymer, 2002）。

　　文化適當的疼痛評估與處理，會把個人的文化環境納入考量。為了推廣這種做法，Davidhizar 和 Giger（2004）推舉了一些策略。他們建議健康照護專業人員，「了解對疼痛會產生的各種情感反應」，以及「對各種不同的溝通方式要具有敏感度」。要認知各文化所認為的疼痛有何差異，並且明白表達疼痛或許是不為文化所接受的。他們建議專業人員治療疼痛時，要謹慎考慮各種族之間的生物差異，但也強調種族之內有個人差異存在。「要知道生物和文化現象或許在某個文化內會有其模式存在，並且因而對這兩種現象更加留意，這一點雖然非常重要，但仍然要避免

認定該文化群體中，所有人都會有相同的行為。」

　　Giger 和 Davidhizar（2004），描述了健康照護專業人員和病人溝通疼痛時，溝通方式的重要性，尤其是使用觸摸的方式時，要考慮到對病人可能會具有何種意義。關於文化評估，讀者如欲知道更詳盡的資訊，請參考第四章的 Leininger 和 McFarland（2002）。

處理慢性疼痛病人的介入方式

　　要處理疼痛，健康照護專業人員之間必須要培養信賴的關係，病人也需同時採取行動（Laliberte, 2003）。健康照護專業人員應該要相信病人對於自身疼痛所做的陳述，或至少讓病人能夠提出疑問。誠如Katz（1998）所言，要尊重疼痛病人。不相信病人所訴說的症狀，實際上就意味著告訴病人他們在說謊，這是不合乎道德也不專業的反應。此外，病人若覺得專業健康照護人員非常誠懇，較可能會持續和他們合作、遵從他們的建議，並且會持續尋求有助於處理慢性疼痛的方法。

解決問題的過程

　　處理非惡性疼痛，目標在於減輕疼痛的強度，讓生活具有最佳品質，並且提升功能性的能力。要解決問題，就必須在發展與施行任何治療計畫之前，先進行評估和診斷，並且在最後進行評鑑以確認計畫的效度。這些步驟常常是交錯重疊而非順序進行的。

　　初步評估包括取得病史、觀察與身體檢查。客觀的發現（如果有的話）以及主觀的因素，例如：包括病人對於疼痛的認識和反應，都需要加以辨明。孩童、成人及老年人之間的差異必須謹慎予以考量。疼痛評估的方法（如圖4-1）在任何環境中都很實用，可依病人的需求輕鬆做出調整，而且也可用於任何一種疼痛。因為家庭對病人會有極大的影響，評估時也應將家庭制度涵蓋在內。

　　對蒐集到的資料進行分析後，方能做出診斷。適當的診斷結果與介入方式，以及如何獲致這兩部分，應該由健康照護專業人員及病人共同決定。

初步的疼痛評估方法

病人姓名 _____　年齡 _____　病房 _____　日期 _____

診斷 _____　醫生 _____

護理人員 _____

1. 部位：由病人或護理人員在圖示上標記。

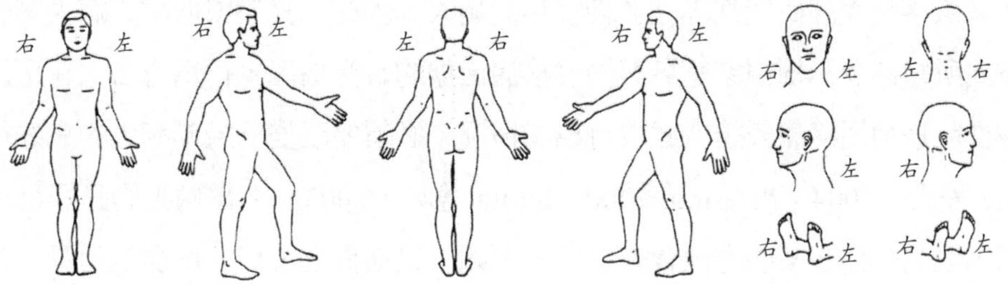

2. 強度：由病人給與疼痛評等。使用量表爲 _____

   目前情況：

   疼痛最嚴重時：_____

   疼痛最輕微時：_____

   可忍受的疼痛程度：_____

3. 性質：（用病人自己的話語，例如：包括刺痛、痛、灼熱感、抽痛、被拉扯似的痛、一陣劇痛）_____

4. 初次疼痛、持續時間、有何變化、規律性：_____

5. 表達疼痛的方式：_____

6. 舒緩疼痛的方式：_____

7. 導致或加重疼痛的原因：_____

8. 疼痛的影響：（記下衰退的功能，生活品質下降）

   伴隨疼痛而來的症狀（例如：反胃）_____

   睡眠 _____

   食慾 _____

   身體活動 _____

   與他人的關係（例如：易怒）_____

   情緒（例如：憤怒、有自殺念頭、哭泣）_____

   專注力 _____

   其他 _____

9. 其他意見：_____

10. 計畫：_____

* 資料來源：可複印用於臨床實務。取自 McCaffery M, Pasero C: *Pain: Clinical manual*, p.60. Copyright © 1999, Mosby, Inc.

圖4-1　初步的疼痛評估方法

　　處理非惡性疼痛的介入方式比本章所介紹的還多。此篇選介的介入方式對臨床從業人員非常有幫助，不須接受額外的教育或訓練就能運用。本文列出的指南與一般原則，皆適用於能減輕、解決或預防疼痛復發的藥物治療和非侵入性措施。此處也介紹了疼痛處理計畫的資訊。大部分所選介的資料取自 McCaffery 和 Pasero（1999），若使用的資料來自他處也會予以指明。

　　大多數疼痛處理研究都專注於慢性疼痛病人，因此，我們對於納入病人家屬的介入方式所知甚少。檢視家庭參與慢性疼痛治療的研究指出，行為方法大有可為。家庭成員助長消極疼痛表達方式或行為的情況，必須要改變為鼓勵病人的良好行為（Keefe 等人，2004；Palermo, 2000；Smith 等人，2003）。當病人的良好行為受到鼓舞，他們往往在某些方面會有進步，例如：包括重返工作、增加活動量，並且減少利用健康照護系統。配偶輔助的疼痛因應技巧，讓慢性疼痛病人更加能處理疼痛以及心理上的障礙（Keefe 等人，2004）。

疼痛的藥物治療[1]

　　疼痛的藥物治療是整個健康照護團隊的責任，慢性疼痛病人本身以及其家庭，亦包括在內。治療的目標是要以最少的副作用，盡可能取得並維持最佳的疼痛控制。欲達成此目標，健康照護專業人員就必須對藥物的藥理參數和其他策略／介入方式，具有豐富的知識。健康照護專業人員也必須運用有效的溝通技巧，提供研究和資料來源以供記錄之用，或是支持建議採行的治療計畫。

　　麻醉藥是處理疼痛的一類重要藥物。麻醉藥的效用不僅是緩和中樞神經系統的知覺作用，還可干擾造成疼痛的機轉、提高疼痛閾值、阻斷末梢神經系統傳入，或是減輕焦慮及憂鬱症。有時也可藉由非麻醉藥、輔助止痛藥（抗憂鬱藥物、抗痙攣藥物、肌肉鬆弛劑、皮質類固醇等）、抗生素和血管擴張藥物等來達到疼痛控制。這裡只會討論關於麻醉藥、非麻醉藥和抗憂鬱藥物的一般資訊。

使用麻醉藥／非麻醉藥控制疼痛之重要概念

　　使用疼痛藥物時，必須記住三個重要概念：1.使用預防性方法；2.使用滴定

---

[1]　藥物及非侵入性方法的內容，取自 McCaffery, M., & Pasero, C. (1999). *Pain: Clinical manual* (2nd ed.). St. Louis: Mosby. 若使用的資料來自他處，也會予以指出。

來發揮效用；3.盡可能給與病人主控權。如前所述，要考慮病人的年齡及其他特徵，對他們的藥物和／或劑量反應可能會產生何種影響（McCaffery & Pasero, 1999; Shimp, 1998）。

使用預防性方法表示，在疼痛產生或增強之前，就給與病人藥物。建議的方式是固定使用一種止痛藥方案（McCaffery, 2000）。預防性方法可以是24小時定時給藥（ATC），或是「在有需要時」才給藥（PRN）。也就是一開始疼痛就給藥，疼痛才不會加重。預防性方法有許多益處：經歷疼痛的時間比較短、需要的止痛藥劑量比較少、副作用減少、比較不會對疼痛復發感到焦慮、病人也越來越有能力從事各種活動。應當教導採用 PRN 計畫的病人，在疼痛一出現和／或疼痛加劇之前，就要求或自行使用疼痛藥物。

若欲達到使用滴定來發揮效用，就必須要有充足的藥量，才能以最少的副作用獲得理想的疼痛舒緩。滴定使用的方式，是要依病人的需求來決定止痛藥的種類。包括調整劑量（增加或減少）、改變用藥的間隔時間、調整用藥方法，和／或選用最能有效產生所欲結果之藥物或藥物組合（McCaffery & Pasero, 1999; Sweeney & Bruera, 2003）。

使用滴定時，必須要持續對病人的反應進行評鑑，以確保達到安全且有效的成果。如果病人有過度鎮靜或是呼吸抑制的情形時，就表示用藥過多。如果未能達到舒緩而且疼痛復發過快時，就表示用藥過少。若是未能達到舒緩而病人已鎮靜下來時，就應該懷疑是否用錯藥物。要是已適度舒緩疼痛但效用卻不夠持久時，就是用藥次數不足。

處理疼痛時，盡可能給予病人主控權，這是第三個重要概念。這樣做的方法之一，是使用病人自控式止痛法（patient-controlled analgesia, PCA），由病人自行使用所有類型的止痛藥物。雖然不是每個人都能選擇使用 PCA，一般認為這種方法安全而且能提供病人主控權（McCaffery & Pasero, 1999）。就理想的情況而言，所有病人都應該要有機會做出決定以主導自己的止痛方式，最低限度也應該在病人自覺能處理的範圍之內，給予他們最大的主控權。

麻醉藥

如前所述，許多健康照護專業人員不願開立和提供麻醉性止痛藥給慢性疼痛

的病人。此所造成的不幸後果就是治療不足及疼痛控制不足。若是要對藥物治療有獨特的反映，就必須要依每位病人的情況，決定劑量、用藥間隔時間、用藥方式以及選用的藥物。追蹤病人的反應是有效使用止痛藥物的關鍵。病人對某種藥物的耐藥性提高時，就需要增加劑量。幸而呼吸系統的耐藥性也會同時提高，才讓許多健康照護專業人員不須再擔心會有呼吸抑制的副作用（McCaffery & Pasero, 1999; Sweeney & Bruera, 2004）。

有幾項因素可讓類鴉片藥物發揮效用：1.與病人有關的因素（例如：年齡、性別、精神上的痛苦、先前類鴉片藥物的使用情況）；2.與疼痛有關的因素（例如：平常的強度、突發性疼痛、疼痛增強的速度）；3.特定藥物的效果（Shalmi, 2004）。等效止痛藥量對照表可指示控制疼痛所需的藥量和用藥方式（例如：Lipman & Jackson, 2004, p.585），開立麻醉藥時必須考量的相關資訊也有相同的作用（例如：Berde & Masek, 2003, p.545-558; Sweeney & Bruera, 2003, p.382-385）。

如果在持續評估無不良反應的藥物效度時，能使用流程圖作為工具之一，便可減輕關於用藥安全的顧慮。流程圖可加以修改，但是建議納入下列要素：進行評估的時間點；病人對疼痛強度的評等；藥物名稱、劑量、用藥方式和用藥時間，以及病人的生理反應（特別是呼吸道的狀態）。

健康照護專業人員在必要時可毫無困難的減少用藥，但提高劑量通常卻讓他們感到不自在，尤其是所需劑量比平時多，或是當病人沒有得到適度舒緩之際。專業人員可能需要接受再教育，讓他們不會再憂心讓病人「上癮」；只要藥物是用來控制疼痛，病人就不會上癮。特定劑量的效果如果降低而需要更多藥量時，就表示有「耐藥性」產生。使用流程圖便可快速簡便地查詢用藥增減的情況、病人的反應，以及目前用以補強的方法。

依據對九十家疼痛中心所進行的一項回顧，Fishman 與其同仁（1999）建議的另一項策略是使用類鴉片藥物契約或書面同意書（Canadian Pain Society, 1998; McCaffery & Pasero, 1999; Sweeney & Bruera, 2003）。這種契約能給健康照護提供者信心，讓他們相信預定使用的類鴉片藥物不會帶給病人危險，也讓病人能清楚知道處理疼痛的方法，而這方法是他們有權能參與商議的。雖然有各式各樣的契約格式，但其目標皆相同——提升疼痛處理的品質。

「嗎啡」是處理重度急性疼痛與慢性癌症疼痛的標準麻醉藥物（American Pain Society, 1987; Gourlay, 1998），也是同樣能減輕疼痛的四種常用麻醉藥之一〔嗎啡、二氫嗎啡酮（hydromorhpone）、左旋嗎汎（levorphanol）和美沙酮（methadone）〕。選用這四種藥物之一的理由林林總總，包括之前的疼痛經驗、之前經歷的副作用數量及嚴重程度、可用劑量的濃度或份量，以及該種藥物的特色（例如：產生藥效的速度、藥效持續時間、蓄積情形）。

麥佩里定（meperidine）向來受到廣泛使用，主要是因為這種藥物能迅速產生效用，而且短時間內就能達到最大藥效。但麥佩里定不會用來治療慢性疼痛，因為這種藥的活性代謝物會刺激中樞神經系統（American Pain Society, 1987; McCaffery & Pasero, 1999; Pellegrini, Paice & Faut-Callahan, 1999）。此外，一般口服方式給藥的劑量不足，效用比注射給藥低了 25%，因此，若是以口服方式給藥，就會造成疼痛控制不佳。

可待因（codeine）不常用來處理慢性疼痛，因為有便祕和耐藥性的副作用。然而，Peloso 等人（2000）在一項針對患有骨關節炎成人的研究中，發現在控制中持續釋放的（controlled-released）可待因，在長期治療疼痛方面非常有效。

目前也以比較新式的方法來給與麻醉性止痛藥。「吩坦尼」（fentanyl）是可透過皮膚給藥的藥物，對於疼痛情況穩定的病人非常有效（Sweeney & Bruera, 2003）。「美沙酮」治療慢性疼痛的效果也一直在評估當中（Jamison, Kauffman & Katz, 2000）。美沙酮的好處是可作為替代藥物，或在停用嗎啡時派上用場（McCaffery & Pasero, 2000）。

交替使用短效型和長效型的類鴉片藥物以提升疼痛控制，同時減少副作用，這是建議的做法（McCarberg & Barkin, 2001; Sweeney & Bruera, 2003; Thomsen, Becker, & Eriksen, 1999）。讀者可參見下列任一處所提供的準則：世界衛生組織、美國健康照護政策與研究中心（the Agency for Health Care Policy and Research, AHCPR）、美國疼痛學會（the American Pain Society, 1987）、美國麻醉醫生學會（the American Society of Anesthesiologists）、美國老年醫學會（the American Geriatrics Society, 1998a, 1998b），以及加拿大疼痛學會（the Canadian Pain Society, 1998）。

另一項減少提高麻醉劑量需求的建議策略，是同時使用 NMDA（N-methyl-D-asparatate, NMDA）拮抗劑，例如：右美沙芬（dextromethorphan）或K他命（ketamine）。紀錄顯示，NMDA 會和劑量減少的嗎啡一同使用以控制疼痛（Chevlen, 2000; Katz, 2000; Rabben, Skjelbred & Oye, 1999; Sang, 2000; Weinbroum 等人，2000）。NMDA 和 NSAIDs 一併使用，能夠「改善止痛藥和不良反應之間的平衡」（Portenoy, 2000, p.S16）。

非麻醉性止痛藥

非麻醉性止痛藥，又稱爲「非類固醇抗發炎藥物」（nonsteroidal anti-inflammatory drugs, NSAIDs），最爲著稱的是其「抗發炎」的效用；但這些藥物也可用來處理慢性疼痛（Simon, 2004）。NSAIDs 舒緩疼痛的效用至今仍遭到醫療界的低估。未能適度使用 NSAIDs，是因爲外行人和專業人員不了解這類藥物作爲止痛藥是非常有效的。這些藥物主要可在末稍神經系統發揮作用（關於 NSAIDs 之作用機轉，請參見藥理學的研究書籍，或是 Winzeler & Rosenstein, 1998 的文章）。

即使 NSAIDs 一直能有效處理許多肌肉骨骼疾病，例如：關節炎，但卻未能廣泛用來治療其他惡性或非惡性的疼痛。疼痛舒緩的程度因人而異，因爲某些人對 NSAIDs 比較有反應，或對特定藥物會有比較良好的反應（Portenoy, 2000; Simon, 2004）。

要選擇適當的 NSAIDs，需視個人情況而定，例如：效用和副作用（McCaffery, 1998; McCaffery & Gerver, 2000）。比較新型的 Cox-2 抑制劑 NSAIDs 已展現出其潛力，在有效處理疼痛的同時，對腸胃造成的副作用會比較少，這是因爲病人不容易對此類藥物產生耐藥性（Kessenich, 2001; Portenoy, 2000; Simon, 2000）。然而，即使是使用 Cox-2 抑制劑，在年老病人身上還是比較會有副作用（Buffum & Buffum, 2000）。「等效止痛藥量對照表」顯示，一般劑量的非麻醉藥就可以和低劑量的口服麻醉藥有相同效果。請注意！市面上可買到的乙醯胺基酚（acetaminophen）〔商品名泰諾（Tylenol）〕，單獨使用或與麻醉藥和／或非麻醉性藥物一併使用，都可以有效且安全的紓解疼痛。

如果疼痛強度在輕度到中度的範圍，則應該優先使用 NSAIDs，必要時，還應該 24 小時定時給藥（ATC）。如果需要用到麻醉藥，除非因爲副作用不能同時

使用 NSAIDs，否則還是應該持續加以使用。一併使用麻醉藥和非麻醉藥來舒緩疼痛是安全而且合理的方法，因為這兩類藥物的藥理作用和副作用各有不同。非麻醉藥在麻醉藥的藥效之外，還能進一步紓解疼痛。同時給予這兩類藥物並不會比交替使用危險。非麻醉藥物在口服後約 2 小時就能達到最大藥效；而肌內給藥（intramuscularly administered）的麻醉藥，往往約 2 小時藥效就會開始消退。若這兩類藥物一起使用，比較低劑量的麻醉藥就能發揮效用，附加的好處是副作用會減少（Portenoy, 2000）。

如果口服麻醉藥無法完全紓解疼痛，則應給予補充 ATC 用量的非麻醉藥。為了讓藥物組合中的每一種藥都是最適劑量，因此要再額外補充非麻醉藥的劑量，因為這些混合藥物中的非麻醉藥低於最適劑量。至於目前以注射方式使用麻醉藥但也能夠口服藥物的病人，可以在使用麻醉藥處理偶發性疼痛時給他們 NSAIDs，或是以 NSAIDs 來處理持續性的疼痛（McCaffery & Pasero, 1999）。

抗憂鬱藥物

抗憂鬱藥物目前比較常會和麻醉藥與非麻醉性止痛藥一同使用來處理慢性疼痛（Jackson & St. Onge, 2003; Macres, Richeimer, & Duran, 2004; Monks & Merskey, 2003）。雖然抗憂鬱藥物的作用機轉至今仍備受爭議，但已發現這類藥物可減輕憂鬱症和未罹患憂鬱症病人的疼痛（Ansari, 2000; Richeimer 等人，1997）。三環類和血清素再吸收抑制劑對治療病人疼痛都能有所成效，但效果會因病人和使用的藥物而有所不同，大部分藥物的效用也是如此（Ansari, 2000）。還有一點頗有意思的是，「睡眠障礙」是許多抗憂鬱藥物會產生的副作用，但有睡眠障礙的慢性疼痛病人使用抗憂鬱藥物後，即使劑量很低，夜晚卻比較容易入眠，而且能持續維持在睡眠狀態中。抗憂鬱藥物若搭配止痛藥和其他策略來處理疼痛，最能發揮效用（Jeffrey, 1996）。

疼痛控制的非侵入性方法

有許多非侵入性、非藥理的治療形式或方法可用來控制慢性疼痛（Laliberte, 2003）。表4-2描述了以非藥物方法處理疼痛的一些錯誤看法。一般而言，「物理性方法」，包括反刺激、振動、敲擊、局部應用冷熱、反覆刺激讓神經疲勞、刺激引痛點（trigger point）、針灸、觸摸療法、物理療法、職能治療和神經調節。這些

物理性方法大多須局部應用所使用的療法或治療形式，但可能還會產生系統性的效果（例如：針灸）。「中心式方法」能幫助病人接受自己的疼痛並且與其共處，這些方法包括瑜伽和超覺靜坐的教義、轉移注意力和放鬆（漸進式的肌肉放鬆或意象導引）、精神療法、操作性條件反射，以及行為調整。雖然至今有關這些方法的研究有限，但它們都能有所成效。Vessey 和 Carlson（1996）推斷，這類方法對於患有慢性疼痛的孩童也同樣實用有效。

欲知非侵入性方法對每一位病人的效用為何，則必須以嘗試錯誤的方法來確定每一種獨特情況中，何種方法具有效用（如表4-3）。要找出適當的治療方式與核定它們的效度，病人和專業人員之間就必須要開放的進行溝通。而且，相信病人是非常重要的。使用多重治療方式或技巧，有時比單用一種方法更有效。非侵入性方法極多，這裡只會檢視幾種。如欲知道更多細節，請參見 McCaffery 和 Pasero（1999），或是本主題所引用的任一其他參考書目。

表4-2　錯誤觀念：處理疼痛的非藥物方法

錯誤觀念	正確概念
大部分非藥物的方法可減輕大多數病人的疼痛強度。	許多處理疼痛的非藥物技巧不一定就能減輕疼痛。然而，大多數非藥物方法具有其他益處，例如：讓人比較能忍受疼痛、改善心情、減輕痛苦、讓病人覺得有主控權，以及有時還能幫助睡眠。
研究證實，非藥物方法確實能有效的處理疼痛。	研究有限，而且各研究的結果不一致，也未有定論。大多數處理疼痛的非藥物方法會受到推廣，是因為病人的見證和臨床醫生過去使用這些方法時效果良好所致。
應使用非藥物方法來代替止痛藥，或以其來延長止痛劑使用的間隔時間。	處理疼痛的非藥物方法從來就不是適當的止痛和麻醉的替代之道。這些方法是在按照病人的需求決定止痛藥之後，再加以使用的。
許多處理疼痛的非藥物技巧是以提高「腦內啡」這種人體自然產生的類鴉片物質含量來減輕疼痛。	這不過是臆測，目前還沒有研究可證明舒緩疼痛的非藥物方法可讓腦內啡增加，即使分泌了腦內啡，其所能提供的止痛時效也非常短暫。
皮膚刺激必定要使用在疼痛之處。	皮膚刺激方式，例如：用冷、熱和振動。若用在離疼痛之處極遠的部位有時也具有效用（例如：用在對側——即身體的另一邊）。

（續）

| 病人若能轉移對疼痛的注意力，則他的疼痛就不是非常嚴重，或不像他所說的那麼嚴重。 | 疼痛很嚴重時或許難以轉移注意力，但能這麼做的病人或許會讓人覺得比較能忍受重度疼痛，或是感到本身有主控權。不能單單因為病人能夠轉移注意力就輕忽重度疼痛。 |

＊資料來源：可複印用於臨床實務。取自 McCaffery M, Pasero C: *Pain: Clinical manual*, p. 401.
Copyright © 1999, Mosby, Inc.

表4-3　非藥物疼痛療法之選擇與用途

1.試說明非藥物疼痛療法和止痛藥這兩者之用途的關係為何。 (1)在大多數臨床情況中（例如：術後疼痛或癌症疼痛），除了止痛藥，還應該使用非藥物疼痛療法。 (2)向病人強調非藥物療法並不能取代止痛藥物。	4.評估病人的疲勞程度、認知狀態，以及專注和遵循醫生指示的能力。 (1)病人若要學習和使用，例如：放鬆意象活動這樣的技巧，上述這些方面最好能處於最佳狀態；但如果有使用冰袋，就無須這些條件的配合。 (2)有些病人幾乎沒有足夠的時間來從事日常生活的一些必要活動。要病人進行長時間的放鬆技巧，可能只會增加他們的壓力，並讓他們覺得主控權降低了。
2.評估病人對於非藥物疼痛療法的態度和相關經驗。 (1)如果病人一直在使用非藥物方法，則確認這些方法是否有效，以及使用時是否遇到任何問題。 (2)確認病人對於個人嘗試非藥物療法是否已感到灰心無力，而認為比較傳統的疼痛療法才較合適。 (3)確認病人是否使用非藥物方法來避免使用止痛藥。如果止痛藥適用於此病人的情況，則試著討論病人何以會有所顧慮。	5.詢問病人的家人／朋友是否希望參與非藥物疼痛療法。 (1)家庭照護中，主要提供照護的人可能已負擔過重，沒有時間或精力幫助病人進行治療，例如：按摩。 (2)有些家人／朋友或許很樂意協助，例如，「按摩」這種能讓他們觸摸病人，並且能「有點貢獻」的方法。但不是所有病人或家屬都會對需要觸摸的方法感到自在。
3.詢問病人除了服用疼痛藥物之外，通常還要以何種方式來處理疼痛。 (1)試圖找出與病人處理方式相近的非藥物療法。 (2)有些病人只想得到更多有關疼痛或疼痛處理的資訊，有些則希望能轉移對疼痛的注意力。 (3)許多病人通常以轉移注意力來應付疼痛。因此，提供這些病人音樂或錄影帶讓他們可從中選擇，或許也有幫助。	6.提供病人和家屬充分的輔助資料。 (1)盡可能提供書面或是錄音的指示說明，即使只是最簡單的技巧。 (2)確認設備是否可用。如果不能，病人是否能購買該設備？如果病人無法負擔，就應找出花費較低的非藥物器材或療法。

＊資料來源：可複印用於臨床實務。取自 McCaffery M, Pasero C: *Pain: Clinical manual*, p. 401.
Copyright © 1999, Mosby, Inc.

皮膚刺激

「皮膚刺激」是指刺激皮膚以減輕疼痛，特別是局部疼痛。雖然這種方法確切的機轉不得而知。但閘門控制理論認爲，刺激皮膚或許能活化身體內大直徑的纖維，而這些纖維會關閉閘門，讓小纖維所攜帶的疼痛訊息不得其門而入。因此，增加腦內啡和／或減少對疼痛的敏感度，或許也會讓皮膚刺激產生作用。

皮膚刺激無法治療疼痛。雖然這種方法的效果不一而且無法預測，但在刺激皮膚期間或之後，通常就可減輕疼痛的強度。某些刺激方式對急性局部疼痛最有用；有些方法則對慢性疼痛有效。許多皮膚刺激方法不太需要病人本身的參與或行動，因此非常適用於心力有限的病人。皮膚刺激可能會有的好處，包括減輕疼痛強度；舒緩因潛在的骨骼或關節病狀或神經根刺激所衍生的肌肉痙攣，以及提高身體活動量（Kubsch, Neveau, & Vandertie, 2000）。

即使皮膚刺激涵蓋許多種物理治療形式，但哪些情況會對哪一種方法有所反應，或是某種方法應使用多長的時間，關於這些我們所知甚少。用冷、用熱，以及使用其他方法的相關信念，比較可能是源自於文化與個人的經驗，而非科學上的數據。

要爲特定病人選擇最適當的皮膚刺激方法是一項挑戰。不僅要選用最合適的治療型態，也必須決定使用的部位、時間長短、次數，以及爲了達到最大程度舒緩所必要的一些調整。選用方法時，應考慮下列因素：潛在效度、可能產生的副作用、安全性、成本、所需時間、可行性、禁忌，以及病人的接受度。可能的話，應該讓病人在可用的方法之中加以選擇。

使用某些類型的皮膚刺激時，例如：經皮電刺激（electrical transcutaneous stimulation），需要接受特殊的教育或訓練（Gadsby & Flowerdew, 2001），但許多是不需要的。表4-4列出了一些臨床實務中簡便可用的方法，但並未提到「如何」施行這些方法，讀者可再自行搜尋。例如：McCaffery 和 Pasero（1999）這些資料來源。

表4-4　選擇皮膚刺激方法的建議

按摩	使用後的副作用和禁忌最少。背部按摩或身體按摩很耗時，或許只能舒緩輕度疼痛，但是按摩時無須確定疼痛部位，大多數病人都能樂在其中。少數病人可能會討厭觸摸或褪去衣物。按摩手腳或許比較可行，病人接受度可能比較高，甚至也比較有效。
按壓，有時搭配按摩	按摩／按壓引痛點或穴道有時非常有效，但會有短暫的不舒服。起初必須先花時間找出這些引痛點，但是病人之後則可試著自己按壓某些引痛點。
振動	這是比較強而有力的按摩形式，有時更為有效、造成組織損傷的風險低、確認是否可取得振動器或其成本為何、可用於引痛點。如果振動器不可調整，可能會因為其所製造的噪音或刺激的強度而讓人無法接受。有時，這是比經皮神經電刺激療法（transcutaneous electrical nerve stimulator, TENS）花費更低的替代方案。
用冷和用熱	對於位置確定的疼痛大概最為有效。用冷和用熱所需的設備最少，在使用時，都應該要以病人覺得舒適的強度來進行。用冷的優點比用熱多；用熱比用冷更常產生一些我們不想要的副作用（例如：灼傷，和用藥禁忌——出血和腫脹）。用冷舒緩疼痛的效果往往比用熱更好，但是，病人通常比較偏好用熱而非用冷，如果要用冷必須先稍微說服一下病人。
冰敷／按摩	冰凍的物體敷上皮膚會讓人不舒服，但只在麻痺前幾分鐘會這樣。持續冰敷 10 分鐘或是再短一點的時間。必須要非常確定疼痛的部位，有時可舒緩重度疼痛。用以處理過程短暫、會感到疼痛的程序（procedures）時，做法簡單，風險也低，用來消除針刺的疼痛特別有效，也可用於引痛點。有時這是替代 TENS 一種花費極低廉的方式。
薄荷醇（menthol）	指的是塗抹於皮膚，含有薄荷醇的物質。薄荷醇含量越多，刺激強度越高；濃度比較高時可能會讓人感到不舒服。有些人可能會不喜歡薄荷醇的味道，其用法會受文化影響；美國人就比其他文化（例如：亞洲人）有更多限制。薄荷醇價格不高，使用之後無須再做什麼就可持續提供刺激，在夜晚使用也非常合適。
TENS	與上述方法相較之下，TENS 昂貴得多，比較不普及，而且比較需要時間來教護理人員和病人操作，但這種方法受到比較多研究支持，在許多人眼中也比較「科學」。

＊資料來源：經同意轉載自 McCaffery, M., & Beebe, A. (1989). *Pain: Clinical manual for nursing practice*. St. Louis: The C. V. Mosby Company.

轉移注意力

專注在痛覺以外的刺激之上可以轉移對疼痛的注意力。就像讓孩子們做其他活動可以讓他們轉移注意力，家人也可提供慢性疼痛的成人或孩童能夠分散心神的事物（Rapoff & Lindsley, 2000）。閱讀、歌唱、聆聽音樂和幽默的事物，是轉移注意力的一些方法（Mobily, Herr, & Kelley, 1993）。轉移注意力是把疼痛驅逐至意識的邊緣地帶來發揮作用，但無法消除疼痛。

轉移注意力簡單易學，而且只要令人分神的刺激物存在，就能發揮效用。一般而言，這項技巧會用在持續或不到 1 小時的程序性疼痛（procedural pain）。例如：腰椎穿刺、骨髓抽吸、灼傷或傷口清創、敷料更換，以及注射時的疼痛。轉移注意力不是替代藥物的方法，但若作爲一種輔助方法，用於造成疼痛的程序之中或之前，或是用於急性疼痛之際，都能發揮效用。

即使疼痛很嚴重，若能把焦點放在另一種感覺輸入（sensory input）或是痛覺比較不惱人的性質上，例如壓力或溫熱的程度，疼痛就會稍微減輕。轉移注意力不只有助緩和疼痛，專注在一些令人愉悅的事物上也能改善心情，並有益抵抗憂鬱症，而且能讓病人覺得對疼痛有主控權。疼痛嚴重時，應該要提高轉移注意力的複雜程度：簡易的分散心神方法用於劇痛時，主要是爲了配合病人的精神或活動能力。

要進行任何一種形式的轉移注意力，病人必須了解相關指示，有體能和精力去從事這些活動，並且能夠專注在刺激物上。分散心神雖然是一項有用的疼痛控制技巧，但是需要耗費時間和精力，因此不適合長時間進行。此外，病人若是對刺激物過度敏感，例如：有偏頭痛的病人，轉移注意力就會不具效用。如前所述，要建議病人使用這項技巧時，必須考慮到病人的各種能力和限制。選擇病人之前使用過或是特別感興趣的刺激物，讓轉移注意力的技巧適用於病人個別的情況。平時就先未雨綢繆，計畫好有需要時可使用的技巧，並讓病人有機會可經常練習。

病人的疼痛若是難治型疼痛，一般無法受益於注意力轉移這項方法。如果這些病人因爲周遭環境乏味或單調，或有過多無意義的刺激輸入，讓他們無法接受正常的感覺輸入，這時若使用一些簡單的方法讓日常感覺輸入回復常態，或許可以減少他們所感覺到的疼痛強度。有些病人或許對改造環境很有動力，煩悶的情緒往往會導致更嚴重的煩悶，病人可能因此成了這個極須處理問題的被動受害者。

如欲讓乏味的日子回復正常狀態，可以整天都安排對病人而言最重要或最能樂在其中的活動。選擇病人耗費最少氣力即可獨自從事，或提供些許幫助便可進行的活動。行程表有助於安排活動的步調，以避免讓病人過度勞累。必須提醒病人的是，要發展並且執行這類計畫可能有其挑戰存在，但只要反覆成功幾次，計畫內容就會變得比較簡單。選擇的活動應該盡量結合多種感覺形式。例如：溫和的運動計畫（動覺）可以和朋友（可能會說話）一同進行，期間可使用音樂（聽覺），還有書面說明或錄影帶（視覺）。為了避免計畫本身變得乏味，應該每天變換行程表並且定期改變活動內容。

如果能結合多種感覺形式，即可讓注意力轉移這項技巧發揮最大作用。舉例來說，專注地看著某樣靜止不動的物體，可以搭配緩慢有規律的呼吸、舒適有節奏的身體部位按摩，或是在心中默唱或大聲歌唱。分散注意力時，讓病人形容一幅圖畫可用到三種感覺（例如：視覺、言語和聽覺）。卡匣或錄音帶上錄製的音樂，可隨著疼痛增強或減弱時，調高或調低音量。

有趣的是，Cousins（1981）發現，持續笑出聲來至少 20 分鐘，可讓轉移注意力的狀態具有傳遞效果（carryover effect）──停止笑之後，疼痛減輕了。令人發笑的事物可以作為放鬆的輔助工具；然而，讓人感到幽默有趣的事物會因人而異。雖然探討「笑」影響的文獻主要著重在癌症病人。「笑」對於感到疼痛或不舒服的人而言，都有切身相關的重要性。讓家屬以令人發笑的事物來轉移病人的注意力，不僅可以造福病人本身，也嘉惠了與其一起生活的人。

應該鼓勵病人將平時固有的感覺搭配其他疼痛舒緩的方法，例如：藥物。以此種方式結合疼痛舒緩的方法，病人就能有更多機會從事一般性的活動。

放鬆

「放鬆」應當作為其他疼痛舒緩方式的輔助方法。放鬆不是藥物或其他方法的替代方案，因為放鬆無法直接減輕疼痛。其目標是要幫助減輕生理的緊張狀態（肌肉和其他組織的），並讓病人的心理冷靜或放鬆下來。放鬆可以打破壓力、疼痛、肌肉緊繃和焦慮所構成的循環。情況理想的話，病人可以達到放鬆狀態，包括血壓正常；呼吸頻率、心律和耗氧量下降；大腦的 α 波提高，心情也會有所改善（Laliberte, 2003; McCaffery & Pasero, 1999; Schaffer & Yucha, 2004）。

　　至今發現所有放鬆的方法總是會有對某些人產生效用的時候（Carroll & Seers, 1998）。但是，爲了讓這些方法發揮效果，病人必須要每天練習。就如同沒有每天運動或使用肌肉，肌肉就會變得衰弱一般，如果沒有經常練習這些方法，它們就會無法產生作用。

　　疼痛專科醫生同意針對慢性非惡性疼痛病人的處理計畫，必須要包括「放鬆」這項技巧，其實用性至今是有證據可大力支持的（NIH, 1995）。目前已發現的放鬆技巧可顯著減輕疼痛，而且能減少所需的治療、提高活動量，以及改善心情。例如：Eccleston 等人（2004）運用 Cochrane 資料庫（Cochrane Database）所概述的步驟，進行系統性的文獻回顧時，所做出的結論是放鬆，「能有效減輕孩童和青少年慢性疼痛的嚴重程度和頻率」。無論病人是孩童或成年人，都可使用放鬆的方法，只要他們表示有需要或希望能以某種放鬆技巧來處理或控制疼痛；能了解相關指示說明；而且能專注和遵從指導。搭配轉移注意力的技巧一併使用時，健康照護專業人員應該要提供一系列的放鬆策略，讓病人能從中選擇。有些病人偏好只使用單一策略，有些病人則喜歡同時運用幾種放鬆的方法。

　　促進放鬆的策略很多，包括：1.感覺或動作的介入：如生物回饋、漸進式的肌肉放鬆、音樂、按摩或是觸摸療法；2.認知介入：如冥想、意象導引和感覺信息。有些方法簡單易學，如緩慢而有規律的呼吸。有些方法，如瑜伽，就需要訓練計畫來培養技巧。搭配轉移注意力的方法時，應該要視病人個別情況來量身打造合適的放鬆技巧，並且要把病人的能力、情況，以及各種細節納入考量（Laliberte, 2003; McCaffery & Pasero, 1999; Schaffer & Yucha, 2004）。

　　所有可用於放鬆的技巧都有四個特色：1.集中心神的工具（可專注其上的固定刺激，例如：緩慢的深呼吸或是一個詞）；2.被動的態度（持續專注在集中心神的工具，同時忽略其他造成分心的事物）；3.減少肌肉張力；4.安靜的環境（Benson, 1982 年由 Schaffer & Yucha, 2004 所引用）。

　　選擇某種放鬆技巧時，要考慮各種因素。表4-5包括爲病人選擇合適技巧的一些實用指南。表 4-6 則列有臨床上操作簡易又可行的放鬆技巧。要記住！某些策略是可以由慢性疼痛病人獨立運作（例如：漸進式肌肉放鬆或播放音樂），有些則需要另一人的協助（例如：按摩或觸摸治療）。

　　病人可主動參與或被動地讓放鬆技巧自行運作。主動式放鬆，特別是用以預防

時，能夠1.減少骨骼肌的張力（這樣或許可減少對疼痛敏感的組織所承受的負擔或壓力）；2.改善睡眠和減輕疲勞（可以增加精力）；3.提高其他疼痛舒緩方法的效度；4.改善心情、減輕痛苦；5.加強信心和處理疼痛時所感到的主控權。先前學到的技巧可與放鬆計畫整合。理想的情況是健康照護專業人員透過學習新技巧的步驟來訓練病人，如果持續的外部引導對病人有幫助，再接著教導病人的家屬訓練的方法。可以將相關的指示說明錄音後交給病人與其家人，專業人員不在時，錄音可作爲依據的準則和提醒的工具。

表4-5　依病人和情況選擇放鬆技巧的實用指南

1.考慮病人會經歷疼痛的時數相對於教導和使用該項技巧所需的時間。 (1)使用比較不費時的技巧來處理短暫的疼痛（例如：程序性或術後疼痛使用上下顎放鬆或緩慢有規律的呼吸）。 (2)願意投注更多時間給慢性疼痛病人（例如：癌症疼痛或復發性頭痛運用過去寧靜平和的經驗或冥想式放鬆）。 (3)對於已經承受極大壓力的病人，即使他們有慢性疼痛，在引介耗時的技巧時還是要小心，因爲這可能會再增加他們的壓力。	3.注意病人是否有需要消耗的精力〔例如：坐立不安、過度緊張，或想逃避（fight or flight）的反應，這表示病人蓄積了一股能量欲戰或逃，卻無用武之地〕。使用讓病人可以釋放精力的技巧（例如：漸進式放鬆）。
2.考慮疼痛、疲勞、焦慮和其他因素會如何影響病人學習或從事某項活動的一般能力。 (1)病人的疼痛嚴重、缺乏專注力時，可使用簡短容易的技巧或按摩，或給予麻醉藥。例如：腎絞痛的情況，可以搭配其他舒緩疼痛的措施〔例如：深呼吸／屏氣凝神（tense），吐氣／放鬆、打呵欠〕。 (2)病人如果很機靈，而且處於輕鬆舒適的狀態，可以教他們比較費時的技巧（例如：嚴重的背痛暫且緩和時，可使用冥想式放鬆）。 (3)即使病人說放鬆在疼痛時沒有幫助，或病人預期疼痛會非常嚴重而讓他無法放鬆，還是建議他在疼痛前後使用這項技巧。	4.若病人誤解了放鬆的目的，則運用其他的專業術語，並且向其提議幽默、以往的經驗，或是被動接受的技巧，例如：背部按摩。 5.仔細考慮重點究竟是對內注重身體，抑或是對外注重平靜的環境。焦點對內可讓病人因身體形象改變而更加痛苦，或更強烈感到身體限制所造成的無能爲力。病人若是對身體外觀或功能的改變感到痛苦沮喪、有重度憂鬱症，或是難以正視現實，則必須要謹慎考慮是否完全使用對內的身體焦點。

* 資料來源：經同意轉載自 McCaffery, M., & Beebe, A.（1998）. *Pain: Clinical manual for nursing practice*. St. Louis, MO: Mosby.

表4-6　特定放鬆技巧之特色和使用說明

技　巧	特色和說明
深呼吸／屏氣凝神、吐氣／放鬆、打呵欠	這樣做只需要幾秒鐘，病人容易學習，在病人原本就感到緊繃或疼痛時（例如：進行某項程序時），或在短暫疼痛的程序之前或進行手術之前，都可以介紹這種方法給病人。
幽默	護理人員只需要些許時間就可以向病人提示這項技巧，使用的時間可以隨病人的意思。這項技巧適用的病人，包括老年人、抗拒或誤解放鬆概念的人、有憂鬱現象或容易脫離現實的人、不大有時間或精力學習放鬆技巧的人，或是來自不同文化的人（假定能取得來自該文化的錄音或錄影帶）。幽默技巧可以在有限的情況中紓解持續疼痛造成的煩悶情緒，也適用於短暫的程序性疼痛。
心跳式呼吸（heartbeat breathing）	護理人員可能要教病人如何找出和計算橈動脈脈搏，這對有些病人而言可能會有困難。如果沒有問題，這項技巧只需要護理人員或病人極少的時間。心跳式呼吸專注於內心，但只能短暫使用。這項技巧可以減輕突如其來加深的恐懼或焦慮，而且使用時，不需要有人在一旁照應。病人若意識到自己在壓力之下突然心跳加快，使用這項技巧有時會很有幫助。
上下顎放鬆	護理人員教授這項技巧或病人要加以運用，所需的時間都很短，這項技巧被視為漸進式放鬆比較簡略的版本。上下顎放鬆的效果可能是因為身體某個區域放鬆後，讓身體其他部分也隨之放鬆。這項技巧對於短暫的中度到重度疼痛很實用（例如：術後疼痛），如果能在產生重度疼痛或緊張狀態之前就教病人使用，會更有幫助；對於年老的病人也很有效。
緩慢有規律的呼吸	護理人員只需要些許時間就可教會病人。這項技巧很有彈性，病人可以做30到60秒（即呼吸幾次，無須有人在一旁照應）或是長達20分鐘。進行比較複雜的放鬆技巧之前要做初步放鬆時，這項技巧也非常有用。
平靜的過去經驗	這或許是所有放鬆方法之中最好的一種，因為這項技巧靠的是病人已感到放鬆的情境。這種方法一般是專注於外（即不把焦點放在身體目前的狀態），回想以往令人感到平靜的經驗往往是一種治療過程。這種方法或許最適合慢性疼痛的病人，特別是末期病人。回想過去某些特定的經驗有許多用途（如釋放或放下珍貴的回憶，或是加強實的回憶會再度重現這樣的信念）。然而，要讓病人能分享，護理人員和病人必須要彼此信賴才行。護理人員可能需要投入很多時間才能獲得這樣的成果，但並非一向都是如此。對末期病人請優先使用這種方法，並且把過程錄音下來。
冥想式放鬆的指示	使用這項技巧通常只會在最低限度和病人進行三種接觸。前兩種接觸大約各需要15分鐘；第二種接觸一般就是把指示內容錄音；第三種是後續追蹤，除非有問題出現，否則可能只需要1分鐘。指示技巧能讓使用英語的中產階級美國人放鬆，效果非常良好。這種方法給予病人足夠的空間發揮，讓他們能按個人情況做出調整，而且能同時專注於內（呼吸技巧和調整過的漸進式放鬆法）外（寧靜的地方）。即使病人說指示內容所提供的某些選擇對他們沒有幫助，也幾乎不需要重新錄音，因為病人通常表示，對他們沒有幫助的東西他們就置之不理了。

（續）

	對於持續感到疼痛的病人請優先使用這種方法（或是平靜的過去經驗或漸進式放鬆）。這種方法所需時間可能大於你有的時間，而且它並不是奇蹟，但往往能產生顯著的不同。
漸進式放鬆的指示	這項技巧通常也只會在最低限度和病人進行三種接觸，所需時間大概是 35 分鐘或更多。前兩種接觸大致需要 15 分鐘；第二種接觸通常是把運用技巧的方式錄音；第三種是後續追蹤，除非有問題出現，否則可能只需要幾分鐘。 這項技巧潛在的好處是：進行身體活動，讓病人覺得自己「有所行動」（例如：肌肉收縮、消耗精力），無須閉上眼睛即可專注於內，不全然依賴心靈的活動，而且要病人做些特定任務就能輕易讓病人集中注意力。 對於持續感到疼痛、有中度到重度焦慮，「或戰或逃」這些跡象的病人，特別是當他們無法從事平常所做的運動時，請優先使用這項技巧，這些病人需要消耗肌肉的能量。在這之後，使用比較冥想式的方法會對病人有益。
簡單的觸摸、按摩或是溫情	這可以由護理人員或是病人的家人或朋友來進行。這些做法不必花費很多時間，病人若沒有時間或精力來為自己做任何能達到放鬆狀態的事，這就是他們所需要的。親朋好友若想盡一份心力，可以為病人進行短短 3 分鐘的身體按摩（例如：背部、手腳）。幫助病人的家人和朋友找出身體按摩所需的明確次數，這讓病人和他摯愛的親友有方向可循。

＊資料來源：經同意轉載自 McCaffery, M., and Beebe, A. (1989). *Pain: Clinical manual for nursing practice*. St. Louis, MO: Mosby.

　　被動技巧的適用對象是：心力有限的人；非常年幼或年邁；感到困惑、焦躁不安，或突然面臨痛苦的事或疼痛；或是極度疲勞或鎮靜。家庭成員可試著運用簡單的觸摸、按摩，或是以親情來幫助這些病人放鬆。

　　漸進式肌肉放鬆已經證實是一項有益的技巧。這種放鬆方式作為冥想的一部分，行之已有好幾世紀，目前也用來減輕疼痛的強度。漸進式肌肉放鬆可以自學，但是如果有人可以口頭提供引導，會更容易學習。若沒有人可解釋相關的注意事項，可以使用書籍和錄影帶，這些工具在多數大型書店的健康專區都能找到。進行這項技巧時，會要求病人專注在特定的肌肉群，拉緊或繃緊這些肌肉群 5 秒鐘，放鬆；然後專注在這些放鬆的肌肉群上。這個過程會以系統化的模式在全身反覆進行（Laliberte, 2003; Schaffer & Yucha, 2004）。

　　為了證實放鬆的效度，可以要求病人就疼痛強度或平靜程度，在進行放鬆技巧之前、中和之後，以字詞量表（word-scale）（有所改善、相同或是惡化）表示，或是以固定 10 級的數值量表（1 表示沒有疼痛，10 表示重度疼痛）來進行評等。

本身並非放鬆技巧的生物反饋也可用來證實心律是否降低、皮膚溫度是否提高，或肌肉放鬆狀態是否有增進。

意象活動

意象活動是以象徵的方式，詮釋人們刻意想像的內容或所體驗到的感受。透過意象活動的運用，病人可以調整他們的外觀，這有助於減輕疼痛（Burte, 2002; Lewandowski, 2004）。使用意象活動來舒緩疼痛，有部分是依據兩項互有關聯的看法。首先，意象活動讓人能部分控制有意識的理性思考所不能掌控的身體功能；其次，身體對於腦中的意象或記憶做出反應的方式，近似於真實情況中身體的運作或是反應。

意象活動不是所有病人都能使用，或所有健康照護專業人員都可教授的一種策略。意象活動若用來轉移對疼痛的注意，可以提高病人的忍耐程度；如果用來達到放鬆狀態，可減輕痛苦。意象活動也可以創造一種舒緩疼痛的心境，降低病人所感覺到的疼痛強度。「催眠」是專業人員需要接受額外訓練才能使用的方法，常常會將意象活動當作一項技巧來運用（Holroyd, 1996）。病人若是對這種方式有所抗拒，儘管具有資格的專業健康照護人員是出於好意，也不應對病人使用任何形式的意象活動。

就如同其他的非侵入性方法，意象活動不是其他疼痛控制方法的替代之道，而應該被視為一種疼痛的輔助療法。意象活動若用來處理疼痛，可以讓病人運用想像力來創造感官影像，以減輕疼痛的強度，或把疼痛轉變為令人感到愉快、比較能接受或是不痛的感覺，例如：麻痺或冰冷。使用意象活動有時讓病人更有自信，相信自己能控制或治癒疼痛，提高其他疼痛舒緩措施的效度、降低疼痛強度、減輕疼痛所帶來的痛苦，或是能將痛覺轉變為比較能夠接受的感覺。

造成疼痛的物理原因若已清楚界定，那麼意象活動對於這種病人就派得上用場，因為它可以改變疼痛的物理原因，即使未對疼痛的生理層面有實際的影響，對病人也會有助益。個體可以對疼痛進行某種想像來紓解疼痛，這樣一來，就讓想像這種活動具有療效。有系統地運用複雜技巧來減輕疼痛的意象活動，常常被稱為「意象導引療法」（therapeutic guided imagery）。

微妙的或對話式意象活動，例如：例行的聲明或問題等，可能早就是健康照護專業人員的本領之一。這些比較簡單的形式往往能發揮效用，既不費時、風險又

低，不需要具備基礎教育之外的高深知識或技巧便能使用。有一些方法可以讓微妙的意象運用更輕鬆自然。首先，說明特定的疼痛舒緩方法時，使用一些能讓病人明白感受到放鬆或帶有觸覺、動覺的詞彙，例如：飄浮、會更容易治癒、更輕盈、釋放和放下。其次，給予病人一種意象，讓他們知道疼痛會如何消退或得到紓解，以平衡他們對於疼痛原因的想法。最重要的是，專業人員所運用的意象或用以描述的符號，一定要確實讓病人對所描述的內容感到安適自在。

單一短暫症狀替代法（simple, brief symptom substitution）為一種非傳統的治療方式，最適合用來舒緩短期疼痛。這種方法可以讓病人在一段時間內把疼痛想像成比較能接受的感覺（例如：以壓力來取代疼痛）。使用的詞彙應該要讓病人覺得更能接納疼痛的狀態和／或沒那麼不舒服了。另一種技巧是引導病人，讓他們不要注意疼痛，而是專注在某種替代疼痛的感覺上（例如：握住冰塊時感到的冰冷和麻痺）。

意象技巧一些比較複雜的形式，例如：冥想式意象活動，應該要由受過專門訓練的專業人員來教導病人，否則可能會產生負面效果。長時間意象活動不適用的病人是：不想嘗試、有嚴重的情緒問題或曾經患有精神疾病、因為任何原因表示有幻覺，包括藥物反映或是感覺限制、沒有時間或精力進行長時間意象法，或是無法專心。

標準式意象技巧（standardized imagery techniques）和系統化個人式意象技巧（systematically individualized imagery）規模比較龐大，需要病人適度參與。這兩組技巧都可以使用數分鐘或以上的時間，而且能讓病人定期練習和／或經常使用。

標準式意象技巧讓病人依照「看見自己藉著呼吸把疼痛呼了出來」這類的指示，一邊放鬆一邊運用想像力在腦海中描繪相應的景象，並且體會到積極正面的感覺。系統化個人式意象技巧則是依病人認為疼痛是什麼以及能如何紓解疼痛，由病人在心中創造他們個人特有的畫面，然後，病人再由健康照護專業人員引導，讓心中的影像更具體明確。

不論是這些技巧之中的哪一種，所使用的意象都必須讓病人覺得是舒緩疼痛的方式。選用的意象無須符合生物學或醫學知識，可以包括任何種類的事物：變小的聲音、縮小的形狀、兇惡的動物變得和善，或是宗教、靈性方面的事物。要讓病人

處於自在舒服的姿勢，如果可以的話，應該要避免干擾。專注在選用的意象上非常重要，眼睛閉上或張開都可以。如果很難集中心神，隨著呼吸計數或許會有幫助。病人若一次需要做 20 分鐘以上或一天要 1 小時以上，可能就需要採取更多的疼痛舒緩措施。意象活動鮮少能完全紓解疼痛，請記住這一點。這些技巧應當是用來預防疼痛經常復發，或是避免讓疼痛加重成爲劇痛，而且應該要搭配其他疼痛處理策略一起使用。

認知—行爲策略

認知—行爲策略的目標，是要讓病人去質疑和重新評估與他們疼痛有關的想法、感覺和行爲。健康照護專業人員則扮演教師、訓練者和指導員的角色。Turk 和 Okifuji（2003, 2004），以及 Winterowd、Beck 和 Gruener（2003），對這個過程都有非常清楚的描述。表 4-7 概述了構成認知—行爲觀點的五種假定。

表4-7 認知—行爲觀點之假定

- 個體會積極處理訊息，而非消極對其做出反應。
- 想法（例如：評估、期望、信念）會引發和左右情緒，影響生理程序、產生社會後果，也可作爲行爲的動力來源；反之，情緒、生理、環境因素和行爲，會影響思考過程的本質和內容。
- 行爲會由個體和環境因素共同決定，同時也能左右這兩者。
- 個體可以學習以更具調適能力的方式來思考、感受和行動。
- 個體在改變其不具調適能力的思考、感受和行爲時，應該是一股主動和協同的力量。

＊資料來源：Turk, D.C., & Okifuji, A. (2003). In R. Melzack, & P.D. Wall. (Eds.). *Handbook of pain management: A clinical companion to Wall and Melzack's textbook of pain*, p. 534. Philadelphia: Churchill Livingstone. 經 Elsevier 同意。

認知療法是由受過訓練的專業人員進行，通常是心理學家。認知療法的設計是藉由調整病人負面思考的模式，改變他們看待自身疼痛和疾病的方式（Pilowsky, 1999）。這種認知重整是一個培養積極思考（Rapoff & Lindsley, 2000）、增加因應疼痛的策略（Turk & Okifuji, 2004）和減輕疼痛的過程（Wiskin, 1998）。有一些統合性分析，以隨機對照試驗評鑑認知—行爲介入方法之效度，分析所獲得的結論是在情緒、情感、功能和處理等方面皆有進展（Eccleston 等人，2002; Morley, Eccleston & Williams, 1999）。Walsh 和 Radcliffe（2002）表示，病人喪失能力的程

度也有改善。認知─行為策略，常常是構成疼痛處理計畫的要素之一。

　　認知─行為計畫並非對所有人都有效用，就如同其他處理慢性疼痛的介入方式一樣──有些介入方式會對某些人比較有效。認知─行為策略，搭配其他介入方式，以及搭配其他非侵入性方法一起使用時，對於有動力去控制自身疼痛的病人而言，最能發揮效用。此外，許多臨床醫生建議，不要對有精神疾病的人使用認知─行為方法，包括那些有臨床憂鬱症或是重大情緒或情感問題的人。

輔助或另類療法

　　輔助或另類療法雖然依舊備受爭議，卻常常為慢性病人所用，他們通常會同時搭配傳統的治療方法，並且和健康照護專業人員商議（Haetzman 等人，2003）。

　　人們普遍使用各種這類療法而且對其抱持極大的興趣，這一點讓不是專家的一般民眾和健康照護專業人員都感到驚訝。雖然傳統的西方醫學建議要小心使用這類療法，在為病人考慮使用任何一種形式的療法時，還是要謹慎的衡量潛在的益處和風險（Owens, Taylor, & DeGood, 1999）。健康照護專業人員應該要和病人說明他們用以處理疼痛的各種做法，以確保這些方法讓傳統療法更加完善。例如：市面上可買到的草藥就會增強或減損處方藥物的藥效。

　　有越來越多的科學證據顯示，另類療法可以減輕慢性疼痛（Berman & Swyers, 1999; Lee, 2000; NIH, 1997）。其中兩種已受到評估的療法是針灸和觸摸療法。在「東方醫學」中已使用數世紀的「針灸」，可以為成人（Ezzo 等人，2000; Leibing 等人，2002; Nabeta & Kawakita, 2002）和孩童（Kemper 等人，2000）減輕疼痛的強度。「觸摸療法」則已證實，可減輕患有退化性關節炎的老年病人所經歷的疼痛和焦慮（Lin & Taylor, 1998; Smith 等人，2002）。

　　為了理解和支持病人所做的決定，健康照護專業人員有必要知道那些最常見的療法。雙方之間能暢所欲言非常重要，這樣一來，病人才能自在的談論所有目前他們用來處理疼痛的介入方式／策略。這些療法為數甚多，本章的篇幅無法全部加以描述。讀者請參閱其他文獻資料，例如：Laliberte（2003）為慢性疼痛病人所寫的書，以及 Caudill（2002）。

家庭參與

　　慢性疼痛病人的家人往往會參與學習如何與病人的疼痛共處，因為要和患有慢

性疼痛的人一同生活可是一項挑戰。病人和他們的家人都需要知道至目前為止發生了什麼事，以及要如何處理疼痛。家屬可以學著在疼痛處理計畫中扮演重要角色，並且可受益於學習如何幫助病人處理疼痛。有些疼痛處理計畫讓家人陪同病人一起參與；有些計畫則是運用家庭成員來協助病人正在學習的介入方法（例如：Keefe 等人，2004）。

家庭成員可學習協助所採用的介入方式來減輕病人的疼痛。他們可以幫助病人使用皮膚刺激（例如：用熱或用冷）、轉移注意力、導引式放鬆以及認知策略。家人可以支持病人的行為，讓他們不再專注於自己的疼痛。他們也必須學習如何辨識和避免會加重病人疼痛的行動或活動。換句話說，任何造福病人的資訊都能造福他們的家人。

疼痛處理計畫

疼痛處理計畫並非新式的做法。Aronoff（2004）說明三十年前就已開始使用這類計畫，當時正值人們從傳統醫療（例如：藥物、神經阻斷）轉移焦點，轉而以不同觀點看待慢性疼痛，不再視其為急性疼痛的延伸。舊有的醫療方法對病人的慢性疼痛起不了什麼作用，這讓疼痛處理計畫的數量和類型都因而成長增加。

疼痛處理計畫幫助病人能更有效地處理疼痛，並且能在生活中的某些地方重新找回主控權。此類計畫試著要降低疼痛強度以及與疼痛有關的能力喪失程度；改善心情和減輕憂鬱；減少使用健康照護系統和藥物；以及提高病人在日常活動中獨立自主的程度，與家人的互動和社會活動。

疼痛處理計畫形形色色，各有不同。一般而言，疼痛「診所」是門診機構，像小型單一學門或單一治療方式的診所就屬這一類（例如：麻醉師做神經阻斷）。疼痛「中心」則是涉及多重學門的大型機構，許多設在大學內，有住院和門診設施。大多數計畫介於這兩類機構之間（Aronoff, 2004）。

目前有幾項設計嚴謹的研究支持疼痛計畫的效度，已知跨學門的疼痛處理計畫能為許多參與其中的病人帶來舒緩。疼痛和喪失能力的情況減輕、對疼痛的控制增加、睡眠和身體功能改善、心理的安適感（psychological well-being）也有所提升（Becker 等人，2000; Nielson & Jenson, 2004; Wells-Federman, Arnstein, Caudill, 2002; Wilkes 等人，2003）。在研究文獻（Jensen, Nielson, & Kerns, 2003; Jensen 等

人，2003, 2004）和非專門的出版品中（Caudill, 2002），可以看出近期的焦點在於病人自我處理疼痛的意願。這一點更加說明了若欲有效處理疼痛，病人就必須要身心協力進行（Laliberte, 2003）。

促使疼痛計畫成功的關鍵因素之一，是由多重學門的專家所組成的團隊。這些團隊裡有許多醫生、護理人員、物理治療師、職能治療師、心理學家和其他諮詢顧問（Coughlin 等人，2000; Jensen 等人，1999）。團隊中的每一位成員都很重視診斷，以及就病人的身心和心理社會狀態所做的評估，如此一來，才可根據病人整體的情況來規劃全面性的治療計畫。病人是團隊的重要成員之一，參與所有決策過程；因為在治療方面病人承當了大部分責任，許多計畫也會盡可能請病人家屬一起參與，這樣他們就能夠輔助支持治療的方案。

疼痛計畫通常會包括生理層面與認知－行為的介入方式。計畫開始之前，會盡可能把藥物療法都審視考慮並且予以簡化。除了藥物之外，還會使用多重治療方式，例如：放鬆。生理介入方式，包括重新調節身體狀態（從伸展到強健體格，再到有氧運動健身和耐力），以及調整活動的步調以提升疼痛忍耐度。認知－行為的介入方式則是注重重新評估和掌控疼痛。大多數計畫為期數週之長，期間會讓病人了解計畫的進展，通常會以圖表來顯示隨時間推移而產生的改變。

最初會發展此種全面性的處理疼痛計畫，是為了那些疼痛已成為生活重心或對醫療介入方式沒有反應的病人，但是病人若想在疼痛支配自己之前學習如何更有效地處理疼痛，也會需要這種計畫的幫助。健康照護專業人員可以協助病人辨別和確認這些計畫之中何者最符合他們的需求。計畫的相關資訊可以從該計畫所提供的書面資料或公開發表的文章中獲得，也可到計畫的負責處詢問，或是和其他參與計畫的人討論。向病人做出任何建議之前，必須要了解每一項計畫的性質，例如：計畫的目標和由誰來訂定目標（病人或是計畫的工作人員）、處理的疼痛類型、治療的病人類型，以及使用的治療形式和提供的各項服務。其他重要的資訊，還有該計畫的資格認證和／或工作人員的資格認定、計畫成立多久，以及工作人員的資歷。

結果

美國健康照護機構聯合評鑑委員會（Joint Commission on Accreditation of

Healthcare Organizations, JCAHO）依據 2001 年 1 月 1 日起施行之標準，將疼痛處理列為第五大生命徵象（Douglas, 1999; Krozek & Scoggins, 2001a, 2001b; JCAHO, 2001）。應當詢問病人是否有疼痛的情形，若有，請病人依低度、中度或重度來評定疼痛強度；中度或重度疼痛必須加以治療。

這些「疼痛標準」在 JCAHO 六種手冊中的幾章可以看到。根據〈權利和職業道德規範〉一章（JCAHO, 2001），病人有權獲得「適當的疼痛評估和處理」。〈病人機能之評估〉一章亦強調此種評估；〈病人機能之照護〉和〈病人機能之教育〉兩章則是更詳盡地予以說明（www.jcaho.org/standards_frm.html）。

疼痛控制和／或處理必須要由病人加以評定。若是急性疼痛，要達到不痛狀態或許還可以，但如果是慢性疼痛，認定為可達成和可接受的疼痛程度，或許就不會是 10 級量表上的 0 級。應該要鼓勵病人和健康照護提供者一起設立目標。對某些人而言，目標可能是讓疼痛強度降至低度；對其他人而言，可能是即使感受到疼痛在身，也有能力參與日常生活的各項活動。

問題與討論

1. 關於孩童、成人和老年人的慢性疼痛，以及慢性疼痛的處理方式，有哪些常見的錯誤觀念？

2. 為何考慮慢性疼痛病人的疲勞、憂鬱和焦慮這些狀況非常重要？

3. 使用止痛藥來處理慢性疼痛時，要考慮哪些因素？這些因素會如何影響為孩童、成人和老年人選擇麻醉藥與非麻醉性止痛藥？又會如何影響其各自的給藥方式？

4. 疼痛評估有哪些方面對處理慢性疼痛非常重要？為什麼？

5. 試就效度、對病人的益處、成本和施行簡易度等方面，來比較下列處理疼痛的非侵入性方法：

　⑴皮膚刺激

　⑵轉移注意力

　⑶放鬆

　⑷意象活動

⑸認知－行爲策略

⑹輔助或另類療法

6. 醫療專業人員如何協助病人選擇合適的疼痛處理計畫？

參考文獻

Aldrich, S., Eccleston, C., & Crombez, G. (2000). Worrying about chronic pain: Vigilance to threat and misdirected problem-solving. *Behavior Research and Therapy, 38,* 457–470.

American Geriatrics Society. (1998a). AGS practice guidelines: The management of chronic pain in older persons. *Geriatrics, 53 (Suppl 3),* S6–S7.

_____. (1998b). The management of chronic pain in older persons. AGS Panel on Chronic Pain in Older Persons. *Geriatrics, 53 (Suppl 3),* S8–S24.

American Pain Society. (1987). *Principles of analgesic use in the treatment of acute pain and chronic cancer pain: A concise guide to medical practice.* Washington DC: Author.

Ansari, A. (2000). The efficacy of newer antidepressants in the treatment of chronic pain: A review of current literature. *Harvard Review of Psychiatry, 7,* 257–277.

Aronoff, G. M. (2004). The role of pain clinics. In C. A. Warfield & Z. H. Bajwa. (Eds). *Principles & practice of pain medicine* (2nd ed). (pp. 813–824). New York: McGraw-Hill.

Asmundson, G. J. G., Norton P. J., & Norton, G. R. (1999). Beyond pain: The role of fear and avoidance in chronicity. *Clinical Psychology Review, 19,* 97–119.

Ballard, J. H., & Min, D. (2002). The impact of pain on families. In R.S. Weiner (Ed.). *Pain management a practical guide for clinicians* (6th ed). (pp. 279–284). Boca Raton, FL: CRC Press.

Beck, S. L. (2000). An ethnographic study of factors influencing cancer pain management in South Africa. *Cancer Nursing, 23,* 91–100.

Becker, N., Sjøgren, P., Bech, P., Olsen, A. K., et al. (2000). Treatment outcome or chronic non-malignant pain patients managed in a Danish multidisciplinary pain centre compared to general practice: a randomized controlled trial. *Pain, 84,* 203–211.

Berde, C. G., & Masek, B., (2003). Pain in children. In R. Melzack & P.D. Wall (Eds). (2003). *Handbook of pain management: A clinical companion to Wall and Melzack's textbook of pain.* (pp. 545–558). Philadelphia: Churchill Livingstone.

Bergh, I., & Sjostrom, B. (1999). A comparative study of nurse' and elderly patients' ratings of pain and pain tolerance. *Journal of Gerontological Nursing, 25 (5),* 30–37.

Berman, B. M., & Swyers, J.P. (1999). Complementary medicine treatments for fibromyalgia syndrome. *Baillieres Best Practice Research in Clinical Rheumatology, 3,* 487–492.

Blyth, F. M., March, L. M., Brnabic, A. J. M., Jorm, L. R., et al. (2001). Chronic pain in Australia: A prevalence study. *Pain, 89,* 127–134.

Blyth, F. M., March, L. M., Brnabic, A. J. M., & Cousins, M. J. (2004). Chronic pain and frequent use of health care. *Pain, 111,* 51–58.

Brown, S. C., Glass, J. M., & Park, D. C. (2002). The relationship of pain and depression to cognitive function in rheumatoid arthritis patients. *Pain, 96,* 279–284.

Buffum, M., & Buffum, J. C. (2000). Nonsteroidal anti-inflammatory drugs in the elderly. *Pain Management Nursing, 1,* 40–50.

Bullington, J., Nordemar, R., Nordemar, K., & Sjöström-Flanagan, C. (2003), Meaning out of chaos: A way to understand chronic pain, *Scandinavian Journal of Caring Science, 17,* 325–331.

Burte, J. M. (2002). Psychoneuroimmunology. In R.S. Weiner. (Ed). *Pain management: A practical guide for clinicians* (6th ed). (pp. 807–816). Boca Raton, FL: CRC Press.

Call-Schmidt, T. A., & Richardson, S. J. (2003). Prevalence of sleep disturbance and its relationship to pain in adults with chronic pain. *Pain Management Nursing, 4,* 124–133.

Canadian Pain Society (1998). Use of opioid analgesics for the treatment of chronic pain—A consensus statement and guidelines from the Canadian Pain Society, *Pain Research Management, 3,* 197–208.

Cano, A. Gillis, M., Heinz, W., Geisser, M., et al. (2004). Marital functioning, chronic pain, and psychological distress. *Pain, 107,* 99–106.

Cano, A., Weisberg, J., & Gallagher, M. (2000). Marital satisfaction and pain severity mediate the association between negative spouse responses to pain and depressive symptoms in a chronic pain patient sample. *Pain Medicine, 1,* 35–43.

Caracci, G. (2003). The use of opioid analgesics in the elderly. *Clinical Geriatrics, 11 (11),* 18–21.

Carroll, D., & Seers, K. (1998). Relaxation for the relief of chronic pain: A systematic review. *Journal of Advanced Nursing, 27,* 476–487.

Caudill, M. A. (2002). *Managing pain before it manages you.* New York: The Guilford Press.

Caudill-Slosberg, M. A., Schwartz, L. M., & Woloshin, S. (2004). Office visits and analgesic prescriptions for musculoskeletal pain in US: 1980 vs 2000. *Pain, 109,* 514–519.

Chevlen, E. (2000). Morphine with dextromethorphan:

Conversion from other opioids analgesics. *Journal of Pain Symptom Management, 19* (Suppl), S42–S49.

Clark, J. D. (2002). Chronic pain prevalence and analgesic prescribing in a general medical population. *Journal of Pain and Symptom Management, 23*, 131–137.

Cope, D. (2000). From research to clinical practice: Cultural and educational issues in pain management Minority cancer patients and their provider: Pain management attitudes and practice. *Clinical Journal of Oncology Nursing, 4*, 237–238.

Coughlin, A. B., Bandura, A. S., Fleischer, T. D., & Guck, T. P. (2000). Multidisciplinary treatment of chronic pain patients: Its efficacy and patient locus of control. *Archives of Physical Medicine and Rehabilitation, 81*, 739–740.

Cousins, N. (1981). *Anatomy of an illness as perceived by the patient.* New York: Bantam.

Cowan, D. T., While, A., Griffiths, P. (2004). Use of strong opioids for non-cancer pain in the community: a case study. *British Journal of Community Nursing, 9* (2), 53–58.

Crombez, G., Eccleston, C., Baeyens, F., van Houdenhove, B., et al. (1999). Attention to chronic pain is dependent upon pain-related fear. *Journal of Psychosomatic Research, 47*, 403–410.

Currie, S. R., & Wang, J. (2004). Chronic back pain and major depression in the general Canadian population. *Pain 107*, 54–60.

Davidhizar, R., & Giger, J. N. (2004). A review of the literature on care of clients in pain who are culturally diverse. *International Nursing Review, 51*, 47–55.

Dersh, J., Polatin, P. B., & Gatchel, R. J. (2002). Chronic pain and psychopathology: Research findings and theoretical considerations. *Psychosomatic Medicine, 64*, 773–786.

Douglas, M. (1999). Pain as the fifth vital sign: Will cultural variations be considered? *Journal of Transcultural Nursing, 10*, 285.

Eccleston, D., Crombez, G., Aldrich, S., & Stannard, C. (2001). Worry and chronic pain patients: A description and analysis of individual differences. *European Journal of Pain, 5*, 309–318.

Eccleston, C., Morley, S., Williams, A., Yorke, L., et al. (2002). Systematic review of randomized controlled trials of psychological therapy for chronic pain in children and adolescents, with a subset meta-analysis of pain relief. *Pain, 99*, 157–165.

Eccleston, C., Yorke, L., Morley S., Williams, A. C., et al. (2004). Psychological therapies for the management of chronic recurrent pain in children and adolescents. *The Cochrane Data Base for Systematic Reviews, Volume 3*. Retrieved October 2004.

Edwards, C. L., Fillingim, R. B., & Keefe, F. (2001). Race, ethnicity and pain. *Pain, 94*, 133–137.

Edwards, R., Auguston, E. M., & Fillingim, R. (2000). Sex-specific effects of pain-related anxiety on adjustment to chronic pain. *The Clinical Journal of Pain, 16*, 46–53.

Elliott, A. M., Smith, B. H., Hannaford, P. C., Smith, W. C., et al. (2002). The course of chronic pain in the community: Results of a 4-year follow-up study. *Pain, 99*, 299–307.

Elliott, A. M., Smith, B., Penny, K., Smith, W., et al. (1999). The epidemiology of chronic pain in the community. *Lancet, 354*, 1248–1252.

Elliott, B. B., Johnson, K. M., Elliott, T. E., & Day, J. J. (1999). Enhancing cancer pain control among American Indians (ECPCAI): A study of the Ojibwe of Minnesota. *Journal of Cancer Education, 14*, 28–33.

Eriksen, J., Jensen, M. K., Sjøgren, P., Ekholm, O., et al. (2003). Epidemiology of chronic non-malignant pain in Denmark. *Pain, 106*, 221–228.

Ezzo, J., Berman, B., Hadhazy, V. A., Jadad, A. R., et al. (2000). Is acupuncture effective for the treatment of chronic pain? A systematic review. *Pain, 86*, 217–225.

Fishbain, D. A., Cole., B., Cutler, R. B., Lewis, J., et al. (2003). Is pain fatiguing? A structured evidence-based review. *Pain Medicine, 4*, 51–62.

Fishbain, D. A., Cutler, R., Rosomoff, H. L., & Rosomoff, R. S. (1997). Chronic pain-associated depression: antecedent or consequence of chronic pain? *Clinical Journal of Pain, 13*, 113–137.

Fishman, S. M., Bandman, T. B., Edwards, A., & Borsook, D. (1999). The opioid contract in the management of chronic pain. *Journal of Pain and Symptom Management, 8*, 27–37.

Flor, H., Turk, D. C., & Rudy, E. T. (1987). Pain and families. II: Assessment and treatment. *Pain, 30*, 29–45.

Gadsby, J. G., & Flowerdew, M. W. (2001). Transcutaneous electrical nerve stimulation and acupuncture-like transcutaneous electrical nerve stimulation for chronic low back pain. Oxford: *The Cochrane Library, 2*.

Gagliese, L., & Melzack, R. (2003). Pain in the elderly. In R. Melzack & P. D. Wall (Eds). *Handbook of pain management: A clinical companion to Wall and Melzack's textbook of pain.* (pp. 559–568). Philadelphia: Churchill Livingstone.

Galanti, G. A. (2004). *Caring for patients from different cultures.* (3rd ed.). Philadelphia: University of Pennsylvania Press.

Gibson, S. J., & Helme, R. D. (2000). Cognitive factors and experience of pain and suffering in older persons. *Pain, 85*, 375–383.

Giger, J. N., & Davidhizar, R. E. (2004). *Transcultural nursing assessment and intervention.* (4th ed.). St. Louis: Mosby.

Goodwin, J., & Bajwa, Z. H. (2004). Understanding the patient with chronic pain. In C. A Warfield, & Z. H. Bajwa (Eds.). *Principles & practice of pain medicine* (2nd ed). (pp. 55–60). New York: McGraw-Hill.

Goth, F. M. (Ed.).(2004). *Handbook for pain relief in older adults: An evidence-based approach.* Totowa, NJ: Humana Press.

Gourlay, G. K. (1998). Sustained relief of chronic pain. Pharmacokinetics of sustained release morphine. *Clinical Pharmacokinetics, 35* (3), 173–190.

Green, C. R., Baker, T. A., Sato, Y., Washington, T. L., et al. (2003). Race and chronic pain: A comparative study of young black and white Americans presenting for management. *The Journal of Pain, 4,* 176–183.

Green, C. R., Wheeler, J. R. C., & LaPorte, F. (2003). Clinical decision making in pain management: Contributions of physician and patient characteristics to variations in practice. *The Journal of Pain, 4,* 29–39.

Green, C. R., Wheeler, J. R. C., LaPorte, F., Marchant, B., et al. (2002). How well is chronic pain managed? Who does it well? *Pain Medicine, 3,* 56–65.

Grossman, S. A., & Sheidler, V. R. (1985). Skills of medical students and house officers in prescribing narcotic medication. *Journal of Medical Education, 60,* 552–557.

Gureje, O., Von Korff, M., Simon, G. E., & Gater, R. (1998). Persistent pain and well-being: A World Health Organization study in primary care. *JAMA, 280,* 147–151.

Haetzman, M., Elliott, A. M., Smith, B. H., Hannaford, P., et al. (2003). Chronic pain and the use of conventional and alternative theory. *Family Practice, 20,* 147–154.

Harris, N. L. (1999). Chronic pain and depression. *Australian Family Physician, 28* (1), 36–39.

Harris, S., Morley, S., & Barton, S. B. (2003). Role loss and emotional adjustment in chronic pain. *Pain, 105,* 363–370.

Hasselström, J., Liu-Palmgren, J., & Rasjö-Wraak, G. (2002). Prevalence of pain in general practice. *European Journal of Pain, 6,* 375–385.

Holroyd, J. (1996). Hypnosis treatment of clinical pain: Understanding why hypnosis is useful. *The International Journal of Clinical and Experimental Hypnosis, 44* (1), 33–51.

Hunfeld, J. A. M., Perquin, C. W., Duivenvoorden, H. J., Hazebroek-Kampschreur, A. A. J. M., et al. (2001). Chronic pain and its impact on quality of life in adolescents and their families. *Journal of Pediatric Psychology, 26,* 145–153.

Jackson, K. C., & St. Onge, E. L. (2003). Antidepressant pharmacotherapy: Considerations for the pain clinician. *Pain Practice, 3,* 135–143.

Jakobsson, J., Klevsgård, R., Westergren, A., & Hallberg, I. R. (2003). Old people in pain: A comparative study. *Journal of Pain and Symptom Management, 26,* 625–636.

Jamison, R. N., Kauffman, J., & Katz, N. P. (2000). Characteristics of methadone maintenance patients with chronic pain. *Journal of Pain and Symptom Management, 19,* 53–62.

Jeans, M. E., & Johnston, C. C. (1985). Pain in children: Assessment and management. In S. Lipton & J. Miles (Eds.), *Persistent pain.* London: Harcourt Brace Jovanovich.

Jeffrey, J. (1996). Role of nursing in the management of soft tissue rheumatic disease. In R. P. Sheon, R. W. Moskowitz, V. W. Goldberg. (Eds.) *Soft tissue rheumatic pain: Recognition, management, prevention* (3rd ed). (pp. 329–350). Sudbury, MA: Jones & Bartlett.

Jensen, M. P., Nielson, W. R., & Kerns, R. D. (2003). Toward the development of a motivational model of pain self-management. *The Journal of Pain, 4,* 477–492.

Jensen, M. P., Nielson, W. R., Turner, J. A., Romano, J. M., et al. (2003). Readiness to self-manage pain is associated with coping and with psychological and physical functioning among patients with chronic pain. *Pain, 103,* 529–537.

Jensen, M. P., Nielson, W. R., Turner, J. A., Romano, J. M., et al. (2004). Changes in readiness to self-manage pain are associated with improvement in multidisciplinary pain treatment and pain coping. *Pain, 111,* 84–95.

Jensen, M. P., Romano, J. M., Turner, J. A., Good, A. B., et al. (1999). Patient beliefs predict patient functioning: Further support for a cognitive-behavioral model of chronic pain. *Pain, 81,* 95–104.

Joint Commission on Accreditation of Healthcare Organizations Pain Standards for 2001. (2001). Http://www.jcaho.org/standards_frm.html.

Jorgensen, P. (2000). Concepts of body and health in physiotherapy: The meaning of the social/cultural aspects of life. *Physiotherapy Theory and Practice, 16,* 105–115.

Kaasa, S., Loge, J. H., Knobel, H., Jordhoy, M. S., et al. (1999). Fatigue. Measures and relation to pain. *Acta Anesthesiologica Scandinavica, 43,* 939–947.

Katsma, D. L., & Souza, C. H. (2000). Elderly pain assessment and pain management knowledge of long-term care nurses. *Pain Management Nursing, 1,* 88–95.

Kashikar-Zuck, S., Vaught, M. H., Goldschneider, K. R., Graham, T. B., et al. (2002). Depression, coping, and functional disability in juvenile primary fibromyalgia syndrome. *Journal of Pain, 3,* 412–419.

Katz, N. (2002). The impact of pain management on quality of life. *Journal of Pain and Symptom Management, 24* (1S), S38–S47.

Katz, N. P. (2000). MorphiDex (MS:DM) double-blind, multiple-dose studies in chronic pain patients. *Journal of Pain and Symptom Management, 19* (Suppl), S37–S41.

Katz, W. A. (1998). The needs of a patient in pain. *American Journal of Medicine, 105* (1B), 2S–7S.

Keefe, F., Lefebvre, J. C., Egert, J. R., Affleck, G., et al. (2000). The relationship of gender to pain, pain behavior, and disability in osteoarthritis patients: The role of castastrophizing. *Pain, 87,* 325–334.

Keefe, F. J., Blumenthal, J., Baucom, D., Affleck, G., et al. (2004). Effects of spouse-assisted coping skills training and exercise training in patients with osteoartritic knee pain: A randomized controlled trial. *Pain, 110,* 539–549.

Kemler, M. A, & Furnée, C. A. (2002). The impact of chronic pain in the household. *Journal of Pain and Symptom Management, 23,* 433–441.

Kemper, K. J., LicAc, R. S., Silver-Highfield, E., Xiarhos, E., et al. (2000). On pins and needles? Pediatric pain patients' experience with acupuncture. *Pediatrics, 105* (Suppl), 941–947.

Kessenich, C. R. (2001). Cyclo-oxygenase 1 inhibitors: An important new drug classification. *Pain Management Nursing, 2,* 13–18.

Klinger, L., & Spaulding, S. J. (1998). Chronic pain in the elderly: Is silence really golden? *Physical and Occupational Therapy in Geriatrics, 15* (3), 1–17.

Krozek, C., & Scoggins, A. (2001a). *Patient rights . . . amended to comply with 2000 JCAHO standards.* Glendale, CA: CINAHL Information Systems.

____. (2001b). *Patient and family education . . . amended to comply with 2000 JCAHO standards.* Glendale, CA: CINAHL Information Systems.

Kubsch, S. M., Neveau, T., & Vandertie, K. (2000). Effect of cutaneous stimulation on pain reduction in emergency department patients. *Complementary Therapies in Nursing and Midwifery, 6* (1), 25–32.

Laliberte, R. (2003). *Doctor's guide to chronic pain: The newest, quickest, and most effective ways to find relief.* Pleasantville, NY: The Reader's Digest Association.

Lane, P. (2000). Adults with chronic low back pain felt frustrated, unsupported, and powerless with healthcare, social, and legal systems. *Evidence Based Nursing, 3* (1), 29.

Lansbury, G. (2000). Chronic pain management: A qualitative study of elderly people's preferred coping strategies and barriers to management. *Disability and Rehabilitation, 22,* 2–14.

Lazarus, H., & Neumann, C. J. (2001). Assessing undertreatment of pain: the patients' perspectives. *Journal of Pharmaceutical Care in Pain and Symptom Control, 9* (4), 5–34.

Lee, T. L. (2000). Acupuncture and chronic pain management. *Annals of Academic Medicine of Singapore, 29* (1), 17–21.

Leibing, E., Leonhardt, U., Köster, G., Goerlitz, A., et al. (2002). Acupuncture treatment of chronic low-back pain—a randomized, blinded, placebo-controlled trial with 9-month follow-up. *Pain, 96,* 189–196.

Leininger, M., & McFarland, M. F. (2002). *Transcultural nursing concepts, theories, research & practice.* (3rd ed.). New York: McGraw-Hill.

Leininger, S. M. (2002). Managing pain in the older adult patient. *Topics in Emergency medicine, 24* (9), 10–18.

Lewandowski, W. A. (2004). Patterning of pain and power with guided imagery. *Nursing Science Quarterly, 17,* 233–241.

Lewin, D. S., & Dahl, R. E. (1999). Importance of sleep in the management of pediatric pain. *Journal of Developmental Behavior in Pediatrics, 20,* 244–252.

Lin, Y., & Taylor, A. G. (1998). Effects of therapeutic touch in reducing pain and anxiety in an elderly population. *Integrative Medicine, 1* (4), 155–162.

Lipman, A. G., & Jackson, K. C. (2004). Opioid pharmacotherapy. In C. A. Warfield , & Z. H. Bajwa. (Eds). *Principles & practice of pain medicine* (2nd ed). (pp. 583–600). New York: McGraw-Hill.

Ljungkvist, I. (2000). Short and long-term effects of a 12-week intensive functional restoration programme in individuals work-disabled by chronic spinal pain. *Scandinavian Journal of Rehabilitation Medicine, 40* (Suppl), 1–14.

Loeser, J. D. (2000). Pain and suffering. *The Clinical Journal of Pain, 16* (Suppl), S2–S6.

Ludwig-Beymer, P. (Ed.) (2003). Transcultural aspects of pain. In M. M. Andrews & J. S. Boyle. *Transcultural concepts in nursing care* (4th ed). (pp. 405–431). Philadelphia: Lippincott.

Macres, S., Bricheimer, S., & Duran, P. (2004). Adjuvant analgesics. In C. A.Warfield & Z. H. Bajwa (Eds). (2004). *Principles & practice of pain medicine* (2nd ed). (pp. 627–638). New York: McGraw-Hill.

Maniadakis, N., & Gray, A. (2000). The economic burden of back pain in the UK. *Pain, 84,* 95–103.

Mäntyselkä, P., Kumpusalo, E., Ahonen, R., Kumpusalo, A., et al. (2001). Pain as a reason to visit the doctor: A study in Finnish primary health care. *Pain, 89,* 175–180.

Marcus, D. A. (2000). Treatment of nonmalignant chronic pain. *American Family Physician, 61,* 1331–1338.

Marks, R. M., & Sacher, E. L. (1973). Undertreatment of medical patients with narcotic analgesics. *Annals of Internal Medicine, 78,* 173–181.

McCaffery, M. (1998). How to make the most out of nonopioid analgesics. *Nursing 1998, 28* (8), 54–55.

____. (2000). Controlling pain. Helping patients stick to an analgesic regimen. *Nursing 2000, 30* (4), 22.

McCaffery, M., & Beebe, A. (1989). *Pain: Clinical manual for nursing practice.* St. Louis: Mosby.

McCaffery, M., & Ferrell, B. R. (1999). Opioids and pain management: What do nurses know? *Nursing 1999, 29* (3), 48–52.

McCaffery, M., Ferrell, B. R., & Pasero, C. (2000). Nurses' personal opinions about patients' pain and their effect on recorded assessments and titration of opioid doses. *Pain Management Nursing, 1,* 79–87.

McCaffery, M., & Gever, M. P. (2000). Controlling the pain. Heading off adverse reactions from NSAIDS . . . nonsteroidal anti-inflammatory drugs. *Nursing 2000, 30* (4), 14.

McCaffery, M., & Pasero C. (1999). *Pain: Clinical manual for nursing practice* (2nd ed). St. Louis: Mosby.

____. (2000). Pain control. The merits of methadone. *American Journal of Nursing, 2000* (7), 22–23.

McCaffrey, R., Frock, T. L., & Garguilo, H. (2003). Understanding chronic pain and the mind-body connection. *Holistic Nursing Practice, 17,* 281–189.

McCarberg, B. H., & Barkin, R. L. (2001). Long-acting opioids for chronic pain: Pharmacotherapeutic opportunities to enhance compliance, quality of life, and analgesia. *American Journal of Therapeutics, 8,* 181–186.

McDermott, M. A., Natapoff, J. N., Essoka, C. G., & Rendon, D. (2000). Pain as a mutual experience for patients, nurses and families: International and theoretical perspectives from the four countries. *Journal of Cultural Diversity, 7* (1), 23–31.

McPherson, M. K. (2004). Pharmacotherapy of pain in older adults. In F.M. Goth (Ed.). *Handbook for pain relief in older adults: An evidence-based approach.* (pp. 115–130). Totowa, NJ: Humana Press.

McWilliams, L. A., Cox, B. J., & Enns, M. W. (2003). Mood

and anxiety disorders associated with chronic pain: An examination in a nationally representative sample. *Pain, 106,* 127–133.

McWilliams, L. A., Goodwin, R. D., & Cox, B. J. (2004). Depression and anxiety associated with three pain conditions: Results from a nationally representative sample. *Pain, 111,* 77–83.

Melzack, R. (1973). *The puzzle of pain.* New York: Basic Books.

_____. (1999). Pain—An overview. *Acta Anaesthesiologica Scandinavica, 43,* 880–884.

Melzack, R., & Wall, P. D. (1965). Pain mechanisms: A new theory. *Science, 150,* 971–979.

Melzack, R., & Wall, P. D. (2003). *Handbook of pain management: A clinical companion to Wall and Melzack's textbook of pain.* Philadelphia: Churchill Livingstone.

Menefee, L. A., Cohen, M. J. M., Anderson, W. R., Doghramji, K., et al. (2000). Sleep disturbance and nonmalignant chronic pain: A comprehensive review of the literature. *Pain Medicine, 1,* 156–172.

Merlijn, V. P. B. M., Hunfeld, J. A. M., van der Wouden, J.C., Hazebroek-Kampschreur, A. A. J. M., et al. (2003). Psychosocial factors associated with chronic pain in adolescents. *Pain, 101,* 33–43.

Merskey, J. (Ed.). (1986). Classification of chronic pain: Descriptions of chronic pain syndromes and definitions of pain terms. *Pain, Suppl. 3,* S1–S225.

Miaskowski, C. (2000). The impact of age on a patient's perception of pain and ways it can be managed. *Pain Management Nursing, 1,* 2–7.

Mitchell, A., & Boss, B. J. (2002). Adverse effects of pain on the nervous system of newborns and young children: A review of the literature. *Journal of Neuroscience Nursing, 34,* 222–236.

Mobily, P. R., Herr, K. A., & Kelley, L. S. (1993). Cognitive-behavioral techniques to reduce pain: A validation study. *International Journal of Nursing Studies, 30,* 537–548.

Monks, R., & Merskey, H. (2003). Psychotropic drugs. In R. Melzack, & P.D. Wall. *Handbook of pain management: A clinical companion to Wall and Melzack's textbook of pain.* (pp. 353–376). Philadelphia: Churchill Livingstone.

Morley, S., Eccleston, C., & Williams, A. (1999). Systematic review and meta-analysis of randomised trials of cognitive behavior therapy and behavior therapy for chronic pain in adults, excluding headache. *Pain, 80,* 1–13.

Nabeta, T., & Kawakita, K. (2002). Relief of chronic neck and shoulder pain by manual acupuncture to tender points—A sham-controlled randomized trial. *Complementary Therapies in Medicine, 10,* 217–222.

National Institutes of Health. (1995). *Integration of behavioral and relaxation approaches into the treatment of chronic pain and insomnia.* Technology Assessment conference Statement. Bethesda, MD.

_____. (November 3–5, 1997). *Acupuncture. NIH consensus statement: Volume 15(5).* Rockville, MD: US Department of HHS PUBL Public Health Services.

Nicassio, P. M., Moxham, E. G., Schuman, C. E., & Gevirtz, R. N. (2002). The contribution of pain, reported sleep quality, and depressive symptoms to fatigue in fibromyalgia. *Pain, 100,* 271–279.

Nielson, W. R., & Jensen, M. P. (2004). Relationship between changes in coping and treatment outcome in patients with Fibromyalgia Syndrome. *Pain, 109,* 233–241.

Owens, J. E., Taylor, A. G., & DeGood, D. (1999). Complementary and alternative medicine and psychologic factors: Toward an individual differences model of complementary and alternative medicine use and outcomes. *Journal of Alternative Complementary Therapy, 5,* 529–541.

Palermo, T. M. (2000). Impact of recurrent and chronic pain on child and family daily functioning: A critical review of the literature. *Developmental and Behavioral Pediatrics, 21,* 58–69.

Pasero, C., Portenoy, R. K., & McCaffery, M. (Eds.) (1999). Opioid analgesics. In M. McCaffery, & C. Pasero. *Pain: Clinical manual for nursing practice* (2nd ed). (pp. 161–199). St. Louis: Mosby.

Pellegrini, J. D., Paice, J., & Faut-Callahan, M. (1999). Meperidine utilization and compliance with Agency for Health Care Policy and Research guidelines in a tertiary care hospital. *CRNA, 10* (4), 174–180.

Peloso, P. M., Bellamy, N., Bensen, W., Thomson, G. T. D., et al. (2000). Double blind randomized placebo control trial of controlled release codeine in the treatment of osteoarthritis of the hip or knee. *The Journal of Rheumatology, 27,* 764–771.

Perquin, C. W., Hazebroek-Kampschreur, A. A. J. M., Hunfeld, J. A. M., Bohnen, A. M., et al. (2000). Pain in children and adolescents: a common experience. *Pain, 87,* 51–58.

Pilowsky, I. (1999). Psychiatric approaches to non-cancer pain. *Acta Anaesthesiologica Scandinavica, 43,* 889–892.

Pincus, T., & Williams, A. (1999). Models and measurements of depression in chronic pain. *Journal of Psychosomatic Research, 47,* 211–219.

Portenoy, R. K. (2000). Current pharmacotherapy of chronic pain. *Journal of Pain and Symptom Management, 10* (Suppl), S16–S20.

Rabben, T., Skjelbred, P., & Oye, I. (1999). Prolonged analgesic effect of ketamine, an N-methyl-D-aspartate receptor inhibitor, in patients with chronic pain. *Journal of Pharmacological Experimental Therapy, 289,* 1060–1066.

Rapoff, M. A., & Lindsley, C. B. (2000). The pain puzzle: A visual and conceptual metaphor for understanding and treating pain in pediatric rheumatic disease. *Journal of Rheumatology, 27* (Suppl 58), 29–33.

Reyes-Gibby, C. C., Aday, L., & Cleeland, C. (2002). Impact of pain on self-related health in the community-dwelling older adults. *Pain, 95,* 75–82.

Richeimer, S. H., Bajwa, Z. H., Karhamann, S. S., Ransil, B. J., et al. (1997). Utilization patterns of tricyclic antidepressants in a multidisciplinary pain clinic: A survey. *Clinical Journal of Pain, 13,* 324–329.

Riley III, J. L., Wade, J. B., Myers, C. D., Sheffield, D., et al. (2002). Racial/ethnic differences in the experience of chronic pain. *Pain, 100,* 291–298.

Roberto, K. A. & Reynolds, S. G. (2002). Older women's experiences with chronic pain: Daily challenges and self-care practices. *Journal of Women and Aging, 13* (3/4), 5–23.

Rodriquez, C. S. (2001). Pain measurement in the elderly: A review. *Pain Management Nursing, 2,* 38–46.

Rustøen, T., Wahl, A. K., Hanestad, B. R., Lerdal, A., et al. (2004). Gender differences in chronic pain – findings from a population-based study of Norwegian adults. *Pain Management Nursing, 5,* 105–117.

St. Marie, B. (Ed.) (2002). *Core curriculum for pain management for nursing.* Philadelphia: Saunders.

Sang, C. N. (2000). NMDA–receptor antagonists in neuropathic pain: Experimental methods to clinical trials. *Journal of Pain Symptom Management, 19* (Suppl), S21–S25.

Savage, S. R. (1999). Opioid therapy of chronic pain: Assessment of consequences. *Acta Anaesthesiologica Scandinavica, 43,* 909–917.

Schaffer, S. D., & Yucha, C. A. (2004). Relaxation and pain management: The relaxation response can play a role in managing chronic and acute pain. *American Journal of Nursing, 104* (8), 75–82.

Scharff, L., & Turk. D. C. (1998). Chronic pain and depression in the elderly. *Clinical Geriatrics, 6* (9), 30–36.

Shalmi, C. L. (2004). Opioids for nonmalignant pain: Issues and controversy. In C.A. Warfield & Z.H. Bajwa. (Eds). *Principles & practice of pain medicine* (2nd ed). (pp. 601–611). New York: McGraw-Hill.

Sharpe, D., & Rossiter, L. (2002). Siblings of children with a chronic illness: A meta-analysis. *Journal of Pediatric Psychology, 27,* 699–710.

Shimp, L. A. (1998). Safety issues in the pharmacologic management of chronic pain in the elderly. *Pharmacotherapy, 18,* 1313–1322.

Shvartzman, P., Friger, M., Shani, A., Barak, F., et al. (2003). Pain control in ambulatory cancer patients—can we do better? *The Journal of Pain and Symptom Management, 26,* 716–722.

Simon, L. S. (2000). Are the biologic and clinical effects of the COX-2-specific inhibitors more advanced compared with the effects of traditional NSAIDs? *Current Opinions in Rheumatology, 12* (3), 163–170.

Simon, L. S. (2004). Nonsteroidal anti-inflammatory drugs. In C. A. Warfield & Z. H. Bajwa (Eds.). *Principles & practice of pain medicine* (2nd ed). (pp. 616–626). New York: McGraw-Hill.

Smith, A. A. (2003). Intimacy and family relationships of women with chronic pain. *Pain Management Nursing, 4,* 134–142.

Smith, A. & Friedemann, M. (1999). Perceived family dynamics of persons with chronic pain. *Journal of Advanced Nursing, 30,* 543–551.

Smith, D. W., Arnstein, P., Rosa, K. C., & Wells-Federman, C. (2002). Effects of integrating therapeutic touch into a cognitive behavioral pain treatment program: Report of a pilot clinical trial. *Journal of Holistic Nursing, 20,* 367–387.

Smith, M. S., Martin-Herz, S. P., Womack, W. M., &

Marsigan, J. L. (2003). Comparative study of anxiety, depression, somatization, functional disability, and illness attribution in adolescents with chronic fatigue or migraine. *Pediatrics, 111,* 376–381.

Smith, M. T., Perlis, M. L., Smith, M. S., Giles, D. E., et al. (2000). Sleep quality and presleep arousal in chronic pain. *Journal of Behavioral Medicine, 23,* 3–13.

Soares, J. J. G., & Grossi, G. (1999). Psychosocial factors, pain parameters, mental health and coping among Turkish and Swedish patients with musculoskeletal pain. *Scandinavian Journal of Occupational Therapy, 6,* 174–183.

Spinhoven, P., ter Kuile, M., Kole-Snijders, A. M. J., Mansfeld, M. H., et al. (2004). Catastrophizing and internal pain control as mediators of outcome in the multidisciplinary treatment of chronic low back pain. *European Journal of Pain, 8,* 211–219.

Strahl, D., Kleinknecht, R. A., & Dinnel, D. L. (2000). The role of pain, anxiety, coping, and pain self-efficacy in rheumatoid arthritis patient functioning. *Behaviour Research and Therapy, 38,* 863–873.

Strauss, A. L., Corbin, J., Fagerhaugh, S., Glaser, B. G., et al. (1984). *Chronic illness and the quality of life.* St. Louis: Mosby.

Sweeney, C., & Bruera, E. (2003). Opioids In R. Melzack & P.D. Wall. *Handbook of pain management: A clinical companion to Wall and Melzack's textbook of pain.* (pp. 377–396). Philadelphia: Churchill Livingstone.

Tait, R. C., & Chibnall, J.T. (2002). Pain in older subacute care patients: Associations with clinical status and treatment. *Pain Medicine, 3,* 231–239.

Takahashi, M., Yoshida, A., Yamanaka, H., Furuyama, Y., et al. (2000). Lower s-endorphin content in peripheral blood mononuclear cells in patients with complex regional pain syndrome. *Journal of Back and Musculoskeletal Rehabilitation, 15,* 31–36.

Thomas, E., Peat, G., Harris, L., Wilkie, R., et al. (2004). The prevalence of pain and pain interference in a general population of older adults: cross-sectional findings from the North Staffordshire Osteoarthritis Project (NorStOP). *Pain, 110,* 361–368.

Thomsen, A. B., Becker, N., & Eriksen, J. (1999). Opioid rotation in chronic non-malignant pain patients. *Acta Anaesthesiologica Scandinavica, 43,* 918–923.

Turk, D. C. (1999). The role of psychological factors in chronic pain. *Acta Anaesthesiologica Scandinavica, 43,* 885–888.

Turk, D. C., & Okifuji, A. (2003). A cognitive-behavioral approach to pain management. In R. Melzack & P. D. Wall (Eds.). *Handbook of pain management: A clinical companion to Wall and Melzack's textbook of pain.* (pp. 533–542). Philadelphia: Churchill Livingstone.

Turk, D. C., & Okifuji, A. (2004). Psychological aspects of pain. In C. A. Warfield & Z. H. Bajwa. (Eds). *Principles & practice of pain medicine* (2nd ed). (pp. 139–147). New York: McGraw-Hill.

Turk, D. C., & Melzack, R. (2001). *Handbook of pain assessment.* (2nd ed.). New York: Guilford Press.

Unruh, A. M., Ritchie, J., & Merskey, H. (1999). Does gender affect appraisal of pain and pain coping strategies? *The Clinical Journal of Pain, 15,* 31–40.

Vallerand, A. H., & Polomano, R. C. (2000). The relationship of gender to pain. *Pain Management Nursing, 1* (Supp 1), 8–15.

Vessey, J. A., & Carlson, K. L. (1996). Nonpharmacological interventions to use with children in pain. *Issues in Comprehensive Pediatric Nursing, 19* (3), 169–182.

Voerman, V. F., van Egmond, J., & Crul, B. J. P. (2000) Elevated detection thresholds for mechanical stimuli in chronic pain patients: Support for a central mechanism. *Archives of Physical Medicine and Rehabilitation, 81,* 430–435.

Wall, P. D., & Melzack, R. (Eds). (1999) *Textbook of pain,* (4th ed). Edinburgh: Churchill Livingstone.

Walsh, D. A., & Radcliffe, J. C. (2002). Pain beliefs and perceived physical disability of patients with chronic low back pain. *Pain, 97,* 23–31.

Warfield, C. A., & Bajwa, Z. H. (Eds). (2004). *Principles & practice of pain medicine* (2nd ed). New York: McGraw-Hill.

Weinbroum, A. A., Rudick, V., Paret, G., & Ben-Abraham, R. (2000). The role of dextromethorphan in pain control. *Canadian Journal of Anesthesia, 47,* 585–596.

Weiner, R. S. (Ed.). *Pain management a practical guide for clinicians* (6th ed). (pp. 279–284). Boca Raton, FL: CRC Press.

Weinstein, S. M., Laux, L. F., Thornby, J. I., Lorimor, R. J., et al. (2000). Physicians' attitudes toward pain and the use of opioid analgesics: Results from a survey from the Texas Cancer Pain Initiative. *Southern Medical Journal, 93,* 479–487.

Wells-Federman, C., Arnstein, P., & Caudill, M. (2002). Nurse-led pain management program: Effect on self-efficacy, pain intensity, pain-related disability, and depressive symptoms in chronic pain patients. *Pain Management Nursing, 3,* 131–140.

Whitfield, M. F., & Grunau, R. E. (2000). Behavior, pain perception, and the extremely low-birth weight subjects. *Clinical Perinatology, 2,* 363–379.

Wilkes, L. M., Castro, M., Mohan S., Sundaraj, S. R., et al. (2003). Health status of patients with chronic pain attending a pain centre. *Pain Management Nursing, 4,* 70–76.

Williamson, G. M., Walters, A. S., & Shaffer, D.R. (2002). Caregiver models of self and others, coping, and depression: Predictors of depression in children with chronic pain. *Health Psychology, 21,* 405–410.

Winterowd, C., Beck, A. T., & Gruener, D. (2003). *Cognitive therapy with chronic pain patients.* New York: Springer.

Winzeler, S., & Rosenstein, B. D. (1998). Non-steroidal anti-inflammatory drugs: A review. *AAOHN Journal, 46,* 253–259.

Wiskin, L. F. (1998). Cognitive-behavioral therapy: A psychoeducational treatment approach for the American worker with rheumatoid arthritis. *Journal of Prevention Assessment and Rehabilitation, 10* (1), 41–48.

Woby, S. R., Watson, P. J., Roach, N. K., & Urmston, M. (2004). Are changes in fear-avoidance beliefs, catastrophizing, and appraisals of control, predictive of changes in chronic low back pain and disability? *European Journal of Pain, 8,* 201–210.

Zautra, A. J., Hamilton, N. A., & Burke, H. M. (1999). Comparison of stress responses in women with two types of chronic pain: Fibromyalgia and Osteoarthritis. *Cognitive Therapy and Research, 23,* 209–230.

第五章　自我效能

前言

　　自我效能是一個概念，曾應用在許多心理及身體的行為面向，至今已超過三十年，應用的領域，包括恐懼症疾病（Bandura, Adams, Hardy & Howells, 1980）、憂鬱症（Davies & Yates, 1982; Perraud, 2000）、成就行為（Schunk, 1984; Schunk & Pajares, 2000）、成癮行為（DiClement, 1986; DiClemente, Fairhurst, & Pitrowski, 1995）、糖尿病（Moens, Grypdonck, & vander Bijl, 2002）、心臟病（Clark, Janz, Dodge 等人，1997），以及關節炎（Lorig 等人，1989；Newman, 2001）等。上述這些疾病可運用自我效能概念來增加對疾病的確認，因為自我效能能夠預測到自我健康行為的改變。

　　當一位病患對治療方式採取堅持或遵循的方式，是因為個人對自我效能具有自己的看法。在行為採取改變或繼續保持時，病患的這些改變對護理人員而言有其重要性，尤其當護理人員在提供照護時，會全力給予病患正面、互動的鼓勵，以增進病患達到安全的理想境界，來提升病患自我實現的可能性。

　　許多健康教育計畫並不懷疑增加自我效能的方式。例如：在計畫中設計協助病患能將工作完成時應具備的實現感。自我管理或堅持醫學治療方式，對患有慢性疾病且須執行病人照護的工作中占有極大的部分。對於自我效能如何導引護理人員引導病患潛能，對於病患在健康促進行為的決定、意圖、持續或堅持的想法，都能有更好的了解。這些知識能讓我們設計特殊的措施及策略來增加自我效能，並對患有慢性疾病的個人，可引導其更有效的實踐健康。即使是在疾病的病理變化也許已經無法改變時，但對病患及護理人員依然能協助達到治療的有效性，包括在選擇目標時，病患會感到自己是能夠達成的，這是個重要的觀點。

自我效能的內涵

　　在社會學習理論的內文中，Bandura（1977b）企圖陳述，「提供一個統合的理

論性架構來分析人類的想法及行為」。從這些陳述中，需要先以社會學習理論對措施和運用之間做出區分。Bandura 是自我效能的創始者，許多社會學習最初的想法都是源自於 Bandura。Miller 和 Dollard（1941）及 Rotter（1954）的貢獻，在文化因素及個人適應之間，闡述身體與知識的關係（Rosenthal, 1982），Bandura 是這些早期的理論建立者。

在 1986 年，Bandura 的做法，將理論形成視為一個社會認知理論。他記錄之前社會學習理論的學術術語，將一個原本不合適的社會心理概念理論，轉變成可用並能持續發展的理論。在社會認知理論，社會專業術語中提到：「社會是人類許多想法及行動表現的集合體，社會的貢獻在於對人類動機、情感、行動的想法過程及認知部分，確認其影響因果」。在社會認知理論中，個人不僅藉由外在刺激來主動主導計畫及控制，也藉由自身內在力量來驅動自己（Bandura, 1986）。更確切的說法是：在過程中，內外在因素相互作用所形成的決定論模式，可解釋人類行為、認知、其他個人因素及與環境互動的功能（Bandura, 1997）。在圖5-1，能決定影響彼此有兩個方向。無論如何，這些因素不會總是相同的強度，且在不同的情勢下，以不同的方式來行使及運用（Bandura, 1997）。

個人、行為、結果、效能信念、層次、強度、一般性、結果期待、身體、社會、自我評價。對於「相對的因果關係／決定論」是以個人管理其慢性疾病的方式來說明（如圖5-1）。當個人能經常以此方式管理其環境，或在認知——行為技巧，並持續朝此方向前進。Bandura（1997）因此藉由個人效能的信念陳述，執行的運動控制往往超過我們所能做到的。

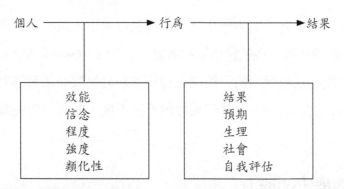

圖5-1　在效能信念及結果期望之間，面對功能面向、效能信念的多樣層次、強度及一般性，所謂結果是來自行動的過程中、執行過程中，對身體、社會及自我評價作用的正向或負向結果（Bandura, 1997）。

定義自我效能

Bandura 定義自我效能爲「能夠成功地執行某一行爲，並產生結果的一種信念」。自我效能對「預期結果」及「預期效能」（自我效能）之間是不同的，因爲個人相信行爲將會產生某種結果，但如果病患嚴重懷疑有關她／他是否能執行需要的任務，以及實踐其行爲時，則此行爲的意圖也許不一定會出現（Bandura, 1977a, p.193）。一般來說，對於辨別預期結果及預期效能之間是重要的。「預期結果」是屬於個人估計個體特殊的行爲方式，能引導個體而產生某種結果；「預期效能」（自我效能）是一種信念，指個體能夠完成執行結果的信念。Bandura 的信念來自我們對生活的中心概念想法能夠得到控制，這些自我信念的功能，經由個人運用自身力量的機制來預測我們的行爲及行動（如圖5-2）。

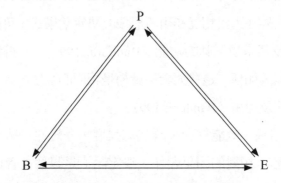

圖5-2　三個主要關係所決定的分類，其相互間的因果關係。B 爲行爲；P 爲認知、情感及生物事件的形式中內在的人格因素；E 爲外在環境（Bandura, 1986）。

自我效能有三種面向：其中一種有重要的執行運用，這些重要性包括關切到不同的層級；一般性指在一些經驗結果的掌握上，就像一些對個人在自我效能類推能力的增加；強度指無說服力的預期結果也許是來自失敗而使個體對預期破滅，但個體自身強烈控制的渴望，將使個人持續不屈不撓，並且不管失敗的結果如何（Bandura, 1977a）。

人類在自我效能上的能力

Pajares（2002）記載，有關「在 Bandura 根深蒂固的社會認知理論中，了解個

人會深受某種能力來定義人之所以成為人類」的原因。Bandura（1986）的定義，才能影響互動，例如：

象徵性能力：此種才能象徵個人對環境的改變及調適所擁有的能力。藉由象徵能力的使用，個人能針對未來的行動掌握期望，象徵能力會持續地影響個人的生活經驗。雖然如此，行動的立基點總是具有合理性。人們在執行判斷時也許不盡完美，或是因為當時沒有足夠的訊息讓他們做判斷，因此，當個體獲得資訊來源時，若不會有危險時則可立即完成判斷（Bandura, 1986），這是因為我們的象徵能力，讓我們有足夠能力去修正本身的行為模式。

預知的能力：大部分的行為預設具有目的性，且是經由事先考慮，如此才能對環境做立即反應。個人也預期其行動可能的結果，依據過去所經驗象徵性的活動而抓取適當訊息。「未來的事件也許無法成為行為的決定因素，但我們的認知表現能夠針對現行所遭遇的衝擊來行動，並了解其因果關係」（Bandura, 1986, p.19）。因為預知的能力，讓我們可以預期即將發生的事，並可能影響我們的決定而改變策略（Paiares, 2002）。

取代的能力：Bandura（1986）提到對心理學理論的挑戰，假設學習是來自執行過程的反映並受到經驗的影響，個體此時會維持實際狀況下所學習到的，並直接從結果所獲得的經驗來產生取代的能力。也就是說，從觀察其他人的行為及發生事情的結果中學習。因此，學習型態的建立成為學習不可或缺的條件。對於這些現象的觀察來自生活環境層面的力量，如果在執行觀察行為時，與我們的價值及期望相同，則我們在未來就能立即適應，並重複此種行為（Pajares, 2002）。

自我調節能力：自我調節功能的中心角色，與社會認知理論的特性是有所區別的（Bandura, 1986）。大多數的行為，「針對動機及調節而言，是屬於自身在行動過程時，所引發內在標準及自我評價的一連串反應過程」。評價自我調節動作屬於一個回饋機轉，在事件之後，個體會和個人原先的內在標準進行比較。

自我反應能力：即「區辨人我」的才能，反映個人自我意識，能夠分析自身經驗，及思考有關自身經驗的思考過程（Bandura, 1986）。經由自我反思，我們得以偵測到自身的思考、決定想法後的行動過程、改變或判斷做法是否適當。個人判斷能力是一個與思考是否影響結果有關的過程，是一種自我中心的想法，並且普遍存在於個體之間。自我效能所覺察的部分，反映在我們如何選擇去做、努力地投入

我們正在進行的行動，以及我們將努力不懈持續多久。這種反思性的自我評價發生，反映在個體身上是具有多層面考量結果的個體（Bandura, 1986）。

有關自我效能之概念

自我效能之分化，從相似或相關來做進一步的分類：

健康徵象的控制：參考關於一個人的一般健康期望是否是自己所擁有的行為，或必須藉由外在力量而獲得控制（Wallston & Wallston, 1984）。在這概念中，觀察健康的結果，並從自我效能分化出來。焦點在於個人對自身能力的信念。對正在發生的行為，也許是或也許並不是個體所渴望的結果（Strecher, DeVellis, Becker, & Rosenstock, 1986）。個體也許相信，個體本身對健康感受到的狀況做反映，但缺乏適切方法來執行健康行為的技巧，因而讓個體感受到所做的努力也許可能會是徒勞無功的。而自我效能則在此時能將控制健康徵象的邏輯思緒中區分出來。

自尊：與個體自覺受尊重與個體是否喜歡自己有關，並建立個體在現實中合理的自我評價（Newman, 2003）。自尊與自我評價有密切相關，而自我效能則是在特殊的情境下，對個體的能力因應的評價（Strecher 等人，1986）。個人對工作也許會有很高的自我效能，但不見得樣樣事情都能自我執行（例如：潔牙）；或是對工作有較低的自我效能，並不會因此喪失個體對自我的價值（例如：不會跳水）（Bandura, 1977b）。

因應：將 Lazarus 及 Folkman（1984）的概念化視為一個過程，個人對所執行的工作能採用策略，可能來自對結果的期望，個體希望能有效運用策略使其成功。因應不是一個概念，而是能類推到個體對自我概念的整體想法，並且密切地與自我效能息息相關。因此，審視 Lazarus 及 Folkman 的概念架構圖，自我效能是包含因應反應的。

無力感的學習：來自個體置身於無法控制的事件中，從個體認知、情感和缺乏動機的行為看得出來（Strecher 等人，1986）。個體的無助表現是當個體感覺自身對情境無法控制，而其他人卻能控制時。另一現象是：當個體產生無助感時，個體自身已完全無法對任何事情做反應，但是其他人卻能有所反應（Abramson, Garber, & Seligman, 1980）。對於「自我效能」的名詞，個體必須能有意願及有意圖地去做改變的行為；而無力感的學習也許是個體對期望無力的行為表現的結果，

在此脈絡下，自我效能與無力感的學習是相關的，但應該要區別彼此是不同的。

自我效能信念的來源

Bandura 的理論中心認為，「有關個體效能的組成，主要概念在於個體的自我知識層面」（Bandura, 1997, p.79）。四個原則的訊息來源，讓我們得以建構自我效能信念：

1. 制定規範的專家們的經驗，成為我們對自我效能能力的指標。
2. 感同身受的經驗。當我們拿自己與他人做比較時，會引發我們修正自身的行為。
3. 言語勸說及社會的影響，讓人得以保持某種能力。
4. 在失去功能、身體及情感狀態時，能幫助我們判斷自身能力及缺點。

有關判斷我們個體能力的訊息，並非只來自個體的自身啟發，而是在制定規範、感同身受的感受、令人信服或對個體生理上所產生的影響（Bandura, 1997）。而訊息的過程及反映，變得具有啟發性時，會驅使個體探索自我效能的產生，說明自我效能如何影響我們的行為。

掌握經驗：掌握經驗並完成規範，最能影響效能訊息來源，因為其來自於有關工作是否得以成功完成的信念基礎（Bandura, 1997）。此觀點如同我們所說的：「何事不成功，端視做事的那個人的想法。」但成功之前的失敗，會逐漸磨蝕掉我們對成功的信念。學習由失敗中而不屈不撓，則可幫助個人感覺到在生活之中更有控制力。當個體變得有自信心時，個體就會想要成功。我們不僅在面對逆境時不屈不撓，我們也從挫折中很快地重新振作。

當我們察覺到所做的工作有困難時，也會影響個體執行成功判斷的能力。當我們做容易的工作而成功，並不會再次增強我們對自我效能的評價，但面對困難的工作而能夠掌握，則可能對個體、對自身的能力帶來新的訊息，對個體顯示的意義，使個體再次評價自我執行的能力（Bandura, 1997）。當我們在處理新的、複雜的工作時，我們並不能完全知道有多困難；這些不確定性甚至使個體對工作產生矛盾，影響個體能成功的掌握工作的想法。

個體執行事物時很少置身在孤立狀態，許多的情境脈絡因素也許能幫助，或是隱藏在背後的線索，這都是個人的一種自我效能掌握的展現。情境脈絡中的因素，

包括經由他人提供的協助、在環境中能展現行動，或甚至覺察到可用的權力知識及工作的適當與否（Bandura, 1997）。即使當過去的經驗對個體造成持續地否認自我信念，雖然如此，我們可能產生抗拒或放棄自己的信念想法，但是，一旦我們發現一些想法或理由，而讓我們開始懷疑自身的想法因而重新檢視它們。舉例來說，如果病患相信她／他能有更好的方法，來對胰島素做控制，而且個體也能提供一些有益的幫助，如此病患不但會對自身能力的信念產生改變，甚至還能主動提供幫忙協助他人。在這些個案中所見，個體的效能產生是持久的改變，需要一些力量、強化成功經驗，使病患能夠成功地自我管理，而且在不同情況中，能夠制定及給予胰島素注射之規則，讓個體有遵從的依據。Bandura（1997）表示：當病患能去預測及處理潛在的疾病威脅時，她／他則能發展並增加自我效能，在面對新挑戰時能夠有所掌握及熟練面對。

患有慢性疾病的任務，顯而易見是需要能掌握「突然急遽升高和突然發生的事件」，並增加面對問題時的技巧及獲得改善問題結果的能力。通常是在事件發生的高原期後才會開始有些許的改善。而個體也有可能經歷一段時期的失敗，但卻能持續逐漸的進步，可能是個體獲得經驗而自我效能增加。這些從開始執行的持平狀態到成功，與先前的狀態來比較前後的改善率。病患本身也會思考，在高原期時所達到的平均值，並與「最大界限值」的能力比較時，發現並沒有花費額外的時間，卻得到並達到較高程度的掌握。Pajares（2002）擷取熟練經驗的重要性，其陳述「熟練經驗不只是粗略的資料，並受到像是訊息的認知過程，及個人的自我評價的因素影響」，成為影響自我效能信念的最重要來源。

感同身受的經驗：第二個最重要的效能訊息的來源，是產生感同身受的經驗，主要來自觀察他人的表現。除此之外，制定有用的模式規範經驗，皆被視為促進自我效能信念的方法。當然沒有絕對適合的處理方式時（例如：駕駛汽車、結餘的支票簿等），我們則採取另一手段和能力方式讓我們得以成功。我們自身對自我效能的評價，非常依賴本身所選擇的參照對象的能力（Bandura, 1997）。

有數種模式會衝擊自我效能信念，當我們自己和那些與我們相似的人做比較時，我們傾向先確認他們的狀況。因此，看見個體表現成功，通常會誘發我們思考自身表現能力是否和他們一樣（Bandura, 1997）。我們說服自己，如果別人可以

做，那麼我們也可以做到。像這樣的情形，如果我們和自己比較時如果覺得是失敗的，那我們自身所努力的一切將會逐漸破壞。

其他的感同身受的訊息狀況也影響自我效能的評價。例如：當我們缺乏自身所能擁有的能力知識，或個體曾遭遇到許多無效的經驗，則傾向依賴更多的規則模式來引導我們，以及使用標準範例來傳達正面有效的因應策略，以增加自身的自我效能。

語言勸說：語言說服通常來自他人，雖然不是表現強烈而只是暫時的經驗，卻經常是效能訊息的主要來源。當言語勸說與現實生活連結，且以正面方式執行，則能對個體的自我改變提供一些支持。雖然語言的勸說僅能有限的設計一些說話技巧，但卻能增加個體自我效能（Bandura, 1997）。當個人被口頭說服，而能夠執行工作，個體將盡可能對所要求的事情嘗試克服完成。而當個人對自身的能力有不切實際想法時，無論如何，當個人名聲可能因而受損時，若能以口頭說服，則可能讓他／她不會覺得自己一敗塗地。

身體和情感狀態：身體和情感狀態以四種方式提供自我效能信念的訊息。在健康功能及壓力以因應方式，個體以身體特殊的表現顯現自身的效能（Bandura, 1997）。我們經常相信在壓力情境下能喚醒高層的意識，因而自身對失敗感到受傷；相反的，我們也相信，當我們不緊繃或不激動時，我們將更可能因此成功。當我們相信自身無法控制情境時，一不小心就可能引發個體失去功能狀態，例如：害怕，而使個體痛苦指數增加。以掌握治療方式排除情緒經驗的反應、創造自我效能信念來因應，因而改善自身所能表現（Bandura, 2001）。除此之外，主動的警覺狀態、心理狀態的其他想法，也會影響自我效能的表現。當個人判斷能否掌握自身的疲憊、持續性疼痛、疼痛，甚至是情緒狀態，來作為個人效能良窳的指標。因此，有關改變身體狀態、壓力狀態及修正對自身身體的誤解狀態信念，主要方式就是增加自我效能（Bandura, 1991）。

整合效能訊息

當個體效能強烈的感受到信念，而「能力不會從魔法中產生」（Bandura, 1997, p.115）。剛好說明，有時相信真實情境中，可能不是每個情境都會相同。效能信念的形成是經由效能的認知過程形成，包括完成執行、感同身受的經驗、言語

說服及情緒的察覺。這些個體所企圖採取的效能判斷具有一定份量，並整合自我效能訊息的四個來源。當 Pajares（2002）陳述：「訊息的選擇、統整、詮釋及蒐集，影響自我效能判斷。」在個體效能信念形成之後，對於人類的貢獻，許多方法是經由認知、動機、情感及判斷的過程（Bandura, 1997）。

自我效能的傳達過程

自我效能信念作用，是經由影響自身的感覺、想法及自己的動機產生。Bandura（1997）表示：「許多探討身體的文獻顯示，效能信念經由四個主要過程來管控人類的功能」，這些不同的過程、認知、動機、情感及選擇過程，共同執行更勝於單一運作，而實際運作則影響人類的管理功能。

認知過程

自我效能信念模式作用，是經由協助或排除阻礙，來完成這些不同的形式認知功能（Bandura, 1987）。當個人對未來遠景的生活計畫，有較高的自我效能信念時，個體將會有目的的管理行為，並事先考慮到計畫目標結果。受到自身對自我能力影響個體評價，當我們擁有較高的自我效能時，更能對我們的目標堅定不移（Bandura & Wood, 1989; Lock & Latham, 1990）。

多數個體在行動開始前會思考，行動認知則提供引導自身行動，以及成為自身發展對事情處理的掌握能力。關於自身對工作任務的效能信念，將影響我們對未來行動的預期及實現。如果我們擁有較高的自我效能，我們將成功實現；但如果我們擁有較低的自我效能信念，我們可能因而失敗。高的自我效能引導建構成功的行動認知，而成功的認知想法，引導成功的行動方向，因此，需要強化自我效能信念（Bandura, 1997）。

思考的主要功能在協助我們預測即將發生何事，如果我們發現行動的線索與以往有所不同時，能協助我們發現控制改變行動路徑的方向。我們的問題解決技巧，包括判斷有關行動如何影響結果、嘗試建構預測規則；我們勾勒過去自身所生存的知識，用來發展可能的選擇機會。評估當前現況及未來的選擇時，知識可能需要重新修正。在面臨因果關係的矛盾時，對效能的強烈感受顯現完全是以任務為導向，並在此時產生重要的影響。效能信念影響，包括對問題的建構，以及問題解決策略的使用。

動機過程

我們之所以能對事物有動機，在行動中有目的的實踐，是源自於自身對活動的認知（Bandura, 1997）。當人類面對事前的思考能力，雖然能讓個體對未來的活動有所計畫，但是通常我們無法對未來的行動完全掌握計畫而引導行動的方向。因此，事前的考量是為了讓個體能有引導行動的依據，並設立自身的動機及目標，所以自我效能信念在動機的認知過程中扮演著重要的中心角色。

認知動機立基於三個理論，依據因果關係和動機一致的理論、個體對自身事後表現的判斷、依據自身的動機是否受到影響（Weiner, 1985）。當我們對於自身的成功歸因於個體能力，或將失敗歸因於缺乏努力，將使我們面對失敗時會堅持嘗試克服困難；相反的，如果我們認為引起失敗的原因是因為缺乏能力，而成功是因為情境因素所造成，如此將使個體在面對困難時放棄。Bandura（1997）在研究中指出，藉由改變因果關係而找出限制改變的動機。他進一步指出：「說服能作為引發動機的另一個補充方式，但是，卻無法成為引起人類動機及完成事情的最初影響因素。」

預期結果：其基礎為預期價值理論（Ajzen & Fishbein, 1980）。支持概念為「藉由結果，將引導個體自身對事情的動機預期結果，並從行為的跡象中透露自身所期待的」（Bandura, 1997, p.125）。Bandura 說明，對刺激系統的忽略，當個體擁有較高的自我效能及目標，勝過那些當遭遇困難時懷疑自己能力，或降低自己原本自身的意圖，或是凡事皆可的人。

認知目標及目標一致性理論（Locke & Latham, 1990）：陳述運動對自我影響的能力，個人經由評價個人表現，主要來自動機及自我引導。目標運作由自我反應而影響，超過對動機的直接控制。察覺自我效能為最重要的自我影響之一，如此也造就動機的影響力量（Bandura, 1997）。再者，自我效能影響目標設定的層次，如採取主動的溝通、持續努力且盡力而為；且當個體完成後卻不符合標準時，如何繼續努力增強完成的能力。

情感過程

自我效能在情感的管理當中也扮演著重要角色。當我們個人在思考、行動及作用過程中能學習控制，將使個體能對所經驗到的特質及強度來做改變。像慢性疾病

與疾病共存這種案例，個體常感覺對生活中的重要事件及情況無法影響，個體也可能經驗到焦慮因而變得沮喪。何時我們的焦慮及沮喪會變成憂鬱？當我們察覺自己無法掌控對潛在事件所造成的損傷時，我們將經驗到焦慮。當我們察覺無法取得等價的結果，情緒將變得憂傷及憂鬱。憂鬱結果來自對未來的無望感，但因人類痛苦並非如同包裹般整套出現，而是焦慮和絕望經常隨著個體所覺察到自身的效能，或對討厭的生活環境因而有所改變。

自我效能以下列數種方式管理情緒狀態：

1. 人們相信能處理威脅，而讓自己盡可能減少痛苦，因此若是個體有低的自我效能時，則可能增加危險。

2. 當人們擁有高的自我效能，個體將藉由一些行動讓環境的威脅減低，因而降低壓力及焦慮。

3. 人們擁有高的自我效能，會有更好的控制力來克服困擾及想法。

4. 低的自我效能會導致憂鬱。

（改寫於 van der Bijl & Shortridge-Baggett, 2002）

選擇過程

這三種自我效能，能活絡患者建立，以及幫助個體建立可控制的環境。認知過程所引起的動機和情感狀況，與病患是否準備好，及端看患者怎樣塑造出自身的環境有關。藉由選擇不同的環境，可幫助我們塑造自己想要變成的樣子。個體選擇特殊的環境將形塑個體的命運觀點。個體雖避免去相信行動和環境，會超越自身所能處理的能力，但我們承擔且相信自己有能力可以將活動做好（Bandura, 1997）。例如：對於擁有低的自我效能的關節炎患者自我管理，並不會試圖給予困難的工作，像是運動或運用放鬆練習技巧來減輕痛苦及沮喪（Newman, 1993）。不過，那些擁有高的自我效能，且能做好自我管理的人，將能承擔這些挑戰並在過程中學習精通與熟練。

問題及爭議

在提升自我效能的自我管理計畫中，有許多能成功減少多種慢性病症狀，並且能鼓勵患者行為的改變。但這些計畫為什麼不被廣泛使用？這些自我管理計畫要如

何才能整合到現有的健康照護中？在慢性病的自我管理計畫領域中，領導人引用一些行為策略來整合完成所需要的幾種條件：1.系統需要鑑別出哪些人可在計畫中受益（Lorig, Mazonson, & Holman, 1993; Lorig & Holman, 2003）；2.系統需要鑑定，是基於哪一個可以使用的實證計畫；3.投入自我管理技能計畫並接受訓練的人員，必須是隸屬醫療保健系統中的人員（Lorig & Holman, 2003）；4.最重要的一點，自我管理計畫的教育，一定是醫療保健系統的人，並且已被評估通過的。

　　從認知的角度來看，那些知覺不一定是「真實的」具有影響行為能力（Stretcher 等人，1986）。自我效能是一項特殊情況任務，且測量標準也無法全球統一。雖然和自尊的概念相關，對地點的掌握、察覺且了解學習的無助，自我效能一定要能在精確的情境中被測量（Maibach & Murphy, 1995）。換句話說，患者可能具有自尊高或低的情形。但是僅說明患者具有高或低的自我效能是沒有意義的。例如：糖尿病的人可能有高的自我效能來測試他／她的血糖，但是控制壓力的自我效能卻很低。因此，測量法的爭議總是在自我效能中不斷討論，直到大家精疲力盡。對儀器的開發及發展、對於實務概念的實踐過程中，經常被提出且視為是一項挑戰。

自我效能儀器發展

　　測量自我效能的工具容易被建構出來。因自我效能不是全球通行的觀念。自我效能的測量被界定在：包括要求患者執行的某項特定任務時，也須建立彼此的人際關係。在自我效能的測量標準方面，執行者對患者介紹描述不同的任務項目，以及如何使用並完成任務的能力，信任個體對自身評價的能力。問題表達會採用「可以做到」而不用「將會做到」；因為「可以」是能力的判斷，「將會」是屬於陳述目的。

　　並非全部儀器都使用 100 分或 10 分量表。在一個 100 分評量上，患者從 100 分量表記錄他們所信任的有效能力，在 10 分的間隔從 0（「不能做到」），到 50（「能做到一半」），到 100（「完全做到」），立即要求患者當下判斷所能執行的能力程度，而並非是他們認為未來能做到的程度。患者被要求評價他們所察覺到的效能，從 0 到 100 的，或從 0 到 10 所能達成的，每個活動範圍項目中能做到的信心。以效能計分統計總分除以所有項目，使每一項活動範圍，能經由自我效能的

察覺而顯現出來。確認短程評估，這是屬於「價值的討論，人們判斷自身無法勝任且完成實踐行動的問題能力」（Bandura, 1987, p.44）。

因為量表必須藉由與慢性相關特殊任務狀態來制定，所以制定可以不採用單一效度係數的自我效能量表。Bandura（1997）認為，不須刻意拘泥在這點上。他指出，在他大量的研究中重新檢視研究內容數據，認為自我效能，特別在運動的控制中，提到有關建構效度。

Kate Lorig 在測量慢性病的自我效能量表的發展過程中，負責大部分的工作；她早期的工作中大多和關節炎患者在一起。Lorig 證明，參加關節炎自我管理計畫中的患者，對健康行為及健康狀態的促進之間關係，呈現微弱的相關或不存在（Lorig 等人，1989）。質性研究發現，個體在計畫中感受到衝擊，是因為病患感覺疾病控制著她們（Lenker, Lorig, & Gallagher, 1984）。Lorig 和她的同事對自我效能理論進行概念化檢測，並發展關節炎的自我效能測量工具（Lorig, Ung, Chastain, Shoor, & Holman, 1989）。

其他研究人員也已在發展慢性疾病，例如：斑點衰退症病患的自我效能測量量表（Brody, Williams, Thomas 等人，1999）、老年人的心臟病（Clark, Janz, Dodge 等人，1997）、糖尿病（Moens 等人，2002）。在每個量表中，每個問題的題幹都相同。例如：你有多少信心能夠……；作為專業臨床工作者，在空白處填入——你想要你的患者能完成的是什麼？

提高自我效能的介入措施

慢性病自我管理計畫發展的動力，來自對慢性病管理促進的需求（Farrell, Wicks, & Martin, 2004）。從自我管理教育集中於患者關心的事情和問題，到患者所關注的新論題，以及對病患族群而言，對需求的評價是需要不斷評估的（Lorig & Holman, 2003）。例如：Lorig 和 Holman 指出，當和一群拉丁美洲患者合作，那些患者表示，當他們面對指派的是護士、心理學家，或物理治療師而不是內科醫生時，他們感受到忽視及受到較差的照護品質。自從發現這件事後，美國的健康保健專家們在訓練和角色的部分，將西班牙的自我管理課程納入考量。

自我管理的效力證據

史丹佛病患教育研究中心已經針對五個慢性病患者發展計畫並評估，包括關節炎自我管理、西班牙關節炎自我管理、積極的自我管理（針對 HIV／愛滋病）、背痛自我管理及慢性病自我管理等計畫（Lorig, Lubeck, Kraines, Seleznick, & Holman, 1985；Lorig, Sobel, Stewart 等人，1999；VonKorf, Moore, Lorig 等人，1998）。在關節炎自我管理方面，透過與「關節炎基金會」的簽署，作者使用關節炎自我管理計畫，並照護超過 100 位關節炎患者（Newman, 1993, 1997, 2001）。介入措施，包括自我約束和目標設定。參與者報告自身所察覺到的痛苦，及其他症狀，例如：沮喪是否減少。

以 PRIDE 計畫，經由克拉克和他的同事進一步發展（1997），在使用自我管理技巧降低症狀和痛苦將近一年。在他們執行的自我管理研究結果的文獻回顧中，Lorig 和 Holman（2003）引用 Mazzuca 和其同事，在糖尿病患者自我管理上的研究，將作為確認結果的論證（Mazzuca, Mooreman, Wheeler 等人，1986）。

自我效能介入措施的基礎

前面所描述的自我效能的判斷是立基於四個訊息來源：「執行完成規範」是透過技巧的熟練程度；「感同身受的經驗」透過規範的制定；「情緒警覺」是透過對身體症狀的重新解釋；「言語的勸說」是透過社會勸說機制。在此要特別聲明的是，提升自我效能的任何計畫必須包括這四個準則。Lorig 和 Holman（2003），在 Stanford 課程內容，是針對每個效能提升的組成要素及如何來使用運用範例。

介入措施而使技能熟練：技能掌握或執行行動時，是需要行為產生改變。當人們參與某些事的時候，他們很難說服自己是「做不到」。活動計畫要求參加者訂定一週的具體計畫內容。參與者不能只說「我打算運動」，他們必須確切說明什麼時候要開始及運動內容。例如：「星期一和星期四在午餐前我要走兩條街道」。之後，患者被問到他們擁有多少信心完成這個計畫時，量表上包括從 1（極度不確信）到 10（十足確信）。Lorig 和 Holman（2003）特別提及，如果結果少於 7（顯示出研究者對於參與者所要求能完成任務能力的信心為中度），接下來，他們會使用解決問題的技巧來適應或改變計畫的能力。隔週，參加者報告他們是否成功，如果遇到問題，解決問題的過程將再次被重新評估。

Nodhturft 等人（2000），以一個格式化行為計畫衛教老年關節炎患者執行自我效能技巧。很多有慢性病的老年人，每天與疾病共存而造成影響，這些病患認為，他們被疾病征服，以致失去原本已經訂定的、有能力實現的目標。患者可能需要衛教，怎樣把目標轉換成一個個的小步驟：用什麼做、如何做、做多久的時間，以及時間頻率等，上述這些要求都需要每週詢問病患，讓他們嘗試訂定新的行為合約。

介入措施採用範例：如果患者看見他們自己的行為與模範不同，他們的行為是不會受到太大的影響。當我們對慢性病患者設計模式行為計畫時，這個想法更是重要。一個罹患關節炎的年輕人，是無法與一名非裔美籍罹患關節炎患者，而且是良好模範的老年婦女配對，因為屬性差異極大的病患是不適合配對在一起的。

而模範的例子，包括製作成可以書寫和錄影的方式。內容應該要「看起來像」參與者打算未來要變成什麼樣子。範例內容應該描述不同身體類型、不同年齡和種族，以及男性和女性。焦點團體的參與患者告訴 Lorig 和 Holman（2003），他們不喜歡用卡通圖樣來描述人體，因為他們表示，這種方式會讓他人感覺自己像是暗示罹患慢性病這件事是有趣的，同時讓參與者感覺被貶低了，在製作同儕教導自我管理計畫的模範形式也一樣。另外，個人在團體中、在行動過程中，能針對每一個人所提供的建議，甚至是在領導人要求之前扮演好自己的角色模式。同儕範例也能經由相同患病階段的參與者，成雙配對而達到效果（Lorig & Holman, 2003）。除了社會比較之外，也包括其他方式，來影響範例的自我效能評價；另一方面，也可以找出足以符合我們需求能力的人或專業的模範者。

有能力的模範者，透過自身的行為和思考模式，可分享知識並教導其他人去觀察他人的新技巧，和學習其他人如何管理生活方式；展現「無所畏懼態度」的模範者。參與者可以學習如何面對突如其來的障礙，所做的實際模範技巧及因應處理方式，因而達到較深遠的影響。藉由觀察模範者，觀察者可能漸漸相信那些被當作模範者所要面對的任務和威脅，比他們所想像的可能還要困難或簡單。對這些困難任務的察覺，可以改變參與者信任自己的能力。

取決於訊息傳達的類型，我們可以在模範形塑過程中提供不同功能。我們每天經由廣播媒體、電視、電腦和其他視覺媒體，暴露在大量的模仿模式中。過去，

我們所唯一接觸到的模仿環境常是所處的生活圈；今天，象徵式模範廣布於全世界（Bandura, 1997）。認知的演練能進一步提升自我效能信念的象徵式模範，並藉由成功的想像模範的策略運用，因而更強化我們能夠做到的信念（Maibach & Flora, 1993）。

在複雜的活動中，以實際帶領動作，且以言語傳達思考的技能，比範例技巧更能對參與者有幫助（Bandura, 1997）。在三十年前的研究中，Sarason（1975）發現，不只看出模範的技能和言語表達引導思考，加上模範的模仿，對問題尚未解決患者的技能是有幫助的。

評值個體效能並非單一的以模範表現而來，我們每天都有機會看到並且觀察到很多具有相似性的個體。我們可能對典型的個體觀察到成功或對個體的失敗給予打折扣。但是，當我們看到從很多患者身上不斷反覆的努力，會使我們急於給他們更多的任務。確實，對於不同個體模範所給的專精或困難任務的程度，端視個體所具備的自我效能信念，它遠勝於使用單一模範來完成任務（同樣的，我們也可以做到的）。在各式各樣不同角色的模範中，觀察者對勝任能力給予很高的評價。當觀察者感覺到自身還有很多要學習，而模範者也有很多學習之處，模範者的能力將變得非常具有影響力。當觀察者和模範者察覺彼此不同，有可能發生模範者是否稱職的能力將會被推翻，我們也許能找出想要擁有的模範者。

對自我效能信念有影響力的替代模範、真實的模範者、象徵性的模範者、複製自我模範，或是自我認知模範的影帶。上述皆對病患改善表現產生影響——「察覺效能的提升程度到達一致時，能預測後續結果將表現得更好」。因此，越能察覺自我效能，其完成表現能力就越好。（Bandura, 1997, p.95）

介入措施使用言語勸說：以評價回饋機制讓患者知道他們所完成的工作做得非常好，因而提升了自我效能；相反的，告訴患者他們雖有能力，但卻沒有給予達到目標的參考點；或是必須辛苦工作，這些比告訴他們不必付出自身應盡的努力，可能因而降低個體的自我效能（Bandura, 1997）來得好。社會團體常用貶低言語來表示不滿，現今策略回饋的正確方法，最重要是來自覺察出何者不是真心誠意的接受者。當病患因為一般的成果表現而被過度讚揚，或表現良好，評價結果卻被過度貶抑，結果會造成病患低判自身的能力。因此，言語勸說和表現的回饋方式，對患

者個人的自我效能評價具有一定的影響。

　　從研究發現，某些能察覺自我效能的人，會嘗試健康促進行為。Bensley 等人，（2004）在報告健康溝通中強調：在觀看健康管理模式中，發生在特殊階段點的訊息，會促使個體在行為意圖，以及對個體勸說溝通中主動改變。深入探究那些覺得自己無法做到運動的患者，讓個體努力控制自身的行為，並說服個體當既有框架已經影響健康時，若再使用威脅的語言；或個體具有高度自我效能，卻無法獲得幫助的患者，會讓個體覺得難以面對嚴厲考驗，甚至覺得難以對自己做改變（Bandura, 1997）。

　　以言語方式影響，在社會評價是以目標執行完成與否來作為觀察的結果。我們努力將成果表現達到一定的水準，也了解這樣會花費很多時間。而社會的評價是把焦點放在計畫的實踐、時間點及強調個體的能力，可能將原本焦點放在評價個體目標不足，卻轉為評價個體能力的不足，這些參照點會影響個體對自身能力的自我評價。若回饋形式以「獲得」來增強自我效能；相反的，回饋形式以「不足」來強調缺點可能降低自我效能。換言之，這如同告訴一個人他已經走了很遠，而不是他還需要走多遠；前者是給予回饋比較好的方法。在每天平凡的生活中，好的工作被視為理所當然，不足的地方卻早已準備好在那裡接受批評（Bandura, 1997）。Harsh 表示，我們對表現的批評，遠超過協助引導人們如何改善表現的信念。Pajares（2002）陳述，通常藉由負面評價來削弱自我效力，比透過正面鼓勵來增強信念還來得容易。

　　身為護理人員會發現，在言語說服罹患慢性疾病的病人，覺得健康行為的改變是可行的，並且需要經常努力，但往往是不成功的。護士們盡力扮演好角色，希望能成為個案的模範和可靠的資訊來源，但個案卻以是否罹患慢性疾病及改善狀況如何，來作為評斷是否要執行健康行為改變的依據。例如：那些抽菸、肥胖或產生壓力相關症狀的護士們，護士們如何讓病患相信，她們可以成為訊息的來源呢？是否只要簡單的告訴病患，護士所擁有的能力遠超過病患所能想像的；而且當病患沒有透過護士的教導，病患也是做不到的。

　　另外，我們給病患一些鼓勵的談話，可以讓他們覺得自身的行為是有改變的可能性。言語勸說加上一些具體可行的方法，是增加病患自信心的最有效方式，而不

只是提出一些可能讓他們重複感覺到失敗的經驗情境。教導個案在自我改善方面建立成功的經驗，而個人的發展勝過贏過其他人。健康照護專業需要提供一些，花了一生的時間處理自身慢性情況的病患，且運用已證實的效能經驗用在慢性疾病的個案身上。

社會的勸說

增加自我效能強而有力的一個方式就是「社會的勸說」。我們比較可能舉一些環繞在自身身旁所發生的實際事情，或我們的行為並不參與這些活動。Lorig 和 Holman（2003）引用了青少年吸菸的例子。當抽菸不是一個規範時，青少年們就比較不會去抽菸。如果其中一個自我管理團體的成員參與戒菸運動，並且得到很好的回饋，那麼這個團體的其他成員也會比較想去參加。團體支持是自我管理教育影響行為模式的關鍵，大於激勵性或啟發性的說服。社會的勸說作用在於開發個人對自我能力及克服問題的信心。

重新解釋生理學的症狀

在慢性疾病的症狀學中，大多由多重原因導致。因此，幫助個人去重新解釋，或是替自己的症狀找到替代的解決方法，能幫助病患願意嘗試新的自我管理方法（Lorig & Holman, 2003），提供個案對症狀的解釋是很重要的。疲勞，可能產生的原因包括疾病、營養不足、缺乏運動、害怕、沮喪和藥物等。當人們知道他們的疲勞，是因為缺乏運動而不是因為疾病所致；而增加一些運動能使病患找到自我管理的常態項目，就是自我管理的好方法（Lorig & Holman, 2003）。

有些人比其他人花更多的時間，老是想著自己的身體症狀和反應。當我們越少參加外界的活動，就越容易將注意力及焦點放在自己的身體。當意識到生理的壓力時，就可能會增加生理的反應。當一個人過度換氣、流汗、發抖，或經歷了心臟的震顫或失眠，上述這些所發生的現象，可能是我們沒有注意到病患的煩悶或是焦慮。不過，當病患老是注意這些症狀，同樣也會增加病患的煩悶。過度的身體活動，也會改變個體對身體症狀及自我效能的信念（Bandura, 1997）。當持續地身體活動，有些人會逼自己盡可能達到極限，直到個體感到疲累和疼痛。也有些人一直坐著，直到身體活動的能力已經下降；也許是不想接受自己已經無法活動的事實。

直到最後，身體的狀況日積月累，因身體限制而使個體負向地注意自身有限性的表現（Cioffi, 1991）。在此時，有些人會變成自我身體狀況的監督者，開始傾向選擇以其他因素來責怪逃避。例如：因為久坐關係或身體情況有所變化，尤其是身體有損傷者（Bandura, 1997）。對於這些陳述線索能判斷對個體的威脅，並對其所選擇的意圖方式，常是個體判斷自己有沒有能力，如此常造成病患的誤判，延遲察覺其他的激勵方式。

對於之前工作經驗的優勢感，再經過和其他比較確認，並且利用知識評估對生理訊息的影響。在認知的處理過程中常試圖對新工作，或生理疾病上的復原進行評估。例如：患有心臟疾病的人，他們可能會以自身感覺到心臟負荷的程度，而決定從事多少的活動量（Bandura, 1997）。疲勞、呼吸短促、疼痛與精力不足，上述那些推論可以成為觀察心臟病的徵象，但卻有可能因為病患坐著不動的生活型態而沒有察覺到。Bandura 指出，認知上不同的處理，會導致不一樣的感覺。

另外，對於生理上的狀態，心情是一個自我評價附加的訊息來源。人們可以因為學習的東西與心情一致而更快速。他們可以因為所學的東西，與當下正在回憶的事情相關，因而有了相同心情而使學習加快（Bandura, 1997, p.111）。上述這些牽涉護士對於慢性病患者的照護工作。一個正面的心情會想起過去成功的事件；一個負面的心情會想起過去的失敗。所以，除了對事情不反應會降低學習之外，病患的學習是發生在心情合宜的狀態之下。與慢性疾病共存會導致意志消沉，所以護士可以依序加入一些使病患自信心增加的介入措施，例如：增加身體與心理的舒適感，並且降低負面情緒。護士可以建置行動執行過程的結果來增加動機，並增加可能完成的機會，這些都是可以增加心情的方式，因此，確認相互過程的順利達成，是護士必須執行的（Bandura, 1997）。

結果

最成功的自我管理方案、利用自我效能的觀念，已經證明減少在慢性照護上的花費將近 20%（Fries, Koop, Sokolov, Beadle, & Wright, 1998；Lorig 等人，1999）。自我效能會多方面的影響健康行為。效能的自我判斷，可以決定行為意圖採用什麼方法、運用的努力貢獻多在工作上，以及將如何維持進行。

　　對有慢性疾病的個案，利用廣泛自我管理的方案，顯示採用合併使用自我效能方式，在健康促進、病人教育、臨床演練和病人的成效上有正面的影響（Breslow, 1999；Farrell, Wicks, & Martin, 2004；Fries 等人，1998；Kerse, Flicker, Jolley, Arroll, & Young, 1999；Lorig 等人，1999；Newman, 1993；Nodhturft 等人，2001；Ory & DeFriese, 1998）。

　　在多數病患一般的慢性疾病症狀中，Dolce 和他的同事證明自我效能與疼痛經驗的影響（1986）。自我效能的期望，明顯地和疼痛忍受的時間相關，並且在評價預期結果中也比較能忍受疼痛。Dolce 建議，適應疼痛的技巧，如果有缺點必須要被告知，並且在這個技巧之後仍需要繼續加強。這再次支持了 Bandura 的理論，一個人在他即將要嘗試執行任務之前，必須要相信他有這個能力去執行這些行為。

　　Kaplan、Atkins 和 Reinch（1984），研究罹患慢性阻塞性肺部疾病患者的持續走路計畫，發現在預期參加走路計畫中，其結果勝過局部控制的病患，在自我效能的知覺中有較好的預測結果。

　　幫助一個人找到有效、能承受的方法，去執行「能夠照護的」，而不是一般的「能夠治癒的」。慢性疾病對護士和所有的健康照護專家來說是一項艱鉅的任務。教導個人去因應神經生物學上慢性疾病的結果是照護重要的重點。如果聆聽慢性病患者與疾病共存，就能了解他們是如何面對每天艱苦的生活。我們就會知道，長久以來，對於行為改變的介入措施結果所抱持的假設，對病患而言並不那麼真實。當人們能指出一種對於影響自身行為能力的感受時，此時扮演重要的角色，應能了解使病患決定行為的改變原因。

　　文件記載自我管理方案的成功，例如：有效降低疼痛、增加運動、增加營養，以及病患生理的健康、血紅素等的不同，這些都可以鼓勵所有護士們，讓我們知道這個方案是行得通的，至少部分是行得通的，主要來自增加病患的自我效能。自我效能在健康行為改變與慢性疾病持續中，提供知識與行動之間所需連結重要的促進因素。

摘要與總結

因為慢性疾病已經變成殘障的主要原因，對於自我效能和慢性疾病相關的研究雖然已有許多，這些雖然遠超過能夠如何引導並管理慢性疾病的程度，且經常是人們感覺指引簡單，但使用之後卻不成功的（Bandura, 1987）。議題的關鍵在於堅持，或者是錯誤的使用一些養生方法。這些使用的原因，都是因為面對許多生理的障礙、疼痛或是疾病的活動，因為不相信自己有能力可以執行（Taal, Rasker, Seydel, & Wiegman, 1993）。而自我效能的措施在於提供個體一些希望，因為慢性疾病的治療是需要在自我管理上投入及專注一生的。

問題與討論

1. 描述何謂自我效能？把它與適應、控制健康徵象和自尊做區分。
2. 為什麼我們希望慢性疾病的個體能對自己產生自我管理的期望？
3. 身為一個護士，我們能提供什麼來增加慢性疾病個案的自我效能？
4. 如果你是一個馬戲團的所有者，並且想要很快的聘用一個可以騎單車的騎士，你會問他們對於這項工作有多少把握？給一些簡短的理由，讓他們自己說明可以騎單車？你會雇用這些人嗎？應徵者需要具備什麼能力？

參考文獻

Abramson, R., Garber, J., & Seligman, M. (1980). Learned helplessness in humans: An attributional analysis. In J. Garber & M. Seligman (Eds.), *Human helplessness: Theory and application.* New York: Academic Press.

Ajzen, J., & Fishbein, M. (1980). *Understanding attitudes and predicting social behavior.* Englewood Cliffs, N.J.: Prentice-Hall.

Bandura, A. (1977a). Self-efficacy: Toward a unifying theory of behavior change. *Psychological Review, 84,* 191–215.

_____. (1977b). *Social learning theory.* Englewood Cliffs, N.J.: Prentice-Hall.

_____. (1986). *Social foundations of thought and actions: A social cognitive theory.* Englewood Cliffs, N.J.: Prentice-Hall.

_____. (1991). Social cognitive theory of self-regulation. *Organizational Behavior and Human Decision Processes, 50,* 248–287.

_____. (Ed.) (1995). *Self-efficacy in changing societies.* New York: Cambridge University Press.

_____. (1997). *Self-efficacy: The exercise of control.* New York: W.H. Freeman and Company.

_____. (2001) Social cognitive theory: An agentive perspective. *Annual Review of Psychology, 52,* 1–26.

Bandura, A., Adams, N., Hardy, A., & Howells, G. (1980). Tests of generality of self-efficacy theory. *Cognitive Therapy and Research, 4,* 39–66.

Bandura, A., & Wood, R. (1989). Effects of controllability and performance standards on self-regulation of complex decision-making. *Journal of Personality and Social Psychology, 56,* 805–814.

Bensley, R. J., Mercer, N., Brusk, J. J., Underhile, R., et al. (2004). The health behavior management model: A stage-based approach to behavior change and management. Preventing Chronic Disease (serial online), retrieved 9/15/2004 from http://www.cdc.gov/pcd/issues/2004/oct/040070.htm.

Breslow, L. (1999). From disease prevention to health promotion, *JAMA, 281*, 1030–1033.

Brody, B., Williams, R., Thomas, R., Kaplan, R., et al. (1999). Age-related macular degeneration: A randomized trial of a self-management interaction. *Annals of Behavioral Medicine, 21* (4), 322–9.

Cioffi, D. (1991). Beyond attentional strategies: A cognitive perceptual model of somatic interpretation. *Psychological Bulletin, 109*, 25–41.

Clark, N., Janz, N., Dodge, J., Sharpe, P. A. et al. (1997). Self-management of heart disease by older adults. *Research on Aging, 19*, 362–382.

Davies, F. & Yates, B. (1982). Self-efficacy expectancies versus outcome expectancies as determinants of performance deficits and depressive affect. *Cognitive Theory and Research, 6*, 23–36.

DiClemente, C. (1986). Self-efficacy and addictive behaviors. *Journal of Clinical and Social Psychology, 4* (3), 302–315.

DiClemente, C., Fairhurst, S., & Piostrowski, N. (1995). Self-efficacy and addictive behavior. In J. E. Maddux (Ed.) *Self-efficacy adaptation and adjustment: Theory, research, and application* (pp. 109–141). New York: Plenum.

Dolce, J., Doleys, D., Raczenski, J., Lossie, J., et al. (1986). The role of self-efficacy expectancies in the prediction of pain tolerance. *Pain, 27*, 261–272.

Farrell, K., Wicks, M. & Martin, J. (2004). Chronic disease self-management improved with enhanced self-efficacy. *Clinical Nursing Research, 13* (4), 289–308.

Fries, J., Koop, C., Sokolov, J., Beadle, C., et al. (1998). Beyond health promotion: Reducing need and demand for medical care. *Health Affairs, 17*, 70–84.

Kaplan, R., Atkins, C., & Reinsch, S. (1984). Specific efficacy expectations mediate exercise compliance in patients with COPD. *Health Psychology, 3*, 223–242.

Kerse, N., Flicker, L., Jolley, D., Arroll, A., et al. (1999). Improving health behavior of elderly people: Randomized controlled trial of a general practice education program. *British Medical Journal, 319*, 683–687.

Lazarus, R. & Folkman. (1984). *Stress, appraisal, and coping.* New York: Springer.

Lenker, S., Lorig, K., & Gallagher, D. (1984). Reasons for the lack of association between changes in health behavior and improved health status: An explanatory study. *Patient Education and Counseling, 6*, 79–72.

Locke, E. & Latham, G. (1990). *A theory of goal setting and task performance.* Englewood Cliffs, N.J.: Prentice-Hall.

Lorig, K. & Holman, H. (2003). Self-management education: History, definition, outcomes, and mechanisms. *Annals of Behavioral Medicine, 26*, 1–7.

Lorig, K., Lubeck, D., Kraines, R., Seleznick M., et al. (1985). Outcomes of self-help education for patients with arthritis. *Arthritis & Rheumatism, 28*, 680–685.

Lorig, K., Mazonson, P., & Holman, H. (1993). Evidence suggesting that health education for self-management in patients with chronic arthritis has sustained health benefits while reducing health care costs. *Arthritis & Rheumatism, 36*, 438–446.

Lorig, K., Seleznick, M., Lubeck, D., Ung, E. et al. (1989). The beneficial outcomes of the arthritis self-management course are not adequately explained by behavior change. *Arthritis & Rheumatism, 32*, 91–95.

Lorig, K., Sobel, D., Stewart, A., et al. (1999). Evidence suggesting that a chronic disease self-management program can improve health status while reducing hospitalization: A randomized trial. *Medical Care, 37*, 5–14.

Lorig, K., Ung, E., Chastain R., Shoor, S., et al. (1989). Development and evaluation of a scale to measure perceived self-efficacy in people with arthritis. *Arthritis & Rheumatism, 32*, 37–44.

Maibach, E. & Flora, J. (1993). Symbolic modeling and cognitive rehearsal. *Communications Research, 20*, 517–545.

Maibach, E. & Murphy, D. (1995). Self-efficacy in health promotion research and practice: Conceptualization and measurement. *Health Education Research, 10*, 37–50.

Mazzuca, S., Moorman, N., Wheeler, M., Norton, J. A. et al. (1986). The diabetes education study: A controlled trial of the effects of diabetes patient education. *Diabetes Care, 9*, 1–10.

Miller, N., & Dollard, J. (1941). *Social learning and imitation.* New Haven, CT: Yale University Press.

Moens, A., Grypdonck, M., & van der Bijl, J. (2002). The development and psychometric testing of an instrument to measure diabetes management self-efficacy in adolescents with type I diabetes. In E. Lentz & L. Shortridge-Baggett (Eds.) *Self-Efficacy in Nursing.* New York: Springer.

Newman, A. (1993). Effects of a self-help program on women with arthritis. In S. Funk, E. Tournquist, M. Champagne, & R. Wiess (Eds.) *Key Aspects of Chronic Pain: Hospital and Home.* New York: Springer.

_____. (1997). Arthritis self-help in minorities: preliminary results. *Arthritis Care and Research, 10* (6), S16.

_____. (2001). Self-management in older African Americans with arthritis. *Geriatric Nursing, 22*, 1–4.

_____. (2003). Self-concept in the nurse client relationship. In F. Arnold & K. Boggs (Eds.), *Interpersonal relationships* (4th ed). St. Louis, MO: Saunders.

Nodhturft, V., Schneider, J., Herbert, P., Bradham, A. D., et al. (2000). Chronic disease management: Improving health outcomes. *Nursing Clinics of North America, 2*, 507–518.

Ory, M., & DeFriese, G. (1998). *Self-care in later life: Research program and policy perspective.* New York: Springer.

Pajares, F. (2002). *Overview of social cognitive theory and of self-efficacy.* Retrieved 10/10/2004 from http://www.emory.edu/EDUCATION/mfp/eff.html.

Perraud, S. (2000). Development of the depression coping self-efficacy scale (DCSES). *Archives of Psychiatric Nursing, 14* (6), 276–284.

Rosenthal, T. L. (1982). Social learning theory. In T. G. Wilson & C. M. Franks (Eds.), *Contemporary behavior therapy* (pp. 339–363). New York: Guilford Press.

Sarason, I. (1975). Test anxiety and the self-disclosing coping model. *Journal of Consulting and Clinical Psychology, 43*, 148–153.

Schunk, D. H. (1984). Self-efficacy perspective on achievement behavior. *Educational Psychologist, 19*, 48–58.

Schunk, D. H., & Pajares, F. (2002). The development of academic self-efficacy. In A. Wigfield & J. Eccles (Eds.) *Development of achievement motivation* (pp. 16–31). San Diego: Academic Press.

Strecher, V., DeVellis, B., Becker, M., & Rosenstock, I. (1986). The role of self-efficacy in achieving health and behavior change. *Health Education Quarterly, 13* (11), 73–91.

Taal, E., Rasker, J., Seydel, E., & Wiegman, O. (1993). Health status, adherence with health recommendations, self-efficacy and social support in patients with rheumatoid arthritis. *Patient Education and Counseling, 20*, 63–76.

Van der Bijl, J. & Shortridge-Baggett, L. (2002). The theory and measurement of the self-efficacy construct. In E. Lentz & L. Shortridge-Baggett (Eds.) *Self-Efficacy in Nursing*. New York: Springer.

Von Korff, M., Moore, J., Lorig, K., Cherkin, D. C., et al. (1998). A randomized trial of a lay person-led self-management group intervention for back pain patients in primary care. *Spine, 23*, 2608–2615.

Wallston, B., & Wallston, K. (1984). Social psychological models of health behaviors: An examination and integration. In A. Brown, S. Taylor, & J. Singer (Eds.), *Handbook of psychology and health: Vol. IV.* Hillsdale, N.J.: Erlbaum.

Weiner, B. (1985). An attributional theory of achievement motivation and emotion. *Psychological Review, 92*, 548–573.

第六章　社會孤立感

前言

　　大部分的人會尋求友誼或是同伴關係。像遁世者或隱居者這類孤獨的人生並不尋常，因爲他們的處境在在地提醒我們：人和人之間的交往，會使人生更加豐富。當我們涉入各種不同的人際關係時，會感受生命的珍貴，但也需要保留孤獨的片刻，在「自己的空間」（our own space）尋求休息或省思的機會。無論參與社會或是孤獨自處，個體所面對的種種情況，都會交織成某種個體和社群關係上的獨特性和情境。這些特殊的個人生活型態會對我們的工作和社會生活帶來影響。因此，醫療專家對社會參與以及孤獨感的認識，就顯得非常重要。

何時孤立感會產生問題？

　　社會孤立感包括長期孤立、自願性孤立及非自願性孤立等三種。自願孤立的人會因爲各式各樣的理由，選擇脫離社交活動；而非自願孤立的人，並非自願尋求孤立，他人的施加也是原因之一。如有主動選擇的機會，隱私或獨處都可能改善人類的心理狀態。但就另一方面而言，當個體對社會交往或社會溝通的需求大於他人或社會情況所能供給時，即會產生非自願性的社會孤立感。一般人都對非自願性孤立有負面認知，因爲此種孤立感所產生的結果是社會交換系統、他人爲該個體所提供的支持，以及支持系統的瓦解。有些人也許沒有意識到自己身處非自願性孤立的環境中，然而，其父母親、伴侶或其他對該個體來說很重要的人，或許的確了解到，非自願性的社會孤立，會對照護者或受照護者帶來極大的負面衝擊。

　　當個體或個體親友對社會孤立感有負面的經歷後，孤立感就成了需要處理的問題。大多數的文獻指出，只有身體功能障礙和社會孤立感一樣，會對個體及其社會支持網絡（家人、朋友、同事等）造成衝擊。慢性病最重要的兩個面向之一即爲社會孤立感，因此，需要列入照護計畫中妥善處理。

社會孤立感的特性

社會孤立感是藉由和他人往來的次數、頻率、特質、時間長短或持續性等來判別，個體因孤立而感受到的消極情緒也包括在判別項目內。幾百年來，「社會孤立」一直是文學的主題。許多人都聽過 John Donne's 於其作品中一句感嘆的話：「人不可離群索居（No man is an island）」；以及存在主義的相反觀點——人類最終仍是孤單老去。然而，直至最近五十年，人們才對社會孤立的概念進行系統性的研究。和有些存在主義者和社會科學家不同的是，醫療照護專家藉由以問題為導向的臨床手法，傾向認為社會孤立感為一種負面現象，而非正面。

孤立的本質

孤立可發生在社會（social）概念的四個層面中。最外圍的一層為「社群」（community）：個體於社群裡，會從更大型的社會結構中，感受到融入感或孤立感；下一層為「機構」（organization）：即職場、學校、教堂；再往內推，和個人較為接近的一層為「知己」（confidantes）：即朋友、家人及其他重要人士；最後，最內層為「個人」（person）：個人擁有特質、知識能力或感覺等，來領會詮釋人際關係（Lin, 1986）。

根據醫療照護的文獻，最初的焦點是放在照護者和受照護者身上。所以，檢視社會孤立時，傾向關注知己和個人兩個層面，只有在接觸單一病患時，才會擴展至機構和社群層面。對醫療照護工作者而言，照護關係最好能符合期待，也就是以個體為中心，一種互惠、相互依存、有愛心且負責任的關係；另一方面，醫療政策文獻傾向將焦點放在社群和機構對等，也就是群體之上，因此，要處理的是集體的社會孤立感。

在照護者和受照護者的層級上，確認了四種社會孤立或社會互動的型態。雖然起初是以老年人為主體，但只要在年齡上做比對，還是可以輕易的以此類推，套用在年輕人身上。

1. 一生都融入社會族群的人。

2. 「早期孤立者」：成年早期時有孤立感，但老年時很活躍。

3. 「晚期孤立者」：成年早期時活躍，但老年時孤立。

4. 「終生孤立者」：終其一生都有孤立感。

可反映出孤立感的感受

　　社會孤立感會透過兩種感受傳達出來：厭惡感和身分邊緣感，或是被排斥在外的感覺（Weiss, 1973）。厭倦感發生的原因出自於對工作或日常生活作息缺乏認同感，因此，這些事只是讓自己維持忙碌的工作而已；至於身分邊緣化的感受，即是受到心中所渴望的社會網絡或族群排除在外的感覺。

社會孤立感的描述和特性

　　社會孤立感使我們越來越意識到，在一段真誠的親密關係中，對人和人之間的交往需要，無論此種需要是透過愛心，抑或是其他情緒來表達，例如：怒氣。提到社會孤立感時，人們第一個想到的就是受孤立感所困擾的個體，之後即是該個體的人際關係。本章將證明，社會孤立感作為一種過程，可能是生活中各種疾病和殘疾所反映出來的特色。

　　隨著病人意識到自己的社會網絡越來越受限，社會參與也越來越少時，他或她可能會感到悲傷、生氣、絕望或喪失自尊，這些情緒導致患者社會身分和個人身分的改變，但對受慢性病所苦的人而言，則是另一回事。再者，根據每位病患的情緒和身體需求不同，其友人和熟人可能會從該社會支持系統中消失，只留下最忠心的幾個（Tilden & Weinert, 1987）。然而，家人卻有可能留在其社會網絡中。但社會網絡遇到限制時，可能就需要介入。舉例來說，為家中有罹患慢性病的兒童之父母親提供舒緩服務，或為罹患癌症兒童的手足提供團體支持的服務。

社會孤立感和類似的人類孤立狀態

　　一直以來，社會孤立感都被視為一個獨特現象，或和其他人類孤立的狀態一起討論。關於社會孤立，文獻中有各式各樣的定義，其中有許多彼此相關，或為同義詞，或是會和其他特殊卻相關的現象所混淆。

社會孤立感和疏離

　　雖然社會孤立感和疏離並不相同，但在很多醫療照護文獻中，兩者都被聯繫在一起，或以同義詞看待。疏離包括無力感（powerlessness）、無規範感（normlessness）、孤立感、自我疏離感（self-estrangement）和無意義感（meaninglessness）等（Seeman, 1959）。「無力感」：當個體所持的信念，無法

獲得其所渴望或尋求的結果時所產生的感受；「無規範感」：個體有一種相當強烈的信念，認為為了達成目標，必須從事社會所不贊同的行為；「自我疏離感」：個體自身和工作或其他可能事物脫離；「無意義感」：個體對行為結果幾乎不抱任何期待。因此，我們明白「孤立」只是「疏離」的其中一種心理狀態，作者們往往將疏離的其中一個或多個面向觀點融合在一起，然後稱之為「孤立感」。

社會孤立感和寂寞

雖然一般都認為社會孤立感為社會接觸的剝奪，但 Peplau 和 Perlman（1986）卻指出：社會接觸的剝奪指的是寂寞，而非社會孤立感。當個體察覺到她或他的人際關係中，社會接觸的質和量不如預期時，才會有社會孤立的感受。Hoeffer（1987）甚至覺得，兩者之間有更微妙的差異，寂寞中單單是相對於社會孤立感的概念都比真實的孤立感還能夠被預測。一直以來，「寂寞」都被認為是自我的疏離，程度比焦慮、孤獨都更廣、更為普遍，且更加令人感到不悅和不適（Austin, 1989）。寂寞和沮喪的不同點在於：人感到寂寞時，會嘗試將自己融入新的關係之中；然而，人感到沮喪時，則向悲痛舉白旗投降（Weiss, 1973）。

但寂寞確實和社會孤立感有關。事實上，每每提及社會孤立感時，最常躍入腦中的概念就是寂寞（Dela Cruz, 1986; Hoeffer, 1987; Mullins & Dugan, 1990; Ryan & Patterson, 1987）。然而，將兩者視為意義相通的詞彙會令人感到困惑。清楚地說，寂寞應該是個體的主觀情緒感受（subjective emotional affect），而社會孤立感則是社會接觸和社會內容遭到剝奪後所產生的客觀狀態（objective state of deprivation）（Bennet, 1980）。因此，「寂寞」指的是個體的心理狀態，而「社會孤立感」指的是社會地位。社會孤立感可能會導致寂寞，這點並沒有錯，但就寂寞本身而言，社會孤立感不一定會讓人有寂寞的感受。兩者皆可獨立存在。

Peplau 和 Perlman 對寂寞的觀點可能和護理診斷混淆在一起，社會互動障礙（impaired social interaction）的定義幾乎與之相同（NANDA, 2001）。然而，診斷指的是一種社會交換的負面狀態，在這種狀態下，社會參與的質和量都不良或無效（Gordon, 1982; Tilden & Weinert, 1987）。社會互動障礙和社會孤立感互賴而生，這是因為兩者發生的原因相似，診斷的效果也雷同。

「寂寞的風險」（risk of loneliness）於 1994 年時列入 NANDA 的護理診斷條

例之中。Carpenito（1995）認爲，寂寞的風險能爲孤獨的負面狀態做更好的診斷說明，這一想法頗饒富興味。根據 Carpenito 的定義，寂寞爲──「只要個體認爲它存在，它就存在，而且是他人施加而得的（subjective state that exists whenever a person says it does and is perceived as imposed by others）。」寂寞的風險於 NANDA 的診斷條例中，歸類於反應導向的類別。Carpenito 進一步爭辯指出，就護理診斷而言，「社會孤立感」一詞並不正確，因爲該詞所呈現的並非孤立的反映而是原因，並建議將其歸爲一種診斷類別。然而，Carpenito 在討論寂寞時，往往以社會孤立感替代寂寞，此舉使她原本想釐清的部分更加模糊不清。再者，如本章所證明的一樣：社會孤立感成爲一種原因、過程或反應，須視分析和情況不同而定。出現於社會孤立感中的複雜變數，有助於各種評估、診斷和干預的進行。結果最終顯示：寂寞只是社會孤立感的一個面向。

社會孤立感和孤獨

　　社會支持的需要和社會孤立感緊緊聯繫在一起。所謂的「社會支持」，即藉由提供個體，尤其是罹患慢性病患者，所需和所接受之社會、情緒或物質支持，來讓人類生存更容易的社會脈絡或環境（Lin, 1986）。雖然社會支持的相關文獻都將重點放在支持工具和物質上所帶來的好處，但最近關於社會孤立感的文獻，更加認爲孤立感屬於孤獨的負面感受。此種感受和社會支持網絡的不足有關，個體漸漸不參與這些網絡的工作，也不涉入社會關係，或感受到他人的拒絕，或是因此從社會中撤退。

社會孤立感作爲護理診斷項目

　　在護理文獻中，社會孤立感的定義爲「透過他人施加，個體所經歷和察覺的孤獨，一種負面或具有威脅性的狀態（aloneness experienced by the individual and perceived as imposed by others as a negative or threatening state）」（NANDA, 2001）。換句話說，無論個體是有需要或希望經歷此狀態，由於他人施加的緣故，將使他們無法完整參與，或有意義地參與那些對他們而言相當重要的社會關係（Carpenito, 1995）。我們注意到，Carpenito 並未考慮到此警告的存在，也就是社會孤立感是經由他人施加而產生的。最初的情況可能是：個體從他們的社會網絡中撤退孤立出來，或是由於他人的退出，而導致該個體的孤立狀態。無論一開始是由

誰造成這樣的局面，孤立感常會因此交互而生。

　　起初，有三項重要特色為診斷時的必要和充分條件：1.提供幫助的重要他人缺席；2.用言語表達經由他人施加的孤獨感受；3.用言語表達遭拒絕後的感受（NANDA, 2001）。之後，還有其他特色也列入其中，以增廣診斷的條件：淡漠、獨處、和同伴甚少往來、經由言語傳達出來的孤立感，以及缺少和重要他人或社群的接觸（Gordon, 1989）。

　　護理人員至少已確認二十種主觀和客觀的社會孤立特色，其中大多數傳達拒絕、疏離或缺少重要他人存在的訊息。至今針對此護理診斷進行一項重要的研究，但研究內容以老年人為主（Lien-Gieschen, 1993）。研究中確認了十八項社會孤立感的特色，其中有五項為老年人所展現的特色。最主要的一項特色為：具有支持作用的重要他人缺席。在該項研究中，護理人員只將年紀超過 75 歲這一項，列入社會孤立的特色之一。

　　此關於社會孤立感的單一信度研究就如同護理診斷一樣指出：護理人員的焦點一般落在社會孤立感本身的特色（Lien-Gieschen, 1993）。社會孤立感的主要特色為缺乏具有支持作用的他人。但有其他更為相關的特色被歸類於大類別中，例如：遲鈍的反應、對自身想法的關注、失去生命的意義和目的、缺乏溝通、個人的孤立感受，和行為或感覺功能喪失。如上所述的特色，護理對社會孤立感的觀點相當全面，且和之前提及的疏離和寂寞概念相互呼應。

社會孤立感之問題和議題

　　無論社會孤立感是如何產生，最後所得的結論為：個體對真誠親密關係的基本需求仍未獲得滿足。一般而言，人們認為此種情況有種疏離或令人不悅的感覺，而且社會孤立感會產生沮喪、寂寞的情緒，或是其他因素會加劇社會孤立感和知能障礙。

　　直到目前，已提出幾項社會孤立感產生的前兆：發生改變現狀的身體殘疾或疾病、因邁入高齡或發展遲緩所引發的脆弱情緒、人格特質或神經失調和環境限制。所謂的環境限制，指的是實體環境，但也有人認為這還包括逐漸減少的個人資源或物質資源（Tilden & Weinert, 1987）。

孤立形成過程

如同疾病或殘疾的演變，社會孤立感形成的過程當中，較為明顯的改變為個體的社會網絡關係。友人和親人開始從孤立個體的身邊撤退，或是撤走該個體身邊的人。就像關節炎患者一樣，演變過程可能相當緩慢或是難以察覺，但也可能像愛滋病病患一樣，演變得相當快速。遺憾的是，孤立感形成的過程也許無法以精確或理性的資訊來加以判別。舉例來說，就像宴會上，一位罹患癌症的婦女手拿的是塑膠杯裝的飲料，而非跟其他人一樣，拿的是玻璃杯（Spiegel, 1990）。

罹患嚴重慢性病的個體會將自己看成為和他人不同的人，而且活在日常生活的主流之外（Williams & Bury, 1989）。當個體察覺到自己和他人的差異時，可能有人和他分享這個感受，但這些人也許隨即就拒絕他或她，排斥其殘疾及其和眾人不同之處。個體會察覺自己和他人不同，部分原因可以追溯到目前對疾病的需求。舉例來說，因為親人和友人無法將古怪的治療方式，調整成大家都可以接受社會活動的形式。從這類的真實事件，或社會知覺中可以得知，社會孤立感可以以過程或結果的形式發生。

相較於他人，深受慢性病所苦的個體，往往可以更坦白無畏地面對自己的死亡。例如：未婚或年輕的癌症患者表示自己失去生命的意義，因為當他們嘗試理解生命的意義時，卻會因為癌症的威脅而走到生命的終點。他們可能會從社會網絡中退出，抑或社會網絡從他們的生命中退出（Noyes 等人，1990; Weisman & Worden, 1977; Woods, Haberman & Packard, 1993）。

即使死亡沒有嚇倒那些慢性病患者，仍會嚇倒在其社會網絡的人，這會讓他們有罪惡感，導致緊張靜默的氣氛，然後從其網絡中退出。就癌症患者的案例（Burnley, 1992; House, Landis & Umberson, 1988; Reynolds & Kaplan, 1990）或心臟病患者的案例中（Kaplan 等人，1988; Orth-Gomer, Unden & Edwards, 1988）可看出，社會的支持對他們是否能生存下去相當重要。對於那些缺乏社會支持的人而言，社會孤立感不只是死亡的隱喻，更會加速他們步向死亡。

社會孤立感和污名

社會孤立感的產生可能是污名的一種效應。很多人寧願冒著匿名的風險，也不

願將自己暴露在一群主觀的群眾前。因爲罹患慢性病可能是一種污名，只要想到可能揭露自己不名譽或有損顏面的那一面，就會延緩或癱瘓和社會的互動（詳見第三章污名）。有一項研究檢視愛滋病患者的慢性傷痛，該研究顯示，污名會造成社會孤立感。比起男同性戀者而言，育有子女的婦女，尤其是非洲裔美國婦女，有更深的污名和孤立感，因爲在他人的認知中，婦女和「不潔的性行爲」（dirty sex）、傳染病，以及道德威脅有關（Lichtenstein, Laska, & Clair, 2002）。因此，社會角色和支持網絡的健全性會對社會孤立感產生影響。

慢性病病患及其家人，爲了該分享多少診斷的訊息、該和誰分享、該於何時分享而苦惱著（Gallo 等人，1991）。如果該疾病的情況可以控制，或察覺不太出來病症，他們就會向大多數的人隱瞞病情，而只透露給少數的人知道，隱瞞的時間通常會維持好幾年。和親友見面時，家有罹患慢性病孩童的父母親，必須藉由掩飾、隱瞞或限制病情不被得知（Cohen, 1993），以處理充滿壓力的會面和不確定感。然而，這些舉動也許會更加限制他們的社會網絡。Jessop 和 Stein（1985）發現，如果病症不易察覺，那麼這些罹患慢性病的孩童在社會互動的場合中，就會面臨更大困難，這是因爲對於透露病情一事舉棋不定，導致一種不確定感（對於透露或隱瞞病情意見不一，或不確定該採取哪一項動作）。舉例來說，家有罹患囊胞性纖維症孩童的父母親，可能會告訴老師，孩子因爲有消化性疾病，所以需要在用餐時服藥（Cohen, 1993）。

如果家中有兄弟姐妹罹患癌症，他或她就會在處理手足的孤立時，也將自己孤立起來，而變得容易受傷害（Bendor, 1990）。社會孤立感不只會對慢性病患者帶來負擔，也會影響其家庭互動，因此需要醫療專家來考量該家庭處理的情況。護理人員必須爲慢性病孩童的家庭所產生的孤立感，擬定一個清楚明瞭的計畫（Tamlyn & Arklie, 1986）。因此，社會孤立感不只是慢性病患者及其家庭動態的負擔而已，還須醫療專家考量該家庭處理疾病和孤立現象的方式。

如果殘疾所造成的瘡疤相當明顯，例如：燒燙傷的疤痕或結腸炎所產生的氣味，那麼該名慢性病患者就只會在知道病情的人之間，這個狹小範圍內活動（Gallo 等人，1991）。如果出外工作，他們就會選擇社會互動不多的工作場合，例如：夜班工作，或在受保護的環境下工作（庇護性工作坊和家庭辦公室）。無論

是何種因素讓人察覺其殘疾，殘疾本身都已融入孤立的自我當中；也就是說，這已成爲他或她的社會和個人身分。

社會孤立感和社會角色

對個體或其重要的他人而言，任何關係或社會角色的減弱或消退，都有可能產生社會孤立感。失去家庭、朋友和相關地位及權力的病人，會傾向排斥、一文不值，以及喪失自尊的感受（Ravish, 1985）。假若病患所屬的文化重視社群，就會加劇這些感受（Siplic & Kadis, 2002; Litwin & Zoabi, 2003）。舉例來說：一位婦女的丈夫罹患阿茲海默症，在這種情況下，照護者和受照護者都產生孤立的感覺。二年多來，這對夫婦的活動就侷限在一間大城市裡的公寓，她糊塗的丈夫常在這座城市中迷失方向。這位妻子說：「我不像個已婚婦女，但也非單身。」這反映出他們逐漸縮小的社會網絡，以及她所失去身爲妻子的權力，而非義務。如果另一半沒有行爲能力，那麼這種模稜兩可的情況就相當普遍。再者，伴侶過世後，另一半則往往爲自己失去已婚的身分和伴侶而感到傷痛。

疾病和殘疾、一生所經歷的社會變化（例如：在學校團體、轉換工作跑道時，或在不開放的社群中）、婚姻終止（因爲伴侶去世或離婚），或參與「錯誤」團體而遭到排斥，上述種種原因都會導致社會角色的喪失。個體喪失的社會角色和最終所承受的孤立感，在檢視老年人、喪夫（妻）者、肢體障礙者，或是精神病理學上，都是相當有助益的分析工具。

老年人和社會孤立感

老年人因爲失去身體健康、社會角色和經濟地位，使社會網絡逐漸縮小，變得越來越孤立（Creecy 等人，1985; Ryan & Patterson, 1987; Trout, 1980; Victor, Scambler, Shah, Cook, Harris, Rink & DeWilde, 2002）。對老年人而言，社會孤立感包括住所地點、前往大眾運輸系統或其他建築物的途徑，以及已改變的不可移動性。

嚴格來說，社會孤立感不是指地點的侷限；也就是說，雖然觀察到的都是這類案例，但並非侷限於家中或是某個地方（Ryan & Patterson, 1987; Stephens & Bemstein, 1984; Watson, 1988）。有人認爲，環境的移除（例如：鄉村地區）或那些不安全的區域（例如：高犯罪率地區），都可引發社會孤立感（Glassman-Feibusch, 1981; Kivett, 1979; Krause, 1993; Lyons, 1982, Klinenberg, 2001）。就地點

的功能而論，美國以外的很多國家都已證明社會孤立感的存在，對居住在都市的老年人而言更是如此（Klinenberg, 2001; Russell & Schofield, 1999）。從這些案例中可知，因為老年人缺乏交通工具，或害怕遭受攻擊，所以無法離開住所，這樣一來，就越來越傾向將自己和他人間隔開。而不信任感或較低的教育程度，會使這種情況更嚴重，如果老年人患有慢性病，就會更限制他們的行動，情況也越來越嚴重。

　　老年人住所規劃的目標之一就是：在社群內提供個體現成的社會網絡（Lawton, Kleban & Carlson, 1973; Lawton, Greenbaum & Liebowitz, 1980; Lawton, Moss & Grimes, 1985），但這個目標並非總是有辦法達成。希望透過這類社會網絡，讓老年人居住在這些社群中，以化解社會孤立感。但是結果發現，體弱的老年人和活動性較強、身體較強壯的老年人相處時，互動卻沒那麼好；這可能是因為，身體較健壯的老年人幾乎沒有額外的資源去花在那些資源更少的人身上，或是說，因為他們身體較強健，所屬的社會網絡也和體弱的老年人不同，因此也不願意跨進體弱者的網絡所致（Heumann, 1988）。

　　住在護理之家的老年人，例如：患有慢性病或感覺功能缺陷，相較於其他人，就會顯得更加孤立。舉例來說，住在英國護理之家的老年人，如患有疾病或殘疾，就會形同在社會中消失，這是因為機構的本質不活躍，無法在社群中扮演任何積極、有價值的角色（Watson, 1988）。Stephens 和 Bernstein（1984）發現，在護理之家裡，相較於身體健壯的老年人，年紀較大、身體較為孱弱者更為孤立。調查人員發現，比起其他護理之家的同伴來說，家人和老友能扮演更好的緩衝角色，以緩和其社會孤立感。

　　社會孤立感和個體惶惑的狀態有關聯，特別是針對罹患慢性病的老年人而言更是如此。然而，當社會孤立者失去其活動力時，社會孤立感加上不活動的狀態，會導致更重大的缺陷，例如：感知和行為上的改變（例如：拒絕服從或時間扭曲）（Stewart, 1986）、實體障礙（例如：醫療設施設計）或建築特色（例如：過於笨重的門）等，也會造成社會孤立感，或個體活動空間受限於住家（DesRosier, Catanzaro & Piller, 1992）。以上總總限制都會引發社會孤立感，因此，單單靠個體的意志是無法輕易克服的。

社會孤立感和文化

隨著全球化越來越普遍，同一時間也不斷吸收多元族群、會說多國語言、宗教信仰多元的個體進入其他文化，主流的醫療照護系統卻發生重複的現象。對於那些尚未受主流文化同化的文化族群而言，情況更是如此，語言差異和傳統的生活模式阻礙社會適應。此外，因爲許多移民者工作時數長、工資低廉、缺少醫療保險、家庭生活方式及生活模式的改變，使得他們，尤其是慢性病患者，較無法參與社會的支持網絡。到了移民者第二代或第三代時，情況可能會有所改變，但對於那些家庭文化具地緣封閉性，例如：住在美墨邊界的墨西哥裔美國人，或傳統約束力較強的文化，情況就並非如此（Jones, Bond & Cason, 1998）。

有相當多文獻針對醫療照護及其和文化的關係做了回顧，其中指出兩項涵蓋主題：1.就概念的層面而言，文化的定義相當廣泛且／或雷同；2.主流醫療照護努力想將各種文化團體結合在一起，也達到了不同成效。人們提到「文化」時，其實是將許多概念混和，甚至混淆在一塊（Habayeb, 1995）。美國主流的白人社會及其醫療照護系統是相當世俗、利己，以科技和科學爲導向，且主導權傾向由男性掌握（Borman & Biordi, 1992; Smith, 1996）。其他以歐洲人爲基礎的文化也有類似的情形。必須透過個體對社會接觸的次數、頻率和品質的定義，以及透過相關個體所感受的否定情緒，來看待社會孤立感。

過去十年間的研究指出，相較於擁有主導權的白人男性中高階層，女性、弱勢團體、窮人等，爲何沒有受到同等醫療照護的因素（Fiscella 等人，2000）。所幸，目前文化醫療照護文獻對文化族群及其價值有更深一層的認識，其中一項影響此變化的因素爲，在過去二十年當中，其他的醫療照護者，包括護理人員、心理學家、個案管理者和各種提供技術支持的人員，在醫療照護上已因應做了一些改變（Biordi, 2000）。

美國許多種族和宗教團體相當重視族群的團結性、家庭的親密性、地理位置的鄰近和溝通，並尋求主流或非主流照護對他們權利的認同（Cheng, 1997; Helton, 1995; Keller & Stevens, 1997; Kim, 1998; Kreps & Kreps, 1997），試圖讓許多族群享受依文化「量身訂作」（tailored），且令人滿意的照護，是件相當不簡單的工作；而且也缺乏一個完善整合的策略來吸引所有族群的人。如今，人們可以在很多文章中發現，針對各種文化族群，而給主流醫療提供者的一些建議、提示和見解。

社會孤立感的社會組成因素

陪伴在個體身邊的人，其人數多寡並無法對帶有負面情緒的社會孤立感起治療作用。如果該個體失去其重要的社會網絡，那麼即使身處群眾之中，還是會感到孤立。對於那些生活於或是在庇護性工作坊工作、居住於長期照護機構的族群或囚犯而言，遇到的就是這種情況。因為這種情況加諸在他們身上，所以察覺（perceive）到自己和其重要他人失去聯繫時，就無法和他們進行有意義的談話。

社會孤立感和互惠或相互依存有關聯，也就是：孤立個體和其社會網絡間，所能給予對方，以及從對方那裡所能取得的量。這些年來，已經累積相當多的證據顯示，非正式的社會支持網絡，可為不同的族群提供情緒上重要的協助、資訊和物質資源。這些支持系統似乎能促進個體的健康狀況、協助維持適切的行為，並減輕壓力（Cobb, 1979; DiMatteo & Hays, 1981; Stephens & Bernstein, 1984）。

在檢視社會網絡關係之互惠情形時，不只將焦點放在社會角色和社會交換的內容上，也重視網絡中，孤立個體和其重要「他人」（others）之間和諧的程度（Goodman, 1984; Randers, Mattiasson, & Olson, 2003）。在考量到該個體和其重要他人之間的社會交換時，他們在社會網絡裡所呈現的不協調性，可提供醫療照護者一個警示，使其注意到雙方情緒上或物質上的需要或疲憊。舉例來說，有次護理人員到一位授訪者家中時，該名作者觀察到，一名受限於家中的老婦抱怨：她的兒女為她付出的太少。事實上，她的兒女每天都會前去探望她、幫忙帶餐點、買東西、處理財務等。依此案例看來，儘管兒女每天探望、幫忙處理事務，這位老母親仍舊感到孤立。

人口統計和社會孤立感

很少有研究直接將焦點放在人口統計變數和社會孤立感之上；一般而言，這個主題在其他疾病的研究問題中已有相當多的討論。然而，如果將這些不同的研究放在一起，就可發現，對慢性病患者而言，人口統計對社會孤立感所帶來的衝擊相當顯而易見。性別、婚姻狀態、家庭地位和背景、社經地位（例如：教育和職業）等，都會對社會孤立感造成影響。

社會經濟因素

社經狀態的改變，例如：就業情形和社會孤立有關。許多關於照護者的文獻提到：照護者和受照護者如果沒有工作，則會帶來負面效應。一項對孱弱老兵照護者所進行的研究指出，相較於其他人，這些照護者在身體、情緒和財物的負擔上，都感受到較高的風險，這是因爲殘疾老兵所接受的長期照護服務比其他的老年人少（Dorfman, Homes & Berlin, 1996）。

老年人口失業只是成熟連續體的一個組成因子而已：家中有慢性病孩童的父母親，擔心小孩就業和保險的可能性（Cohen, 1993; Wang & Barnard, 2004）。低收入狀態，尤其再加上低教育程度，會對健康狀況帶來負面的影響，而且也和受限的社會網絡以及更深的寂寞感有關聯，依序爲健康狀況以及社會孤立感帶來衝擊（Cox, Spiro & Sullivan, 1988; Williams & Bury, 1989）。舉例來說，一項研究顯示，頭部受創的病患中，幾乎有一半無法工作，因而影響其家庭的經濟狀況，並加深他們的社會孤立感（Kinsella, Ford & Moran, 1989）。

除了就業可能性的問題之外，還有醫療照護、就業歧視、伴隨而來無力取得保險、失去職場可能的友誼網絡，種種所引起的經濟社會問題，以上因素都會加深社會孤立感或減少社會互動。事實上，社會經濟狀況擴大了慢性病的成本。在勞工市場中，患有殘疾的人承受不成比例的待遇，因而影響其和家人、社群的社會網絡（Christ, 1987）。在檢視心理疾病患者及其社會孤立感時，這種情形特別明顯（Chinman, Weingarten, Stayner, & Davidson, 2001; Melle, Friis, Hauff, & Vaglum, 2000）。

一般家庭因素

如果慢性病的情況持續不變，而生活中又排滿待辦的事務，就會導致患者和他人的關係逐漸枯竭，因此感受到社會孤立的風險就很高（Berkman, 1983; Tilden & Weinert, 1987）。社會孤立感一旦發生，個體和其家人就得長期與之奮戰。然而，如果獲得社會支持和介入，有社會孤立感的人，其心理狀態就會比較健康。特別值得注意的一點爲：適切的社會關係比社會關係的取得更爲重要（Wright, 1995; Zimmer, 1995）。

有證據顯示，並非每個病患的情況都會導致社會孤立感。對有慢性病兒童的

家庭而言，社會孤立對他們的負面衝擊其實是有待商榷的。有項研究以大型社群爲基礎，並隨機抽樣來進行研究。相較於其他家庭，該研究發現，有慢性病兒童的家庭並未承受更嚴重的社會孤立感，而且除了對母親的負擔稍微增加外，其他功能並無差異（Cadman 等人，1991）。Cadman 和其同事爭論：之前的研究都有些成見存在，因爲該研究中的家庭都是來自醫院或醫療機構。想當然耳，這類族群正在接受疾病照護，或接受治療，因此承受的問題比常人還多，這也是他們會去診所或醫院求助的原因。所以這類家庭無法代表整個社群。

另一項研究中指出，教師藉由控制組中的配對組，來評估患有癌症或鐮刀型紅血球疾病的孩童。該研究的作者發現，雖然那些在發現大腦有腫瘤後仍存活下來，而且能到普通班級上課的孩童，的確比較敏感且孤立，但患有慢性病的兒童，在課堂中的適應能力仍舊相當強（Noll 等人，1992）。就另一方面而言，患有慢性病的青少年一直以來都被邊緣化，因而使他們容易有孤立感以及較低的自我價值感（DiNapoli & Murphy, 2002）。

同樣的，有些關於老年人的研究發現，個體老化並不代表一定會產生孤立感（Victor 等人，2002），膝下無子的老年人比有子嗣的老年人更有孤立的傾向；而且如果子女就住在附近，其中至少有一個會和其年邁的父母親有往來互動（Mullins & Dugan, 1990）。有趣的是，即使獨居，子女探望非裔美國婦女的次數會高於非裔美國男性；需求、資源或子女／性別差異，並無法解釋這個現象（Spitz & Miner, 1992）。另一個有趣的現象爲：老年人和其他親友或夥伴間的往來，對老年人的影響比其子女的影響還大（Berkman, 1983; Ryan & Patterson, 1987）。根據一項研究發現，老年人的情緒健康和其子女的互動頻率並無關聯（Lee & Ellithorpe, 1982）。

研究結果指出，30 至 70 歲間的每一族群中，和社會及社群間聯繫最少的人，其死亡率比那些聯繫較多的人高出二倍（Berkman, 1983）。換句話說，維持社會接觸可延長壽命。這些社會接觸較少的人多半爲鰥夫或寡婦，他們不參與正式族群（Berkman, 1983），因此限制了和社會的接觸。另外一項研究指出，住在老人社區的老年人，在交友模式和生活滿意度上和他人無異（Poulin, 1984）。這兩項研究都發現，獨居、單身或沒有家庭，並非社會孤立感形成的必然因素。倒不如說，

倘若老年人擁有社會網絡，該網絡就會繼續存在於其往後的人生；如果仍舊接觸得到這些網絡，那麼在需要時，他們就會從中獲得支持（Berkman, 1983）。

性別和婚姻狀態

　　一般而言，女性的社會網絡比男性更加廣闊和多元（Antonucci, 1985）。然而，假如另一半患有慢性病，那麼兩人就會花更多時間相處在一起，而花較少的時間在住家以外的網絡和活動（DesRosier, Catanzaro & Piller, 1992; Foxall, Eckberg & Griffith, 1986; Smith, 2003）。雖然照護時會產生性別上的差異（Miller, 1990; Tilden & Weinert, 1987），但相較於男性，女性所感受到的孤立感、寂寞感、對生活的不滿意感，都比較深。可是如果和社會的接觸增加，例如：透過電話或和人相處，那麼男女的心理狀況都會有所改善（Foxall, Eckberg & Griffith, 1986）。

　　雖然女性照護者的專業、社群和社會網絡，可協助她們照護殘疾的伴侶，但隨著時間過去，她們和這些潛在支持者之間的關係也會逐漸衰落。身體上的勞動、社會成本和障礙、照護和外出的準備工作，以及其他照護的相關需求，都會變得沉重，使女性照護者得縮減和住家外之支持網絡的聯繫和協助。一旦來自社會網路的協助減少，她們也孤立了患有慢性病的伴侶，這並非明智之舉。雖然女性需要個人或心理獨處的時間來喘口氣，但患有慢性病的伴侶，也就是兩人孤立關係間的主角，同時也是兩人共同度過此孤立時光時最親密的伴侶（DesRosier, Catanzaro & Piller, 1992）。

疾病因素和社會孤立感

　　慢性病有許多層面可以探討。慢性病的患者或其網絡，必須承擔起各種不同任務：處理治療計畫、控制病狀、預防和處理危機、重新安排時間、管理疾病軌跡、和醫療照護專家接觸、讓生活正常化、保持理性的自我形象、維持情緒平衡、處理社會孤立感、支付醫療照護成本，以及為不確定的未來做準備（Strauss 等人，1984）（詳見第二章疾病行為與角色）。當慢性病患者努力嘗試去了解自己的身體毛病，並維持個人和社會的身分時，可能會容易變得疲弱或失去希望。如果這類的情況發生，他們就會更輕易地從社會網絡中撤退。

　　有人認為，孤立感不只會對個體的社會網絡造成衝擊（Newman 等人，1989），也會導致情緒沮喪或甚至自殺（Lyons, 1982; Trout, 1980），尤其對老年

人來說更是如此（Frierson, 1991）。對女性病患而言，疾病對她們的身體負擔更大，也需要投注更多心力在病症的處理上，所以情緒會更加低落，但卻不會對其和伴侶的關係帶來影響。關心自身疾病的女性，有較多的婚姻苦惱，對家庭網絡的滿意度也比較低（Woods, Haberman & Packard, 1993）。

對感染人體免疫缺損病毒（HIV）或罹患後天性免疫不全症候群（AIDS）的人而言，疾病診斷和個人的年齡，都會對其心理狀態造成影響。較年長的患者在許多變數上都呈現差異，其中包括社會孤立感（Catalan, 1998）。除此之外，HIV 陰性的男性，如果在意其伴侶或朋友，通常就會和社會隔絕，只和病友相處（Mallinson, 1999）。

對頭部嚴重受創的人來說，破壞其家庭和諧、對其社會網絡造成損傷的並非長期的身體殘疾（Kinsella, Ford & Moran, 1989），而是腦部傷害帶來的自我控制能力受損，以及其無力學習的社會經驗，兩者所造成的社會孤立感，才是最大的負擔。然而，社會孤立感帶給家人的負擔尤其沉重，因為頭部的創傷降低患者認知及反映社會關係缺陷的能力，也妨礙了新親密關係的形成。雖然病患獲得友情或就業的可能性因而減少，但真正的衝擊只有精疲力盡的家人感受得到（Kinsella, Ford & Moran, 1989）。

醫療照護觀點

慢性病患者努力想了解自己的身體問題，以及該問題對活動和生活的影響（Corbin & Strauss, 1987）。在這過程中，他們遭遇自我形象的改變、龐大的財務、心理和社會障礙，因此也努力保持自己對個人和社會身分的感覺。倘若慢性病患者失去希望，或變得傷殘，也許就會從社會網絡中撤退，將自己從重要他人間孤立起來。

疾病的日常護理工作往往意味著和醫療照護專家一起合作、照護的爭議和自我認同的發展。然而，這些專家通常無法察覺到一些微小之處，只能在病患面對自己的「新」身體，在每日備受煎熬時提供幫助（Corbin & Strauss, 1987; Dropkin, 1989; Hopper, 1981）。

隨著高科技的發展，人口老化、經濟變化和慢性病，已成為美國主要的問題。因此，文獻中也連帶有越來越多文章描述各種不同的慢性病、慢性病的處理策略，

以及社會和心理健康的議題，其中包括社會孤立感。近年來，文獻的探討範圍已擴展至文化多樣性對疾病和相關科技所帶來的衝擊。

　　對不同參與者所普遍施行的一些照護介入範例，帶來的影響相當明顯。舉例來說，大多數的醫療照護專家只會偶爾去探望病患，通常也只使用主流醫療照護系統下的「治療」方法。然而，對患有癌症的兒童來說，他們重視的是此缺陷所代表的意義（隨著年齡變化而有所不同）；其父母親最在意的是小孩的壽命和疾病治療，隨後才是疾病所造成的缺陷和長期影響。醫療專家關心的是病患能否生存下去；心理醫療專家所重視的是影響、缺陷和社會障礙的判定和縮小；大眾（第三部門的支付者、雇主、同儕和同伴）所關心的是捐助和成本。以上所有觀點都是以和患者相關的網絡互動、交換、特定責任和義務為基礎。如果任何一方有可能從網絡中撤出，都會增強互動（Christ, 1987）。

　　如果針對不同的病例，能有不同照護和治療方式，那麼慢性病對社會身分和社會網絡所造成的真實、微小負擔，通常就會消失。隨著越來越多文章和試驗提出證據證明，病患和其網絡受孤立感所苦，所以許多醫療照護專家也察覺到此現象。然而，這些文章可能表達得還不夠明白，所以針對社會孤立者所提出的介入也不夠清楚、沒有足夠關聯或甚至讓人感到失望。舉例來說，有篇文章在討論顏面缺陷時提到，醫療專家希望能在手術後一個星期間，找出病患影像融合的證據（Dropkin, 1989）。該文章認為並再三重申，雖然為了治療癌症，必須進行這場手術，但也只會在身體的一小部分造成缺陷（defect），外表或功能上的變化並不會改變一個人（Dropkin, 1989）。文章中補充說到這兩項重點。其中所提到的詞彙和介入，都是將焦點放在手術後的那一段敏感時期，而未將手術完成一個星期之後，病患心理的感受，或「缺陷」這個詞彙本身就強烈意味著：這場手術「對外在的影響很明顯」，且「對情緒有負面衝擊」，這兩點列入考慮。

　　為了更加了解這類手術對病患所帶來的影響，Gamba 等人（1992）將手術後的病患依其顏面缺陷的嚴重程度分組，並詢問他們關於自我形象、和夥伴與社會網絡之關係，以及療程整體影響的問題。顏面缺陷程度嚴重的病患表示，這「就好像在忍受某樣令人討厭的事物」，很多病患都無法碰觸或看著自己。顏面缺陷嚴重的病患還提到，他們因此感到更深的社會孤立、自卑且／或和伴侶間的性關係也越來

越糟。Gamba 的文章還提到另外一項研究，該研究指出，相較於 11 位接受喉頭切除術的病患，經歷頭部下頜骨切除和頸部腫瘤手術的病患之中，有一半變得和社會隔絕。如同以上所示，有超過一位以上的受試者認為，該手術和手術結果會讓他們產生負面的情緒。

這類的研究結果將病患個人對疾病和治療的意義，以及他們所呈現的社會孤立感列入考量，因此證明了，孤立感的治療或疾病（例如：顏面缺陷）通常和客觀的殘疾無關。事實上，其他的研究發現，孤立的程度和殘疾的輕重並沒有直接的比例關係（Creed, 1990；Fitzpatrick 等人，1991；Maddox, 1985；Newman 等人，1989）。姑且不論任何關於客觀殘疾的專業意見，或病患對治療的嚮往程度，醫療專家絕不可忽視或低估疾病對病患的意義，這一點相當重要。

介入：消除社會孤立感

處理社會孤立感時選擇介入與否，仍有賴病患或照護者來做決定。如同本章所示，文章作者大多將重點放在社會孤立感的定義和相關事物上，相對地就較少將焦點放在介入之上。當提到介入時，通常和集體的介入相關，例如：社區住宅中的政策相關介入。這些大規模的介入中，有許多結果都已在本章中提及。至於其他的介入種類則會在這裡討論，雖然這裡所列的清單並非包括一切。

因為每位慢性病患者的情況都是獨特的，所以介入的方式也要有所應變，但可以歸納出一些有用的技巧和策略（Dela Cruz, 1986）。基本上，在應用這些策略時，需要醫療照護專家和患者平均分配所屬的責任。以下為策略目標：

1. 讓孤立者有更多道德自律或選擇自由。
2. 根據患者所能接受的程度，增加社會互動。
3. 使用患者認可的重複和可辨識策略，以減少特定的孤立行為。

評估是任何問題解決系統的主要原則，例如：護理程序，這一點必須銘記在心。在整個評估和介入的階段中，醫療專家應明確考量，該介入方式於過去、現在的有效性有多高。文化和社會差異所帶來的影響也應列入考量。是否願意以及是否能靈活改變一項效果不彰的策略，則可顯示出該名專家的能力。

社會孤立的評估

如果病患產生社會孤立感，專家可透過系統性的評估，幫助決定應採用的介入方式，但前提必須經由病患確認才可施行，這是為了要引導病患，而非逼迫他們接受介入，因此，醫療照護專家需要解釋採取該項介入計畫的理由。如果醫療專家想給予病患合理的理由、保證或支持，就必須詢問病患的意見。同時也應記住一點，在某些文化裡，對其他家庭成員權力和專業的重視，勝過病患本身。因此，醫療照護專家或許必須對支持網絡中權力最高者說明採取該項介入方式的理由，而此權力最高者通常為年長的男性，同時也是最需要了解介入理由的人。也許在其他母系文化中，家庭權力最高者就會是女性。

針對三項特色進行觀察，為評估社會孤立的關鍵所在：1.否定性；2.非自願或他人施加之孤獨感；3.孤立者的社會網絡中，品質的降低和成員的減少。我們必須將社會孤立感和其他情況，例如：寂寞或沮喪，區分開來，後兩者通常伴隨著焦慮、沮喪、自憐、自艾、厭煩，以及試著填補心靈空虛的跡象，例如：暴食、藥物濫用、瘋狂購物或竊盜癖。此外，寂寞往往和失去相關，而沮喪通常被視為內化的憤怒。因為社會孤立感、寂寞和沮喪都具有毀滅性，所以無論何時，醫療專家在評估哪種情況主導病患心理狀態時，必須要能隨機應變。

如果執行得當，評估時就能提出建議，讓介入有所回饋。舉例來說，評估時可能會發現，該病患屬於終生孤立者，而且也希望未來能繼續過著這種舒適的孤立生活。就此案例看來，專家最好的介入方式就是：隨時在一旁觀察，而且不加干涉。

另一方面，倘若病患已有社會孤立感，且想要或希望得到解脫，那麼介入方式就應依其目前的需要和背景來執行。在一項意欲突顯文化敏感性的研究中，針對一位缺乏社會支持網絡的非裔美國懷孕婦女進行試驗，在特定人士的參與下，Norbeck 和其同事（1996）將一種標準化的介入方式應用到人對人或電話接觸上。該研究顯示，孕婦產下低出生體重兒的機率將大為降低。

舉另一個案例來說，假如醫療照護專家發現，支持網絡在聯絡或接觸病患方面並不積極，就能協助在雙方間搭起往來的橋梁。有一點要銘記在心的是：社會網絡中的成員可向支持團隊尋求幫助。換句話說，如果病患的社會網絡無法負荷，支持團隊就可提供舒緩計畫的相關資訊。這類介入方式可幫助社會網絡中的成員保持能

量，以協助他們患有慢性病的親友。

　　一般而言，評估工作需要照護者和病患的參與。因為這個階段對介入方式能否適當且有效的發展相當重要。少了適切、審慎的評估工作，其後的介入就有可能會無法發揮效用，或是不完整。

　　針對 Will 所進行的案例研究，讓我們了解他是如何接受評估、如何定義其孤立為非自願性，以及根據其背景，接觸符合其需求的滿意支持。

案例：社會孤立感

> 　　Will 是位 76 歲的鰥夫，膝下無子，自三年前，他的妻子 Hazel 去世之後，就一個人獨居在自己位於都市的平房中。Hazel 過世時，他因為關節炎的緣故，行動不太方便，還有點耳聾，視力雖然沒有嚴重受損，但已逐漸退化。Hazel 因為生病接受治療，而引發併發症，所以走得相當突然。在物質和社會支持上，夫妻倆都相當依賴彼此，兩人平靜地過著生活，偶爾和友人、鄰居往來，其中有兩人在這幾年中都失去了另一半。雖然和年紀相當的家庭成員都還有往來，但次數寥寥可數。「我們不需要任何東西，有彼此就夠了」，Will 這樣形容他小小的社會網絡。
>
> 　　在 Hazel 過世後的那一年間，Will 常為此悲傷不已，甚至不再和朋友和家人往來。直到隔年，他的情緒稍微平復，但卻將碗盤、銀器還有其他東西都丟掉。他說：「我不再需要這些東西。」在這段期間，他的行動力、視力和聽力變得越來越不好，所以覺得離開住家活動非常累人，實際上也相當困難。因此，他不去購物、理髮、不去教堂禱告，也不參與任何社會活動。只有在感到寂寞時才會打電話給朋友，然而，他大部分的時間都不太和人往來。
>
> 　　自從他妻子去世，時間已過了快三年了。因為身體的健康狀況慢慢地在惡化，所以有人要他求助居家護理機構。就 Will 的情況來說，訪視護理人員一個月會來探訪兩次，評估並治療他的關節炎、失聰、視力障礙，以及心理狀態。他向該名訪視護理人員──B女士──表示，他非常想念太太，平常很少和家人見面，剩下的朋友也沒有幾個，也無法輕易離開住家活動，甚至連買一些必需品，例如：食物和醫藥用品，都沒辦法。一生都處於孤立狀態的 Will，行動越來越受限於家中，對他來說，社會孤立感已成了一種問題，一種他想要擺脫的問題。
>
> 　　B女士在擬定照護計畫的過程中，對 Will 的孤立狀況以及他所呈現的自我層級進行檢視。她和 Will 一起合作找出進行照護的最佳方式，如此一來，Will 就能「擁有」照護的管理權，這就是此計畫的目的。
>
> 　　首先，護理人員會依其寂寞程度，以及在患者有限卻仍存在的社會網絡，因活動侷

限於家中而產生的那種令人不悅、不適的孤立感，來診斷 Will 的孤立程度，可用「輕度孤立」至「嚴重孤立」的程度差別來標示。之後，B 女士了解到上述兩種程度之間的價值觀差異（value differentiation）。舉例來說，相較於 Will，家庭概念對 B 女士而言較爲重要。接下來，她也將這些關係對 Will 的意義做出排列。也就是說，作爲個體，Will 覺得哪些關係比較重要。經診斷後，目前 Will 的狀態可用寂寞、不悅、受限和不易處理來形容。

　　接下來，到了知己這個層次，B 女士開始探究 Will 的社會關係及其對他的重要性。就 Will 的案例看來，他生活中最重要的人是妻子，再來是親密的友人、鄰居，最後才是其他的家庭成員。既然 Hazel 已經不存在於 Will 的社會網絡之中，那麼，除了陷入社會孤立以外，還是有其他人可以取代 Hazel 的位置。因爲住在他家附近的友人也願意來探訪他，所以 B 女士鼓勵 Will 去接受他們所主動展現的友誼。隨後，Will 的友人每兩個星期會來拜訪一次，或是每個星期打來一次電話。在了解到家族中年紀相近的親人也是 Will 有限社會網絡中的一部分之後，B 女士幫他和這些親人接觸。Will 後來請他的堂兄，每十天來陪他玩一場牌局，這位堂兄也同意他的提議。然而，這些親友都沒人有辦法讓他離開家到別的地方活動，因爲他們覺得這樣做，他們本身多少會感到有些勞累，或是無法輕易移動 Will 上下他們的車。

　　B 女士找到一些可以擴展 Will 生活範圍的方式，來紓解其心理和精神上的孤立。當地的社區圖書館有出租大字體的書籍以及雜誌，可定期送到 Will 家中。她也和 Will 以前常去的教堂接觸，安排教友定期探訪，並接送他到教堂。漸漸的，除了原本有限的社會網絡之外，就某個程度上，Will 也重新和一些機構接觸了。

　　最後，來到社群的層級（level）。B 女士想拓展 Will 的社會網絡，因此也考量到他的肢體限制（physical limitations）、需要（needs）和障礙（barriers）。因此，她不只聯絡社區的社會機構，來接送 Will 去購買生活用品或就醫拿藥；也安排一位鄰居在一天之中，至少要打電話或去探望 Will 一次。但這名鄰居認爲，這樣的安排實在太強人所難，因此 B 女士又請求另外兩位鄰居，總共三個人輪流探訪 Will，這樣一來，才能保證 Will 不小心跌倒，或是有些迫切需要時，有人可以伸出援手。此外，她也請郵差注意 Will 家門口是不是有累積未拿的信件或報紙，因爲這表示他無法定時去收取這些東西。因爲事先有做安排，所以 Will 注意到，可以使用遙控蜂鳴器來聯絡當地醫院或消防局。

　　雖然前幾個身分階段所顯示的特性都仍存在，但 B 女士認爲，Will 逐漸轉變爲一個需要救助的自我（salvaged identity）。在此計畫中，沒有任何理由要讓終生孤立的 Will，參與更多他所無法輕鬆應對的社會活動。另外一項重點在於：在整個診斷和照護計畫的發展過程中，護理人員和病患必須對於每項安排，進行互相協調和確認；針對每一次介入，護理人員都會評估其效果。舉例來說，在社會網絡成員來訪後，Will 的感受如何？

他會不會去教堂參加禮拜？護理人員的安排是不是超乎他所能承受？如此一來，最後就能達成雙方想要的效果：Will 能依其性格和資源，一步步的進行該項照護計畫。因此，可藉由觀察 Will 是否認為現在的孤立狀態比起介入照護一開始時已有所改善，以及社會網絡是否的確有所拓展這兩點，來肯定此次的介入照護。

自我管理：自我發展

持續不斷地進行自我認同，可讓個體尋找他或她所能克服的階段、避免或內化污名，並同時處理伴隨而來的社會孤立問題。污名可對社會網絡帶來影響。面臨各種關注眼光時，慢性病患者可依其殘疾來發展新的自我。這個「新」生命和社會網絡中的成員息息相關，其中可能包括醫療提供者以及其他慢性病患者。患者必須學著去處理新身體的需求和其他相關的行為，因此，也必須依照和以往不同的規範來重新發展自我。

願意去依照另一種未知且不同的規範來生活，還只是第一步而已，而這一步往往需要極大勇氣和時間才能完成。舉例來說，一項研究指出，在經歷頭部和頸部手術後，留下明顯肢體、財務和醫療照護問題的病患，在手術一年後，會出現特別長的社會孤立階段（Krouse, Krouse & Fabian, 1989）。雖然沒有研究指出這類自我轉化所需的時間長短，但根據一些案例觀察的顯示，時間可以長達好幾年或甚至一輩子。

自我轉化

清楚了解社會網絡如何形成和運作，對孤立的慢性病患者在處理一些問題時，提供了很大的幫助。觀察力敏銳的醫療照護工作者應該明白，今日的醫療照護專家，無法察覺或完全了解慢性病患者所做的大部分努力（Corbin & Strauss, 1987）。然而，Charmaz 發現，可以在我們試著去了解退出社會網絡的潛在可能性，或是真實的孤立狀況時，導引我們去評估該個體可能的自我層級。

Charmaz（1987）的研究中主要以中年女性為主。該研究發展出一種自我轉化的層級架構，這種架構在診斷慢性病病患對社會網絡的傾向，以及何種社會網絡可能最為適切上，都能提供相當大的幫助。此種自我層級框架考量到，在以過去和現在的自我為基礎的情況下，期待未來自我的重建，並反映出個體為了達到特定期望

時，所遇到的相關困難。Charmaz 的分析朝著「需要救助的自我」這個方向邁進，這種自我仍有意識地保留過去身分裡一些重要價值或特性。

　　個體最初會表現出「超越自我」（supernormal identity），此身分仍有能力保留過去所有的成功價值、社會適應能力、掙扎和競爭。呈現出此種自我身分的慢性病患者，儘管病痛帶來種種限制，但比起那些身強體健的人，更想嘗試參與更多活動。下一個自我的層級為「修復的自我」（restored self），這個階段的個體，儘管罹患慢性病，或是深受該疾病情況所苦，仍舊期待最後能回到過去的自我。醫療照護者可能會將此種自我視為一種負面的心理狀態，然而，就自我這個層面來說，個體只是單純以為現在和過去的自我仍舊聯繫在一起。到了第三個階段，也就是「偶然的自我」（contingent personal identity），個體會依據潛在風險和失敗來定義自己，這表示，該個體仍未在現在和未來的自我間取得平衡，但已了解到無法再回去超越的自我。最後，個體轉變成需要救助的自我，儘管了解到過去的自我在現今環境中無法奏效，但仍嘗試認同自我有其價值（Charmaz, 1987）。

　　社會孤立除了和污名有所關聯外，如果個體對正常或超越自我長久以來的期盼落空，那麼社會孤立感就會隨之形成。儘管正常和超越自我在現今顯得不切實際，慢性病患者如果表現出後悔、失望和憤怒，其重要他人和醫療提供者的反應，可能會由友善轉變成一個充滿失落和怒氣的永久惡性循環；最後造成更深的社會孤立。因此，自我層級的概念，可提醒照護者在照護過程中，病患會有自我身分的變化。

　　在處理特定的自我身分以及各種造成此自我形成的原因時，必須將反應、醫療建議、慢性病的經驗等列入考量。自我轉化過程當中，社會網絡和適應身分後的規範，在每個階段都有其功用。在超越自我的階段，慢性病患者和醫療照護專家的接觸相當有限，卻可能和較健康的個體有更多往來，因為這些個體為他們的仿效對象。而在需要受到救助的自我階段，家庭醫療機構通常會派得上用場（Charmaz, 1987）。

將文化融入醫療照護

　　就其定義而言，孤立一定包括一種文化篩選，透過篩選，就可明白個體想要的社會接觸。孤立產生於獨特的種族團體內時，必須透過個體文化裡的特定篩選模式，來探究社會接觸的次數、種類和品質。這不只侷限於病患，照護者的溝通模

式、角色、關係和傳統等,都是相當重要的要素,因此,評估和介入時,應將這些列入考量(Barker, 1994; Cheng, 1997; Groce & Zola, 1993; Kim, 1998; Treolar, 1999; Welch, 1998)。

有人認為,文化背景相近的照護者和病患組合,可以有效介入並符合患者的需要(Welch, 1998)。然而,醫療照護教育和服務提供者面臨一項議題,就是處境艱難的主流醫療體系,在處理多元文化的情況時,會發生數量較少的照護者,需要照顧到人數較多的病患。為了解決照護者和病患間的供需以及文化需求的問題,有人提出文化能力的概念。文化教育分享個體中不同族群的價值觀,因而成為有效介入的關鍵(Davidhizar, Bechtel & Giger, 1998; Jones, Bond & Cason, 1998; McNamara等人,1997; Smith, 1996)。文化教育不只可讓文化相關的部分達成妥協(Davidhizar, Bechtel & Giger, 1998),也會舒緩慢性病患者的孤立感(Barker, 1994; Hildebrandt, 1997; Treolar, 1999)。

對於那些無法取得文化教育的人而言,假如文化中族群和傳統的數量,比一個醫療照護者所能理解的還要多,就要有預防措施來應對。無論其文化背景為何,這需要照護者帶著尊敬和自尊去接觸每位病患。對於病患的文化背景,應積極詢問、了解,並依此做出反映,放下偏見和既定印象,真心去了解病患的信念和健康狀況(Browne, 1997; Treolar, 1999)。

藉由試著去了解文化之間的差異,人們也可以在這些差異中找到樂趣,進一步享受彼此的相似之處。「照護」文化就相當支持這點,以期能積極參與團體間自我身分、平等主義和所需照護的意見交換(Browne, 1997; Catlin, 1998; Keller & Stevens, 1997; Treolar, 1999)。藉此就病患來說最適切的情境下處理社會孤立感,這是因為病患是醫療提供者存在的理由。

舒緩

對於年長的社會孤立患者和照護者(通常也是老年人)而言,其中最不可或缺的一項要素就是舒緩服務(Miller, 1990; Subcommittee on Human Services, 1987)。其目的是為了提供照護者一段舒緩的時間,這樣一來,他們才能參與一些對自己及自己所愛的人(受照護者)的活動。舒緩服務包括四項要素:目的、時間、活動、地點。舒緩的時間可短可長(相對來說還是短期),兩者都可暫時舒緩照護者所負

的責任。至於活動方面，可能是實際活動，例如：購買日常生活用品；或是心理上的活動，例如：提供時間來自我充電或休養；或是身體上的活動，例如：提供時間休息，或接受醫療／護理照護。

舒緩服務可在家中或其他地方進行，例如：老人中心、日間照護中心或長期照護機構。老人中心的老年人比較獨立，行動也較靈活，中心通常會提供聚會地點或活動、餐點和醫療評估／健身／保健活動。日間照護中心裡的病患，往往喪失較多的身體功能。其他像是長期照護機構的地方，將處理更嚴重殘疾的病患。

最後，舒緩服務可能是由支薪或非支薪的個體來提供，例如：朋友、專家、家人、員工或鄰居。雖然許多受照護者樂見他們的照護者能獲得舒緩，但有些卻害怕會被遺棄。家庭照護者和專家必須合作，以確保受照護者不會遭到遺棄（Biordi, 1993），因此，專家就有更多的空間，針對孤立的照護者和受照護者之需求，運用此四項要素來修訂介入方式。

支持團體和其他互助方式

在很多慢性病和病狀的治療過程中，可發現各式各樣的支持團體，例如：乳癌（協助病患邁向康復）、親人喪亡（為寡婦的她提供慰藉）、酗酒（例如：戒酒無名會），或是其他像多發性硬化症或失明的症狀等。這些支持團體可協助病患面對疾病，以及可因為疾病而產生自我身分和社會角色的改變，並幫助改善病患的自尊，使其了解疾病的其他意義，並提供建議來處理症狀，在對他人有益的特殊介入方式中提供幫助，或提供孤立者、照護者服務或照護（Matteson, McConnell & Linton, 1997）。

幾乎每個大城市中都有其醫療資源，包括醫療機構、社會工作中心、學校和圖書館。即使是電話簿中的黃頁，都能協助尋找支持團體或其他資源，也可以透過網路和全球資訊網來尋找支持團體和其他資源的相關資訊。有些資料來源會列出支持團體的申請條件或資格。由於性質和數量的緣故，並非每個社區都會有支持團體存在，所以，醫療專家可能會進行團體發展的任務。因此，作為社區評估的一部分，醫療專家應不只注意到現有可得的支持團體，還要找出誰可能願意成立一個他人所需的團體。此外，也必須幫助尋找會面的地點，將病患介紹給該團體，協助病患討論照護的障礙，之後如果需要的話，就可規劃目標性的活動（例如：為關節炎患者

安排運動治療）。使用一些可引起動機的物品也許有助於討論的進行，例如：相片、影音資料、懷舊事物或遊戲。特殊疾病相關的治療方式，例如：運動、穿衣輔具或人體力學，對支持團體也相當有助益。

在病患融入支持團體的過程中，醫療專家應注意孤立感可能引發的問題，例如：拒絕認識新朋友、自尊低落、害怕參與新活動；或是交通、會面地點或時間不便等（Matteson 等人，1997）。

社會活動團體可使孤立封閉的個體融入大眾，也可化解長期住院所引發的恐慌感；這類團體可以是娛樂治療團體，或是為了化解特定情況而組成的團體（例如：父母親面對即將失去生命的兒女）。由於大部分個體的財務來源有限，所以對慢性病患者或家人而言，費用較低的支持團體比較受到歡迎。

靈性平安

對許多人來說，宗教或心靈信仰提供一個相當重要的社會聯繫管道，並賦予生命意義。「靈性平安」是肯定個體和周遭環境的和諧，通常透過個體和其信仰的神明間的協調感展現出來（Matteson 等人，1997）。因此，確保孤立者和其信仰支持間的聯繫，或許可幫助他們找到生命或疾病的新意義，並讓他們可以跟他人分享這個意義。醫療專家應評估宗教對病患的重要性、病患感到最慰藉的宗教場合，以及社區裡可得到的宗教支持類別。宗教團體的種類包括正式集會，以及提供宗教協助的社會團體。

教堂或寺廟往往有一些延伸或社會團體，這些團體會進行訪問、安排交友活動、設計筆友或其他管道的社會接觸。護理人員或其他醫療專家也許必須主動和這些團體接觸，以協助發展這些團體和孤立者間的必要接觸。

重建家庭網絡

家庭網絡的維持和重建可以提供相當大的幫助。然而，長久以來不和諧的家庭關係都相當脆弱。醫療專家必須仔細評估這些網絡，以擬出真正有效的介入方式。

專家必須考量到病患所感受到的孤立感型態（終生孤立或是近期才有），以及孤立者的期望（如果有的話）：孤立者希望和哪位家庭成員接觸？希望多久接觸一次？家庭成員中誰在乎孤立者？和孤立者之間的關係為父母親、手足、兒女、親如家人的朋友或是其他關係？再者，專家就可和最願意提供幫助的親人接觸，向他們

解釋病患的情況，並擬定計畫，將家屬和病患聯繫在一起，之後，再針對結果進行評估。但這樣一來，就無法將那些不願主動提供幫助的家庭成員帶回孤立者的社會網絡中。

對於那些願意提供協助的家庭成員而言，重建網絡意味著：專家必須考量到家庭成員和孤立者住所間的距離。如果距離不遠，但認為「擁有自己的空間」是很重要的一件事，那麼在使孤立者重新融入網絡時，就得在距離和個人需求間取得平衡。假如孤立者和家人要住在一起，就需要對家庭環境進行安全、活動便利性以及患者的個人空間進行評估。重要的不只是休息空間、暖氣或是通風設備，對家屬以及患者而言，個人空間，以及擁有屬於自己的天地也是一樣重要。可藉由教導家屬及孤立者尊重彼此的隱私（例如：未經同意不可進入他人房間、翻看個人物品，或是直接對話等），來協助在雙方的相異之處搭起橋梁。

了解家庭關係

我們必須了解家屬和孤立者關係的本質。家屬在表達愛、權力和衝突時的意義和行為，以及針對不同家庭成員使用控制策略頻率所做的觀察，都可提供專家一些資訊來計畫可能的介入方式。舉例來說，獨居的患者感到沮喪時，容易對家人的支持感到滿意，至於和他人住在一起的病患，則容易對那些關心自己的人所提供的支持感到滿意（Foxall 等人，1994）。在之前所舉的例子中，那位老婦人就是藉由罪惡感來向關心她的親人傳達訊息，這種例子就讓護理人員了解最可能奏效的介入方式。

有些家庭認為，愛就是親密感；但也有的家庭認為，愛就是要給予對方獨立的空間。我們可以將愛和權力發展，或是視為一種金字塔模式（由上而下）的關係，或是一個平等的圓形關係。衝突可以是聯繫彼此或是疏遠彼此的方式，也可以透過大吼大叫、侮辱或是平靜的意見陳述等來表達。

可用來維護家庭和諧的社區資源

社區資源的利用，例如：支持團體，有助於維持家庭和諧。家庭之間也可互相作為借鏡。舉例來說，有癌症病童的家庭會試著找出一些方法，來幫助處理化療所引起的孤立感。一旦必須，醫療專家可能希望孤立者及其家屬能向精神科或專科護理人員、諮詢師、精神科醫師或社會工作者等求助，以化解家庭破滅的情況。假若要成功實行家庭相關的介入方式，不只要對孤立者本身的需要，還要對和孤立者有

必要接觸的家屬之需要，有敏銳的體察。

可幫助家屬注意到的是：孤立者潛在問題的有趣社區資源即郵局和送報服務。如果送報員察覺到信箱或門口有成堆未取的郵件或報紙，就可以上門察看是否有獨居老年人陷入困境。在乎自己患有孤立感家人的親屬，可以提供郵局、定期的郵件或報紙遞送服務一些關於孤立者的資訊，以便在問題發生時可以派上用場。護理人員和社工人員也可以聯絡郵件和報紙遞送服務處，或是協助患者家屬與之聯絡。也可將這樣的介入方式加以延伸，讓可能願意前來察看孤立者狀況的任何人定期到訪，例如：租賃管理人、警衛或鄰居。

有些社區裡，銀行和商店雇員也會和孤立的老年人進行互動。如果有不尋常的財務活動，或是購物模式有所改變，就能和該個體接觸，以確保一切安好。雖然在有些社區裡，遞送郵件、報紙的人，以及銀行和商店雇員，並不是該地區的居民，這些資源仍舊相當珍貴，應該推行全國。

溝通科技

電話

電話可以用來化解地域之間的限制。然而，至今各項研究並沒有獲得一致的結果（Kivett, 1979; Praderas & MacDonald, 1986）。即使如此，在減少地域性限制的孤立個體上，電話仍舊為必需品。

電腦

對許多人而言（包括行動侷限於家中的老年人或患有殘疾的人），電腦可幫助化解社會孤立感以及寂寞，因為透過網路等功能，讓他們可以和親友聯繫，或是認識新的朋友和其他有相同興趣的人。電腦也提供一些有趣的活動，例如：電腦遊戲。在美國，電腦的使用比其他地方都更加普遍，尤其在高社經地位和教育程度更為普及。

電腦科技的進步創造了一些特殊附加裝置，例如：相機、呼吸管或特殊鍵盤，這些都是針對孤立者或殘疾人士的需要加以特製化（Imel, 1999; Salem, 1998）。在美國一些地方，「延伸治療」的進行不斷增加，希望能透過對照護者和接收者之間的網路聯繫，來減少活動侷限於家中這樣的社會孤立。

可藉由改變字體大小來放大文字和數字，以協助視覺受損的人讀寫信件或文件。無論是使用網路、文字處理系統、透過電子郵件和他人聯絡，或是修一些教育課程等，電腦讓孤立者拓展知識和社會生活的同時，也能積極利用原本空閒的時間，讓自己從冗長乏味的生活中獲得喘息。當然，使用電腦時要注意一點，特別是網路的使用，本身就是讓許多個體陷入孤立的因素。會讓個體覺得虛擬世界比現實世界還重要，如此一來，孤立者就會變得更為孤立。雖然一直以來，人們都認為，電腦可以提供許多克服孤立感的管道。

肢體接觸

在有些文化中，肢體接觸相當重要，患者家屬和醫療專家必須學習使用肢體接觸，及其所帶來的慰藉。美國的研究指出，老年人是最少和人有肢體接觸的族群，但他們覺得這樣的接觸具有安慰人心的效用。除了肢體上的接觸和人與人之間的互動之外，飼養寵物可能也相當有用。有越來越多家庭和團體的醫療介入，使用到「寵物療法」，例如：護理之家。感受到他人的愛，並透過肢體上的接觸來表達，可以大大降低孤立感以及伴隨而來的自我價值喪失感。因為有些病患覺得肢體上的碰觸讓人感到不舒服，所以醫療專家必須評估家屬或孤立者對碰觸的反應（簡單詢問或觀察是否有退縮、面露怪相或假裝順從的現象）。

行為矯正

行為矯正最好由受過訓練的專業人員來進行，因為在過程中，需要有系統地分析患者的反應、之前接受治療的狀況和效果；用來改變察覺、感知能力和行為的認知療法；精確列出切實且可達成的目標或真實行為。此外，在問題的理解和解決之道上，酬償結構和對支持個體的了解，為不可或缺的兩項要素，必須要有毅力才能發展穩定的反應模式。此類矯正的時間架構依問題而不定。

在處理特殊問題時，例如：害怕離家的孤立者，行為矯正就特別有用。如果能維持穩定的環境，例如：在照護機構的環境下，這類的介入治療即顯得相當重要。Matteson 及其同事（1997）指出，對於身處於小型團體，或是具有強烈動機的社會孤立者而言，在照護機構和家中皆能有效實行此介入治療。

結果

介入治療的理想結果，是希望能減少社會孤立，維護慢性病患者和照護者之間的關係。然而，影響社會孤立，以及其評估和介入的原因有很多，以致很難在治療結構、過程和結果之間理出一個簡單直接的關係。如同本章所示，醫療專家必須針對患者及其支持網絡的文化背景，敏銳地條列出介入治療的先後順序。

在處理每位社會孤立者所面對的情緒問題時，專家必須察覺出對患者及自身而言，最能驅動彼此關係，且能為病患提供一個無論就文化或個體來說，最適切解決之道的價值觀。

摘要與總結

社會孤立在文獻中並非總有明確的定義，常會和寂寞、疏離和孤獨混淆在一起，有時也會將之誤以為是「社交障礙」。社會孤立有可能是正面的，例如：心理經歷孤寂後的恢復時期；也有可能是負面的。只要是非自願性、負面、社會網絡的品質和大小逐漸縮減等，都可認定為是「社會孤立」。

一旦有社會孤立感，就會牽涉到孤立者本身。其社會網絡和醫療照護者提供照護時，應避免對孤立感的存在和程度做任何刻板的評論。另一方面，對患者做有系統的觀察後發現，社會孤立的確存在，且會對社會孤立者有害，對慢性病患者來說更是如此。依據不同的病況（例如：癌症、心臟或神經疾病、外傷等）、生命長短及社會活動和角色等，社會孤立會引發更高的死亡率和發病率。無論患者是受限於個人、知己、機構或社群階段，都有可能會造成社會孤立。

讓孤立者重新融入社會時，最重要的變數在於互動的品質。醫療專家可以協助處理患者的情況，以及社會孤立感對身體和情緒耐力所帶來的影響，這需要專家覺察社會孤立對孤立者本身及其社會網絡的意義。再者，醫療專家必須了解，在患者文化中，慢性病和孤立感對其身分所蘊涵的意義。

醫療專家必須考量到每一項議題。對病患所進行的評估必須取得其認可，所採行的治療方式也必須獲得醫療專家的認可，如此一來，就能將孤立者和社會網絡置於平等的關係上，提供完整的機會行使道德主體性和權力。因為人們對社會孤立的

定義不一，所以醫療專家須對其症狀保持警覺，在嘗試介入治療時也要保持彈性的態度。

只要可行，醫療專家必須了解到，孤立者不一定要處於孤立狀態中，而是要考慮到孤立感對個體社會網絡的影響。如社會網絡耗盡其情緒、物質和財務資源時，醫療專家就應提供一些方式加以支持。

最後，社會孤立是一種人類脫序的狀態。因此，針對有系統地對其進行檢驗，可讓醫療專家擬定有目標的介入方式，以降低非自願社會孤立所帶來的負面影響。

問題與討論

1. 寂寞等同社會孤立感嗎？試解釋之。

2. 如何透過手動或電動輪椅的運用來改善社會孤立的狀態？

3. 試列出六項可能導致病患產生社會孤立感的因素，請整理出這六項因素的標準為何？

4. 假設有位醫療專家提到一名新來的患者時說：「對了！Jones女士是寡婦，所以我們得確定有人會陪她。」就社會孤立感的層面而言，針對此段言論，你有什麼正反的評論。

5. 試擬出五個你會用來評估或確認患者是否有社會孤立感的問題。你會如何評估孤立者的自我層級、真實的孤立狀態、社會網絡和感受。假若理出的問題不只五個，請依次加以說明。

6. 列出三項可以用來減輕患者社會孤立感的社區資源。

7. 醫療專家向病患提出任何介入治療方法時，應遵循哪兩項原則？為何這兩項原則如此重要？

8. 假設有位患者告訴你：「我的手指和手掌有關節炎，這情況已經很久了，我無法做以前能做的事。現在我的餐具櫃有新的把手，因為轉動旋鈕對手有害。還有，特別為像我這種無法扣鈕釦的人所設計的新衣服，這是我女兒逛街時發現的，所以有向我提到。現在和他們一起探望孫子時，我感到好多了。」你認為該名患者目前處於哪個自我層級？為什麼？該名患者有社會孤立感嗎？請試解釋之。

9. 你的患者是名同性戀，而且是最近才「出櫃」的。因為同學都閃躲他，所以他感到很沮喪；父母親對他的這番自白，反應也很悲傷。而跟他有相同興趣或是相同性取向的朋友，實在寥寥可數。他是不是有社會孤立的傾向？你會如何評估他的社會網絡？如果打算採取任何介入治療的手段，你會怎麼建議？請試解釋之。

參考文獻

Antonucci, T. (1985). Social support: Theoretical advances, recent findings and pressing issues. In I. G. Sarason & B. R. Sarason (Eds.), *Social support: Theory, research and application.* Boston: Martinus Nyhoff.

Austin, D. (1989). Becoming immune to loneliness: Helping the elderly fill a void. *Journal of Gerontological Nursing, 15* (9), 25–28.

Barker, J. C. (1994). Recognizing cultural differences: Health care providers and elderly patients. *Gerontology & Geriatric Education, 15* (1), 9–21.

Bendor, S. (1990). Anxiety and isolation in siblings of pediatric cancer patients: The need for prevention. *Social Work in Health Care, 14* (3), 17–35.

Bennet, R. (1980). *Aging, isolation, and resocialization* (chapters 1 and 2). New York: Van Nostrand Reinhold.

Berkman, L. (1983). The assessment of social networks and social support in the elderly. *American Geriatric Society Journal, 31* (12), 743–749.

Biordi, D. (2000). Research agenda: Emerging issues in the management of health and illness. *Seminars for Nurse Managers, 8,* 205–211.

Biordi, D. (primary investigator). (1993). In-home care and respite care as self-care (Grant # NRO20210183). Washington, DC: National Institute of Nursing Research.

Borman, J., & Biordi, D. (1992). Female nurse executives: Finally, at an advantage. *Journal of Nursing Administration, 22* (9), 37–41.

Browne, A. J. (1997). The concept analysis of respect applying the hybrid model in cross-cultural settings. *Western Journal of Nursing Research, 19* (6), 762–780.

Burnley, I. H. (1992). Mortality from selected cancers in NSW and Sydney, Australia. *Social Science and Medicine, 35* (2), 195–208.

Cadman, D., Rosenbaum, P., Boyle, M., & Offord, D. (1991). Children with chronic illness: Family and parent demographic characteristics and psychosocial adjustment. *Pediatrics, 87* (6), 884–889.

Carpenito, L. J. (1995). *Nursing diagnosis: Application to clinical practice* (6th ed.). Philadelphia: Lippincott.

Catalan, J. (1998). Mental health problems in older adults with HIV referred to a psychological medicine unit.

AIDS Care: Psychological and Socio-medical Aspects of AIDS/HIV, 10 (2), 105–112.

Catlin, A. J. (1998). Editor's choice. When cultures clash; comments on a brilliant new book . . . *The Spirit Catches You and You Fall Down.* New York: Farrar, Straus and Giroux.

Charmaz, K. (1987). Struggling for a self: Identity levels of the chronically ill. In J. Roth & P. Conrad (Eds.), *Research in the sociology of health care.* Greenwich, CT: JAI Press.

Cheng, B. K. (1997). Cultural clash between providers of majority culture and patients of Chinese culture. *Journal of Long Term Home Health Care, 16* (2), 39–43.

Chinman, M. J., Weingarten, R., Stayner, D. & Davidson, L. (2001). Chronicity reconsidered: Improving person-environment fit through a consumer-run service. *Community Mental Health Journal, 37* (3), 215–229.

Christ, G. (1987). Social consequences of the cancer experience. *The American Journal of Pediatric Hematology/Oncology, 9* (1), 84–88.

Cobb, S. (1979). Social support and health through the life course. In M. W. Riley (Ed.), *Aging from birth to death.* Boulder, CO: Westview Press.

Cohen, M. (1993). The unknown and the unknowable—Managing sustained uncertainty. *Western Journal of Nursing Research, 15* (1), 77–96.

Corbin, J., & Strauss, A. (1987). Accompaniments of chronic illness: Changes in body, self, biography and biographical time. In J. Roth & P. Conrad (Eds.), *Research in the sociology of health care.* Greenwich, CT: JAI Press.

Cox, C., Spiro, M., & Sullivan, J. (1988). Social risk factors: Impact on elders' perceived health status. *Journal of Community Health Nursing, 5* (1), 59–73.

Creecy, R., Berg, W., & Wright, L. Jr. (1985). Loneliness among the elderly: A causal approach. *Journal of Gerontology, 40* (4), 487–493.

Creed, F. (1990). Psychological disorders in rheumatoid arthritis: A growing consensus? *Annual Rheumatic Disorders, 49,* 808–812.

Davidhizar, R., Bechtel, G. L., & Giger, J. N. (1998). Model helps CMs deliver multicultural care: Addressing cultural issues boosts compliance. *Case Management Advisor, 9* (6), 97–100.

Dela Cruz, L. (1986). On loneliness and the elderly. *Journal of Gerontological Nursing, 12* (11), 22–27.

DesRosier, M., Catanzaro, M., & Piller, J. (1992). Living with chronic illness: Social support and the well spouse perspective. *Rehabilitation Nursing, 17* (2), 87–91.

DiMatteo, M. R., & Hays, R. (1981). Social support and serious illness. In B. H. Gottlieb (Ed.), *Social networks and social support.* Beverly Hills, CA: Sage.

DiNapoli, P., & Murphy, D. (2002).The marginalization of chronically ill adolescents. *The Nursing Clinics of North America, 37* (3), 565–572.

Dorfman, L., Homes, C., & Berlin, K. (1996). Wife caregivers of frail elderly veterans: Correlates of caregiver satisfaction and caregiver strain. *Family Relations, 45,* 46–55.

Dropkin, M. (1989). Coping with disfigurement and dysfunction. *Seminars in Oncology Nursing, 5* (3), 213–219.

Fiscella, K., Franks, M., Gold, M., & Clancy, D. (2000). Social support, disability, and depression: A longitudinal study of rheumatoid arthritis. *Journal of the American Medical Association, 283,* 2579–2584.

Fitzpatrick, R., Newman, R., Archer, R., & Shipley, M. (2000). Inequalities in racial access to health care. *Journal of the American Medical Association,* 25: 284(16), 2053.

Foxall, M., Barron, C., Dollen, K., Shull, K., et al.(1994). Low vision elders: Living arrangements, loneliness, and social support. *Journal of Gerontological Nursing, 20,* 6–14.

Foxall, M., Eckberg, J., & Griffith, N. (1986). Spousal adjustment to chronic illness. *Rehabilitation Nursing, 11,* 13–16.

Frierson, R. L. (1991). Suicide attempts by the old and the very old. *Archives of Internal Medicine, 151* (1), 141–144.

Gallo, A. M., Breitmayer, B. J., Knafl, K. A., & Zoeller, L. H. (1991). Stigma in childhood chronic illness: A well sibling perspective. *Pediatric Nursing, 17* (1), 21–25.

Gamba, A., Romano, M., Grosso, I., Tamburini, M., et al. (1992). Psychosocial adjustment of patients surgically treated for head and neck cancer. *Head and Neck, 14* (3), 218–223.

Glassman-Feibusch, B. (1981). The socially isolated elderly. *Geriatric Nursing, 2* (1), 28–31.

Goodman, C. (1984). Natural helping among older adults. *Gerontologist, 24* (2), 138–143.

Gordon, M. (1982). *Nursing diagnosis: Process and application.* New York: McGraw-Hill.

_____. (1989). Social isolation. *Manual of nursing diagnosis.* St. Louis: Mosby.

Groce, N. E., & Zola, I. (1993). Multiculturalism, chronic illness, and disability. *Pediatrics, 91* (5), 32–39.

Habayeb, G. L. (1995). Cultural diversity: A nursing concept not yet reliably defined. *Nursing Outlook, 43* (5), 224–227.

Heiney, S., Goon-Johnson, K., Ettinger, R., & Ettinger, S. (1990). The effects of group therapy on siblings of pediatric oncology patients. *Journal of Pediatric Oncology Nursing, 7* (3), 95–100.

Helton, L. R. (1995). Intervention with Appalachians: Strategies for a culturally specific practice. *Journal of Cultural Diversity, 2* (1), 20–26.

Heumann, L. (1988). Assisting the frail elderly living in subsidized housing for the independent elderly: A profile of the management and its support priorities. *Gerontologist, 28,* 625–631.

Hoeffer, B. (1987). A causal model of loneliness among older single women. *Archives of Psychiatric Nursing, 1* (5), 366–373.

Hopper, S. (1981). Diabetes as a stigmatized condition: The case of low income clinic patients in the United States. *Social Science and Medicine, 15B,* 11–19.

House, J., Landis, K., & Umberson, D. (1988). Social relationships and health. *Science, 241,* 540–544.

Imel, S. (1999) *Seniors in cyberspace. Trends and issues alerts.* Washington, DC: Office of Educational Research and Improvement (ED). EDD00036.

Jessop, D., & Stein, R. (1985). Uncertainty and its relation to the psychological and social correlates of chronic illness in children. *Social Science and Medicine, 20* (10), 993–999.

Jones, M. D., Bond, M. L., & Cason, C. L. (1998). Where does culture fit in outcomes management? *Journal of Nursing Care Quality, 13* (1), 41–51.

Kaplan, G., Salonen, J., Cohen, R., Brand, R., et al. (1988). Social connections and mortality from all causes and from cardiovascular disease: Prospective evidence from Eastern Finland. *American Journal of Epidemiology, 128* (2), 370–380.

Keller, C. S., & Stevens, K. R. (1997). Cultural considerations in promoting wellness. *Journal of Cardiovascular Nursing, 11* (3), 15–25.

Kim, L. S. (1998). Long term care for the Korean American elderly: An exploration for a better way of services. *Journal of Long Term Home Health Care, 16* (2), 35–38.

Kinsella, G., Ford, B., & Moran, C. (1989). Survival of social relationships following head injury. *International Disability Studies, 11* (1), 9–14.

Kivett, V. (1979). Discriminators of loneliness among the rural elderly: Implications for interventions. *Gerontologist, 19* (1), 108–115.

Klinenberg, E. (2001). Dying alone: The social production of urban isolation. *Ethnography, 2* (4), 501–531

Krause, N. (1993). Neighborhood deterioration and social isolation in later life. *International Journal of Aging and Human Development, 36,* 9–28.

Kreps, G., & Kreps, M. (1997). Amishing "medical care." *Journal of Multicultural Nursing & Health, 3* (2), 44–47.

Krouse, J., Krouse, H., & Fabian, R. (1989). Adaptation to surgery for head and neck cancer. *Laryngoscope, 99,* 789–794.

Lawton, M., Greenbaum, M., & Liebowitz, B. (1980). The lifespan of housing environments for the aging. *Gerontologist, 20,* 56–64.

Lawton, M., Kleban, M., & Carlson, D. (Winter 1973). The inner-city resident: To move or not to move. *Gerontologist,* 443–448.

Lawton, M., Moss, M., & Grimes, M. (1985). The changing service need of older tenants in planned housing. *Gerontologist, 25,* 258–264.

Lee, G. R., & Ellithorpe, E. (1982). Intergenerational exchange and subjective well-being among the elderly. *Journal of Marriage and the Family, 44,* 217–224.

Lichtenstein, B., Laska, M. K., & Clair, J. M. (2002). Chronic sorrow in the HIV-positive patient: Issues of race, gender, and social support. *AIDS patient care and STDs, 16* (1), 27–38.

Lien-Gieschen, T. (1993). Validation of social isolation related to maturational age: Elderly. *Nursing Diagnosis, 4* (1), 37–43.

Lin, N. (1986). Conceptualizing social support. In N. Lin, A. Dean, & W. Ensel (Eds.), *Social support, life events, and depression.* New York: Academic Press.

Litwin, H. & Zoabi, S. (2003). Modernization and Elder Abuse in an Arab-Israeli Context. *Research on Aging, 25* (3), 224–246.

Lyons, M. J. (1982). Psychological concomitants of the environment influencing suicidal behavior in middle and later life. *Dissertation Abstracts International, 43,* 1620B.

Maddox, G. L. (1985). Intervention strategies to enhance well-being in later life: The status and prospect of guided change. *Health Services Research, 19,* 1007–1032.

Mallinson, R. K., (1999). The lived experiences of AIDS-related multiple losses by HIV-negative gay men. *Journal of the Association of Nurses in AIDS Care, 10* (5), 22–31.

Matteson, M. A., & McConnell, E. S. (1988). *Gerontological nursing: Concepts and practice.* Philadelphia: W.B. Saunders.

Matteson, M. A., McConnell, E. S., & Linton, A. (1997). *Gerontological nursing: Concepts and practice* (2nd ed). Philadelphia: WB Saunders.

McNamara, B., Martin, K., Waddel, C., & Yuen, K. (1997). Palliative care in a multicultural society: Perceptions of health care professionals. *Palliative Medicine, 11* (5), 359–367.

Melle, I., Friis, S., Hauff, E., & Vaglum, P. (2000). Social functioning of patients with schizophrenia in high income welfare societies. *Psychiatric Services, 51* (2), 223–228.

Miller, B. (1990). Gender differences in spouse caregiver strain: Socialization and role explanations. *Journal of Marriage and the Family, 52,* 311–322.

Mullins, L., & Dugan, E. (1990). The influence of depression, and family and friendship relations, on residents' loneliness in congregate housing. *Gerontologist, 30* (3), 377–384.

NANDA. (2001). *Nursing diagnoses: Definitions and classification.* 2001–2002. Philadelphia: NANDA.

Newman, S. P., Fitzpatrick, R., Lamb, R., & Shipley, M. (1989). The origins of depressed mood in rheumatoid arthritis. *The Journal of Rheumatology, 16* (6), 740–744.

Noll, R., Ris, M. D., Davies, W. H., Burkowski, W., et al. (1992). Social interactions between children with cancer or sickle cell disease and their peers: Teacher ratings. *Developmental and Behavioral Pediatrics, 13* (3), 187–193.

Norbeck, J., DeJoseph, J., & Smith, R. (1996). A randomized trial of an empirically derived social support intervention to prevent low birthweight among African-American women. *Social Science and Medicine, 43,* 947–954.

Noyes, R., Kathol, R., Debelius-Enemark, P., Williams, J., et al. (1990). Distress associated with cancer as measured by the illness distress scale. *Psychosomatics, 31* (3), 321–330.

Orth-Gomer, K., Unden, A., & Edwards, M. (1988). Social isolation and mortality in ischemic heart disease: A 10-year follow-up study of 150 middle aged men. *Acta Med Scan, 224* (3), 205–215.

Peplau, L. A., & Perlman, D. (Eds.). (1986). *Loneliness: A sourcebook of current theory, research, and therapy.* New York: John Wiley & Sons.

Poulin, J. (1984). Age segregation and the interpersonal involvement and morale of the aged. *Gerontologist, 24* (3), 266–269.

Praderas, K., & MacDonald, M. (1986). Telephone conversational skills training with socially isolated, impaired nursing home residents. *Journal of Applied Behavior Analysis, 19* (4), 337–348.

Randers, I., Mattiasson A., & Olson T. H. (2003). The "social self": the 11th category of integrity—implications for enhancing geriatric nursing care. *Journal of Applied Gerontology, 22* (2), 289–309.

Ravish, T. (1985). Prevent isolation before it starts. *Journal of Gerontological Nursing, 11* (10), 10–13.

Reynolds, P., & Kaplan, G. (1990). Social connections and risk for cancer: Prospective evidence from the Alameda County study. *Behavioral Medicine, 16* (3), 101–110.

Russell, C., & Schofield, T. (1999). Social Isolation in Old Age: A qualitative exploration of service providers' perceptions. *Ageing and Society, 19* (1), 69-91

Ryan, M., & Patterson, J. (1987). Loneliness in the elderly. *Journal of Gerontological Nursing, 13* (5), 6–12.

Salem, P. (1998). Paradoxical impacts of electronic communication technologies. Paper presented at the International Communication Association/National Communication Association Conference, Rome, Italy, July 15–17, 1998.

Seeman, M. (1959). On the meaning of alienation. *American Sociological Review, 24,* 783–791.

Siplic F., & Kadis, D. (2002). The psychosocial aspect of aging. *Socialno Delo, 41* (5), 295–300.

Smith, A. (2003). Intimacy and family relationships of women with chronic pain. *Pain Management Nursing, 4* (3), 134–142

Smith, J. W. (1996). Cultural and spiritual issues in palliative care. *Journal of Cancer Care, 5* (4), 173–178.

Spiegel, D. (1990). Facilitating emotional coping during

treatment. *Cancer, 66,* 1422–1426.

Spitz, G., & Miner, S. (1992). Gender differences in adult child contact among black elderly parents. *Gerontologist, 43,* 213–218.

Stephens, M., & Bernstein, M. (1984). Social support and well-being among residents of planned housing. *Gerontologist, 24,* 144–148.

Stewart, N. (1986). Perceptual and behavioral effects of immobility and social isolation in hospitalized orthopedic patients. *Nursing Papers/Perspectives in Nursing, 18* (3), 59–74.

Strauss, A., Corbin, J., Fagerhaugh, S., Glaser, B., et al. (1984). *Chronic illness and the quality of life* (2nd ed.). St. Louis: Mosby.

Subcommittee on Human Services of the Select Committee on Aging: U.S. House of Representatives (1987). *Exploding the myths: Caregiving in America* (Committee Print # 99–611). Washington, DC: US Government Printing Office.

Tamlyn, D., & Arklie, M. (1986). A theoretical framework for standard care plans: A nursing approach for working with chronically ill children and their families. *Issues in Comprehensive Pediatric Nursing, 9,* 39–45.

Tilden, V., & Weinert, C. (1987). Social support and the chronically ill individual. *Nursing Clinics of North America, 22* (3), 613–620.

Treolar, L. L. (1999). People with disabilities—the same, but different: Implications for health care practice. *Journal of Transcultural Nursing, 10* (4), 358–364.

Trout, D. (1980). The role of social isolation in suicide. *Suicide and Life Threatening Behavior, 10,* 10–22.

Victor, C., Scambler, S.J., Shah, S., Cook D.G., et al. (2002). Has loneliness amongst older people increased? An investigation into Variations among Cohorts. *Ageing and Society, 22* (5), 585–597.

Watson, E. (1988). Dead to the world. *Nursing Times, 84* (21), 52–54.

Weeks, J. R., & Cuellar, J. P. (1981). The role of family members in the helping networks of older people. *Gerontologist, 21,* 388–394.

Weisman, A. D., & Worden, J. W. (1976–1977). The existential plight in cancer: Significance of the first 100 days. *International Journal of Psychiatry in Medicine, 7,* 1–15.

Weiss, R. S. (1973). *Loneliness: The experience of emotional and social isolation.* Cambridge, MA: Massachusetts Institute of Technology Press.

Welch, C. M. (1998). The adult health and development program: Bridging the racial gap. *International Electronic Journal of Health Education, 1* (3), 178–181.

Williams, S., & Bury, M. (1989). Impairment, disability, and handicap in chronic respiratory illness. *Social Science and Medicine, 29* (5), 609–616.

Wright, L. (1995). Human development in the context of aging and chronic illness: The role of attachment in Alzheimer's disease and stroke. *International Journal of Aging and Human Development, 44,* 133–150.

Woods, N., Haberman, M., & Packard, N. (1993). Demands of illness and individual, dyadic, and family adaption in chronic illness. *Western Journal of Nursing Research, 15* (1), 10–30.

Zimmer, M. (1995). Activity participation and well being among older people with arthritis. *Gerontologist, 351,* 463–471.

第七章　行動能力改變與疲倦感

　　行動能力（mobility）和移動（motion）是構成個體生命裡健康和幸福不可或缺的一部分。要能在日常生活中活動，意味著能依自己意願四處行走、跑跳、玩耍、駕駛、離家或在家工作，以及與人群互動。年幼的兒童會藉由動作（movement）來了解環境；隨著年齡增長，參與活動以及維持移動（motion）的能力，對於維持個體的自主獨立將更加重要。

　　健康問題、心理因素、年齡增長，以及失用（disuse）會改變行動能力，引發疲倦，進而對日常生活中的移動造成干擾。改變的行動能力和疲倦感可能會使原本存在的健康問題惡化，危及數項器官系統，並造成永久的行動能力喪失和更嚴重的疲倦感。本章將討論與行動能力改變和疲倦感相關的問題與議題；並討論如何藉由介入來預防或改善這些情況所帶來的影響。

行動能力改變

前言

　　行動能力受損的定義，是指個體的動作受到限制的狀態（Carpenito-Moyet, 2004）。個體也許無法使身體的單一或多個部位移動，也無法隨意在周遭移動，或是以上兩者皆無法達成。根據估計，美國約有 1,860 萬人有行動能力受損的問題，這當中約有 560 萬人的行動能力問題較為嚴重（Iezzoni, McCarthy, Davis, & Siebens, 2000）。

行動能力改變的問題與議題

行動能力改變的原因

　　造成行動能力改變的原因有很多，而且通常都為多重因子所造成的。骨骼肌

與神經病變是造成行動能力改變的主因,但生活型態、心血管疾病、糖尿病、感覺喪失、醫原性因素、疼痛,以及環境因素等,也會造成行動能力改變。過去數十年來,患有行動能力改變的人口結構已經改變(Ostchega, Harris, Hirsch, Parsons, & Kington, 2000),其中可能的因素包括:1.醫學以及輔具科技的進步,降低了出生時的死亡率,受到創傷的存活率也提升,許多失能性疾病以及外傷的死亡率也因而降低;2.不斷老化的人口。

新生兒藥物的進步

新生兒藥物的改良以及科技進步,降低了低出生體重兒(體重小於 2,500 克,簡稱 LBW),以及極低出生體重兒(體重小於 1,500 克,簡稱 VLBW)的死亡率(Hamvas, 2000)。因此,有更多的 LBW 以及 VLBW 得以成長至孩童時期或青年期;根據研究顯示,嬰兒若在 3 歲前診斷出發展遲緩以及失能(disability)的情形,可能會與 VLBW 有關(Thompson, Edwards, & Ross, 2003)。工業化國家中,腦性麻痺案例也相對提升,這又與 LBW 幼兒提升的存活率有關(Hack & Fanaroff, 1999)。由於腦性麻痺的病徵常為攣縮、半身麻痺,以及四肢麻痺,因此行動能力受損的孩童因此也隨之增加。

創傷

由於外傷醫學和科技的進步,嚴重外傷造成的死亡率在過去的數十年已逐漸降低。Dimopoulou 等人(2004)對離開加護病房一年的 87 名多重創傷病患做了研究,發現其中 59% 的人有中度到重度的失能狀態;64% 的人則有與身體行動能力相關的問題。

腦部外傷通常會伴隨創傷發生。美國疾病管制局(CDC)預估,每年有 150 萬的美國民眾蒙受腦外傷(TBIs)(Thurman, Alverson, Dunn, Guerrero, & Sniezek, 1999),其中大約有 8 萬至 9 萬的患者有長期失能問題(Thurman 等人,1999)。TBIs 的情況越嚴重,造成的功能限制也越大(Dikmen, Machamer, Powell, & Temkin, 2003; Dimopoulou 等人,2004)。預估現今美國因 TBIs 而造成失能的民眾,約有 530 萬人(Thurman 等人,1999)。而更多創傷性脊髓損傷的病患,受到下半身麻痺以及四肢麻痺的困擾也為時更久。

年齡

　　某些身體能力的退化是正常老化過程中不可避免的結果，例如：肌肉纖維的數量會隨著年齡增長而減少，最終會降低肌肉強度以及耐力（Carlson, Ostir, Black, Markides, Rudkin & Goodwin, 1999）。骨骼與軟骨的增生能力也會隨著年紀增長而降低，這些細胞展現他們特化功能的能力也會減低（Buckwalter & DiNubile, 1997）。在軟骨細胞內，細胞功能的退化會弱化細胞修補軟骨母體的能力，因此，造成軟骨的表面損壞（Dieppe & Tobias, 1998）。由於膠原纖維的直徑和交互連結增加，造成組織硬度提高，降低組織強度及關節活動度（Dieppe & Tobias, 1998）。約 40 歲開始，骨質中的鈣質會逐漸流失，女性在停經之後鈣質流失的速度更快。骨骼強度降低的原因，是因為骨骼再吸收的速度超過骨骼生成，而造成骨質流失的現象。

　　在過去，很少人能夠活過 65 歲，而今日男性成人的平均年齡為 74.7 歲，女性成人的平均年齡為 79.9 歲（Kochanek & Smith, 2004）。預期壽命的提高造成 65 歲以及 85 歲以上的人口出現前所未見的成長（Desai, Zhang & Hennessy, 1999），同時，長期住院照護也有相對及絕對的下滑趨勢（Manton & Gu, 2001）。年齡增長對於行動能力造成的影響，將會在嬰兒潮人口年齡超過 85 歲時達到了高峰。到了 21 世紀時，居住在社區的美國人會有部分出現明顯的功能缺陷。有趣的是，至今長期照護中的慢性失能比例，已從 1982 年的 26.2%，下降至 1999 年的 19.7%（Manton & Gu, 2001）。

神經病理

　　中風在美國是致死的頭號殺手，也是造成老年人行動能力改變的主因。自過去的數十年來，中風的死亡率已從 1970 年的每 10 萬人當中死亡 66.3 人，下降到 1998 年的每 10 萬人當中死亡 25.1 人（NSA, 2000）。由於治療高血壓、心臟疾病，以及糖尿病的醫學進展，讓中風患者的死亡率下降。不幸的是，中風死亡率的下降並未使中風發作的機率下降。每年大約有 73 萬名美國人中風發作或復發，其中有三分之二的病例發生在 65 歲以上的族群（NSA, 2000）。中風患者數量的增加，意味著有越來越多人有行動能力改變的狀況。同樣的趨勢也在「帕金森氏症」以及「癡呆症」的患者中顯現。

肌肉與骨骼

關節病痛、骨骼肌畸形、骨質疏鬆，以及骨折，都是會造成行動能力改變的常見症狀。足部的問題，如大趾內側囊腫（bunion）、長繭（callus）等，都可能讓病患感到疼痛，並讓病患不願意或無法行走（Kane, Ouslander & Abrass, 1999）。至今估計，有 33% 的病患每年會自行回報患有關節炎以及慢性關節症狀，這代表每 3 位美國成年人當中就有 1 位有關節問題（CDC, 2002a）。極為盛行的關節炎加上老年人口的激增，也會使行動能力改變的發生機率提高。

在 1999 年，估計有 32 萬 3 千名病患，因為髖關節骨折而住院治療（Popovic, 2001）。髖關節骨折通常被認為與骨質疏鬆有關，且好發於年齡超過 50 歲的婦女。根據研究證據顯示，髖關節骨折的病例會伴隨老年人的數量增多而增加（Stevens 等人，1999）。

生活方式

生活方式指的是個人、群體、文化中的典型生活方式，一般還包括飲食、運動、吸菸，以及飲酒等習慣。這些行為會對健康以及幸福造成影響，對於長期的功能性活動能力也會造成影響。

Schoenborn 和同事（2004）在 1999 年至 2001 年，由中央疾病管制局的國民健康訪問調查（National Health Interview Survey）資料中發現，幾乎有 40% 的成年人，在休閒時間的身體活動量不足（Schoenborn, Adams, Barnes, Vickerie, & Schiller, 2004）。由於老化及退休的緣故，許多人逐漸養成一套久坐的生活型態。正常活動量的減少會導致肌肉萎縮、失去彈性及耐力降低（Carlson 等人，1999）。這種因失用而造成失能的狀況，會更進一步導致活動量降低，並使失能及衰退的功能陷入惡性循環中。

數種造成失能的疾病都與吸菸、肥胖，以及酗酒有關。根據 1999 年至 2001 年期間的調查，美國成年人當中，有 23.1% 有抽菸的習慣；幾乎有 60% 體重過重（身體質量指數 BMI ≧ 25）；有 5% 被歸類為酗酒人士（Schoenborn 等人，2004），這些行為都會影響中年人和老年人的行動能力。一份大型研究調查了 12,652 名，年齡在 50 到 61 歲的美國人，以及 8,124 名，年齡在 70 歲以上的社區老人，調查結果顯示，吸菸、肥胖、酗酒，以及運動，其背後的意義分別是行動

能力受損及回復失去的活動能力（Ostbye, Taylor, Krause, & Van Scoyoc, 2002）。另一項研究針對年齡 70 歲以上的 1,526 名女性，以及 1,391 名男性調查，發現高體脂率和高 BMI 指數也與較高的功能限制有關聯（Davidson, Ford, Cogswell, & Dietz, 2002）。

心血管疾病

冠狀動脈疾病伴隨經常性的心絞痛，會演變成阻塞性心臟衰竭的心肌梗塞，加上周邊的血管疾病伴隨經常性的跛足等，都會危及力量及耐力，最終會影響一個人活動量的多寡。醫學不斷的進步降低了心血管疾病的死亡率，患有慢性心血管症狀的人，現在則以較長的時間管控疾病，行動能力改變的期間也延長許多。

糖尿病

據估計，美國超過 6% 的人口患有糖尿病（CDC, 2003），糖尿病與許多失能症狀有關。舉例來說，糖尿病是造成足部畸形以及下肢截斷的常見原因，因而導致顯著的行動能力改變（Sinacore, 1998）。糖尿病也常因為糖尿病性的視網膜病變，而造成成年人的視力損失，進而限制了行動能力（Lamoureux, Hassell, & Keeffe, 2004）。有些證據顯示出，糖尿病與失能之間的關聯，應獨立於血管合併病變及風險之外（Maty 等人，2004）。

由於第二型糖尿病與年齡有極大關聯，因糖尿病而造成行動能力受損的病患很有可能增加。第二型糖尿病在青少年族群中的好發率，也與肥胖在同年齡層中增加的趨勢互相吻合（Bobo 等人，2004）。罹患第二型糖尿病的病患人口改變，代表有更多病患會長期受到行動能力改變的困擾。

感覺損傷

視力和聽力受損會對個體在環境中的自由移動造成莫大影響，視力受損會降低個體對周遭障礙物、危險物品或其他危險來源的警覺，並增加意外或跌倒的風險。一旦發生意外和跌倒，將會使個人喪失行動能力。恐懼跌倒或遭遇危險的人，會自我限制活動量。在住院醫療的環境下，視力受損的患者活動範圍會過度受制於床邊或椅子周圍；聽力受損的病患也很容易受到傷害，因為他們無法聽見警告的訊號。

醫原性的因素

醫師指示用藥及其伴隨的副作用可能會對行動能力造成影響。麻醉劑、鎮定

劑、安眠藥等，可能會造成嗜睡或運動失調。心理治療對於肌肉功能可能適得其反，並造成活動能力的下降。

疼痛

疼痛是所有年齡層中的個體都常感受到的一種症狀。雖然聯邦政府已出版一份關於疼痛臨床管理的指南，研究仍不斷發現，病患疼痛的紓解仍嫌不足（Ducharme, 2000），嬰孩及孩童的疼痛也依然處於治療不足的狀態（American Medical Association, 2003）。

慢性疼痛會讓簡單的事情變得困難，甚至無法完成，耗盡患者精力。疼痛發作的患者也許不太願意活動或從事日常生活的活動，尤其是這些活動會造成疼痛時更是如此。慢性疼痛會引發越趨強烈的疼痛、焦慮，以及無法活動的循環，直到這種循環崩解爲止（詳見第四章慢性疼痛）。

環境因子

滑溜的地板以及走道上的障礙物，都算是會限制行動能力的環境因子，若缺乏幫助行動的輔具（例如：柺杖、助步器，或是設置合適的欄杆），會使病患在醫院或住家環境中的活動能力大減。建築上會對活動能力造成阻礙的設施，包括過長的階梯以及狹窄的走廊或出入口。在公共環境中，階梯過高、道路邊欄、過陡的坡道，以及狹小的如廁空間，都會讓病患無法自由活動。舉例而言，根據研究報告指出，失能的老年人（≧ 70 歲）比起非失能的老年人，更不願在充滿障礙的環境下活動（Shumway-Cook 等人，2003）。

失去行動能力的影響

且不論病源爲何，行動能力改變會對病患的生理及社會心理造成負面影響。會對病患造成最深遠影響的行動不便，是將病患安置在病床上（如表7-1）。但即使行動能力只有輕微的改變，也會因爲病患的心理層面已受波及，而帶來負面的後果。

心血管

心血管退化（cardiovascular deconditioning）是失去行動能力後所帶來的一項顯著負面效果。若病患臥病在床，心肌會逐漸萎縮，且最大耐力（maximal work capacity）也會快速下降（Convertino, 1997; Levine, Zuckerman & Pawelczyk,

1997）；病患休息時的心跳速率也會增加，而在臥床期時的運動心跳速率，也比未臥床時的心跳速率來得快（Convertino, 1997）。

失去行動能力會造成骨骼肌幫浦（skeletal muscle pumping）的收縮減少，降低周遭靜脈的血液輸送。靜脈鬱滯（venous stasis）以及四肢的血液匯流，則可能造成靜脈血栓，因此，病患只要臥床超過四天就有造成血栓的風險（Anderson & Spencer, 2003）。位於深層的靜脈血栓可能會脫離或分解，而隨著血液輸送到肺部，造成「肺栓塞」。

表7-1　臥床的影響

心血管	新陳代謝
• 增加心臟負荷 • 低血壓 • 血栓形成	• 新陳代謝率減緩 • 葡萄糖耐受性受損 • 負氮平衡
肺部	**腸胃道**
• 胸腔擴張受限 • 排氣與氣體交換功能差 • 分泌物增加且匯聚	• 便秘
	泌尿生殖器
骨骼肌	• 尿道感染 • 尿道結石
• 損失骨骼肌張力與肌肉量 • 活動範圍降低 • 攣縮 • 骨質疏鬆	**心理層面**
	• 社交活動減少 • 心理活動改變 • 感覺剝奪 • 睡眠品質低落 • 角色改變
皮膚	
• 褥瘡	

＊資料來源：由 Olson 等人（1967）的資料概括而來。

心血管反射退化（deconditioned）加上血漿量減低，會導致姿勢性低血壓（Kane, Ouslander & Abrass, 1999）。若臥床期超過四天，血漿中的血管加壓素（vasopressin）會減少，連帶造成血漿量降低（Sigaudo 等人，1996）。臥床四天後（Pavy-Le Traon 等人，1997），人體的重覺反射（baroreflex）功能會開始受損，自體平衡（autonomic balance）也會改變，再加上骨骼肌幫浦對周遭靜脈的作

用減少，可能會造成姿勢性低血壓。因姿勢而對行動能力所造成的影響，若要逆轉其效果，將需要很長的時間。

呼吸系統

失去行動能力也會影響到呼吸功能。仰臥的姿勢會讓橫膈膜往頭部的方向移動，肺部的剩餘容積便會減少。因此，呼吸所需要的能量增加，深呼吸以及吐氣的次數也會減低。通氣量不足（hypoventilation）會造成肺膨脹不全（atelectasis）以及 PO2 的減少。以仰臥的姿勢咳嗽也無法達到預期效果，且分泌物會因此聚集在狹小的氣道之中，使病患易於遭受肺炎感染。因此，失去行動能力對於老年長期病患而言，能夠顯著預測下呼吸道感染的風險（Loeb 等人，1999）。

骨骼肌

短時間的行動能力喪失會造成關節僵直的情況增加，活動範圍也會逐漸縮小。失去活動能力會使肌肉纖維縮短，進而限制了作用中關節（attendant joint）的完整活動範圍（Singer, Dunne, Singer, & Allison, 2002）。而兩週內不活動所造成的關節活動範圍改變，可由動物模型中測得（Trudel, Uhthoff & Brown, 1999）。

行動能力降低也造成骨骼肌肌肉量的減少（肌肉萎縮）。在負重減少的七天之內，骨骼肌會快速萎縮（Bloomfield, 1997）。骨骼肌的肌肉量在四個星期不進行活動之後，減少 7～14%，且會伴隨力量以及耐力喪失而發生（Berg, Dudley, Haggmark, Ohlsen, & Tesch, 1991）。雖然肌肉力量和質量可以在臥床期結束之後回復，但每星期缺少的活動至少需要一週的時間來回復（Berg 等人，1991）；老年人的復原速度則是一般人的二倍之久（Brummel-Smith, 1996）。

骨骼

行動能力改變對於骨骼健全有負面的影響，負重減少會讓噬骨活動（骨骼再吸收）的速度超越造骨活動（骨骼生成）的速度。失去行動能力的時間若達到七日，就會造成骨質流失（Bloomfield, 1997; LeBlanc 等人，1995）。Scheld 等人（2001）發現，臥床期達兩週，腎臟排泄鈣質的量會提高；腎臟排泄的氮末端胜肽（N-telopeptide，一種骨質的分解指標），則在臥床期的第十週和第十四週達到高峰。

對於老年人來說，因為臥床過久而造成的骨質流失，會加劇因老化及停經所造

成的骨質流失。Pluijm 及同事（1999）發現，失去行動能力的期間若超過四週，很有可能會造成髖關節或其他部位的骨折。儘管在臥床期結束之後骨骼中的礦物質會逐漸回復，但回復的速度仍比骨骼流失的速度還要緩慢（Bloomfield, 1997）。在行動能力回復之後，殘餘礦物質不足的情況仍會持續（Jorgenson 等人，2000）。

皮膚

　　褥瘡是失去行動能力所帶來的嚴重且所費不貲的後果，若病患無法改變或控制身體的姿勢或身體的某個部位，骨骼突出與外部表面（例如：床墊或椅子）之間的軟組織便會受到擠壓，微血管的血流可能會因此受到阻礙，造成組織局部缺血以及組織缺氧。長期且強度高的壓力，或是長時間強度低的壓力，都會造成細胞死亡以及褥瘡的形成（Husain, 1953; Kosiak, 1961）。因年齡而產生的皮膚變化、營養不良的狀態，以及中樞或周邊感覺的弱化，也會與行動能力的喪失和壓力交互影響，而造成潰瘍形成。

新陳代謝影響

　　失去行動能力會顯著的降低細胞對能量的消耗，以及新陳代謝的過程。僅僅三天的臥床期就可能讓葡萄糖耐受性受損（Yanagibori 等人，1994）。在失去行動能力的第七天內，也會因為肌肉量的損失而造成負氮平衡（Ferrando 等人，1996），但負氮平衡的最高點，可能出現在臥床期的十四天後（Scheld 等人，2001）。

腸胃道

　　行動能力受損會改變腸胃道的三種功能其中之一，對腸胃道產生影響，包括攝取、消化、排泄（elimination）（Olson 等人，1967）。失去行動能力會減低結腸的活動力，肌肉虛弱加上無法使用重力來幫助排便，會讓便祕的情況更加嚴重，並增加糞便阻塞的風險。結腸活動力及新陳代謝率降低會減少食慾，而養分供應不足最終會擾亂消化以及細胞的新陳代謝。

泌尿生殖器

　　失去行動能力會改變生理上的排尿流量，並增加尿道感染以及結石形成的風險。人類藉著重力由腎盂排空尿液，在臥床期間，由腎盂排放尿液的功能受損，膀胱排尿可能會不完全。在腎臟以及膀胱的尿液鬱滯（urine stasis）現象讓細菌得以滋長，且增加了鈣質結晶的沉積以及聚集物，這些鈣質是因為身體活動，而由骨骼

系統中排出的（Ruml 等人，1995）。

神經心理以及社會的影響

　　行動能力改變以及活動量受損可能會降低病患的社交行爲並減少感官刺激。除此之外，還會造成以下症狀：焦慮、敵意、憂鬱、聽覺或視覺的改變、時間和空間的扭曲、神經官能症或是睡眠障礙（Ishizaki 等人，1994; Monk 等人，1997; Ryback 等人，1971; Stewart, 1986）。這些因素可能會更進一步降低行動能力、減少社交行爲，並增加孤立感。Bates-Jensen 等人（2004）藉由觀察住在療養院的臥床病患，發現他們在白天的睡眠時間較長、社交活動較少。因此，行動能力受損而導致改變的社會地位、失業、熟悉的生活方式，以及個人的目標，都可能降低病患的自尊心。

　　受損的行動能力通常會讓病患增加對家人或是其他照護者的依賴，才可以從事日常生活中的活動。病患與照護者可能面臨功能和角色上的轉換。失去自主性以及控制的病患，可能會因而增加心理壓力並感到悲傷。心理壓力會使疾病活動或相關的疼痛惡化，並進一步影響行動能力。病患對於行動能力受損而感到哀傷的狀態可能會持續，尤其是在活動力不斷下滑的狀況之下更甚。

行動能力改變的模式

　　許多慢性疾病中，活動量和行動能力的改變都不是靜態的。就某些病例而言，慢性病患者的活動量以及行動能力改變的模式，都能用來定義病患的疾病狀態。這些模式可以被歸類爲：1.間歇性的行動能力改變；2.漸進式的行動能力改變；3.永久的行動能力改變。雖然每一項模式在本章中皆爲獨立討論，病患卻可能因爲疾病的活動而在不同的模式中變動。

間歇性的行動能力改變

　　慢性病患者可能會遭受疾病間歇性的劇烈惡化。劇烈的疾病發作期間，活動量以及行動能力會暫時降低（如圖7-1）。舉例來說，患有充血性心臟衰竭（congestive heart failure, CHF）的病患，於治療期間可能會有呼吸急促的症狀，以及活動量較低的狀況出現。一旦症狀減緩且病患覺得身體較爲舒適時，此時精力、活動量以及行動能力都會改善。慢性病的惡化可能很罕見也可能時常發生，但都是

無法預測的。這樣的不可預測性讓病患及家屬在計畫任何活動時都會帶來難處，因為他們不清楚未來會發生什麼事。

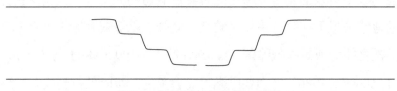

圖7-1　間歇性的行動能力改變

漸進式的行動能力改變

　　漸進式的改變會往既定的階梯方向持續一段時間（如圖7-2）。負面的疾病演進會持續以階梯形式往下演進；向上演進代表某種程度的改善。在整體過程中，行動能力改變可能會在一段時間後趨於穩定或達到高原期。

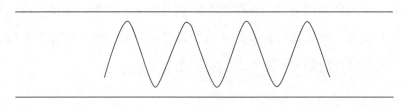

圖7-2　漸進式的行動能力改變

　　就某些疾病的狀態來說，漸進式的失去行動能力可能會伴隨體能或功能性的下降，造成疼痛或是疲倦感。例如：患有多發性硬化症（multiple sclerosis, MS）的病患，可能會有體能或是功能性的急速衰退，必須調整醫療方式才能趨於穩定，然而，這些病患就長期來說仍呈現階梯式的退化。對於病患與家屬來說，要應付逐漸走下坡的行動能力通常是有困難的，但高原期上的穩定期間，就提供了一個絕佳機會，能在下一次改變發生之前就預先做好調整。家屬對病患病情改善的期望可能會超出病患本身的能力，隨著希望沒兌現，病患和家屬也會處於極大的失望之中。

永久的行動能力改變

　　永久指的是：即使提供適當的復原照護，行動能力的喪失仍為不可逆轉（如圖7-3）。永久性的改變可能會尾隨一段時間的間歇性或漸進式的改變發生，但通常

是導因於突然性的創傷或外傷，像是脊髓損傷或是腦血管的意外。永久的活動能力改變，可能會對病患及其另一半造成龐大的經濟、情緒，以及心理的負擔。家屬必須適應病患失能的情況，才能以穩定的方式繼續生活下去。

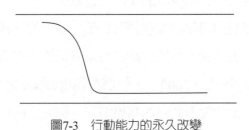

圖7-3 行動能力的永久改變

病患行動能力改變的介入治療

健康照護專業人士的一項主要目標是：幫助病患回復理想的健康狀態以及行動能力。這需要審慎的評估限制了病患行動能力的生理、心理，以及環境因素和因為行動能力受損而併發的一些症狀。欲介入治療行動能力改變的病患，必須處理疾病成因，並將重點放在預防或改善併發症、提供心理支持，並減少環境的障礙。

預防保健

慢性病患者也許接受的預防保健不足，以致無法促成最理想的健康狀態，預防疾病合併發作狀況。預防保健的短缺可能是導因於慢性疾病本身的治療重點不同，而忽略了預防保健的需求。Shabas 和 Weinreb（2000）調查了 220 位患有多發性硬化症的女性，發現儘管病患知道會有早發性骨質疏鬆的風險，仍有 85% 從未接受過骨質密度的檢測；50% 未補充鈣質；71% 未服用維他命 D。報告指出，50% 的女性病患沒有接受定期的預防檢查；25% 沒有接受定期的骨盆檢查；11% 在三至五年之間未接受子宮頸抹片檢查。

研究者已發現，在活動能力的預防保健服務上有不平均的現象。Iezzoni 及同事（2000）調查了 18 到 75 歲尚未移除子宮的女性，發現有重大行動能力問題的人，在前三年接受巴氏檢驗（Papanicolaou test，即一種癌症測試）的比例，比起沒有行動能力問題的人為低（前者 63.3%，後者 81.4%）。在年齡超過 50 歲的婦

女當中，則發現有重大行動能力問題的女性，在前二年做過乳房 X 光攝影片的比例，比起沒有行動能力問題的女性要低（45.3% 和 63.5%）。Iezzoni 等人也注意到，相較於沒有行動問題的人，有重大行動能力問題者，較不易被問及是否有使用菸酒以及毒品，在接受破傷風預防針的比例上也較少。

　　身體上的損傷會造成病患接受某些預防保健服務上的一種障礙。舉例而言，行動能力受損的病患，一般來說，會比行動能力未受損的病患需要較多的協助以及較長的門診時間（Iezzoni 等人，2000），他們在利用輪椅到達健康照護的看診室也會感到不方便；對於有行動能力問題的病患而言，院方設備可能不夠完善。例如：接受乳房 X 光攝影的受試者需要站著檢測，而大多數的檢驗桌都相當高且無法調整，使得以輪椅行動的病患很難爬上檢驗桌。

體能活動

　　體能活動可以預防、限制，或是逆轉許多因行動能力改變而造成的結果。更明確的說，體能活動可以增強骨骼肌的力量和功能，促進功能耐力以及自足性，改善循環、食慾、消化、排泄、呼吸、情緒、睡眠，以及自我概念。建立運動的習慣對於許多慢性疾病的預防和治療，也扮演重要的角色，包括心血管疾病、中風、骨質疏鬆以及糖尿病等。對於行動能力受損的高齡病患而言，體能活動則可以減少失能和死亡的風險（Hirvensalo, Rantanen, & Heikkinen, 2000）。

案例：行動能力改變——個案研究

　　Gracy Williams 現年 78 歲，喪偶，最近和她的愛爾蘭雪達犬住在一幢前有庭院、含兩間臥房的平房裡。她有一個女兒住在附近，還有一群親密的朋友。她不但有體重過重的問題，還有高血壓、甲狀腺機能不全，以及骨關節炎的病史，再加上後背疼痛，使她連蹓狗都很困難。

　　一年前，Williams 女士的狗突然跳向她，使她在後院裡跌倒，她則因為髖關節的股骨頸部分骨折而住進醫院。她接受的治療包括植入人造髖關節。手術後，她即開始接受院內復健，包括病床和椅子的運動，其中包括活動範圍、強化、調節的運動。護理人員會在體能療程開始之前的 45 分鐘，幫她先行施打止痛藥物，讓病患在療程中的疼痛感獲得控制。到了術後第四天，Williams 女士開始練習輔助性站立旋轉式轉位，並練習從床邊走向椅子、輪椅的使用技巧、步態前準備練習及步態活動、如廁技巧，以及日常生活活動

的技巧訓練。到了術後第八天，Williams 女士開始練習進階的技巧，例如：轉移、行動，以及日常活動等。治療師鼓勵 Williams 女士的女兒在療程中可以在場，如此一來，就可以協助母親加強並調節練習，而且也可以學習母親出院後必須使用的這些設備。

由於 Williams 女士的恢復狀況比預期還慢，因此在術後第十天，她被轉送到復健病房，接受其他多項的復健活動。此時院方計畫讓 Williams 女士出院回到她女兒的家中。在家庭健康護士以及物理治療師的協助下，Williams 女士的女兒購買了握把、椅子，以及供淋浴用的防滑墊、新的照明用具、椅墊加高的馬桶座椅；也移除了可能會造成安全疑慮的物品，如小地毯或是電線等。經過四星期的復健，Williams 女士出院回到她女兒家中，但仍繼續接受爲期八週的家庭健康物理治療。Williams 女士的家庭護士會定期檢查用藥以避免可能的副作用，以及可能造成她再度摔倒的一些動作。

一年後，Williams 女士仍以枴杖行動，並持續定期運動的計畫。雖然她無法再開車或是蹓狗，但她仍然可以上教堂，以及參與家庭和朋友的活動。

增加臥床病患的活動

臥床通常是爲了要減低某些對身體的功能需求，當不得不採取臥床方式時，須以最低限度爲原則。臥床的病患應該每 2 小時就須轉動身體、咳嗽，以及深呼吸。臥床姿勢建議爲 30 度角的側躺姿勢，因爲 90 度角的側臥姿勢會對轉子骨（trochanter bone）上的組織帶來太大壓力。將病患由 30 或 40 度角的側臥姿勢轉動到相反的同角度時，將有益於分泌。翻轉、咳嗽，以及深呼吸三者並行，也可刺激心血管反射、調整血管內血壓、紓解對骨突出處組織細胞的壓力，並可預防尿液鬱滯。重新調整姿勢的時候，病患應該要保持身體線形，以裨益呼吸功能，還可避免攣縮形成。

將病患的姿勢由水平調整爲垂直姿勢，其實與對調臥位方向一樣重要。只要每天協助病患站起來幾分鐘，就可以避免因臥床而導致的骨質流失（Mahoney, 1998），以及直立性低血壓（orthostatic hypotension），強化呼吸、腸胃道以及泌尿系統的機制。若病患無法站立，失去行動能力的病患應該在一天之內以短間隔的時間進行直立起坐數次。對於無法行動的病患而言，由於精力不足或是對活動的耐受度不夠，活動的頻率則是維持體能、減少負面後遺症的主要關鍵。

健康照護專業人士應該鼓勵病患自理穿著、沐浴並使用廁所，如有需要再尋求協助。日常生活的活動提供病患關節活動，維持做某件事需要的肌肉訓練，並培養

病患能力之內的自主性（Carlson 等人，1999; Mahoney, 1998）。

運動

　　雖然體能活動會減少許多因爲失去行動能力而帶來的負面效果，額外的運動對於病患維持及改善生理、心理的健康仍然是必要的。運動可歸類爲彈性訓練、阻力或肌肉訓練、耐力或有氧訓練，以及平衡訓練。

　　彈性訓練：彈性訓練可以維持或改善關節活動、肌肉強度，以及肌肉質量（Mahoney, 1998）。在彈性訓練期間，每一個關節都以最大可活動的範圍內活動，而與關節相連的肌肉也被拉長、放鬆。全關節運動以及肌肉伸展，都應以緩慢甚至是有節奏的步調來進行，因此，每天應該要進行數次的重複動作。須特別注意的是髖關節的伸展、膝關節伸展、踝背屈，以及肩前伸的動作，因爲這些方向的關節動作比較有可能受到限制（Mahoney, 1998）。至於臥床病患，只要可行的話，病患便可以坐姿進行運動，以強化呼吸、腸胃，以及泌尿的機制，並讓脊椎得以支撐身體的重量。

　　彈性運動也可以預防靜脈血栓的生成。這些運動可以讓對靜脈施壓的骨骼肌收縮，促進血液回流，並減少靜脈鬱滯的情況。

　　阻力或肌肉訓練：肌肉訓練是一種主動形式的運動，並藉由外力來抵抗肌肉收縮。肌肉訓練能夠維持或改善肌肉的強度，以及肌纖維的區域，增加功能表現及耐力（Hurley & Roth, 2000）。

　　阻力運動則是以肌肉等長收縮、肌肉等速收縮，以及肌肉等張收縮的方式來訓練。等長收縮的運動是靜態的運動形式，可以讓肌肉收縮但不縮短；而且因爲肌肉的長度並未改變，關節也不會活動。從事這種運動時，每一次的自主收縮都應該停留至少 6 到 10 秒鐘。建議每次做五下，重複十次。Welsh 和 Rutherford（1996）證實，以等長收縮方式進行的肌肉訓練，能維持或稍微提升肌肉的強度。

　　肌肉的等速收縮則是一種動態的運動形式，此時肌肉以機械裝置所控制的恆常速度來移動。運動中雖然對此活動有施加阻力，但總阻力會因應全關節運動中肌肉所能提供的張力而做調整（Kisner & Colby, 1996）。接受膝蓋手術的病患就會運用這種裝置來運動患部，並以醫師建議的等級、阻力層級，以及時間長短，自動讓關節得以全面伸展。等速收縮的系統也可用來訓練其他四肢或軀幹的肌肉組織，是一

種能增強肌肉強度以及耐力的有效方法。

在等張運動中，肌肉會根據恆常或是變動的負重而縮短或增長。讓病患握緊拳頭就是一種能在病床上休息時做的等張運動，其他在病床上能施做且更費力的等張運動，包括做抗阻力的全關節運動、在全關節運動時對四肢加上負重，或是在病床上做引體向上，將身體直接往上抬升到頭上的吊架。適合可下床走動病患的等張運動，則包括舉起重物、在游泳池內行走，或使用重量訓練機。對於耐力不夠的病患而言，一天重複多次單次一至三次的運動，比重複少次但單次頻率高的運動要來得好（Mahoney, 1998）。

研究顯示，等張運動對老年人來說也許可以預防或逆轉，因老化而產生的肌肉力量衰退（Hurley & Roth, 2000）。在一項研究肌肉力量訓練計畫對於年長男性的影響中，顯示出受試者在十二週後，膝蓋伸展的強度和收縮的速度都有顯著改善（Trappe 等人，2000）。療養院的病患，每週三天，每次 45 分鐘，對髖關節以及膝蓋伸肌做漸進式的阻力訓練，顯示出在肌肉力量測試、步態速度、攀爬樓梯、力道，以及行動能力上有顯著的改善（Fiatarone 等人，1994）。年紀最長者於此項肌肉訓練中得到的益處甚至最多（Schulte & Yarasheski, 2001）。

阻力訓練課程對於許多慢性病病患一直十分有效。舉例來說，水中運動能夠減少患有風濕或骨關節炎的女性姿勢擺動（Koceja, 2000），也能改善罹患老年關節炎患者的步態和彈性（Alexander, Butcher, & MacDonald, 2001）。

對於心臟衰竭的病患而言，阻力訓練可能是除了有氧運動之外的一項重要訓練。額外的重量訓練可以改善神經肌肉系統的功能適應，預防肌肉萎縮及退化、增加肌肉強度及耐力（King, 2001）。

設計要強化肌肉耐力的運動課程對於罹患肌萎縮性脊髓側索硬化症（ALS）的病患也有益處。在一份前瞻性研究中，研究了 25 名 ALS 病患，發現一天兩次，一次 15 分鐘的運動，對於活動不足（motor deficit）以及失能，有輕微短暫的正面效果（Drory, Goltsman, Rexnik, Mosek, & Korczyn, 2001）。

DeBolt 和 McCubbin（2004）檢驗了患有多發性硬化症的成年患者，八週在自家進行阻力運動課程的成效。這些運動包括舉椅運動、弓箭步運動、登階運動、身體抬升運動（heel-toe raises）以及腿部屈曲等。這些運動可以增強腿部伸肌的力

量,也不會造成傷害或使多發性硬化症的症狀惡化;有 4 名參與者因此不再使用枴杖。

耐力或有氧訓練:有氧能力或耐力的多寡,是由身體接受氧氣、傳送氧氣到肌肉細胞,以及有效的在運動中萃取出氧氣,以利細胞新陳代謝之用的能力來決定。有氧運動可以維持或提升身體有效運用這些過程的能力。行走、跳舞、跑步機、騎腳踏車、跑步、游泳、健行、滑雪,以及跳繩等,都屬於有氧運動。

拳擊有氧、踩空中腳踏車等這些有氧運動,對於臥床的病患而言都是十分有益的。Liu 等人(2003)發現,每天騎 1 小時的健身車可有效預防成年人於臥床期的骨質流失。病患坐著的時候也可以做輕量運動,例如:騎健身車或是手臂剪刀交叉、踢腿、交替踏階運動,或是將軟墊置於椅子前 18 英吋做踏階運動(Eliopoulos, 1997; Mahoney, 1998)。

如步行這類的負載身體重量的活動,可以預防腰椎以及雙腿的骨質流失(Kelley, 1998)。每星期進行三至五次強度適當的有氧運動,可以增進通氣容量、改善心血管功能、降低血壓、體脂肪、重量、血清三酸甘油酯,以及胰島素抗性(NIH Consensus Panel, 1995)。有氧運動也可增加老年人的肌肉蛋白合成,改善最大耗氧量以及增加腿部的血流(Beere, Russel, Morey, Kitzman, & Higginbotham, 1999; Short, Vittone, Bigelow, Proctor, & Nair, 2004)。若有氧運動的時間無法超過 30 分鐘,每天僅數次 10 分鐘的運動,則必須行之長久才能帶來健康效益(Surgeon General, 1996)。適量的職業物理治療也可以保護患者不受行動能力受損的後遺症影響(Gregory, Gallo, & Armenian, 2001)。

平衡訓練:平衡感是能在許多不同情況下保持直立姿勢的能力,也是體能活動的先決條件。每星期實行二至三次、每次 40 分鐘、共十二週的平衡訓練,可改善日本孱弱老年人的靜態平衡功能(Uchiyama & Kakurai, 2003)。例如:太極拳這類的動態平衡運動,是唯一證實能顯著降低跌倒風險的個人介入方式(Wolf 等人,1996)。平衡訓練不會增加關節活動能力、肌肉強度或是耐力(Province 等人,1995),但若與其他形式的運動結合,可以有效增加穩定性,並降低跌倒的次數(Carlson 等人,1999)。

運動處方

　　彈性、強度、耐力，以及平衡感，對於預防和改善行動能力改變的成因與影響，都相當重要。不同種類的運動若能綜合運用，將可創造最佳結果。例如：為期九週、每週兩次，其中包括伸展、強化、耐力，以及平衡感的運動和教育課程，可以改善患有骨關節炎及風濕性關節炎老年人的體能表現以及心智健康（平均年齡 73 ± 6.4 歲）（Gunther, Taylor, Karuza & Calkins, 2003）。

　　健康照護專業人士，若能鼓勵病患運動，將可讓他們更願意增加體能活動量。在一份研究中，相較於不曾記得接受過健康專業人士建議運動的病患而言，記得曾接受建議的老年男女（年齡在 65 至 84 歲之間），主動要求指導運動的頻率要高出五到六倍（Hirvensalo, Heikkinen, Lintunen, & Rantanen, 2003）。對於患有脊椎損傷以及其他健康照護問題的病患而言，有組織的運動活動非常重要，因為這可以減少因久坐的生活型態，以及失去行動能力所帶來的併發症風險，並增加體能（Jacobs & Nash, 2004）。

　　跨學科合作對於發展有效且較不會造成傷害的運動課程十分重要。護理人員、醫師，以及物理和職能治療師，皆應根據病患的病史、功能限制以及動機，發展出針對個人量身打造的一套運動課程。如此一來，他們就能監控病患對於這種運動處方的耐受性如何。

　　病患、家屬以及照護者，皆必須了解體能活動對於預防、控制行動能力改變的重要性。他們必須學習運動處方的各項元素、可能的反效果，以及後續動作。家庭和照護者對於鼓勵病患活動關節、在椅子上做仰臥起坐、多行走等，也扮演著關鍵角色。他們也可以鼓勵或協助病患來實做運動處方。

充分的營養

　　適當的營養對於維持身體結構和功能是非常重要的，對於活動和行動能力而言更是不可或缺。要減少負氮平衡、維持正常組織修補、改善運動表現，則必須要有充分的蛋白質和碳水化合物（Volek, 2003）。欲利用營養介入來導正個人缺乏的營養素，則必須注重補充病患所需的微量營養素、維生素和礦物質。攝取醫師建議，適當劑量的鈣質可以預防骨吸收、維持骨骼質量。充分攝取液體可以幫助行動不便的病患預防脫水、減少尿液鬱滯、維持電解質平衡、血液黏度，以及肺部分泌物的

黏度。

疼痛控制

疼痛控制對於預防或降低行動能力改變，以及打破疼痛、焦慮、失去行動能力的循環而言十分重要。如乙醯氨酚（acetaminophen）以及非類固醇消炎藥（NSAIDs）等，這類非麻醉藥性止痛藥（nonnarcotic analgesics），都可以作爲控制輕微或中等疼痛的藥方，並減緩與骨骼肌病變造成的發炎。嗎啡、可待因以及吩坦尼（fentanyl），這些麻醉性止痛藥則用來治療較劇烈的疼痛；要消除關節疼痛則需要注射類固醇至患部。

放鬆措施（comfort measures）可以促進疼痛的減緩。特別的放鬆技巧，例如：放鬆治療、按摩、生物回饋、針灸，以及圖像治療（imagery），都能夠緩解疼痛。振動（vibration）以及熱敷、冷敷，則可以用以緩解劇烈或慢性的疼痛。

健康專業照護人士必須學習主動傾聽病患描述疼痛的種類以及特質，以便對病患採取有效的個人化處理（McCaffery & Pasero, 1999）。仔細評估兒童及老年人的疼痛尤爲重要，也應該使用適合該年齡層的評估工具。疼痛管理也應該要包括監控處方藥的副作用。

感覺損傷的輔助

專業人士應該了解有哪些服務及輔助科技，能夠協助有感覺損傷的病患。他們應該詢問病患，這些感覺的損傷會如何影響他們參與日常生活的活動。引介病患接受低視力復健服務可以協助病患改善他們的行動能力，並參與實質且有意義的活動（Lamoureux 等人，2004）。對於視覺障礙的病患而言，改善光線（尤其是地燈）可以減少病患跌倒，或其他住家意外發生的次數。將階梯的邊緣以色彩標記，並使用對比鮮明的色彩，標明高度落差或不同場所，或是使用加大的字體來提醒病患周遭環境的改變，以提升行動能力。下階梯時不帶雙光眼鏡，將可以改善視覺接收，以維持平衡感。

觸覺或聽覺的介入治療，一般而言有其成效。觸覺輔具包括利用突出的字體或是盲人點字法（Braille）來標明出入口、營業地點、電梯等。有聲書或是字體放大的產品也很容易取得。許多聽覺的線索，像是鈴聲或是警示聲，也可以傳達資訊給

視覺障礙人士。

　　彌補聽障的一些有效介入方法，包括使用視覺線索（例如：閃爍的燈光、手勢或是臉部動作）或是觸覺線索（例如：碰觸個體以引起注意、或是製造像是敲打桌子、地板等的聲音來製造震動接觸）。一般常見的方式，包括直接面對聽障人士，以讓他們能注意到說話者的臉孔和手勢。聽障電話通訊裝置（TDD），則能改善聽障人士的電話溝通。

心理社會的介入

　　健康照護專業人士應鼓勵病患承擔起維持行動能力和預防行動能力喪失的責任，對此概念的了解和自主掌控，能讓病患強化自我勝任感、改善心情和憂鬱。病患也需要了解諮詢和心理治療，來協助他們度過自我的變化、損失以及悲痛。

　　病患先前所扮演的角色，也許已不復存在或是已遭顯著改變。就業、職業、家庭責任，以及生活規律的變化，可能是必然的。我們需要鼓勵病患積極從事社交活動，病患也需要復健服務的支持來建立不同的生活型態。

　　病患的社交網絡也需要支持。實際了解病患的侷限所在、能力以及目標，將能協助他們凝聚共識，照護者也需要休息時間來喘口氣。引介病患關於財務上、情感上和精神上的支持，可以促進相關成員心理以及社會上的調適。

器材管理

　　我們時常需要使用輔助裝置和器材來強化病患的行動能力。床上的支架可以讓病患得以自行調整姿勢或是施做引體向上。其他可以增進行動能力的裝置，尚有助步器、輪椅、枴杖、抬升病患的裝置、裝具等。我們必須確保使用正確、大小合適且狀態良好的活動輔具。衛生用具方面，則包括浴室用板凳、洗滌或淋浴用座椅。椅墊加高的馬桶座也可降低起身的困難，並減低對髖部和膝蓋所造成的壓力（Alexander, Koester & Grunawalt, 1996）。家庭配置及改建的裝置，則包括特製的桌子、扶手、電梯、輪椅升降機及坡道。護理人員應教導病患正確的使用這些活動輔具。

降低環境障礙

健康照護專業人士需要意識到會影響行動能力的環境障礙，鼓勵病患穿著能促進無阻礙活動的衣物。鞋類必須合腳、低跟，且有防滑的鞋底。固定好隨意擺置的地毯，並減少濕滑、打蠟或滑溜的地板對病患的危害。通道上應該避免出現障礙物或凌亂堆放物品，以鼓勵病患行走，並可防止跌傷。由於靜脈插管或是導尿管會限制病患行動，建議採取注射帽（IV lock）或是尿袋等替代方式。

另外很重要的一點，是要教育個人、群體，以及聯邦、州立及當地的機構，建立起移除環境障礙以供行動之用的觀念。美國於 1990 年通過的「美國殘障人士法」（ADA），就提供了法理上的依據，能確保殘障人士的機會均等、全面參與、獨立生活，以及經濟上的自我勝任感。聯邦及州級法律，現在皆要求私人及聯邦資助的企業、職業訓練及教育機構，必須替殘障人士提供實體及職業訓練的通路。

健康照護專業人士可以提倡此項觀念，鼓勵各機構朝向建立親和力來發展，並替病患和其他相關的個體找出創意的替代方案。Jones 和 Sanford（1996）發現，坡道的坡度可能需要降低，招牌、警示系統，以及門窗等硬體設施，也必須照顧到邁向老年的美國人。對於親和力的基本要求也必須考量個人輔具並配合輔助科技。目前無障礙的家庭建築藍圖中，會加入一間能夠容納坐輪椅的病患以及照護者的浴室（Blaney, 2000）。

文化影響

社會規範和社會期望會影響個體的行動能力。個體若與行動能力較高的他人互動，會使個體想要達到與對方相似層級的功能性活動能力；個體若與能力受損的他人互動，會造成個體較能接受失去行動能力的狀態（Mobily & Kelley, 1991）。同樣的，當社會期望較高的行動能力時，個人也會努力達到較高層級的行動能力，或也有可能恰恰相反；個體、家庭或文化的期望塑造出依賴性的概念，個體則較願意接受較低層級的行動力。若個體與他人社交的機會降低，可能會塑造出個體不願活動、行動能力改變，以及社會孤立的習性。體能活動的差異會因血統、種族而有所不同。由 1999 年至 2001 年蒐集的資料顯示，白人成人（63.5%）和亞洲成人（61.9%），比起黑人成人（49.3%），更有可能在閒暇時從事體能活動；西班牙裔或拉丁族裔的成年人（45.0%），則比非西語族裔的成年人（63.4%），更不會

在閒暇時從事體能活動（Schoenborn 等人，2004）。

　　菸酒使用以及體重的不同，也依血統及種族而異。例如：在 1999 年到 2001 年這段期間，亞洲的成年人，在吸菸、飲酒，以及體重等觀念上，比起其他受檢驗的群體，展現了較健康的行為。黑人女性比白人及亞洲女性有較高的肥胖比例；非西語族裔的女性比西語族裔的女性有較高的吸菸率（Schoenborn 等人，2004）。並非所有文化對這些行為等同視之，例如：某些文化可能認為，肥胖的女性強壯健康；但其他文化卻認為，這樣的女性虛弱且健康不佳。

　　在 1994 年的國民健康訪問調查（National Health Interview Survey）中，有 7 萬 7 千名未住院的成年人接受訪問，發現黑人成年人比白人或西語族裔的成年人有較多與行動不便相關的問題（Iezzoni 等人，2000）。調整年齡和性別之後，黑人成年人有行動能力問題的比例有 15.7%；西語族裔有 11.1%；白人則為 10%。

　　造成行動能力改變的慢性病，也會受到文化或種族的影響而有所差異。例如：在美國的黑人成年人比起白人和西語族裔，會有較高罹患高血壓和中風的比例；西語族裔和美國原住民罹患糖尿病的機率也比較高。

　　平均壽命在不同文化群體中也不同，例如：第三世界國家的平均壽命最低，而美國白人的平均壽命比起其他所有種族的平均壽命還要高（Kochanek & Smith, 2004），這顯示出某些族群受到行動力改變困擾的時間可能更長。

　　不同文化族群中的生理差異，可能會減弱或強化行動力改變的效果。例如：黑人族群的骨質密度及肌肉量是最高的；高齡白人女性的細長骨骼則將她們置於骨骼疏鬆以及骨質流失的風險之中，因此更有可能造成行動不便。

　　文化影響可能也會修正治療行動力改變的介入方式。例如：在某些文化裡，女性可能不適合做某些體能活動，因此文化活動對於這種個體而言就可以是另一種增加體能活動的方法。在某些文化中，家庭成員也許不願意停下來幫助行動能力受損的病患，這種行為可能會干擾病患主動參與復健計畫的意願。

　　某些病患對於何種食物或是準備技巧才能促進健康可能持有特定看法。在某些種族群體中，出現頻率較高的兩種營養缺乏症為乳糖不耐症（lactose intolerance）以及葡萄糖-六-磷酸鹽去氫酶缺乏症（G-6-PD）（Giger & Davidhizer, 2004）。因此，有些人可能不願意，或是身體不允許食用某些西方的食物，這些因素在計畫照

護時都應被考量進去。

　　以文字形式呈現的教育資料，例如：手冊、小本子等這些製作給行動不便病患的資料，還必須考量病患的年齡、閱讀能力，以及目標讀者的文化背景。通常行動能力受損的病患為老年人，相較於其他年齡族群來說，老年人的閱讀能力較低。Wilson 和 Williams（2003）調查了十本給病患有關如何保養皮膚和褥瘡的手冊與小本子，他們發現，教材平均的適合閱讀層級為十年級，而沒有任何一本的教材將病患的文化需求納入考量，或是由文化觀點來看患有褥瘡的經驗。

　　關於文化群體間對於失去行動能力的認識與管理，在文獻中都付之闕如，顯示出此領域的研究還須加強。DiCicco-Bloom 和 Cohen（2003）發現，替不同文化病患提供家庭照護的護理人員，常常無法辨別文化差異性；這些護理人員通常會以本身的文化規範來審視這些差異。在其他案例中，雖然護理人員能理解文化差異，並尋求監督者的協助來達到指定需求，但監督者卻拒絕護理人員的建議。DiCicco-Bloom 和 Cohen 指出，護理人員應學習分辨並接受文化上的差異，並發展策略將文化實踐、信念與病患照護等，互相整合。

結果

　　有幾項病患的結果可用來決定對行動力改變的介入是否有成效。

1. 病患展現了肌肉強度及耐力、關節的靈活度、骨骼強度以及線型、平衡感、骨骼質量與密度，以及身體的正常功能。
2. 病患展現正常限度下的心肌正常狀態、循環，以及心血管的反射。
3. 病患展現正常的肺部功能，包括肺活量、氣體交換、分泌物排除，且無感染情況。
4. 病患的營養充足且展現充分的結腸活動。
5. 病患的葡萄糖耐受性、血鈣、氮平衡，以及體重，皆在正常容許值內。
6. 病患的排尿模式正常，且無感染及腎結石。
7. 病患能適當的使用輔具。
8. 無障礙的環境。
9. 病患能以言語表達疼痛緩解。

10.病患逐漸展現自主性。

11.病患回報身體安好。

疲倦感

前言

　　疲倦感是慢性病患者常見的一種非特定症狀（McPhee & Schroeder, 1999）。在這眾多的疾病中，疲倦感每天或多或少都存在著，且通常會隨著疾病惡化而加劇。疲倦感會影響病患生活的許多層面，也可能會干擾病患進行日常活動的自理能力，也會影響病患在家庭和社會中扮演的角色。

　　照護疲倦病患的目標，是要找出減低疲倦感的方式，或是協助病患管理疲倦感。照護慢性病病患則需要病患的主動參與，因為病患才是每天負責管理自己疾病的人。

疲倦感的意義

　　最初對疲倦感的研究是由工業界（Grandjean, 1968, 1969, 1970; Kashiwagi, 1971）以及航太界的研究者（Burton, 1980; Schreuder, 1966）完成的。這兩個領域對於疲倦感和工人的生產力，及安全之間的關係十分有興趣。早期護理人員對疲倦感所做的研究，包括對癌症病患（McCorkle & Young, 1978; Haylock & Hart, 1979）以及多發性硬化症病患的研究（Freel & Hart, 1977; Hart, 1978）。

　　會引發疼痛、發燒、感染、腹瀉、臥床、嚴重壓力、睡眠品質低落、焦慮或憂鬱的疾病，常會伴隨著疲倦感發生。常見會引發疲倦感的疾病，包括甲狀腺機能不全、慢性腎衰竭、惡性腫瘤、充血性心臟衰竭、貧血、營養失調、慢性肺部疾病（McPhee & Schroeder, 1999; Oh, Kim, Lee, & Kim, 2004）、愛滋病（Barroso, 2001; Bormann, Shiverly, Smith, & Gifford, 2001, Phillips 等人，2004）、帕金森氏症（Shulman, Taback, Bean, & Weiner, 2001），以及多發性硬化症（Colombo 等人，2000; Stuifbergen, Seraphine & Roberts, 2001）。疲倦感也是癌症療程的副作用之一（Meek 等人，2000; Stone, Hardy, Huddart, A'Hern & Richards, 2000; Stone, Richards,

A'Hern, & Hardy, 2001）。疲倦感也被認為和小兒麻痺症候群有關，雖然此類病患還常伴隨著其他會造成疲倦感的症狀（Schanke & Stanghelle, 2001），Chen（1986）從 25 至 74 歲成年人的大型機率樣本（n = 2,362）中分析了疲倦感，發現男性的疲倦感和四種慢性症狀有關——關節炎、氣喘、肺氣腫，以及貧血；而女性的疲倦感則伴隨著關節炎和貧血產生。不論男女，不常活動的受試者感到疲倦的機率，比起常活動的受試者還要高出二倍。活動量減少可能導致疲倦感產生；疲倦感也會導致活動量減少。

定義疲倦

造成疲倦感的因素眾多，而疲倦感發作、持續期間，以及發展，都會因不同症狀而有差異（Piper, 1997）。但也由於這些多重因素，要定義疲倦感是一大挑戰。一直以來，疲倦感都是透過不同的觀點來描述（Aaronson 等人，1999）。在細胞層次上，已有和肌肉疲倦的相關研究：肌肉疲倦是指一種在休息後即可回復的症狀（MacLaren 等人，1989）。從神經科學的觀點來看，疲倦感則與中樞（中樞神經系統的功能失常）和周邊（受損的神經肌肉傳導）有所關聯。由心理層面來看，疲倦感被描述為因煩悶或動機減弱而導致的結果（Lee, Hicks & Nino-Murcia, 1991）。病患在描述疲倦感時通常會感到困難，並會倚賴譬喻法來描述他們的體驗（Potter, 2004）。其他疲倦感更加複雜的定義，代表我們現在對許多慢性病中疲倦感的成因尚不明瞭。疲倦感的紀錄可以主觀也可以客觀，但我們對於其中所牽涉的病理所知不多。

疲倦感被定義為「一種不愉快的疲憊感、虛弱感，或缺乏精力的感覺。」（Stone, Richards, A'Hern, & Hardy, 2001, p.1007）每個人在經歷了漫長忙碌的一天之後，都會有這種疲憊的感覺，Piper（1989）將這種正常的「急性疲倦」和慢性疲倦做了區分。她將慢性疲倦描述成具有未知目的或功能，主要影響對象為病患，且有多重附加或未知的成因，通常和活動或勞動無關。Piper 在疲倦感的整合架構裡，以六大範疇來定義疲倦感：暫時性、知覺的、認知的／心理的、由感情引起的及情緒性的、行為上的、心理上的。

這項模型同時也指出十三項會造成疲倦感的風險因素（如表7-2）。

表7-2　造成疲倦感的風險因素

• 生命歷程模式	• 天然免疫因素
• 社交模式	• 代謝物堆積
• 環境模式	• 能量以及能量來源模式的改變
• 調節／傳輸模式的改變	• 活動／休息模式
• 氧化模式	• 睡眠／清醒的模式
• 心理模式	• 治療模式
• 症狀模式	

＊資料來源：Piper 等人（1989）。

　　Carpenito-Moyet（2004）在整合疲倦感的生理與心理層面時，將疲倦感定義為「一種個人自我察覺到大量且持久的精疲力盡感，體能和心智活動也大為下降，而且無法藉由休息來恢復」。雖然疲倦感是由多重因素所造成，但對於病患和健康照護提供者而言，病患對於疲倦感的感受，也就是疲勞或是缺乏精力的症狀，才是問題所在。

疲倦感的問題與議題

　　疲倦感是一種會消耗精力的症狀，其擾亂正常生活的方式有以下幾種：

　　影響體能：疲倦感會影響日常的自理活動，例如：穿衣、盥洗、進餐等。病患可以向其他人尋求協助，或避免經常性從事這些活動。若疲倦感影響到食物的調理或食用，就可能造成營養失調或是體重下降，讓疲倦感的情況更加嚴重。若不以積極的生活型態從事諸多的體能活動，將可能加速失去活動能力所產生的問題，例如：便祕，以及肌肉強度和整體耐力的降低。

　　角色／關係的改變：疲倦感對於病患的心理及認知層面有深刻影響。病患的自尊、情緒、自我動機、記憶、專注的能力，以及人際關係，通常會因此而產生負面影響。疲倦感會影響個人烹飪、照顧兒女、持家、身為朋友、妻子、負擔生計的角色，病患可能會部分或完全脫離這些角色（Dzurec, 2000; Potter, 2004）。

　　造成社會孤立：感到疲倦的病患可能會拒絕和其他人接觸，因為他們認為要在團體內有效溝通或參與活動是一項耗費精力的事。這種正常反應可能會讓病患遠離最能提供支持的人們。若病患持續拒絕邀請，邀請病患參加社會活動的數量可能會減少甚至完全消失，這會使病患處於孤立狀態、感覺失落，而開始悲痛的過程。

悲痛會以許多形式呈現，例如：拒絕、疼痛、憂鬱、食慾不振、睡眠品質低落，以及／或罪惡感。

影響性功能：疲倦感也會影響病患生活中非常私密的層面。對 130 名患有關節炎的受試者所做的性生活滿意程度研究結果顯示，疲倦感、關節疼痛，以及關節僵直這些因素，對於罹患風濕性關節炎（RA）受試者的性生活調適，比起未罹患 RA 的控制組受試者，影響要來得大（Blake 等人，1987）。

影響精神：疲倦感（尤其是在疾病末期時產生的疲倦感）可能會影響病患的精神。研究癌症末期病患疲倦感的結果顯示出，病患會利用疲倦感來作爲疾病進程的一項指標（Potter, 2004）。Potter 指出，在治療末期疾病或即將死亡的案例時，可以將疲倦感的定義容納進去，且可以用來判斷病患對疲倦感的反應。

影響生活品質：疲倦感對生活品質也有影響。研究發現，對於患有攝護腺癌且接受荷爾蒙療法的病患而言，整體生活的品質和疲倦感呈現負相關（Stone, Hardy, Huddart, A'Hern, & Richards, 2000）；對於患有僵直性脊椎炎的病患而言，則影響生活品質的不同層面（van Tubergen 等人，2002）。生活品質的不同層面會因爲不同疲倦感的特性，而有不同解釋。

疲倦感的測量

測量疲倦感對於病患及研究人員而言尤其重要，因爲這能決定介入治療的方式對於減緩病患疲倦感是否有效。到目前爲止，已發展出數種方式測量疲倦感，包括疲倦嚴重指數（Fatigue Severity Scale）（Krupp 等人，1989）、疲倦視覺類比量表（Visual Analog Scale for Fatigue）（Lee, Hicks & Nino-Murcia, 1991）、疲倦感多向評估（Multidimensional Assessment of Fatigue）（Tack, 1991）、盤斯心情量表的疲倦感次量表（the Profile of Mood States Short Form Fatigue Subscale）（McNair, Lorr, & Droppleman, 1992）、健康檢查簡表內的三十六項活力次量表簡表（the SF-36 Vitality Subscale of the Short Form Health Survey），以及疲倦感問卷（Chalder 等人，1993）。這些測量方式的討論已超出本章討論範圍，但Neuberger（2003）對其中許多方式提供透徹的描述以及簡短評論。測量小兒科病患疲倦感的量表爲嬰幼兒生活品質多向疲倦感量表（Pediatric Quality of Life Inventory Multidimensional Fatigue Scale），此量表專爲 2 至 18 歲的幼兒及青少年設計，因此在該群體中具有

強烈的信度與效度（Varni, Burwinkle, Katz, Meeske, &Dickinson, 2002）。

我們必須決定希望依疲倦感的哪個層面進行測量：是嚴重程度？壓力來源？還是影響的活動？另外，還得決定要就哪種病患進行評估：癌症病患？風濕性關節炎病患？還是特定年齡層的病患？這些問題可以幫助健康專業人士決定何種方式較為合適。例如：疲倦感嚴重量表（Krupp 等人，1989）對於慢性疲勞症候群（Chronic Fatigue Syndrome）患者所產生的疲倦感嚴重程度、症候，以及功能障礙等，是一項不錯的工具（Taylor, Jason, & Torres, 2000）。Meek 等人（2000）比較了研究癌症病患疲倦工具的心理測量特質。盤斯心情量表的疲倦感次量表，則是目前最為人推薦用來評估與癌症相關的疲倦感，以及評價癌症治療對疲倦感的影響。

慢性疾病中的疲倦感

風濕性關節炎（RA）以及癌症這兩種慢性疾病，都呈現出和疲倦感相關的典型效應、指標，以及相關因素。

風濕性關節炎

風濕性關節炎的患者認為，疲倦感是該疾病帶來最令人困擾的三個問題之一（Jump, Fifield, Tennen, Reisine, & Giulliano, 2004; Tack, 1990）。病患將疲倦感形容為整體疲憊或沉重的感覺，且讓人昏昏欲睡。會造成疲倦感發作的情況有關節疼痛、睡眠品質不佳、於有障礙的環境中行動、情緒壓力、某些家務事，以及長時間的工作。疲倦感會造成容易煩躁、憂鬱、無助、疼痛，以及絕望。

另一項研究發現，在 133 名風濕性關節炎病患當中，有 40% 回報每天皆有疲倦的感覺。資料分析顯示，疼痛、睡眠品質、體能活動層級、病理狀態、功能狀態，以及疾病的時程，都會影響疲倦感的程度（Tack, 1991）。

Crosby（1991）研究了與風濕性關節炎病患感到疲倦相關的因素，發現疾病活動、睡眠品質不佳，以及體能勞動皆與疲倦感增加有關。在另一項研究中，Huyser 及其同事（1998）發現疼痛的層級、出現更多憂鬱症狀，以及意識到自己身為女性這些狀況，都是最能預測疲倦感的指標。除此之外，較長的患病時間以及病患察覺社會支持度低，皆與程度較高的疲倦感有關。

Neuberger 和同事（1997）對 25 名參與運動介入課程的風濕性關節炎病患做了一份研究，該研究的目的是要確定哪些因素和疲倦感有正相關，以及十二週低衝

擊力的運動課程,對於疲倦感會有何影響。資料分析顯示,疲倦感與沮喪、睡眠品質低落、憤怒和緊張之間呈現顯著正相關。參與較多運動課程的受試者,在疲倦程度上有顯著下降,疾病活動也未惡化。平均而言,所有受試者的有氧適能增加、左右手的握力提升、疼痛減低、走 50 英呎單趟時間也減少。越來越多證據能夠顯示出,有氧及肌肉強化的運動有助於風濕性關節炎病患(Stenstrom & Minor, 2003)。然而,有關運動對於風濕性關節炎症狀(例如:疲倦感、疼痛、生活品質)有何影響的研究依然不多(Stenstrom & Minor)。

癌症

Irvine 等人(1991)審閱了二十四份有關癌症病患疲倦感的研究論文,他們發現,對於正在接受化學療法以及放射線療法的癌症病患,疲倦感是一項普遍的問題。他們還因此發現,80 ~ 96% 接受化學療法的病患皆有疲倦感的現象。疲倦感與疼痛、情緒不佳,以及在干擾素療法中施打過度劑量有正面相關。對於接受放射線療法的病患而言,疲倦感會隨著療程的進行而加劇,並在療程結束之後降低。然而,有小部分的病患在治療結束之後疲倦感仍可持續最多達三個月。在回顧放射線療法的研究中,疲倦感與體重下降、負面情緒、疼痛,以及治療時間有關(Irvine 等人,1991)。

在 Irvine 及其同事(1994)在一份前瞻性研究中,對接受放射線或化學療法的癌症病患,以及健康的控制組比較疲倦感形成的情況。癌症病患在接受五至六週的放射線療法後,或是接受化學療法後的十四天,疲倦感會有顯著提升。而當治療的群體出現體重下降的現象,疲倦感會提升。症狀困擾、情緒困擾(焦慮、困惑、憂鬱、憤怒),以及病患原本的功能性活動改變,都和疲倦感有正面的顯著相關。

最近的發現證實了疲倦感與癌症療法之間的關聯。對於攝護腺癌病患而言,他們在接受荷爾蒙療法後的三個月,疲倦感的嚴重程度會增加(Stone 等人,2000)。另外,乳癌及攝護腺癌的癌症病患在接受放射線治療後,疲倦感有中等程度的上升(Stone 等人,2001)。

少數的概念架構解釋了和癌症有關的疲倦感。研究人員研究 103 名接受治療後症狀已減輕的女性乳癌病患,並利用 Herbert 和 Cohen 所發展出的壓力歷程理論,將長期壓力所引發的疲倦感概念化(Géninas & Fillion, 2004)。研究結果指出,參

與者對癌症壓力源的認知以及處理策略，與持續性的疲倦感有關。「病患對於癌症壓力源的意識越大，她感覺到的疲倦感越大……，病患若越能積極處理，她回報疲倦感的狀況就越少」。本研究結果也證實，壓力歷程理論能夠解釋癌症造成的疲倦感。Berger 和 Walker（2001）也測試了一項概念模型，以決定對於接受輔助乳癌化學療法的女性患者而言，有哪些變數會影響疲倦感的產生。疲倦感的指標會因治療時間不同而有差異。

疲倦感與其他症狀

　　疲倦感在慢性疾病中會與其他症狀一起出現，而其他症狀可能會對疲倦感造成影響（Dodd, Miaskowski, & Paul, 2001; Gift, Stommel, Jablonski, & Given, 2003）。像是厭食症以及／或食慾缺乏症這類會導致體重下降的症狀，會影響日常活動所需的能量。其他症狀如呼吸急促或呼吸困難（Oh 等人，2004; Potter, 2004）、負面的情緒狀態〔例如：焦慮或憂鬱（Oh 等人；Phillips 等人，2004）〕，以及睡眠品質不佳（Phillips 等人，2004），都會加劇疲倦感的嚴重程度。欲評估可能會造成病患疲倦的因素，則需要藉由整體途徑。

　　對風濕性關節炎病患（Belza, 1993; Huyser 等人，1998; Neuberger 等人，1997; Stone 等人，2001），以及愛滋病病患（Phillips 等人，2004）所做的研究，也證實憂鬱不但可以預測疲倦感的程度，也和疲倦感成正面相關；若風濕性關節炎病患曾患有情感性的疾病，將會提高疲倦感的程度，即使憂鬱發作的階段是在多年前亦然（Jump 等人，2004）。Jump 及其同事發現，察覺本身能夠勝任自我管理的病患，能夠調和情感性疾病及嚴重的疲倦感。換句話說，情感性疾病不但直接也間接的藉由建立患者管理關節炎能力的自信，來影響該疾病所造成的疲倦感。疲倦感與憂鬱之間的關聯在罹患愛滋病的身上也存在著（Phillips 等人，2004）。

　　憂鬱的病患缺乏精力與動機從事活動或社交。因疲倦感且沒精力從事一天計畫的眾多活動，將會導致憂鬱。然而，憂鬱也可能導致疲倦感。

　　處理疼痛也同時需要耗費身心能量。研究證實對於風濕性關節炎病患（Belza, 1993; Huyser 等人，1998; Neuberger, 1997）及僵直性脊椎炎病患（van Tubergen 等人，2002）而言，疼痛感和疲倦感之間有正相關。對於許多像是關節炎的慢性疾病來說，抱怨疼痛和可觀察到的疾病活動跡象，例如：關節腫脹或是沉降速率

等，並非總是一致（Dworkin, Van Korff & Le Resche, 1992）。心理因素對疼痛的影響，已由對風濕性關節炎患者做的研究得到證實（Bradley, 1989; Cavalieri, Salaffi & Ferraccioli, 1991）。

案例：疲倦感

　　波尼卡安德森（Bonica Anderson）是 35 歲的單親媽媽，她的三個小孩皆逢適當學年齡，但卻在五年前被診斷出患有全身性紅斑性狼瘡（systemic lupus erythematosus）。三個小孩在運動上表現積極，也能在課後參與運動。當時安德森女士對此疾病的特徵不甚熟悉，也試圖要盡一切所能藉由醫師所提供的書面資料、網路，以及她間斷參加的支持團體來徹底了解這種疾病。她在一個大型機構內的收發室專職負責處理信件，也能在工作時藉由送信至不同部門而獲得適度的運動量。

　　她感到最惱人的問題，包括疲倦感、手部關節疼痛，以及偶發性的圓盤紅斑（discoid rash）。安德森太太服用非類固醇消炎藥來治療侵害皮膚的損傷，至於關節炎的症狀，則以奎寧（plaquenil）以及局部用類固醇來治療。最近她的症狀卻嚴重惡化，並在接受低劑量的強體松（prednisone）後，接受三天靜脈注射舒汝美卓佑注射液（methylprednisolone sodium succinate）。安德森太太在這段期間無法工作，也很難維持平常的家務活動。

　　惡化情況一解決，她就能回到工作崗位，但卻沒有精神去處理其他事情。照護安德森太太的護理人員教她如何藉由審慎的計畫來保留精力。安德森太太學會如何製作簡單料理，不但健康也能讓她的小孩參與餐點製作過程。她現在知道，可以將物品在流理台或地板上滑動，而不用費力舉起物品。她還添購了一台推車，作為運送清洗衣物及各房間移動物品之用。她發現，她得把事情優先順序排好，並捨棄較不重要的活動。對她而言，這代表不要每天早上整理床鋪、讓小孩自己收拾東西，以及減少清掃的次數。雖然她錯過小孩多次的練習，卻能在重要時候參與他們的賽事。若是上班時感到沒有精力，她也會和把自己送信的差事和同事交換需要久坐的活動，藉此調整自己的步調，並把責任委派給小孩來完成，她就能繼續工作並完成家務。

文化影響

　　病患的文化背景會影響病患對於疲倦感的認知，以及是否願意尋求治療。關於文化如何影響對疲倦感的認知及管理的特定資訊，目前還未在文獻中出現，因此這方面的研究仍有待努力。

　　常造成疲倦感的慢性疾病會因種族及文化而異。例如：對於拉丁族裔的老年人而言，糖尿病、心血管疾病、癌症，會是主要的健康顧慮，而這些疾病的症狀也都包括疲倦感（Brangman, 1997）。愛滋病影響黑人與西語族裔的比例則非常高（CDC, 2002b）。

　　不同種族間的生理差異也可能造成偵測疲倦感成因的能力不同。舉例來說，深色皮膚可能會影響蒼白、黃疸、發紺、起疹的察覺。護理人員應該在充足的光線下評估深色皮膚的病患，並注意皮膚上色素沉著最低的部位，包括手掌、腳底、腹部、臀部。護理人員也應該檢查病患的口腔、結膜，以及指甲床（nail bed）的顏色。

　　各文化對於活動的定位不同，也就是族群對自身的定位是屬於「工作」還是「存在」。以「工作」為導向的文化會重視成就的價值；而來自於「存在」為導向文化的人，重視的是固有的存在價值（Giger & Davidhizer, 2004）。若與來自於「存在」為導向文化的人相比較，以「工作」為導向，在處理疲倦感時會有較多困難，在設定個人活動的限制時也會有較多難處。

　　病患可能會使用許多方式來降低或限制疲倦感的效應。他們能找到許多吸引人的另類或補充療法，這些療法的例子有針灸、生物回饋、冥想、飲食療法、順勢療法、民俗醫藥、按摩、催眠、治療性接觸、芳香療法，以及圖像導引。根據國家補充與另類醫療醫學中心（National Center for Complementary and Alternative Medicine）（2004），美國大約有 36% 的成年人會尋求某種形式的補充或另類醫療，若將大量維生素療法和為了健康因素而祈禱的行為也納入，此數據將劇增至 62%。除此之外，許多人也會參考《老農民曆》（*Old Farmer's Almanac*）或是黃曆，來決定何時才是做活動或是接受健康相關程序的最佳時機；其他人則會將夢境作為指引的可靠依據（Giger & Davidhizer, 2004）。待有疲倦感的病患開始尋求傳統醫療，護理人員會預設每位病患都已嘗試過病患所知的家庭療法，以及其他的補充及另類療法。

　　護理人員及健康照護專員應該要對病患用以減少疲倦感的療法加以評估，要確定病患目前使用的療法是否為有害、溫和或是有益。要確定目前的療法是否會對病患造傷害，Giger 和 Daivdhizer（2004）建議護理人員詢問病患療效是否奏效。若病患的回答為「否」，護理人員就可以建議病患採用不同的方式；若病患認為具傷

害性的療法是有益的，護理人員就必須教育病患有關這種傷害的療法可能會造成的後果（Giger & Davidhizer）。

介入

疲倦感的評估

健康照護專員需要評估病患是否有出現疲倦感的症狀，再和病患計畫以可能的方式來降低疲倦感。如同先前所提到的，有數樣量化的測量工具能夠用來測量疲倦感。然而，大部分的資料可以藉由和病患面談來取得。面談問題可以包括以下幾項（Dzurec, 2000）：

1. 你如何以自己的話來描述有關疲倦感的經驗？
2. 疲倦感已困擾你多久了？
3. 疲倦感對於你和其他人，尤其是家庭或伴侶，是否有造成任何影響？
4. 一天之中的疲倦感何時襲來？
5. 你從事何種活動之後會感到疲倦感增加？
6. 是否有任何能夠解除疲倦感的方法？

護理人員應鼓勵病患在一週內以日記記錄下病患的日常活動，以及疲倦感發生的時間，這些資料將能協助健康照護提供者以及病患作為計畫合適介入的方式。在繁忙的複診情況下，護理人員可能只會要求病患在 0 到 10 的量表上寫下疲倦感的程度。在病患每次看診時記錄下這些口頭評估，將可協助護理人員來評估介入對於降低疲倦感是否有效。

支持團體

缺乏支持可能會使病患不再尋求照護。研究證實，社會支持可以調節健康行為以及身心的健康狀態（Hubbard, Muhlenkamp & Brown, 1984; Langlie, 1977）。許多研究發現，病患所察覺到的支持會比實際上得到的支持，在結果測量的關聯上更一致（Cohen & Wills, 1985; Kessler & McLeod, 1984; Wethington & Kessler, 1986）。

健康照護提供者需要評估病患對於他們的社會支持認知為何。護理人員應鼓勵創造或擴展支持團體，以延伸觸角到社區的不同區域。支持團體提供病患和其他

有相同處境的病患一個討論問題和解決方法的地方。有了現代電腦科技之助，在網路上也存在支持團體的機制，使侷限在家的病患也能和支持團體的他人互動。這種例子出現在最近的《護理電腦雜誌》（*Computers in Nursing*）一篇文章中，標題為〈電子慰藉〉（Cyber Solace），此篇文章討論了網際網路上的癌症支持團體（Klemm 等人，1999）。

管理疲倦感

　　護理介入對於感到疲倦感的病患而言，主要在於教育病患如何節省精力方法以及運動策略：設定優先順序、委派任務、事先計畫、在能量處於高峰時行動，以及調整步調（Whitmer, Tinari, & Barsevick, 2004）。設定優先順序是指列出一天內要做的活動，並分辨出哪些是必須，哪些是希望達成、哪些可以轉移、哪些是選擇性的。起初病患可能會高估一天所能完成的工作，但他們終究會學著實際一點。

　　委派任務可能較困難。病患可能需要尋求諮詢，以決定應該委派哪些活動，以及如何請求別人的協助（Whitmer 等人，2004）。有時家庭內的角色可以更動或共享，當某一件工作造成病患困擾時，就需要將這件工作指派給其他的家庭成員。例如：使用吸塵器清掃家中對於患有關節炎而影響到腕部和手指小關節的患者而言是一件費力的工作。若病患獨自居住，可以尋求清潔服務，或是將清掃的工作與鄰居或是朋友交換，來做比較容易管理的工作。

　　計畫指的是預計所需資源以及決定如何才能事半功倍的過程（Whitmer等人，2004）。這包括重新安排居家與工作環境，以將執行工作的障礙降到最低，以及合併相似的工作。例如：在家中或辦公室的工作區重新整理物品時，就可以將常用的物品擺放在較靠近工作區的位置。職能治療師具有此領域的專長，因此病患受到引介時就應借重其諮詢（Mahowald & Dykstra, 1997）。在能量處於高峰時行動，代表要計畫在能量高峰期間完成首要的工作。

　　調整步調代表計畫休息以及運動的時間，將大型的工作分成數項容易處理的工作，並將小型的活動分散至整個星期來執行。休息則包括預先計畫短暫的休息時間，如此可避免因為過度活動而導致的疲倦。調整步調的一個例子是：教導病患在傍晚下班回到家後先躺在床上 20 至 30 分鐘，然後再開始替家人準備晚餐。在休息期間可以閱讀或聆聽音樂；小睡則應盡量限制，以避免破壞身體日間的規律性

（Whitmer 等人，2004）。以低到中等強度來進行定期的運動，將可增加耐力、降低疲倦感（Burnham & Wilcox, 2002）。增加身體活動量（physical activity）一直是國家改善關節炎行動計畫（National Arthritis Action Plan）（1999）所建議的重點，可以維持功能以及關節炎病患的自主能力。

維持病患作為配偶或伴侶的角色（包括性關係），對於病患及其伴侶都是相當重要的。伴侶之間對於性行為的時間、地點、性交的替代姿勢，應當作坦承的討論、協調，以及妥協，以維持伴侶共同生活的此項重要層面。

對特定患病族群疲倦感的研究結果，將有助於護理人員評估能修正哪些因素，以降低或管理疲倦感。例如：對於多發性硬化症的病患而言，熱度會惡化疲倦感。因此，冷卻療法（cooling therapy）對於這些病患就十分有益（Ward & Winters, 2003）。

Bormann 等人（2001）發現，在 HIV 為陽性的成年人中，疲倦感與自我勝任管理疲倦感之間的關係為負相關。因此，對於處理疲倦感展現相當自信的 HIV 陽性病患會有較低程度的疲倦；相反的，對於管理疲倦感缺乏自信的病患，則回報較高的疲倦程度。因此，教導病患如何促進自我勝任感，可能可以幫助他們來處理疲倦感的問題。

在另一個例子中，Potter（2004）發現，先前所提到的保留精力策略，對於癌症末期病患而言效益幾近於零。癌症末期病患的回報指出，對他們最有幫助的策略是與健康照護專員討論自身的病情，並從他們身上得到疾病症狀的解釋。其他能幫助他們處理疲倦感的策略還包括利用放鬆的技巧，以及控制惱人的症狀。

護理人員或健康照護專員可以告知最近才被診斷出患有癌症病患，他們應預期疲倦感的發生，以及可以採用何種措施來解除疲倦的影響。護理人員可以告知病患疼痛會加劇疲倦感，因此充分的控制疼痛是非常重要的。除此之外，也要提醒病患若疼痛感未獲控制，必須積極尋求協助。建議病患在治療期間可以多休息，但在非治療期間必須持續做輕量的運動，例如：步行，則可以幫助病患維持肌肉強度及耐力。尋求可以改善病患情緒的活動，包括聆聽音樂、閱讀，或是參觀美術館，並鼓勵病患將這些活動排入時程，以幫助病患改善情緒並保持積極正面的態度。提醒病患要回報噁心作嘔的問題，要食用健康、營養的食物，以避免體重下降，造成進一

步的疲倦感。病患若採用少量多餐的方式,將比吃三餐皆吃的豐盛要來得好。

國際癌症網絡(National Comprehensive Cancer Network, NCCN)及美國癌症協會(American Cancer Society, ACS),最近釋出一份與癌症相關的疲倦感和貧血的最新方針。這項方針可以協助病患與健康照護提供者做出癌症治療的明智決策。對於會因癌症而造成疲倦的病患,護理人員可以推薦此網站,網址是www.nccn.org。

病患須了解用來降低疲倦感的藥物以及/或其他治療的機制。病患在疲倦感和其他症狀改善時,可能會想降低治療的次數,這可能是因為病患想要省錢,或因為他們不願意定期接受藥物治療。因此,教導病患關於其他治療會如何降低疲倦感也是相當重要。

失眠或睡眠品質不佳雖然重要性不如疼痛或其他不舒適症狀,但也可能會造成疲倦感。要和病患確認是否有正確服用疼痛藥物。若疼痛未獲改善,試著取得新的處方或額外藥物,教導病患有關輔助疼痛緩解的方式,例如:音樂、視覺圖像、放鬆技巧、按摩,以及/或於適當的時候熱敷、冷敷。教導病患睡眠方法,例如:睡前避免飲用含咖啡因的飲品、只有在小睡或就寢時躺在床上,閱讀或工作時都不應在床上、建立規律的入眠和起床時間。若這些方法成效不彰,病患可能會需要抗憂鬱藥物或是非成癮性的鎮定劑來幫助睡眠。

出現疲倦感症狀的時候,病患通常會降低身體的活動量,並增加休息時間以消除疲倦的感覺,這種不願活動的狀態會導致疲倦感的程度增加。教導病患多從事合適的有氧運動,可以增加肌肉強度及耐力(Mahowald & Dykstra, 1997)。若病患需要做特定的治療運動時,可以尋求物理治療師的協助(例如:對於曾經中風或患有多發性硬化症的病患而言)。

不論是何種慢性疾病引發疲倦感,健康的營養飲食都是很重要的。體重不足或過重都會造成疲倦感,因此,教導病患營養對於疲倦感有何作用相當重要,也可以指示病患尋求營養學者的諮詢。

疲倦感的管理課程對於某些病患而言可能是有益的。例如:Ward 和 Winters(2003)發現,為多發性硬化症病患設計的疲倦感管理課程,能有效的降低疲倦感對病患生活的衝擊,且增加日常生活的表現與滿意程度。這項課程主要在於保留多發性硬化症病患的精力,並提供病患機會與其他人互動、社交,並和他人分享疲倦

感的經驗。

結果

雖然每種疾病的過程不同,但我們要藉由管理疲倦感得出的結果卻是一致的。

1. 病患的疲倦感降低或在一天內延遲發生。
2. 病患／家屬能描述他們如何列出日常活動的優先順序,以避免或降低疲倦感。
3. 病患得到較多充分完整的休息。
4. 病患能維持正常的體重。
5. 病患的肌肉強度與心肺耐力提升。
6. 病患展現正面情緒,拒絕憂鬱。

摘要與總結

活動與移動是日常生活的一部分。健康問題、心理因素,以及年紀增長,會改變行動能力並引發疲倦感。身體的活動量、活動管理、改善營養狀態,以及解除疼痛,可以預防或將行動能力改變,及疲倦感所造成的生理以及許多心理的影響降到最低。由於併發症可能會快速形成,造成既有疾病的康復需時更長,早期的介入治療就十分重要。

行動能力改變或有疲倦感的病患面臨許多心理和社會上的調適問題。就心理層面而言,病患必須處理能力喪失的問題及自我形象改變。就社會層面而言,他們可能會面臨角色和生活型態的轉變。健康照護專員需要對此相當敏銳,並促進病患因為行動能力喪失,以及持續的疲倦而所需的心理社會調適。

問題與討論

1. 醫療科學和輔助科技的進展,如何使得行動能力改變的人口增加?
2. 哪些與年齡相關的疾病會影響行動能力?每一項疾病當中,醫療科學和輔助科技的進展如何造成行動能力改變的人口增加?

3. 哪些心理社會因素會影響行動能力？

4. 哪些生理系統會因為行動能力改變而受到影響？請描述這些影響。

5. 行動能力改變如何影響心理健康？

6. 行動能力改變如何影響個體的社會環境？

7. 你會如何描述行動能力改變的模式？請選出一種慢性疾病的症狀，這種症狀是以什麼方式「符合」這些模式？

8. 臥床病患可以使用哪些正常的體能活動介入？

9. 行動能力較佳的病患適用哪些正常的體能活動介入？

10.臥床病患可以從事哪些彈性、阻力及有氧運動？行動能力改變較少的病患可以從事哪些彈性、阻力、有氧及平衡運動？

11.進行運動的病患對於運動需要了解些什麼？

12.感官損傷對於行動能力如何構成障礙？何種介入方式可以減低這種障礙？

13.疼痛如何影響行動能力？何種介入方式可以幫助管理疼痛？

14.有哪些環境障礙會影響行動能力？何種介入方式可以幫助降低這些障礙並改善行動能力？

15.有哪些疾病、病狀，以及健康狀態的改變，會引發疲倦感？

16.哪些心理社會因素和疲倦感有關？

17.請分辨劇烈的疲倦感和慢性的疲倦感。

18.如何評估疲倦感？

19.什麼會造成風濕性關節炎病患產生疲倦感？何種因素和癌症病患產生的疲倦感有關？

20.何種介入方式可用來解除疲倦感？

參考文獻

Aaronson, L. C., Teel, C. S., Cassmeyer, V., Neuberger, G. B., et al. (1999). Defining and measuring fatigue. *Image, 31* (1), 45–50.

Alexander, M. J. L., Butcher, J. E., & MacDonald, P. B. (2001). Effect of water exercise program on walking gait, flexibility, strength, self-reported disability and other psycho-social measures of older individuals with arthritis. *Physiotherapy Canada, Summer 2001*, 203–211.

Alexander, N. B., Koester, D. J., & Grunawalt, J. A. (1996). Chair design affects how older adults rise from a chair. *Journal of the American Geriatric Society, 44*, 356–362.

American Medical Association. (2003). Pain management: Pediatric pain management. http: www.ama_cme online.com/pain_mgmt/module06/index.htm

Anderson, F. A., & Spencer, F. A. (2003). Risk factors for thromboembolism. Circulation, *107* (23 Suppl. 1), 19–16.

Barroso, J. (2001). "Just worn out": A qualitative study of HIV related-fatigue. In S. G. Funk, E. M. Tournquist, J. Leeman, M. S. Miles, & J. S. Harrell (Eds.), *Key aspects of preventing and managing chronic illness* (pp. 183–186). New York: Springer.

Bates-Jensen, B. M., Schnelle, J.F., Alessi, C. A., A-Samarrai, N. R., et al. (2004). The effects of staffing on in-bed times of nursing home residents. *Journal of the American Geriatrics Society, 52* (6), 931–938.

Beere, P. A., Russel, S. D., Morey, M. C., Kitzman, D. W., et al. (1999). Aerobic exercise training can reverse age-related peripheral circulatory changes in healthy older men. *Circulation, 100*, 1085–1094.

Belza, B. L., Henke, C. J., Yelin, E. H., Epstein, W. V., et al. (1993). Correlates of fatigue in older adults with rheumatoid arthritis. *Nursing Research, 42* (2), 93–99.

Berg, H. E., Dudley, G. A., Haggmark, T., Ohlsen, H., et al. (1991). Effects of lower limb unloading on skeletal muscle mass and function in human. *Journal of Applied Physiology, 99*, 137–143.

Berger, A. M., & Walker, S. N. (2001). An explanatory model of fatigue in women receiving adjuvant breast cancer chemotherapy. *Nursing Research, 50* (1), 42–52.

Blake, D., Maisiak, R., Alarcon, G., Holley, H., et al. (1987). Sexual quality of life of patients with arthritis compared to arthritis free controls. *Journal of Rheumatology, 14*, 570–576.

Blaney, B. (2000). Home, barrier-free home. *Arthritis Today, 14* (6), 68–72.

Bloomfield, S. A. (1997). Changes in musculoskeletal structure and function with prolonged bed rest. *Medicine and Science in Sports and Exercise, 29*, 197–206.

Bobo, N., Evert, A., Gallivan, J., Imperatore, G., et al. (2004). An update on type 2 diabetes in youth from the National Diabetes Education Program. *Pediatrics, 114* (1), 259–263.

Bormann, J., Shively, M., Smith, T. L., & Gifford, A. L. (2001). Measurement of fatigue in HIV positive adults: Reliability and validity of the Global Fatigue Index. *Journal of the Association of Nurses in AIDS Care, 12* (3), 75–83.

Bradley, L. A. (1989). Psychosocial factors and disease outcomes in rheumatoid arthritis: Old problems, new solutions, and a future agenda. *Arthritis and Rheumatism, 32*, 1611–1614.

Brangman, S. A. (1997). Minorities. In R. J. Ham & P. D. Sloane (Eds.) *Primary care geriatrics: A care based approach* (pp. 82–93). St. Louis: Mosby.

Brummel-Smith, K. (1996). Rehabilitation. In R. J. Ham & P. D. Sloane (Eds.), *Primary care geriatrics: A case-based approach* (3rd ed.) (pp. 139–152.) St. Louis, MO: Mosby.

Buckwalter, J. A., & DiNubile, N. A. (1997). Decreased mobility in the elderly. *The Physician and Sports Medicine, 25* (9), 127–133.

Burnham, T. R., & Wilcox, A. (2002). Effects of exercise on physiological and psychological variables in cancer survivors. *Medicine and Science in Sports and Exercise, 34* (12), 1863–1867.

Burton, R. R. (1980). Human responses to repeated high G simulated aerial combat maneuvers. *Aviation, Space & Environmental Medicine, 51*, 1185–1192.

Carlson, J. E., Ostir, G. V., Black, S. A., Markides, K. S., et al. (1999). Disability in older adults 2: Physical activity as prevention. *Behavioral Medicine, 24*, 157–168.

Carpenito-Moyet, L. J. (2004). *Nursing diagnosis: Application to clinical practice* (10th ed.). Philadelphia: Lippincott Williams & Wilkins.

Cavalieri, F., Salaffi, F., & Ferraccioli, G. F. (1991). Relationship between physical impairment, psychological variables, and pain in rheumatoid disability: An analysis of their relative impact. *Clinical and Experimental Rheumatology, 9*, 47–50.

Centers for Disease Control and Prevention (2002a). Prevalence of Self-Reported Arthritis or Chronic Joint Symptoms Among Adults – United States, 2001. *Morbidity & Mortality Weekly Report, 51* (42), 948–950.

Centers for Disease Control and Prevention (2002b). HIV/AIDS Surveillance Report 2002, *14*, 1–48.

Centers for Disease Control and Prevention (2003). National diabetes fact sheet: General information and national estimates on diabetes in the United States, 2002. Atlanta, GA: U. S. Department of Health and Human Services, Centers for Disease Control and Prevention.

Chalder, T., Berelowitz, G., Pawlikowska, T., Watts, L., et al. (1993). Development of a fatigue scale. *Journal Psychosomatic Research, 37*, 147–153.

Chen, M. K. (1986). The epideminology of self-perceived fatigue among adults. *Preventive Medicine, 15*, 74–81.

Cohen, S., & Wills, T. A. (1985). Stress, social support, and the buffering hypothesis. *Psychological Bulletin, 98,* 310–357.

Colombo, B., Boneschi, F. M., Rossi, P., Rovaris, M., et al. (2000). MRI and motor evoked potential findings in nondisabled multiple sclerosis patients with and without symptoms of fatigue. *Journal of Neurology, 247,* 506–509.

Convertino, V. A. (1997). Cardiovascular consequences of bed rest: Effect on maximal oxygen uptake. *Medicine and Science in Sports and Exercise, 29* (2), 191–196.

Crosby, L. A. (1991). Factors which contribute to fatigue associated with rheumatoid arthritis. *Journal of Advanced Nursing, 16,* 974–981.

Davidson, K. K., Ford, E. S., Cogswell, M. E., & Dietz, W. H. (2002). Percentage of body fat and body mass index are associated with mobility limitations in people aged 70 and older from NHANES III. *Journal of American Geriatrics Society, 50,* 1802–1809.

DeBolt, L. S., & McCubbin, J. A. (2004). The effects of home-based resistance exercise on balance, power, and mobility in adults with multiple sclerosis. *Archives of Physical Medicine and Rehabilitation, 85,* 290–297.

Desai, M. M., Zhang, P., & Hennessy, C. H. (1999). Surveillance for morbidity and mortality among older adults—United States, 1995–1996. *Morbidity and Mortality Weekly Report, 48* (SS8), 7–26.

DiCicco-Bloom, B., & Cohen, D. (2003). Home care nurses: A study of the occurrence of culturally competent care. *Journal of Transcultural Nursing, 14* (1), 25–31.

Dieppe, P., & Tobias, J. (1998). Bone and joint aging. In R. Talles, H. Fillet, & J. C. Brocklehurst (Eds.), *Geriatric medicine and gerontology* (pp. 1131–1136). Edinburgh, United Kingdom: Churchill Livingstone.

Dikmen, S. S., Machamer, J. E., Powell, J. M., & Temkin, N. R. (2003). Outcome 3 to 5 years after moderate to severe traumatic brain injury. *Archives of Physical Medicine and Rehabilitation, 84,* 1449–1457.

Dimopoulou, I., Anthi, A., Mastora, Z., Theodora-kopoulou, M., et al. (2004). Health-related quality of life and disability in survivors of multiple trauma one year after intensive care unit discharge. *American Journal of Physical Medicine and Rehabilitation, 83,* 171–176.

Dodd, M. J., Miaskowski, C., & Paul, S. M. (2001). Symptom clusters and their effect on the functional status of patients with cancer. *Oncology Nursing Forum, 28* (3), 465–470.

Drory, V. E., Goltsman, E., Rexnik, J. G., Mosek, A., et al. (2001). The value of muscle exercise in patients with amyotrophic lateral sclerosis. *Journal of Neurological Sciences, 191,* 133–137.

Ducharme, J. (2000). Acute pain and pain control: State of the art. *Annals of Emergency Medicine, 35,* 592–603.

Dworkin, S. F., Von Korff, M. R., & LeResche, L. (1992). Epidemiologic studies of chronic pain: A dynamic-ecologic perspective. *Internal Medicine, 14* (1), 3–11.

Dzurec, L. C. (2000). Fatigue and relatedness experience of inordinately tired women. *Image, 32,* 339–345.

Eliopoulos, C. (1997). *Gerontological nursing* (4th ed.). Philadelphia: Lippincott.

Ferrando, A. A., Lane, H. W., Stuart, C. A., Davis-Street, J., et al. (1996). Prolonged bedrest decreased skeletal muscle and whole body protein synthesis. *The American Journal of Physiology, 270,* E627–633.

Fiatarone, M. A., O'Neil, E. F., Ryan, N. D., Clements, K. M., et al. (1994). Exercise training and nutritional supplementation for physical frailty in very elderly people. *New England Journal of Medicine, 330,* 1769–1775.

Freel, M. I., & Hart, L. K. (1977). Study of fatigue phenomena of multiple sclerosis patients. (Grant No. 5R02-NU-00524-2), Division of Nursing, USDHEW.

Géninas, C., & Fillion, L. (2004). Factors related to persistent fatigue following completion of breast cancer treatment. *Oncology Nursing Forum, 31,* 269–278.

Gift, A. G., Stommel, M., Jablonski, A., & Given, W. (2003). A cluster of symptoms over time in patients with lung cancer. *Nursing Research, 52* (6), 393–400.

Giger, J. N., & Davidhizar, R. E. (2004). *Transcultural nursing: Assessment and intervention* (4th ed.). St. Louis, MO: Mosby.

Grandjean, E. P. (1968). Fatigue: Its physiological and psychological significance. *Ergonomics, 11,* 427–436.

———. (1969). *Fitting the task to the man—An Ergonomic Approach.* London: Taylor & Francis.

———. (1970). Fatigue: Yant memorial lecture. *American Industrial Hygiene Association Journal, 31,* 401–411.

Gregory, P. C., Gallo, J. J., & Armenian, H. (2001). Occupational physical activity and the development of impaired mobility: The 12-year follow-up of the Baltimore Epidemiologic Catchment Area Sample. *American Journal of Physical Medicine & Rehabilitation, 80,* 270–275.

Gunther, J. S., Taylor, M. J., Karuza, J., & Calkins, E. (2003). Physical therapist-based group exercise/education program to improve functional health in older health maintenance organization members with arthritis. *Journal of Geriatric Physical Therapy, 26* (1), 12–20.

Hack, M., & Fanaroff, A. A. (1999). Outcomes of children of extremely low birthweight and gestational age in the 1990's. *Early Human Development, 53* (3), 193–218.

Hamvas, A. (2000). Disparate outcomes for very low birth weight infants: Genetics, environment or both? *The Journal of Pediatrics, 136,* 427–428.

Hart, L. K. (1978). Fatigue in the patient with multiple sclerosis. *Research in Nursing and Health, 1,* 147–157.

Haylock, P. J., & Hart, L. K. (1979). Fatigue in patients receiving localized radiation. *Cancer Nursing, 2,* 461–467.

Hirvensalo, M., Heikkinen, E., Lintunen, T., & Rantanen, T. (2003). The effect of advice by health care professionals on increasing physical activity in older people. *Scandinavian Journal of Medicine Science Sports, 13,* 231–236.

Hirvensalo, M., Rantanen, T., & Heikkinen, E. (2000). Mobility difficulties and physical activity as predictors of mortality and loss of independence in the community-living older population. *Journal of Amer-*

ican Geriatrics Society, 48 (5), 493–498.

Hubbard, P., Muhlenkamp, A. F., & Brown, N. (1984). The relationship between social support and self-care practices. *Nursing Research, 33*, 266–270.

Hurley, B. F., & Roth, S. M. (2000). Strength training in the elderly: Effects on risk factors for age-related diseases. *Sports Medicine, 30* (4), 249–268.

Husain, T. (1953). An experimental study of some pressure effects on tissues with reference to the bed-sore problem. *Journal of Pathology and Bacteriology, 66* (2), 347–358.

Huyser, B. A., Parker, J. C., Thoreson, R., Smarr, K. L., et al. (1998). Predictors of subjective fatigue among individuals with rheumatoid arthritis. *Arthritis & Rheumatism, 41*, 2230–2237.

Iezzoni, L. I., McCarthy, E. P., Davis, R. B., & Siebens, H. (2000). Mobility impairments and use of screening and preventative services. *American Journal of Public Health, 90*, 955–961.

Irvine, D. M., Vincent, L., Bubela, N., Thomson, L., et al. (1991). A critical appraisal of the research literature investigating fatigue in the individual with cancer. *Cancer Nursing, 14* (4), 188–199.

Irvine, D. M., Vincent., L., Graydon, J. E., Bubela, N., et al. (1994). The prevalence and correlates of fatigue in patients receiving treatment with chemotherapy and radiotherapy. *Cancer Nursing, 17* (5), 367–378.

Ishizaki, Y., Fukuoka, H., Katsura, T., Katsura, T., et al. (1994). Psychological effects of bed rest in young healthy subjects. *Acta Physiologica Scandinavia, 150* (Suppl 616), 83–87.

Jacobs, P. L., & Nash, M. S. (2004). Exercise recommendations for individuals with spinal cord injury. *Sports Medicine, 34*, 727–751.

Jones, J. L., & Sanford, J. A. (1996). People with mobility impairments in the United States today and in 2010. *Assistive Technology, 8* (1), 43–53.

Jorgensen, L., Jacobsen, B. K., Wilsgaard, T., & Magnus, J. H. (2000). Walking after stroke: Does it matter? Changes in bone mineral density within the first 12 months after stroke. A longitudinal study. *Osteoporosis International, 11* (5), 381–387.

Jump, R. L., Fifield, J., Tennen, H. Reisine, S., et al. (2004). History of affective disorder and the experience of fatigue in rheumatoid arthritis. *Arthritis Care and Research, 51* (2), 239–245.

Kane, R. L., Ouslander, J. G., & Abrass, I. B. (1999). *Essentials of clinical geriatrics* (4th ed.). New York: McGraw-Hill.

Kashiwagi, S. (1971). Psychological ratings of human fatigue. *Ergonomics, 14*, 17–21.

Kelley, G. (1998). Aerobic exercise and lumbar spine bone mineral density in postmenopausal women: A meta-analysis. *Journal of the American Geriatric Society, 46*, 143–152.

Kessler, R. C., & McLeod, J. D. (1984). Sex differences in vulnerability to undesirable life events. *American Sociological Review, 49*, 620–631.

King, L. (2001). The effects of resistance exercise on skeletal muscle abnormalities in patients with advanced heart failure. *Progress in Cardiovascular Nursing, 16*, 142–151.

Kisner, C., & Colby, L. A. (1996). *Therapeutic exercise: Foundations and techniques* (3rd ed.) (pp. 1–142). Philadelphia: F. A. Davis Company.

Klemm, P., Hurst, M., Dearholt, S. L., & Trone, S. R. (1999). Cyber solace: Gender differences on Internet cancer support groups. *Computers in Nursing, 17* (2), 65–72.

Koceja, S. R. (2000). Postural sway characteristics in women with lower extremity arthritis before and after exercise intervention. *Archives of Physical Medicine and Rehabilitation, 81* (6), 780–785.

Kochanek, K. D., & Smith, B. L. (2004). Deaths: Preliminary Data for 2002. *National Vital Statistics Reports, 52* (13), 1–48.

Kosiak, M. (1961). Etiology of decubitus ulcer. *Archives of Physical Medicine and Rehabilitation, 42* (1), 19–29.

Krupp, L. B., LaRocca, N. G., Muir-Nash, J., & Steinberg, A. D. (1989). The fatigue severity scale: Application to patients with chronic fatigue syndrome. *Archives of Neurology, 46*, 1121–1123.

Lamoureux, E. L., Hassell, J. B., & Keeffe, J. E. (2004). The impact of diabetic retinopathy on participation in daily living. *Archives of Ophthalmology, 122*, 84–88.

Langlie, J. K. (1977). Social networks, health beliefs and preventive health behavior. *Journal of Health and Social Behavior, 18*, 244–260.

LeBlanc, A., Schneider, V., Spector, E., Evans, H., et al. (1995). *Bone, 16*, 301S–304S.

Lee, K. A., Hicks, G., & Nino-Murcia, G. (1991). Validity and reliability of a scale to assess fatigue. *Psychiatry Research, 36*, 291–298.

Levine, B. D., Zuckerman, J. H., & Pawelczyk, J. A. (1997). Cardiac atrophy after bed-rest deconditioning: A nonneural mechanism for orthostatic intolerance. *Circulation, 96*, 517–525.

Liu, Y. S., Huang, W. F., Li, L. P., Zong, C. F., et al. (2003). Preventive effects of exercise training on bone loss during 21 day—6 degrees head down bed rest. *Space Medicine and Medical Engineering, 16* (2), 96–99.

Loeb, M., McGeer, A., McArthur, M., Walter, S., et al. (1999). Risk factors for pneumonia and other lower respiratory tract infections in elderly residents of long-term care facilities. *Archives of Internal Medicine, 159*, 2058–2064.

MacLaren, D. P. M., Gibson, H., Parry-Billings, M., & Edwards, R. H. T. (1989). A review of metabolic and physiological factors in fatigue. *Exercise and Sport Science Review, 17*, 29–66.

Mahoney, J. E. (1998). Immobility and falls. *Clinics in Geriatric Medicine, 14* (4), 699–726.

Mahowald, M. D., & Dykstra, D. (1997). Rehabilitation of patients with rheumatic diseases. In J. H. Klippel, C. M. Weyland, & R. L. Wortmann (Eds.), *Primer on the rheumatic diseases* (pp. 407–412). Atlanta: Arthritis Foundation.

Manton, K. G., & Gu, X. (2001). Changes in the prevalence of chronic disability in the United States black and nonblack population above age 65 from 1982 to 1999 [Electronic version]. *Proceedings of the National*

Academy of Sciences U.S.A. 98 (11), 6354–6359.

Maty, S. C., Fried, L. P., Volpato, S., Williamson, J., et al. (2004). Patterns of disability related to diabetes mellitus in older women. *Journal of Gerontology, 59A,* 148–153.

McCaffery, M., & Pasero, C. (1999). *Pain: Clinical manual* (2nd ed.). St. Louis, MO: Mosby.

McCorkle, R., & Young, K. (1978). Development of a symptom distress scale. *Cancer Nursing,* 373–378.

McNair, D. M., Lorr, M., & Droppleman, L. F. (1992). Profile of mood states manual (2nd ed.). San Diego, CA: Educational & Industrial Testing Service.

McPhee, S. J., & Schroeder, S. A. (1999). General approach to the patient: Health maintainence and disease prevention and common symptoms. In L. M. Tierney, S. J. McPhee, & M. A. Papadakis (Eds.), *Current medical diagnosis and treatment* (pp. 1–32). Stanford, CT: Appleton and Lange.

Meek, P. M., Nail, L. M., Barsevick, A., Schwartz, A. L., et al. (2000). Psychometric testing of fatigue instruments for use in cancer patients. *Nursing Research, 49* (4), 181–190.

Mobily, P. R., & Kelley, L. S. (1991). Iatrogenesis in the elderly. *Journal of Gerontological Nursing, 17* (9), 5–10.

Monk, T. H., Buysse, D. J., Billy, B. D., Kennedy, K. S., et al. (1997). The effects on human sleep and circadian rhythms of 17 days of continuous bedrest in the absence of daylight. *Sleep, 20* (10), 858–864.

National arthritis action plan: A public health strategy (1999). Retrieved November 1, 2004 from http://www.cdc.gov/nccdphp/naap.pdf.

National Center for Complementary and Alternative Medicine (2004). Retrieved October 7, 2004 from http://nccam.nih.gov/news/camsurvey_fs1.htm

National Institute of Health Consensus Panel. (December 18–20, 1995). Physical activity and cardiovascular health. *NIH Consensus Statement, 13* (3), 1–33.

National Stroke Association. (2000). Stroke mortality. Available on-line at http://www.stroke.org.

Neuberger, G. B. (2003). Measures of fatigue. *Arthritis Care and Research, 49* (5S), S175-S183.

Neuberger, G. B., Press, A. N., Lindsley, H. B., Hinton, R., et al. (1997). Effects of exercise on fatigue, aerobic fitness, and disease activity measures in persons with rheumatoid arthritis. *Research in Nursing and Health, 20,* 195–204.

Oh, E., Kim, C., Lee, W., & Kim, S. (2004). Correlates of fatigue in Koreans with chronic lung disease. *Heart & Lung, 33* (1), 13–20.

Ostbye, T., Taylor, D. H., Krause, K. M., & Van Scoyoc, L. (2002). The role of smoking and other modifiable lifestyle risk factors in maintaining and restoring lower body mobility in middle-aged and older Americans: Results from the HRS and AHEAD. *Journal of the American Geriatric Society, 50,* 691–699.

Ostchega, Y., Harris, T. B., Hirsch, R., Parsons, V. L., et al. (2000). The prevalence of functional limitations and disability in older person in the US: Data from the National Health and Nutrition Examination Survey III. *Journal of the American Geriatrics Society, 48,* 1132–1135.

Pavy-Le Traon, A., Sigaudo, D., Vasseur, P., Fortrat, J. O., et al. (1997). Orthostatic tests after a 4-day confinement or simulated weightlessness. *Clinical Physiology, 17,* 41–55.

Phillips, K. D., Sowell, R. L., Rojas, M., Tavakoli, A., et al. (2004). Physiological and psychological correlates of fatigue in HIV Disease. *Biological Research for Nursing, 6* (1), 59–74.

Piper, B. F. (1989). Fatigue: Current basis for practice. In S. G. Funk, E. M. Tornquist, M. T. Champagne, L. Copp, & R. A. Wiese (Eds.), *Key aspects of comfort* (pp. 187–198). New York: Springer.

_____. (1997). Measuring fatigue. In M. Frank-Stromberg & S. J. Olsen (Eds.), *Instruments for clinical health-care research* (pp. 482–496). Sudbury, MA: Jones & Bartlett.

Piper, B. F., Lindsey, A. M., Dodd, M. J., Ferketich, S., et al. (1989). The development of an instrument to measure the subjective dimension of fatigue. In S. G. Funk, E. M. Tornquist, M. T. Champagne, L. A. Copp, & R. Wiese (Eds.), *Key aspects of comfort* (pp. 199–208). New York: Springer.

Pluijm, S., Graafmans, W., Bouter, L., & Lips, P. (1999). Ultrasound measurements for the prediction of osteoporotic fractures in elderly people. *Osteoporosis International, 9,* 550–556.

Popovic, J. R. (2001). 1999 National Hospital Discharge Survey: Annual summary with detailed diagnosis and procedure data. *Vital Health Statistics, 13* (151), 1–206.

Potter, J. (2004). Fatigue experience in advanced cancer: A phenomenological approach. *International Journal of Palliative Nursing, 10* (1), 15–23.

Province, M. A., Hadley, E. C., Hornbrook, M. C., Lipsitz, L. A., et al. (1995). The effects of exercise on falls in elderly patients: A preplanned meta-analysis of the FICSIT trials. *Journal of the American Medical Association, 273,* 1341–1347.

Ruml, L. A., Dubois, S. K., Roberts, M. L., & Pak, C. Y. (1995). Prevention of hypercalciuria and stone-forming propensity during prolonged bedrest by alendronate. *Journal of Bone and Mineral Research, 10* (4), 655–662.

Ryback, R. S., Trimble, R. W., Lewis, O. F., & Jennings, C. L. (1971). Psychobiological effects of prolonged weight-lessness (bed rest) in young health volunteers. *Aerospace Medicine, 42,* 408–415.

Schanke, A., K., & Stanghelle, J. K. (2001). Fatigue in polio survivors. *Spinal Cord, 39,* 243–251.

Scheld, K., Zitterman, A., Heer, M., Herzog, B., et al. (2001). Nitrogen metabolism and bone metabolism markers in healthy adults during 16 weeks of bedrest. *Clinical Chemistry, 47* (9), 1688–1695.

Schoenborn, C. A., Adams, P. F., Barnes, P. M., Vickerie, J. L., et al. (2004). Health behaviors of adults: United States, 1999–2001. *Vital and Health Statistic, Series 10* (219), 1–89.

Schreuder, O. P. (1966). Medical aspects of aircraft pilot fatigues with special reference to the commercial jet pilot. *Aerospace Medicine, 37,* 1–44.

Schulte, J. N., & Yarasheski, K. E. (2001). Effects of resistance training on the rate of muscle protein sythesis in frail elderly people. *International Journal of Sport Nutrition and Exercise Metabolism, 11* (Suppl.), S111–118.

Shabas, D., & Weinreb, H. (2000). Preventative healthcare in women with multiple sclerosis. *Journal of Women's Health & Gender-based Medicine, 9* (4), 389–395.

Short, K. R., Vittone, J. L., Bigelow, M. L., Proctor, D. N., et al. (2004). Age and aerobic exercise training effects in whole body and muscle protein metabolism. *American Journal of Physiology—Endocrinology and Metabolism, 286* (1), E92–101.

Shulman, L. M., Taback, R. L., Bean, J., & Weiner, W. J. (2001). Comorbidity of the nonmotor symptoms of Parkinson's disease. *Movement Disorders, 16* (3), 507–510.

Shumway-Cook, A., Patla, A., Stewart, A., Ferrucci, L., et al. (2003). Environmental components of mobility disability in community-living older persons. *Journal of the American Geriatrics Society, 51,* 393–398.

Sigaudo, D., Fortrate, J. O., Maillet, A., Allevard, A. M., et al. (1996). Comparison of a 4-day confinement and head-down tilt on endocrine response and cardiovascular variability in humans. *European Journal of Applied Physiology, 73,* 28–37.

Sinacore, D. R. (1998). Acute charcot arthropathy in patients with diabetes. *Journal of Diabetes and Its Complications, 12,* 287–293.

Singer, B., Dunne, J., Singer, K. P., & Allison, G. T. (2002). Evaluation of triceps surae muscle length and resistance to passive lengthening in patients with acquired brain injury. *Clinical Biomechanics, 17* (2), 152–161.

Stenstrom, C. H., & Minor, M. A. (2003). Evidence for the benefit of aerobic and strengthening exercise in rheumatoid arthritis. *Arthritis and Rheumatism, 49,* 428–434.

Stevens, J. A., Hasbrouck, L. M., Durant, T. M., Dellinger, A. N., et al. (1999). Surveillance for injuries and violence among older adults. *Morbidity and Mortality Weekly Report, 48* (SS8), 27–50.

Stewart, N. (1986). Perceptual and behavioural effects of immobility and social isolation in hospitalized orthopedic patients. *Nursing Papers, 18* (3), 59–74.

Stone, P., Hardy, J., Huddart, R., A'Hern, R., et al. (2000). Fatigue in patients with prostate cancer receiving hormone therapy. *European Journal of Cancer, 36,* 1134–1141.

Stone, P., Richards, M., A'Hern, R., & Hardy, J. (2001). Fatigue in patients with cancers of the breast or prostate undergoing radical radiotherapy. *Journal of Pain and Symptom Management, 22* (6), 1007–1015.

Stuifbergen, A. K., Seraphine, A., & Roberts, G. (2001). Maximizing health for those with multiple sclerosis. In S. G. Funk, E. M. Tournquist, J. L. Leeman, M. S. Miles, & J. S. Harrell (Eds.), *Key aspects of preventing and managing chronic illness,* (pp. 195–206). New York: Springer.

Surgeon General. (1996). *Surgeon General's report on physical activity and health.* (S/N 017-023-00196-5). U. S. Department of Health and Human Services, Centers for Disease Control and Prevention, National Center for Chronic Disease Prevention and Health Promotion, The President's Council on Physical Fitness and Sports; Washington, DC: Government Printing Office.

Tack, B. (1990). Self-reported fatigue in rheumatoid arthritis: A pilot study. *Arthritis Care and Research, 3* (3), 154–157.

_____. (1991). Dimensions and correlates of fatigue in older adults with rheumatoid arthritis. Unpublished doctoral dissertation. University of California, San Francisco.

Taylor, R. R., Jason, L. A., & Torres, A. (2000). Fatigue rating scales: An empirical comparison. *Psychological Medicine 30,* 849–856.

Thompson, J. R., Edwards, A. R., & Ross, N. L., (2003). A population-based study of the effects of birth weight on early developmental delay or disability in children. *American Journal of Perinatology, 20* (6), 321–332.

Thurman, D. J., Alverson, C., Dunn, K. A., Guerrero, J., et al. (1999). Traumatic brain injury in the United States: A public health perspective. *Journal of Head Trauma Rehabilitation, 14,* 602–615.

Trappe, S., Williamson, D., Godard, M., Porter, D., et al. (2000). Effect of resistance training on single muscle fiber contractile function in older men. *Journal of Applied Physiology, 89* (1), 143–152.

Trudel, G., Uhthoff, H. K., & Brown, M. (1999). Extent and direction of joint motion limitation after prolonged immobility: An experimental study in the rat. *Archives of Physical Medicine and Rehabilitation, 80,* 1542–1547.

Uchiyama, Y., & Kakurai, S. (2003). Specific effects of balance and gait exercises on physical function among the frail elderly. *Clinical Rehabilitation, 17,* 472–479.

Varni, J. W., Burwinkle, T. M., Katz, E. R., Meeske, K., et al. (2002). The PedsQL in pediatric cancer: Reliability and validity of the Pediatric Quality of Life Inventory Generic Core Scales, Multidimensional Fatigue Scale, and Cancer Module. *Cancer, 94,* 2090–2106.

Volek, J. S. (2003). Strength nutrition. *Current Sports Medicine Reports, 2* (4), 189–193.

Ward, N., & Winters, S. (2003). Results of a fatigue management programme in multiple sclerosis. *British Journal of Nursing, 12,* 1075–1080.

Welsh, L., & Rutherford, O. M. (1996). Effects of isometric strength training on quadriceps muscle properties in over 55 year olds. *European Journal of Applied Physiology and Occupational Physiology, 72,* 219–223.

Wethington, E., & Kessler, R. C. (1986). Perceived support, received support, and adjustment to stressful life events. *Journal of Health and Social Behavior, 27,* 78–89.

Whitmer, K., Tinari, M. A., & Barsevick, A. (2004). How do we manage fatigue in cancer patients? *Rehabilitation Nursing, 29,* 112–113.

Wilson, F. L., & Williams, B. N. (2003). Assessing the readability of skin care and pressure ulcer patient education materials. *Journal of Wound Ostomy Continence*

Nurses, 30 (4), 224–230.

Wolf, S. L., Barnhart, H. X., Kutner, G. G., McNeely, E., et al. (1996). Reducing frailty and falls in older persons: An investigation of *Tai Chi* and computerized balance training. *Journal of the American Geriatrics Society, 44,* 489–497.

Yanagibori, R., Suzuki, Y., Kawakubo, K., Makita, Y., et al. (1994). Carbohydrate and lipid metabolism after 20 days of bed rest. *Acta Physiologica Scandinavica, 150* (Suppl 616), 51–57.

第八章　身體形象

前言

　　人們在談到自己時，會用身體形象作爲標準或參考框架。不論是身體形象，或是對人體的觀點，都會隨時間而更迭，而且會因人生任務而有所不同，例如：學習個人性別角色、執行工作或從事運動、建立家庭，或邁入老年等。身體形象可以是慢性疾病的修飾語，慢性疾病也可以作爲身體形象的修飾語。慢性疾病能改變一個人的身體，即必須一再探究人的身體形象。這些一再的探究，是受到個人心理學的修飾，一來是不達成理想不罷休，爲符合個人特質而重新爲理想做規劃調整，抑或是否定自己身體的理想典範。

　　身體形象雖自 1800 年以來，已是文獻探討的主題，但研究重要性的確立，則是近年來的事。就護理範疇而言，1970 年及 1990 年兩個年代，分別都興起一陣研究熱潮，但兩個時期間似乎存在極大斷層，過去十年的重要研究則大幅提高。探討身體形象理論的文獻，主要屬於心理學、慢性疾病（特別探討的是癌症）、性別研究的範圍。一般來說，護理、生物工程、就業輔導等，都會探討到干涉問題。

身體形象的定義

　　身體形象是身體自我的心理形象，包括對於個人體形、健康狀態、技能、性徵等的態度和感知。身體形象指的是人如何對自己的身體察知，其中牽涉到身體的吸引力，以及該身體形象如何影響互動、其他人的反應。因此，身體形象是社會互動主要的定義符號，本身對於身體健康、社會互動、心理發展、人際關係也有深刻的影響。除此之外，或許這種說法出於推論，但由於身體形象是概念性的，就如同我們從神經性厭食症所見一樣，文獻資料的來源，大多是有完好認知且善於溝通之人。舉例來說，要探究嚴重智障人士及其身體形象的議題，最好能從偏離規範、社會反應的觀點來切入。

　　身體形象的文獻，對於身體形象的探討有兩大方向：一是身體形象的概念化，

可說是一種成品或最終狀態，也就是一種存在狀態，例如：「查理的身體形象，就像是個年輕肌肉男」。二是身體形象也被描寫成是一種過程，由身體擁有者不斷的檢視，並藉此為身體定義、再定義。從這兩種概念化來看，有一些因素會影響身體形象。此外，對身體形象的評估、投資方式，會受到我們對於人體的態度及感知所引導，而這種身體形象會影響身體及心理社會功能。對身體形象的態度，是和人的自尊、人際功能、飲食及運動模式、自我照顧活動、性行為相關（Cash & Fleming, 2002）。

身體形象的歷史基礎

　　1880 年代以後，雖已有文獻探討身體形象，但直到 1935 年 Schilder 提出作品，這種觀念才開始有新的認識。Schilder（1950）在《人體的形象和外觀》（*The Image and Appearance of the Human Body*）一書中，探索了身體形象的各個面向，並表示「人體形象意味著的是，我們的身體在心中形成的畫面，換句話說，身體彷彿就代表我們自己」。他相信，我們對身體的感知，是基於三度空間的形象，包括生理、心理、社會等三方面的經驗。

　　Schilder 的作品影響了許多的研究者，直到 21 世紀依舊餘音不絕。Cash 和 Pruzinsky（1990），在批評 Schilder 這套概括而複雜的理論時，主張 Schilder 主要提出的概念並不僅是身體形象，而是身體形象的「中心題旨不只是病理上的，每天的人生事件也包括在內」。Cash 和 Pruzinsky（2002）之後則主張，Schilder 也「藉一己之力，讓身體形象研究從排他性的神經病理學領域框架跳脫而出」。

　　現今主要討論，認為身體形象具有感知要素、心理要素、社會要素等（Cash & Fleming, 2002; Thompson & Gardner, 2002; Thompson & Van Den Berg, 2002）。舉例來說，就飲食及體重疾病而言，感知要素能準確評價人的身體外觀；心理要素，指的是人們對自己身體的態度或感受；社會要素，則可能是評估身體形象的文化背景。

　　Thompson 及 Fleming 同樣也提出，身體形象不只是簡單的感知現象，而且深受認知、感情、態度等變數影響。近期學術研究就根據這些研究，進而體認到，身體形象原已很複雜的身體、心理發展，可能會隨不同社會情況的複雜度而改變（White, 2000）。另外，不論從較廣泛的社會文化，或從更直接的種族或家庭文化

角度來看，身體形象都會受到文化層面的影響。

　　對於慢性疾病健康照護專家來說，尤其重要的經驗概念是：身體形象的感知要素是複雜的。Fisher（1986）發現，人們不僅會將自己的身體形象作劃分，而且連做法都會有所不同。有些人對身體形象的觀點較局部性，有些人則對自己的身體有較全面的觀點。例如：有嚴重身體缺陷的人們，可能會把自己的身體分為單獨部位來看，至於有缺陷的部位則會特別略過，這麼一來，才不會影響對自我的整體評估。Fisher 相信，從這種能力可以看出，「每個人看待身體的方式都相當不同，這具有重要的防衛、成熟涵義。」。他也主張，身體形象這種主題是很模糊的，其涵蓋的概念同異繁雜、面向不一。

身體形象之定義

　　身體形象的定義異中有同。許多定義的共通點，在於相信身體形象會因應多重知覺的輸入（例如：視覺、觸覺、本體感受、動覺）而發展。身體的經驗能反映出自我。身體形象是人對自我察覺的方式，也是心目中別人看待自己的方式。個體的疼痛、身體或心理上的疾病、年齡或體重，都會使身體形象成為人們直接關注的焦點（Krueger, 2002）。

　　然而，身體形象不僅是個人對體形的看法。雖說人的形象包括身體外觀，但身體形象是極主觀而動態的（Cash, 2002; Pruzinsky, 2004）。動覺對功能、知覺、流動的感知，也都是我們形象的一部分。身體部位失去知覺（例如：脊柱裂）的孩童，在美術創作中，常會略過失去知覺的身體部位。身體形象也包括感覺及思想，對於人體有何想法、感覺，都會影響到社會關係等心理特徵。另外，我們對身體的感覺及想法，也會影響到自身對世界的理解（Cash & Fleming, 2002）。

　　人對吸引力的感知，也在身體形象的考慮範圍內。這種感知部分是基於社會行動，以及他人的態度上。在一項有關身體形象和社會互動的研究中，Nezlek（1999）發現，身體形象的定義中涵蓋了三個因素：包括身體吸引力、社會吸引力（人們心中認為別人心中的自己有多少吸引力）、整體吸引力等。對於身體吸引力、社會吸引力的自我感知和親密，都會呈現正面相關。由於身體吸引力是身體形象重要的功能，因此這種概念常會和身體形象混淆在一起。然而，身體吸引力只是身體形象的其中一環而已。

　　許多當今學者對身體形象的定義，還囊括了實際和理想兩種觀念。理論家會主張，自我的理想形象和實際形象必須能相容，否則就會產生不和諧的狀況。實際和理想形象之間如有落差，則可能會導致衝突，造成個性、互動、健康上的負面影響。以「normative discontent」爲例子，指的是一種女人及女孩普遍擁有的負面感受，在這種感受下，她們會扭曲自己的外表，對身體形象感到不滿，或會過度憑外表來定義自我觀念（Striegel-Moore & Franko, 2002）。

　　對健康專家來說，從身體形象的定義可看出這種概念有其複雜性，不過尤其重要的是，當事人的文化、社會、歷史、生物等因素，都會大大影響到身體形象。或許從健康照護專家的專業標準來看，更重要的是，身體形象以及相關影響因素，不僅是表面上的，當事人對自己身體的感知、態度，會影響到其健康、社會調整、人際關係和整體幸福感。這些感知會深受慢性疾病影響，此概念可參考本章及其他章節。

　　或許身體形象對於一般健康及慢性疾病等議題是至關重要的，因此常會讓人聯想或混淆到其他術語。身體形象、自我概念、自尊等三術語，常交互使用。身體形象和身體吸引力不同，不過仍和身體吸引力、自尊有關。身體形象是身體自我的心理印象，會受到人的心理及社會環境所約束，因此，身體形象是自我概念的構成要素之一。自我概念是一個人對自我的整體感知，這種自我是人對自己的信念、對自己外表的信念、對自我的感受等（Mock, 1993）。自我概念在研究上已有延伸，目前不僅包括人對自我持續的感知，也包括自我概念會使行爲有所調整、規範，因此，也是行爲規範最重要的因素之一（Markus & Wurf, 1987）。最後，自尊也是有關「一個人自我概念的評價要素」（Corwyn, 2000, p.357）。

會影響身體形象調整之要素

意義和重要性

　　由於每種影響對於人的適應都相當關鍵，因此必須確立出事件對個人的意義爲何。當事人可能會將事件的意義和身體部位區分開來，在此認知下，對於每個當事人有其對改變及其重要性的評估方式，以及選擇如何（或要不要）將改變及形象體現在身體形象上，健康照護專業人員必須要有所認識，並加以接受。

　　無論是慢性疾病治療、身體形象、外觀改變、功能或外表，都不能將當事人或重要他人心目中對這些的意義排除在外。對大多數文化來說，身體部位帶有的情緒屬性幾乎和功能性摸不著關係。舉例而言，手掌不論打開、緊握，或大拇指和食指相接觸，在宗教上而言，手都是對形而上學關鍵的描述。心智和頭腦相連，在知識社會上產生了重大意義，而心臟則普遍是情緒的主要泉源。對許多人來說，心臟是愛、勇氣、生命的象徵，也是喜悅、恨、苦痛之所在。確實，某些文化會視心臟為靈魂棲息之處，如果顧及情緒意義，則當事人若受到影響，則心臟受到的傷害就會表現在身體形象上。大多數護理人員在受訓期間即得知，當事人在蒙受心肌梗塞之苦後，因害怕從事運動或一般活動會導致死亡，所以會憂心自己會成為「心臟跛子」（cardiac cripple）。顯而易見，這對當事人的自我形象會造成嚴重侮辱。如果要克服此情況，則可適度給予希望，讓對方知道未來仍有改善的可能，這樣一來，或許就能維繫一種較正面的身體形象。當然，建立虛妄的希望可能會導致虛妄的信任感，或甚至後果悲慘。因此，健康照護專家必須找到鼓勵當事人的方法，建立較健全的身體形象，同時也要認識到，對當事人來說，失去信任就如同失去希望一樣悲哀。

　　身體形象和慢性疾病功能侮辱，不得和當事人賦予的意義和重要性分割來看。此外，家庭成員或重要他人所賦予其的意義和重要性，也會大大影響到當事人的反應。提供、執行有效且審慎的照護上，有幾個關鍵因素可納入考慮。慢性疾病身體形象的各方面中，最能藉由護理得到助益的，就是能以欣賞的角度去了解當事人所認為的意義和重要性。當事人對於身體形象改變所賦予的意義、重要性，絕不可忽略或輕易帶過。在此醫療範疇上，護理的同理法、全面法，可說極為重要。

　　從一個人之所以會有慢性疾病和相關身體形象侮辱的原因中，或許可觀察出一種重要的解決因素。那個人可能是因為遭遇意外、醫療疏失或個人疏忽，因而心生悶氣、責備、羞愧感。如果對這些事物避而不談、不願分享的話，復原的機會就會大打折扣、難上加難。另一方面，如果是出於建議或救命醫療介入，那個人就會把身體形象侮辱視為一種不可避免的後果，因此付出的代價也較小（Rybarczyk & Behel, 2002）。

　　護理人員不可忽略的另一個重要因素，就是「第五生命徵象」（fifth vital

sign）或疼痛。如果疼痛和身體形象改變的起因相關，那麼身體形象轉變的意義、重要性，可能會受到負面影響。疼痛有可能形成一種持續或每況愈下的負面身體形象，也可能損及功能修復（Rybarczyk & Behel, 2002）。因此，評估個人疼痛和不安很重要。

時間的影響

身體發生改變的時間長短，可能會影響到一個人的身體形象及接下來的心理調整（White, 2002）。身體形象的改變可能行進緩慢，長則或許要一生的時間，短則幾天或幾小時之內。有些人或許會主張，時間越長，個人就越有機會重建身體形象，不過事實上，有些人永遠無法適應自己的身體形象。第二型糖尿病的患者，可能在改變上進展緩慢，花許多時間紓解否定、悲痛情緒，而遭逢創傷、罹患中風等急症，以及接受某些特定手術，則可能會造成身體及身體形象的突然改變。罹患突發性創傷疾病的患者由於毫無預警，而沒有什麼機會適應這些改變（Bello & McIntire, 1995）。舉個例子來說，察覺到的身體形象和截肢過程遭受的換肢疼痛之間，會有時間落差。當事人為了適應突然間的改變，必然會為了殘缺悲痛，同時間也會做身體上的調整以適應改變，否則，對於無法處理功能障礙的當事人來說，面臨感染、不遵守醫療照護、憂鬱、社會隔離的風險更大，也更可能對身體形象的轉變無法忘懷，或無法接受（Dropkin, 1989）。

外表的永久變化，也會影響到身體形象對改變的適應能力。比起永久性外表改變（例如：截肢），暫時性改變（例如：暫時的迴腸造口術）可能讓人較好面對。對於身體形象改變的適應，部分會隨個人對改變描述的不同而異，有時反而不是改變發生的時間長度可訂定的（White, 2002）。

社會的影響

每個社會文化群體，都會建立自有標準，說明什麼身體外觀和個人特質是可以接受的（Jackson, 2002）。社會可以依標準持有一種永久、普遍的觀點，規定什麼是理想的身體外觀及角色表現。有些標準雖然具有附帶條件，但對該社會群體的所有成員均可適用，這些成員不一定必須是慢性病患者。

群體以社會影響作為指標，並會影響到人們的自我形象。不論是對於慢性病患者來說，或對他們自我身體形象的初步感知而言，家庭關係通常都是重要因素。

家庭對外表、行為、表現、身體形象的負面反映，一直以來都和身體形象反覆出現的不利後果有關（Byely 等人，1999; Kearney-Cooke, 2002）。同儕關係也是重要的調解群體，對於那些不確定如何組織生活方式的人來說，尤其如此（例如：青少年）。一方面，同儕可促成某種模範的達成。舉例來說，目前相當受年輕人歡迎的觀點是：模範男性應該一身肌肉、體脂肪極少（Olivardia, Pope & Hudson, 2000）；另一方面，同儕團體應質疑的是，為同齡群體設立這種範本究竟合不合適（例如：年長者對於前述之男性模範的感受）。

遭受毀容之人常被迫要面對身體形象、普遍的社會觀點，而且幾乎毫無選擇。瞪視、耳語、迴避等，可能會造成身體形象和個人價值的負面影響，不過情況視毀容的可見度、患者處理方式而定（Pruzinsky, 2002; Rumsey, 2002）。

身體形象上較棘手的議題，常在年輕人身上遇到。美國目前有個現象是：不論女孩、男孩，早在 6 歲時就會為了追求社會纖瘦、俊美的理想男女標準，而過於注重體重，進而開始節食。幼年即遇到的身體形象議題，常會延續到青春期、成年期（Striegel-Moore & Franko, 2002）。

社會及環境對身體形象的影響是相互的。社會反應會影響身體形象；同理可證，由於個人不是完全被動的，所以才能對這些標準有所反映。然而，社會會給予行為、身體形象巨大的影響，而且常會導致刻板印象，影響個人身體印象的適應力。舉例而言，顱顏面毀容或慢性肥胖病患，會終生受到社會反映以及社會審美期待的影響。過去幾年，慢性病患者在經過不斷被拿來和「理想」（ideal）美人、瘦子比較，且理想身體和實際身體之間有明顯差距下，必須處理好自己的反應，同時也要面對他人的反應。

文化的影響

許多文化層面都會影響到身體形象。Helman（1995）提出的文化地圖就認為，生長在同一特定文化或社會群體的成員，對於身體會持有相同觀點。從這個文化地圖，人們可以知道自己的身體如何組織而成及運作方式。另外，此文化地圖也定義了何謂理想身體，指出「私人」（private）及「公開」（public）的身體部位各有哪些，也分辨出什麼是「健康」及「不健康」的身體（Helman, 1995）。

在不同文化中，對於健康、疾病，以及兩者對身體形象影響的感受會不盡相

同。在一篇 Altabe 對理想身體特徵、身體形象的研究（1998）中可看見，種族群體對於理想身體特徵的看法雖然相似，但對於身體特徵的評價卻不一（例如：對膚色、胸部大小的評價）。研究發現，非裔美國人的自我觀點、身體形象最為正面；亞裔美國人則最不注重身體外觀。有些非高加索人會比高加索人的身體形象要正面。

　　非裔美國人會視健康為一種幸福感、達成角色期待的能力，也是一種能以免於苦痛、過度壓力的方式面對環境的能力。健康對美國西班牙裔文化來說，是能保持乾淨、感到快樂、獲得足夠休息，並能扮演各種期待角色。情緒、身體、社會場合如有不平衡，就可能有疾病產生。西班牙裔常在病入膏肓之際，才會尋求健康照護，慢性病病患則可能認為，自己是上帝或懲罰施予的惡勢力下之犧牲者（Rhode Island Department of Health, 1998）。

　　美國原住民認為，健康是身、心、靈和大自然的和諧。在尋求健康上，從事醫療行為被視為是合作的，並能提供選擇及個人介入。東南亞文化的健康信念，著重在陰陽（和諧）的觀念上，維持這種和諧能達到健康的目的，並視肥胖為滿足、社經地位的象徵（Rhode Island Department of Health, 1998）。

健康照護團隊成員的影響

　　慢性病患者或殘障者接受的照護，對於能否適應社會壓力有直接的影響。健康照護團隊成員，除了必須遵守廣大社會標準，對於疾病及某些特定殘障的感知，也會受到客觀、同情、道德判斷等專業標準所引導。照顧慢性病病患時，健康照護團隊所給予的反應，對於當事人的適應力及身體形象的接受，會起重要作用。

　　健康照護團員必須了解到，慢性疾病或治療會引起的種種改變，他們常是第一位目睹之人。他們的反應常會左右當事人對身體形象的期待。看到照護者的反應，對當事人來說，可能會強化某種身體形象，並持續很長一段時間，而這種身體形象可能是正面或反面的。因此，健康照護團員必須學習如何管理自己的舉止、聲音、音調、身體反應，並避免對慢性病患者有任何明顯的拒絕或輕蔑。健康照護團隊的目標之一，是要協助當事人擁有並（或）維持正面形象，且接受自我。例如：因乳房切除而接受乳房重建手術的病患，可能對於身體形象會有難以釐清的問題。健康照護團員的支持和引導，不論是在提供當事人手術、止痛、自我照護、正面增強，

或是家庭關係、情緒支持的資訊,以及對於正向身體形象建立等,都是相當重要的(Van Deusen, 1993)。評估外表相關考量,以及允許當事人表達恐懼、信念、想法、生活經驗等,都有助於對身體形象改變的適應(White, 2002)。

年齡

Eric Erikson 古典的發展理論,極有助於檢視心理社會發展的各個階段,特別是因為,這個理論檢視了人一生中的各個階段,而這些階段對於身體形象、個人價值感受會產生促成或抑制的作用(Erikson, 1963)。年輕群體對於勤奮相對自卑的衝突感,會轉換成價值和能力的感受(Cash & Pruzinsky, 1990)。早期發展階段時如有任何負面影響,或許會造成身體形象轉變或轉壞。

有人認為,兒童或許較容易適應身體形象的改變,因為他們尚未完全認識或領會自己的身體形象,這點是兒童和青少年或成年人的不同之處。由於青少年的身體不斷在改變,且對同儕又相當注重,因此如罹患慢性疾病,那麼要適應相繼而來的身體形象改變,就會特別困難。罹患糖尿病或是身體遭到明顯毀容(例如:皮膚或神經疾病)的青少年,常常會藉由危險行為、憂鬱或退縮來抒發沮喪。

到了成年,身體形象幾乎已建立完全,成為一個人身分的基礎。對於較年長的群體來說,由於疾病挑戰他們的基本身分,因此較難適應身體形象的改變。較年長者對身體形象改變的接受,和其社會能力、失去獨立和健康地位,或許也可能和給他人的吸引力較有相關(Krauss-Whitbourne & Skultety, 2002)。老年人身體衰老的同時,即使仍保有一顆年輕的心,但皮膚、頭髮、心境、體力、行動速度等,都不免有改變,再加上心臟、呼吸、骨科、視覺、聽覺等各種慢性疾病,情況又會雪上加霜。他們或許覺得還年輕,但在這種以年輕為上的文化中,他們的外表卻仍會透露年齡等相關身體狀況。老年人常會嚮往維持社會能接受的身體形象,因此在可能的身體形象煩惱浮現時,要能將這些議題納入考量。

性別

一個人的性別,會影響一個人對身體形象改變的反應。雖說兩性都會受美感標準所牽制,但舉例來說,即使燒傷對身體形象有影響,還是得看燒傷的部位,以及體表燒傷的比例而定;然而,遭燒傷的女性身體形象,通常會比同樣情況男性的身體形象要負面(Orr, Reznikoff & Smith, 1989)。必須注意的是,不論年齡或文化為

何，比起男性，女性較容易對身體形象產生負面感知，所以，在面臨慢性疾病時，女性在身體形象上的煩惱會較多（Striegel-Moore & Franko, 2002）。

一般來說，男性會讓人聯想到外表要「陽剛、強壯」（masculine, strong），女性則是外表要「嬌柔、溫和」（feminine, softer）。和 1950 年、1960 年、1970 年代，這幾十年間相較，現代人的角色行為已較沒有嚴格設限。然而，許多出生在過去這些年間的長者，接受了當時社會的性別角色標準，因此對於角色行為有清楚分明的期待：男人就應該強壯、主動、理性、寡言；女性就應該間接、被動、能幹、情緒化。這些觀點會影響到他們的自我形象，慢性疾病造成的差異也會受到影響。對於年長的慢性病患者來說，如果是男性或是配偶已離世的男性，在學習烹煮上會需要協助；若是女性，即使身體狀況已較不利，仍要學著變得更堅強，不論是以上哪種病患，都必須改變自己的身體形象。通常他們都能順利達成，這就如我們常聽到的警語：「娘娘腔老不了」（Growing old is not for sissies）一樣。然而，健康照護專家必須對年長慢性病病患過去的經歷有所了解，畢竟當年這些老年病患遵循身體形象的社會標準時，這些專家都還沒出世。如此一來，健康照護專家就更能懷有同理心，並了解當事人身體形象可能的原因。舉一個慢性糖尿病女性患者為例，雖然其飲食經過嚴格管理，但如果要符合她心目中能幹女子的身體形象，她還是得精通廚藝才行。另一例則是一位高血壓男性患者，他的性慾及性能力因為藥物治療而降低了。

先前經驗和解決機制

人們認為，身體形象是每個人依據對自己「理想」（ideal）感知的觀念而發展出來的，且是立足在每個人先前的社會經驗上（Cash & Pruzinsky, 2002）。由於過去的經驗，不論是正面抑或負面，都會影響現狀，因此，了解當事人解讀、處理事件的可能方式，就是健康照護專家要評估的主軸。對於接觸健康照護體制不深的人來說，擁有這種警覺特別有益，或許這還有待健康照護專家提倡。

個人透過家庭、健康照護團體，或當事人的社會團體之支持，而發展出的處理機制，有助於促進慢性病患者適應身體形象上的改變。如在病患診斷出罹患慢性疾病之前及當下，能了解其對身體形象的感知，健康照護專家較能輔助當事人適應身體形象的改變。了解到身體形象是一種推斷診斷結果，有助於健康照護專家的判

斷，究竟身體形象的哪一階段最能反映出當事人的狀況，不論當事人對自己的身體形象採取的是堅持、重設或是拒絕。

患病期間，大多數當事人的典型處理機制會惡化。因此，在面臨慢性疾病壓力下，依其對當事人的熟悉度而定，首先，不論該機制是否恰當，健康照護專家最可能會遵守一種誇大版的解決機制。第一步能採取這種資訊來評估當事人，接著下一步推論出本章所提出連續的身體形象改變，對於健康照護專家及當事人來說，都是一個好的開始。

身體形象評估

評估因功能轉變或身體形象受改變干擾之個人行為，對於規劃適當介入是相當重要的一環。從此評估可以判定出，當事人特有的改變有什麼相關感受及意義，也可藉此體認到這些會產生什麼健康障礙。從觀察、訪問當事人來評估，判斷出某種威脅的本質和意義。唯這種評估，以及核對過其正確性後，健康照護專業人員才能提供介入。

成功評估的關鍵，在於和當事人建立起一種治療關係。信任、對當事人的想法和感受，要有敏感度、提供正確及實際支持，均有助於讓當事人和提供者之間，能建立及增進治療上的關係（Hayslip 等人，1997）。

詢問當事人對於經驗的感受、對於該疾病及影響所知，並了解他人對於當事人疾病的感知，有助全盤評估當事人對於改變的經歷及意義。評估過程中如能說明以上幾點，則可創造出以當事人為主的知識基礎所選擇的適當介入。此外，提供者可藉由評估當事人心理社會病史及支援系統，作為當事人尋求更多已知領域的支持。

評估當事人特有的影響因素，在規劃介入上是不可或缺的。健康照護專業人員如果知道對於體型或身體功能應有多大程度的重視，則較易判定形象干擾的影響。評估自尊心、當事人對於他人態度的感知，也是發現當事人受到干擾的意義、影響所必須的。確定當事人的恢復期也是相當重要的，對於在規劃特定當事人為準的介入上尤其重要。知道何時該執行教育、支援、康復介入，可以讓這些介入發揮得淋漓盡致。

從一些例子來看，或許必須使用標準化的評估工具，才能衡量身體干擾及支援系統的數量及種類。許多工具都可做此用途（Cash & Pruzinsky, 2002）。一般來

說，有關身體干擾的工具欲探討的問題是一般外表、身體能力，以及他人對外表的反應、對外表的價值觀等。這些工具也涵蓋一些身體形象的相關觀念，例如：自尊心、自我概念等；也可衡量身體形象的情感、認知、行為等要素（Thompson & Van Den Berg, 2002）。

另外，也建議將家庭納入評估。要評估家庭，可以藉由訪談、觀察、注意家庭體制內的口語、非口語互動等來達成（Wright & Leahey, 2000）。評估家庭賦予慢性疾病的意義、察覺到的損失，以及該疾病帶給家庭的壓力，對於規劃介入等都極為重要。

慢性疾病的重要身體形象議題

慢性疾病面臨到許多挑戰，其中包括適應身體形象的改變。適應過程視不同因素而定，不過，主要端視一個人的外部改變、功能限制，改變對於個人的意義和重要性，改變（及損失）發生的時間，以及社會影響、文化衝擊等。

外部改變

會影響身體形象的重要外部因素有：身體局部的可見度和功能意義、體型對於個人的重要性、改變發生的速度（Rybarczyk & Behel, 2002）。舉例而言，癲癇就是一種涵蓋諸如此類因素的慢性疾病。強直陣攣大發作等癲癇發作，就會影響全身，不僅容易觀察，發生的也很突然。癲癇也可能造成當事人無法維繫工作、駕駛車輛、參與運動或游泳等大眾活動。一般來說，癲癇一旦發作就會相當劇烈，當事人面對這種慢性疾病前，並沒有時間做任何準備。從發作的那一刻起，此人的一生就改變了。因此，要接受「身為癲癇病患」的形象，並與之「泰然」（normally）相處，就變得更具挑戰性，且可能會擁有一種極可見、突然、不正常（可能是危險的）的經驗。外表、功能意義遭受侮蔑的嚴重程度，以及對個人來說所具有的意義，都必會因人而異。舉例來說，有些人或許會認為癲癇不過是小麻煩，但把輕微的牛皮癬認為是較大的創傷，這是因為後者可見且會感到輕微的不正常。因此，評估改變對個人具有何種意義及重要性，就顯得極重要了。

另一常見例子為身材肥胖的當事人。一般來說，肥胖是一種非急性、進展緩慢

的狀況，如果會造成影響，則可能會造成極大的不正常。一個人或許能透過技巧性打扮讓外表的改變減到最低。然而，一個人的身體形象可能會受到強烈負面影響，沒有任何這類顯著的徵兆或症狀。

身體形象受到慢性心理疾病的影響，也很可能受到忽略。舉例來說，精神分裂症患者由於對疾病的感受受到干擾，且（或）從對於疾病、對於個人行為及表現的改變認知，因此，身體形象會受到負面改變。除此之外，用以治療精神分裂症的藥物，可能會因為產生副作用，而影響到身體形象，或某些情況下甚至造成體重增加。因此，對於心理病患身體形象可能產生的副作用，健康照護專業人員如果忽略了，不但是個錯誤，且可能影響病患對藥物治療的遵守。

健康照護專業人員不得做任何假設，而應能永遠考慮到，這種慢性疾病以及可能的身體形象改變，對於一個人有什麼意義。每個人都是獨特的，因此，每種慢性疾病的經驗都是獨特的。

外表

疾病會引起的外表改變，常是當事人前所未料的。由於人們對改變可能會選擇堅持、重塑、拒絕，因此，身體形象以及其他會影響接受程度的附帶變因，就值得深入探討。經驗證據以及案例研究資料，能引導我們考量出適合的介入手法。舉例而言，當重點放在外表的潛在因素，當事人和其重要他人通常會排拒在外，特別是在這種疾病會引起的恥辱（詳見第三章污名）。許多愛滋病患者會罹患卡波希氏肉瘤（Kaposi's sarcoma, KS），這是一種常見且可能會導致毀容的人體免疫缺乏病毒（HIV）腫瘤。由於卡波希氏肉瘤常發生在皮膚上，其特有的紫色調很容易為人所見，因此，許多患者會認為，這是人體免疫缺乏病毒「公開標識」（public signature）（Moore 等人，2000）。從較重度病例中，身體會嚴重衰弱，脊髓側索硬化症（amyotrophic lateral sclerosis, ALS）即為一例。Helman（1995）表示，整體身體形象可能會把身體和自我意識分開而論——意即「生病的是我的身體，而不是我。」

可見和不可見

慢性疾病及治療會在外表造成可見、外觀的改變，在人體內部則會產生不可見的改變，這兩種改變都會大幅影響人們對於自己的感知。對一個成年人來說，身

體改變越是可見，普遍性就越廣，就越有可能會讓人認為會威脅到一個人的身體形象。掉髮、留疤、水腫、截肢、毀容等，都是身體形象文獻中常見的例子。從嚴重毀容病患的生活中可以看到，許多人會選擇在特殊時間（晚間）工作，而且工作中不太需要與人接觸（詳見第六章社會孤立感）。

　　身體形象和改變的加入，似乎在兒童身上顯得較為矛盾。兒童極易受到同儕施加的標準左右，身體形象也容易受到影響。兒童身上如有可見的改變或毀容，可能會造成同儕團體對其排斥。對兒童尤其重要的，是能擁有支持孩子接受自己身體形象改變的照護家人或健康照護專業人員，這對身體形象「受辱」（stigmatized）的兒童來說特別是如此。

　　改變如非明顯可見，若是接受人工造管術或採取這種治療方法（例如：結腸造口術）時，慢性病病患身上原本「不可見」（invisible）的身體部位就必然要變得「可見」（visible）（Helman, 1995）。這種交互過程，會因為新的介入，而他人事先不知道而變得更加困難。這種程序，以及可見和隱藏性改變的處理，都有可能導致一個人生活方式及自我形象的大幅改變。舉例來說，身上必須隨時攜帶裝置袋的病患，必須時常清空裝置袋，因此要學著換袋，必要時要沖洗細孔，還要注意到社交禮節，在不自主排泄到裝置袋裡時，要處理液體流出、異味溢出、發出聲響等問題。面臨這些挑戰的病患，或許應將此裝置隱藏起來，減少社交功能，以避免可能會發生的尷尬場面（Kirkpatrick, 1986）。

功能限制

　　功能是一種「外部」（external）的概念，一般來說，功能是人們扮演角色時可見的一部分。有些功能可能是私下執行的，性功能即是如此，不過功能是身體部位執行任務的能力。有意義運作的能力是幸福感所不可或缺的，因此，功能能力如有任何限制，都有可能改變一個人對身體形象的概念。面對慢性疾病相關的外表和功能限制時，當事人和重要他人大多未能做好準備。

　　身體部位的功能、重要性、可見度，對於一個人的身體形象都是相當關鍵的。由於在人類活動和人的一生中，腿都具有其功能上的重要性，因此，就身體形象而言，腿的部位會比腳趾頭更重要（Brown, 1977）。例如：人們認為，損失一根腳趾，會比損失一條腿的問題來得小。因為損失一根腳趾，裝上替代的腳趾即可恢復

大半功能，而且腳趾較不可見。因此，人們或許在面臨這種截肢情況時，會期待身體形象能做出不同適應，即使已體認到，不同的人，甚至不同文化，對於損失的感受、影響，都有不同的看法。確實，目前發現最古老的義肢，就是古埃及女性木乃伊腿上用皮帶繫住的木製大拇指。這個雕刻精美的義肢並未隱藏在涼鞋內，當時她就是靠著這個義肢走路、保持平衡。

員工角色、性別角色、個體角色，是身體形象的三大重要面向。慢性疾病或治療，可能會威脅到當事人扮演任何一個角色的能力。此外，人們對於這種威脅的強度，或是該威脅會如何影響一個人的身體形象的感知，都會大受人生階段所影響。或許，青少年對於工作、性功能的看法，可能和世故的長者不同。但每位當事人都是獨特的，所以把長者定位在對工作、性功能較爲興致缺缺上，通常都是不正確的。

對於大多數人來說，失去性功能通常是莫大的損失，對於那些性活躍者尤其如此。因爲癌症而將乳房割除的女性，或是罹患生殖系統癌症的男女，通常會在治療過後避免性事（Golden & Golden, 1986）。男性當事人或許在感到自己的性能力或提供者的角色受到慢性疾病拖累，會特別感到無能爲力。睾丸癌是 18 歲到 35 歲之間的青年男子最常見的癌症，且常會引起患病的睾丸移除。罹患攝護腺癌的年長男子，可能必須接受對睾丸摘除，結果會損失性慾和生殖力，波及到所謂的「男子氣概」（manhood）。雖然也可採取移植手術恢復，但功能損失的感受可能會成爲他揮之不去的陰影。護理人員可能或通常是專業支持和教育的主要來源，因此，會協助當事人面對身體形象相關的敏感議題。

介入

介入的目的，在於幫助罹患慢性疾病的當事人，在面臨身體組織、功能或外表上的改變時，如何處理自身反應以及他人的反應。一般來說，人們會將這些改變解讀爲讓一個人變得與眾不同（詳見第三章污名）、引起自我懷疑、拒絕參與社交活動、干擾到自我的感知。爲經歷身體形象轉變的當事人找到適當的介入方法，能協助當事人痊癒，並適應身體形象上的改變（Norris, Connell & Spelic, 1998）。

適應慢性疾病引起的身體形象改變，是種動態的過程。當事人每天都會牽掛並

想到自身疾病以及身體上的改變。在惡化、復發、康復期間，當事人會爲之前的自我失去感到哀悼，必須活在慢性疾病的不確定感中，並需要學習如何創造出新的自我形象（Cohen, Kahn & Steeves, 1998）。這是個不斷改變且有時進有時退的過程，護理人員如果有這種認知，則有助於幫助當事人適應身體形象上的改變。

特定介入

　　仔細評估當事人之後，才會選擇介入的方式。如前所說，和當事人建立治療關係是這個過程不可或缺的開始。在成功介入的過程中，必須處理的問題，包括坦白面對溝通上的障礙、對疾病的感受、疾病造成的改變，以及健康照護專家個人的偏見。對疾病過程、當事人的反應有正確的認知，也是健康照護專家要協助當事人時所必須具備的。此外，健康照護專家必須能體認到，當事人面對身體形象的改變時，必須要有一種支持、接受、一致的關係，來幫助其抵擋挫敗、情緒上的緊繃。重要的是，必須知道當事人的態度，以及當事人參與恢復的過程。這或許會牽涉到專業康復，例如：身體治療、職能治療等，或是非正式的自我、家庭導向之介入等。整體的恢復過程中，必須要面對當事人或許有（或沒有）察覺到的微妙過程，並證明康復的好處，這些都是健康照護提供者可能極具影響力的部分。

案例：護士病患

　　這一次，護士 Nancy 成了病患，她坐在一間大型診所的候診室。這間診所提供乳房 X 光攝影及診斷測試。爲了打發時間，Nancy 看著候診室裡的人們，有意無意的爲他們編上名字。

　　觀察同在候診的人們中，她注意到一位年輕漂亮的白人女性，年約 35 歲，並給她命名爲「Jane」；陪同的友人大約 40 歲，則取名爲「Ann」。這位護士認爲，Jane 很緊張，沒有微笑、時常變換姿勢、腳部搖動、心不在焉地翻閱著雜誌；偶爾若有所思地和 Ann 談話。

　　隔幾張座位，則坐著「Ethel」，是位年紀較大的白人女性，她靜靜地坐著，並不多話；再隔幾個座位則是「Maddy」，非裔美國女性，年約 65 歲。最後，坐在 Maddy 不遠處的就是護士 Nancy，中年白人女性，不安地等候醫師的叫喚。

　　等待當中，Nancy 問 Maddy 是給哪位醫師看診的。後來發現二人的醫師是同一個人，Nancy 於是說出這位醫師對病人的態度、他給病患的教育，還有她自己的診斷。

「我才接受過乳房腫瘤切除手術，和醫師也談過乳房重建的事，妳覺得怎麼樣？妳曾經做過乳房重建手術嗎？」

Maddy 一派開朗，先是望著她，然後環視整間候診室，彷彿宣示般的說：「我全都聽過了，但到了我這個年紀，我告訴自己，該做的都做了。我老了、累了！我告訴我老公，他最好不要再有什麼期待，因為已經不會再有什麼了。」

Maddy 的這番回答，讓在座的人都不禁莞爾。或許因為她這麼公開地說出自己的意見，其他候診女性也紛紛提出自己的意見。

Jane 的說法正是 Nancy 所期待的。Jane 來這裡是為了要聽乳癌治療的結果，也問了其他人乳房重建的經驗，友人 Ann 還握著她的手表示支持。

Ethel 說，因為診斷尚在確認，所以她還不確定該如何是好。只是，到了她這個年紀，真的不知道該怎麼辦才好。

Nancy 說：「我現在就是要接受乳房移植，之前決定用矽膠，但我並不想要那種拉皮膚的玩意兒。朋友說會很痛，我也實在不想每個禮拜都來醫生這裡忍受痛苦，然後一整年都和疼痛為伍，所以我才選擇移植，現在我就是來給醫師檢查的。」

Jane 表示，「她曾經有個大肚腩，但沒人告訴我，我的腹部會永遠麻木下去。我不喜歡這樣就失去感覺；另一方面，我的胸部看起來很逼真，對丈夫、對我來說都很重要。」Ann 又緊握她的雙手給予支持。Jane 告訴大家，這是她手術後第二次來看診，很怕會發現癌症復發。有兩個小孩的她，不知道萬一若發現癌症復發，要怎麼對孩子提起。她低聲哭了起來。Maddy 看著她說：「寶貝，不要洩氣。妳接受過化療還有什麼嗎？告訴妳，這個醫師很專業，他會好好幫妳看的。」

溝通

提供當事人機會，好好地表達對於歷經改變的感受、感想，這對當事人和健康照護專家都極具益處。不僅能讓當事人有所表達、受人傾聽，而且也可直接仔細評估當事人的感想和感受，不應對身體形象改變相關經驗的意義有所假設（Cohen, Kahn & Steeves, 1998）。除此之外，確保當事人可以自在地表達出正負面感受及情緒，有助於增進治療關係，促進任務的完成。讓家庭成員表達感想、感受、擔憂，是極具好處的方式，也應納入恢復過程中。

個人或團體談話治療，對於恢復過程也可以很有幫助。病患對於慢性疾病、負面身體形象相關的不正常思考及行為，可以透過認知行為治療進行有效改變（Peterson 等人，2004；Rumsey & Harcourt, 2004；Rybarczyk & Behel, 2002；Veale, 2004）。

自我照護團體

經歷身體形象改變之當事人的自我照護團體，或許有助於緩解改變帶來的壓力來源。提供當事人和他人分享相似情況的機會，對於一些人來說可以有治療效果，自我照護或支持團體可提供重要的情緒、社會、精神的夥伴關係。評估個人參與團體活動的意願，是相當重要的。有些人在團體環境中會感到不自在，在處理身體形象干擾時尤其明顯。至於那些認為參與團體有幫助的人，則會發現益處良多。看到他人逐漸邁向恢復，幫助舉步維艱的人，知道自己在這趟恢復旅程的進步情況，對於治癒的過程都是相當有益的（Corey & Corey, 1997）。此外，這些團體能為當事人在一種安全、無威脅性的環境裡，開啟和他人社交來往的機會。對於當事人可接觸到的自我照護團體，護理人員也必須要有所認知。

自我照護

鼓勵當事人參與有意義的日常生活活動，能有助於其恢復到正常感受。不論參與的自我打扮活動是上妝、配戴珠寶或髮飾，只要能為自己著想，都可以是一種有效的介入。自我照護能幫助當事人在日常生活功能中，接受這種改變，這種介入或許也能幫助當事人減低對自我身體外觀的敏感度，並學習如何處理日常活動（Norris, Connell & Spelic, 1998）。一般活動有助於改善身體形象，也能支持身體健康和功能（Wetter-hahn, Hanson, & Levy, 2002）。

義肢

義肢的由來已有數世紀之久，有助於修正功能、外觀，更有可能促進身體形象的修正。由於許多慢性疾病都是可見的，而且身體部位可能因此需要額外的支持，義肢的精密度和可用性也不斷在改變。健康照護專家大多對義眼、助聽器、各式義肢（例如：手、腳、腿、臂），或胸部、陰莖、睪丸移植等有熟悉的概念。

舉例來說，就牽涉到截肢的慢性疾病而言，當事人的年齡是莫大考量。兒童使用的義肢，包括手、腳、膝等，或許就必須考量到適當的社會發展，例如：必須要能承受遊戲間反覆的使用，包括要考慮到游泳時水、沙、氯等會造成的影響。成年人或許會希望能維持正常的身體外觀，避免裝上功能性的「掛鉤」（hook）義肢手。老年人走路會受到關節惡化問題的困擾，因此像是髖關節置換術中，義肢「合不合身」（fit），就成了一項特殊考量。髖關節置換術過後必須經過的康復期，尤

其必要，成功與否和之後活動增加的身體形象進步息息相關。

對於脊髓神經受傷的研究，主要著重在脊髓神經治療、電刺激、二次傷害機制、神經再生之可能性的現有知識上。生物工程、電動義肢、控制義肢的入侵方式和非入侵方式感應器，或是使用腦波或腦瞳孔收縮提供電腦通訊動力等，目前都已經在使用，或正值測試階段。這些技術的成功，對於相關民眾來說是一件盛事。一般來說，健康照護專家不僅必須注意到這塊專業知識領域，還要加以專業化。

義肢的使用，以及提供義肢動能的獨特技術，在未來仍會繼續發展。重要的是，要了解到在義肢的範疇中，人們必須對疾病加以認識。當事人在使用、保養義肢時也要多加細心，並了解到義肢對於身體形象有什麼衝擊。

教育和預先指導

這種介入只有在當事人表示有學習意願時才會有效。對疾病過程的所知、症狀的資訊及治療方式，是當事人應了解的重要教育課題，也有助於找出當事人較偏好的學習模式（包括視覺、聽覺及／或實踐），例如：視覺或聽覺的學習模式偏好（Cohen, Kahn & Steeves, 1998）。當事人教育、預先指導的好處應多加強調，以刺激並支持當事人學習的意願（詳見第十五章個案與家屬的教育）。

結果

自我對身體方面的概念，也就是身體形象和《護理成果分類》（*Nursing Outcomes Classification*, NOC）（Johnson & Maas, 1997）中自尊心的概念息息相關。這些干擾，以及個人身分干擾、慢性自尊低落、情境自尊低落等，都是Carpenito（2000）統稱的自我概念干擾的一部分。這些改變都是源自於直接的問題，包括因手術或燒傷而突然導致毀容，或是慢性疾病及治療引起的長期改變。這些慢性疾病包括關節炎、帕金森氏症，或腦血管意外等。

這種護理分級可能有多重的界定特色，表現出個人的否定、退縮；拒絕接受等必要的照護；拒絕看到或不讓直系家屬看見所牽涉到的身體部位；拒絕討論為康復付出的努力，顯示出悲痛的跡象和症狀；表現出酗酒、吸毒等自我毀滅行為；以及對健康的人表露出敵意等。一個人對女子氣質、男子氣概的觀念可能也會受到威脅，如此一來，可能會導致性功能困難。整體來看，這些改變可能會引起社交焦

慮、不自在、憂鬱等症狀（Carpenito, 2000; Otto, 1991; White, 2000）。

　　護理成果分類為這種結果列出的十項指標，都是自我的內在形象。身體現實、身體理想、身體呈現之間的一致性；受波及身體部位之描述；撫摸遭受影響之身體部位；對身體外觀的滿意；對身體外觀改變的適應；對身體功能改變之適應；健康地位改變的適應；使用策略增進外表及功能的意願等。其他可能和身體形象干擾有密切關係的成果，包括處理、希望、幸福、照護者——家長關係、生活品質、生存意志力、平復悲傷、自尊心，以及心理社會適應而造成生命的改變（《護理成果分類》，1997）。然而，個人最終目標或成果在於適應改變，一種「對自己外表及身體功能有正面感知」，以及對生活品質做全面性的最優化」（Johnson & Maas, 1997, p.86; Rybarczyk & Behel, 2002; Craig & Edwards, 1983）。

摘要與總結

　　身體形象是一個人對自我形象的感知，包括肉體形象、態度、健康狀態、技巧和性能力。在了解人的心理社會適應上，一個人身體形象的影響力是不容忽視的。身體形象和自尊心、自我概念互為重疊的概念，對於當事人身體和情緒方面的結果都是極富影響力的。敏銳的健康照護專業人員會了解當事人的身體形象，並適當介入，以確保當事人獲得最佳成果。

問題與討論

1. 列出三種身體形象相關的觀念，並解釋其間的關係。
2. 你認為本文所述個案研究的護理人員有哪些機會呢？如果換成是你，你會怎麼做？
3. 如果推論得出身體形象，你認為 Jane、Maddy、Ethel、Nancy 可能的身體形象階段是什麼？
4. 從 Jane 的說法，你是否可發現或推論出其疾病的意義？從 Maddy 的說法來看，你是否可發現或推論出其疾病的意義呢？
5. Jane 哭的時候，身為護理人員的你會對她說些什麼呢？如果你是以朋友的角色，會對她說些什麼呢？

6. 描述你會如何評估一位身體形象改變的當事人。

7. 試討論年齡、性別、文化等，會如何對身體形象產生影響？

參考文獻

Altabe, M. (1998). Ethnicity and body image: Quantitative and qualitative analysis. *International Journal of Eating Disorders, 23,* 153–159.

Bello, L., & McIntire, S. (1995). Body image disturbance in young adults with cancer. *Cancer Nursing, 18* (2), 138–143.

Brown, M. S. (1977). The nursing process and distortions or changes in body image. In F. L. Bower (Ed.), *Distortions in body image in illness and disability* (pp. 1–19). New York: Wiley.

Byely, L., Archibald, A., Graber, J., & Brooks-Gunn, J. (1999). A prospective study of familial and social influences on girls' body image and dieting. *International Journal of Eating Disorders, 28,* 155–164.

Carpenito, L. (2000). *Nursing diagnosis: Application to clinical practice* (8th ed.). Philadelphia: Lippincott.

Cash, T. F. (2002). Cognitive behavioral perspectives on body image. In T. Cash & T. Pruzinsky (Eds.), *Body image: A handbook of theory, research, and clinical progress* (pp. 38–46). New York: Guilford Press.

Cash, T. F., & Fleming, E. C. (2002). The impact of body image experiences: Development of the body image quality of life inventory. *International Journal of Eating Disorders, 31,* 455–460.

Cash, T. F., & Pruzinsky, T. (1990). *Body images: Development, deviance, and change.* New York: Guilford Press.

Cash, T. F., & Pruzinsky, T. (2002). Understanding body image: Historical and contemporary perspectives. In T. Cash & T. Pruzinsky (Eds.), *Body image: A handbook of theory, research, and clinical progress* (pp. 30–37). New York: Guilford Press.

Cohen, M. Z., Kahn, D. L., & Steeves, R. H. (1998). Beyond body image: The experience of breast cancer. *Oncology Nursing Forum, 25* (5), 835–841.

Corey, M., & Corey, G. (1997). *Groups: Process and practice* (5th ed.). Boston: Brooks/Cole.

Corwyn, R. F. (2000). The factor structure of global self-esteem among adolescents and adults. *Journal of Research and Personality, 34,* 357–379.

Craig, M. M., & Edwards, J. E. (1983). Adaptation in chronic illness: An eclectic model for nurses. *Journal of Advanced Nursing, 8* (5), 397–404.

Dropkin, M. J. (1989). Coping with disfigurement and dysfunction after head and neck cancer surgery: A conceptual framework. *Seminars in Oncology Nursing, 5* (3), 213–219.

Erikson, E. (1963). *Childhood and society* (2nd ed.). New York: Norton.

Fisher, S. (1986). *Development and structure of the body image* (vol. 2). Hillsdale, NJ: Lawrence Erlbaum Associates.

Golden, J. S., & Golden, M. (1986). Cancer and sex. In J. M. Vaeth (Ed.), *Body image, self-esteem, and sexuality in cancer patients* (2nd ed.), (pp. 68–76). Basil: Karger.

Hayslip, B., Cooper, C. C., Dougherty, L. M., & Cook, D. D. (1997). Body image in adulthood: A projective approach. *Journal of Personality Assessment, 68* (3), 628–649.

Helman, C. G. (1995). The body image in health and disease: Exploring patients' maps of body and self. *Patient Education and Counseling, 26,* 169–175.

Jackson, L. A. (2002). Physical attractiveness: A sociocultural perspective. In T. Cash & T. Pruzinsky (Eds.), *Body image: A handbook of theory, research, and clinical progress* (pp. 13–21). New York: Guilford Press.

Johnson, M., & Maas, M. (Eds.). (1997). *Nursing outcomes classification (NOC).* St. Louis, MO: Mosby.

Kearney-Cooke, A. (2002). Familial influences on body image development. In T. Cash & T. Pruzinsky (Eds.), *Body image: A handbook of theory, research, and clinical progress* (pp. 99–107). New York: Guilford Press.

Kirkpatrick, J. R. (1986). The stoma patient and his return to society. In J. M. Vaeth (Ed.), *Body image, self-esteem, and sexuality in cancer patients* (2nd ed.) (pp. 24–27). Basil: Karger.

Krauss-Whitbourne, S. & Skultety, K. (2002). Body image development: adulthood and aging. In T. Cash & T. Pruzinsky (Eds.), *Body image: A handbook of theory, research, and clinical progress* (pp. 83–90). New York: Guilford Press.

Krueger, D. W. (2002). Psychodynamic perspectives on body image. In T. Cash & T. Pruzinsky (Eds.), *Body image: A handbook of theory, research, and clinical progress* (pp. 30–37). New York: Guilford Press.

Markus, H., & Wurf, E. (1987). The dynamic self-concept: A social psychological perspective. *Annual Review of Psychology, 38,* 299–337.

Mock, V. (1993). Body image in women treated for breast cancer. *Nursing Research, 42* (3), 153–157.

deMoore, G. M., Franzcp, N., Hennessey, P., Kunz, N. M., et al. (2000). Kaposi's sarcoma: The scarlet letter of AIDS. The psychological effects of a skin disease. *Psychosomatics, 41* (4), 360–363.

Nezlek, J. B. (1999). Body image and day-to-day social interaction. *Journal of Personality, 67* (5), 793–817.

Norris, J., Connell, M. K., & Spelic, S. S. (1998). A grounded theory of reimaging. *Advances in Nursing Science, 20* (3), 1–12.

Olivardia, R., Pope, H. J., & Hudson, J. I. (2000). Muscle dysmorphia in male weightlifters: A case control study. *American Journal of Psychiatry, 157,* 1291–1296.

Orr, D. A., Reznikoff, M., & Smith, G. M. (1989). Body image, self-esteem, and depression in burn-injured adolescents and young adults. *Journal of Burn Care and Rehabilitation, 10* (5), 454–461.

Otto, S. E. (1991). *Oncology nursing.* St. Louis, MO: Mosby.

Peterson, C., Wimmer, S., Ackard, D., Crosby, R., et al. (2004). Changes in body image during cognitive-behavioral treatment in women with bulimia nervosa. *Body Image, 1* (2), 139–153.

Pruzinsky, T. (2002). Body image adaptation to reconstructive surgery for acquired disfigurement. In T. Cash & T. Pruzinsky (Eds.), *Body image: A handbook of theory, research, and clinical progress* (pp. 440–449). New York: Guilford Press.

Pruzinsky, T. (2004). Enhancing quality of life in medical populations: A vision for body image assessment and rehabilitation as standards of care. *Body Image, 1,* 71–81.

Rhode Island Department of Health Office of Minority Health. (1998). *Minority health fact sheets.* Available on-line at http://www.health.state.ri.us/omh/mhfs. htm.

Rumsey, N. (2002). Body image and congenital conditions with visible differences. In T. Cash & T. Pruzinsky (Eds.), *Body image: A handbook of theory, research, and clinical progress* (pp. 226–233). New York: Guilford Press.

Rumsey, N., & Harcourt, D. (2004). Body image and disfigurement: Issues and interventions. *Body Image, 1,* 83–97.

Rybarczyk, B., & Behel, J. (2002). Rehabilitation medicine and body image. In T. Cash & T. Pruzinsky (Eds.), *Body image: A handbook of theory, research, and clinical progress* (pp. 387–394). New York: Guilford Press.

Schilder, P. (1950). *The image and appearance of the human body.* New York: International Universities Press.

Striegel-Moore, R., & Franko, D. (2002). Body image issues among girls and women. In T. Cash & T. Pruzinsky (Eds.), *Body image: A handbook of theory, research, and clinical progress* (pp. 183–191). New York: Guilford Press.

Thompson, J., & Gardner, R. (2002). Measuring perceptual body image in adolescents and adults. In T. Cash & T. Pruzinsky (Eds.), *Body image: A handbook of theory, research, and clinical progress* (pp. 142–154). New York: Guilford Press.

Thompson, J., & Van Den Berg, P. (2002). Measuring body image attitudes among adolescents and adults. In T. Cash & T. Pruzinsky (Eds.), *Body image: A handbook of theory, research, and clinical progress* (pp. 155–162). New York: Guilford Press.

Van Deusen, J. (1993). *Body image and perceptual dysfunction in adults.* Philadelphia: WB Saunders.

Veale, D. (2004). Advances in cognitive behavioural model of body dysmorphic disorder. *Body Image, 1* (1), 113–125.

Wetterhahn, K., Hanson, C., & Levy, C. (2002). Effect of participation in physical activity on body image of amputees. *American Journal of Physical Medicine and Rehabilitation, 81* (3), 194–201.

White, C. A. (2000). Body image dimensions and cancer: A heuristic cognitive behavioural model. *Psych-Oncology, 9,* 183–192.

White, C. A. (2002). Body image issues in oncology. In T. Cash & T. Pruzinsky (Eds.), *Body image: A handbook of theory, research, and clinical progress* (pp. 379–386). New York: Guilford Press.

Wright, L. & Leahey, M. (2000). *Nurses and families: A guide to family assessment and intervention* (3rd ed.). Philadelphia: F.A. Davis.

第二部分

病患及家人的衝擊

第九章 生活品質

前言

越來越多美國人近來生活在慢性病行動不便的情況，因此，已將醫療系統的焦點，由治癒率及存活率轉變為生活品質的改善；另外，也同樣提升了醫療知識及科技的使用。由於治癒率提高，過去一些致命的疾病現在已變成慢性病，而維持生命的科技也使慢性病病患能延續生命。慢性病很普遍但治療費也很昂貴，每年有 170 多萬人慢慢死去。此外，慢性病為數百萬的美國人製造痛苦，也降低其生活品質（National Center for Chronic Disease, n.d.）。

這些趨勢讓我們不得不去面對並考慮慢性疾病照護中生活品質的問題，且視之為護理概念中重要的一環。了解一個人的生活品質可使護士做出全面的照護計畫，知道對病患有益之事才能計畫更好的護理措施、做更正確的評估。對照病人生活品質的效果、檢視治療目標，並依其反應更改療法。

在臨床經驗中，評估生活品質能知道慢性病對病患及其家庭的影響，也更能了解慢性疾病所帶來的種種負擔及其中複雜的關係。

與慢性病相關的護理研究探討生活品質，藉以找出並評估慢性病或行動不良患者的問題及需求。也另有研究測試、比較護理措施，對病患生活品質的影響，這些研究結果為影響病人生活品質的護理措施及臨床政策提供許多資訊。

病人參與臨床決定一事，使生活品質的議題浮出檯面。另外，病患能從網路上得到各式各樣的資訊，也會想知道某種療法及其後遺症會如何影響其生活品質；或者說，正面療效（例如：改善健康與生活機能、控制疼痛與病症、延長生命等）是否大於負面療效（例如：經濟負擔、焦慮、擾亂生活型態等）。若要滿足這些合理要求，專業醫護人員就必須了解慢性疾病與生活品質的關係。

在醫護系統的大範圍內，生活品質的評估可被用來檢視病人對其服務滿足的程度；醫界也相當重視能提升生活品質的成果，特別是那些有效且經濟的方法。

重新檢視護理與醫療相關文獻資料庫（the Cumulative Index to Nursing and Allied Health Literature, CINAHL），可發現「生活品質」這個主題第一次出現在1983 年，從此以後，發表了許多關於生活品質的研究及探討。該資料庫也有幾個副標題探討影響生活品質的因素，包括經濟、教育、道德、評估、機構、心理因素、標準，以及趨勢。本章將提出慢性病影響生活品質的相關文獻。

生活品質的定義

大家對生活品質的定義很主觀，每個人的情況不同，其經歷塑造其生活品質。一般對生活品質的定義，可能與社會經濟、人口情況、生活型態等因素，以及人格特質、社會與群體環境、舒適的身心健康有關（Abeles, Gift & Ory, 1994）。更確切來說，健康相關的生活品質定義通常都與健康／身體機能、情緒安定、一般的健康概念，以及本身的角色與社會機能有關。不過，要區分出一般生活品質與健康相關的生活品質，實在不容易（Haas, 1999）。在判定一般生活品質時，不一定會考慮健康相關的生活品質所包括的因素，而且健康相關的生活品質參考值可能偏重於疾病。由於這關係到護理研究及其慢性病的護理措施，護理人員更要了解兩種生活品質的相異處。

不管是一般生活品質或是健康相關的生活品質，主觀的個人看法卻相當重要。度伯斯（Rene Dubos, 1959）所下的定義提到生活品質的主觀性和多面性，他說：「人人天生愛健康與幸福……人們最想要的健康不見得一定要身體充滿活力且舒適，甚至不需要長壽，所求的不過是他的狀況適合追求他的夢想即可。」赫茲（Haas, 1999）指出，生活品質的多面性，其定義有別於完好舒適的身體、對生活的滿意，以及有行動的能力，而是一種「個人在其文化與價值系統中，對目前生活狀況的評估」。

許多文獻都指出一種客觀評量生活品質（包括與健康相關的生活品質）的方法（Abeles, Gift & Ory, 1994; Faden & German, 1994; Haas, 1999; Lawton, 1997），標準化的評量提供衡量生活品質的「外在」指標，佛南斯（Ferrans, 1996）的研究就很客觀地評量生活品質，其中包括個人評斷、價值觀、生活經驗，以及對生活各方面的滿意度。這項評量工具包括生活品質的四個領域，即健康與機能、心靈、社會經濟以及家庭。評估一個人的生活品質，可看出他對這四個生活領域的滿意程度，

評量的成果能找出此人與他人看法上的相似與差異處。醫護人員可用這種資訊來監測病人的進展，決定治療的方法（Faden & German, 1994）。護理人員也可運用這些資訊以計畫、執行、評估，對慢性病病患的護理措施。

大綱

護理人員利用一些理論、大綱或模型，來解釋影響慢性病病患生活品質曲線的各種因素及其間複雜的關係，運用這些概念加強護理措施，並提出照護慢性病病患的適當計畫。

派勞（Peplau, 1994）的理論從生活品質中人際關係的觀點出發，他說：「人與人的關係是決定生活品質的重要關鍵。」此理論強調人際關係對個人幸福以及生活品質的重要性，護理人員運用此人際關係架構，提升病人的生活品質，包括要積極傾聽、幫助病人適應，以及加強支援系統。

帕西（Parse, 1994）的「人類轉變」理論，強調個人的看法，他在 1996 年運用此一概念，解釋阿茲海默症病友對生活品質意義的看法；在研究中，他訪問阿茲海默症初期病患，請他們談談自身的生活品質。儘管他們大部分無法充分表達自身的想法，參與的 25 人還是以說故事的方式述說他們的生活品質。人類轉變理論裡的故事，可讓護理人員了解阿茲海默症病患的生活品質。

李和皮爾京頓（Lee & Pilkington, 1999）也運用帕西的理論，更加了解接受安寧照護患者的生活品質。例如：人類轉變理論所提議的，護理人員打開心胸接觸他人的經歷，能幫助他們了解生與死的過程。普南克（Plank, 1994）運用帕西理論中的情境，作為護理人員對癌症病患解說療法選擇的指導原則，指出照護的目的就是要從病患的角度出發，改善其生活品質。護理人員運用此概念，對不同的人說不同的話以取得病患的同意。此護理措施是為了幫病患準備好接受何種療法、支援照護，或化療，做出更好的決定，以維持其生活品質。

華生（Watson, 1985）的人性照護理論，即解釋人們如何找到生命的意義，特別是在面對不順遂與病痛時，人們如果覺得未來會變成神性人物，就越有可能在現在好好過人的生活、克服身體上的缺陷、保持有意義的生活品質。班納與魯博（Benner & Wrubel, 1989）的觀念與華生相似，他們也指出，個人對幸福的看法來自於自由選擇行為、結果、意義，以及人際關係的能力。家中有人患病不代表生活

就要隨之起舞，也不代表要去征服或駕馭它，反而是要繼續往前走，藉由尋找存在的意義與和諧。就算是有慢性病，也能盡可能達到最高境界，因此，意義、和諧，以及達到最高境界，就是所謂的生活品質。

從個人的角度來看生活的滿足與幸福，是生活品質理論架構一個很重要的前提（Oleson, 1990）。一個人對生活與幸福的滿意度，是針對生活品質的領域評估。舉例來說，這些領域包括健康與機能、心靈安定、靈性或家庭關係。在此架構下，個人對生活品質主觀的看法，對於醫療照護的決定來說相當重要。了解個人對生活品質主觀的看法，護理人員就可計畫適宜的護理措施。

還有一個模型（Stuifbergen, Seraphine & Roberts, 2000）也能讓護理人員了解如何為慢性病病患設計促進健康的醫護措施，進而改善其生活品質。在促進健康的行為模式中，包括可掌握的資源、成就生活品質會遭遇的障礙、進行醫療照護行為時的自我勝任感，以及對疾病的接受度等因素，都有連帶關係，會影響慢性病病患對生活品質的評價。護理人員若能理解這些因素間的關係，就能發展出改善慢性病病患生活品質的照護措施，例如：了解改善社會支援、減少阻礙、增加自我勝任感等行為，會促進健康，就能幫助護理人員為慢性病病患決定能促進健康的方法。

歐瑞（Orem, 1990）的自我照護模型也談到促進健康的行為，此大綱對慢性病的照護措施是很實用的指導原則。例如：納斯比特與海瑞克（Nesbitt & Heidrich, 2000）發現，有資源去處理壓力，又知道如何自我促進健康的年長婦女，儘管有慢性病纏身，限制了健康，她們還是擁有很高的生活品質。

脆弱族群自我照護管理的理論（Dorsey & Murdaugh, 2003）為其他模型提供清楚辨認的因素，以了解慢性病病患的生活品質為何。他們引用鐮刀型紅血球疾病為例，主張自我照護對慢性病的症狀管理，以及控制的重要性。自我照護管理理論提供發展文化特有的醫護措施方向，進而改善鐮刀型紅血球疾病患者等易受傷族群的生活品質。

慢性病病患生活品質之議題

討論慢性病病患生活品質之議題最好要考慮以下幾個領域，弗南斯（Ferrans, 1990, 1996）的研究將生活品質分成四大領域：健康與機能、心理／靈性、社會與

經濟、家庭。在每個領域中，還要仔細考慮生活的各個面向，從下面的章節可看出生活品質、四大領域，與領域中各層面之間錯綜複雜的關係。弗南斯的概念提出實際的方法，以探討有慢性病病患的家庭可能面對的各種議題。

健康與機能議題

病患對自己的健康、精力、疼痛經驗、壓力程度、獨立性、盡義務的能力、醫療的取得與使用、被需要的程度等看法，都是生活品質健康與機能領域的要素。廖（Liao）等人（Liao 等人，2000）指出，我們有理由相信，就算是已到遲暮之年的 85 歲長者，都可能比年輕一點的同症患者有更好的生活品質。此研究中，生活品質的評價是根據客觀的方式而評估的，包括居住在養老院的長短、認知與行為能力，以及疾病指數。

唐、艾倫森和富比士（Tang, Aaronson & Forbes, 2004）主張，個人的看法大大影響生活品質，他們研究收容所裡的末期病患，就其環境而言，病患過的是中等品質生活，然而，唐及其同事（Tang, 2004）發現，他們的研究對象都評估自己有中等以上的生活品質，而造成這些正面評價的因素，包括靈性的安定、適當的疼痛管理，以及社會與情緒上的支持。改善生活品質也是老年安寧照護的一部分，包括處理疼痛、焦慮、呼吸困難等問題（Sheehan & Schirm, 2003）。

評估慢性疾病只依賴實驗結果、行動能力，或身體健康等臨床參數，這樣也許無法捕捉病人健康與安好的完整情況。在研究類風濕性關節炎病人的健康相關生活品質案例中，研究者（Kosinski 等人，2000）發現，醫生與病患對一般生活品質與疼痛的評估，和病人自覺的生活品質有很強的關聯，但和關節腫脹或柔軟度的實際測量值的相關性則不強。這些結果建議，生活品質的評估可用來確定療效。也有其他人證明，生活品質指數可用來測量高血壓或心絞痛患者的醫藥管理，也可說明其症狀和所造成的苦惱（Hollenberg, Williams & Anderson, 2000）。

其他的研究者（Hudson, Kirksey, & Holzemer, 2004）也發現，慢性病病患的生活品質不僅受到症狀的影響，症狀的強度也是變數。哈德生（Hudson）等人明確指出，感染愛滋病毒 HIV 婦女的普遍症狀，包括肌肉疼痛、沮喪、口渴、虛弱、恐懼、認知轉變，以及關節痛；對這類人而言，更劇烈的症狀，包括頭痛、紅疹、失眠、婦科障礙、焦慮、痙攣，以及關節痛。他們建議，由這些發現可看出，婦女

的自我照護管理，以及提供她們的家人必不可少的照護。

　　雖然，慢性病病患可能自己覺得生活品質「不錯」，但其病症還是深深地影響他們。了解症狀如何影響病人的健康與機能，可幫助我們更加清楚慢性病病患的生活品質。一般來說，症狀的出現會讓人尋求醫療協助，例如：多重硬化症病人出現疲憊與行動協調不良，或是糖尿病患者的過度口渴及頻尿，都是疾病的徵兆。另外，慢性病病患還受制於治療所引起的副作用，不管原因為何，這些讓身體痛苦的症狀都會影響健康與生活機能，最終影響一個人的生活品質。

　　病患、專業醫護人員以及其家人，對病症和痛苦的看法各異，有時甚至導致對此人生活品質的看法也互相矛盾，而影響治療的決定。例如：對阿茲海默症病患生活品質的假設，就影響了照護者的醫療決定。卡拉威許（Karlawish, 2003）等人發現，照顧患有嚴重精神病患親屬的看護人中，一些較年長或較悲觀的看護人員，比較不願意嘗試無風險的、延長壽命的治療方法。他們的報告也指出，看護人員對這些親屬的生活品質評價越高，越會考慮各種可減緩阿茲海默症病情的療法。他們注意到，在決定使用無風險或有風險的療法時，生活品質的各個面向都會影響此決定。看護人員決定是否使用現有的科技對患者進行照護，同樣也受到生活品質的影響，特別是考慮到年齡因素時是如此。漢米爾頓和卡羅（Hamilton & Carroll, 2004）發現，植入心律除顫器的年輕病患對生活品質的評分比年老的病患還高；看護人員和病患對生活品質的評價常常不一致（Fisch 等人，2003）。這些報告和發現指出，必須要站在病患的角度來評估生活品質。

心理和靈性議題

　　慢性病病患的健康和機能方面的議題很複雜，良好的健康和最好的機能不一定、也不足以代表生活品質。在弗南斯（Ferrans, 1996）的生活品質模型中，心理和靈性層面，包括生活滿意度、幸福感、心靈平靜、掌握感、達成目標，以及信仰系統。肯尼、羅傑斯、那許，以及布雷（Kinney, Rodgers, Nash & Bray, 2003）注意到，大部分生活品質模型將靈性層面包括在心理安定的範圍內，很少人會將靈性議題和心智或身體分開。肯尼等人的模型包括了理論基礎的護理措施以及靈性基礎的幸福計畫，為罹患乳癌的婦女規劃全面性的照護。他們聲稱，這種統合性概念可將

靈性引入全面的照護計畫中。雖然，心理和靈性的安定有許多重疊之處，但本章將其分開討論，以便更完整地探討有關慢性病照護的所有心靈議題。

心理議題

安定的心理是健康生活品質的重要因素之一，會影響病人面對慢性病時的整體調整。除了感情層面，例如：幸福、滿足、達成目標或心中平安等（Ferrans, 1996），心理層面還包括認知功能（Patrick & Erikson, 1993）。事實上，有研究結果顯示，無論就主觀或客觀的生活品質而言，喪失認知功能比起喪失行動力或劇烈疼痛更為不利（Lawton 等人，1999）。在勞頓（Lawton）等人的研究中，其研究對象為 600 名 70 歲以上的長者，根據實驗的進行，是要他們假想不同的疾病與情況，並回答他們希望存活的日子長短。儘管要人假想慢性病的各種情況與衰退，但本身就有困難；勞頓等人還是注意到，實驗結果和其他的生活品質研究相似，即如果生活品質越來越低，人們通常就不想活太久。

萊恩（Ryan, 1992）指出，照顧心理健康的情感層面，對患病在家的末期病人和其主要的看護人員來說，相當重要，也能提升其生活品質。在評估護理人員對病人做過最有幫助的行為時，家庭主要的看護人員覺得，滿足心理社會的需要比滿足身體需求更重要，這些看護人員對於護理人員的存在和支持，以及他們的聆聽、關心和溝通，給予很高的評價。護理人員對於他們帶給病人和家屬的心理社會層面的照顧也相當看重，並給予正面評價。給予信心、聆聽、協助病人感到安心，以及提供一致的護理服務等，都是幫助最大的護理行為。

慢性病病患所做的調整必須能改變其生活品質。莫道（Murdaugh, 1998）的研究報告指出，感染愛滋病毒 HIV 的人，若保持實際期望、調整工作計畫或重訂計畫，使其與他們的健康與機能情況相符，就能改善生活品質。莫道評論「在本身努力與外在資源之間取得平衡，才能保有生活品質」，而且「這種過程不僅是針對愛滋病病患，其他的慢性病病患也要經歷類似的平衡動作」。

心理領域的情感面和其他的生活品質層面之間有緊密的交互作用。從心臟復健科的病人身上可以發現，較佳的身體機能、體力漸增，以及改善的健康情形等，能降低焦慮、沮喪、悲觀等情緒（Engebretson 等人，1999）。一個針對乳癌存活者生活品質的研究也顯示：心理、靈性、身體和社會等各領域之間的緊密關係

（Wyatt, Kurtz & Liken, 1993）。此研究中的婦女描述，在生活中應付身體上癌症問題的能力，取決於心理、靈性、社會等因素。對很多人而言，和家人、朋友的關係越親密這點變得越重要，靈性指引可幫助他們做出醫療的決定，而且對生命會更加了解。上述戰勝乳癌的案例顯示出這應涉及許多層面的重疊，生活品質各個領域間的互動也顯示出，為慢性病病患規劃全面的醫療計畫的重要性。

靈性議題

在護理文獻當中，靈性通常被定義為廣義的擁抱「愛、憐憫、關懷、超然物外、與神的關係，以及身心靈的結合」（O'Brien, 2003, p.6）；大部分的定義都考慮到，靈性會影響個人幸福的一切層面。人們將靈性視為個人內在、給予希望、促進相互關係，以及提供安定的感覺。許多資料都同意靈性和宗教是分開的，或者說，靈性是由兩方面所組成：一是宗教論，一是存在論（Landis, 1996）。西克斯（Hicks, 1999）將靈性定義為：「一生中不斷發展的多變原則，引導個人對這世界的看法」。博耿湯瑪斯和貴格斯（Berggren-Thomas & Griggs, 1995）注意到，個人的靈性面提供了生命的意義，更是原諒和愛的力量的泉源。靈性也常被描述為一種能源，藉由它對身體、心靈和情緒的安定效果，促成個人幸福或協助面對疾病和衰退的健康情形（Isaia, Parker & Murrow, 1999）。很明顯的，靈性的安定深深影響生活的品質，因此，靈性受挫也可能導致身體和情緒的疾病（Heriot, 1992）。

當面臨慢性疾病的危機時，尤其是在很接近死亡的時候，病人及其家屬可能會轉向他人尋求靈性支持。舉例來說，威爾森和達利（Wilson & Daley, 1999）就發現，家屬很感謝任何靈性支持，從教堂到神職人員的拜訪，當醫院職員和他們一起禱告，或是護理人員陪他們落淚時，家屬都會心懷感激。禱告和眼淚，讓家屬感受到護理人員關心、在意他們所愛的人。

靈性的存在論及愛滋病病患的生活品質來說，是很重要的考慮因素。在歐尼爾和肯尼（O'Neill & Kenny, 1998）的研究文獻中指出，愛滋病是一種慢性病，其中充滿誤解、矛盾與罪惡感。愛滋病病患在面對生活中無數的挑戰時，經常努力尋找生命的意義與目的。所以，要活得好就必須有安定的靈性。藍地思（Landis, 1996）發現，病人若有較高的靈性安定，慢性病的問題就越少出現；靈性越安定，對慢性病的不安就越低。

社會和經濟議題

　　生活品質的社會經濟層面，包括情緒支持、家庭、就業、經濟、鄰居，以及朋友等明確的面向（Ferrans, 1996），這些因素也可包括社會支持和文化影響（Patrick & Erickson, 1993）。此領域的議題很多，也各有不同。

情緒支持

　　知己好友所給的情緒支持，在許多方面可幫助病患提高生活品質，包括左右疾病所代表的意義、改變處理壓力的因應對策、提供適應病症的動機、提升自我價值，以及改變病人的心情，避免壓力的負面影響（Wortman, 1984）。的確，大家都知道，在困苦的時候，擁有「道德支持」和陪伴，對病患來說具有正面的效果。威爾森、賀清森和赫載墨（Wilson, Hutchinson & Holzemer, 1997）發現，對患有愛滋病的人來說，社會支持的價值最高，特別是來自他們所認識的人。其他的研究者（Baxter 等人，1998；Landis, 1996）也指出，儘管患有慢性疾病，個人所擁有的社會網絡，例如：朋友和親屬、參與團體活動，以及長時間的探訪等，都和高生活品質有關。

文化方面

　　雖然生活品質看起來好像是全球性的概念，但是特有的文化解讀也會影響生活品質的判斷（Bullinger, 1997）。社會情況、個人行為的期望，以及文化規範，決定了各個領域或其組成因素影響生活品質的程度，然而，為了要適當評估不同民族族群的生活品質，我們必須明白各文化對生活品質的定義為何。

　　探討西班牙移民癌症病人對舒適所下的定義，有以下兩大發現：融入與被滋養的感覺。「融入」的感覺是超越身體層面，一種內在平安與完整的複雜感受。「被滋養」則是指由家人或看護人員提供耐心、互惠的照顧。生活品質是病人認為重要的六大舒適分類之一，也是對他們有意義的事物。另一指明的需求類別就是 Amino，是面對疾病時的一種正面氣質、動機或是能量。雖然 Amino 一詞是特別適用於說西班牙語的病人，但是研究人員認為，這也是全人類的基本需要（Arruda, Larson & Meleis, 1992）。

　　列寧傑（Leininger, 1994）指出，生活品質取決於文化，表現在日常行為當中，受到個人價值觀的影響。例如：在美國，強調個人價值、自助、獨立、科技與

競爭，以及積極性的社會文化中，會鼓勵獨立決策、不管生病與否，都要自助，以及個人主義的行為。這些價值觀與行為恰好與墨裔美國人文化團體相反；後者的生活品質強調孝道、尊敬權威，以及接受神的旨意。對墨裔美國人文化團體而言，要維持一個人的生活品質，就是要跟隨上述的文化價值觀。列寧傑對北美人民的研究指出，維持人類與環境和諧的重要價值觀，這些價值觀會引發維持生活品質的行動，例如：敬老尊賢、延續愛護生命的儀式與禁忌、維持人類與大自然的禮尚往來。

就業和經濟

罹患慢性病會為個人和家庭帶來嚴重的經濟打擊，負面的衝擊會造成經濟負擔和金錢資源的流失。造成經濟困難的原因和結果不盡相同，通常慢性病會讓人減少、暫停或停止工作，導致收入的減少或失去；如果接受照顧的人需要許多幫助或看護，則主要負責照顧的家人也必須停止工作。因此，家中若有慢性病病患，即會面臨因 2 位家庭成員失業而增加的經濟負擔。對於那些因慢性病而提早退休的人來說，研究發現，比起沒有慢性病的人，一小部分的慢性病病患反而滿意於退休生活。由於減少勞動參與而導致不良的生活品質，最終還造成生產力的喪失，也會更進一步增加慢性病的總成本（Workers & Chronic Conditions, 2000）。

慢性病病患也會因為醫療保險費率提高而必須支付額外的費用，或是購買保險未包括的自費項目，因而使經濟產生困難。例如：到醫院或做化學療程的交通費用，或是購買特殊食品或補充物品的額外花費，皆所費不貲；病人若發現傳統療法不太有效，可能會花大筆錢接受民俗或另類療法以求改善（Cassileth 等人，1991）。對愛滋病病患而言，經濟負擔會特別嚴重。威爾森等人（Wilson 等人，1997）注意到，病患不只要平衡治療效果和副作用，還必須克服經濟上和後援的困頓，大至取得醫療保險，小至找到去醫院或診所的交通工具。

從研究就業與失業的精神病患者的報告中，我們可以看出生活品質領域及其各個層面相互之間的關係（Van Dongen, 1996）。研究結果顯示，對有給薪聘僱的精神病患而言，工作能正面地轉移對其病症和擔憂的注意力。另外，患有類似情形的長期精神病患，其中有工作的人對所有生活品質領域（除了生活情況之外）的評價，比沒有工作的人要來得高。很明顯，有工作的病患自信較高，家庭和社交關係

較佳，健康情形良好、經濟也更穩定。

收入減少加上費用增加的雙重打擊，對生活品質的影響不一定都很明顯；不過，護理人員必須清楚經濟負擔可能會造成生活品質的降低（Arzouman 等人，1991）。病患可能會因爲無法負擔醫生所開的處方藥劑量而減少用藥，或家人可能因爲無法聘請看護人員而必須親自照顧，但又不能抵稅。儘管知道良好生活品質和足夠的收入成正比（Artinian & Hayes, 1992），護理人員也需要知道這只是一種假設。生活品質的評估具有相當的主觀意識，其他層面也會影響一個人對生活品質的評價。

家庭議題

家庭健康、夫妻關係、家庭幸福和小孩，都是生活品質中家庭領域的不同層面（Ferrans, 1996）。研究慢性疾病及對其家庭的影響受到相當注意，任何疾病影響了一位家庭成員，無可避免就會連帶影響其家庭以及他們的生活品質。影響家庭生活品質的因素，包括家庭結構和互動模式、社會支持網絡和資源的取得、適應的潛力，以及家庭哲學（例如：信仰、態度、價值觀以及壓力），還有疾病的影響（Jassak & Knafl, 1990）。

當家庭成員爲罹患慢性病的家人負起主要的看護責任，其間的角色變化、額外的責任和壓力等增加，都會影響家庭的生活品質；不過，這種變化對生活品質中特定領域和層面的影響程度都不一。Artinian 和 Hayes（1992）發現，做過冠狀動脈繞道手術患者的配偶，對家庭生活的滿意度要高過健康、機能、社會、心理或靈性等生活品質因素。如果看護人員將心比心看待患者的生活品質，對患者的生活品質來說就會有不同的影響。例如：麥克米蘭和馬洪（McMillan & Mahon, 1994）發現，家庭看護對自己健康相關的生活品質評價，和他們評估所照顧的末期患者的生活品質是成正比的關係。

毋庸置疑，慢性疾病對生活品質的影響，令人喘不過氣來，不只是對病患而言，對其家人也是。因爲家人對慢性病病患的照顧相當重要，生活品質的研究就集中注意力在主要看護人員的健康影響上。舉例來說，末期腎臟病會對患者的家庭帶來更多的壓力。威克斯等人（Wicks 等人，1998）發現，無論末期腎臟病患的家庭適應得多好，都會造成輕度或中度的負擔。另外，即使病患做了器官移植，照顧的

責任減輕，但看護人員的負擔並沒有減少，生活品質也不會因此改善。威克斯等人猜測，擔心器官排斥，或是保持嚴格的吃藥習慣，也會造成另一種不安，甚至和之前洗腎時所需的實際照顧負擔一樣重。

比較心臟移植患者的配偶對生活品質的自我評估，其結果和威克斯等人（Wicks, 1998）的研究結果相似。這些配偶在伴侶接受心臟移植後的第一年間，對自己健康的評分明顯下滑（Collins, White-Williams & Jalowiec, 2000）。這些人也表示，他們更難應付移植後的壓力，尤其當他們自己的健康也不好時。但如果看護人員接受協助，處理壓力和焦慮時，則證據顯示，看護人員和病患雙方都能實現更好的生活品質。威爾克和史密斯（Welk & Smith, 1999）提出報告，若末期病患無法處理壓力和焦慮，其家庭成員的壓力和焦慮也會增加。有趣的是，當末期病患收容所的工作人員注意到看護人員的壓力與焦慮時，就能提高病人對疼痛控制的滿意度，這說明了慢性疾病會如何影響所有家庭成員的生活品質。

改善生活品質的措施

本段綜合概觀生活品質的健康和機能、心理和靈性、社會經濟以及家庭領域相關的護理措施，依生活品質的領域來編排，並舉例說明護理人員如何有效幫助病患及其家人。這些報告通常會將病人的生活品質視為各個領域的重要成果指標，為符合編排的目的，我們會依照四個領域討論這些提升生活品質的護理措施。雖然這種編排適合用來探討護理措施，但我們仍假設這些措施有可能會影響單一或多個領域的生活品質。

大致上，任何護理措施的合理成果就是改善病患的生活品質。對慢性病病患而言，這個目標更明顯。對慢性病病患來說，護理人員是重要的專業醫療人員，能幫助他們規劃、執行、評估提升生活品質的照護行為。對病患來說，能在長期生病、身體逐漸虛弱的情況下找到加強生活品質的方法，尤其重要，因此，從病患的角度來看生活品質，就能合理地測量臨床醫護措施的有效性。

健康和機能的措施

一般來說，健康與機能的評估以及隨後的措施，都集中在疾病的病期、行動

不便的程度，以及死亡率等結果（Cheater, 1998）。這種結果摒棄了慢性病的健康和機能等其他層面的照護，例如：病患自己對健康、體力、疼痛經驗、壓力程度、自立、盡義務的能力、醫療的使用與取得，以及幫助別人的感受等。病患想知道護理措施會如何影響這些健康和機能，也需要建議，以選擇產生最佳成果的方式。還有，如果不是很確定某種醫護措施的效果，在選擇治療方式時，還須考慮病人的生活型態和喜好（Cheater, 1998）。

　　證據顯示，病患生活品質的結果不僅和適當的護理措施有關，也會因為病患個人的因素而異。可盧南和布來登（Kreulen & Braden, 2004）研究 307 名接受乳癌治療的婦女時發現，提倡自我照護的護理措施，對於生活品質的心理和機能有正面的影響。同時，個人因素，例如：年齡、社會支持、病重的程度，以及對疾病的不安等，都會影響這些結果。可盧南和布來登的報告指出，護理措施和病患是否能自己照顧自己有關，自我照護的措施能導致較佳的病症管理、角色責任，以及心靈安定等結果。他們也注意到，病況越嚴重，就越需要高度的醫護支援措施，以確保病人更好的生活品質。

　　病患的喜好以及他們在健康和機能方面最在意的事，可用來規劃改善生活品質的措施。莫瓦（Mowad, 2004）發現，參與提升健康活動及掌握選擇的權力，都和生活品質相關。賦予病患力量自行復健，而且讓他們有自主決定權的護理措施，對於生活品質的結果有相當大的貢獻。其他研究人員（Sullivan, Weinert, & Cudney, 2003）也發現，引用慢性病婦女的生活經驗，可幫助我們了解提升生活品質健康和機能方面的事情。例如：因為知道疲累和疼痛等主要身體症狀，會影響生活品質，就能幫助我們規劃適當的護理措施，以克服慢性病所帶來的種種限制。

　　注意療效也是一種適當的慢性病症醫護措施。對於病患及其家人的生活品質來說，更重要的是要注意病人在接受症狀控制、療程期間的支持，以及醫療資訊時，所得到的照護品質 （Rieker, Clark, & Fogelberg, 1992）。護理人員可以做的措施，包括幫助病人準備接受預期的治療副作用並進行監控、協助和其他醫療人員溝通，以及支援病患及其家人的需求。另外，有研究結果指出，適當的醫藥管理對健康和機能方面的生活品質也屬必要。例如：在一項藥房隨機抽樣調查中，發現心絞痛和高血壓患者，若改善身體症狀的痛苦，就進而能改善生活品質（Hollenberg,

Williams & Anderson, 2000）。相較於接受安慰劑的控制組接受治療的病患顯示出，症狀越減輕，其生活品質越高。在一項針對年長者關節炎患者的醫藥治療研究中，研究者發現，接受治療的病患比控制組可得到較佳的疼痛舒緩並改善生活機能，這種進步加強了患者自我照護的能力、能夠自立，也對他們的生活品質有了正面的看法（Lisse 等人，2001）。護理人員應把握接觸病患的許多機會，與其討論實際自我照護方法以及安全的藥物用法。

有時，醫療人員、病患、家屬，對生活品質的看法各有不同，這時，醫護措施就應是多面向的，慢性病病患可能會掙扎於選擇延長生命的治療，但必須負起不可逆轉、使人虛弱的副作用，因此，會因為不願面對副作用而拒絕可能成功的治療方法。狄恩（Dean, 1990）建議，護理人員必須了解整體情形，以便能「盡可能提供最高品質的照護，幫助病患找到實現生活目標的可能方法」。

糖尿病是慢性病的一種，可用來說明評估健康和機能。作為病患生活品質指標的複雜性，一般文獻指出，客觀健康狀態和病人自己對生活品質的看法關聯性不大，這點在糖尿病的例子中是成立的。儘管出現糖尿病症候群或血糖控制不良，病患經常對自己的生活福祉給予正面評價（Snoek, 2000）。這些發現可解釋病人適應的方式和能力，這兩者又是由影響其生活品質的其他因素（例如：社交支持、社會經濟狀況，以及人格特質等）來決定的。斯諾克（Snoek, 2000）建議，除了有良好的健康和醫療照護外，病人也會因為接受適應疾病的教導和協助性的措施而受益。

健康和機能的各個層面是決定生活品質的重要因素，經常被當作傳統臨床和疾病的指標，以評估慢性病的狀況。對年長的成年人而言，健康和機能的評量更是必要的，並成為與傳統醫療評估共同形成提升生活品質的適當醫護措施的基礎（Faden & German, 1994; Foreman & Kleinpell, 1990）。在臨床經驗中，生活品質的評估能幫助醫護人員了解病患對治療方法的好惡。為了考慮到病患對其生活品質的評價，可改善選擇治療方法及強度（Faden & German, 1994）。佛滿和克南博（Foreman & Kleinpell, 1990），說明如何將生活品質的相關資料運用在年長的癌症患者臨床實務上。這些評估資料可用來規劃、執行，以及評估治療方法。我們知道，有些治療方法會使病人極度虛弱，基於生活品質的考量，對於年紀較大的患者來說，就可能需要考慮改變治療方法。同時，掌握即時資訊以正確評估此治療方法

對年長的癌症病患生活品質潛在的影響，也是相當重要的。針對生活品質的醫療照護，則包括安慰、休息、疼痛和症狀管理，以及保持最佳機能。

根據研究一群參與心臟復健計畫病患的結果，使大家注意到個人和健康因素的重要性，以及執著於體能活動對生活品質的影響（Sin 等人，2003）。其結果顯示，護理人員執行護理措施時，需要考慮病人的年齡和性別，還有健康和機能狀況，以及從事體能活動的能力。每個人的情況和健康狀況都不同，而執行措施的目標就在於幫助病人遵循復健計畫，進而正面提升生活品質。

案例：生活品質──家有垂死之人

> M.V. 是一名 70 歲婦女，當她被診斷出患有結腸癌時，健康狀況看似良好；在沒被診斷之前，她會感到有些疲倦，而且經常有呼吸道的感染等情形。不過，大部分的時間，她都會天天走路上教堂去做彌撒，同時，也在本地一家雜貨店打工，並時常探望住在附近的女兒及外孫。她守寡將近五年，雖然很想念她的丈夫，還是以花時間和孩子的家庭相處及拜訪自己的手足，來調整這份失落感。
>
> 當她動手術切除有癌細胞的結腸後，卻發現，癌細胞已大量轉移到附近的淋巴節了。儘管病情嚴重，但有她女兒的熱心支持，M.V. 於是勇敢地接受醫生推薦的化學和放射治療。在接下來的數個月內，M.V. 的病情惡化，M.V. 的女兒知道母親越來越難自己生活，就讓媽媽搬來和自己住。M.V. 很高興有這種安排，每天都和外孫共享快樂時光。
>
> 搬家後不久，這些額外的醫護措施顯然都無效，家人於是雇用了安寧照護的人員來照顧 M.V.。在這段期間，M.V. 還是經常探望她的兄弟姐姐妹妹、鄰居、朋友。當司鐸來拜訪她時，特別能使她感到振奮，因為當她丈夫突然過世時，司鐸就成為她心靈上的最大支柱。同樣的，M.V. 在家領受聖餐，尤其是當她的媳婦主持感恩祭時，也會帶給她屬靈性上的安慰。藉由家人的支持、適當的疼痛管理、醫療照顧、安寧照護，以及靈性的幫助，M.V. 很滿意她生命最後這幾個月的生活。

心理社會和靈性措施

慢性病期間的心靈安定，有賴於一個人樂觀看待自己的能力，基本上就是要有掌控的感覺、自信、有意義和目標。護理人員要了解病患和家屬是否已調整好心態去面對慢性病，以及是否有效。這裡提出一些研究結果，以及護理人員干預的實例做說明。

有一個針對長期白血病患者的研究，讓我們看到護理人員提高病患自信且進一步改善其生活品質的方法（Bertero, Eriksson & Ek, 1997）。當醫護人員打開心胸，誠實地將病情告知病患時，病患反而會感到受到尊敬和看重。因此，病人也會較有自信，提升自我安定的感覺。另有一例，也是長期精神病患受惠於提升心理安定的護理措施。費雪與米契（Fisher & Mitchell, 1998）指出，護理人員和病患一起探索意義、關係、希望，可為病患創造出新的自我觀點，這些新看法可幫助病患釐清並選擇能改善其生活品質的方法。

醫療專業人員和病患、家屬之間的關係很重要，他們一起規劃出和慢性病共存，又能使健康和福祉達到最佳狀況的計畫。索恩（Thorne, 2004）等人發現，在提升多重硬化症患者的自我照護和生活品質案例中，「有效的溝通」扮演了相當重要的角色。他們提出一些有益的特定行為，包括提供及時、正確的資訊，以利病患經驗。但少給資訊不如多給，承認就算是醫護人員也沒有所有的答案，以及尊重病患、保持興趣、願意探索可能的選擇方案等。

在研究年長成年人的案例中，駕馭感和自信的概念，以及知道有可用的資源，對個人的健康和福祉相當重要（Forbes, 2001）。這些研究結果認為，護理人員應評估病患心理，隨後執行因應的措施，並確認其重要性。例如：先依老年人的能力評估所需資源是很重要的。其明確的措施，包括提供資訊和情緒援助、規劃強調自立的服務模式、讓病患能取得醫療資訊，以及討論家庭看護的種種需要等。從研究慢性病對老年人負面影響的結果發現，成功的心理干預部分仰賴於一般病患對壓力反映的特質（Kressin, Spiro & Skinner, 2000）。某些病患在遭遇痛苦時，會增加憤怒、罪惡感，或憂鬱等負面反應。就算是對健康和機能方面還算滿意，這些病患對生活品質的評價也會較不佳。對於這種病人，首先要採取解決負面層面的措施，給予病人更多的教育及保證，其健康狀況可以克服生活品質較不理想的部分。相對的，若病人的臨床健康和機能指數，顯示出中等良好健康的話，但是生活品質下降，可能就要多注重協助處理負面壓力反應的措施了。

在生命末期，能夠提升或至少要維持生活品質的心理措施，對護理人員來說是一項特別的挑戰。當死神接近慢性病病患時，生活品質也會惡化，這種假設不一定正確。在一項研究中，儘管知道生命已走到盡頭，某些病患還是覺得他們的生活

品質很好（Waldron 等人，1999）。這些研究指出，探討病患的價值觀、目標、喜好，對於理解、找到他們生命的意義，是非常重要的。護理人員可利用此資料，因人而異，來幫助病患決定治療計畫，訂定出下一步的方向，或在面對死亡時，排定其生活的優先順序。

靈性措施

許多時候，大家強調要根據科學和技術來規劃、執行護理措施，而使我們忽略了靈性方面（Donley, 1991）。然而，對慢性病病患而言，科技已不是他們的答案，每天面對苦難的殘酷事實，以及在行動不便的生活中尋找生命的意義與目的、挑戰醫療人員解決病患靈性需求的能力（Muldoon & King, 1991）。當利（Donley）描繪出護理人員用來評估靈性的三種因素：1.護理人員表現出的愛心，對了解病患的疼痛和苦難，是很重要的；2.護理人員應協助病患在他們的苦難中找到意義；3.護理人員應找出方法解除這些苦難。其中第三點不一定須靠傳統方法來解決，而是以表現在外的熱情靈性來做到的。除此之外，每位護理人員對靈性的看法和做法不同，處理能力也有所不同（Cavendish 等人，2004）。護理人員必須要有對靈性事物的自我意識與了解，這些特質會發展成使用靈性措施的能力。

安寧療護所用的靈性措施也適用於慢性病醫護，這些措施包括聆聽病患的談論、將病患介紹給神職人員，和病患一起祈禱、分享、探討靈性的意義，以及研讀經文等（Millison & Dudley, 1992）。拉森和可尼（Larson & Koenig, 2000）指出，這些慢性病病患非常有可能需要依賴靈性措施。技巧性地詢問宗教對其重要性，或病患如何度過困難的時間，都是合理的方法。當病患回答宗教是重要的，或宗教和靈性措施很有幫助，則應該繼續追蹤並積極維護病患的利益。赫瑞特（Heriot, 1992）建議，以問問題的方式評估靈性福祉，例如：如何表現愛？是否接受愛？以及原諒的動力為何？靈性措施的目標就是要克服罪惡和後悔的感覺，對自己更有自信。對於愛滋病病患的例子可說明自信的重要性，這些病患不只要應付罪惡感、不安、被他人排擠等情緒，還必須超越此疾病，找到生命的意義和目的。護理人員可以幫助愛滋病患者面對死亡，溫柔地協助他們在死亡的過程中找尋生命的意義（O'Neill & Kenny, 1998）。

社會和經濟措施

在社會和經濟領域中，提高生活品質的措施集中在社交和情緒支持，以及經濟的考量。本章也納入考量影響生活品質措施的文化層面。

社會措施

慢性病病患所需的社交和情緒支持，包括一些具體的事情。例如：支援團體、提供保持體力的方法、鼓勵保持社交關係等。支援團體：包括電話支援、線上聊天室、特定組織的慢性病團體等，都很有幫助。

協助病患和家屬經歷社交和情緒層面的複雜議題，就是一個更大的挑戰。派德森（Paterson, 2001）提出一些原則，點出病患在罹患慢性病期間所需的支持，因為病情有起有落，所以慢性病是多變的。在不同的時間點，有時生命要去面對疾病，有時健康又贏了。病人對慢性病的感受是讚美或其他反應，也是這樣變來變去的。當病人剛被診斷出患病時——這種情形常發生，所有焦點都集中在生病、苦痛、失落，以及疾病所帶來的負擔，並會被疾病嚇得喘不過氣來；如果將注意力放在生活福祉上，病人就可能把疾病視為一個契機。派德森（Paterson, 2001）指出，以生命福祉為前提的人會想到，「盡可能去了解這個疾病，創造支持的環境、發展個人才能。例如：談判，找出身體獨特的反映模式，以及和他人分享此疾病的知識」。知道慢性病病患有這種行為轉變，護理人員將更能透過適當的干預，協助支持病患。

經濟措施

護理人員因其職位不同，在經濟措施方面的職責也有所不同。慢性病和生活品質的經濟議題很多，了解病患和家屬面對何種挑戰，對護理人員很有幫助。知道慢性病有何資源、服務及組織，能協助護理人員做出適當、適時的報告，以幫助病患和家屬維持經濟上的穩定。

文化措施

生活品質會受到個人對何謂生活福祉的看法所影響，這些看法是由文化對健康和疾病的定義形塑而來的，因此，在提升生活品質時，全盤了解症狀的意義、模式，以及文化團體的互動，是很重要的。例如：某些文化團體對疼痛的定義可能包含了比身體疼痛更多的東西，在貧窮或有限醫護和治療的情況下，相對的生活品質就不再重要（Corless, Nicholas & Nokes, 2001）。護理人員也必須知道，來自不同

文化的人在做選擇慢性病護理時，會影響其決定的因素，例如：中國人認為「死後要留全屍」的觀念，就會限制器官捐贈一事。這些觀念也會影響慢性腎衰竭患者的決定，因為只要移植器官，他們就能免於洗腎、減少醫療開銷，並改善社交機能。但稀有的器官使更多的慢性腎衰竭患者無法改善生活品質（Luk, 2004）。

　　儘管各文化間存在對生活品質不同的涵義，有時還完全相反，重要的是個人對健康和疾病所下的定義（Padilla & Kagawa-Singer, 1998）。因此，了解文化團體對慢性病所下的定義，對評估、規劃，以及衡量如何提高生活品質的措施來說，相當重要。靈性領域的措施也許可運用到文化層面，因為這些措施會談到如何幫助病患找到苦難的意義、超越失望，以及開發內在力量。

家庭措施

　　慢性病會影響一整個家庭的生活品質，因此，家庭的評估和措施都是必要的。護理人員涉入家庭的程度可決定其干預的程度。大部分的護理人員能滿足慢性病病患家屬的需要，給予資訊，這些資訊可能包括對此疾病、療法及預後的教育。重要的是，護理人員要隨時準備好回答問題，給予實際的建議，基本措施就是要和家屬建立信賴關係、協助培養持續的支持。一個安全又有支持的環境，能幫助家人分享對疾病的感覺。若可以的話，護理人員可邀請家屬參與護理活動；若遇到問題較複雜的家庭，則必須推薦給專門人員。也可建議病患及家屬參加適當的支持團體。護理人員是整體醫療團隊的一員，需要他們來維持和提升慢性病患者與家屬的最佳生活品質。

　　慢性疾病複雜的情況讓人很難嚴格區分出各生活品質領域措施的效果。也許大家理所當然地認為，家庭的護理措施要像健康和機能的措施效果一樣。但是，將家庭包含進來，是可以幫助增加慢性病患者在生病期間適應的能力。以下有關愛滋病患者的例子教導我們，在生病期間，各種措施的交互作用（Murdaugh, 1998）。例如：知道來自親愛的人及其他愛滋病病患的支持，能幫助病患調整面對此症，因此提倡能增加家庭和社會支持的護理措施。當病患越來越依賴家人提供費時的醫療照護時，這些家人的健康和福祉就直接影響慢性病病患的照護結果，因此，不可將評估和護理措施侷限在病人身上，而應包括增加看護人的休息、暫時脫身的機會，以及支援及協助（Schneider, 2004）。

在家人有能力及技巧地協助、支持的情況下，罹患乳癌的婦女也會有較高的生活品質。諾紹司（Northouse, 1999）等人指出，護理措施中，應包括讓家人參與照護，並幫助他們更了解此疾病，另外，提升以及評估整個家庭的健康情形，對移植器官的病患及其配偶也是相當重要的事（Collins 等人，2000）。

案例：角色變換──A.G.

A.G. 單身，女性，40 歲，住在美國西南部。她居住在東岸的父母親幾年前退休了，而且決定要搬到她家附近，於是就搬到離她家 1 小時車程的地方，因此，在她有心理準備以前，就要負擔起照顧父母親的角色。

她的父親長期患有心臟病，情況控制不佳；不過，她母親的身體健康看起來不錯、沒有病痛，只是比較虛弱。由於父母親不太能照顧自己，於是她就要擔任起父母親的角色，這種角色的對調，對 A.G. 來說很不自在。她的父母親搬來幾年後，父親的心臟病惡化，A.G. 就和住在另一州的姐姐商量，決定要讓父母親搬到小一點的房子，離她家走路就可以走到的地方。A.G. 的姐姐是她支持網絡中很重要的一環，可幫助她決定照護父母親的事，她父親在換了生活空間和醫生後，情況趨於穩定，但她母親卻開始健忘，而且被診斷出罹患「阿茲海默症」，這些新的需求影響到她維持父母親以及自己生活品質的能力。

母親的心智越來越退化，父親也越來越虛弱，若要維持大家的生活品質，就需要再次調整角色，因此，A.G. 的支持網絡對她越來越重要，可幫助她找到資源，以應付父母親每下愈況的健康狀況。

結果

隨著慢性病的增加，護理措施不只要能舒緩症狀、提供安慰，還要能改善病人的生活品質，這已是越來越重要的趨勢。另外，評估護理措施、改善病人的生活品質程度，也越來越重要。通常生活品質的結果能決定治療的開始、持續、改變或取消；醫療措施、做法和行為的有效性評估，一樣也是要看病人生活品質的結果而定。在研究中，生活品質的結果是用來測試醫護措施的效果，逐漸的，醫護措施的有效性必須考慮成本及其他生活品質的因素（Kliempt, Ruta & McMurdo, 2000）。

在整個討論中，我們一再強調生活品質各領域之間的交集和緊密關係。健康狀

況是決定一般生活品質的重要因素，特別是對慢性病而言。的確，在某些案例中，社會環境的特色會增加疾病和行動障礙的威脅。和健康相關的生活品質特色就是個人資源、社區團結、教育機會，以及社會和醫療服務的取得，這些都是一般生活品質的主要組成元素（Albert, 1997）。

　　以生活品質來衡量護理措施的結果，可說明病人自認為的幸福各自不同。了解慢性病病患不同的情況影響其生活品質，可幫助我們規劃照護的措施，並針對某個生活品質領域，為個人規劃醫護措施，終能成功地預防和治療慢性病。同時，護理人員了解自己生命的意義與價值，以及這些價值觀如何影響他們所提供的服務，也是相當重要的。只要記住那些影響慢性病病患生活品質的因素，護理人員就可做出更有效的護理措施。

摘要與總結

　　生活品質的評量提供給醫護人員和研究人員重要資訊，這些資訊透露慢性病對病患及其家人的影響，在主觀和客觀地評估生活品質時，我們更可完全了解慢性病所造成的複雜性與負擔。這種評估，說明生活品質所包括的因素，在本章中已討論過，包括健康和機能、心理／靈性、社會和經濟，以及家庭。這些領域幫助我們能集中焦點，做出對病患和家屬最有效的醫護措施。對慢性病病患而言，護理人員是重要的醫療服務提供者，可幫助他們規劃、執行、評估，那些能提高生活品質的醫療。有效的干預、照顧慢性病病患及其家庭，對確保生活品質一事，實屬必要。

問題與討論

1. 請描述慢性病和生活品質的關係。一般生活品質和健康相關的生活品質有何關聯？

2. 指出針對慢性病病患的生活品質議題的大綱。討論此大綱如何幫助你為生活品質結果規劃醫護措施。

3. 症狀控制如何影響慢性病病患或其家屬的生活品質？

4. 以領域區分來敘述慢性病病患的生活品質，有何重要性？論述生活品質領域中各層面之間的關係。

5. 了解接受照護的人對生活品質的定義和疾病的意義，爲何重要？

6. 文化如何影響生活品質？

7. 描述良好生活品質的結果。如何爲生活品質的議題下決定？

8. 護理人員能運用何種靈性措施，以提升病患及其家人的生活品質？

參考文獻

Abeles, R. P., Gift, H. C., & Ory, M. G. (Eds.). (1994). *Aging and quality of life*. New York: Springer.

Albert, S. M. (1997). Assessing health-related quality of life in chronic care populations. *Journal of Mental Health and Aging, 3* (1), 101–118.

Arruda, E. N., Larson, P. J., & Meleis, A. I. (1992). Comfort: Immigrant Hispanic cancer clients' views. *Cancer Nursing, 15* (6), 387–394.

Artinian, N. T., & Hayes, M. G. (1992). Factors related to spouses' quality of life 1 year after coronary artery bypass graft surgery. *Cardiovascular Nursing, 28* (5), 33–38.

Arzouman, J. M. R., Dudas, S., Ferrens, C. E., & Holm, K. (1991). Quality of life of clients with sarcoma postchemotherapy. *Oncology Nursing Forum, 18* (5), 889–894.

Baxter, J., Shetterly, S. M., Eby, C., Mason, L., et al. (1998). Social network factors associated with perceived quality of life: The San Luis Valley health and aging study. *Journal of Aging and Health, 10* (3), 287–310.

Benner, P., & Wrubel, J. (1989). *The primacy of caring*. Menlo Park, CA: Addison-Wesley.

Berggren-Thomas, P., & Griggs, M. J. (1995). Spirituality in aging: Spiritual need or spiritual journey? *Journal of Gerontological Nursing, 21* (3), 5–10.

Bertero, C., Eriksson, B., & Ek, A. (1997). A substantive theory of quality of life of adults with chronic leukaemia. *International Journal of Nursing Studies, 34* (1), 9–16.

Bullinger, M. (1997). The challenge of cross-cultural quality of life assessment. *Psychology and Health, 12*, 815–825.

Cassileth, B. R., Lusk, E. J., Guerry, D., Blake, A. D., et al. (1991). Survival and quality of life among clients receiving unproven as compared with conventional cancer therapy. *The New England Journal of Medicine, 324*, 1180–1185.

Cavendish, R., Luise, B. K., Russo, D., Mitzeliotis, C., et al. (2004). Spiritual perspectives of nurses in the United States relevant for education and practice. *Western Journal of Nursing Research, 26* (2), 196–212.

Cheater, F. (1998). Quality of life measures for the health-care environment. *Nurse Researcher, 5* (3), 17–30.

Collins, E. G., White-Williams, C., & Jalowiec, A. (2000). Spouse quality of life before and 1 year after heart transplantation. *Critical Care Nursing Clinics of North America, 12* (1), 103–110.

Corless, I. B., Nicholas, P. K., & Nokes, K. M. (2001). Issues in cross-cultural quality-of-life research. *Journal of Nursing Scholarship, 33* (1), 15–20.

Dean, H. E. (1990). Political and ethical implications of using quality of life as an outcome measure. *Seminars in Oncology Nursing, 6* (4), 303–308.

Donely, R. (1991). Spiritual dimensions of health care: Nursing's mission. *Nursing and Health Care, 12* (4), 178–183.

Dorsey, C. J., & Murdaugh, C. L. (2003). The theory of self-care management for vulnerable populations. *The Journal of Theory Construction & Testing, 7* (2), 43–49.

Dubos, R. (1959). *Mirage of health: Utopias, progress, and biological change*. Garden City, NY: Doubleday.

Engebretson, T. O., Clark, M. M., Niaura, R. S., Phillips, T., et al. (1999). Quality of life and anxiety in a phase II cardiac rehabilitation program. *Medicine and Science in Sports and Exercise, 31* (2), 216–223.

Faden, R., & German, P. S. (1994). Quality of life: Considerations in geriatrics. *Clinics in Geriatric Medicine, 10* (3), 541–551.

Ferrans, C. E. (1990). Development of a quality of life index for clients with cancer. *Oncology Nursing Forum, 17* (3) (Suppl), 15–19.

_____. (1996). Development of a conceptual model of quality of life. *Scholarly Inquiry for Nursing Practice, 10* (3), 293–304.

Fisch, M. J., Titzer, M. L., Kristeller, J. L., Shen, J., et al. (2003). Assessment of quality of life in outpatients with advanced cancer: The accuracy of clinician estimations and the relevance of spiritual well-being – a Hoosier oncology group study. *Journal of Clinical Oncology, 21* (14), 2754–2759.

Fisher, M., & Mitchell, G. (1998). Patients' view of quality of life: Transforming the knowledge base of nursing. *Clinical Nurse Specialist, 12* (3), 98.

Forbes, D. (2001). Enhancing mastery and sense of coherence: Important determinants of health in older adults. *Geriatric Nursing, 22* (1), 29–32.

Foreman, M., & Kleinpell, R. (1990). Assessing the quality of life of elderly persons. *Seminars in Oncology Nursing, 6* (4), 292–297.

Haas, B. K. (1999). Clarification and integration of similar quality of life concepts. *Image: Journal of Nursing Scholarship, 31* (3), 215–220.

Hamilton, G. A., & Carroll, D. L. (2004). The effects of age on quality of life in implantable cardioverter defibrillator recipients. *Journal of Clinical Nursing, 13* (2), 194–200.

Heriot, C. S. (1992). Spirituality and aging. *Holistic Nurse Practice, 7* (1), 22–31.

Hicks, T. J. Jr. (1999). Spirituality and the elderly: Nursing implications with nursing home residents. *Geriatric Nursing, 20* (3), 144–146.

Hollenberg, N. K., Williams, G. H., & Anderson, R. (2000). Medical therapy, symptoms, and the distress they cause. *Archives of Internal Medicine, 160,* 1477–1483.

Hudson, A., Kirksey, K., & Holzemer, W. (2004). The influence of symptoms on quality of life among HIV-infected women. *Western Journal of Nursing Research, 26* (1), 9–23.

Isaia, D., Parker, V., & Murrow, E. (1999). Spiritual well-being among older adults. *Journal of Gerontological Nursing, 25* (8), 15–21.

Jassak, P. F., & Knafl, K. A. (1990). Quality of family life: Exploration of a concept. *Seminars in Oncology Nursing, 6,* 298–302.

Karlawish, J. H. T., Casarett, D. J., James, B. D., Tenhave, T., et al. (2003). Why would caregivers not want to treat their relative's Alzheimer's disease? *Journal of the American Geriatrics Society, 51* (10), 1391–1397.

Kinney, C. K., Rodgers, D. M., Nash, K. A., & Bray, C. O. (2003). Holistic healing for women with breast cancer through a mind, body, and spirit self-empowerment program. *Journal of Holistic Nursing, 21* (3), 260–279.

Kliempt, P., Ruta, D., & McMurdo, M. (2000). Measuring the outcomes of care in older people: A non-critical review of client based measures: I. General health status and quality of life instruments. *Reviews in Clinical Gerontology, 10,* 33–42.

Kosinski, M., Zhao, S. Z., Dedhiya, S., Osterhaus, J. T., et al. (2000). Determining minimally important changes in geriatric and disease-specific health-related quality of life questionnaires in clinical trials of rheumatoid arthritis. *Arthritis and Rheumatism, 43* (7), 1478–1487.

Kressin, N. R., Spiro, A., & Skinner, K. M. (2000). Negative affectivity and health-related quality of life. *Medical Care, 38* (8), 858–867.

Kreulen, G. J., & Braden, C. J. (2004). Model test of the relationship between self-help-promoting nursing interventions and self-care and health status outcomes. *Research in Nursing and Health, 27* (2), 97–109.

Landis, B. J. (1996). Uncertainty, spiritual well-being, and psychosocial adjustment to chronic illness. *Issues in Mental Health Nursing, 17* (3), 217–231.

Larson, D. B., & Koenig, H. G. (2000). Is God good for your health? The role of spirituality in medical care. *Cleveland Clinic Journal of Medicine, 67* (2), 80–84.

Lawton, M. P. (1997). Measures of quality of life and subjective well-being. *Generations, 21* (1), 45–47.

Lawton, M. P., Moss, M., Hoffman, C., Grant, R., et al. (1999). Health, valuation of life, and the wish to live. *The Gerontologist, 39* (4), 406–416.

Lee, O. J., & Pilkington, F. B. (1999). Practice with persons living their dying: A human becoming perspective. *Nursing Science Quarterly, 12* (4), 324–328.

Leininger, M. (1994). Quality of life from a transcultural nursing perspective. *Nursing Science Quarterly, 7* (1), 22–28.

Liao, Y., McGee, D. L., Coa, G., & Cooper, R. S. (2000). Quality of the last year of life of older adults: 1986 vs. 1993. *Journal of the American Medical Association, 283* (4), 512–518.

Lisse, J., Espinoza, L., Zhao, S. Z., Dedhiya, S. D., et al. (2001). Functional status and health-related quality of life of elderly osteoarthritic clients treated with celecoxib. *Journal of Gerontology: Medical Sciences, 56A* (3), M167–M175.

Luk, W. S. (2004). The HRQofL of renal transplant patients. *Journal of Clinical Nursing, 13* (2), 101–118.

McMillan, S. C., & Mahon, M. (1994). The impact of hospice services on the quality of life of primary caregivers. *Oncology Nursing Forum, 21* (7), 1189–1195.

Millison, M., & Dudley, J. R. (1992). Providing spiritual support: A job for all hospice professionals. *The Hospice Journal, 8* (4), 49–66.

Mowad, L. (2004). Correlates of quality of life in older adult veterans. *Western Journal of Nursing Research, 26* (3), 293–306.

Muldoon, M. H., & King, N. (1991). A spirituality for the long haul: Response to chronic illness. *Journal of Religion and Health, 30* (2), 99–108.

Murdaugh, C. (1998). Health-related quality of life in HIV disease: Achieving a balance. *Journal of the Association of Nurses in AIDS Care, 9* (6), 59–71.

National Center for Chronic Disease Prevention and Health Promotion. (n.d.). Chronic Disease Overview. Retrieved August 5, 2004, from http://www.cdc.gov/nccdphp/overview.htm

Nesbitt, B. J., & Heidrich, S. M. (2000). Sense of coherence and illness appraisal in older women's quality of life. *Research in Nursing and Health, 23,* 25–34.

Northouse, L. L., Caffey, M., Deichelbohrer, L., Schmidt, L., et al. (1999). The quality of life of African American women with breast cancer. *Research in Nursing and Health, 22,* 449–460.

O'Brien, M. E. (2003). *Spirituality in nursing: Standing on holy ground* (2nd ed.). Sudbury, MA: Jones & Bartlett.

Oleson, M. (1990). Subjectively perceived quality of life. *Image: Journal of Nursing Scholarship, 22* (3), 187–190.

O'Neill, D. P., & Kenny, E. K. (1998). Spirituality and chronic illness. *Image: Journal of Nursing Scholarship, 30* (3), 275–280.

Orem, D. (1990). *Nursing: Concepts of practice.* St. Louis: Mosby.

Padilla, G. V., & Kagawa-Singer, M. (1998). Quality of life and culture. In C. R. King & P. S. Hinds (Eds.), *Quality of life: From nursing and client perspectives,* (pp. 74–92). Sudbury, MA: Jones & Bartlett.

Parse, R. R. (1994). Quality of life: Sciencing and living the art of human becoming. *Nursing Science Quarterly, 7*

(1), 16–21.

_____. (1996). Quality of life for persons living with Alzheimer's disease: The human becoming perspective. *Nursing Science Quarterly, 9* (3), 126–133.

Paterson, B. L. (2001). The shifting perspectives model of chronic illness. *Journal of Nursing Scholarship, 33* (1), 21–26.

Patrick, D. L., & Erickson, P. (1993). *Health status and health policy: Quality of life in health care evaluation and resource allocation.* New York: Oxford University Press.

Peplau, H. E. (1994). Quality of life: An interpersonal perspective. *Nursing Science Quarterly, 7* (1), 10–15.

Plank, D. M. P. (1994). Framing treatment options: A method to enhance informed consent. *Clinical Nurse Specialist, 8* (4), 174–178.

Rieker, P. P., Clark, E. J., & Fogelberg, P. R. (1992). Perceptions of quality of life and quality of care for clients with cancer receiving biological therapy. *Oncology Nursing Forum, 19* (3), 433–440.

Ryan, P. Y. (1992). Perceptions of the most helpful nursing behaviors in a home-care hospice setting: Caregivers and nurses. *American Journal of Hospice and Palliative Care, 9* (5), 22–31.

Schneider, R. A. (2004). Chronic renal failure: Assessing the fatigue severity scale for use among caregivers. *Journal of Clinical Nursing, 13* (2), 101–118.

Sheehan, D. K., & Schirm, V. (2003). Palliative nursing. End-of-life care of older adults: debunking some common misconceptions about dying in old age. *American Journal of Nursing, 103* (11), 48–59.

Sin, M., Sanderson, B., Weaver, M., Giger, J., et al. (2003). Personal characteristics, health status, physical activity, and quality of life in cardiac rehabilitation participants. *International Journal of Nursing Studies, 41* (2), 173–181.

Snoek, F. J. (2000). Quality of life: A closer look at measuring clients' well-being. *Diabetes Spectrum, 13* (1), 24–28.

Stuifbergen, A. K., Seraphine, A., & Roberts, G. (2000). An explanatory model of health promotion and quality of life in chronic disabling conditions. *Nursing Research, 49* (3), 122–129.

Sullivan, T., Weinert, C., & Cudney, S. (2003). Management of chronic illness: Voices of rural women. *Journal of Advanced Nursing, 44* (6), 566–574.

Tang, W., Aaronson, L. S., & Forbes, S. A. (2004). Quality of life in hospice patients with terminal illness. *Western Journal of Nursing Research, 26* (1), 113–128.

Thorne, S., Con, A., McGuinness, L., McPherson, G., et al. (2004). Health care communication issues in multiple sclerosis: An interpretive description. *Qualitative Health Research, 14* (1), 5–22.

Van Dongen, C. J. (1996). Quality of life and self-esteem in working and nonworking persons with mental illness. *Community Mental Health Journal, 32* (6), 535–548.

Waldron, D., O'Boyle, C. A., Kearney, M., Moriarty, M., et al. (1999). Quality-of-life measurement in advanced cancer: Assessing the individual. *Journal of Clinical Oncology, 17* (11), 3603–3611.

Watson, J. (1985). *Nursing: Human science and human care. A theory of nursing.* Norwalk, CT: Appleton-Century-Crofts.

Welk, T. A., & Smith, W. B. (1999). Family surveys: Measuring more than just satisfaction. *American Journal of Hospice and Palliative Care, 16* (3), 533–540.

Wicks, M. N., Milstead, E. J., Hathaway, D. K., & Cetingok, M. (1998). Family caregivers' burden, quality of life, and health following clients' renal transplantation. *Journal of Transplant Coordination, 8* (3), 170–176.

Wilson, H. S., Hutchinson, S. A., & Holzemer, W. L. (1997). Salvaging quality of life in ethnically diverse clients with advanced HIV/AIDS. *Qualitative Health Research, 7* (1), 75–97.

Wilson, S. A., & Daley, B. J. (1999). Family perspectives on dying in long-term care settings. *Journal of Gerontological Nursing, 25* (11), 19–25.

Workers and chronic conditions: Opportunities to improve productivity. (2000, August, Number 10). Washington, DC: National Academy on an Aging Society.

Wortman, C. B. (1984). Social support and the cancer client: Conceptual and methodological issues. *Cancer* (Suppl), *53*, 2339–2362.

Wyatt, G., Kurtz, M. E., & Liken, M. (1993). Breast cancer survivors: An exploration of quality of life issues. *Cancer Nursing, 16* (6), 440–448.

第十章 遵從

前言

　　由健康照護提供者描述病人治療的遵從行為，已經有五十年的歷史，但在健康照護所建議的和病患行為之間，對有關遵從或相關問題的觀點看法卻缺乏一致性（Haynes, 1979; Rand, 1993；世界衛生組織，2003）。早期研究，主要是確認醫囑治療和病患實際治療之間的不一致問題（Sackett & Snow, 1979）。在 2001 年世界衛生組織（WHO）召開有關治療原則與遵從的會議中，針對慢性疾病的治療問題，從不佳到遵從程度，在開發中國家約有低於 50% 的比率持續發生（世界衛生組織，2003）。在醫療所建議的遵從不良情況，遍及所有慢性疾病的醫療處置，此情況將增加健康照護的消費與支出，並且妨礙病患任何所能達成的處置與利益所能完成實踐的可能性。除此之外，慢性疾病的治療照護計畫，包括醫療、飲食及運動，因此，病患常會針對其中複雜的治療方式來詢問與如何自我管理。

遵從和慢性疾病

　　當疾病主要型態從急性疾病進展到慢性疾病時，其中科學與技術也因此會有所增進與改變，因而使治療方式變得更複雜。因此，針對健康照護管理改變，其所增加的醫療複雜性，使得完成照護執行產生限制。或者當病患和／或家庭照護者，在家執行護理照護時，因而缺乏監督者的支援。因此，參與者必須關切病患生活脈絡中，其所設計的治療計畫遵從的內容，是否與我們所評估病患的反應是一樣的。

　　針對管理慢性病病患的責任，在病患遵從中，有關醫療結果及經濟效益等方面，常會關切其發展狀況。例如：當罹患依賴型糖尿病（IDDM）病患，在使用電腦幫浦及血糖測試監測血糖狀況時，對於個體而言，是為了防止進一步成為血液透析或腎臟移植的患者。所有治療方式所需的遵從和行為，必須是能確保病患的最大效益，並且對病患降至最低的傷害。依據 DiMatteo（2004）的研究，所有疾病平均不遵從比率約 24.8%。經醫師看診而推估的糖尿病病患，而且沒有遵從醫療處置的

患者約有 7 千 6 百萬人。

照顧管理的環境也會影響慢性疾病患者的負擔量。健康照護在管理上的影響，可從早期出院、縮短門診、以及減少居家式健康轉介得到驗證。除此之外，近來的文獻指出，高達 46% 的健康照護專業人員並未提供患者足夠的治療服務（McGlynn 等人，2003）。因此，病患和家屬承擔照護的責任更重，而會尋求額外的治療方式，通常此類行為都於私下進行。雖然美國的健康維護組織（HMOs）有疾病管理計畫，但至今僅有少數的計畫曾被確實執行。在管理照護系統中工作的健康照護專家們，通常貢獻於慢性疾病管理、遵從醫囑行為的時數很少（Miller 等人，1997）。近來的發現，建議健康照護人員和機構可以透過跨領域的整合介入方法，來達到不同的醫療效果，尤其是支持病患可以透過教育、自我管理指引、預防或衍生之相關策略，來管理自身慢性疾病的介入方式（Feachem, Sekhri, & White, 2002）。

約有上百篇的研究對於「服從度」多所著墨，但這些已完成的研究實際上對於改善服從醫囑行為並沒有顯著的影響（Mcdonald, Garg & Haynes, 2002; Dunbar-Jacob & Schlenk, 2001）。Conrad 曾於 1985 年提出一項合理性假設，認為慢性疾病患者對於某些無法完全掌控的事情，仍會傾向以自我調節來取得主導權，Rosenstock（1988）則提出，健康照護人員應該鼓勵病患告知照護人員他們自行做了哪些決定（p.72）。他同時指出，健康照護人員並不一定永遠是對的，在常規治療外，總是會有發生其他邊際效應的可能性。

顯而易見，慢性疾病處方有時是非常複雜的，但能支援慢性疾病患者的資源通常很有限。因此，健康照護人員在處理慢性疾病個案時，必須了解影響患者能否確實服從治療處方的相關因素，就顯得相當重要。為了利於了解服從行為，本章將探討影響服從行為的相關因子，隨後討論改善服從醫囑行為之理論與技巧，最後則介紹利用介入的方式來促進服從行為。

名詞定義

「服從度」一詞泛指健康照護行為與其治療處方行為一致（Holroyd & Creer, 1986），「不服從度」則指行為並沒有符合醫囑。醫師通常在決定治療處方時並沒有考慮到患者是否能確實遵從醫囑，或取得健康照護者的同意（Cramer 等人，

1989）。

　　adherence（依從）與 nonadherence（不依從）是近似於服從（compliance）與不服從（non-compliance）的同義詞。然而，在目前全球健康照護的用詞趨勢上，逐漸以 adherence 與 nonadherence 取代 compliance。在用詞解釋上有個值得注意的例外，Barofsky（1978）曾提出自我照護過程中，患者對於健康照護醫囑的態度分為三個階段：服從、依從、以及治療協商。在此模式中，服從較帶有強制性，依從近似於依照、遵守的行為，治療協商則是服務供給者與患者雙方的互動。Misselbrook（1998）用協調一詞來形容醫病雙方為達到共同健康目的之關係。

　　從不同的學派來思考遵從的相關文獻。一些學派對於遵從的看法為：從來沒有一個病患能夠完全遵從醫學治療；另一個學派的想法則建議，盡可能經由教育或一些對病患有意義的人，讓病患能遵從並盡量符合其需求的醫療方式。這些對立的學派所思考的想法，如何讓健康進一步發展是需要規劃的（Dunbar, 1980）。如果計畫是以制度來闡述時，則要看病患和健康照護人員之間是否為夥伴關係，如此可讓病患為了「追隨」，而增加參加計畫的動機。我們應該能預期病患是否因為專業的提供者而引發病患參加計畫，並沒有考慮到病患也許想要，或也許「不想要」參加計畫。世界衛生組織所引用的「遵從」，是用來當成選擇與建議在此問題中的共同名詞術語，這必須依據健康照護者所提供的病患，並與規定的治療計畫內容中，彼此是共同同意的（世界衛生組織，2003）。

　　Creer 和 Levstek（1996）、Dunbar-Jacob（1993）一樣，你可以看到問題，我們總是對有關遵從行為的部分一直「指責病人」。在責任的部分，病患認為這是屬於健康照護提供者的，但提供者卻引述病患所認為沒有遵從療法是聰明的做法。Trostle（1997）認為，太多強調以權威醫師所建議的健康照護治療為優先考量。他更進一步主張，應將不遵從的看法視為「和醫學所建議之間所發生的不一致情形」，並建議能依據病患所處的疾病脈絡中所發生的狀況，我們能更寬廣地看待其行為。他也同時提醒我們，在嘗試解釋病患遵從的動機時，也應該考慮病患是否處於被強制和操弄的情況中。

遵從的組成

　　有關遵從的整體安適之持續性狀態，首次在 1970 年由 Marston 所描述。

Marston 考量遵從為個人經歷，促進健康、預防疾病，或是對診斷的疾病所採用的建議治療和復健，認為是一種自我照顧行為。

也許思考遵從本身會比自我照護行為更有幫助。行為是一種分享，因為病患不能總是被當成醫學療法的工具，而沒有和其他人一起參與，甚至在責任的描述中也總是無法劃分清楚。舉例來說，Wade 和同事們（1999）記載關於都市內（多為窮人所居之地段）的氣喘兒童，有關氣喘疾病療法的責任承擔問題的誤解，這個誤解經常被解讀為不遵從。在這種特殊真實的情況中，對解釋病患的依賴／獨立狀態產生一些變化，意即對十幾歲的青少年，他或她的健康照護療法，認定他們需要並能承擔更大的責任；或對於年長病患新的需要，更需要由家庭成員來監督和協助。

Strauss 將所有相關文獻連結在一起（1984），記載家庭成員經常能影響病患對於療法的遵守，是具協助或控制的角色。進一步研究關於夫妻雙方如何管理慢性疾病的協調與合作，認為夫妻雙方需要一起執行與完成醫學治療（Corbin & Strauss, 1984）。關於分享責任的事實所做的解釋，似乎也能合理推斷，想要增加遵從的策略應該直接包括所有療法，而且也需要討論家庭成員的責任等問題。

模式與組成的理論

理論架構和概念模式對健康照護專業人員直接提供並引導其焦點、評估面向，以及提供病患和照護提供者間的互動結構。同時，在這些觀點中，研究者必須強調更多的理論性架構，方能成為嚴謹的研究有力論點並支撐其基礎。DiMatteo（2004）也針對嚴守模式的建議應該推展，並且立基於大量樣本數的研究，來檢查變項間的互動狀況。

直到最近，對於遵從現象，才有在過去的研究中所缺乏一致性的理論架構的處理（Brawley & Culos-Reed, 2000; Becker & Maiman, 1975; Dracup & Meleis, 1982; Connelly, 1984）。雖然仍很難給予特殊理論的命名，並引導遵從研究，但在病患的滿意度照護中，卻能以統一的概念來命名。病患的滿意度，包括病患與提供者之間所存有的人際關係，進一步提供病患、工作人員訊息和實務的程序等（Ley, 1988；Goldstein 等人，1998；Dimatteo 等人，1993）。在遵從的研究中，經常使用的架構常聚焦於病患的信念；其他模式則將焦點放在自我管理（self-management）或自我調節（self-regulation）定位模式上。

健康信念模式

其動機明顯的與個人信念及態度有關。「健康信念模式」（HBM），是由 Hochman 等人發展（取自 Rosenstock, 1974），用於解釋健康的相關行為，尤其是預防健康的行為，包括信念及態度的群聚特質（Becker & Maiman, 1975）。他也針對一般的健康動機做修正（Becker, 1976）（如圖10-1），並且再一次修正疾病行為（詳見第二章疾病行為與角色）。圖10-2顯示修正後能夠影響的因素，反映個人是否準備就緒來承擔疾病的角色行為，此情況也可能影響慢性疾病病患的遵從。

健康信念模式的主要論點，在於個體所執行建議的健康行動的基礎：1.知覺疾病的嚴重性；2.個體估計可能採取特殊的行動所能減低的威脅；3.隨建議所產生的知覺障礙。健康信念模式經常用於解釋遵從的態度和行為關聯性。針對預防健康行為，研究採用此模式解釋遵從，顯示更多的預測效度檢力，遠勝醫囑的治療方式（Horne & Weinman, 1998）。雖然在同時測量中，健康信念和遵從具有適度相關，但大多普遍接受健康信念是無法預測遵從。

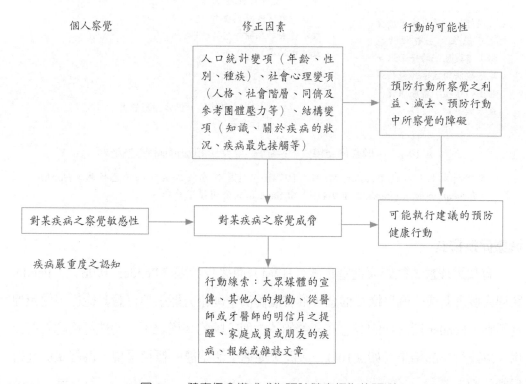

圖10-1　健康信念模式成為預防健康行為的預測

＊資料來源：來自 Becker, M. H. (1974)，以新的方式來解釋低收入族群的疾病角色。*American Journal of Public Health*, 64, 205-216。由 Sage 出版公司獲准出版。

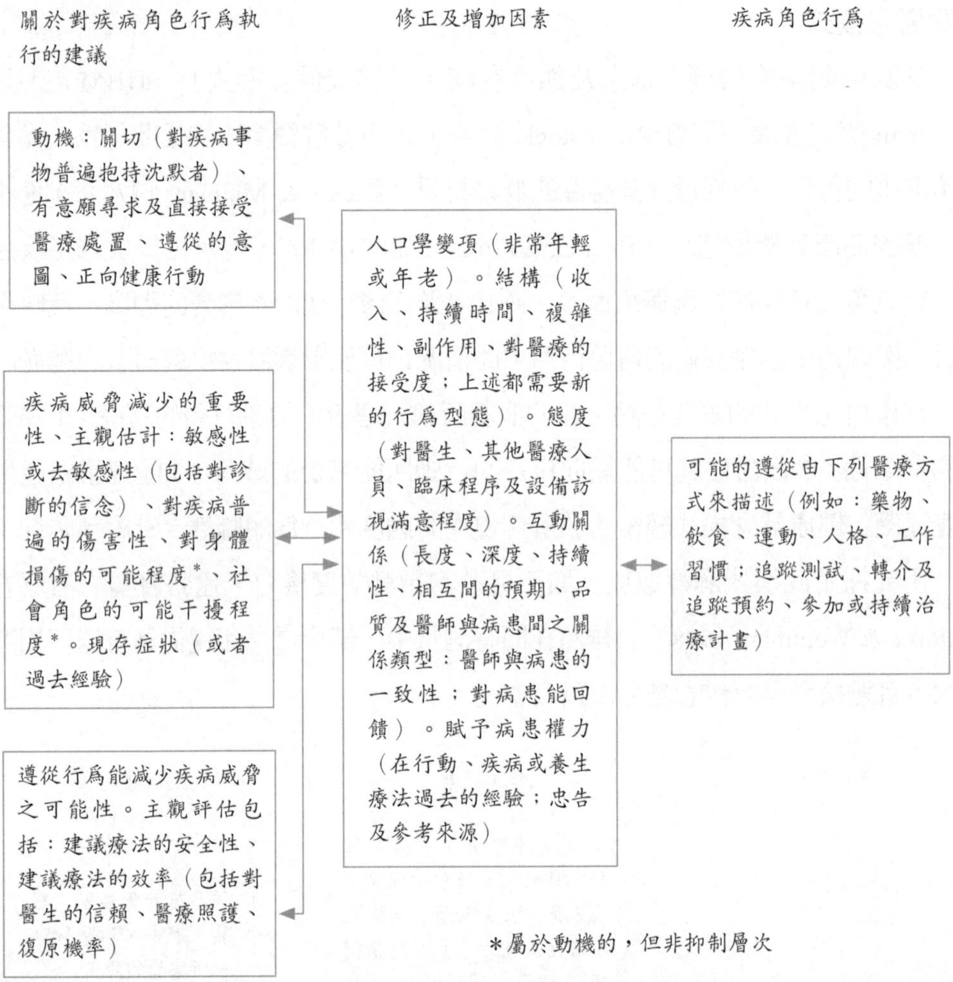

關於對疾病角色行爲執
行的建議　　　　　　　　修正及增加因素　　　　　疾病角色行爲

動機：關切（對疾病事
物普遍抱持沈默者）、
有意願尋求及直接接受
醫療處置、遵從的意
圖、正向健康行動

人口學變項（非常年輕
或年老）。結構（收
入、持續時間、複雜
性、副作用、對醫療的
接受度；上述都需要新
的行爲型態）。態度
（對醫生、其他醫療人
員、臨床程序及設備訪
視滿意程度）。互動關
係（長度、深度、持續
性、相互間的預期、品
質及醫師與病患間之關
係類型：醫師與病患的
一致性；對病患能回
饋）。賦予病患權力
（在行動、疾病或養生
療法過去的經驗；忠告
及參考來源）

疾病威脅減少的重要
性、主觀估計：敏感性
或去敏感性（包括對診
斷的信念）、對疾病普
遍的傷害性、對身體
損傷的可能程度*、社
會角色的可能干擾程
度*。現存症狀（或者
過去經驗）

可能的遵從由下列醫療方
式來描述（例如：藥物、
飲食、運動、人格、工作
習慣；追蹤測試、轉介及
追蹤預約、參加或持續治
療計畫）

遵從行爲能減少疾病威脅
之可能性。主觀評估包
括：建議療法的安全性、
建議療法的效率（包括對
醫生的信賴、醫療照護、
復原機率）

*屬於動機的，但非抑制層次

圖10-2　以健康信念模式對疾病角色行爲的預測與解釋之摘要

*資料來源：來自 Becker, M. H. (1974b)。健康信念模式與疾病角色行爲。*Health
Education Monograph*, 2, 409-419。由 Sage 出版公司獲准出版。

健康促進模式

　　有關護理模式從健康促進模式（HPM）而逐步發展（Pender, 1996）。Pender
將健康概念當成一個目標及信念，唯有個體渴望健康方能引導保證其能從事健康促
進活動。Pender 所形成的概念在個體的特徵與經驗的架構之下、特殊行爲認知與作
用，以及行爲的結果（如圖10-3）。健康促進生活型態的概括呈現，爲健康促進行
爲評估的工具。

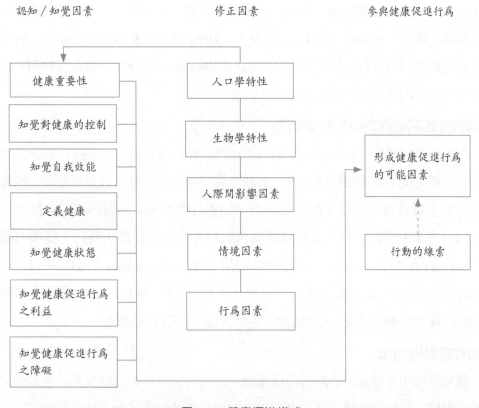

認知／知覺因素　　　　　　　　修正因素　　　　　　參與健康促進行為

圖10-3　健康促進模式

*資料來源：來自 Pender, N. J. (1987)。*Health promotion in nursing practice*（第二版）
58 頁。由 Pearson Education 公司獲准出版。

一般知覺模式

　　另一個討論有關疾病的個人信念為一般知覺模式（CSM）。研究中使用此模式，主要在引導個體無症狀的疾病，以及當資料無法取得，卻要決定其他群體在理論有何種價值時。一般知覺模式，是假設個體的疾病過程如何相關、事件如何形塑個體因應與遵從其治療（Leventhal, Meyer & Nerenz, 1980）。研究採用一般知覺模式說明個體如何持續對症狀觀察，並觀察疾病與其他人做比對（Baumann 等人，1989；Meyer, Leventhal & Gutmann, 1985）。

自我調節理論

　　此由 Leventhal 結合其他理論（1987）所提倡。此理論從其他理論分離出來，結合回饋循環機制。在這模式的過程中，病患為一主動參與並管理健康行為。疾病信念中心環繞五個內容：確認、時間軸、線索、結果，以及線索或控制

（Horne, 1998）。這個理論曾運用在許多慢性疾病，以研究方式找出解釋疾病管理
（Williams 等人，1995b；Christensen 等人，1996；Clark & Starr, 1994 ）。曾有些
人批評這個理論太複雜而無法使用（Horne & Weinman, 1998），但無論如何，模式
仍有其用處，因爲能夠估算病患疾病的信念。

理論的推理活動與理論的計畫行為

理論的推理活動（Fishbein & Ajzen, 1975）和計畫行爲（Ajzen, 1985）爲主要
的內容。個人從事於健康行爲目的，乃基於態度傾向此行爲，且受到社會的影響。
理論的計畫行爲加入到模式組成，稱爲「知覺行爲控制」，認爲個體能得到並調
控任何所施予的行爲程度。此兩種理論用於檢查的預防行爲，例如：從事運動計
畫（Norman & Smith, 1995）、保險套的使用（Chan & Fishbein, 1993），以及戒菸
（Norman, Conner, & Bell, 1999）。在慢性疾病的治療目的中，發現個體從事所被
要求的行爲中重要的內涵。無論如何，這些理論仍有使用的限制。

認知社會學習理論

認知社會學習理論企圖針對行爲預測，即所謂的結果和預期效果。這個理論協
助促成環境、認知和情緒結合，進而提供健康行爲改變的了解（Perry, Baranowski,
& Parcel, 1990）。對於改變健康行爲的首要必備條件，爲確認生活型態的構成要
素是有害的、確認行爲改變能夠獲得益處，以及個體確認能夠適應新的行爲（自我
效能）（Schwarzer, 1992）。對於任何影響改變的因素，個體必須能夠自我偵測與
自我調整其健康行爲。在自我調整層面引導個體產生許多自我管理的策略和疾病的
因應。而在增加自我效能組成的定義爲：當病患預期對他或她所認爲把握執行建議
的活動，同時也能在健康行爲改變中，促進測試效能的增進與策略的研究。自我效
能從發現對治療後天性免疫缺乏症候群，具有重要的預測自我管理和行爲是有效
的（Chesney 等人，2000），包括癌症（Eiser, Hill & Blacklay, 2000）、心臟疾病
（Jenkins & Gortner, 1998）、憂鬱症（Harrington 等人，2000），以及糖尿病（Ott
等人，2000）。

理論模式改變的階段

改變的階段或過渡的理論模式由 Prochaska 和 DiClement（1983）發展。爲一
個兼容並蓄的模式，包括不同的其他理論，並且幫助檢查及預測改變的過程。此模

式包括三個結構：改變的階段、改變的過程以及改變的層次。這模式在假設前提之下，提出個體在不同的階段，在沒有任何協助之下，企圖要求其適應某種健康行為。在過渡的理論模式改變上也提出措施，都應該符合每一個改變階段的策略。雖然現存的層級制度，在螺旋形式循環的改變過程考量中，優先將個體的健康行為位置的移動以期望健康行為來看。這模式也併入自我效能與決策，成為改變過程的關鍵因素；但這些因素受到不同的改變階段的衝擊。這些階段包括：

1. 前期望：沒有意圖的改變行為。

2. 期望：考量到未來的行動。

3. 行動前：對於行動有時間表。

4. 行動：包括行為的改變。

5. 維持：改變後能適應；故態復萌是有可能的。

健康行為的模式階段起初用於成癮行為的治療，儘管引起廣泛的討論，但對於其他慢性疾病堅持的行為則明顯受到限制。此模式廣泛應用於臨床，並對於其他數種健康行為是無法獲得支持性的研究證據。在最近的數十年，曾運用於氣喘（Schmaling, Afari & Blume, 2000）、慢性疼痛（Jensen 等人，2000）、多發性硬化症（Holland 等人，2001）、憂鬱症（Tutty, Simon, & Ludman, 2000），以及腎臟衰竭（Welch, 2001）。運動持續的研究建議，模式的運用與初始最新的行為有關，但在長期調適／遵從是無法推論的（Adams & White, 2003; Buckworth & Wallace, 2002）。因此，採用此模式需要更多的研究，在臨床場域活動之前，優先採取一些策略成為使用措施的一種選擇。

自我管理

自我管理提及「預防的執行或治療健康照護活動，經常和健康照護專業合作」（Holroyd & Creer, 1986, Preface），並包括學習新技巧與行為。在新的初始行為之前，無論如何，依賴某種假設：個體必須有動機來改變，不僅個體能修正他或她自己的行為，對於其困難的行為，除了自己之外，常常無法由任何人偵測出來。這些假設轉換成三個階段。第一，自我偵測，包括深思熟慮注意個體自身的行為。第二，自我評估其必須行為和實際行為的互相比較與評估。第三，自我增強動機，個體矯正任何差異並在行為上做改變。如果個體在自我評估階段能偵測到其中差異，

則能充分引發動機來做改變，但這依賴個體自我評估期間，強化其情緒與認知反應。

自我管理已經確定成為慢性疾病相關的任務基礎。Lorig 等人在 1999 年描述，針對個體患有多重慢性疾病的自我管理計畫的有效性：心臟病、肺部疾病、神經學或肌肉骨骼。在 952 名參與計畫的個案，經過七個星期的自我管理課程後，能降低失能及住院天數，以及在症狀控制上，明顯改善並限制其他疾病的產生。顯然在患有慢性疾病的病患，需要注意其自我管理的能力，進一步廣泛的整合。

堅持／遵從的面向

在最近的遵從模式所建議的五個堅持／遵從的面向，包括社會經濟、健康系統、與治療相關、與情況相關，以及與病患相關面向（世界衛生組織，2003）。在最近有關持續的治療檢查方面，由世界衛生組織引導此模式所倡議，在他們的報告和使用在有關檢查其堅持／遵從的建議，以及針對遵從的發展策略。這些面向所包括的範圍已確認遵從的障礙（Dunbar-Jacob, Schlenk, & Caruthers, 2002）。測試此模式需要在未來做進一步研究。

不遵從的盛行程度

個體從慢性醫療情況遭遇面臨許多的壓力生活環境，包括範圍調適需求。個體罹患慢性疾病必須處理像失去獨立、疾病漸進的威脅，因為受到挑戰所以要修正其行為來符合一些所規定的醫療需求。生活型態的修正也許需要納入，但並不是限制飲食改變、使用醫療的方式，以及在身體活動上的改變。遵從並伴隨這些修正，能在治療中產生真正的成功改變，以及減少疾病的漸進發展。

對於患有慢性病病患而言，不遵從的結果將增加疾病的合併症、增加住院機構化、更多的治療費用，不但干擾生活型態，也影響家庭動力與因應技巧。雖然要確認慢性疾病的不遵從真實樣貌是困難的，但持續從缺乏遵從比例的報告中，顯示不遵從為慢性健康照護的主要問題。最近研究顯示，在慢性疾病遵從比例大約為 50%（Dunbar-Jacob 等人，2000；Haynes, McDonald, Garg, & Montague, 2002；世界衛生組織，2003）。在美國，醫療的遵從在服用抗高血壓藥物為 51%（Graves, 2000），這問題並非僅限於美國。在許多發展國家，持續遵從服用抗高血壓藥物比例甚至少於 50%（van der Sande 等人，2000）。

　　遵從定義難以用在特殊疾病族群的比較研究，並且無法從研究中推論到其他疾病（Rapley, 1997）。遵從研究用於典型的特殊疾病，意即研究特殊群體的疾病顯現，即出現高比例的不遵從定義。無論如何，近來於個體患有慢性疾病其遵從行為的觀點，顯示遵從問題的特性、範圍、所面對的疾病、醫療方式，以及群體相似（Vermeire, Hearnshaw, Van Royen, & Denekens, 2001）。近年來，研究的觀點，對於檢查醫療方式的遵從報告比例同樣低於 50%，在比例有些不同似乎是因為場域及測量方法（Dunbar-Jacob 等人，2000）。

　　醫療的遵從在研究的類別是以測量疾病群體，但不幸的是沒有黃金準則來測量醫療的遵從，以及最近證實建議使用數種的策略，並以結果來取得對於醫療的遵從（Krapek 等人，2004；Wagner & Rabkin, 2000；Wendel 等人，2001）。再者，在慢性障礙的多種藥物服用中，觀察醫療遵從並發生成癮增加（Vik, Maxwell, & Hogan, 2004）。在最近許多研究中，電解質監測曾使用於評估其醫療的遵從。研究人類免疫缺損病毒群體的治療中，從使用自我報告、日記，以及電子事件偵測（MEM 微型偵測器）。對於人類免疫缺損病毒並無特別，電子偵測典型提供最低的遵從估算，一般比自我報告資料好（Wagner & Rabkin, 2000）。研究個體患有骨骼黏連，僅有 22% 嚴格遵從醫療規定（de Klerk & van der Linden, 1996）。雖然不遵從比例在患有癲癇病患者很低（34%）（Cramer 等人，1995）、主要的憂鬱症（37～55%）（Demyttenaere 等人，1998；Carney 等人，1995）、精神分裂症（55%）（Duncan & Rogers, 1998）、糖尿病（47%）（Mason, Matsayuma & Jue, 1995）、高血壓（30～47%）（Mounier-Vehier 等人，1998；Lee 等人，1996），以及缺血性心臟病（38～45%）（Carney 等人，1998；Straka 等人，1997）。這些不遵從行為與不良的症狀控制具有重要相關。

　　針對測量醫療遵從的其他方式（回想藥物劑量、藥丸數量、自我報告調查，以及藥物補充），都曾使用並與遵從比例獲得相似的結果（DiMatteo, 2004；Dunbar-Jacob 等人，2002）。在研究中，個體患有慢性疼痛，可用文件及電子日記做比較。電子日記於文件日誌中提供時間記錄的變動，揭露個體回家執行有關遵從的行為（Stone, Shiffman, Schwartz, Broderick, & Hufford, 2003）。48% 患有結核病的病患報告指出，他們不履行醫療所建議的規定（Pablos-Mendez 等人，1997）。

依據腎臟移植的治療遵從，與其失去移植有關。除此之外，缺乏遵從的過去史，與移植的優先次序的考量和移植失敗有關（Butler, Roderick, Mullee, Mason, & Peveler, 2004）。在腎臟移植病患的自我報告，醫療的遵從在 13～36% 之間的範圍（Hilbrands, Hoitsma & Koene, 1995; Greenstein & Siegal, 1998）。與心臟移植病患顯示其不遵從比例也上升到 37%（Grady 等人，1996）。雖然個體隨著生活威脅障礙，也許比其他人遵從，但研究建議甚至在其治療中，適度地提供一些能對臨床具有重要的效應改變（Schweizer 等人，1990；De Geest, Abraham & Dunbar-Jacob, 1996）。

Dunbar-Jacob 與其同事（2000），也對其他行為摘要報告，應當評估遵從的考量為：

1. 無法遵從低脂肪、低膽固醇飲食（15～88%）。
2. 無法遵從減輕體重的飲食（超過 50%）。
3. 無法遵從治療性運動（50% 在第一次運動的三至六個月期間終止；55～75% 在十二個月終止）。
4. 無法遵從持續診治（8.5～63.4%）。

問題與議題

研究顯示，大多數的個體不完全遵從健康照護者所建議的。雖然無法遵從的原因已經確認其問題為：太少提供適當或有效方式來增進其遵從行為。另外，像是一些困難的情況卻以不適合的研究方式來研究遵從，例如：一些對病患有不同的角色期待、一些相關的動機，以及一些價值的衝突。對於健康照護專業中所規定、教導，以及諮詢病患相關的醫療方式，他們必須在執行有關遵從或不遵從時謹慎的假設，並在施行於情境之前，對任何策略都應謹慎地考量並行使於病身上。

研究遵從的障礙

遵從研究的完整觀點，不適合在這章中說明。無論如何，討論一些研究的障礙和限制實務者的信心時，將能應用發現，能簡單地說明現況。方法和概念問題在遵從的研究上，與其缺乏前後一致的結果有關，因而導致結論無法在其所定義的基礎上做解釋，也因而讓增加遵從策略的使用遠超過其他方式的運用。

方法學障礙

　　許多的方法問題持續地與研究遵從有關（Miller 等人，1997）。在 1979 年早期時，Sackett 和 Snow 在他們最初探討遵從性的文章第 537 頁觀點，強調許多不適當的研究設計，顯示僅有四十個研究焦點於研究方法學的標準建立。這設計在最近強調以統合性分析（meta-analysis）觀點與報告（Haynes 等人，2002；Vermeire, Hearnshaw, Van Royen, & Denekens, 2002；世界衛生組織，2003）。他們在研究設計中所記錄，因缺乏對特殊的疾病或情況、遵從的測量、治療方式的規定，以及遵從的定義：

1. 研究應該一開始就採用世代研究法，以橫斷研究取樣是比較好的方式。這些樣本應該從所有病患一開始接受醫學治療開始，研究結果也應該至少包括所有退出研究的個體。
2. 所有研究的病患應遵從隨機分配，且應寫出其中相關決定的變項分配。
3. 描述遵從程度之間的關係，及包括應該達到的治療目標。
4. 研究設計應該精確的描述。

　　以統合分析措施改善原本固有的想法，Roter 等人在 1998 年所陳述的遵從措施研究的資料認為「太狹隘且受限」，他們建議，對措施的目標應為改善遵從與改善病患的結果這兩方面。除此之外，還要倡導有關任何特殊的遵從，來解決其中的困難。因為一般而言，要在相同的研究中採用多種措施，而使其產生相同的結果往往是困難的（Roter 等人，1998；Weingarten 等人，2002）。無論如何，世界衛生組織依據需求來倡導，更致力於個體能自我管理來達成，並整合健康照護的可使用性，尤其在強化慢性疾病的照護這方面（世界衛生組織，2003）。

概念的障礙

　　不適當的遵從概念，無法產生一致性的發現。一直以來，對於使用適當的專業術語一直存在爭辯，是否是遵從（compliance）、堅持（adherence），或者是一致的（concordance）。另外，也曾討論有關所需要的目標，以增加遵從所能獲得的最佳建議醫療方式（Dunbar-Jacob, 1993）。在遵從的改善中，針對其需求方面能以多元層次的方式，目標在病患、照護提供者，以及健康照護制度，均能獲得適當的建議（Miller 等人，1997）。有關遵從的技巧層面目的，在世界衛生組織初始

的最佳實務資料庫是經由研究證據而來。以美國多元層次的方式，包括以社區為基礎的擴大服務範圍的計畫、整合慢性障礙的照護、在慢性疾病的自我管理，以及改善初級健康照護場所的出院照護（Bamberger 等人，2000；Feachem 等人，2002；Gohdes, Rith-Najarian, Acton, & Shields, 1996；Lorig, Sobel, Ritter, Laurent, & Hobbs, 2001）。

不遵從的變項

病患特質

數種病患特質影響遵從曾被調查，這些包括人口學因素、心理因素、社會支持、過去健康行為、身體因素，以及健康信念（Dunbar-Jacob 等人，2002）。種族特質的回顧由 Schlenk 和 Dunbar-Jacob 在 1996 年和 Joshi 的 1998 年，認為需要在這方面更多的研究。最近有更多的文章調查種族特質，將其視為影響遵從診斷的測試（Strzelczyk & Dignan, 2002）。Strzelczyk 和 Dignan 更喜歡研究有關乳房攝影術篩檢的不遵從行為，以尊重個體並保持臨床測試的有效。在風濕性關節炎的非裔美國人個體堅持其治療的研究，而且不會從研究退出，遠超過高加索白種人（Dunbar-Jacob 等人，2004）。雖然這些研究發現，對於研究中所參與和偵測篩檢不同，仍需要更多的慢性疾病調查研究來實際調查其不同的治療情形。在人類免疫缺損病毒群體，針對人類免疫缺損病毒陽性的非裔美國人死亡與證實結果，仍缺少相關的研究。除此之外，不同的調查需要擴及到對遵從的治療策略，也應考量並符合種族與文化的不同。

在研究中，有許多不一致存在，以致無法引導與年齡相關的遵從行為之整體論述（Conn, Taylor & Stineman, 1992; Dunbar-Jacob, Burke & Puczynski, 1995; Weinstein & Cuskey, 1985）。例如：在 1988 年 Grady 的研究，發現超過 50 歲的婦女評估其執行乳房自我檢查遠超過年輕的婦女。相反的，Conn 在 1992 年和其他相關的研究，調查心臟復健計畫中，發現隨著年齡的增加，呈現健康較缺乏和較低的遵從行為。在特殊遵從的問題與特殊年齡群體之間，與發展階段相關，甚至更超過世代的年齡。無論如何，普遍而言，發展的問題在遵從的文獻中不曾完備（Dunbar-Jacob 等人，2000）。

心理因素

直覺上，健康照護專業信念的心理因素也許影響遵從行為。無論如何，研究結果有不一致的假設。憂鬱和焦慮狀態是相關的，此兩者減少遵從性（Conn, Taylor & Stineman, 1992；Blumenthal 等人，1982），以及增加遵從性（O'Leary, Rohsenow & Chaney, 1979；Nelson 等人，1978）。在 1989 年 Ford 和其他相關的研究發現，患有氣喘與高血壓的病患，當他們憂鬱和焦慮時，藥物服用呈現負相關，但卻因症狀增加而導致病患遵從增加。在最近 2000 年，DiMatteo、Lepper 和 Croghan 的統合性分析報告中，關於憂鬱與遵從之間，發現憂鬱的病患當危險增加到三倍時，就產生不遵從。其他心理因素，像是矛盾、敵意和一般情緒困擾。在單一因素時，遵從行為也許無法預測；在事實上，遵從也包括動機成分（Dunbar-Jacob 等人，1997）。

社會支持

社會支持是另一個在遵從研究中經常探討的變項。無論如何，社會支持並沒有說明定義何謂遵從行為增加。例如：預測氣喘病患接受來自家庭和朋友的社會支持，而使遵從增加（Spector, 1985）。在比對氣喘的自我管理計畫的團體場域，則限制影響遵從的作用（Bailey 等人，1987）。最近更發現，在後天免疫缺乏症候群的患者有關社會支持對其產生的幫助（Brown 等人，1998）。

優先的健康行為

曾建議有關遵從，在時間中，以單一觀點的特殊健康照護方式，也許能預測之後的遵從行為（Dunbar-Jacob 等人，1997）。在 Lipid 研究臨床冠狀動脈初級預防測試的十年研究中，初次藥物的遵從性，經由此研究確實能預測其遵從性。無論如何，這並不是其他健康行為的範圍。普遍而言，這些更多相類似的初始行為需要去預測，讓它更可能的精確（Dunbar-Jacob 等人，1997）。在最近研究，調查人類免疫缺損病毒治療的遵從，研究病患遵從並參加臨床約定與藥物治療遵從的相關研究（Wagner, 2003）。除此之外，對於高活動性抗病毒治療（highly active antiretroviral therapies, HAART）使用安慰劑、調查治療的遵從行為，優於初次高活動性抗病毒治療，這方法增加許多治療上所能預測的問題與倫理問題。

身體因素

其曾假設現存的身體問題，也許是造成遵從的增加與接受醫學的建議。例如：高血壓個體的無症狀，他們通常相信當血壓高的時候他們能說出來，並且在這個時候遵從治療，因為他們對自己的身體症狀放心的信念而遵從（Meyer, Leventhal & Guttman, 1985）。在其他研究，患有肺部疾病的個體，對呼吸困難增加，將能預測有關使用噴霧器的治療（Turner 等人，1995）。相反的，嚴重的氣喘無法預測氣管擴張藥物的增加（Berg, 1995）。

醫療方式的特徵

醫療類型、醫療複雜性與遵從行為相關，與複雜性本質更具重要性（Dunbar-Jacob, Burke & Puczynski, 1995）。複雜性包括多元的醫療方式（例如：飲食、運動以及藥物），在醫療的期間，複雜的治療傳遞制度，有其匿名的不良作用（Lemanek, 1990）。文獻回顧（Wing 等人，1986），證實複雜的醫療方法，將導致較低的遵從比率。這樣的影響同樣也出現在年長的病患，如患有腎臟疾病與氣喘病患（Conn, Taylor & Stineman, 1992; Berg & Berg, 1990; Tashkin, 1995）。醫療方式經常需要生活型態的改變，但在病患身上想要實踐卻是很困難的。

經濟及社會文化因素

經濟因素：貧窮、語言的不熟練，因而限制對健康照護的使用性，為了解不遵從的原因預測（Gonzalez, 1990）。沉重的財務成本對獲得健康照護服務、提供或醫療阻礙，都需要管理慢性疾病的服務。另一個主要的遵從障礙為經濟缺乏資源，包括不適當或困難的傳遞、不適當的兒童照護與可利用性、因薪資低而無法及時就醫，以及工作上缺乏安全性。在社會文化情況中，近年來與低遵從相關為使用荷爾蒙替代療法，需要和其他遵從等研究，必須有更進一步的調查（Finley, Gregg, Solomon, & Gay, 2001）。

針對慢性疾病管理中，清楚有關一些遵從障礙與無效健康照護。例如：一些患有慢性疾病的個體，到急診部門要求非緊急醫療照護，卻因而限制其進入初級照護服務的機會，並影響病患獲得適切的慢性病管理（Mansour, Lanphear & DeWitt, 2000）。效率不彰、不便利、缺乏臨床服務、長長的等待線，以及在長期照護中，無法與相同照護提供者彼此建立關係（Hellenbrandt, 1983）。我們所知，當初級照

護服務可使用性減少，尤其是在都市內和鄉村區域更是常見。對群體像是移民的工作者、新移民者、無家可歸的人，以及後天免疫缺乏症候群的患者。除此之外，混亂的政府與第三政府所制定的政策與規章，經常否認照護提供者在預防或教育服務所提供償還的貸款，而制定的服務也較少提供給病患（詳見第二十六章和第二十七章政治與政策及金融衝擊）。

　　文化因素：更值得注意的是影響文化健康行為，與健康照護提供者病患互動的本質方式。文化影響成人與兒童的經驗、解釋和對疾病與其治療的反應（Munet-Villaro & Vessey, 1990）。對於這樣的聲明，令人驚訝的是少數的觀點、焦點，常在文化與遵從行為。在這些研究報告中，文化或不同種族在遵從的比率，經常關注焦點在非裔美國人和白種高加索人之間常是不一致的。

　　因為拉丁裔和亞裔移民者湧入美國，研究調查這些群體的行為，也開始在文章中出現。一些研究呈現少數族群健康問題的面向。新進的移民者也許在擴展家庭中缺乏財物與社會支持，而主要的資源許多卻是來自非西方的文化（Kleinman, Eisenberg & Good, 1988）。語言問題影響健康照護的利用，並影響從健康照護專業關係中獲得的能力。而在不同的文化規範中，也許抵觸其遵從行為。例如：在拉丁裔的家庭，肺結核病的污名因為缺乏並遵守藥物的服用（Morisky & Cabrera, 1997）。拉丁裔也曾被形容為較晚尋求健康照護的群體，而且對於疾病常以民俗醫療，並在生病時傾向服用草藥（Talamantes, Lawler & Espino, 1995；Zuckerman 等人，1996）。一些延遲健康照護使用的相關問題，常是因為語言障礙並和移民的情境有關。

　　亞裔移民者也難以接受，並主動尋求醫療照護。2001 年 Jaynes 和 Rankin 在糖尿病病患的研究中，發現中國大陸的移民者常缺乏有效的自我照顧和因應策略；在1999 年 Im 和 Meleis 類似的研究，韓裔婦女經常忽略更年期症狀，直到症狀變得難以忍受才就醫。

　　對於健康照護專業解釋文化的影響和種族遵從行為變得逐漸重要。其中的問題為健康行為與社會經濟狀態之間的混淆，所以需要區分彼此關係，如果缺乏遵從與種族、文化或社會經濟因素相關，將可採取阻礙這些因素的互動。

病患與照護提供者之互動

與不遵從相關之一的變項，照護提供者與病患之互動一致最常被提到（Jones, Jones & Katz, 1987）。Hellenbrandt 在 1983 年確認，在病患與精神醫師互動的變項，提出不利遵從行為的作用：

1. 不適當的監督。
2. 未滿足病患。
3. 未給予病患解釋其疾病。
4. 醫師與病患的意見不一致。
5. 過度拘謹或拒絕病患。

缺乏溝通普遍存在於病患與照護提供者之間彼此的互動。例如：健康照護者未能給予足夠健康教育，如氣喘病病患有關藥物服用的方式（Creer & Levstek, 1996），導致估計至少超過 50% 的氣喘藥物治療未能遵照服用（Creer, 1993）。其他的研究調查，因缺乏清楚及完整教育來讓病患遵從（Garrity & Lawson, 1989; Zahr, Yazigi & Armenian, 1989）。遵從率也受到因缺乏遵守醫師的指導（Bender & Milgrom, 1996），因為照護提供者認為重複的教導是不需要的。這些在病患與照護提供者互動的層面所做的調查為：病患與照護提供者不同的期望、個人的控制，以及病患與照護提供者的觀點。

不同的期望：對於健康照護專業及病患的重要性，往往在於如何讓病患有更多的主動參與，以及與健康照護者提供適當的互動。在照護提供者與病患兩者之間有適當參與的程度的預期。兩者共同判斷是基於對病患適宜行為的預期。

期望的形成大多來自先前的經驗，對照護提供者與病患過去所擁有及大多數的經驗而言，病患表現生病的角色行為是社交的參與，及照護提供者採用輔助角色行為（Parsons, 1951）。在生病的角色中，病患期待嘗試由尋求協助，以及與常規的醫療合作方式而獲得良好的照護（詳見第二章疾病行為與角色）。照護提供的輔助角色的優勢，視為專業的專家與情境管理。Parson 的觀點強調醫師與病患不對等的服務關係（Hingson 等人，1981）。

從病患的觀點來看，一些決定無法遵從有合理的理由。Thorne 在 1990 年，確認兩個不遵從的主題：自我保護與維持照護服務。對於無法遵從的理由，包括令人

討厭的藥物副作用、懷疑建議，以及從不同醫師的衝突建議感覺被戲弄。病患經常誤解健康照護專業目的，可能是爲了其他的需求服務，病患想要與照護提供者維持關係。Thorne 建議，健康照護專業者須考量慢性疾病的個別性，並將病患當成專家，並致力於角色的協商，而不是以爲病患是具有專門知識和精神上的權威。

　　健康照護專業如果能以病患觀點，設身其被動對自主狀態的不同位置了解，而不是一直聚焦於先入爲主的觀念來預期病患的行爲，也許和病患相互的溝通與互動上能更有效。如此對於自主、指引與方向，將能增加對每位病患所需求的敏感性。而病患參與的探詢程度以互動方式來取代，更多適當的問題應該是：「何謂最佳的病患參與方式？」這樣的對話僅能在照護提供者與病患兩者，在進行有關發展彼此期望、目標，以及知覺問題時。然而，需要更好的模式，來滿足照護提供者與病患關係（Trostle, 1997; Thorne, Nyhlin & Paterson, 2000）。遵從與堅持採納的定義，在近年來文獻中，爲滿足病患能同意對治療構成要素，並能主動的參與（世界衛生組織，2003）。

　　個人控制：控制的內涵建構常用於研究病患自我照護行爲的選擇，其聚焦於個體預期結果（獎勵、強化），以及知覺效能行爲來修正結果。根據此建構個體在不同的位置中，其內外在持續定位而能知覺控制。本質相信個體能影響未來事件，外在認爲受到他人的影響。健康的控制內涵的建構，因而修正一般對健康特殊的預期、結果與健康行爲（Rotter, 1966；Wallston 等人，1976）。

　　研究曾發現，對於遵從的控制軌跡關係中的矛盾因素（Wallston, Wallston & DeVellis, 1978; Dimond & Jones, 1983）。在研究中，外在所描述，當更多的遵從與治療，較少主動尋求資訊，而內在卻主動尋求知識與操作治療醫療方式（Oberle, 1991）。

　　病患與照護提供者的觀點：對慢性疾病的病患與照護提供者，可能在其治療，與相對應該的遵從行爲抱持不同的觀點。病患活在疾病之中，而治療僅是個人生活的層面之一。生活在治療的結果，就是每天面對不同的規勸、諮詢、教育，或接收有關健康照護推薦的忠告。如果有的話，病患很少從健康照護專業尋求協助，因爲他們想遵從。然而，當他們尋求幫助的理由卻往往是：他們覺得自己生病了、他們覺得擔憂、他們根據其他人推薦的做出反應、他們需要證據來有效地宣稱他們

應得的權力利益，以及諸如此類證據證實有力的事實。照護提供者，在另外一方面關切其遵從，也許能從病患與照護提供者的互動看到彼此渴望的結果（Anderson, 1985）。

Anderson 確認慢性疾病病患觀點的兩種方式：在糖尿病的個案中，以及從那些不同的照護提供者。第一，在相對不同的了解治療之醫療方式，不僅在程度的明確性、合理性以及結果，同時應能尊重問題的來源。糖尿病病患也許將治療當成問題的一部分，而照護提供者卻將治療當成義務來履行。第二，病患將更多關切於「此時此刻」的經驗，相對於照護提供者卻關切問題對於未來健康的風險。例如：病患表達許多對預防低血糖反應，比管理更高甚至超過正常的血糖值更關切。照護提供者，在另一方面，表達更多關切達成正常的血糖值控制，乃因其認為如果血糖值的控制無法達成，其已經察覺到未來可能發生嚴重且需要長期照護結果的影響（Anderson, 1985）。

案例：J小姐

> J小姐是一位 52 歲具有拉丁美洲血統。對於最新診斷的高血壓，營養師建議的低於 2 公克的低鈉飲食理解困難。雖然她看起來很聰明，但她的焦點完全放在女兒即將到來的婚禮。根據 J小姐對婚禮的說法是「生命中最大的事」，婚禮舉辦在兩個星期之後，並且整個計畫完全由她主導。這是她最小的女兒，而 J小姐有四個女兒。她堅稱要辦一個「完美的」婚禮，表現出一個好媽媽、未來的好祖母，及成為新擴展家庭成員形象的模範。像 J小姐所關切的「實在無法想像自己沒有參加婚宴，在重要時刻中無法吃東西及喝飲料」。J小姐一直無法接受，直到營養師提供有關知識的重要性，並提議和 J小姐計畫每日食物攝取、協商，和她一起比較需要避免的食物，尤其是高鈉食物，而 J小姐表示樂意將飲食併入到生活中。

動機

在傳統的醫學模式，病患的不遵從經常是因為缺乏動機。照護提供者的解釋支配與持續不斷的常規，作為病患動機的結果，並確認缺乏動機作為解釋逃避遵從。

多數最近健康照護決定與行為的動機模式，是由心理認知理論聚焦於態度、信念、意圖，以及初始病患的能力察覺，與維持所獲得之推薦的健康行為而來（Bandura, 1997; Fleury, 1992）。這些模式觀點個體的動機，由病患對於結果所能

達成的信念與價值、改變的意圖，以及病患在開始所察覺的能力，與維持的行為改變有相關。

　　病患的生活觀點：當病患的生活觀點是經過深思熟慮時，就能對病患的健康照護行為動機了解。遵從照護提供者建議的治療醫療方式，也許會和其他的任務、角色或關係競爭。慢性疾病的病患必須持續管理其原本固有特定的一套財務，與社會情況的日常生活方式（Strauss 等人，1984）。結果強力的動機實踐健康照護的行為，也許和察覺當前生存需求能力有關。

　　在 J 小姐的研究個案中需要學習病患生活的觀點，讓我們了解對於假設建議的健康照護行為卻出現低程度的動機。在這個案研究說明需要考慮病患的原始動機影響時能給予時間，以決定這些影響作用，並針對特殊的健康照護行為時強化動機。

　　對於缺乏動機的病患貼上標籤而沒有考量個體阻礙協助的過程的觀點，並沒有在措施上提供有效的建議方法。無論如何，談論病患的觀點，將能協助健康照護提供者獲得有關知覺病患遵從的障礙線索。病患也許有許多的動機學習其知覺所考量，以及包括在計畫中，依據其所完成更多的遵從，並能長時間的持續遵行。

遵從的倫理問題

　　對於健康行為所建議的遵從或非遵從，在倫理問題上逐漸重要，並且包括健康照護成本，因為當健康照護來源限制時，衝突將升高，以及健康照護提供者的能力必須估算。無論如何，經濟與倫理問題和遵從不同。有鑑於經濟問題關切到有效的資源分配，倫理問題關切到大多數均等的分配（Barry, 1982）。Connelly 在 1984年相信，促進與改善病患的主動和有效的自我照顧，對於倫理與經濟兩者皆視為重要的策略。

　　同時提供資源來協助發展中的國家，整治患有慢性障礙的不遵從是如此的重要（世界衛生組織，2003）。倫理問題關切照護者與病患的相互權力與責任、照護者使用溫和的專制作風與強制、病患的自主、所提議醫療方式的相對風險與利益，以及不遵從的社會成本（詳見第十八章慢性病的倫理議題）。又再一次將焦點放在病患是否能主動地和其健康照護提供者共同參與，同時也能提升倫理的關切（Bernardini, 2004; Rand & Sevick, 2000）。這些問題不管是否是單獨經由健康照護執業護理師有無指導病患的倫理問題，而是不遵從應該停止單一加諸於病患身上。

Sackett 在 1976 年針對倫理實務敘述三個先決條件，對改變病患行為的優先策略。這些先決條件的進行採用知情同意，以及發展責任制的夥伴關係來遵從平等分享。

1. 診斷必須正確。

2. 治療必須提供的利益大於傷害。

3. 病患所接受的治療方式必須在策略上成為夥伴關係而增加遵從。

Jonsen 在 1979 年增加第四個先決條件，病患對醫療方式知情的重要性，以及強調遵從的倫理是基於自由的、相互了解，以及相互的責任之上。Connelly 在 1984 年結合 Sackett's 和 Jonsen's，讓遵從的倫理接近此三個階段：

1. 發展病患能力和強化與支持病患自我照顧能力。

2. 經由病患與照護提供者相互互動之基礎，發展一個雙方同意的醫療方式及結果。

3. 聚焦於增加遵從策略，並結合問題而揭露，以及在目標或履行其協商衝突。

威脅、壓力，以及不適當的害怕激勵都是不倫理的（Jonsen, 1979; Connelly, 1984）。懲罰反映的方式由照護提供者的表現或懷疑不遵從，包括照護提供者減少時間與注意力、危機管理無法有效處理，以及限制接近服務、資源或供應補充。在強烈的不遵從影響之下，照護提供者不能區分病患是否遵從與否。當相互爭吵而不利自身所表現的退縮或病患表現不遵從時，縮減病患的服務。如果應該平等對待不遵從病患，懲罰方式不僅真正的對不遵從反映不平等的照護內涵，而且也是一個社會公義的問題。

如果病患能知情與了解不遵從的結果，將能經由照護提供者制止時，也許照護提供者有權力終止此關係。如果因為經濟或社會情況而阻止接近其他照顧者，如此終止，將違背倫理本質並遺棄病患，因而產生嚴重問題（Wong 等人，2004）。在倫理上協助病患發現其他照顧者，優於單方突然終止彼此的關係（Jonsen, 1979）。

獲得遵從的措施

關於不遵從的複雜變項，不應該嚇到致力於病患的健康照護開業職業人員，並

應盡可能整合對病患需要、需求，以及生活型態的最佳健康建議，來完成最大的遵從。而這些採用遵從策略應有的責任，為確保病患的安全和理解力。對護理人員而言，常常行使病患與醫師之間的聯繫、任何一方的溝通，或兩者經常需要在事務之前能充分明瞭而能夠去選擇，與在一開始就明確遵從增加策略。在 2003 年世界衛生組織建議採納五個「A's」，致力於協助病患對其慢性疾病能自我管理，包括治療的遵從。這五個「A's」包括評估（assess）、忠告（advise）、同意（agree）、協助（assist），以及安排（arrange）（Locke & Latham, 2002）。這些建議措施切合本章節架構。無論如何，規勸病患治療遵從的重要性、確立並同意治療計畫，及安排適當徹底執行，都需要健康照護專業有志對其病患提供治療的遵從措施。

評估

對於病患遵從測量假設為評估其行為，我們必須決定如何分析那些行為。遵從行為能夠以許多方式評估。不幸的，每一個測量容易有錯誤，通常構成偏見的在於傾向過度推估遵從（Dunbar-Jacob 等人，2002；Burke & Dunbar-Jacob, 1995）。不幸的，並沒有所謂的遵從測量的「黃金標準」，無論如何，以結合方法來測量具體的遵從行為，來增加準確性和結果的確實性，比使用單一的測量方式更被推薦（世界衛生組織，2003）。評估病患所有的安適及心理結構，對於了解他或她的遵從行為也是要素。

病患系統性的評估，應該包括病患的家庭、社會文化及經濟因素、知識程度、信念、態度，以及文化理解所提議的醫療方式。也應該注意病患對疾病威脅的觀點、建議的效能，以及病患的能力是否能夠執行這些。

增加遵從行為不是只有告訴病患要他們做什麼，也須不斷地告訴他們期望作用還沒有達到。在研究遵從時，需要了解許多患有慢性疾病的人，不是在乎生命的長短，而是他們察覺到建議的行為改變是值得他們投入與努力（Rapley, 1997）。了解與尊重社會、文化及心理因素影響遵從行為，也許能增加對無法遵從問題的管理。

案例：A先生

> A先生是一位32歲的男士，在一年前被診斷罹患「後天免疫缺乏症候群」，已經做過許多的醫療治療。他在醫院裡是一位忙碌的醫學外科的註冊護士，自從他被診斷後，他的工作天數就被限制。最近，他剛接受進階的護士計畫，以便進一步取得護理理學士的資格。目前他的臨床表現，仍是充滿著生命活力。然而，問題是，A先生承認並且也發現，在其工作和學校的時間表中，他實在難以遵守醫學治療方式。
>
> 他曾是當地體育館的一員，自從學校開始上課後，現在已經沒有辦法再繼續運動，他也承認自從再度返校進修之後，他也感覺到非常大的壓力，除了唸書熬夜到深夜，也經常忘記吃飯。他向你詢問有關如何有效組織其所有日常活動，並且維持他需要的醫療治療。他也承認他自己知道這些事是很重要，是需要遵從，但需要你的協助。

針對特殊的病患決定其「權益」的規定，包括估計與預期相關傷害或利益，並允許護理人員決定其醫療方式管理的程度：1.最不可能達成的遵從行為；2.最重要獲得的治療目標；3.最需要學習並達成渴望行為的改變。下列問題為遵從目的應該所提問的問題（Hingson 等人，1981）：

1. 你曾準備好提問任何有關這些的問題嗎？
2. 你對生病有沒有任何的擔憂？
3. 什麼建議的醫療方式會讓你不想遵循？
4. 什麼方法可以讓它發生？
5. 你覺得什麼樣的醫療方式是有效的，但也可視為一種阻礙？
6. 你能想到任何讓你遵從醫療的方式嗎？
7. 你還有任何與醫療方式或如何遵守的問題嗎？

健康照護專業不會永遠都是正確的，而在法規、在分配，在與病患與家庭照顧者的溝通，或維持合乎時代的書寫紀錄，尤其在現今照護場所中有多種照護提供者也會錯誤發生。再來為考量病患／照顧者完全無法了解，或記住與操作。如果病患缺乏知識或技巧來理解所建議的行為或治療，他們就有可能不去執行。對治療的醫療方式的教育需要長時間持續強化，以增強遵從行為。

增加病患動機需要評估他或她，已經準備就緒來執行與保持行為改變。技巧的建構需要他或她已經準備好學習，包括讀食物的標籤、在餐館選擇適當的食物，以及吸收有關藥物服用，並能進入到他或她的每日生活常規之中。換句話說，病患必

須學習新的策略來幫助自己適應與保持新的行為，尤其是在當每日的生活常規被中斷時（Bandura, 1997；Miller 等人，1997）。

照護提供者知道遵從行為的意向，將其視為正向、令人欽佩的和有智慧也是重要的（成為「好病人」），以及不遵從被視為負向、可憐的，以及難以理解的（視為「問題病人」）。健康照護專業如以此觀點，將比較無法找出不遵從的障礙。

評估也應能引導適切聚焦於有關增加其遵從策略。更早對於遵從的觀點，自我照顧也許太受限於此情境，遵從醫療方式無法達成乃因無法獲得其他人的協助。例如：結合失能和慢性疾病所形成的遵從概念，視為自我照顧能力並不適當。像社會支持網路也許成為遵從的最重要力量，並且也應該聚焦增加其遵從策略。無論如何，護士應該仔細評估遵從中其來自社會支持的衝擊。當社會支持經由重要的他人或支持網路，也許能協助患有慢性疾病的患者因應，以及在一些族群強化遵從行為（Burke & Dnubar-Jacob, 1995），這些也許不全然都是事實，因為病患總是能從其他人得到有形的協助。

測量遵從行為

有許多常見測量遵從的方法。在本章包括自我報告、執業護理師報告、觀察、生理測量、藥物監測以及電子監測。之前所提到，許多研究採用多種評估測量來相互比較其發現結果（Berg, 1995）。

自我報告

病患的自我報告遵從行為，為簡單且最便宜、蒐集不遵從訊息的方法，而且能實際上施行於所有照護場所（De Geest, Abraham, & Dunbar-Jacob, 1996; Burke & Dunbar-Jacob, 1995）。自我報告能蒐集更多，像環境中缺乏遵從的細節資訊，超過其他任何的測量（Burke & Dunbar-Jacob, 1995）。其能經由簡單的問題或更複雜的問題誘導，以及結構的訪談計畫表。一般的自我報告測量，包括藥物服用，以及每日的症狀記錄、結構性的問卷與訪談。

許多研究企圖以精確的自我報告來定義遵從。許多比較病患自我報告其服用藥丸的數量、藥物程度或身體的生物標記，大多發現個人過度高估其遵從（Bender 等人，1998；Dunbar-Jacob 等人，2000）。儘管問題的本質如此，自我報告仍是最普遍習慣用於遵從行為的評估測量。

案例：M 先生

> M 先生是一位 70 歲的公司執行者，最近剛被診斷為「非胰島素依賴型糖尿病」（non-insulin dependent diabetes mellitus; NIDDM）。他受過教育，也能針對自己問題修正，並且能解決問題，而且也曾參加糖尿病教育訓練課程，所以他應該能夠「學習到如何選擇適合他自己方式的療法」。他決定回家開始監測血糖，除了在減少糖分攝取表現出些微的關注之外，他對於飲食和改變食物的攝取習慣，沒有太大的興趣。
>
> 而在詢問有關每日的計畫表、生活情況和關心目前的一些特殊問題，他則表示，他將所有的注意、活力以及時間，完全專心致力在公司，以及一直需要仰賴呼吸器的妻子。他的公司事務大多在白天進行，而他每星期的七個晚上則直接提供妻子照護，以及一星期四個傍晚的照護。自從在六個月前她的呼吸突然發生問題，M 先生就開始學習如何處理藥物，和其所需要的呼吸設備、氧氣，並且執行其他艱辛的治療工作。他描述晚餐時刻：「當我們能夠在床旁一起談論生病的經驗，是我們共同的珍貴時刻」。
>
> 確認影響 M 先生飲食無法遵從的原因為：第一，如果 M 先生早上晚起，早餐有時就沒吃；第二，在吃午餐時很難針對自己的需求做很多考量，因為他的計畫表總是排滿了顧客的需求，因而讓他經常無法有充足的時間吃飯；第三，晚餐時刻則完全屬於他老婆的，而且他總是把時間焦點放在家庭的問題上，且不希望受干擾；而 M 先生則不想在吃飯的時間還要想到飲食的問題；第四，他考慮他妻子的疾病和照護時，當妻子病情嚴重時，他只能立即以滿足妻子為主，遠超過他自己的需求。最後，決定 M 先生能接受一些增強行為，則依其症狀的表現，或從他每三個月能依計畫表和醫師聯繫。

執業護理師報告

經由健康專業報告為間接評估遵從的方法。無論如何，研究方法顯示這種方式不準確，因為沒有立即觀察病患的不遵從，臨床人員依賴直覺與先前假設（Steele, Jackson & Gutman, 1990）。無論如何，執業護理師的報告如此快速、免費的、非互動的，以及符合醫學模式，依舊經常習慣用於評估遵從行為。

觀察

直接觀察病患不可能經常發生。因此，觀察法不是評估遵從的實務方式。理論上，此方法對於提供遵從行為證據的理想方式。無論如何，個體經常「扮演一個觀眾」，以及對於知識受到觀看而影響其行為。例如：對於個體患有氣喘的行為，說明／返回說明正確的使用計量儀器吸氣者（metered-dose inhalers, MDIs）。氣喘患

者評估其執行所講授的醫療方式能力與遵從教導。雖然護理人員評估病患在執行行為與健康管理行為有關，但此活動方式無法在家持續的評估。

生理測量

遵從的生理測量，包括血清藥物值、心臟速率偵測、肌肉張力、尿液樣本分析、膽固醇值，以及醣化血色素值。生理方法的測量優點在於不依賴病患的記憶或誠實。

所有生理測量中，藥物濃度為最普遍使用的測量。因藥物濃度測量比自我報告與執業護理師的報告為反映最大的準確，但此類型評估執行的困難，第一，這些測量不能反映遵從的程度（Dunbar-Jacob, Burke & Puczynski, 1995），其不僅依據個體的分類或依循某些醫療方式（Burke & Dunbar-Jacob, 1995）；第二，經由提供好的直接，與不遵從的客觀之測量，此方法既無法計算也無法獲得每天藥物的利用，僅能取得藥物的半衰期，而且是透過許多個體到個體的測量（De Geest, Abraham & Dunbar-Jacob, 1996）；第三，生理測量經常無法偵測計量值，例如：許多氣喘藥物如此的快速吸收，以致無法偵測到以生物檢驗它們（Rand & Wise, 1994）。最後，準確偵測遵從由藥物值提供的測試不具解釋力或能洞悉其遵從的理由（Besch, 1995）。

藥物監測

藥丸數量、藥物的再填充偵測，以及計量儀器吸氣估算重量，皆能使用於藥物遵從的測量。在研究中，使用藥丸的數量，個體經由每個月的提供，並以表格記錄每個月新的藥物更換。藥物服用經由數量來比較支持其藥物的服用。相同的，當病患要求藥物的再填充，則以病患要求的時間與期望藥物的重新填充比較其估算服用情形。這無法估算病患是否和其他人一起服用藥物，或「倒掉」先前填充的藥丸。

計量儀器吸氣估算重量常用於患有呼吸疾病的病患。在給予之前測量體重，在治療期間明確時間設計。雖然藥物服用偵測方式顯然有較高的準確性，但有可能過度估算遵從行為（Rand & Wise, 1994；Rudd 等人，1990）。最近 Simmons 等人（2000）在肺部健康研究提出，針對其計量儀器吸氣估算重量藥物服用，探查先前臨床所訪視的個案取樣中，僅有 30% 服用藥物。其他這些方法的限制，包括不知病患是否正確服藥，或能夠適當決定藥物服用的時間（Besch, 1995）。

電子監測

電子偵測對於遵從行為的評估為最新的科技應用，而最普遍的電子偵測建議為電子服藥偵測。電子偵測也能用於心跳速率與遵從運動時的肌肉移動情形（Iyriboz 等人，1991），或針對睡眠的呼吸暫停遵從以鼻導管持續呼吸正壓的使用（Kribbs 等人，1993）。

電子偵測以表格記錄評估其遵從服藥、眼藥水的使用，以及計量儀器吸氣估算重量（Dunbar-Jacob 等人，1997；Berg, Dunbar-Jacob & Sereika, 1997）。這些偵測的功能以微處理機方式在特殊的瓶子器具，或以深褐色捆裝；能偵測出日期，和容器中的每個操作日期；以及針對每天或每星期提供其藥物服用的行為訊息。藥物服用的型態（或者未服用），能夠有效的評估臨床反應（或其他原因），或副作用，以及對於措施提供指引，尤其是能合適於每位病患（Besch, 1995）。

增加遵從的教育策略

病患教育的主要目的是協助有關健康促進的決定（Ungvarski & Schmidt, 1995）。其重要性在於之後的教育提供，一些病患也許追隨所有的忠告，一些病患可能選擇部分，或其他可能拒絕所有訊息。最後決定屬於病患，而此並不意味護理人員在教育上是失敗的（Crespo-Fierro, 1997）。

教育措施應具個別性，包括評估病患的知識程度、文化背景與特別的目標。教育的資訊應該顯現在可操縱的部分。隨著附加的資訊與強化隨後的聚合點。護理人員應該在醫療方式的管理聚焦於關鍵問題，應該對健康的維持選擇最重要的需要層面。困難的技術應該說明，且允許病患實地練習，並反覆說明。困難的技術也應該在每次探訪病患的時間中再檢查。

寫下適合病患閱讀的程度及語言。Glazer 與其同事在 1996 年評估印製教導乳房自我檢查與其發現，雖然有形的閱讀層次分成 9 等級，但平均族群閱讀的程度通常在第 6 級。其他在健康文獻研究發現，有 42% 的病患甚至連最基本的書寫藥物指引都無法了解（Williams 等人，1995a）。這樣的發現強調，針對這些需求的準備，必須以最多數的病患為主。其他教育的方式的提供，包括錄影帶、錄音帶以及電腦協助的教導。

病患在家經常依賴家庭成員詳細解釋醫療的方式。因此，當在教育患有慢性

疾病的病患時,家庭成員或重要的他人應該納入課程的教導。在教導時特別強調不僅只有疾病的知識,同時,也應針對所需要的醫療方式教導其技巧(Burke & Dunbar-Jacob, 1995)。除此之外,醫療方式應該盡可能的簡單。

超越知識與理解能力

能力是需要超越知識與理解力。因此在遵從的結果,其教育目標必須盡可能以簡單知識傳遞。遵從的結果在於依賴學習者的參與,能超越聽、閱讀或者吸收訊息。臨床人員也應鼓勵他們參與自己的照護。具有彈性的自我照護醫療能使個體練習自主程度,即使在標準醫療上不具選擇權,甚至這些還適用於一些個人的程度。具有彈性的教導,包括如果當你有這樣的徵象或者症狀時,試看看這樣的活動;允許個體擁有自由做知情選擇與選擇獨立發展,以及更好的生活品質(Rapley, 1997)。

增加遵從的行為策略

行為策略的一些程序企圖直接經由不同的技巧來影響不遵從。這些策略也許是使用單一的措施,或結合想要完成渴望的結果。

當病患主動參與學習,與決定採取規定的醫療方式時,一般相信病患是具遵從性。無論如何,由健康照護提供者強調先入為主的想法,或參與者最嚮往程度的刻板想法也許都不適當。對權威的提供者與獨斷之間所產生的不協調,讓主動學習因而產生敵對影響。另一方面,照護的提供者期望能主動融入過程,將能協助被動與非主動的初學者克服與戰勝自己的障礙。

接縫串連

病患參與的最低結果,和護理人員在遵從策略的發展,都應緊密結合病患每日的治療,因為此過程都能協助病患找出遵從的線索(Burke & Dunbar-Jacob, 1995)。整合治療活動讓每日的常規活動能同時發生與建立,並進而成為儀式化、重要的個別化,且增加治療計畫。在每日的飲食計畫、退休後的生活、衛生、喜愛的電視節目等,確認其儀式化也許能併入健康行為融入每日的生活。

簡化醫療

當病患和護理人員之間的討論結果，也許變成病患無法用於常規複雜的醫療管理。此時，如果清除阻礙醫療能更簡單，並與常規資源一起協商結果，也許能產生更好的遵從結果。當一般的規則、服藥時間的次數與藥丸數目都能做到，則應該掌握最低限度的醫療。

提供提醒

當行為發生失敗的問題，是因為病患忘記做到一個，或我們渴望其建立遵從的行為，此時，提醒或記憶是有用的幫助。月曆、時鐘，以及針對個人所準備的服藥便利貼與進食提醒單，都是非常有用的。一天的服藥供應也能幫助個人的不易忘記，尤其是劑量的服用。

健康照護提供者能偶爾訪視，對強化遵從具重要的作用。強化的方法，包括藥丸的數量、注意病患每日或其他行為報告，以及自我偵測，這些所有的方法都在提醒病患遵從的價值，以及誘導其參與。

電話訪視也能有效提醒病患關於健康照護建議的執行，鼓勵年長者遵從服藥（Cargill, 1992），以及增加執行遵從，並與緊急轉診的病患維持適當的約定（Komoroski, Graham & Kirby, 1996）。Friedman 與其同事，在 1996 年測試許多電話的追蹤，大約有 17.7% 於接受自動電話提醒的病患改善其服藥遵從。電話提醒不僅提供個體持續的接觸，也允許個體在時間點上，希望重新安排做到彼此所約定事情的機會（Crespo-Fierro, 1997）。

增加因應

護理人員應非常敏銳從個別的病患情緒反應，察覺干擾學習最理想的健康行為。情境的焦慮、明顯的憂鬱，以及否認，都和低程度的遵從相關。這三個情緒反應都應視為干擾的訊號，其反映病患不適當的因應技巧，在修正之後也許能更有效。

契約

契約視為教育策略引發病患承諾去學習、做改變，以及針對自身行為的考量（詳見第十四章改變力量，以及第十五章個案與家屬的教育）。契約包括護理人員與病患合作發展，以正確目標、方法，以及明確地確認獎勵進而寫下契約。基於行

爲修正的原則，契約強化建立與維持新的或改變行爲。契約在不同場所與不同的類型行爲中，視爲成功地增加遵從的策略（Crespo-Fierro, 1997）。契約也能創造並形成公眾的承諾，培育發展自我控制的行爲，確認並寫在契約中。

民族文化的措施

從不同的照護提供者，確認病患家庭承諾的型態，爲重要的有效措施。除此之外，文化內涵需要整合進入所提議的策略中，敏銳察覺病患的民族文化信念，將能促進不同文化中，遵從行爲的了解。

治療常規存在於民族文化實務之中，當對傳統脈絡下的西方提倡生物醫學與護理信念，更可能成功以社區服務爲基礎的世界觀（Flaskerud, 1995）。MacLachlan和 Carr 在 1994 年提議採用傳統療癒者和現代醫學實務者，針對促進健康保護及行爲的重要性。

對於個體與不同文化有效的互動，「文化轉變」是需要的（Murphy, Anderson & Lyns, 1993）。另外，對文化轉變需要學習有關於健康的特殊團體其歷史的儀式和規範。需要在病患的文化脈絡之下，決定優先選擇其中之一、環境的阻礙或知識與技巧的程度來評估健康行爲（Murphy, Anderson & Lyns, 1993）。

照護提供者需要確認其信念制度、價值與健康照護管理傾向的態度，爲文化決定，也許是確認其失能的反應不遵從的來源，可能是意識型態或哲學觀的不同。在西方醫療系統中強調自我照顧，相當的意識型態，而在西方文化中強調個人冒險精神的價值（Anderson, Blue & Lau, 1993）。其他文化的個體也許從很多外來的發現其自我照顧而開始重視。

眾所周知，種族標籤對於了解獨特的個體或團體的信念是非常不適當的（Friedman, 1990）。其他的文化層面所需要的評估，包括是否爲傳統的、民間習俗或是病患常採用的另類療法；是否因醫囑規定而與重要的文化實務產生衝突；以及何種儀式、限制規定、意義與文化使用的項目，包括食物的相關規範。

家庭溝通的權威型態也受到文化影響，對於非裔美國人，角色獲得似乎當成義務且視爲家庭義務般的穩固。因此，在西方的實踐中，以家庭爲中心的照護遠比平日以個人爲中心的方式更爲適切（Friedman, 1990）。非裔美國人家庭的型態，包括在擴展的家庭中強而有力的親屬關係制度、家庭的價值、教堂，以及宗教生活、

生活中融入彼此的父母親，以及兒童的照護與祖父母有關（Friedman, 1990）。

其他，例如西班牙裔或拉丁裔文化，雖然目前研究有所爭論（Friedman, 1990），對拉丁裔文化的刻板印象為，階級制度的家庭結構以男性為優先。Antonia Novello 從 1990～1993 年調查美國大眾健康服務的一般外科，聲稱西方健康的預防與保健經由自我照顧的測量發現，和西班牙裔宿命論的觀點是不一致，而其經常感覺到「什麼會引起疾病，與其對自己和家人的衝擊，不要一直受到影響，你唯一的目的就僅是活著，當上帝願意迎接你時，死亡就會來到」（Ingle, 1993, p.45）。除此之外，西班牙裔的婦女最重要的角色為控制健康照護的訊息，並使用於家庭，在討論遵從增加策略時，需要納入考量。

結果

一般而言，成功的確認醫療治療，多少都需要依賴病患願意假設其能有責任執行所建議的醫療方式。許多重要的因素對於患有慢行疾病的個人，在評估治療的策略上須考量。其中的因素之一為，如果病患不遵從治療的醫療方式時，就會造成高成本的健康照護。不遵從也可能因而增加合併症（Schlenk & Dunbar-Jacob, 1996）。

其他影響結果的問題也許和對於治療缺乏任何有關療法的「劑量」有關。了解有關遵從的劑量與反映曲線，有助照護提供者增加遵從策略的運用（Schlenk & Dunbar-Jacob, 1996）。如果在臨床試驗中，對於疾病的藥物服用療法有所影響，在藥物治療反應分析結果是來自病患自我報告，也許因而不精確，其結果在於不嚴密的治療劑量的控制。

對於評估臨床結果的阻礙來自我們無法確認「真正」遵從行為，因為我們受限於能力來勸告病患其行為，絕對遵守讓我們所想要的結果發生。Schlenk & Dunbar-Jacob 在 1996 年，需要更多的研究來穩固地建立，確認遵從能導致更好的結果。面對健康照護的提供者不能運轉個人需求到達何種層次。對慢性疾病而言，遵循一種醫療方式尤其是特別的重要，而醫療方式又是如此極端惱人，但卻是如此具關鍵性。

摘要與總結

　　對於患有慢性疾病的個體增加能力，對治療療法遵守的重要性是明顯的。對病患管理的責任，或家庭每日基本的需求，無論如何，照護提供者所需肩負的責任為確保病患或家庭需要的知識、動機和技巧，不但協助病患發現遵從的方式，而且是能做得到的。

問題與討論

1. 為何對於患有慢性疾病的病患，對於嘗試增加遵從行為是重要的？

2. 什麼因素與遵從有關？並且一起討論。

3. 你同意遵從（compliance）與不遵從（noncompliance）的術語和堅持（adherence）與非堅持（nonadherence）是一樣可接受的嗎？為什麼同意或為什麼不同意？

4. 不遵從多普遍？什麼是遵從研究的方法學之障礙，對遵從單一變項的關係是什麼？什麼是現存的概念障礙？

5. 當照護提供者嘗試增加病患的遵從時，將發生什麼倫理問題？請討論倫理方法。

6. 請以你自己的或病患的文化，並確認規範、儀式以及實務，如何影響遵從和健康照護建議？

7. 動機如何影響遵從？

8. 當增加遵從的意義時，什麼是教育的效力與弱點？

9. 你如何鼓勵病患參與而增加其遵從？討論銜接、簡化醫療方式與提醒方式。

10. 你如何提高因應來增強遵從？

11. 何謂契約的優點與缺點？支持團體呢？

參考文獻

Adams, J., & White, M. (2003). Are activity promotion interventions based on the transtheoretical model effective? A critical review. *British Journal of Sports Medicine, 37* (2), 106–114.

Ajzen, L. (1985). From intention to action: A theory of planned behavior. In J. Kuhl & J. Beckman (Eds.), *Action control: From cognition to behavior.* Heidelberg: Springer.

Anderson, J. M., Blue, C., & Lau, A. (1993). Women's perspectives on chronic illness: Ethnicity, ideology and restructuring of life. *Diabetes Spectrum, 6* (2), 102–115.

Anderson, R. M. (1985). Is the problem of noncompliance all in our head? *Diabetes Educator, 11,* 31–34.

Bailey, W. C., Richards, J. M., Manzella, B. A., Windsor, R. A., et al. (1987). Promoting self-management in adults with asthma: An overview of the UAB program. *Health Education Quarterly, 14* (3), 345–355.

Bamberger, J. D., Unick, J., Klein, P., Fraser, M., et al. (2000). Helping the urban poor stay with antiretroviral HIV drug therapy. *American Journal of Public Health, 90* (5), 699–701.

Bandura, A. (1997). *Self-efficacy: The exercise of control.* New York: W. H. Freeman and Company.

Barofsky, I. (1978). Compliance, adherence, and the therapeutic alliance: Steps in the development of self-care. *Social Science and Medicine, 12,* 369–376.

Barry, V. (1982). *Moral aspects of health care.* Belmont, CA: Wadsworth.

Baumann, L. J., Cameron, L. D., Zimmerman, R. S., & Leventhal, H. (1989). Illness representations and matching labels with symptoms. *Health Psychology, 8* (4), 449–469.

Becker, M. H. (1976). Socio-behavioral determinants of compliance. In D. L. Sackett & R. Haynes (Eds.), *Compliance with therapeutic regimens.* Baltimore: Johns Hopkins University Press.

Becker, M. H., & Maiman, L. A. (1975). Sociobehavioral determinants of compliance with health and medical care recommendations. *Medical Care, 13,* 10–24.

Becker, M. H., Drachman, R. H., and Kirscht, J. P. (1974). A new approach to explaining sick-role behavior in low income populations. *American Journal of Public Health, 64,* 205–216. Thousand Oaks, CA: Sage.

Bender, B., & Milgrom, H. (1996). Compliance with asthma therapy: A case for shared responsibility. *Journal of Asthma, 33,* 199–202.

Bender, B., Milgrom, H., Rand, C., & Ackerson, L. (1998). Psychological factors associated with medication nonadherence in asthmatic children. *Journal of Asthma, 35,* 347–353.

Berg, J. (1995). *An evaluation of a self-management program for adults with asthma.* Unpublished doctoral dissertation, University of Pittsburgh.

Berg, J., & Berg, B. L. (1990). Compliance, diet and cultural factors among Black Americans with end-stage renal disease. *Journal of National Black Nurses Association,* Sept/Oct, 16–28.

Berg, J., Dunbar-Jacob, J., & Sereika, S. (1997). An evaluation of a self-management program for adults with asthma. *Clinical Nursing Research, 6,* 225–238.

Bernardini, J. (2004). Ethical issues of compliance/adherence in the treatment of hypertension. *Advances in Chronic Kidney Disease, 11* (2), 222–227.

Besch, L. (1995). Compliance in clinical trials. *AIDS, 9,* 1–10.

Blumenthal, J. A., Williams, R. S., Wallace, A. G., Williams, R. B., et al. (1982). Physiological and psychological variables predict compliance to prescribed exercise therapy in patients recovering from myocardial infarction. *Psychosomatic Medicine, 44* (6), 519–527.

Brawley, L. R., & Culos-Reed, S. N. (2000). Studying adherence to therapeutic regimens: overview, theories, recommendations. *Controlled Clinical Trials, 21* (5 Suppl), 156S–163S.

Brown, M. A., Inouye, J., Powell-Cope, G. M., Holzemer, W. L., et al. (1998). Social support and adherence in HIV+ persons. *International Conference on AIDS, 12,* 590.

Buckworth, J., & Wallace, L. S. (2002). Application of the Transtheoretical Model to physically active adults. *Journal of Sports Medicine and Physical Fitness, 42* (3), 360–367.

Burke, L. E., & Dunbar-Jacob, J. (1995). Adherence to medication, diet and activity recommendations: From assessment to maintenance. *Journal of Cardiovascular Nursing, 9* (2), 62–79.

Butler, J. A., Roderick, P., Mullee, M., Mason, J. C., et al. (2004). Frequency and impact of nonadherence to immunosuppressants after renal transplantation: a systematic review. *Transplantation, 77* (5), 769–776.

Cargill, J. M. (1992). Medication compliance in elderly people: Influencing variables and interventions. *Journal of Advanced Nursing, 17* (4), 422–426.

Carney, R., Freedland, K., Eisen, S., Rich, M., et al. (1995). Major depression and medication adherence in elderly patients with coronary artery disease. *Health Psychology, 14,* 88–90.

Carney, R., Freedland, K., Eisen, S., Rich, M., et al. (1998). Adherence to a prophylactic medication regimen in patients with symptomatic versus asymptomatic ischemic heart disease. *Behavioral Medicine, 24,* 35–39.

Chan, D., & Fishbein, M. (1993). Determinants of college women's intention to tell their partners to use condoms. *Journal of Applied Social Psychology, 23,* 1455–1470.

Chesney, M. A., Ickovics, J. R., Chambers, D. B., Gifford, A. L., et al. (2000). Self-reported adherence to antiretroviral medications among participants in clinical trials: The AACTG Adherence Instruments. *AIDS Care, 12,* 255–266.

Christensen, A. J., Wiebe, J. S., Edwards, D. L., Michels, J. D., et al. (1996). Body consciousness, illness-related impairment and patient adherence in hemodialysis. *Journal of Consulting and Clinical Psychology, 64*, 147–152.

Clark, N. M., & Starr, N. S. (1994). Management of asthma by patients and families. *American Journal of Respiratory and Critical Care Medicine, 149*, S54–66.

Conn, V., Taylor, S. G., & Stineman, A. (1992). Medication management by recently hospitalized older adults. *Journal of Community Health Nursing, 9* (1), 1–11.

Connelly, C. E. (1984). Economic and ethical issues in patient compliance. *Nursing Economics, 2*, 342–347.

Conrad, P. (1985). The meaning of medications: Another look at compliance. *Social Science and Medicine, 20*, 29–37.

Corbin, J. M., & Strauss, A. L. (1984). Collaboration: Couples working to manage chronic illness. *Image: The Journal of Nursing Scholarship, 16* (4), 109–115.

Cramer, J., Scheyer, R., Prevey, M., & Mattson, R. (1989). How often is medication taken as prescribed? A novel assessment technique. *JAMA, 261*, 3273–3277.

Cramer, J., Vachon, L., Desforges, C., & Sussman, N. (1995). Dose frequency and dose interval compliance with multiple antiepileptic medication during a controlled clinical trial? *Epilepsia, 36*, 1111–1117.

Creer, T. L. (1993). Medication compliance and childhood asthma. In N. A. Krasneger, L. Epstein, S. B. Johnson, & S. J. Yaffe (Eds.), *Developmental aspects of health compliance behavior*, (pp. 303–333). Hillsdale, NJ: Erlbaum Associates.

Creer, T. L., & Levstek, D. (1996). Medication compliance and asthma: Overlooking the trees because of the forest. *Journal of Asthma, 33*, 203–211.

Crespo-Fierro, M. (1997). Compliance/adherence and care management in HIV disease. *Journal of the Association of Nurses in AIDS Care, 8*, 43–54.

De Geest, S., Abraham, I., & Dunbar-Jacob, J. (1996). Measuring transplant patients' compliance with immunosuppressive therapy. *Western Journal of Nursing Research, 18*, 595–605.

deKlerk, E., & van der Linden, S. (1996). Compliance monitoring of NSAID drug therapy in ankylosing spondylitis, experiences with an electronic monitoring device. *British Journal of Rheumatology, 35*, 60–65.

Demyttenaere, K., Van Ganse, E., Gregoire, J., Gaens, E., et al. (1998). Compliance with depressed patients treated with fluoxetine or amitriptyline. *International Clinical Psychopharmacology, 13*, 11–17.

DiMatteo, M. R. (2004). Variations in patients' adherence to medical recommendations: A quantitative review of 50 years of research. *Medical Care, 42* (3), 200–209.

DiMatteo, M. R., Lepper, H. S., & Croghan, T. W. (2000). Depression is a risk factor for noncompliance with medical treatment. *Archives of Internal Medicine, 160*, 2101–2107.

DiMatteo, M. R., Sherbourne, C. D., Hays, R. D., Ordway, L., et al. (1993). Physician's characteristics influence adherence to medical treatment. *Health Psychology, 12*, 93–102.

Dimond, M., & Jones, S. L. (1983). *Chronic illness across the life span*. Norwalk, CT: Appleton-Century-Crofts.

Dracup, K. A., & Meleis, A. I. (1982). Compliance: An interactionist approach. *Nursing Research, 31*, 32–35.

Dunbar, J. (1980). Adhering to medical advice: A review. *International Journal of Mental Health, 9* (1–2), 70–78.

_____. (1990). Predictors of patient adherence: Patient predictors. In A. Shumaker, E. Schron, & J. Ockene (Eds.), *The handbook of health behavior change*. New York: Springer.

Dunbar-Jacob, J. (1993). Contributions to patient adherence: Is it time to share the blame? *Health Psychology, 12*, 91.

Dunbar-Jacob, J., Burke, L. E., & Puczynski, S. (1995). Clinical assessment and management of adherence to medical regimens. In P. M. Nicassio & T. W. Smith (Eds.), *Managing chronic illness: A biopsychosocial perspective*. Washington, DC: APA.

Dunbar-Jacob, J., Erlen, J., Schlenk, E., Ryan, C., et al. (2000). Adherence in chronic disease. In *Annual Review of Nursing Research*, (pp. 48–90). New York: Springer.

Dunbar-Jacob, J., Holmes, J. L., Sereika, S., Kwoh, C. K., et al. (2004). Factors associated with attrition of African Americans during the recruitment phase of a clinical trial examining adherence among individuals with rheumatoid arthritis. *Arthritis Rheumatology, 51* (3), 422–428.

Dunbar-Jacob, J. & Schenk, E. (2001). Patient adherence to treatment regimen. In A. Baum & T. Revenson (Eds.) *Handbook of health psychology* (pp. 321–657), Mahwah, NJ: Lawrence Erlbaum Associates Publishers.

Dunbar-Jacob, J., Schenk, E. A., Burke, L. E., & Mathews, J. (1997). Predictors of patient adherence: Patient characteristics. In S. A. Schumaker, E. B. Schron, J. K. Ockens (Eds.), The handbook of health behavior change (2nd ed.). New York: Springer.

Dunbar-Jacob, J., Schenk, E., & Caruthers, D. (2002). Adherence in the management of chronic disorders. In A. Christensen & M. Antoni (Eds.), *Chronic physical disorders: Behavioral medicine's perspective*. (pp. 69–82), Malden, MA: Blackwell Publishers.

Duncan, J., & Rogers, R. (1998). Medication compliance in patients with chronic schizophrenia: Implications for the community management of mentally disordered offenders. *Journal of Forensic Sciences, 43*, 1133–1137.

Eiser, C., Hill, J. J., & Blacklay, A. (2000). Surviving cancer: What does it mean for you? An evaluation of a clinic based intervention for survivors of childhood cancer. *Psycho-Oncology, 9*, 214–220.

Feachem, R. G., Sekhri, N. K., & White, K. L. (2002). Getting more for their dollar: a comparison of the NHS with California's Kaiser Permanente. *British Medical Journal, 324* (7330), 135–141.

Finley, C., Gregg, E. W., Solomon, L. J., & Gay, E. (2001). Disparities in hormone replacement therapy use by socioeconomic status in a primary care population. *Journal of Community Health, 26* (1), 39–50.

Fishbein, M., & Ajzen, I. (1975). *Belief, attitude and intention: An introduction to theory and research.* Reading, MA: Addison-Wesley.

Flaskerud, J. (1995). Culture and ethnicity. In J. Flaskerud & P. J. Ungvarski (Eds.), *HIV/AIDS: A guide to nursing care* (3rd ed.), pp. 405–432. Philadelphia: Saunders.

Fleury, J. (1992). The application of motivational theory to cardiovascular risk reduction. *Image: The Journal of Nursing Scholarship, 24* (3), 229–239.

Ford, F., Hunter, M., Hensley, M., Gillieo, A., et al. (1989). Hypertension and asthma: Psychological aspects. *Social Science Medicine, 29* (1), 79–84.

Friedman, M. (1990). Transcultural family nursing: Application to Latino and Black families. *Journal of Pediatric Nursing, 5* (3), 214–221.

Friedman, R., Kazis, L., Jette, A., Smith, M., et al. (1996). A telecommunciation system for monitoring and counseling patients with hypertension: Impact on medication adherence and blood pressure. *American Journal of Hypertension, 9,* 285–292.

Garrity, T., & Lawson, E. (1989). Patient-physician communication as a determinant of medication misuse in older, minority women. *The Journal of Drug Issues, 19* (2), 245–259.

Glazer, H., Kirk, L., & Bosler, F. (1996). Patient education pamphlets about prevention, detection, and treatment of breast cancer in low literacy women. *Patient Education and Counseling, 27,* 185–189.

Gohdes, D., Rith-Najarian, S., Acton, K., & Shields, R. (1996). Improving diabetes care in the primary health setting. The Indian Health Service experience. *Annals of Internal Medicine, 124* (1 Pt 2), 149–152.

Goldstein, M. G., DePue, J., Kazura, A., & Niaura, R. (1998). Models for provider-patient interaction: Applications to health behavior change. In S. Shumaker & E. Schron (Eds.), *The handbook of health behavior change* (2nd ed.), (pp. 85–113). New York: Springer.

Gonzalez, J. (1990). Factors relating to frequency among low-income Mexican American women: Implications for nursing practice. *Cancer Nursing, 13,* 134–142.

Grady, K. E. (1988). Older women and the practice of self-breast exam. *Psychology of Women Quarterly, 12,* 473–487.

Grady, K. E., Lemkau, J. P., McVay, J. M., Carlson, S., et al. (1996). Clinical decision-making and mammography referral. *Preventive Medicine, 25* (3), 327–338.

Graves, J. W. (2000). Management of difficult-to-control hypertension.[see comment][erratum appears in *Mayo Clinical Proceedings 75* (5), 542]. *Mayo Clinic Proceedings, 75* (3), 278–284.

Greenstein, S., & Siegal, B. (1998). Compliance and non-compliance in patients with a functioning renal transplant: A multicenter study. *Transplantation, 66* (12), 1718–1726.

Harrington, R., Kerfoot, M., Dyer, E., McNiven, F., et al.

(2000). Deliberate self-poisoning in adolescence: Why does a brief family intervention work in some cases and not others? *Journal of Adolescence, 23,* 13–20.

Haynes, R. (1979). *Determinants of compliance: The disease and the mechanics of treatment.* Baltimore, MD: Johns Hopkins University Press.

Haynes, R. B., McDonald, H., Garg, A. X., & Montague, P. (2002). Interventions for helping patients to follow prescriptions for medications.[update of Cochrane Database Syst Rev. 2000;(2):CD000011; PMID: 10796686]. *Cochrane Database of Systematic Reviews*(2), CD000011.

Hellenbrandt, D. (1983). An analysis of compliance behavior: A response to powerlessness. In J. F. Miller (Ed.), *Coping with chronic illness,* (pp. 215–243). Philadelphia: FA Davis.

Hilbrands, L., Hoitsma, A., & Koene, R. (1995). Medication compliance after renal transplantation. *Transplantation, 60,* 914–920.

Hingson, R., Scotch, N., Sorenson, J., & Swazey, J., (1981). *In sickness and in health.* St. Louis: Mosby.

Holland, N., Wiesel, P., Cavallo, P., Edwards, C., et al. (2001). Adherence to disease-modifying therapy in multiple sclerosis: Part II. *Rehabilitation Nursing, 26* (6), 221–226.

Holroyd, K. A., & Creer, T. L. (1986). *Self-management of chronic disease.* New York: Academic Press.

Horne, R. (1998). Adherence to medication: A review of existing research. In L. Myers & K. Midence (eds.), *Adherence to treatment in medical conditions.* Amsterdam: Harwood.

Horne, R., & Weinman, J. (1998). Predicting treatment adherence: An overview of theoretical models. In L. Myers & K. Midence (Eds.), *Adherence to treatment in medical conditions.* Amsterdam: Harwood.

Im, E., & Meleis, A. (1999). A situation-specific theory of Korean immigrant women's menopausal transition. *Journal of Nursing Scholarship, 31,* 333–338.

Ingle, K. L. (1993). Surgeon General broadcasts diabetes message to Hispanics. *Diabetes Forecast, 15* (8), 44–46.

Iyriboz, Y., Powers, S., Morrow, J., Ayers, D., et al. (1991). Accuracy of the pulse oximeters in estimating heart rate at rest and during exercise. *British Journal of Sports Medicine, 25,* 162–164.

Jaynes, R., & Rankin, S. (2001). Application of Leventhal's self-regulation model to Chinese immigrants with type 2 diabetes. *Journal of Nursing Scholarship, 31,* 333–338.

Jenkins L. S., & Gortner, S. R. (1998). Correlates of self-efficacy expectation and prediction of walking behavior in cardiac surgery elders. *Annals of Behavioral Medicine, 20,* 99–103.

Jensen, M., Nielson, W., Roman, J., Hill, M., et al. (2000). Further evaluation of the pain stages of change questionnaire: Is the transtheoretical model of change useful for patients with chronic pain? *Pain, 86,* 255–264.

Jones, P. K., Jones, S. L., & Katz, J. (1987, September). Improving follow-up among hypertensive patients using a health belief model intervention. *Archives of Internal Medicine, 147,* 1557–1560.

Jonsen, A. R. (1979). Ethical issues in compliance. In R. B. Haynes, D. W. Taylor, & D. L. Sackett (Eds.), *Compliance in health care,* (pp. 113–120). Baltimore: Johns Hopkins University Press.

Joshi, M. S. (1998). Adherence in ethnic minorities: The case of South Asians in Britain. In L. Myers & K. Midence (Eds.), *Adherence to treatment in medical conditions.* Amsterdam: Harwood.

Kleinman, A., Eisenberg, L., & Good, B. (1988). Culture, illness, and care. *Annals of Internal Medicine, 88* (2), 251–258.

Komoroski, E., Graham, C., & Kirby, R. (1996). A comparison of interventions to improve clinic follow-up compliance after a pediatric emergency department visit. *Pediatric Emergency Care, 12,* 87–90.

Krapek, K., King, K., Warren, S. S., George, K. G., et al. (2004). Medication adherence and associated hemoglobin A1c in type 2 diabetes. *Annals of Pharmacotherapy, 38* (9), 1357–1362.

Kribbs, N., Pack, A., Kline, L., Smith, P., et al. (1993). Objective measurement of patterns of nasal CPAP use by patients with obstructive sleep apnea. *American Review of Respiratory Disease, 147,* 887–895.

Lee, J. Y., Kusek, J., Greene, P., Bernhard, S., et al. (1996). Assessing medication adherence by pill count and electronic monitor in the African American Study of Kidney Disease and Hypertension. *American Journal of Hypertension, 9,* 719–725.

Lemanek, K. (1990). Adherence issues in the medical management of asthma. *Journal of Pediatric Psychology, 15* (4), 437–458.

Leventhal, H., Glynn, K., & Fleming, R. (1987). Is the smoking decision an 'informed choice'? Effect of smoking risk factors on smoking beliefs. *JAMA, 257,* 3373–3377.

Leventhal, H., Meyer, D., & Nerenz, D. (1980). The common sense representations of illness danger. In S. Rachman (Ed.), *Contributions to medical psychology,* (pp. 27–30). Oxford: Pergamon Press.

Ley, P. (1988). *Communicating with patients.* London: Crown Helm.

Locke, E. A., & Latham, G. P. (2002). Building a practically useful theory of goal setting and task motivation. A 35-year odyssey. *American Psychologist, 57* (9), 705–717.

Lorig, K. R., Sobel, D. S., Ritter, P. L., Laurent, D., et al. (2001). Effect of a self-management program on patients with chronic disease. *Effective Clinical Practice, 4* (6), 256–262.

Lorig, K., Sobel, D., Stewart, A., Brown, B., et al. (1999). Evidence suggesting that a chronic disease self-management program can improve health status while reducing hospitalization: A randomized trial. *Medical Care, 37* (1), 5–14.

MacLachlan, M., & Carr, S. (1994). Managing the AIDS crisis in Africa: In support of pluralism. *Journal of Management in Medicine, 8,* 45–53.

Mansour, M. E., Lanphear, B. P., & DeWitt, T. G. (2000).

Barriers to asthma care in urban children: Parent perspectives. *Pediatrics, 106,* 512–519.

Marston, M. (1970). Compliance with medical regimens: A review of the literature. *Nursing Research, 19,* 312–323.

Mason, B., Matsayuma, J., & Jue, S. (1995). Assessment of sulfonylurea adherence and metabolic control. *Diabetes Educator, 21,* 52–57.

McDonald, H. P., Garg, A. X. & Haynes, R. B. (2002). Interventions to enhance patient adherence to medication prescriptions: Scientific review. *JAMA, 288* (22), 2868–79.

McGlynn, E., Asch, S., Adams, J., Keesey, J., et al. (2003). The quality of health care delivered to adults in the United States. *New England Journal of Medicine, 348* (26), 2635–2645.

Meyer, D., Leventhal, H., & Gutmann, M. (1985). Common-sense models of illness: The example of hypertension. *Health Psychology, 4* (2), 115–35.

Miller, N. H., Hill, M., Kottke, T., & Okene, I. (1997). The multilevel compliance challenge: Recommendations for a call to action. A statement for healthcare professionals. *Circulation, 95,* 1085–1090.

Misselbrook, D. (1998). Managing the change from compliance to concordance. *Prescriber, 19,* 23–33.

Morisky, D. E., & Cabrera, D. M. (1997). Compliance with antituberculosis regimens and the role of behavioral interventions. In D. Gochman (Ed.), *Handbook of health behavior research II: Provider determinants.* New York: Plenum.

Mounier-Vehier, C., Bernaud, C., Carre, A., Lequeyche, B., et al. (1998). Compliance and antihypertensive efficacy of amlodipine compared with nifedipine slow-release. *American Journal of Hypertension, 11,* 478–486.

Munet-Villaro, F., & Vessey, J. A. (1990). Children's explanation of leukemia. *Journal of Pediatric Nursing, 5* (4), 274–282.

Murphy, K. G., Anderson, R. M., & Lyns, A. E. (1993). Diabetes educators as cultural translators. *The Diabetes Educator, 19* (2), 113–118.

Nelson, E. C., Stason, W. B., Neutra, R. R., Solomon, H. S., et al. (1978). Impact of patient compliance with treatment of hypertension. *Medical Care, 16,* 893–906.

Norman, P., Conner, M., & Bell, R. (1999). The theory of planned behavior and smoking cessation. *Health Psychology, 18,* 89–94.

Norman, P., & Smith, L. (1995). The theory of planned behaviour and exercise: An investigation into the role of prior behaviour, behavioural intentions and attitude variability. *European Journal of Social Psychology, 12,* 403–415.

Oberle, K. (1991). A decade of research in locus of control: What have we learned? *Journal of Advanced Nursing, 16* (7), 800–806.

O'Leary, M. R., Rohsenow, D. J., & Chaney, E. F. (1979). The use of multivariate personality strategies in predicting attrition from alcoholism treatment. *Journal of Clinical Psychiatry, 40,* 190–193.

Ott, J., Greening, L., Palardy, N., Holderby, A., et al. (2000). Self efficacy as a mediator variable for adolescents' adherence to treatment for insulin dependent diabetes mellitus. *Children's Health Care, 29,* 47–63.

Pablos-Mendez, A., Knirsch, C., Barr, R., Lerner, B., et al. (1997). Nonadherence in tuberculosis treatment: Predictors and consequences in New York City. *American Journal of Medicine, 102,* 164–170.

Parsons, T. (1951). *The social system.* New York: Free Press.

Pender, N. J. (1996). *Health promotion in nursing practice* (2nd ed.). Norwalk, CT: Appleton-Century-Crofts.

Perry, C. L., Baranowski, T., & Parcel, G. S. (1990). How individuals, environments, and health behavior interact: Social learning theory. In K. Glanz, F. Lewis, & B. Rimer (Eds.), *Health behavior and health education theory, research and practice.* San Francisco: Jossey-Bass.

Prochaska, J., & DiClemente, C. (1983). Stages and processes of self-change of smoking: Toward an integrative model of change. *Journal of Consulting & Clinical Psychology, 51,* 390–395.

Rand, C. S. (1993). Measuring adherence with therapy for chronic diseases: implications for the treatment of heterozygous familial hypercholesterolemia. *Am J Cardiol, 72* (10), 68D–74D.

Rand, C. S., & Sevick, M. A. (2000). Ethics in adherence promotion and monitoring. *Controlled Clinical Trials, 21* (5 Suppl), 241S–247S.

Rand, C. S., & Wise, R. A. (1994). Measuring adherence to asthma medication regimens. *American Review of Respiratory and Critical Care Medicine, 149,* 289–290.

Rapley, P. (1997). Self-care: Re-thinking the role of compliance. *Australian Journal of Advanced Nursing, 15,* 20–25.

Rosenstock, I. M. (1974). Historical origins of the health belief model. *Health Education Monographs, 2,* 354–386.

_____. (1988). Enhancing patient compliance with health recommendations. *Journal of Pediatric Health Care, 2,* 67–72.

Roter, D. L., Hall, J. A., Merisca, R., Nordstrom, B., et al. (1998). Effectiveness of interventions to improve patient compliance: A meta-analysis. *Medical Care, 36,* 1138–1161.

Rotter, J. B. (1966). Generalized expectancies for internal versus external control of reinforcement. *Psychological Monographs, 80,* 1–28.

Rudd, P., Ahmed, S., Zachary, V., Barton, C., et al. (1990). Improved compliance measures: Applications in an ambulatory hypertensive drug trial. *Clinical Pharmacology and Therapeutics, 48,* 676–685.

Sackett, D. L. (1976). Introduction. In D. L. Sackett & R. B. Haynes (Eds.), *Compliance with therapeutic regimens,* (pp. 1–6). Baltimore: Johns Hopkins University Press.

Sackett, D. L., & Snow, J. C. (1979). The magnitude of compliance and noncompliance. In R. B. Haynes, D. W. Taylor, & D. L. Sackett (Eds.), *Compliance in health care,* (pp. 11–22). Baltimore: Johns Hopkins University Press.

Schlenk E., & Dunbar-Jacob, J. (1996). Ethnic variations in adherence: A review. Unpublished manuscript.

Schmaling, K. B., Afari, A., & Blume, A. W. (2000). Assessment of psychological factors associated with adherence of medication regimens among adult patients with asthma. *Journal of Asthma, 37,* 335–343.

Schwarzer, R. (1992). Self-efficacy in the adoption and maintenance of health behaviors: Theoretical approaches and a new model. In R. Schwarzer (Ed.), *Self-efficacy: Thought control of action,* (pp. 217–243). Washington, DC: Hemisphere.

Schweizer, R., Rovelli, M., Palmeri, D., Vossler, E., et al. (1990). Noncompliance in organ transplant recipients. *Transplantation, 49,* 374–377.

Simmons, M. S., Nides, M. A., Rand, C. S., Wise, R. A., et al. (2000). Unpredictability of deception in compliance with physician-prescribed bronchodilator inhaler use in a clinical trial. *Chest, 118,* 290–295.

Spector, S. L. (1985). Is your asthmatic patient really complying? *Annals of Allergy, 55,* 552–556.

Steele, D. J., Jackson, T. C., & Gutmann, M. C. (1990). Have you been taking your pills? *The Journal of Family Practice, 30* (3), 294–299.

Stone, A., Shiffman, S., Schwartz, J., Broderick, J., et al. (2003). Patient compliance with paper and electronic diaries. *Controlled Clinical Trials, 24* (2), 182–199.

Straka, R., Fish, J., Benson, S., & Suh, J. (1997). Patient self-reporting of compliance does not correspond with electronic monitoring: An evaluation using isosorbide dinitrate as a model drug. *Pharmacotherapy, 17,* 126–132.

Strauss, A. L., Corbin, J., Fagerhaugh, S., Glaser, B., et al. (1984). *Chronic illness and the quality of life* (2nd ed.). St. Louis: Mosby.

Strzelczyk, J. J., & Dignan, M. B. (2002). Disparities in adherence to recommended followup on screening mammography: interaction of sociodemographic factors. *Ethnic Disparities, 12* (1), 77–86.

Talamantes, M., Lawler, W., & Espino, D. (1995). Hispanic American elders: Caregiving norms surrounding dying and the use of hospice services. *The Hospice Journal, 19,* 35–49.

Tashkin, D. P. (1995). Multiple dose regimens: Impact on compliance. *Chest, 107,* 176s–182s.

Thorne, S. E. (1990, October). Constructive noncompliance in chronic illness. *Holistic Nursing Practice, 5* (1), 62–69.

Thorne, S. E., Nyhlin, K. T., & Paterson, B. L. (2000). Attitudes toward patient expertise in chronic illness. *International Journal of Nursing Studies, 37,* 303–311.

Trostle, J. A. (1997). The history and meaning of patient compliance as an ideology. In David S. Gochman et al. (Eds.), *Handbook of health behavior research II: Provider determinants.* New York: Plenum Press.

Turner, J., Wright, E., Mendella, L., Anthonisen, N., et al. (1995). Predictors of patient adherence to long term home nebulizer therapy for COPD. *Chest, 108,* 394–400.

Tutty, S., Simon, G., & Ludman, E. (2000). Telephone counseling as an adjunct to antidepressant treatment in the primary care system: A pilot study. *Effective*

Clinical Practice, 3 (4), 170–178.

Ungvarski, S., & Schmidt, J. (1995). Nursing management of the adult. In J. Flaskerud & P. J. Ungvarski (Eds.), *HIV/AIDS: A guide to nursing care* (3rd ed.), (pp. 143–184). Philadelphia: WB Saunders.

van der Sande, M. A., Milligan, P. J., Nyan, O. A., Rowley, J. T., et al. (2000). Blood pressure patterns and cardiovascular risk factors in rural and urban gambian communities. *Journal of Human Hypertension, 14* (8), 489–496.

Vermeire, E., Hearnshaw, H., Van Royen, P., & Denekens, J. (2001). Patient adherence to treatment: three decades of research. A comprehensive review. *Journal of Clinical Pharmacological Therapy, 26* (5), 331–342.

Vik, S. A., Maxwell, C. J., & Hogan, D. B. (2004). Measurement, correlates, and health outcomes of medication adherence among seniors. *Annals of Pharmacotherapy, 38* (2), 303–312.

Wade, S. L., Islam, S., Holden, G., Kruszon-Moran, D., et al. (1999). Division of responsibility for asthma management tasks between caregivers and children in the inner city. *Journal of Developmental and Behavioral Pediatrics, 20,* 93–98.

Wagner, G. (2003). Placebo practice trials: the best predictor of adherence readiness for HAART among drug users? *HIV Clinical Trials, 4* (4), 269–281.

Wagner, G., & Rabkin, J. G. (2000). Measuring medication adherence: Are missed doses reported more accurately then perfect adherence? *AIDS Care, 12* (4), 405–408.

Wallston, B., Wallston, K., Kaplan, G., & Maides, S. (1976). Development and validation of the health care locus of control scale. *Journal of Consulting and Clinical Psychology, 44,* 580–585.

Wallston, K., Wallston, B., & DeVellis, R. (1978). Development of the multidimensional health locus of control (MHLC) scales. *Health Education Monograph, 6,* 160–170.

Weingarten, S. R., Henning, J. M., Badamgarav, E., Knight, K., et al. (2002). Interventions used in disease management programmes for patients with chronic illness–Which ones work? Meta-analysis of published reports. *British Medical Journal, 325* (7370), 925.

Weinstein, A. G., & Clesky, W. (1985). Theophylline compliance in asthmatic children. *Annals of Allergy, 54,* 19–24.

Welch, J. L. (2001). Hemodialysis patient beliefs by stage of fluid adherence. *Research in Nursing and Health, 24* (2), 105–112.

Wendel, C. S., Mohler, M. J., Kroesen, K., Ampel, N. M., et al. (2001). Barriers to use of electronic adherence monitoring in an HIV clinic. *Annals of Pharmacotherapy, 35* (9), 1010–1015.

Williams, M. V., Parker, R. M., Baker, D. W., Parikh, N. S., et al. (1995a). Inadequate functional health literacy among patients at two public hospitals. *JAMA, 274,* 1677–1682.

Williams, S., Weinman, J., Dale, J., & Newman, S. (1995b). Patient expectations: What do primary care patients want from the GP and how far does meeting expectations affect patient satisfaction. *Family Practice, 12,* 193–201.

Wing, R., Epstein, L., Nowal, M., & Lamparski, D. (1986). Behavioral self-regulation in the treatment of patients with diabetes mellitus. *Psychological Bulletin, 99,* 78–89.

Wong, M. D., Cunningham, W. E., Shapiro, M. F., Andersen, R. M., et al. (2004). Disparities in HIV treatment and physician attitudes about delaying protease inhibitors for nonadherent patients. *Journal of General Internal Medicine, 19* (4), 366–374.

World Health Organization. (2003). *Adherence to long-term therapies: Evidence for action.* Geneva, Switzerland: World Health Organization.

Zahr, L. K., Yazigi, A., & Armenian, H. (1989). The effect of education and written material on compliance of pediatric clients. *International Journal of Nursing Studies, 26* (3), 213–220.

Zuckerman, M., Gerra, L., Dorssman, D., Foland, J., et al. (1996). Health-care-seeking behaviors related to bowel complaints: Hispanics versus non-Hispanic whites. *Digestive Diseases and Sciences, 41,* 77–82.

第十一章　家庭照顧者

前言

　　無償照顧者（unpaid caregiver），此名詞可以涉及親屬和非親屬範圍的個體，此個體通常為長期或終生奉獻於一位依賴的人，並提供功能上（工作方面）及情感上的（情緒的）無償性協助（Shirey & Summer, 2000）。提供照顧的家人和朋友也可以被稱為「非正式照顧者」（informal caregivers）（Mittelman, 2003）。

　　對於照顧者而言，決定有關照顧一位患有慢性病之家庭成員是複雜且多方面的。對慢性疾病家庭成員和家庭本身兩者，他們形成的每一個選擇均有優點及缺點。健康照顧專業人員協助家庭去發現沒有兩種情境是一樣的。每一個情境需要個別化以滿足整個家庭最高的需求。此篇文章的重點放在家庭照顧者經常在日常生活中，主要面對的多種因應及決策形成的層面。

目前的家庭照顧

　　在美國，慢性病的發生率逐年增加，幾乎有三分之一的年輕成人，年齡為 18 歲至 44 歲，均遭受到一個慢性的情況（Shapiro, 2002）。預計到 2050 年時大於 65 歲的老年人口會達到美國總人口數的 20.3%（美國人口普查局，2000）。隨著健康照顧的進步，與衰弱和／或慢性疾病一起生活的老年人口數預期會持續成長（Williams, Dilworth-Anderson, Goodwin, 2003）。

　　在其他各年齡層方面，患有慢性病和／或糖尿病的兒童持續增加。因為新生兒照顧的進步，會使現在未足月及低出生體重的嬰兒存活數持續增加。根據一份 2003 年國家健康統計中心的報告，低出生體重的嬰兒（出生體重低於 2,500 公克）的百分比，已增加到超過三十年來的最高程度。此外，未足月分娩的百分比（未滿懷孕三十七週生產的嬰兒）增加 12% 的活產率。低出生體重及早產兒兩者會導致在兒童人口中增加慢性的健康問題發生率。

　　健康和人類服務部（the Department of Health and Human Services; DHHS）負責

老化的行政部門（2003）報告，有 2 千 2 百 40 萬家庭是被包括在提供一位年齡 50 歲或更老的家人之照顧。此數目預期在 2007 年會增加到 3,900 萬，且每位照顧者平均每週必須提供 20 小時的照顧。

偏愛家庭照顧

　　澄清一些依賴的個體總是需要機構化的場所、提供照顧的程度，以及並非所有家庭有意願或能提供長期的照顧是重要的。然而多數嚴重缺失的個體、多數慢性疾病，依賴的人得到他們長期照顧需求是在家中或以社區爲基礎的安排而獲得滿足。大約有三分之二在社區中的依賴人口只依賴非正式照顧者（Mittelman, 2003），因爲這些工作的安排使家庭成員、朋友或鄰居，必須扮演在長期照顧計畫中的主要角色。

　　決定要在何處及如何提供照顧患有慢性病的家庭成員，是情感上的責任及多方面的考量。以居家爲主的照顧方式，對健康照顧體系而言是有效的財務成本，然而，依賴家庭成員作爲照顧的提供者，可能會對家庭產生多重的壓力源（Hunt, 2003）。當正式的協助是必須的，已婚的人寧可採取居家照護，而不管照顧接受者本身的失能程度。然而，財務上的困難及照顧延伸的緊張（strain），經常致使家庭照顧者決定採用機構式照顧（Keysor, Desai, & Mutran, 1999）。

家庭照顧者的特性

　　至今，「家庭照顧者」的標題是被擴大超越傳統的家庭界限。一位「照顧者」被定義爲任何一個人可提供協助給另一位需要的人。「非正式照顧者」是指任何一位提供照顧而沒有報酬，而且通常與照顧接受者有個人的連結。「家庭照顧者」是一個可與「非正式照顧者」替換（Interchangeably）的名詞，包括家人、朋友或鄰居（DHHS Administration on Aging, n. d. c）。「照顧者聯盟」（Caregiver coalition）是一個被使用於描述支持的人或在傳統關係的人，是當照顧者／接受者的安排不再充足時，增加的人之名詞（Haigler, Bauer, & Travis, 2004）。

　　照顧的動機，例如：愛、責任或義務，強烈地影響到一位照顧者接受主要照顧身分的意願。其他原因爲，家庭照顧者指出接受他們的角色是自己本身及其他人的期望、宗教上的鍛鍊、心靈上的體驗及角色模範（Piercy & Chapman, 2001）。

一對照顧者及照顧者系統

早期的照顧研究確認一對照顧者是由一位照顧接受者（Care recipient），及一位對照顧接受者的照顧和健康（well-being）具有主要責任的照顧者所組成。今天，照顧者大部分是照顧系統或提供協助網路（helping networks）中的一部分，由很多照顧者構成，而不是一對照顧者（Weitzner, Haley, & Chen, 2000）。例如：提供寡婦及未婚個體請求幫助時的協助網路，經常是大於那些已婚者（Barrett & Lynch, 1999）。因此，現在很多人擔任照顧者的身分，特別是在長期照顧安置中。

因為照顧者對於照顧的提供或安排具有不同程度的責任，於是「照顧提供者」（care provider）及「照顧管理者」（care manager）的名詞，常被用於區分兩種形式的照顧者（Stoller & Culter, 1993）。此命名可協助澄清之前所有家庭照顧者的無形貢獻，例如：一位兒子與其依賴的父母親是親密的，尤其是未婚時，他可能對所有事情都應該具有責任感，即使他無法提供所有必須的直接性照顧（Allen, Goldscheider, & Ciambrone, 1999; Keith, 1995; Thompson, Tudiver, & Manson, 2000）。同樣的，一位成年的孫子可能協助身邊沒有成年孩子或媳婦、女婿的祖父母，而可能發現他們與慢性病親屬的關係，使他們比親生孫子（biological children）更適合照顧的角色（Peters-Davis, Moss, & Pruchno, 1999; Travis & Bethea, 2001）。

現代家庭社會結構改變，已經造成更多年輕的父母親出外工作，因此，這「三明治世代」（sandwich generation）經常無法提供家庭成員的照顧，而新的照顧層級——小孩及青少年，這些年輕的照顧者會協助或甚至承擔家中有慢性病成人的照顧（Lackey & Gates, 2001）。

種族及民族的差異

家庭照顧經驗也是經由種族及民族所形成的，此兩項因素會影響一個人在社經地位上的生活經驗，包括教育、婚姻狀態、健康生活的安排，以及一般生活的風格方面（Binstock, 1999）。在慢性疾病中，使用的方案、服務及偏愛某些協助的形式，經常是清楚的依循種族及民族的界線而有所劃分。少數民族老年人的數目增加速率比高加索人（Caucasian）來得快；非西班牙人口，在大於 75 歲年齡層中預計具有最大比例的增加；非裔美國人的數目在未來五十年間微幅增加，而較大的比例及更加快速地增加，將發生在西班牙和亞洲老年人之間（Tripp-Reimer, 1999）。

使用比較方法的研究指出，對一位有慢性病家庭成員的家庭反映模式，於各種族之間可能有明顯不同（Chesla & Rungreangkulkij, 2001）。老人學的研究者正在建立一個大量的文獻，主體在非裔美國人、亞裔美國人、土生土長的（Native）美國人、西班牙人的老年人，以及他們的家人照顧經驗、偏愛的支持等方面。因為此文獻是很廣泛的，故在此僅舉一個差異的例子以說明種族的影響。

非裔美國人的照顧的形成是經由文化的優先權（precedence）、歷史的事件及延伸的親屬和家庭結構的需求。已被研究證實，使用正式的計畫及服務的障礙，包括貧窮、經濟差異、較低教育程度、年齡歧視（ageism）和種族差別待遇（Jones, 1999）。結果，持續正式協助計畫並未被充分使用，而依賴家人及朋友，是非裔美國老年人長期照顧的典型模式（Cox, 1999）。

這是已知的，非裔美國人的家庭對其社區中的老年成員，有強烈的敬重感、責任和義務。這或許是事實，即面對公然及暗地的種族歧視形式，下一代必須學會依靠自己本身及家庭（Binstock, 1999; Edmonds, 1999）。因為此種依賴結果，非裔美國人家庭照顧者，特別是女性，比起與其配對的白種女性也許感受到有較低的角色緊張程度。研究顯示，在非裔美國人女性照顧者的角色緊張感受方面有一個大的差異（Williams 等人，2003）。

性別的差異

選擇哪一個人成為主要照顧者，以及何種家庭照顧系統，看起來是依很多因素而決定的。在一配偶關係中，沒有受到影響的配偶通常承擔照顧角色。通常，配偶雙方是迫於因應角色的逆轉（reversal），除此之外，他們的新角色還有照顧的給予者及接受者（Gordon & Perrone, 2004）。

在已婚的成人小孩中，女兒或媳婦最常成為年老父母親的主要照顧者（Shirey & Summer, 2000）。女兒比起他們的母親，是最有可能提供協助他們父親成為一位照顧的角色，這也許是她們比她們的母親在照顧的角色上更加自在，以及感到她們的父親需要額外的協助而完成照顧者所必須的工作（Mittelman, 2003）。因為大多數需要協助的老年人是女性（因為活得比她們的丈夫久），是女兒擔任照顧者控制地位（predominance）的部分理由（Lee, Dwger & Coward, 1993）。另一個事實，即「照顧」一般人大都視為是「女性的工作」，因為很多依賴者的需求是藉由

「照顧工作」而得到滿足，並且最常由家中的女性完成（Walker & Pratt, 1995），因此，大部分照顧者是一個太太、母親或成人女兒，被指派爲一位主要照顧者。照顧的性別特質，無疑的是長期照顧中一個重要的特性，在未來仍可能持續下去（Keysor 等人，1999; Walket & Pratt, 1995）。所有事情都平等存在，與依賴者最親密及在日常生活中最有關係的人，通常最具有不是執行照顧，就是確保照顧被執行的責任。

家庭照顧者提供照顧的形式

以長期來看，一位依賴者需要兩種照顧形式：社交照顧（social care）及健康相關照顧（health-related care）。社交照顧包括日常生活中功能性（functional）和情感上（affective）的協助。而健康相關照顧則牽涉到由專家所提供的特殊性照顧，及由家庭照顧者所執行的每日治療，例如：藥物的給予。

功能上的協助是決定於照顧接受者執行各種日常生活工作的能力。此能力可分類爲工具性（instrumental）或日常生活的基本活動。工具性的日常生活活動（instrumental activities of daily living, IADLs），是一位成年人在每日生活過程中所預期執行的功能，包括煮飯、清潔、買雜貨、做庭院工作及支付現金。而對一個小孩來說，這些工作則應包括上學、玩耍或清潔他或她的房間。基本的日常生活活動（basic activities of daily living, ADLS）是個人照顧及基本生存需求的工作。這些工作包括進食、沐浴、穿衣、上廁所、維持個人衛生和到處走走（getting around）（移動）。

情感上的協助又稱爲情緒上（emotional）的支持，包括對照顧接受者傳達關懷及關心的行爲。情感上的協助是最常與促進自尊的感覺、知足、生活滿意、恢復希望、尊嚴，以及一般安適狀態有關（Brody & Schoonover, 1986; Horowitz, 1985）。

在過去，對正式及非正式照顧網路之間有較稍微清楚的區分。非正式網路，是家庭照顧者或有意義他人提供情緒上及功能上的照顧層面。正式網路是提供特殊性的照顧層面，具有高度的工作導向及目標指引。今天，正式及非正式網路的角色，在照顧上呈現出一個更多混合的方式。家庭照顧者執行高度的技術性工作，是以前保留給專業人員的，而專業的照顧者與家庭在對個案照顧的決策上是視爲共同運作的團隊（Haigler 等人，2004）。

照顧的發展史及隨時間成熟的過程

家庭照顧的縱貫性研究，已經顯示出家庭照顧的角色產生很多改變，並且注意到家庭照顧並非是一成不變的事。Pearlin（1992）視照顧為事業的發展，有兩個因素會促使照顧事業或照顧發展的理念：照顧者隨著時間變得成熟及有關長期照顧上持續必要的轉變之角色發展。

家庭照顧者的期待是很多的，他們經常是很少或沒有訓練或支持即開始他們的角色，此外，心理上照顧層面，他們是被期望對他們所愛的人提供充分、有技巧性的健康照顧（Elliot & Shewchuk, 2003），大部分的照顧者，一開始是初學者，因此經驗很少或沒有經驗，或知道如何在長期照顧系統中找到正確照顧的方法（McAuley, Travis & Safewright, 1997; Skaff, Pearlin & Mullan, 1996）。隨著時間的過去，有經驗的照顧者主宰著一個新的語言系統的名稱，老年保健醫療制度（Medicare）、醫療輔助計畫（Medicaid）及治療（藥物管理、疾病症候學），而且學習到如何將依賴者的需要納入其日常生活中（Leavitt 等人，1999）。和一些照顧者比起來，其他人更加快速會變成有經驗及容易上手，但有些照顧者則在照顧者角色上從未達到適當的技巧及信心，因此，由家庭照顧者所提供的照顧程度、長度及形式，被發現有很大的變化，但至少部分的人是成功支配他們的角色（Seltzer & Wailing, 2000）。

照顧的轉變期會產生在三個時間點上：進入一個照顧關係、進入機構式場所（institutionalization）（或轉入其他正式的照顧安排）和喪親（bereavement）（Seltzer & Wailing, 2000）。不像急性或偶發性（episodic）的照顧有一個結束點，長期照顧只有自然性的結束，即受照顧者的死亡。即使家屬對其依賴的家庭成員最後選擇機構式的安置，仍然無法停止他們長期的親屬關係，但大部分照顧者仍然繼續保持從事如照顧管理者的工作，在機構式安置的決定之後（Seltzer & Wailing, 2000）。

Montgomery 和 Kosloski（未出版 n.d.）已經確認一類似的概念稱為「照顧軌道」（caregiving trajectory）。有七個照顧標記：一開始照顧工作的執行、身為一位照顧者的自我定義、個人化照顧之提供、找出或使用協助性服務、機構式場所的考量、實際護理之家的安置、照顧者角色的結束。在此軌道中，Montgomery 及

Kosloski 相信,標記的順序及時間點的選擇,是照顧者對照顧接受者個人、文化及關係的顯示。

　　家庭照顧的原因之一是急性住院的突然發生,這對新的照顧者是一個很大的壓力,他們在密集照顧需求之前和之後需要做決定的時候,缺乏一段時期讓他們發展角色及讓此角色變成熟(Kane, Reinardy & Penrod, 1999)。此外,照顧轉變的發生是快速及高度的壓縮時間期限,在幾天內,照顧者可能從原本沒有照顧責任轉變為完全執行出院後的復健,居家或機構式長期照顧(Kane 等人,1999)。

照顧的正向層面

　　在過去,因壓力、緊張、負荷(burden)及疲潰(burnout)方面的研究,使得對一位依賴的家庭成員提供照顧之正向層面蒙上一層陰影,結果,很少研究是了解如何及為何當照顧者本身處於困難的環境下,仍要執行照顧(Farran, 1997)。今天的文獻顯示,強調增加照顧之正向層面。在 Kramer's(1997)回顧對照顧正向層面的研究時,它是被注意到的;一些照顧者體驗到「獲得」(gain),當協助他人時,「獲得」被概念化為「照顧角色的範圍被評價為提高個體生活的空間,以及使生活變得更豐富」。

　　照顧者指出,滿意於他們的角色。一位於孩童時期即成為照顧者的成人指出,因為參與照顧而使得他們被教導到責任感,允許他們成為家庭的一份子,提供養成「感激的」及「有用的」機會。他們也指出,對於在早期孩童時學習到技巧而感到驕傲(Lackey & Gates, 2001)。許多夫妻覺得照護配偶促進了彼此的關係(Gordon & Perrone, 2004)。

　　有關任何特殊因素而影響照顧經驗的滿意度之了解,目前尚不清楚,但有些指出與照顧接受者之前關係的品質、照顧接受者的缺失程度,以及由照顧者關係－焦點因應策略,可能會產生一個對照顧的正向反應(Kramer, 1993a, 1993b)。此外,照顧者提供協助的動機及照顧者之思想體系(ideology),與照顧者滿意度也有關係(Lawton, Rajagopal, Brody, & Kleban, 1992),家庭型態包括接納(receptivity),也建議成為未來研究的領域(Gilliss, 2002)。縱貫性研究及照顧者使用不同的照顧安排之研究是需要的,以提供一更加整體性的觀點,而促進一個正向照顧經驗。

未來的照顧

　　放眼未來，嬰兒潮世代出生（Baby Boomers）的年老成人下一代，可能將與他們的父母親及祖父母非常的不同，而且會進一步的使目前依賴家庭照顧者的情況變得更加混亂。在嬰兒潮世代出生的成年人有生之年中，離婚率已經升高，且生育率戲劇化的下降（Dwyer, 1995），嬰兒潮世代的父母親有幾個小孩可以從中尋求協助，但當嬰兒潮世代出生的老年人擁有較小的家庭結構將不會如此幸運，而意味著這一世代的社會趨勢，將持續的被觀察。

　　在未來，種族照顧趨勢可能逐步上升，尤其是非裔美國人及西班牙人的照顧者，比起高加索人的照顧者將更多被使用於長期照顧中，而且，高加索照顧者的期望是對於依賴的家庭成員能夠獲得（purchase）更多的服務（Shirey & Summer, 2000）。大部分研究者同意，無論如何，任何有關家庭照顧的未來預測是很薄弱的（tenuous），因為公共政策很難從一個世代預測到下一個世代，政策需要改變以適應老化的嬰兒潮世代的照顧需求，這是唯一可確定的事。

案例：H 家庭

　　H 太太患有冠狀動脈疾病及充血性心臟衰竭所引發的持續性疲憊、呼吸困難和心絞痛，已有五年的時間，因為經常性的上呼吸道感染，使其呼吸困難的症狀更加惡化。

　　居家場所（home setting）：H 太太與丈夫居住在一個小鄉村城鎮中，此為他們小孩幼年時即擁有的家，同時 H 先生小太太 4 歲。

　　角色議題（role issues）：H 先生承擔家中煮飯的工作，而且是太太的主要照顧者，他每天都要協助太太步行到浴室上廁所、沐浴，確保她的衣服是乾淨及可以穿的，而且還要確認其已服用醫生所開的藥物。

　　支持（support）：H 先生已婚的女兒及兒子，居住在距離他們住處約 10 分鐘車程以內的地方，他們各自有自己的小孩，但他們至少每週一次前來協助父母親。女兒主要為他們清掃屋內，及到雜貨店買日常生活用品、回診、藥房取藥，兒子則協助他們清理草坪及房屋的整修工作，同時他也是父母親有緊急醫療事件時被通知做決策的人。

　　過渡時期（transitions）：好幾年來，H 太太的健康情形已逐漸衰退，樓上她的臥室變得很不方便使用，因為胸痛和／或呼吸困難的症狀已經一段時間，而且連續短期的住院，無論何時在她住院時，她的兒子及女兒都會輪流載他們的父親到醫院，因為他每天都要到醫院探視 H 太太。

在這五年中，H 太太住院頻率逐漸增加，一年要好幾次，H 太太在家中使用可攜帶式的氧氣桶，一開始，只有在夜晚短時間的間隔使用，並可以和她女兒做短暫的購物之行或開車「離開這個房子」，但是自從她的健康狀況持續衰退，H 太太連續地使用氧氣並須待在她的房間。由於每次住院治療後，H 太太一回家就會變得虛弱，所以他們家中安裝一個「立即警告」呼叫鈕，以防萬一 H 太太需要緊急幫忙時可以使用。

H 先生開始擔心，因為他太太逐漸虛弱，他無法在家中照顧她，他移動她的便盆器靠近其輪椅，即使如此，H 太太還是很難自行從她的輪椅移到便盆器的地方，H 太太比 H 先生還重；H 先生擔心她的安全，害怕她會因為跌倒而傷害到她自己，那時他將無法協助她。H 太太的女兒有兼差的工作，但仍會時常來探視父母親，每週兩次，後來，她開始對其兄弟、朋友、丈夫，表達對其父母親健康的擔心。

決定（decisions）：當 H 太太在 78 歲時，因為胸痛及呼吸困難而住院時，醫生對 H 先生及其兒子、女兒，提出一個建議，請他們簽署「不急救同意書」（Do Not Resuscitate; DNR）。H 太太已強烈表達出——「我不想要他們該死的機器」。因此，家屬很快就同意不急救的指示，但是他們很擔心 H 太太的情況，因為醫生之前從未談過「不急救」的指示。

H 先生告訴他的小孩，當 H 太太出院時，應該到護理之家，因為她的能力嚴重缺失，他無法再照顧，雖然家人有討論此問題，但並無定論。之後住在醫院的一個晚上，H 太太在當時是清醒而且健談的，於是家人即回到家中，當天晚上 H 太太即死亡。家人表現出寬慰的態度，因為 H 太太的受苦已經結束，她以她想要的方式離開人世，而不是透過機器，家人也因此而解脫了，因為全家不須再為護理之家的決定而起爭執。

問題和議題

家庭照顧者透過照顧的經驗而面對到多重的問題、議題及重要的事情。H 家庭的案例是典型大部分家庭照顧者努力實現他們的責任，和關心照顧接受者的需求，而且持續的使他們的生活適應於照顧情境的身體上及情感上的需要，家庭照顧經驗被納入社會的價值觀中，而且被政策所塑造。

影響美國家庭照顧的政策已經產生，是設定家庭對他們失能的成員有照顧責任並且將提供所需要的大部分照顧（Montgomery, 1999），許多年以來，這些預期的事情是符合照顧者的資源及能力的。

在過去十年的期間，對長期照顧責任的界限已經模糊（blurring），增加的技

術，對所需協助需求有較多的敏銳度，和在可以使用的照顧者中只能選擇其中之一的要求，已經製造出一個對家庭照顧需求與家庭照顧者提供照顧能力之間的不平衡，家庭照顧者正被要求提供高度技術性的治療，管理複雜的藥物用法、提供密集的勞力、親自照顧及監測完全生病家庭成員的醫療情況。

持續存在於固定時間的一項責任，是否家庭照顧者爲一位直接照顧提供者，或者像一位照顧管理者般安排照顧，這些是需要一個全面看待家庭照顧者之決策。當依賴的家庭成員無法決策或對傳達選擇有困難時，有關處理日常生活的無數決定責任即落在照顧者身上，這些決定包括何時開始照顧，照顧的時間點以及來自非正式和正式資源的照顧協助；將照顧需求與家庭生活和工作整合，及未來長期照顧需要的計畫（McAuley 等人，1997；Travis & Bethea, 2001）。

公共政策對家庭照顧的影響

遏制健康照顧服務逐漸上升的費用，已經變成國家政策所必要的，此目標已經透過提高早產或不需要機構式場所的護理之家、失能老年人的預防、限制用公眾的資金提供給最低收入個體的居家服務，及削減醫療保險計畫（Medicare）居家健康補助金的政策來控制。這樣的政策限制了需要持續由正式照顧者，像他們的家庭照顧者一樣提供的服務數量和範圍。近來費用控制的方法，是當提供居家長期照顧需求持續增加的時候能精確地提供（Montgomery, 1999）。以上這些由政府贊助的服務改變，意味著許多家庭，特別是低等或中等收入家庭，在接受很少來自於專業健康照顧提供者協助時，會對相關協助提供的選擇感到困難。

很多政府已經開始企圖提出家庭照顧者的需求，在 1993 年，家庭及醫療休假法令（the Family and Medical Leave Act, FMLA）立法通過，此法令賦予具有照顧者身分的人十二週留職停薪的時間，以選擇照顧家庭成員（美國勞工部，1993）。但使用此項法令好處的人是少數的，只有 7% 採用符合 FMLA 登記的留職停薪（Scharlach & Grosswald, 1997）。大部分照顧者有此身分但並沒有使用 FMLA，是因爲他們沒有足夠的能力負擔留職停薪。

美國老人法令 2000 年的修正案，建立起全國的家庭照顧者支持計畫（National Family Caregiver Support Program, NFCSP）。聯邦政府的專款提供給各州，依據其 70 歲以上人口的比例做分配。各州與當地老年經理人、教會及社區服務提供者

部落（tribes）建立起夥伴關係，進而提供五項最能滿足照顧者需要範圍的直接服務。提供的服務包括：

1. 提供給照顧者相關可使用的服務訊息。
2. 協助照顧者取得可使用的支持服務。
3. 個體化的諮詢，支持團體組織化及照顧者訓練，以協助照顧者形成決策並解決他們有關角色的問題。
4. 喘息式（respite）服務以促使照顧者暫時解除他們的照顧責任。
5. 在一個有限的準則下使用補充性（supplemental）服務，以補足照顧者所提供的服務。

在 NFCSP 具有資格的家庭照顧者，是照顧 60 歲或以上祖父母及孩子的親戚，且不超過 18 歲，包括照顧祖父母的女性未婚孫子，以及那些受智力退化或發展上失能影響的個體。優先權是給予有社會及經濟需要，特別是低收入及未成年個體，或提供照顧和支持給有智能退化及相關發展上失能的老年個體照顧者（DHHS）。

缺乏適當的財務協助，對家庭單位是一個複雜的問題。目前，缺乏長期照顧的公眾資金，除了在生命即將結束時，有時間限制的安寧照顧計畫之外，許多私人的保險公司透過雇主、興趣相同的組織（fraternal organizations）、退休社區和健康管理組織來提供長期照顧政策。不幸的，在過去，這些大部分的政策都沒有包括很多由家庭照顧者提供的個人化照顧層面，造成居家照顧就像付現金一樣，現在在市場上的長期照顧政策有更多的全面性。

最近，各州是被授權精心製作他們自己本身的計畫，用以提供薪水給離開工作需要照顧家庭成員的人。Clinton 政府計畫減輕那些在家中接受或提供長期照顧的人每年 1,000 美元的稅金，但此建議產生立法委員間的爭執，很多人相信政府的處理是防止人們購置足夠支付護理之家的照顧，及居家健康照顧服務的長期照顧保險（DuPont, 1999），因此造成在協助照顧者時，政府的角色爭議仍是持續有強烈的辯論。

成為一位照顧者的情緒影響

雖然並非所有的人，當提供照顧的時候都感受到壓力，但很多人卻是如此，有很多影響照顧及壓力的因素可能因而產生。這些因素包括提供照顧的密集度、執行

照顧工作的形式、性別、照顧者的個人特質、照顧者及照顧接受者之間的關係、來自其他家庭成員的支持，以及照顧者競爭的（competing）義務。研究照顧者壓力持續超過二十年，而且研究者已將照顧者的壓力分類爲緊張或負荷。

緊張或負荷

緊張，是對照顧角色的範圍斷定爲已經侵犯一個個體的生活空間，且是被壓抑的（Montgomery, 1989, p.204）。照顧者緊張及負荷是多方面的概念，包括照顧者主觀的感覺，例如：角色負荷過重；以及客觀因素，例如：照顧接受者的挑釁行爲。照顧者指出造成高緊張程度的因素，是當他們感受到病人是會操縱的（manipulative）、不感激的（unappreciative）或不講理的（unreasonable）（Nerenberg, 2002）。

負荷，被定義爲有關照顧接受者的失能程度及照顧需求的範圍。根據此定義，當失能的程度增加，更多的照顧是必要的。因此，照顧者將察覺到較高的負荷程度（Nerenberg, 2002）。

照顧者研究的其中一個領域，是大量集中在癡呆患者照顧的緊張，特別是當照顧者是照顧一位癡呆或阿茲海默症的人，已知照顧是更加重壓力的且會產生更多情緒及身體上的緊張。這些所謂的癡呆照顧者比起非癡呆照顧者，可說是他們忍受著照顧結果所帶來的心理或身體上的問題（Ory, Hoffman, Yee, Tennstedt, & Schulz, 1999）。

已經發現照顧有中度到重度功能缺失及大量行爲障礙〔遊蕩（wandering）和挑釁〕之癡呆照顧者，比起非癡呆照顧者有較高憂鬱的程度（Meshefedjian, McCusker, Bellavance & Baumgarten, 1998）。當照顧者對照顧負荷的評價是高的時候，會有可能產生大量的照顧者憂鬱和沮喪症狀（Clyburn, Stones, Hadjistavropoulos, & Tuokko, 2000）。最近的研究報告指出大約有 35～40% 的癡呆照顧者，是發展成憂鬱疾病的高危險群（Alspaugh, Stephens, Townsend, Zarit, & Greene, 1999），除了精神上的障礙外，對一些癡呆照顧者而言，照顧是死亡的高危險因素。一篇研究指出，經歷緊張的配偶照顧者，在四年的家庭照顧者期間，比起非照顧者有 63% 的高死亡率（Schulz & Beach, 1999）。

照顧負荷也似乎與性別有關。女性照顧者比起男性照顧者經歷較多的精神疾

病（Yee & Schulz, 2000），而且可能是大於男性指出成為憂鬱或焦慮而體驗到較低的生活滿意度。然而諷刺的是當她們指出較多的照顧者負荷、角色衝突或緊張的時候，女性可能繼續在長期照顧的責任上還是大於男性。女性可能少於男性可獲得來自其他人的照顧上協助，而且較少於男性在執行照顧時，仍然繼續預防的健康行為，例如：休息、運動及服用處方的藥物（Burton, Newsom, Schulz, Hirsch & German, 1997）。

配偶照顧者比起那些照顧一位失能父母親者有較高的憂鬱及壓力的發生率。照顧角色及責任對於它本身之間的關係上有一個主要的影響，健康照顧專業人員必須了解照顧者及其配偶之間的關係，接受照顧的需求是受到支持並培養愛情感及親密感（Gordon & Perrone, 2004）。

本身已經是照顧者角色的孩童及青少年指出，對於觀察他們所愛的人有進行性慢性問題是困難的，他們有不愉快的嗅覺及視覺記憶，同時他們也指出，由於知識缺乏及害怕，將因不會處理危機而感受到無助的感覺（Lackey & Gates, 2001）。

疲潰和放棄

「疲潰」被定義為「由於長期圍繞在情緒上的需求情境而造成身體的、情緒的及心理的精疲力竭的狀態」（Pines & Aronson, 1988, p.9）。對照顧者而言，「疲潰」這名詞能使用於描述精疲力竭（exhaustion）。這可能是身體的、情緒的或心理的精疲力竭（Nerenberg, 2002）。

Figley（1998）發展疲潰的模式是以相當充分解釋照顧者及照顧者家庭情境。在他的模式中，疲潰開始於一位照顧者的壓力反應，例如：憐憫的壓力（compassion stress），此壓力會與一位受難者（sufferer）的出現相連結（Figley, 1998, p.21），在此情況中，受難者是照顧接受者，當憐憫壓力伴隨著長期的痛苦和／或無法解除的傷害出現，憐憫的疲憊（compassion fatigue）即開始。憐憫的疲憊可能經由一個真實生活被擾亂的程度而被惡化，這些因素會導致照顧者的疲潰，這時也許可藉由安置照顧接受者於機構中，有另一位家庭成員承擔主要的照顧者責任，或在一些情況中，出現忽略或虐待照顧接受者來處理本身的疲潰。父母親照顧患有嚴重發展上失能的小孩，或其他照顧患有阿茲海默症的個體，特別會處於疲潰的危險當中，這是由於長期的暴露於壓力及生活中有很多層面被擾亂。

需要長期照顧時的家庭關係

對其他人提供照顧，尤其是配偶和父母親，經常需要改變家庭成員彼此間的互動方式，因爲成爲一位照顧提供者，此決定可能是對另一位家庭成員的終生承諾（life-long commitment）（Elliot & Shewchuk, 2003）。

一些研究者認爲，家庭方面的改變是「角色逆轉」（role reversal），且其以許多形式出現，例如：太太對丈夫提供照顧時，經常需要做財務的決策或執行工作以維持家庭，這些可能之前一直是他們丈夫的責任。已經成年的孩子經常會談到他們身體虛弱的父母親，自己也變成「父母」。當大多數照顧者處理這些角色改變的時候，隨著時間的增加，一些照顧者在他們家庭關係的改變中掙扎著（Brody, 1990; Harris, 1998）。

有一些研究者則主張，用「角色逆轉」此名詞是不正確的，且無法充分描述後期生活的家庭關係（Brody, 1990; Seltzer, 1990）。他們視使用「角色逆轉」此名詞在觀察一個複雜的現象，以及表達重要的事情時是一個過分單純化的方法，它會特別強化在一般依賴者及老年人的負面刻版印象。例如：在家庭中的社會地位是父母親、孩子或配偶，則於家庭的一生中，這些位置是無法改變的，父母親總是父母親、配偶總是配偶。但當在健康或身體功能衰退時，則彼此行爲可能朝向改變，但角色依舊是固定的。

在一篇支持此論點的研究中，發現已經成年的孩子照顧者，會盡可能的尊重傳統父母親的自主權（Piercy, 1998）。在此研究中的照顧者描述對父母親的照顧是敏感的，即使他們不同意父母親患有明顯的認知或身體衰弱時的看法，他們也會妥善處理。

反駁先前的研究，Lackey 和 Gates' （2001）發現，孩子照顧其父母親時，有時會感受到一個角色逆轉。當照顧父母親時，孩子指出，就當作自己是父母親的支持者或親密的友人（confidant）。除此之外，家庭動力學的改變，已經成年的孩子照顧者指出，在他們的學校生活及其友誼上有一個顯著的影響。

老人的虐待和疏忽

2000 年各州成人保護的公共服務系統調查聲明，有 472,813 件報告指出，老年人或易受傷成人的受虐個案，大多數個案指出，最常發生虐待的環境是在家裡。

典型的受虐者爲男性，年齡介於 26 歲至 50 歲之間，幾乎有 62% 的加害者是家庭成員（配偶、父母親、小孩、孫子、兄弟姐妹和其他家庭成員）。有最高虐待發生率的家庭成員／加害者通常是配偶或親密的伴侶，之後是成年的小孩（Teaster, 2003）。即使有這些統計數字的衝擊，但必須了解一件事實是：大部分的老人或易受傷的成人虐待案件都沒有被揭發。

DHHS 的老年管理部定義下列虐待和疏忽的形式：身體的、性的、精神上的、財務的或物質上的剝削及疏忽。身體的虐待（physical abuse）的定義爲：故意施加於身體上的疼痛或傷害，例如：打耳光，使受傷瘀青、性猥褻（molesting）或限制。性的虐待（sexual abuse）定義爲：強加於非雙方同意的任何形式性接觸之傷害。精神的虐待（psychological abuse）爲：施加於心理或情緒的極度痛苦，例如：羞辱、恐嚇或威脅。疏忽的定義爲：照顧者沒有做到對避免受照顧者的身體傷害、心理上的痛苦或心理疾病所需的合適行爲或服務。例如：放任、拒絕給予食物或健康相關的服務。

健康照顧專業人員確認照顧者虐待老年人的促發因素是，發生受虐的可能性與照顧者對其照顧情境的看法之間，似乎有一個強烈連結。照顧者與照顧接受者擁有正向的關係，比較不可能發生虐待情形。在某種程度的情況上，虐待危險性的增加直接關係到照顧需要的量。照顧接受者的個人特性及行爲也指出與照顧者的壓力程度有關，而且一件虐待的發生也許會因爲喝酒、藥物濫用或精神上的疾病而引發（Nerenberg, 2002）。

雖然一般討論到一位家庭照顧者虐待一位依賴者的潛在性，但照顧者也許是一位受虐照顧接受者的受害者（victim）。家庭中功能障礙行爲的型態能被延長至十年之久。如果一位妻子被其丈夫虐待之前，丈夫已變得有疾病或依賴她的協助，因此沒理由相信其丈夫會因爲疾病而突然中斷他所有的虐待行爲。

家庭照顧者，尤其是女性，若不知道關於家庭中央的財務，因此必須要求照顧接受者或其他家庭成員而得到金錢，或只能依賴照顧接受者的家人得到其他協助的形式，這些都非常容易造成疏忽。此外，自我疏忽、威脅到個人本身健康或安全行爲，會是一個完全的照顧壓力及有關憂鬱的不良後果。自我疏忽（self-neglect），通常顯示出，例如：拒絕提供自己充足的食物、水、衣服及庇護所。

過分的照顧

提供過分的照顧給一位受傷的成人，這件事會發生於某些照顧情境中，儘管這是一個非常主觀的想法，但過分照顧其中一種形式是使照顧者的身體或情緒健康處於危險中的協助。過分照顧在配偶照顧者的健康上可能有不利的影響，就如同照顧者健康結果研究（Schultz & Beach, 1999）顯示，提供長期照顧給癡呆配偶者會感到負荷時，在四年期間，則會有一個高死亡率的危險。

Given 及其同事（1990）發現，配偶照顧者經歷到負向照顧接受者行為，例如：認知缺失及反社會行為時，比起照顧沒有如此行為的人之配偶，更可能感覺到較高程度的責任及負面的反應。儘管對照顧者角色的負面反應，但極大的責任感也可能會促使這些配偶提供過分的照顧，以及拒絕或不利用喘息式服務的機會。

過分照顧的第二個類型發生於，當他們的照顧接受者本身仍有執行能力時，照顧者還是承擔或執行工作。例如：一位照顧者最近被告知她的父母親有心臟病，她的反應可能是接管照顧的責任，如支付帳單或煮飯，即使她的父母親仍然可以維持日常生活的能力。但如此過分的照顧，可能會剝奪有利於他們健康及情緒安適的自主權感覺。在提供給照顧接受者安全時，保留他們最大範圍的自主權是一個照顧的微妙平衡（Piercy, 1998）。Albert 和 Brody（1996）發現，部分的照顧者，是將父母親的照顧視為有極大負荷的感覺，這些照顧者也是較不可能鼓勵父母親自主的。由於這個發現，故建議照顧接受者在最大可能範圍內自動的提升自我，也許對照顧者及照顧接受者雙方均是有利的。

照顧的財務衝擊

根據家庭的特殊照顧情境及財務資源，照顧對家庭有不同程度的財務衝擊。對於老年夫妻，有一配偶為照顧者，衝擊範圍可能從很小到很大，這視其他家人可使用的協助範圍、可利用的正式服務，以及金錢的提供方式是如何而定，對失能的老年親戚家庭，當照顧者是少數民族及有特定臨床特徵的病人，減少工作是最可能發生的（Covinsky 等人，2001）。當已成年的孩子為照顧者的時候，情況就變成陰暗（murky）晦澀的。這時，通常會考慮到公共的協助，因為它是照顧接受者的財務資源。

以居家及社區為基礎的服務，目前的公共財務系統是以具有最低收入的人為對

象。富裕家庭照顧者能負擔居家或社區為基礎的照顧費用，而不管照顧接受者的財務資格。然而，位於中度收入範圍的家庭，可能無法購買居家服務或接受所需照顧的公共財務。White-Means（1997）發現，已確定在貧窮程度之內的照顧接受者有150% 到 250%，而且沒有接受到醫療保險計畫（Medicare）的居家健康的好處，或少於其他收入範圍的個體使用各州財務計畫的居家服務。

換句話說，這些低收入照顧接受者沒有財務協助的資料，而他們的家庭照顧者也不能為他們購買服務。照顧的費用與照顧接受者需求程度有關。Langa 及其同事（2001）估計有關癡呆老人非正式照顧每年的費用，中度癡呆為 3,630 美元，嚴重癡呆為 17,700 美元。此外，公共的費用，占照顧者平均花費支出中的 11%，此為醫療保險計畫（Medicare）所沒有提供的服務（DHHS, 2003b）。

研究顯示，少數已經成年的孩子會捐助父母親財務上的照顧，但只有 5% 至10% 在一年期間會轉交錢給父母親（Boaz, Hu & Ye, 1999）。這些「財務的照顧者」傾向於有基本程度的財產收入，對於依賴父母親而沒有提供任何財務者，較多的是從事於全職工作的女性。再者，財務上的協助幾乎總是給予單身的父母親（通常是寡母），以及需要廣泛個人協助的照顧情境。

工作

在 1980 年代中期，第一個全國性的研究，它的內容顯示出，成為一位照顧者對全國的勞動力上有令人震驚的影響。大約有 14% 照顧者妻子、12% 女兒、11%丈夫和 5% 兒子，是辭掉其工作以照顧老年的親屬。有工作的照顧者，29% 會重新安排他們的工作時間表；21% 減少工作時數及 19% 留職停薪（Stone, Cafferata &Sangl, 1987）。第二個全國性照顧者的調查發現，34% 因為照顧而失去工作的時間（Opinion Research Corporation, 1988）。

大部分有支持需要的雇員是那些擔任主要照顧者，以及照顧有極高程度照顧需求的老年人（Stone & Short, 1990）。身為女性、白種人及金髮健康不佳者，增加照顧者需要的可能性，某些協助可以幫助這些人適應工作及照顧需要。也有證據指出，教育程度較低、較少視其工作為事業的照顧者，比起其他人更可能決定完全離開工作。Dautzeneberg（2000）發現，有最少競爭性（competing）需求，住得最近的女兒是最易被要求擔任有關照顧的責任。

對於老年人接受非正式照顧，在他們的照顧者及其他家庭成員有一個經濟的和

非經濟的隱藏費用（Fast, Williamson & Keating, 1999）。但不幸的，這些費用時常被政策制定者所忽略，而將大部分重點放在服務費用的控制上。因爲與家庭獨立性和負荷的衝突議題以及照顧者失去日常生活的控制和獨立性產生對立，因此照顧接受者和家庭照顧者的情感上安適，會因這些情境變得非常無力（Pyke, 1999）。對照顧者而言，最戲劇化的經濟費用包括放棄工作、失去收入的留職停薪、放棄事業晉升的機會，以及預期支付支持居家照顧的費用，雇主需要考慮彈性的建議，以協助照顧者／雇員滿足他們的多重角色要求。

處置

非正式和正式照顧網路界面的連接

　　對於長期家庭照顧者的情緒及身體健康，一個正式的照顧網路中有家庭照顧者的界面是重要的。長期之中存在有許多種不同的照顧網路模式，目前被使用於解釋非正式及正式照顧網路。

　　雙重特化模式：爲特別使用於研究正式及非正式網路之間分配的照顧（shared care）模式，這是一種雙重特化模式或互補的模式（Litwak, 1985）。此模式是根據具有一定種類的照顧責任及能力，是最適合每一個特別網路之正式和非正式網路的想法。因爲體力勞動的特定區分，因此照顧之中會有潛在性的摩擦及衝突。當照顧者之間接觸的量或牽連的程度是最少的時候，照顧群體只執行那些最適合他們的工作，而且網路運作是最有效的。

　　體力勞動適當運作清楚區分的概念化，是一直到 1990 年代早期，當時已經有描述，家庭照顧者是被期待執行高度的技術層面。至今，有新的在家庭照顧者接受支持及授權賦能，使正式的提供者變成有能力的照顧者，比較不受限於互補模式的詮釋，是今日所需要的，在考慮家庭照顧者可能感覺正式照顧者有潛在的壓力及緊張時，此模式仍然有用。

　　家庭授權賦能模式：此爲更加適合反映目前強調的家庭照顧者的支持，以及將那些照顧者，包括視爲照顧計畫小組中一員的模式爲家庭授權賦能模式（如圖11-1）。有慢性健康狀況的家庭成員，如果成員是小孩，經常對家庭成員健康的照顧需求、支持家庭生活方面，是感受到無力感（Hulme, 1999）。家庭授權賦能模

式是描述一個互動的處理過程，由家庭與健康專業人員共同分擔信任及做決策所構成的階段：以專業人員爲主，參與、挑戰和共同合作（Hulme, 1999）。家庭成員間彼此互動、護理人員及其他健康照顧專業人員、健康照顧系統及他們的社區與家庭成員一樣參與家庭授權賦能過程。

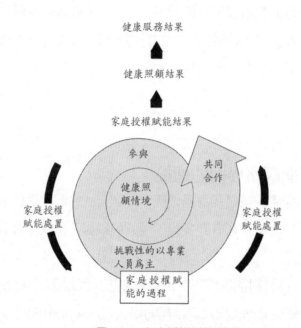

健康服務結果

健康照顧結果

家庭授權賦能結果

參與

共同合作

健康照顧情境

家庭授權賦能處置

家庭授權賦能處置

挑戰性的以專業人員爲主

家庭授權賦能的過程

圖11-1　家庭授權賦能模式

＊資料來源：Hulme, P. A. (1999) Family empowerment: A nursing intervention with suggested outcomes for families of children with a chronic health condivon. *Journal of Family Nursing*, 5 (1), 33-50. Reprinted by permission of Sage Publication, Ins. Thousand Oaks, CA.

在以專業人員爲主的階段：當家庭適應健康照顧時，對於健康專業人員直接的健康照顧具有高度的信任依賴。此時期發生於慢性病一開始的診斷期間，以及生命受到威脅或疾病復發期間（Hulme, 1999）。

參與階段：發生於當家庭對持續的慢性病及在家庭生活的破壞性影響有所反映時。「重要的意識及行動」（Hulme, 1999）會變得明顯，而且家庭成員開始接受他們對其家庭成員有關健康照顧的決策過程中是重要成員之一的事實。在此階段期間，家庭成員集中於學習有關他們的慢性病家庭成員之照顧及健康照顧系統的規則，他們也尋求支持及嘗試已經改變的角色和責任，以增進家庭生活（Hulme, 1999）。

在挑戰性的階段：權力的平衡開始從健康照顧專業人員轉移到家庭成員，家庭成員對照顧層面會提出疑問。有時，因健康照顧專業人員過度控制家庭成員的健康照顧而引起衝突。家庭的沮喪、不確定感、理想破滅，以及失去對健康照顧專業人員的信任等感覺，在此階段並不常見（Hulme, 1999）。

共同合作階段：當家庭進入變得更有自信、肯定，以及較少依賴健康照顧專業人員時，家庭爲健康照顧小組新的正式夥伴（Hulme, 1999）。

當使用家庭授權賦能模式，記得各階段是相互依賴及重疊的，一個家庭發展透過各個階段可能因爲延長或極端的挑戰性階段，在家庭生活上的擾亂或在健康照顧情境上的改變，而延遲或逆轉（Hulme, 1999）。健康照顧專業人員能經由進行家庭授權賦能處理而預防這些事件，例如：指導家庭於解決問題時，評估家庭它自己本身的力量及可以使用動員哪些力量。這樣處理的目的是要確認提升及促進一個家庭的能力，以滿足有慢性病家庭成員健康照顧的需求，以及維持其家庭生活（Hulme, 1999）。對護理人員及家庭照顧者一個有用的資源是——授權賦能照顧者的全國性組織（the National Organization for Empowering Caregivers, www. nofec. org and www. care-givers.com）。

視家庭照顧者爲照顧計畫小組的成員

雖然這兩個名詞，有時候可以交換使用，但是跨學科的小組（interdisciplinary tearms）與各學科照顧模式（multidisciplinary model of care）是非常的不同。之前小組的概念是包括各學科的小組成員，這些小組成員包括來自各個不同的學科、分配共同的目標，但是卻獨自工作——從一個人到另一個人提出及執行病人的處置。當一位家庭照顧者與一個各種學科的小組互動時，他或她會較多或較少的被強迫區分出照顧的需要，就像一個護理問題或一個社交需求。

對照之下，較符合現代小組的概念稱爲「跨學科的小組」。這些小組一起工作，以確認及分析問題，計畫行動及處理且監測照顧計畫的結果。小組會議是使用於形成或協商工作，分享資訊及評價對個案所完成的成果及照顧者結果。當學科之間的界限在跨學科的小組爲蓄意模糊不清時，小組成員之間的溝通方式是高度且清晰的（Travis & Duer, 2000）。家庭照顧者參與及被視爲跨學科的小組成員之一，只要傳達出其問題需求、議題或關心的事，即可活化小組致力於解決問題。

　　參與跨學科的小組成員，可以協助克服一直是家庭照顧者常見的一個要求：即不滿意於他們在健康照顧決策的參與程度。家庭照顧者四個確認滿意參與的標記為：感覺到訊息的分享；感覺被包含在決策當中；感覺到當你需要時，會有人與你接觸；以及感覺到服務是對你的需求有所回應的（Walker & Dewar, 2004）。

　　跨學科的小組目標應該是協助家庭照顧者達到上述滿意參與的標記，家庭授權賦能模式之使用（如之前所討論的），能夠協助跨學科的小組達到此目標。跨學科的小組可以在長期照顧情境中適當的運作，是因為它幾乎不可能強求（tease），依賴個體及其家庭照顧者分開已經改變的社交及健康需求。如果一位老年糖尿病個案及其配偶照顧者，在同一星期中無法負擔購買足夠的食物及藥物，健康照顧計畫將是失敗的，直到這對夫妻的社交需求獲得滿足。同樣的，一位使用輪椅的成年人處於一個潛在疏忽的情境，將無法只有健康照顧支持，而須以社區為基礎的照顧。

生命期限發展及發展適當的照顧

　　生長及發展的知識可以協助照顧者區別依賴家庭成員，不管個案的年齡正常或疾病等的改變，此知識幫助照顧者更有效的處理決策議題，獲得適當可用的社區資源，以及獲得他們本身的情緒支持。很多特殊性組織，如 March of Dimes，是不同年齡的接受者家庭提供此類型的教育材料（如孩童及青少年）。Andrew 的個案報告，一位依賴呼吸器的孩童，顯示出對父母親支持及教育的重要性。

　　對慢性病孩童家庭而言，不管其慢性病的型態為何，某種程度發展上改變或轉變的時期，可能會引發家庭失調及壓力。五個主要的轉變階段為：一開始的診斷；當症狀增加；當孩童到一個新的場所（如醫院）；父母親不在期間；以及發展改變期間（Meleski, 2002）。發展的里程碑，五個特定的時期與壓力的增加有關。當大部分孩童學習走路、說話及進入學校期間；青春期開始；以及小孩的 21 歲生日。護理人員需要辨識這些轉變的時期及教導家人，如何養育他們的小孩與家庭一樣健康的發展。文獻顯示，幾位父母親使用轉變時期的適應形式：支持、確定疾病的意義、處理情況、角色重組及正常化。護理處置應該確認適應的形式，家庭及其特殊的情境（Meleski, 2002）。

案例：照顧一位依賴呼吸器的小孩

　　L. C. 女士爲一位 29 歲離婚的白人女性，她與 2 歲的兒子 Andrew 住在一起。Andrew 患有中樞性換氣不足症候群（當他睡著時沒有協助就無法呼吸），以及延長性的呼吸暫停（當他清醒時，有經常性的低血氧情形）。Andrew 的疾病導致其父母親分開。Andrew 出生後，大約住院三個月，他媽媽會留在醫院附近而不是回到 70 哩遠的家中。因爲她的不在家，被丈夫視爲不注意及疏忽。同時在 Andrew 父母親了解到他有一個不好的預後後，父母親間對治療持有不同意見，導致很多衝突及家庭暴力產生，導致最後分開居住。

　　居住場所：L. C. 女士和 Andrew 住在小城鎮近郊的一棟小且是單一臥室的樓上公寓，客廳大部分被 Andrew 的嬰兒床及設備，包括呼吸器、呼吸暫停監測器、氧氣桶及抽痰設備所占用。L. C. 女士使公寓保持非常乾淨，以避免產生對 Andrew 呼吸的刺激物；玩具則散落於每個房間中。

　　支持系統：L. C. 女士不信任 C 先生。有一限制令（restraining order）使 C 先生不得靠近公寓，因爲他已經表示，他希望移除 Andrew 的維生支持系統。C 先生的母親和姐妹不認爲 Andrew 是家庭的一份子，在 Andrew 出生之後，她們到醫院探視過一次，但是卻嘗試取出 Andrew 的氣切套管（tracheostomy tube）。在她們的文化中，只有「正常」健康的嬰兒能允許存活下來。

　　L. C. 女士的母親每天過來探視，她的姐妹則是當 L. C. 女士結束工作的時候，一週探視好幾次。兩個外甥也是每週探視一或兩次。對 L. C. 女士而言，來自她的延伸家庭是支持，而來自 C 先生家庭則是很多的衝突。由她的延伸家庭提供一致情緒上支持，因此，L. C. 女士保持強烈的信念是：她的兒子應該得到盡可能正常的生活。她對於在家中養育 Andrew，維持一個正向的、幾乎是禁慾（stoic）的態度。

　　生長和發展議題：對此家庭的發展任務是將孩子納入家庭中。Andrew 的出生，由於他的父母對孩子生存權價值觀的衝突而產生父母親分開，使家庭結構改變，Andrew 是他的母親延伸家庭的一部分。L. C. 女士已經開始約會，對於她滿足本身的需求有正向的涵義，並對家庭有長期、潛在的涵義。

　　Andrew 的玩耍在發展上是適當的方式，他經常被母親及延伸的家庭抱住和摟住，他能在公寓中到處走動，而且採取戶外攜帶呼吸器及護理人員同行的方式生活，以及做適合他年齡的短途旅行。

　　對小孩的專業協助：Andrew 有 24 小時的護理照顧。L. C. 女士談到 2 位護理人員時，她們都已經成爲她家庭中的一部分，因爲她們長久以來都是照顧 Andrew 的人。此外，有 1 位特殊的老師，每週一次來爲 Andrew 上課；以及各有 1 位物理治療師及語言治療師，每隔一週來看 Andrew 一次。

對父母照顧者的協助：L. C. 女士確認她自己對支持及諮商服務的需求。於是她被提供以下的訊息：美國紅十字會，是提供居家孩童父母親高科技照顧的支持團體。紐約州健康會議部門（the New York State Department of Health Council），對於孩童及青少年健康提供一個自我協助的目錄（directory）／對有特殊健康需求的孩童及其家庭提供相互的支持（1992）。罕見疾病的國際性組織（the National Organization of Rare Disorders）也是一個自助團體的參考，當地郡的心理衛生學會對父母親照顧者則是另一個資源。L. C. 女士是幸運的，她的家庭允許她對於來自養育及照顧責任暫時的休息，因此她能參加自助及支持的團體。

＊資料來源：The case study is provided by Allison M. Goodell, R.N., B.S.N., staff nurse in the Pediatric Intensive Care Unit of the Children's Hospital at Albany Medical Center Hospital, Albany, New York.

Andrew 的故事，舉例說明一些個案及家庭需要必須被處理。Andrew 的生長、發展及社交需要，是他的母親、他的延伸家庭、他的護理人員及治療師所處理的。當他成長時，他的改變需求必須考慮到個體化的服務，並盡可能正常的對待他。Andrew 的母親必須學習有關他將經歷的改變，以及如何有效的連接機構，例如：醫院、診所及學校。爲了達成上述目標，她需要各種不同的支持服務，她也需要滿足自己的需求，以便能更有效處理 Andrew 的慢性情況。Andrew 的重建家庭，不包括他的父親，已經成功的將他併入於一個協調的單位內，而且他的疾病並沒有成爲一個主要障礙。

協助家庭學習因應

個體家庭照顧者和照顧系統的成熟，有一部分是包括個別成員的能力和限制，但實際上卻是期望它的發展，和展現在依賴照顧者預期軌道上的了解。爲了對一位依賴的親屬提供適當的照顧，以及對於同一時間確保自己本身的安適（well being），家庭照顧者需要來自家人及朋友的支持、健康照顧系統的了解。爲了得到支持，家庭照顧者學習確認他們是何時需要協助、需要協助的種類爲何？如何要求他們所需要的協助？以及需要要求的對象是誰？這是很重要的（Mittelman, 2003）。個體家庭照顧者及其照顧系統，可能需要協助學習如何因應正向及負向的感覺、情緒及社交照顧的衝擊。健康照顧專業人員需要促進家庭照顧者的安適，這是一個複雜的、多面向的以及包括個人化意義的概念（George & Gwyther,

1986），照顧者在獲得訊息、支持及滿足那些需求的服務時，可能需要協助（Elliott & Shewshuk, 2003; Piercy & Chapman, 2001）。

家庭照顧者需要有時間，以及必須訓練過的正式提供者以幫助他們學習有效的處理。因爲護理人員有臨床的訓練而且了解行爲及諮詢的技巧，故被考慮爲與家庭照顧者一起工作及管理教育計畫最適當的小組成員。護理人員的壓力點處理（stress-point intervention by nurses, SPIN）（Kauffmann & Harrison, 1998）已經顯示，對協助有慢性情況及重複住院孩童的家屬是有用的。一位護理人員根據家庭本身的關心事項、資源和護理人員的專長幫助家庭發展獨特的一套因應策略。護理人員協助家庭一起探索議題，這是在幫助家庭確認重要的壓力點，以便設計符合家庭的處理。護理人員使用護理人員壓力點處理過程的主要策略是在家庭因應能力上表達出實際的信心（Kauffmann & Harrison, 1998）。當有慢性情況孩童的家庭發展SPIN，SPIN 過程相同也能被運用於有慢性病成人的家庭。

一般而言，建立家庭照顧者的信心技巧及支持感覺的計畫，比起那些簡單告知知識會更加有效（Piercy & Chapman, 2001）。以家庭照顧者特別關心的事爲目標的問題解決處理是特別有效的，能夠減少照顧者的憂鬱和痛苦（Elliott & Shewshuk, 2003）。Kaye 及其同事（2003）發現，對老年親屬的家庭照顧者篩選早期處理結果，是照顧者在一個危機以及即將發生疲潰之前，會使用到的社區支持資源。在所有情況中，處理計畫必須要適當的發展，而且要符合相關的文化角度及學習者的特性。

處理計畫的形式，可利用的範圍是從一位專業促進者對個體或團體照顧者進行諮詢的出現到以自我的步調、自我的協助有關的全部，包括與其他人隔離使用電腦計畫、提供照顧者有關個人的心理健康放鬆，以及提升其他因應策略的訊息及勸告，加上一個因應照顧者角色的照顧者自我評估工具套裝軟體，都已經被證實對照顧者是有用的（Chambers & Connor, 2002）。照顧者指出，像這種軟體的使用須提供再保證、情緒上的支持，以及使他們評估和增進自己本身因應的技巧。

大多數同一時期的家庭照顧者的時間上限制，如今已能經由像電話會議、網路聊天室及電子郵件等策略傳達。Link$_2$ 照顧是一個成功創新以網路爲主的計畫例子，其結合高科技與傳統的服務，以增加照顧者安適及因應技巧（Kelly,

2003-2004）。照顧者使用 Link$_2$ 照顧最高頻率前五項的重要特徵如下：更新新聞和研究、訊息文章及內容概要說明書、線上討論「詢問專家」和當地教育項目一覽表。這是一個不久的事實，一個處理計畫不只是只有直接面對面接觸才有效，重要的關鍵是形成有相關的、多方面的處置組合。當照顧者需要它的時候，是符合照顧者的需求而且是可以使用的（Chambers & Connor, 2002; Eillott & Shewchuk, 2003; Gitlin 等人，2003; Mittelman, 2003）。

照顧者也需要與其他人互動的機會，除了提供照顧之外，避免有落入圈套（entrapment）的感覺、失去自我的感受及疲潰，注意自我協助的活動以維持個人的安適感覺和恢復活力，之後可運用於給個案提供的照顧，然而，很多照顧者因覺得將重點放在自己身上，而有罪惡感產生（Medalie, 1994）。

靈性和照顧

精神上的信仰及以信仰為主的行為在照顧者的生活中扮演多重角色。靈性（spirituality）包括的不只是與一位神聖（sacred）他人連接，也是與其他人、前景（perspectives）價值觀的來源和超越個人本身意義的相連接（connectedness）（Faver, 2004），如此的連接能夠產生快樂和能量，以維持一位照顧慢性病家庭成員照顧者的能力（Faver, 2004; Haley & Harrigan, 2004）。無論照顧者擁有宗教信仰與否，他們表達出對愛、意義、目的以及有時候在他們生活超越（transcendence）的需求（Murray, Kendall, Boyd, Worth, & Benton, 2004）。照顧者描繪力量來自於與家人維持關係，以及給予和接受愛，感覺與他們的社交連結、感覺到是有用的評價機會（value opportunities）（Murray 等人，2004）。

宗教的信仰和正式的宗教行為是照顧的重要層面，很多照顧者報告指出大量依賴禱告以因應災難（adversity）（Paun, 2004; Stuckey, 2001）。非裔美國人女性照顧者描述，她們的禱告像是一個保持她們與上帝連接的對話（dialogue），而不是像一個正式宗教儀式的禱告（Paun, 2004）。篤信宗教者也顯示：上帝有一計畫的信念、忠實於上帝的信念、來世的希望和上帝無所不在證據的感覺（Stuckey, 2001），讀《聖經》及其他的宗教材料、傾聽音樂，也是被照顧者使用的正式宗教層面（Theis, Biordi, Coeling, Nalepka & Miller, 2003）。教會對照顧者提供一個重要的鼓勵及社交支持的來源（Faver, 2004; Murray 等人，2004; Theis 等人，2003）。

與照顧的社區強烈連結，是照顧者重視與他們教會的關係，照顧者發現符合同類社區居民之間存在一個有力的支持力量（Faver, 2004）。努力維持慢性病配偶在宗教習慣上的諾言，例如：出席禮拜儀式，對照顧者而言是重要的。當出席禮拜儀式不再是可能，照顧者可用電視轉播或錄影帶服務代替，而且安排其他／正式的宗教習慣，例如：在家中領聖餐（communion）（Paun, 2004）。

　　一個精神上或宗教上的前景（perspective）似乎是有利於多數照顧者的狀況。照顧者指出參加宗教的定期服務將可以保持他們前進，繼出席禮拜儀式之後的宗教服務是禱告（Paun, 2004）。經由宗教信仰而感覺到被支持和安慰，是當照顧一位阿茲海默症患者的時候，正向情緒的相關經驗（Paun, 2004），與上帝神聖的友誼關係感覺或宗教的其他行為，也是許多照顧者視為支持的力量（Faver, 2004），因此，一個精神上接近照顧，也許有助於照顧者因應壓力及有利於那些他們所照顧的人，強烈的以信仰為基礎的教義如道德的生活，以及服務他人，能激發個人成為照顧者及維持持續的照顧（Stuckey, 2001）。

　　照顧者指出靈性和宗教在他們的生活中是重要的，然而他們經常是勉強的與健康照顧專業人員提出這樣的議題。Murray 及其同事（2004）發現照顧者（照顧接受者一樣）不會提出精神照顧需求的主題，因為他們感覺到健康照顧專業人員是忙碌的，和／或沒有將精神上照顧當作健康照顧專業人員角色的一部分，照顧者甚至主動嘗試掩飾他們精神上的痛苦。護理人員需要警覺到照顧者對精神照顧的需要，而且應創造出照顧者感受到能自在討論他們精神上需求的情境，給予照顧者機會證實他們的關心和需要，並且協助他們感覺到連接以及是受到照顧的。精神支持的專業人員，例如：牧師、神職人員及猶太祭司，應該被包含其中，且應視為完整的跨學科小組之一部分。

教會和社區在照顧的解決方法

　　除了政府贊助的計畫可以幫助照顧者之外，教會在照顧者的生活中扮演一個潛在的重要角色，雖然少有研究傳達出教會在照顧老年人上的角色。Stuckey（2001）發現教會支持照顧者，是經由鼓勵，無論什麼時候盡可能持續的參與教會，並藉由提供服務給照顧接受者及有需要時候的照顧者。

　　教會合作的一個例子是多種信仰照顧夥伴（interfaith carepartners）（www.

interfaithcarepartners.org）、「創造照顧社區」（creating caring communities）。此計畫的一個創新層面是在 1985 年實施的照顧小組模式，以提供有慢性健康情況的個體居家支持，以及提供他們的照顧者喘息式支持。自願者是從猶太教及基督教之宗教團體被徵募而來的，並且受過訓練，以提供患有使人虛弱及失能疾病的成人及孩童的友誼關係，餐點準備、交通運輸、輕鬆的家庭雜務、購物協助、精神、情緒及身體的支持，以及個人照顧。第二個家庭照顧小組提供慢性病及失能成年人服務，如標題所建議，此照顧小組的夢想是成為失能老人及其照顧者的「第二個家」，與提供支持及協助給慢性病成人的形式一樣，此小組提供照顧者鼓勵、希望、喘息、情緒的支持及身體的協助，通力合作如同多種信仰照顧夥伴一般，感受到對照顧者是非常有幫助的資源。

社區可以提供給需要照顧者那些方面的協助，也是扮演一個達到社區夥伴關係的角色，此目標之傑出例子是守門人模式（gatekeeper model），新加坡、華盛頓均發展此模式（Substance Abuse & Mental Health Administration, 2004），社區的商家及股份公司員工與政府合作，且受過訓練以確認及轉介社區——住宅中可能有需要協助的老年人。根據這些守門人的轉介，以居家為基礎的評估，由跨學科的小組引導並提供當地心理健康服務，當需要額外的服務時，再形成轉診。另一個有利於老年人及照顧者的社區例子是多種信仰的自願者計畫，由信仰行動聯盟（Faith in Action）所組織而成，在美國提供 1,000 個社區計畫。此計畫由 Robert Wood Johnson 基金會提供資金，連結自願者與需要幫助的老年人和失能的人，而且提供照顧者一個喘息的資源。

對家庭照顧者的計畫、服務和資源

使用 Google 網路搜尋關鍵字「家庭照顧」，有 177,000 筆符合的資料被發現。這些網頁網羅了很多訊息及轉介連結、介紹產品及服務、教育的場所，以及線上照顧支持團體。對家庭照顧者而言，沒有計畫、服務和資源也不足，問題在於，對有困難的家庭照顧者發現一個可使用及方便、可以負擔的計畫。對家庭照顧者、資源的完整經紀人及組織的目錄，加上對照顧者及專業人員的手冊目錄可以在《家庭照顧》—— 2003 至 2004 年的書中發現（2003-2004 Volume of *Family Careginng*）（Kelly, 2003-2004）。

經由家庭照顧者使用社區服務，以提供一個有利於照顧者的範圍，不幸的，使用服務的障礙仍持續存在。照顧者指出使用服務的好處，包括重新開始（renewal），共同體的感覺、知識及信仰，他們的家庭成員也從服務中獲得好處。而使用服務的障礙包括照顧接受者的抗拒、照顧者的勉強使用、對照顧者麻煩（hassles）、對品質及財務的關心（Winslow, 2003），包括於社區服務中之護理人員及其他健康專業人員，需要減少或刪除家庭照顧者所面臨的障礙。

喘息計畫和服務

喘息（respite）是為照顧者提供休息和放鬆的時間，使其暫時放下照顧者的責任。家庭成員可經由接手一些工作，例如：女兒可以協助照顧的母親購物清潔及外出，而提供主要照顧者喘息的機會。也有一些正式喘息的資源，例如：成人日間照顧居家陪護（in-home companions），以及特定週末的喘息計畫。

對照顧者而言，確認指示出他們的因應技巧是被擊倒及他們需要外在協助的警訊是重要的。對於很多照顧者，最困難的是承認需要幫助，而下一個困難的是努力尋求此幫助的範圍，照顧者經常覺得尋求相關的喘息機會的罪惡感，因此延遲使用正式的喘息服務，直到他們是精疲力竭及衰弱的。由一篇對癡呆家庭成員使用居家喘息照顧的家庭照顧者經驗之研究證實，部分照顧者會形成使用喘息服務的矛盾心態（Gilmour, 2002）。照顧者本身在有一個短暫休息的需求與擔心居家喘息照顧對其家庭成員的影響之間受折磨（torn）。護理人員本身即具有人際關係的技巧，可以幫助減少照顧者使用喘息服務時候的緊張及焦慮，照顧者需要視喘息服務為一合理且適當的行為，而不是將其視為個人失敗的象徵，如果照顧者計畫持續照顧而不被擊倒，則應滿足身體和社交上的需求。

當照顧變得超過於身體上需要或情緒的漸漸耗盡，短期的個案機構式安置可能是一個替代照顧的選擇，計畫中的短期醫院住院提供設備及專業人員照顧，可使照顧者安心。這些計畫能夠預防家庭的忍受閾值被超過，促進家庭照顧者對此種喘息式照顧的安心，護理人員應使自己位居第二線，並且支持照顧提供者的角色，承認家庭照顧者在他們家庭成員所需要的照顧是具有權威的（Gilmour, 2002）。當照顧者對其親屬在醫院停留期間所接受的照顧，可以比得上家中所提供的照顧，而且其親屬也無負面影響的時候，他們是更加完全能交出照顧責任（Gilmour, 2002）。

醫療保險計畫（Medicare），以及許多長期照顧保險政策，都爲依賴的家庭成員提供一個短期的護理之家安置（Elder Services of Worcester Area, 2003），假如家庭能夠支付費用，則更長或更加頻繁的暫時安置，也是有可能的。

成人日間服務

成人日間服務（以前稱爲成人日間照顧），是提供缺失成人社會化及參與組織活動的機會，而且讓他們的家庭接受到喘息時間的整合性計畫。使用成人日間照顧服務的結果是使照顧者的擔心及壓力減輕，而且促進心理上的安適（Ritchie, 2003）。照顧者察覺到像他們自己本身暫時的休息一樣，個案會社會化和增加健康（Warren, Kerr, Smith, Godkin, & Schalm, 2003）。

存在於這些日間服務中心所提供的服務形式及數量種類很多。一般而言，中心是被廣泛分類爲健康或社交的照顧模式兩種。社交模式（social models）強調社會化及認知的刺激。健康照顧模式（health models of care）則是常由州的醫療補助（Medicaid）計畫所支持，而且包括全天健康照顧監測計畫。一般而言，這兩種模式計畫之間主要的不同，在於一個中心中註冊護士的有或無，普通被稱呼爲成人日間健康照顧。在美國很多計畫中的其中一例是舊金山老年（senior）公民成人日間服務提供，是以十七個城市鄰近地區爲基礎（http://www.sfms.org/sfm/sfm699j.htm）。一些日間健康計畫有進一步的復健／復原的計畫爲醫療輔助計畫所承認，並爲日間治療醫療醫院，而且含有復健的專業人員。

在 Campbell 和 Travis（1999）的研究中，最重要及有興趣的方法是，家庭照顧者使正式照顧計畫及服務和其日常的照顧結合在一起，配偶照顧者也在他們的研究中，這些研究者結論，當其他照顧者不用工作，而且較易於使用協助主要照顧者的時候爲週末的時段。

因此，在週末期間有較好的支持，對主要照顧者似乎少有興趣再支付額外的成人日間服務。社交的日間計畫有各種贊助建議，但大多數的補助資源均被限於低收入家庭或那些有長期照顧保險的人，日間健康計畫是主要的醫療補助計畫，而那些技術的復健計畫，則是醫療保險制度所補助的。對家庭照顧者的日間照顧支付費用有廣泛不同，是因爲根據城市的區域及照顧者得到的計畫類型來支付的。在一位癡呆病人成人日間服務費用涉及範圍分析，Gaugler（2003）使用成人日間服務一年

之間，日常的費用減輕，照顧者的角色過度負荷及憂鬱也減少。顯然，對照顧者一致使用及一段較長的時間，成人日間計畫是最有成本效益的。

居家照顧計畫

居家照顧，近幾年來已被視為早期出院及更加複雜治療技術上增加延伸的結果。家庭比起醫療場所或社區診所呈現一個不同的照顧提供內容。Toth-Cohen 及其同事（2001），討論當在居家場所內提供照顧時有四個因素必須被考慮：了解家對家庭的個人意義、視照顧者為一個處於護理執業師的狀態、確認照顧者的信念及價值觀、了解在照顧者安適處理的潛在影響。

對照顧者及健康照顧專業人員有多重的好處與挑戰，都出現於居家照顧之中（Toth-Cohen 等人，2001）。對照顧者的好處包括：1.時間、心理及身體上能量的節省；2.與提供者保持控制和指導的互動；3.在自己熟悉的環境中變得更加自在及安心；4.在他們將會使用到的照顧背景中，進行新的技術學習。對健康照顧專業人員的好處包括：⑴獲得一位個案照顧及其家庭背景的深入了解；⑵設計符合特殊的居家情境處理；⑶確認照顧者也許不知道的安全議題；⑷獲得居家照顧產生背景（context）的技能。挑戰及潛在的解決方法呈現於表11-1。護理人員與家屬在他們的家中能更加有效率的工作，並經由此知道好處、挑戰及可能的解決方法。無論所遭遇的挑戰為何，護理人員都有能力應付會影響一位照顧者對處理和建議的反映。

一些居家照顧計畫，提供家庭喘息式服務。服務包括家政（homemaking）、監測個案以及照顧者兩者的健康狀況；執行各種技術，例如：測量生命徵象或更換導尿管。不幸的，這些計畫的補助持續地對於那些有較好財務的家庭增加限制，因此，長期支付費用可能會非常昂貴。

表11-1　居家提供服務的挑戰及建議摘要

挑　　　戰	建　　　議
建立密切關係	1.確認照顧者對處置的目標。 2.使用和尊重照顧者的語言。 3.有效的照顧者現行策略。 4.包含與家庭成員和其他支持的人合作。

（續）

照顧者及癡呆者兩者併入處置的需求	1.使用整體性的方法傳達照顧者及癡呆者兩者的需求。 ⑴包括癡呆者於有意義的活動中。 ⑵考慮教育和居家的調整對照顧者及癡呆者兩者的作用。
獲得評估資料	1.可能的話，主動的照顧接受者。 2.取得照顧接受者的同意，以討論協助照顧者的方法。 3.定期的電話訪問，以討論敏感的議題。 4.當癡呆者不在的時候，獲得評估資料。
確定最理想適合家庭之間的處置方式	1.反應出在本身及照顧者之間的不同。 2.一步步回饋照顧者的處置實務。 3.集中於照顧者的處置實務上。 4.討論和嘗試可能的策略。
符合照顧者專門技術和癡呆的知識處置	1.確認照顧者可能需要更多時間接受家庭成員的狀況，和使用提供者的策略。 2.確保建議是適合照顧者的觀點和優先事項。 3.傳達主要照顧者生活品質的議題。 4.來自主要照顧者獲得特殊策略的訊息，將有助於其他照顧者。 5.追蹤所建議的策略是如何被運用；如果有需要將修改策略。 6.強化策略的重要性。 7.為身體的適應拍照或發展前後拍照，以強化正向的改變。
家庭系統內角色及關係的運作	1.使用簡單的表達方式角色扮演，以及確認照顧接受者的感覺。 2.確認多重角色的照顧者，以及反映出他們如何適應於照顧的情境。 3.促進照顧者之間的溝通及合作的問題解決。
協助照顧者接近及使用資源	1.知道現存可使用的資源給照顧者。 2.教育照顧者相關適當的資源。 3.協助照顧者確認其他人能夠執行的工作。 4.與照顧者用角色扮演方法以尋求協助。

＊資料來源：Toth-Cohen, S., Gitlin, L. N., Corcoran, M. A., Eckhardt, S., Johns, P., & Lipsitt, R. (2001). Providing services to family caregivers at home: Challenges and recommendations for health and human service professions. *Alzheimer's Care Quarterly*, 2 (1), 23-32. Reprinted with permission of Lippincott Williams & Wilkins.

心理治療的方法

　　個人的、夫妻、團體或家庭的諮詢可能是需要的，以協助家庭對照顧需求

的反映。個人諮詢是指有關促進照顧者之能力，以處理日復一日苛求的照顧。如 Montcalm（1995）所描述，對於夫妻的諮商可能更加複雜，因為多重的議題，包括依賴對失去關係的悲傷及恐懼。當同儕間互動和回饋的時候似乎是適當的，因為團體治療（group therapy）能有效指導一位家庭照顧者，在照顧角色上朝向正向、解決內在的衝突。

家庭治療（Family treatment）經常包括一個稱為「家庭會議」的策略。當所有受影響的家庭成員面對面時，以一個家庭為主的治療，發現有效於癡呆家庭成員的照顧者，為結構性的生態系統治療（the structural ecosystems therapy, SET）（Mitrani & Czaja, 2000）。SET 的目的是傳達在一個「共同參與背景」之內的全部家庭需求。SET 視家庭成員的行為是互相依賴且反覆的（repetitive）。有時反覆的型態是適應不良及會造成症狀，例如：照顧者壓力。其他互動的型態是適應及減輕照顧者負荷。SET 重點在於照顧者的全部社交生態系統，例如：家庭、社區、健康照顧提供者等增加其互動，因而，增加照顧者的情緒、社交及工具性的需求滿足程度。SET 特別適合少數民族的家庭，因為它承認文化的重要性，且在家庭的互動上，可能有一個明顯影響的背景變異數（Mitrani & Czaja, 2000）。

支持團體

也稱為「自我協助團體」（self-help groups），這些討論將重點放在特定的個案人口及相關的照顧者需求上。在美國各地的很多社區，已經建立提供照顧者的自我協助團體。一些是自我引導（self-directed）或由自顧者管理；其他則由健康照顧專業人員所引導，而且擔任團體促進者的工作。這些團體提供訊息、情緒支持、擁護，或服務的組合。他們傳達照顧中之技術範圍、失能之人的維持和處理家庭中的問題。有關老化過程的訊息、識別和支持，來自於照顧者的情緒需求，以及對轉介和有關資源訊息的具體服務需求。電話支持網路及網路聊天室，為傳統面對面支持團體的簡單現代方法。

文化上的敏感性處理需求

在過去的世紀，美國和加拿大經歷了巨大的移民潮，土著、少數民族也一樣在人口上持續成長。在北美，提供服務給不同的種族、民族及宗教的團體，這對協助的專業人員會有一個需求，必須學習更多有關他們工作中的許多文化團體，以便他

們能提供對個案文化敏感的處理。在美國,已有一個多元文化意識的快速提升。

在健康照顧專業人員中的文化體認,仍持續不足以服務其他文化的人對「家庭」的定義,一個文化族群不同於另一個文化族群的察覺是重要的。如占有優勢的白種人,定義重點在完整無缺的核心家庭。然而非裔美國人的重點則在於一個更寬的親戚和社區網路,在他們的家庭網路中經常包括虛擬的親戚而不是生物學上的家庭成員。中國文化在家庭的定義方面,包括一個人所有的祖先和後代(McGoldrick & Giordano, 1996)。考慮到個案是位於家中的何人以及是由何人提供照顧,將會影響到該將誰包括其中。

文化的族群在他們如何反應問題及尋求有關幫助的態度上是非常多變的。例如:西班牙裔老年人想要由家人傳達問題而非局外人(outsiders),但家庭可能不想要局外世界的人知道這個問題的存在(Rittman, Kuzmeskus & Flum, 1998)。因此當協助一個西班牙裔家庭時,專業人員必須在「個人統治」(personalismo)下工作,知道老年人及照顧者為整體的人,重點在於個人的方式。dignidad,發展一個工作關係,以反映出尊嚴及自我價值;respeto,協助的專業人員和西班牙裔老年人之間的尊重;confianza,夥伴之間的信任(Applewhite & Daley, 1988)。

種族的不同存在於對照顧及照顧責任的態度,例如:古巴裔美國人經常有一個親屬的等級體系定位,而且擁護傳統家庭的角色。因此,女性照顧者要正式通過為照顧的領導角色(Mitrani & Czaja, 2000)是很困難的。其他的,古巴文化特徵是集體主義(collectivism),給予對家庭需要的優先權超過個人,而且高度的情緒及心理的、親密或照顧和照顧接受者之間的陷入(enmeshment)。陷入(enmeshment),被觀察到在古巴家庭比起白種美國家庭中更加頻繁,會產生一個缺乏客觀性及勉強代表的照顧工作,使形成一位有效的照顧管理者是困難的(Mitrani & Czaja, 2000)。為了來自各種種族及文化傳統的家庭工作,護理人員必須修改成為適合文化角度的家庭處置。

提供協助給一些有議題的少數民族老年家庭照顧者是最有效的。當目標的少數民族族群的成員是提供者,或群體中的代表時,以鄰近地區為中心的服務,少數民族的照顧者則能與雙語的專業人員互動,這樣傾向於高度的有效。這些計畫成功地適合尊重需要協助家庭之價值觀及習俗,而且對照顧者提供文化上相關的解決方法(Spector, 2000)。

結果

照顧接受者、照顧者和照顧系統的結果

提供照顧給另一個人，對主要照顧者及照顧系統有正向和負向的結果。因為照顧是一個非常個人化的旅程，它幾乎不可能預測到每個照顧者或照顧接受者將如何回應依賴和照顧支持的需求。因此，所有的處理都由跨學科的小組提供基本的指引方向以支持家庭照顧者，當情況逐漸好轉和協助照顧者正確的實務時候，將導致潛在性負面結果。

很多照顧的文獻反應重點是在照顧的負向層面，很少可使用的文獻是在照顧者角色的正向層面。需要持續研究的文獻以確認潛在性的照顧利益（Hudson, 2004）。為了增加我們對照顧經驗的了解與目的（Tarlow 等人，2004），一般只有從一個病理學角度的照顧觀點可能性，以及因社會化的照顧者期待負荷著眼（Gaugler, Kane Langlois; 2000）。照顧者利益的研究也能提供資料給以實證為基礎，對家庭及家庭照顧者發展之支持性照顧策略（Harding & Higginson, 2003）。

儘管缺乏來自於照顧者角色的利益，但研究指出大部分照顧者會發現一些在照顧經驗中滿意的成分（Nolan, 2001; Scott, 2001）。Hudson（2004）指出 60% 的照顧者，很快會確認照顧者角色的正向層面。有關在長期家庭照顧中已經知道的給予，有三個結果是普遍被提到的，同時這些結果來自一個經由照顧經驗可被測量到的黃金標準，對於家庭照顧者及其照顧接受者兩者的結果，包括促進生活品質及生活的意義、增加自主權和控制，以及減少家庭壓力，並且提高因應能力。

生活品質及生活的意義

它已經寫出人類「當他們對他們所愛的人有利他主義（altruism）和承諾的行為時候，他們會處於最佳狀態」（Lattanzi-Licht, Mahoney & Miller, 1998, p.31）。發現有關可提高生活品質及生活的意義，是對照顧接受者及照顧最正向的照顧結果之一（Sheehan & Donorfio, 1999）。在照顧者評論有關照顧的正向層面時，此為提高生活意義可以被看到的證據：「愛執行它──我們有一個給予的機會，而且我們從不想我們能有什麼」（Hudson, 2004, p.62）。

直到最近，系統性的評估照顧這些正向結果仍受到限制，因為臨床醫生已經

遇到要發現及取得心理測量學調查測量這些抽象的結構是困難的（Farran, Miller & Kaufman, 1999）。新一代的測量工具允許跨學科的小組進入，以輕叩照顧關係日復一日的意義及終極意義，以使這些照顧的層面變成一個可以看見結果的經驗，這樣的一個測量工具是照顧的正向層面（Tarlow 等人，2004）。

自主權和控制感覺

　　自主權被視爲家庭照顧的一個結果，意味著長期照顧者的選擇和他們的照顧接受者是自我決定的，與自我決定的原則一致的是需要對一些事情和決定的控制。在慢性照顧情境中，由專業提供者支持家庭照顧者對於他們採取和給予的照顧做選擇時，其自主權和控制權是相互關係，且雙方是有影響力的。自主權和控制也許需要正式的網路與非正式照顧系統內的重新協商；當照顧情況改變時，重新協商會隨之產生。

　　能在處理他們照顧情境時感到最放鬆，而且有自信的那些照顧者，已經指出他們是成功的，但並非意味著他們是全部都有控制的（Karp & Tanarugsachock, 2000）。學會「順從變動的趨勢」是照顧者經常描述如何控制的方法（Travis 等人，2000），如果跨學科的小組尊重照顧者及接受者的價值觀和目標，而且協助轉化這些到現實世界中的照顧計畫，則照顧者及接受者雙方可感受到自主權和控制被提升。自主權和控制增加的感覺證據，可在照顧者對有關照顧的正向評論中看出來：我以前從未承擔責任過；我感覺到我現在像是一個堅強的人；我已能做的比想像得還多（Hudson, 2004, p.62）。

減輕家庭壓力和因應

　　正如先前的討論，許多照顧的不利影響，包括照顧者對長期照顧需要的大量反應。大多數照顧小組的目標是減輕此痛苦程度，使其成爲一個對照顧者感覺到是可以控制的，照顧者是可以表達在角色上的正向層面，而不管負向層面，例如：壓力及負荷（Hudson, 2004; Roff 等人，2004）。也許照顧者當他面對一個持續的壓力源像照顧的時候，可使用正向情緒加強及維持他們的因應策略（Folkman, 1997）。因爲家庭壓力及因應是總體的、多面向的，而且多方面的處置是經常被設計應付一個特定的壓力及因應如負荷、憂鬱或疲憊的感受層面（Buckwalter 等人，1999）。

社會的結果

一些研究已經檢視以社區為基礎的居家服務費用的有效性，到對族群中的個體使用護理之家的風險，即使用最一致正當的理由，對居家長期照顧服務及以社區為基礎的環境費用抑制政策，這樣的主張並沒有在研究方面得到支持（Weissert & Hedrick, 1999）。部分的問題是因為照顧的費用是用整個環境來比較的，例如：當護理之家照顧呈現出比以社區為基礎的照顧更加昂貴的時候，計算方式是不考慮支付的費用和補助計畫，家庭照顧者必須使用的服務等，以便形成對他們及他們的家庭依賴成員以社區為基礎的照顧，是一個可實行的長期照顧建議。

對一個事件定時或轉移的機構式照顧

儘管居家及以社區為基礎的照顧，並不是最有效的花費，提供如此的照顧，對許多家庭和政策制定者仍優先保持一個重要目標，這是因為機構式的照顧大多數的政策制定感覺更加昂貴，而且老年人和政策制定者一樣，比起居家照顧，很少會想要機構式照顧，因此，長期照顧偏愛非機構式的解決方法。

在他們對照顧者使用服務影響的結果研究，Bass、Noelker 和 Rechlin（1996）使服務概念化為社會支持的一個形式，他們發現特定的服務像健康照顧、個人的照顧及持家的人（homemaker）服務，可以減輕家庭照顧者沉重或惱人照顧的不利影響。這些計畫的形式，是服務一位不是在護理之家安置即將發生危險的顧客，而是他們在家中或社區中真正對協助有所需求的人（Weissert & Hedrick, 1994）。

代替注意居家及以社區為基礎的服務，為一有效的花費。選擇到護理之家的安置，是一個較為成功的結果，也許是轉移到醫院停留的方法（Weissert & Hedrick, 1994）。更一步的死亡計畫，決定何時將其安置於機構的設施中，它一樣需要與臨床醫生及家庭合作，就像依賴者由積極治療轉變到緩和的治療，能減少不適當及昂貴的照顧（Weissert & Hedrick, 1994）。這個結果要求更多的討論和決策，在照顧接受者及他們家庭成員之中有關照顧的決定，而且增加與醫生的溝通，以促使決定是被尊重而且會實現，護理人員可藉由鼓勵家庭公開彼此討論照顧，及經由協助家庭將有關住院治療，或其他不想要的積極方法放入預先需要形成決策的事項。

摘要與總結

當慢性病的發生率持續增加，家庭照顧者對於他們的角色挑戰要有準備，這是必要的。透過挑戰的運作，對照顧者和照顧接受者都是有益的，護理人員是位於支持及介入的位置，使照顧者對他們所愛的人在照顧上、家庭力量及能力上，可以增加至最大限度。

＊誌謝：對第五版本篇文章的原作者 Shirley S. Travis 和 Kathy Piercy 兩位學者表達感謝之意。

問題與討論

1. 個案居家照顧對家庭和對照顧者的優點和缺點爲何？
2. 什麼因素會影響居家照顧機構式安置花費的有效性？
3. 居家照顧的主要提供者是誰？提供者的競爭需求爲何？
4. 種族的特點如何影響家庭照顧？
5. 對家庭照顧的情緒反應爲何？
6. 於照顧者照顧時的財務影響爲何？
7. 公共政策如何影響照顧？
8. 健康專業人員如何協助家庭照顧者？
9. 哪些地方是家庭照顧者可以取得協助的訊息？
10. 身爲一位對家庭照顧的擁護者（advocate），哪些事實是你將對立法者提出有關你支持的法律？

參考文獻

Albert, S. M., & Brody, E. M. (1996). When elder care is viewed as child care. *American Journal of Geriatric Psychiatry, 4,* 121–130.

Allen, S. M., Goldscheider, F., & Ciambrone, D. (1999). Gender roles, marital intimacy, and nomination of spouses as primary caregivers. *The Gerontologist, 39,* 150–158.

Alspaugh, M. E. L., Stephens, M. A. P., Townsend, A. L., Zarit, S. H., et al. (1999). Longitudinal patterns of risk for depression in dementia caregivers: Objective and subjective primary stress as predictors. *Psychology and Aging, 14,* 34–43.

Applewhite, S. R., & Daley, J. M. (1988). Cross-cultural understanding of social work practice with the Hispanic elderly. In S. Applewhite (Ed.), *Hispanic elderly in transition,* pp. 3–16. New York: Greenwood Press.

Barrett, A. E., & Lynch, S. M. (1999). Caregiving networks of elderly persons: Variation by marital status. *The Gerontologist, 39,* 695–704.

Bass, D. M., Noelker, L. S., & Rechlin, L. R. (1996). The moderating influence of service use on negative caregiving consequences. *Journal of Gerontology, Social Sciences, 51B,* S121–S131.

Binstock, R. H. (1999). Public policies and minority elders. In M. L. Wykle & A. B. Ford (Eds.), *Serving minority elders in the 21st century,* (pp. 5–24). New York: Springer.

Boaz, R. F., Hu, J., & Ye, Y. (1999). The transfer of resources from middle-aged children to functionally limited elderly parents: Providing time, giving money, sharing space. *The Gerontologist, 39,* 648–657.

Brody, E. M. (1990). Role reversal: An inaccurate and destructive concept. *Journal of Gerontological Social Work, 15,* 15–22.

Brody, E. M., & Schoonover, C. B. (1986). Patterns of parent-care when adult daughters work and when they do not. *The Gerontologist, 26,* 372–381.

Buckwalter, K. C., Gerdner, L., Kohout, F., Hall, G. R., et al. (1999). A nursing intervention to decrease depression in family caregivers of persons with dementia. *Archives of Psychiatric Nursing, 13,* 80–88.

Burton, L. C., Newsom, J. T., Schulz, R., Hirsch, C. H., et al. (1997). Preventative health behaviors among spousal caregivers. *Preventative Medicine, 26,* 162–169.

Campbell, D. D., & Travis, S. S. (1999). Spousal caregiving when the adult day services center is closed. *Journal of Psychosocial Nursing, 37,* 20–25.

Chambers, M., & Connor, S. L. (2002). User-friendly technology to help family carers cope. *Journal of Advanced Nursing, 40* (5), 568–577.

Chesla, C. A., & Rungreangkulkij, S. (2001). Nursing research on family processes in chronic illness in ethnically diverse families: A decade review. *Journal of Family Nursing, 7* (3), 230–243.

Clyburn, L. D., Stones, M. J., Hadjistavropoulos, T., & Tuokko, H. (2000). Predicting caregiver burden and depression in Alzheimer's disease. *Journal of Gerontology, Social Sciences, 55B,* S2–S13.

Covinsky, K. E., Eng, C., Lui, L., Sands, L. P., et al. (2001). Reduced employment in caregivers of frail elders. *The Journals of Gerontology Series A: Biological Sciences and Medical Sciences, 56,* M707–M713.

Cox, C. (1999). Race and caregiving: Patterns of service use by African American and white caregivers of persons with Alzheimer's disease. *Journal of Gerontological Social Work, 32,* 5–19.

Dautzenberg, M. G. H. (2000). The competing demands of paid work and parent care. *Research on Aging, 22,* 165–188.

DHHS Administration on Aging (n.d.a). About NFCSP. Retrieved September 21, 2004 from http://www.aoa. gov/prof/aoaprog/caregiver/overview/overview_care giver_pf.asp

DHHS Administration on Aging (n.d.b). Because We Care. Retrieved September 21, 2004 from http:// www.aoa.dhhs.gov/prof/aoaprog/caregiver/care fam/taking_care_of_others/wecare/hire_pf.asp

DHHS Administration on Aging (n.d.c). Common Caregiving Terms. Retrieved September 21, 2004 from http://www.aoa.gov/prof/aoaprog/caregiver/ care-prof/progguidance/resources/caregiving_terms_pf.asp

DHHS Administration on Aging (n.d.d) Fact Sheets Elder Abuse Prevention, Retrieved September 24, 2004 from http://www.aoa.gov.press/fact/alpha/fact_elder_ abuse_pf.asp

DHHS Administration of Aging (2003a). Family caregivers: Our heroes on frontlines of long-term care. Retrieved September 20, 2004 from http:///www.aoa. gov/prof/aoaprog/caregiver/careprof/TownHall/town hall_12_16_03.asp

DHHS Administration of Aging (2003b). National Family Caregiver Support Program Townhall Meetings. Retrieved September 20, 2004 from http://www. aoa.gov/prof/aoaprog/caregiver/careprof/TownHall/ townhall_12_16_03.asp

DuPont, P. (1999). The short term problem facing long-term care. *National Center for Policy Analysis.* Available on-line at http://www.ncpa.org/oped/dupont/ dup010699.html

Dwyer, J. (1995). The effects of illness. In R. Blieszner & V. Bedford (Eds.), *Handbook of aging and the family,* (pp. 401–421). Westport, CT: Greenwood Press.

Edmonds, M. M. (1999). Serving minority elders: Preventing chronic illness and disability in the African American elderly. In M. L. Wykle & A. B. Ford (Eds.), *Serving minority elders in the 21st century,* (pp. 25–36). New York: Springer.

Elder Services of Worcester Area (2003). *Nursing home*

placement. Retrieved August 30, 2004 from http://www.eswa.org/faq/nursing

Elliot, T. R., & Shewchuk, R. M. (2003). Social problem-solving and distress among family members assuming a caregiving role. *British Journal of Health Psychology, 8,* 149–163.

Farran, C. J. (1997). Theoretical perspectives concerning positive aspects of caring for elderly persons with dementia: Stress/adaptation and existentialism. *The Gerontologist, 37,* 250–256.

Farran, C. J., Miller, B. H., & Kaufman, J. E. (1999). Finding meaning through caregiving: Development of an instrument for family caregivers of persons with Alzheimer's disease. *Journal of Clinical Psychology, 55* (9), 1107–1125.

Fast, J. E., Williamson, D. L., & Keating, N. C. (1999). The hidden costs of informal elder care. *Journal of Family and Economic Issues, 20,* 301–326.

Faver, C. A. (2004). Relational spirituality and social caregiving. *Social Work, 49* (2), 241–249.

Figley, C. R. (1998). Burnout as systemic traumatic stress: A model for helping traumatized family members. In C. R. Figley (Ed.), *Burnout in families: The systemic costs of caring,* (pp. 15–28). Boca Raton, FL: CRC Press.

Folkman, S. (1997). Positive psychological states and coping with severe stress. *Social Science & Medicine, 45* (8), 1207–1221.

Gaugler, J. E. (2003). Evaluating community-based programs for dementia caregivers: The cost implication of adult day services. *Journal of Applied Gerontology, 22* (1), 118–133.

Gaugler, J., Kane, R. & Langlois, J. (2000). Assessment of family caregivers of older adults. In R. Kane & R. Kane (Eds.), *Assessing older persons: Measures, meaning and practical applications,* (pp. 321–359), New York: Oxford University Press.

George, L. K., & Gwyther, L. P. (1986). Caregiver well-being: A multidimensional examination of family caregivers of demented adults. *The Gerontologist, 26* (3), 253–259.

Gilliss, C. L. (2002).There is science, and there is life. *Families, Systems & Health, 20* (1), 49.

Gilmour, J. A. (2002). Dis/integrated care: family caregivers and in-hospital care. *Journal of Advanced Nursing, 39* (6), 546–553.

Gitlin, L., Burgio, L., Mahoney, D., Burns, R., et al. (2003). Effect of multicomponent interventions on caregiver burden and depression: The REACH Multisite Initiative at 6-month follow-up. *Psychology and Aging, 18* (3), 361–374.

Given, B., Strommel, M., Collins, C., King, S., et al. (1990). Responses of elderly spouse caregivers. *Research in Nursing and Health, 13,* 77–85.

Gordon, P. A. & Perrone, K. M. (2004). When spouses become caregivers: Counseling implications for younger couples. *Journal of Rehabilitation, 70* (2), 27–32.

Haigler, D. H., Bauer, L. J., & Travis, S.S. (2004). Finding the common ground of family and professional caregiving: The education agenda at the Rosalynn Carter Institute. *Educational Gerontology, 30,* 95–105.

Haley, J., & Harrigan, R. C. (2004). Voicing the strengths of Pacific Island parent caregivers of children who are medically fragile. *Journal of Transcultural Nursing, 15* (3), 184–194.

Harding, R. & Higginson, I. (2003). What is the best way to help caregivers in cancer and palliative care? A systematic literature review of interventions and their effectiveness. *Palliative Medicine, 17,* 63–74.

Harris, P. B. (1998). Listening to caregiving sons: Misunderstood realities. *The Gerontologist, 38,* 342–352.

Horowitz, A. (1985). Sons and daughters as caregivers to older parents: Differences in role performance and consequences. *The Gerontologist, 25,* 612–617.

Hudson, P. (2004). Positive aspects and challenges associated with caring for a dying relative at home. *International Journal of Palliative Nursing, 10* (2), 58–64.

Hulme, P. A. (1999). Family empowerment: A nursing intervention with suggested outcomes for families of children with a chronic health condition. *Journal of Family Nursing, 5* (1), 33–50. Thousand Oaks, CA: Sage.

Hunt, C. K. (2003). Concepts in caregiver research. *Journal of Nursing Scholarship, 35* (1), 27–32.

Interfaith Care Partners (n.d.) Retrieved September 20, 2004 from http://www.interfaithcarepartners.org

Jones, S. (1999). Bridging the gap: Community solutions for black-elderly health care in the 21st century. In M. L. Wykle & A. B. Ford (Eds.), *Serving minority elders in the 21st century,* (pp. 223–234). New York: Springer.

Kane, R. A., Reinardy, J., & Penrod, J. D. (1999). After the hospitalization is over: A different perspective on family care of older people. *Journal of Gerontological Social Work, 31,* 119–141.

Karp, D. A., & Tanarugsachock, V. (2000). Mental illness, caregiving, and emotion management. *Qualitative Health Research, 10,* 6–25.

Kauffmann, E. & Harrison, M. B. (1998). Stress-point intervention for parents of children hospitalized with chronic conditions. *Pediatric Nursing, 24* (4), 362–366.

Kaye, J., & Robinson, K. M. (1994). Spirituality among caregivers. *Image, 26,* 218–221.

Kaye, L. W., Turner, W., Butler, S. S., Downey, R., et al. (2003). Early intervention screening for family caregivers of older relatives in primary care practices. Establishing a community health service alliance in rural America. *Family Community Health, 26* (4), 319–328.

Keith, C. (1995). Family caregiving systems: Models, resources, and values. *Journal of Marriage and the Family, 57,* 179–190.

Kelly, K. (2003–2004). Link$_2$Care: Internet-based information and support for caregivers. *Family Caregiving,* Winter, 87–88.

Keysor, J. J., Desai, T., & Mutran, E. J. (1999). Elders' preferences for care setting in short- and long-term disability scenarios. *The Gerontologist, 39,* 334–344.

Kramer, B. J. (1993a). Marital history and the prior relationship as predictors of positive and negative outcomes among wife caregivers. *Family Relations, 42*, 367–375.

_____. (1993b). Expanding the conceptualization of caregiver coping: The importance of relationship-focused coping strategies. *Family Relations, 42*, 383–391.

_____. (1997). Gain in the caregiving experience: Where are we? What next? *The Gerontologist, 37*, 218–232.

Lackey, N. R., & Gates, M. F. (2001). Adults' recollections of their experiences as young caregivers of family members with chronic physical illnesses. *Journal of Advanced Nursing, 34* (3), 320–328.

Langa, K., Chernew, M. E., Kabeto, M. U., Herzon, A. R., et al. (2001). National estimates of the quantity and cost of informal caregiving for the elderly with dementia. *Journal of General Internal Medicine, 16*, 770–778.

Lattanzi-Licht, M., Mahoney, J. J., & Miller, G. W. (1998). *The hospice choice: In pursuit of a peaceful death.* New York: Simon & Schuster.

Lawton, M. P., Rajagopal, D., Brody, E., & Kleban, M. (1992). The dynamics of caregiving for a demented elder among black and white families. *Journal of Gerontology: Social Sciences, 47*, S156–S164.

Leavitt, M., Martinson, I. M., Liu, C. Y., Armstrong, V., et al. (1999). Common themes and ethnic differences in family caregiving the first year after diagnosis of childhood cancer: Part II. *Journal of Pediatric Nursing, 14*, 110–122.

Lee, G. R., Dwyer, J. W., & Coward, R. T. (1993). Gender differences in parent care: Demographic factors and the same-gender preferences. *Journals of Gerontology, Social Sciences, 48* (1), S9–S16.

Litwak, E. (1985). *Helping the elderly: The complementary roles of informal networks and formal systems.* New York: Guilford Press.

McAuley, W. J., Travis, S. S., & Safewright, M. P. (1997). Personal accounts of the nursing home search and selection process. *Qualitative Health Research, 7*, 236–254.

McGoldrick, M., & Giordano, J. (1996). Overview: Ethnicity and family therapy. In M. McGoldrick, J. Giordano, & J. K. Pearce (Eds.), *Ethnicity and family therapy* (2nd ed.), (pp. 1–30). New York: Guilford Press.

Medalie, J. H. (1994). The caregiver as the hidden patient. In E. Kahana, D. E. Biegel, & M. L. Wykle (eds.), *Family caregiving across the lifespan,* (pp. 312–330). Thousand Oaks, CA: Sage.

Meleski, D. D. (2002). Families with chronically ill children. *American Journal of Nursing, 102* (5), 47–54.

Meshefedjian, G., McCusker, J., Bellavance, F., & Baumgarten, M. (1998). Factors associated with symptoms of depression among informal caregivers of demented elders in the community. *The Gerontologist, 38*, 247–253.

Mitrani, V. B. & Czaja, S. J. (2000). Family-based therapy for dementia caregivers: Clinical observations. *Aging & Mental Health, 4* (3), 200–209.

Mittelman, J. S. (2003). Community Caregiving. *Alzheimer's Care Quarterly, 4*(4), 273–285.

Montcalm, D. M. (1995). Caregivers: Resources and services. In Z. Harel & R. E. Dunkle (Eds.), *Matching people with services in long term care,* (pp. 159–179). New York: Springer.

Montgomery, R. J. V. (1989). Investigating caregiver burden. In K. S. Markides & C. L. Cooper (Eds.), *Aging, stress and health,* (pp. 201–218). New York: John Wiley & Sons.

_____. (1999). The family role in the context of long-term care. *Journal of Aging and Health, 11*, 383–416.

Montgomery, R. J. V. & Kosloski, K. D.(n.d.). *Change, continuity and diversity among caregivers.* Retrieved September 24, 2004 from http://www.aoa.gov/prof/aoaprog/caregiver/careprof/progguidance/background/program_issues/Fin-Montgomery.pdf

Murray, S. A., Kendall, M., Boyd, K., Worth, A., et al. (2004). Exploring the spiritual needs of people dying of lung cancer or heart failure: A prospective qualitative interview study of patients and their carers. *Palliative Medicine, 18*, 39–45.

National Center for Health Statistics. (2003). U.S. birth rate reaches record low. Retrieved September 20, 2004, from http://www.cdc.gov/nchs/pressroom/03news/lowbirth.htm

Nerenberg, L. (2002). *Preventing elder abuse by family caregivers.* Washington, DC: National Center of Elder Abuse.

Neufeld, A., & Harrison, M. J. (1998). Men as caregivers: Reciprocal relationships or obligation? *Journal of Advanced Nursing, 28*, 959–968.

Nolan, M. (2001). Positive aspects of caring. In S. Payne & C. Ellis-Hill (Eds.), *Chronic and terminal illness: New perspectives on caring and carers,* (pp. 22–44). Oxford: Oxford University Press.

Opinion Research Corporation. (1988). A national survey of caregivers. Final report submitted to the American Association of Retired Persons. Washington, DC: American Association of Retired Persons.

Ory, M. G., Hoffman, R. R. III, Yee, J. L., Tennstedt, S., et al. (1999). Prevalence and impact of caregiving: A detailed comparison between dementia and nondementia caregivers. *The Gerontologist, 39*, 177–185.

Paun, O. (2004). Female Alzheimer's patient caregivers share their strength. *Holistic Nursing Practice, 18* (1), 11–17.

Pearlin, L. I. (1992). The careers of caregivers. *The Gerontologist, 32*, 647.

Peters-Davis, N. D., Moss, M. S., & Pruchno, R. A. (1999). Children-in-law in caregiving families. *The Gerontologist, 39*, 66–75.

Piercy, K. W. (1998). Theorizing about family caregiving: The role of responsibility. *Journal of Marriage and the Family, 60*, 109–118.

Piercy, K. W. & Chapman, J.G. (2001). Adopting the caregiver role: A family legacy. *Family Relations, 50*, 386–393.

Pines, A. M., & Aronson, E. (1988). *Career burnout: Causes and cures.* New York: The Free Press.

Pruchno, R. A., Burant, C. J., & Peters, N. D. (1997).

Understanding the well-being of care receivers. *The Gerontologist, 37,* 102–109.

Pyke, K. (1999). The micropolitics of care in relationships between aging parents and adult children: Individualism, collectivism, and power. *The Journal of Marriage and the Family, 61,* 661–673.

Ritchie, L. (2003). Adult day care: Northern perspectives. *Public Health Nursing, 20* (2), 120–131.

Rittman, M., Kuzmeskus, L. B., & Flum, M. A. (1998). A synthesis of current knowledge on minority elder abuse. In T. Tatara (Ed.), *Understanding elder abuse in minority populations,* (pp. 221–238). Philadelphia: Brunner/Mazel.

Roff, L., Burgio, L., Gitlin, L., Nichols, L., et al. (2004). Positive aspects of Alzheimer's caregiving: The role of race. *Journals of Gerontology Series B: Psychological Sciences and Social Sciences, 59B* (4), 185–190.

San Francisco Medical Society (n.d.) San Francisco senior citizen services: Adult day services. Retrieved September 1, 2004 from http://www.sfms.org/sfm/sfm699j.htm

Scharlach, A. E., & Grosswald, B. (1997). The family and medical leave act of 1993. *Social Service Review, 71,* 335–360.

Schulz, R., & Beach, S. R. (1999). Caregiving as a risk factor for mortality: The caregiver health effects study. *Journal of the American Medical Association, 282,* 2215–2219.

Scott, G. (2001). A study of family carers of people with a life-threatening illness 2: The implications of the needs assessment. *International Journal of Palliative Nursing, 7* (7), 323–330.

Seltzer, M. M. (1990). Role reversal: You don't go home again. *Journal of Gerontological Social Work, 15,* 5–14.

Seltzer, M. M., & Wailing, L. (2000). The dynamics of caregiving: Transitions during a three-year prospective study. *The Gerontologist, 40,* 165–178.

Shapiro, E. R. (2002). Chronic illness as a family process: A social-developmental approach to promoting resilience. *JCLP/in session: Psychotherapy in practice, 58* (11), 1375–1384.

Sheehan, N. W., & Donorfio, L. M. (1999). Efforts to create meaning in the relationship between aging mothers and their caregiving daughters: A qualitative study of caregiving. *Journal of Aging Studies, 13,* 161–176.

Shirey, L., & Summer, L. (2000). *Caregiving: Helping the elderly with activity limitations.* Washington, DC: National Academy on Aging Society.

Skaff, M. M., Pearlin, L. I., & Mullan, J. T. (1996). Transitions in the caregiving career: Effects on sense of mastery. *Psychology and Aging, 11,* 247–257.

Spector, R. E. (2000). *Cultural diversity in health and illness* (5th ed.). Upper Saddle River, NJ: Prentice Hall Health.

Stoller, E. P., & Cutler, S. J. (1993). Predictors of use of paid help among older people living in the community. *The Gerontologist, 33* (1), 31–40.

Stone, R., Cafferata, G. L., & Sangl, J. (1987). Caregivers of the frail elderly: A national profile. *The Gerontologist, 27,* 616–626.

Stone, R. I., & Short, P. F. (1990). The competing demands of employment and informal caregiving to disabled elders. *Medical Care, 28,* 513–526.

Stuckey, J. C. (2001). Blessed assurance: The role of religion and spirituality in Alzheimer's disease caregiving and other significant life events. *Journal of Aging Studies, 15* (1), 69–84.

Substance Abuse and Mental Health Service Administration (2004). SAMHSA Model Programs. Retrieved September 20, 2004 from http://modelprograms.samhsa.gov

Tarlow, B., Wisniewski, S., Belle, S., Rubert, M., et al. (2004). Positive aspects of caregiving. *Research on Aging, 26* (4), 429–453.

Teaster, P. B. (2003). *A response to the abuse of vulnerable adults: The 2000 survey of state adult protective services.* Retrieved September 25, 2004 from http://www.elderabusecenter.org/pdf/research/apsreport030703.pdf

Theis, S. L., Biordi, D. L., Coeling, H., Nalepka, C., et al. (2003). Spirituality in caregiving and care receiving. *Holistic Nursing Practice, 17* (1), 48–55.

Thompson, B., Tudiver, F., & Manson, J. (2000). Sons as sole caregivers for their elderly parents. How do they cope? *Canadian Family Physician, 46,* 360–365.

Toth-Cohen, S., Gitlin, L. N., Corcoran, M. A., Eckhardt, S., et al. (2001). Providing services to family caregivers at home: Challenges and recommendations for health and human service professions. *Alzheimer's Care Quarterly, 2* (1), 23–32.

Travis, S. S., & Bethea, L. S. (2001). Medication administration by family members of elders in shared care arrangements. *Journal of Clinical Geropsychology, 7,* 231–243.

Travis, S. S., Bethea, L. S., & Winn, P. (2000). Medication administration hassles reported by family caregivers of dependent elders. *Journal of Gerontology, Medical Sciences, 55A,* M412–M417.

Travis, S. S., & Duer, B. (2000). Interdisciplinary management of the older adult with cancer. In A. S. Luggen & S. E. Meiner (Eds.), *Handbook for the care of the older adult with cancer,* (pp. 25–34). Pittsburgh, PA: Oncology Nursing Press.

Tripp-Reimer, T. (1999). Culturally competent care. In M. L. Wykle & A. B. Ford (Eds.), *Serving minority elders in the 21st century,* (pp. 235–247). New York: Springer.

U.S. Department of Commerce Bureau of the Census 2000, Population Division. Statistical Brief. Sixty-five plus in the United States. Washington, D.C.

U.S. Department of Labor. (1993). *The family and medical leave act of 1993.* Washington, DC: U.S. Department of Labor, Wage and Hour Division.

Walker, E. & Dewar, B. J. (2004). How do we facilitate carers' involvement in decision making? *Journal of Advanced Nursing, 34* (3), 329–337.

Walker, A. J., & Pratt, C. C. (1995). Informal caregiving to aging family members: A critical review. *Family Relations, 44,* 402–411.

Warren, S., Kerr, J., Smith, D., Godkin, D., & Schalm, C. (2003). The impact of adult day programs on family caregivers of elderly relatives. *Journal of Community Health Nursing, 20* (4), 209–221.

Weissert, W. G., & Hedrick, S. C. (1994). Lessons learned from research on effects of community-based long-term care. *Journal of the American Geriatrics Society, 42,* 348–353.

_____. (1999). Outcomes and costs of home and community-based long-term care: Implications for research-based practice. In E. Calkins, C. Boult, E. H. Wagner, & J. T. Pacala (Eds.), *New ways to care for older people,* (pp. 143–157). New York: Springer.

Weitzner, M. A., Haley, W. E., & Chen, H. (2000). The family caregiver of the older cancer patient. *Hematology and Oncology Clinics of North America, 14,* 269–281.

White-Means, S. L. (1997). The demands of persons with disabilities for home health care and the economic consequences for informal caregivers. *Social Science Quarterly, 78,* 955–972.

Williams, S. W., Dilworth-Anderson, P. & Goodwin, P. Y. (2003). Caregiver role strain: The contribution of multiple roles and available resources in African-American women. *Aging and Mental Health, 7* (2), 103–112.

Winslow, B.W. (2003). Family caregivers' experiences with community services: A qualitative analysis. *Public Health Nursing, 20* (5), 341–348.

Yee, J. L., & Schulz, R. (2000). Gender differences in psychiatric morbidity among family caregivers: A review and analysis. *The Gerontologist, 40,* 147–164.

第十二章　性

前言

　　人類自出生到死亡均爲性的生物體，性行爲是我們人格完整的一部分，而不只是性接觸及有能力達到性滿足的功能性而已，包括我們本身對男性或女性的看法、對自己身體的感覺，以及自己本身對其他人傳達語言和非語言的安慰方式等，它也包括有能力進行單獨或和其他人滿意的性行爲。當一個人到達一個特定年齡或診斷出有慢性疾病時，性是不會結束的，事實上，透過性所達到的親密關係，可能在醫療診斷之後變得更加重要，因爲性是再確認個人連接到有活力（aliveness）、持續值得期待的事（desirability）以及關懷的方法，性是生活品質的重要一環，但不幸的，它卻經常被健康照顧專業人員所忽略。

　　此篇文章簡短地回顧當涉及到性的護理實務的標準，性的生理上功能和因爲常見慢性疾病及其治療、護理處置所造成的性功能改變，此篇文章也提供護理人員將建議方法加入其實務中。

定義

　　「性」是一個複雜的概念（construct），而且沒有一個定義是被大家所接受的。當我們和其他專業人員或個案討論性時，首先確認每個人都有相同的參考架構，對於使用在性方面的許多符號是重要的，這篇文章中也討論到性的定義（如表12-1）。

實務的標準

　　實務的標準，意味著合法的實務標準和倫理的責任一樣都必須堅持（Andrews, Goldberg & Kaplan, 1996）。對專業的實務標準來說，美國護理學會（American Nurses Association, ANA, 2004），曾發表六項醫療照護標準，包括當護理人員對其個案提供照顧時，所採取的重要行爲，這些標準包括護理過程的組成，這些標準也

呈現（assume）在所有有關個案健康照顧的需求，以及將被評估且提供適當照顧，包括性周圍事物的需求。

表12-1　性的定義

性	使我們成爲男性或女性的所有事物，包括觸摸的需求、對個人身體的感覺，以及和其他人成爲親密連結的需求、關注於性行爲的進行、個人感覺的交流，以及需要個人的配偶、有能力進行令人感到滿意的性行爲等。
性行爲	用於獲得單獨或和其他人釋放性緊張的特定性活動而達到性滿足，也涉及多種方式，包括一個人對他人言語及非語言交流的感覺和態度。
性能力	性的生理組成，包括人類的性解剖、性反應週期，神經內分泌功能，以及在性生理學生命週期的改變。
性功能障礙	其特徵爲在性反應週期過程中有障礙或有關性交的疼痛。這是一個 DSM-IV 診斷，而且不應爲護理人員所使用的名詞，除非他們是受過治療性功能障礙特殊性訓練的人員。

＊資料來源：Wilmoth, 1998 及美國精神學會（the American Psychiatric Association），1994。

　　專業組織針對其特有的實務，從 ANA 所發表的標準中延伸出護理實務的標準，例如：腫瘤護理學會（2004）發表的護理實務標準，特別確認「性」爲個案關心的一個潛在領域，這些標準包括評估標準及結果標準兩項，照顧癌症病人的護理人員被期望在提供照顧病人時，可以遵循每項標準（如表12-2）。

　　護理人員及醫師是合法、有義務地確保個案在形成有關治療決定時獲得必要的資訊，知情同意的提供者也要求所有疾病和治療危險性的好處及副作用，應該被提供給個案參考，當他們對任何疾病做治療的選擇時，這些資訊包括所提議（含有潛在性副作用）的治療等，但若沒有提供這些資訊則有可能會導致個案採取法律行動。

表12-2　腫瘤護理學會於腫瘤護理實務的範圍及標準說明

標準 I 評估	標準 III 結果確認
腫瘤護理人員有系統性及持續性地蒐集關於病人的健康情形資料。	腫瘤護理人員確認對病人個別的預期結果。
測量標準	測量標準
腫瘤護理人員蒐集資料，在於追蹤十四項高發生率問題，可能包括但不限於性。	腫瘤護理人員發展出對每一個十四項高發生率問題領域預期性的結果，不超過病人的生理學、心理上、精神上的接觸能力，文化背景和價值系統等。預期結果包括：性生活（不限於此項）個案及（或）家庭。
• 以前和現在性模式及表達。	• 確認潛在或實際上有關於疾病和治療在性、性功能或親密感方面的改變。
• 疾病及治療在身體形象的影響。	• 表達關於禿頭（alopecia）、身體心象改變、性功能改變等的感覺。
• 疾病及治療對性功能的影響。	• 在文化架構內，進行與他或她的配偶，關於性功能或性慾改變等的開放性溝通。
• 病人和配偶對疾病及治療的心理反應。	• 對於實際或潛在的性功能改變，描述適當的措施。
	• 在文化架構內，確認其他滿意的性表達方法以提供給配偶。
	• 確認個人及社區的資源，以協助有身體心象和性功能改變者。

＊資料來源：腫瘤護理學會，2004。《腫瘤護理實務的範圍及標準說明》。Pittsburgh, PA: Author.

性的反應週期和性的生理學

　　Kaplan（1979）認為常被用來描述性生理學的構成要素的三個性反應週期為：慾望（desire）、興奮（arousal）及高潮（orgasm）。發生在男性和女性兩者間性刺激所呈現的生理改變是血管充血（vasocongestion）和肌肉強直（myotonia）。血管充血發生在男性的陰莖及女性的陰唇，此為高潮和隨之而來的性滿足之重要且必要條件。肌肉強直是有關發生於性反應期間全身不由自主的肌肉收縮（Kolodny, Masters, Johnson, & Biggs, 1979）。

　　「慾望」是進行滿意性行為的序曲，以及性反應週期中最複雜的構成要素，慾望經常受到一些因素影響，例如：生氣、疼痛、身體形象、疾病過程和藥物（Kaplan, 1979）。慾望能透過觸摸、視覺影像及幻想而被提升（Friday, 1973），

這可以部分解釋心理因素能改變一個人對性的興趣，特別是在女性身上（Guyton, 1992）尤其如此。

興奮對於男性來說，是由勃起（erection）來表示，是受到副交感神經系統之調節，而且是心理上或身體上性的刺激結果（Masters & Johnson, 1966）。而身體的感覺則是透過陰部神經，經過薦神經叢，進入脊髓的薦骨部位（Guyton, 1992），此為第一個中心。第二個中心定位於第十一胸椎和第二腰椎之間，似乎是在調節對心理刺激的反映（Sands, 1995），男性這些衝動會造成陰莖動脈擴張、導致血管充血及隨之而來的勃起（Guyton, 1992），及緊接著的睪丸及陰囊腫脹，交替著交感神經系統的活化，將導致血管收縮而使勃起消失。

以往我們的想法是類似於副交感神經系統刺激而導致女性的興奮。然而最近的證據即建議經由交感神經系統的刺激，才是女性興奮的緣由（Meston, 2000）。根據研究資料亦建議人體神經系統的刺激，可以促使低性慾的女性興奮（Meston & Gorzalka, 1996），也可能是因為鬆弛的誘發而對興奮產生負面的影響（Meston, 2000）。

在女性陰道的潤滑作用是興奮的最初徵兆，這是血管充血所引起的，伴隨著潤滑作用的是陰道變長、變寬，子宮頸及子宮的提高，以及小陰唇開始腫脹（Guyton, 1992; Masters & Johnson, 1966），這些改變主要是因為血管充血所造成，此為陰部神經（Pudendal nerve）及薦神經叢傳到 S2-S4 而調節副交感神經系統的反應（Guyton, 1992）。

女性接近高潮時，小陰唇（intense）的顏色就會發生極大的改變，男性接近高潮時，陰囊就會提高至會陰壁（perineal wall），這些都是強烈血管充血所造成的結果（Masters & Johnson, 1966）。高潮受到交感神經系統所調節，為生理上的釋放及興奮高峰之後的表現，之後緊接著鬆弛（relaxation）（Guyton, 1992），而介於 T12 及 L2 的交感神經是掌管射精（ejaculation）的動作（Koukouras 等人，1991）。對於女性來說，高潮的強度是決定性刺激的持續時間及強度。

Grafenberg 點（G 點）對多數女性而言，在性反應中扮演相當重要的角色，但卻未列入性反應的週期當中，G 點位於陰道前壁大約介於恥骨後面和子宮頸中間，沿著尿道的方向（Ladas, Whipple & Perry, 1982），當 G 點受到刺激時，這裡的組織會腫脹，由原本豆子般大小擴張到超過半枚硬幣的大小（Ladas 等人, 1982）。

刺激 G 點似乎也可引發另一種不同的高潮感覺，此可能為受到骨盆神經調節，而引起子宮緊靠著陰道收縮及下降，而不是因為陰部神經刺激調節而使其抬高（Ladas 等人，1982）。大約 40% 的女性，都會經歷因為 G 點受刺激而引起高潮後液體的排出現象（Darling, Davidson & Conway-Welch, 1990）。研究顯示此類似前列腺的液體，是在高潮期間被釋放出來的（Zaviacic & Whipple, 1993）。因此，知道此液體不是尿液而是發生於性反應期間正常的液體釋出，將可減少大多數女性的困窘。

神經內分泌系統會影響性功能，是透過荷爾蒙所產生的作用，下視丘——腦下垂體門脈系統，在兩性的性功能方面扮演一個重要的角色。透過性腺釋放激素（GnRH）後，隨之而來的是刺激腦下垂體前葉產生性腺激素（gonadotropin）。腦下垂體前葉分泌的六種荷爾蒙，其中兩種在性功能上會扮演重要的角色。濾泡刺激激素（FSH）和黃體刺激激素（LH）可控制性腺的生長及影響性功能。對於男性來說，LH 透過負回饋機制，可影響睪丸的萊氏細胞（Leydig cells）產生睪固酮（testosterone）（Guyton, 1992），一旦睪固酮達到一定的濃度，GnRH 分泌即會減少。負回饋機制也存在於女性，不過較為複雜，因為卵巢會分泌產生動情激素（estrogen）及黃體素（progesterone），而腎上腺皮質也會分泌產生雄性素（androgens）。

比起男性，在女性性功能方面，心理因素似乎也扮演著重大角色，特別是關於性的慾望方面。在大腦的邊緣系統——多重神經中樞，會傳送訊號進入下視丘中層基底（mediobasal）的弓狀核（arcuate nuclei），這些訊號可修改 GnRH 釋放的強度及衝動（impulses）的頻率（Guyton, 1992），此或許可解釋，為何比起男性，女性慾望更容易受到情感傷害及精神的分散（distractions）。

一般來說，年齡會影響性反應週期是可以預期的，但它並非意味著性的結束。事實上，古語說：「使用它或失去它」，持續性的性活動可運用於生活各方面（Masters & Johnson, 1981）。年齡在性反應週期的一般衝擊是會變遲緩（slower）及較少強烈的性反應。在早些年時，性活動的頻率是可預測的，就如同一個人的年紀、性關係的品質，似乎對性活動的頻率及滿意度有最大影響（Masters & Johnson, 1981）。在年輕的成人時期，關係所傳達出的品質、彼此親密感的程度，以及對關係承諾的程度、對滿意的性關係及達到性滿足等，都是很重要的。

男性隨著老化最主要的改變是完全勃起的時間增加。Masters 和 Johnson（1966）發現年齡在 51 歲至 90 歲之間的男性，達到勃起的時間為年輕男性的二至三倍，而且達到勃起比年輕男性需要較多的觸覺刺激。一旦達到勃起，年長男性能在射精之前維持較久的完全勃起時間，陰囊的血管充血減少，隨之而來的睪丸升高也減少，但達到高潮的能力不會因為老化而有折扣，但是會導致肌肉強勁的能力全面下降及較少的陰莖和肛門括約肌收縮。一旦年長男性有射精及達到高潮時，他們如果想再達到另一次的勃起，在時間上可能會增加到達數小時至數天之久。

女性也會經歷性反應週期的改變，這主要是在完成停經的過渡期（transition）之後，陰道的改變包括黏膜變薄、小陰唇潤滑減少。避免性交的女性，其陰道入口（introitus）及陰道穹窿（vault）會產生變窄的情形（Leiblum & Segraves, 1989）。年長女性會經歷到陰唇以及其他生殖器官血管充血的減少，此類似於男性經歷到陰莖腫脹的減少。性活動的高潮在女性是沒有缺失的，然而，有些則會經歷到肌肉強勁程度的減少，劇烈的高潮可能導致外在通道（meatus）不自主的擴張，而使年長女性泌尿道感染的頻率增加。

性和慢性疾病

慢性疾病的出現會影響個體生活的每一層面，包括性。有很多慢性疾病在性各個方面衝擊的討論，是超出此篇文章範圍的，因此，本篇只限於討論冠狀動脈疾病、糖尿病、癌症，以及多發性硬化症在性方面的影響。

冠狀動脈疾病

心是與「戀愛」及「靈魂」相連接的，因此，任何威脅到心臟功能的疾病，都是情緒化的與自我及親密事件連接在一起。心臟血管疾病包括冠狀動脈疾病（CAD）和中風（stroke），在美國，不分男女和所有種族，都會造成比其他任何疾病更多的死亡（Centers for Disease Control, 2004）。和以往相比，更多的男性及女性會在經歷心肌梗塞（MI）之後，仍然活了很久，而且持續過著正常的生活。然而，最近的資料卻顯示，女性比男性經歷到較低程度的生活品質（Agewall, Berglund & Henareh, 2004; Svedlund & Danielson, 2004）。因此，具備足夠及正確的有關疾病診斷之後的性知識，可能會在個體的自我概念、他們的性及性關係等，有正面的影響。

普林斯頓共識研討會（the Princeton Consensus Conference）集合並提出關於性和心臟血管疾病的議題（DeBusk 等人，2000）。關於個案在進行性活動的安全性，是依據其本身心臟疾病的程度，專題討論小組建議有一分類系統，可以根據個案的心臟疾病範圍，將其分成進入危險區域的種類。這些種類及處置建議（如表12-3）患有心肌梗塞，並在心肌梗塞後之兩週內的所有個案，均被列為高危險群，因為有性交誘發的再次梗塞、心臟破裂或性交誘發心律不整等危險性，因此，所有個案應被鼓勵，在此期間要克制性的活動。在歷經二至六週心肌梗塞的疾病後，所有個案均被列為中度危險群，以及被告知在進行性活動之前應做心肌梗塞後壓力的試驗（DeBusk 等人，2000）。

表12-3　根據心臟血管危險評估等級之處置建議

危險等級	心血管疾病的類型	處　置
低危險性	無症狀；冠狀動脈疾病（CAD）的危險因素小於三項，高血壓控制良好；輕度、平穩的心絞痛；成功的冠狀動脈血管重建之後；在心肌梗塞後無合併症（六週）；輕度的瓣膜疾病；左心室疾病（LVD）／充血性心衰竭（CHF）〔美國紐約心臟學會（NYHA class Ⅰ）〕	• 初期照顧處置需考慮所有第一線的治療。 • 固定一段時間後再評估。
中度危險性	小於三個主要冠狀動脈疾病（CAD）的危險因子；中度、平穩的心絞痛；最近的心肌梗塞（大於二，小於六週）；左心室疾病（LVD）／充血性心衰竭〔美國紐約心臟學會（NYHA class Ⅱ）〕；非心臟的動脈粥狀硬化的疾病〔例如：腦血管意外（CVA）、周邊血管疾病（PVD）〕	• 特定的心臟血管測試。 • 根據心臟血管測試的結果再重新分級至高或低的危險性。
高危險性	不穩定或頑固的心絞痛；未受控制的高血壓；左心室疾病（LVD）／充血性心臟衰竭（CHF）〔美國紐約心臟學會（NYHA class Ⅲ/Ⅳ）〕；最近的心臟梗塞（小於二週）；腦血管意外（CVA）；高危險性——心律不整；肥大阻塞及其他心臟肌肉病變；中度／重度瓣膜疾病。	• 優先轉介至特定的心臟血管處置。 • 對於性功能障礙的治療需延到心臟情況穩定且要根據專家的建議。 • CAD，冠狀動脈疾病 • CHF，鬱血性心臟衰竭 • CVA，休克 • CVD，心血管疾病 • NYHA，紐約心臟協會

* 資料來源：From De Busk, R., Drory, Y., Goldstein, I., Jackson, G., Kaul, S., 4 Kimmel, S. E. (2000). Management of sexual dysfunction in patients with cardiovascular disease: Recommendations of the Princeton consensus panel. *The American Journal of Cardiology, 86* (2), 175-181.

　　所有個案關於生活型態改變及活動限制的諮詢，應該在個案病情一穩定時即開始，關於性的活動討論應該被包括在諮詢之中，因此，對心臟病發作的潛在性恐懼，應該藉由對個案及其配偶的再三保證而盡可能消除，此危險性只占 1.2%，性只占所有急性冠狀動脈事件的 0.5%～1.0%（DeBusk, 2000）。

　　近來報告持續證實，爬樓梯耐力試驗適合心肌梗塞後六週即成功恢復性活動者。性活動被簡單概念化為「興奮」，這和身體上的出力、使力無關，只有出力、使力加上興奮，能量的消耗才會發生。資料顯示，在性活動中，男性位於上位的位置會導致較多心跳速率及氧氣消耗量（VO_2）的反應，因而有較多的能量消耗，此可能反應於興奮及費力兩者的增加，假如性活動是被概念化為費力，則有能力爬兩層樓梯而無限制性徵候，就是一個運動耐受力臨床的基準點（benchmark），並且之後有能力進行性活動，而不會出現不適的徵候（DeBusk, 2000）。

　　憂鬱已被視為性功能障礙的心理因素，而且可能增加兩性心臟死亡的危險性（Roose & Seidman, 2000），在心肌梗塞之後的個案中，已被證實 18% 為重度憂鬱，27% 為輕度憂鬱（Schliefer 等人，1989），其他也已顯示心肌梗塞後六個月，憂鬱的個案有 17% 心臟的死亡率（Frasure-Smith, Lesperance & Talajic, 1993）。Roose 和 Seidman（2000）指出若患有缺血性心臟病的男性個案是憂鬱的，則可能有勃起困難。因此，對所有心肌梗塞後個案憂鬱及接受適當治療的評價似乎是審慎的，注意經常使用於治療憂鬱的藥物也是很重要的，選擇性血清胺再吸收抑制劑，能導致多種性功能障礙（Gitlin, 1995）。

　　個案應該被告知關於藥物對性的影響，例如：thiazide 類利尿劑及抗交感神經藥物，會引發勃起障礙（erectile dysfunction）（Weiner & Rosen, 1997），鈣離子阻斷劑可減少周邊血管的阻力，因而很少對性功能產生負面的影響（Lehne, 1998），服用硝酸鹽（nitrates）的男性是絕對禁用威而剛（sildenafil）的，因為硝酸鹽的作用為血管擴張（DeBusk 等人，2000）。

　　關於回復到梗塞之前的活動諮詢與教育，包括性都應該被列入全面性心臟復健計畫的一部分，而年齡及婚姻狀況則不應被視為決定接受有關重新開始性活動資訊的一個因素。資料顯示，已婚婦女可能實際進行性活動頻率，少於患有心臟疾病的單身女性（Baggs & Karch, 1987）。假如個案有配偶或固定伴侶，她們應該也包括

在教育及諮商會議之中，除非個案要求其他方法。有關性活動的討論應包括談論到關於和另一位配偶再度恢復性活動的焦慮、性交之後的休息時間、避免在吃大餐或喝酒後進行性行為，以及保持在床的旁邊放置硝酸甘油（nitroglycerin），並將其作為一較令人安心的常規用法（Steinke, 2000）。一個完整成功的性活動可恢復其中一部分，是根據醫師的建議，從事規律運動。心臟病個案的配偶由於冠狀動脈疾病也可能經歷到痛苦而減少其親密感，以及提出要求協助他們可以適應疾病、相關壓力源的措施（O'Farrell, Murray & Hotz, 2000）。

糖尿病

糖尿病在美國的發生率是逐漸增加的，至今大約有一千八百萬美國人與此慢性病生活在一起（Mokdad 等人，2001），由於此疾病，多數人在性的改變也增加，護理人員必須準備好以協助這些個案，即將經歷到因為此疾病而造成的多種生活改變，包括性功能的改變。眾所周知，糖尿病對男性性功能會造成嚴重的影響，糖尿病男性的勃起功能障礙（erectile dystunction, ED）發生率，是依據年齡、血糖控制，以及其他行為的出現，例如：抽菸，其範圍在 33%～75%（Jackson, 2004）。糖尿病對女性的影響目前的資訊較少（LeMone, 1996），但糖尿病對女性性反應週期上的影響的報告，卻有很大的變化（Sarkadi Rosenquist, 2004）。

糖尿病男性典型地會遭受到對性活動慾望的最小改變，任何在慾望方面的改變，均可能歸因於達到興奮的困難度，興奮的困難度顯示出缺乏適當的陰莖勃起，而被稱之為「勃起機能障礙」（erectile dystunction, ED），「性無能」（impotence），此名詞有多重負面的心理上內涵（connotations），目前不再被專業人員所使用（NIH, 1992）。大約有近 50% 糖尿病男性病患，將受到 ED（Tilton, 1997）、急性的 ED 發作，可能反映出疾病的血糖控制不佳，因此當血糖控制良好時，ED 即可被恢復，急性的 ED 發作可反映出山梨醇（sorbitol）及水分聚集在自主神經纖維上，此為暫時的情況。而慢性 ED 主要是反映副交感自主神經系統的神經病變，會因為糖尿病之微小血管病變而有各種程度的影響，之後會變成永久性情況（Tilton, 1997）。

對糖尿病男性的勃起功能障礙之治療建議，包括 sidenafil（威而剛）或類似藥物的使用，陰莖海綿體內注射（intracavernosal injection）治療或人工陰莖植入術

（placement of a penile prosthesis）（Jackson, 2004）。患有 ED 的男性應該轉介至泌尿專家，以促使形成關於治療建議的決定（如表12-4治療建議）。一般來說，夫妻應該被轉介以諮詢協助他們適應此慢性病的限制，而定位他們彼此的性關係。

　　糖尿病男性病患即使已發展成勃起功能障礙，也能經歷高潮及射精，因為糖尿病對交感自主神經系統的影響較少。由於自主神經系統擾亂（disruption）膀胱內括約肌（Tilton, 1997），男性可能會經歷逆行性射精。在糖尿病男性繼發於勃起功能障礙的是，生育力可能會缺少，精液量及精蟲數下降，所以，若渴望能生小孩的夫妻，應該被轉介至生育專家。

　　儘管最近致力於確認及量化女性糖尿病患者性問題的發生率，但資料仍然繼續不一致並有所衝突，但在糖尿病女性性慾望的低主動性（hypoactive）被報告出的範圍有 0%（Kolodny, Rostlapid & Kabshelova, 1971）到 45%（Zrustova, 1978），其他發生率的資料，在依賴型糖尿病（IDDM）女性身上，建議性反應週期的所有階段都是受到負面影響，與控制組的 15% 相較之下有 27% 的功能障礙（Enzlin 等人，2002），此外在糖尿病女性病患與控制組之間，明顯不同的是陰道的潤滑（lubrication），患有糖尿病的女性被指出潤滑減少（Enzlin 等人，2002）。在比較胰島素依賴型糖尿病（IDDM）及非依賴型糖尿病（NIDDM）女性的慾望程度研究資料是缺乏的（scare），LeMone（1996）報告訪談資料指出，女性在被診斷出糖尿病後會使性的活動慾望下降。

　　陰道潤滑是性興奮的一種標示，也被視為類似於男性的勃起。同樣的，女性也會感到陰道微血管擴張的改變以及在陰道形成的滲出液減少。關於糖尿病女性病患在達到性興奮的困難程度，研究資料中指出，比起健康的女性有二倍比例的興奮問題（Enzlin 等人，1998）。女性在陰道潤滑改變的自我報告中，以及患有 IDDM 的女性指出，根據月經週期及血糖程度，在潤滑上有較大改變（LeMone, 1996），女性患者亦指出，要花費較久時間才能達到高潮時所需要的興奮程度，但自從罹患糖尿病後，對她們的高潮倒無明顯改變，其他研究則指出達到各種高潮次數的困難。Kolodny（1971）發現在其樣本中，有 35% 的人指出完全失去高潮，但是 Jenson（1981）則發現，只有 10% 的人指出高潮的減少或喪失。

　　顯然資料無法準確地確定糖尿病女性及男性有性困難的確切百分比，或確切地確認在疾病過程中性問題的發生，護理人員仍然有義務傳達此方面的照顧，在

糖尿病女性影響性功能障礙的因素，包括憂鬱、婚姻生活的不滿、對疾病診斷無法調適，以及對糖尿病治療建議的低滿意度等，對男性的性功能障礙而言，似乎與憂鬱相關，但卻同樣對疾病診斷無法適應及有負面的疾病認知（Enzlin, Matieu & Demyttenaere, 2003），護理人員應該假設所有個案在疾病診斷後的一些時間點上，均會經歷到性的困難，並應該常規地評估個案性的重要事情，像指出對於陰道乾燥的女性應鼓勵其使用非處方的水溶性陰道潤滑劑，積極培養攝取優格，有助於減少酵母菌（yeast）感染的次數，維持密切控制患者本身血糖變動的程度，也可減少酵母菌的感染次數。一般來說，有關與慢性病生活在一起的壓力議題出現時，夫妻應被轉介諮詢，才可以在發生有關這些議題時維持較好的溝通。

表12-4　勃起功能障礙的治療

治　療	作用機轉	副作用	注意事項
sildenafil citrate（Viagra）威而剛 vardenafil	阻斷磷酸酶酵素－5（phosphodiesterase）及持續 cyclic GMP 的濃度，此化學作用是在性興奮時對陰莖產生作用，致使陰莖平滑肌鬆弛，增加血流量而導致勃起。	頭痛、臉潮紅、腸胃刺激、鼻充血、肌肉酸痛。	• 可允許一些自發性的程度。 • 假如個案已經服用硝酸鹽（nitrates）治療心臟疾病即不能再使用此藥。
陰莖海綿體內注射	藥物作用於平滑肌的靜脈竇（sinusoidal），以引發鬆弛及促使海綿體（corporal）的充填。	注射時陰莖疼痛，1% 的陰莖異常勃起（priaprism），8% 的血腫。	• 可允許一些自發性的程度。 • 需要門診的診察以確保適當的技術；只能每隔一天使用；費用。
眞空吸引器	在陰莖海綿體製造負壓，使得血液流入陰莖而造成勃起的一個收縮帶（constriction band）套在陰莖的底部，以維持陰莖勃起直到完成性行爲。	• 陰莖水腫；勃起的組織損傷，或陰莖皮膚壞死，都可能導致永久性的陰莖變形。 • 因爲收縮帶套在陰莖的底部，而使血流減少造成勃起疼痛。	• 可以由陰莖—陰道的進入。 • 失去自發性；只有陰莖的部分勃起。

（續）

可塑性的裝置	性交時可使陰莖直立。	手術後的潛在性感染；可能製造延長的壓力於海綿體上，而造成組織損傷。	・可使用於患有神經疾病的病人。 ・外科手術程序。
人工陰莖植入術	貯藏液體的膨脹勃起圓柱體。當液體從圓柱體流到海綿體時，陰莖即會勃起。	在植入後的前幾個月可能有感染；裝置有可能失敗，而需要移除及重新植入。	・允許持續性的性交過程。 ・由於勃起長度的喪失，有性不滿意的報告。
外在的假性陰莖	矽膠製、有帶子的人造陰莖。人造陰莖的把手在突起的基部已調整好角度，並用帶子握住。清潔：肥皂／清水。	無身體上的併發症；可能需要與配偶互相協商，以克服使用上的猶豫（hesitancy）。	・允許持續性的性交；促進配偶的滿意度。 ・個人的禁止，可能形成似乎不是正規的（legitimate）的建議。

癌症

　　癌症發生在所有年齡層，癌症可能發生於一對夫妻及一個家庭，多種形式癌症對性造成的衝擊之完整討論，是超出本章的範圍，若需要更詳細的資訊，讀者可以至護理教科書中任何一個主要癌症和腫瘤護理學會的書籍中參考，在此所討論的僅限於常見的癌症及癌症的治療對性的影響。

　　一般而言，癌症的手術治療方式會造成身體形象及性功能能力的衝擊，腸胃道系統癌症的外科手術過程會導致性的困難，因為繼發於神經損傷而使性器官無活力或身體形象改變而影響到性。其他則可能包括器官的摘除或改變，而直接對性功能的能力造成衝擊，例如：侵入性的子宮頸癌，常見的治療方式是子宮切除，包括骨盆及主動脈周圍的淋巴切除術（DiSaia & Creasman, 1997），子宮根除術（radical hysterectomy），將使女性成為無法生育及產生手術誘發的停經現象，卵巢切除術（oophorectomy）也被包括在此手術當中。由於陰道上端一部分被移除，女性及其配偶可能會關心因陰道變短而無法擁有令人滿意的性交過程，則手術後門診或診所的回診，是一個討論恢復性活動的最佳時機。此外，向女性患者保證陰道是具有彈性的，子宮切除術並不意味著性交的結束，護理人員應該建議運用性交的姿勢，使女性可以控制陰莖進入陰道的頻率及深度，例如：女性位於上面的位置（Wilmoth

& Spinelli, 2000）。

男性亦遭受到外科手術的副作用，在根除性前列腺切除術（radical prostatectomy），手術後性功能恢復的特性，是包括年紀較輕、使用神經保留（sparing）技術、手術時前列腺較小、治療前勃起的能力、性功能伴侶的存在，以及沒有雄性素損失（deprivation）（Hollenbeck, Dunn, Wei, Sandler & Sanda, 2004）。關於其他手術在性功能影響的特殊性資訊（如表12-5）。

表12-5　癌症手術治療對性功能的影響

手術方式	對性功能的影響	個案的衛生教育
具有結腸造瘻口的結腸直腸手術	改變（varies）；依據手術程序的方式及範圍；主要衝擊在身體形象、自我概念。	鼓勵感覺的表達及與伴侶溝通。
經腹部會陰切除術	• 女性：陰道變短；陰道的疤痕可能引起性交疼痛，如果卵巢也摘除的話，陰道潤滑就會減少。 • 男性：勃起功能障礙；射精的次數／力量減少或有逆行性射精，因為交感和副交感神經支配中斷。直腸組織被移除的量似乎也決定性功能障礙的程度，但性高潮的能力卻沒有改變。	在性交前使用水溶性的潤滑劑；允許在陰莖嘗試進入陰道時有較多的興奮時間；因為陰道變短，可使用減少進入深度的性交姿勢（例如：邊對邊側躺，男性位於上位，其腳位於女性的外側，女性於上位）。勃起功能障礙也許是暫時性或永久性的；鼓勵使用觸摸或其他的方法。
尿道膀胱切除／部分膀胱切除	輕微疼痛或性交疼痛。	鼓勵更多興奮的時間。
根除性膀胱切除術	• 女性：手術通常包括膀胱、尿道、子宮、卵巢、輸卵管及陰道前面部分等的切除。 • 男性：手術包括膀胱、前列腺、貯精囊等。骨盆淋巴結也許有尿道的切除，可能引發逆行性射精或無射精、勃起能力下降或喪失。	陰道重建是可能可以使用的；使用水溶性潤滑劑；鼓勵自慰（self-pleasing）及使用擴張器；鼓勵運用觸摸及其他性的交流方法。探討陰莖植入術的可能性。
根除性的前列腺切除術	包括前列腺、貯精囊及輸精管的切除。靠近前列腺的自主神經受損，可能造成勃起能力的喪失洩精（emission）及喪失射精。	慾望、陰莖的感覺及達到高潮的能力都沒改變。探討人工陰莖植入的可能性。

（續）

經尿道前列腺切除術	造成逆行性射精，因為膀胱內括約肌損傷。	再次保證勃起及性高潮仍會繼續產生，但射精將可能減少或喪失；小便可能混濁。
兩側的睪丸切除術	導致低濃度的睪固酮，造成不孕、性慾下降、性無能、女乳化症（gynecomastia）、陰莖萎縮及全身的毛髮和鬍鬚生長減少。	在手術之前討論精子銀行的建議；和病人及其伴侶討論表達性的建議方法。
腹膜後淋巴結切除術	射精所需的交感神經損傷；導致暫時性或永久性的喪失射精；病人維持勃起和性高潮的能力。	討論精子銀行的建議。
經腹部全子宮切除術及兩側輸卵管卵巢切除術	循環中雌激素喪失；陰道彈性下降，陰道潤滑減少；一些女性指出慾望、性高潮及樂趣減少。	使用水溶性潤滑劑；於手術後六週的檢查後，性交可能可以重新開始；鼓勵討論關於失去子宮的意義到自我認同（self-identity）。
乳房切除術	與乳頭刺激有關的興奮減少；影響身體形象、自我概念。	鼓勵與伴侶的溝通。
根除性女陰切除術	切除大小陰唇、陰蒂、雙側骨盆的淋巴結；失去性反應組織及同時血管充血的神經肌肉反應也會喪失。	• 使用分層皮膚移植（splitthickness skin graft）或股薄肌肌肉移植（gracilis muscle grafts）的會陰重建之可能性。 • 性交仍然是可以的，並探討其他不是由生殖器刺激而達到興奮的方法。手術前後的諮詢是重要的。
陰莖切除術	性的限制程度是根據陰莖保留的長度而定。龜頭（glans）將被切除；剩下的陰莖組織將有腫脹反應，而且還能射精及達到高潮。	若渴望擁有小孩可以討論人工授精（artificial insemination）的可能性。

＊資料來源：Wilmoth, M. C. (1998). Sexuality. In. C. Burke (ed.), *Psychosocial dimensions of oncology nursing care*, pp. 102-127. Pittsburgh: Oncology Nursing Press.

　　放射線治療會引起器官功能的改變，主要器官的功能衰退導致在生育力上的改變，若不是永久性的就是暫時性的，因此放射線治療的副作用不是直接與性功能有關（如表12-6）。例如：侵入性子宮頸癌的放射線治療，可能包括一個結合外在及內在的放射線治療副作用，包括疲憊、腹瀉、陰道乾燥及狹窄（Hilderley, 2000）。陰道乾燥一定會發生，但陰道狹窄則是能夠預防的。開放性的陰道，在保

持性功能上是重要且允許適當的追蹤評價。女性應該被教導不是使用陰道擴張器，就是有基本的性交知識（Wilmoth & Spinelli, 2000）。同樣的，因為前列腺癌而接受不是體外照射就是短距離放射治療（brachytherapy），這會增加性功能障礙的危險性（Hollenbeck 等人，2004）。

表12-6　放射線治療對性的特殊部位之影響

放射線照射部位	在性方面的影響	個案衛生教育
睪丸	精蟲數於開始照射後六至八週會減少，而且持續一年劑量 2Gy，將導致約十二個月的暫時性不孕；劑量在 5Gy 左右，導致永久性不孕。性慾及勃起能力仍可維持。	在治療之前討論精子銀行及持續使用避孕的方法。
前列腺	• 體外照射（external beam）：暫時性或永久性勃起功能障礙，因為骨盆血管纖維化或骨盆神經的放射線照射所造成的傷害。 • 組織間（interstitial）：性無能的發生率較少。	• 年齡是一個變異數：超過 60 歲的男性，其性無能的發生率較高。 • 勃起功能障礙：可能是射精期間因為尿道刺激而感到疼痛。勃起能力將保留治療前的 70%～90% 的能力。
子宮頸／陰道	• 體外照射：陰道狹窄及纖維化瘻管、膀胱炎。 • 體腔內照射（intracavitary）：陰道狹窄、乾燥、易碎組織，潤滑喪失，以上兩者都會導致陰道的感覺下降及性交疼痛。	使用水溶性潤滑劑；性交前後排空膀胱；鼓勵陰莖嘗試進入陰道時達到興奮；使用擴張器或增加性次數，以減少陰道狹窄的程度。探討性交時新的姿勢，並允許女性可以控制陰莖進入的深度。
骨盆區域	• 女性：暫時性或永久性的不孕，根據照射的劑量、組織照射的容積及女性的年齡；接近停經年齡的女性，可能會有永久不孕的結果。單次 3.75Gy 的劑量，將造成 40 歲以上的女性月經完全停止。 • 男性：暫時性或永久性的勃起功能障礙，繼發於血管或神經損傷。	• 卵巢固定術（oophoropexy）及防護，可能有助於女性維持生育力；持續使用避孕方法；使用水溶性潤滑劑。 • 兩性：鼓勵表達性的替代方法，如觸摸。
乳房	皮膚反應，乳房的感覺改變。	探討替代興奮的技巧及良好的溝通技巧；餵母乳時應使用未照射的一側。

*資料來源：Wilmoth, M. C. (1998). Sexuality. In C. Burke (Ed.), *Psychosocial dimensions of oncology nursing care*, pp. 102-127. Pittsburgh: Oncology Nursing Press.

化學治療在性功能的主要衝擊是可能導致不孕症或卵巢衰退（McInnes & Schilsky, 1996），在生育方面的衝擊範圍，是根據病人的性別、癌症的種類、化學治療的方式及劑量、合併的化學治療包括烴基類藥物（alkylating agents），以及大於 35 歲的女性均是與生育改變有關的主要因素。除了生育改變外，化學治療可以導致卵巢功能的改變，隨之而來的就是「停經」（McInnes & Schilsky, 1996），停經的徵候（menopausal symptoms），如臉色潮紅、陰道乾燥及皮膚改變，除了化學治療的副作用之外，會對女性造成傷害的特別是如果她們都未被告知會有停經的潛在性（Wilmoth，未發表的資料），因此，護理人員應該建議使用維生素E、水溶性陰道潤滑劑，以及執行凱格爾氏運動（Kegel exercises），以減輕症狀（Wilmoth, 1996）。

使用烴基類藥物對男性的主要衝擊是他們的性及生育能力，一般來說，接受累積藥量大於 400 毫克的男性總是會有精蟲數不足（azoospermic）的困擾，例如：使用 cisplatin 的那些病人（Krebs, 2000; Viviani 等人，1991）。成年男性無論其年齡為何，均可能遭受長期的化學治療副作用，然而年齡、全部的劑量及開始治療的時間，是生育力的恢復關鍵，如果生育力要回復，正常的精蟲數則應於治療完成後到三年內恢復正常。研究資料中也建議如果 FSH 的程度沒有在治療完成後二年內恢復正常，生育力是不太可能恢復的（Kader & Rostom, 1991）。男性及其伴侶應該被建議有關化學治療對生育力和性的影響，並可提供精子冷凍保存法（cryopreservation）之建議（Krebs, 2000）。

目前還沒有任何研究發表描述過，如果任何的生物反應改變劑療法（biologic response modifiers）或基因治療等對性的衝擊（Krebs, 2000），只有在一項非正式的資料中曾提到，這兩種治療會有全身性的影響，例如：疲憊，將可能會造成性的改變（Krebs, 2000）。

多發性硬化症

由於多發性硬化症（multiple sclerosis, MS）所導致的運動、感覺及認知的改變，對夫妻之間的性關係有潛在的全面性衝擊。對於性方面的困難，其發生率，男性介於 60%～80% 之間；女性介於 20%～60% 之間（McCabe, 2002）。患有多發性硬化症病人，會造成性困難的起因可被分類為初級、二級或三級（Kalb &

LaRocca, 1997）。初級的性問題是疾病直接造成神經上的改變而形成的；二級是疾病引起的衰弱症狀所造成；三級的問題是由於疾病的心理上後遺症（sequellae）而引起。

由多發性硬化症所引起的神經上改變，能夠影響性感覺和性反應。男性和女性兩者均會遭受性慾的下降、生殖器的敏感度，以及對刺激的反應改變、生殖器血管充血減少，以及性高潮的經驗減少或消失（Kalb & Labocca, 1997）。基本的情感議題及憂鬱的諮詢，可能同樣會影響性慾問題的治療。生殖器感覺的改變是令人苦惱的，因為有些事情，之前感覺良好也許現在覺得討厭（noxious），因此，教導夫妻之間溝通這些改變及嘗試新的技巧，可能會有幫助。陰道乾燥可以使用水溶性潤滑劑加以改善，但不幸的是，在多發性硬化症男性勃起功能障礙的治療，是與其他慢性疾病相同的建議（如表12-7）。

因為多發性硬化症引起的二級性改變，是伴隨著疾病所造成的身體上症狀的結果，包括痙攣、腸道及膀胱問題、疲憊、認知缺失（Kalb & LaRocca, 1997）。在性活動期間的痙攣，似乎對女性的影響大於男性，痙攣可藉由 baclofen，化學性的神經阻斷及手術而得到控制。腸道和膀胱的問題會造成性方面的明顯改變，以及嚴重損害到性活動的自發性，進行成功的性活動，會要求開放性的溝通及積極的症狀處理。性活動之前數小時應限制液體的攝取，以及性活動前應排尿，將有助於膀胱的控制，藥物可用於治療失禁，然而這些藥物也可能會增加陰道的乾燥。使用間歇性導尿或穿刺膀胱留置永久性的導管等方法，也能夠獲得成功的性活動。腸道問題也許不是只有便祕，無法控制或無法預測腸道的功能。一個規則的腸道養生（regimen）方法，包括緩瀉劑、灌腸或消除阻塞（disimpaction），能促進進行無壓力的性交。

「疲憊」是多發性硬化症及其他慢性疾病的普遍症狀。在多發性硬化症裡，疲憊能用多種藥物及能量保存技巧而得到治療，藥物包括 amantadine 或 pemoline。輪椅或電動車的使用，或一天之中固定小睡片刻等，都能使個案儲存能量以從事他們所喜愛包括性的活動。認知上的缺失也是對關係的普遍衝擊，記憶喪失、缺乏判斷力，以及其他的問題，可以傷害在任何親密關係中，不可或缺的人際溝通。伴隨著多發性硬化症心理上的改變，會造成三級的性功能障礙。

自我概念降低、悲傷失去自我、角色改變個案，以及其伴侶雙方。多發性硬

化症病人指出，性活動程度、性滿意度及關係滿意度等，比起那些沒有多發性硬化症者都較低（McCabe, McKern, McDonald & Vowels, 2003），進行諮商及參與支持團體等，能夠協助夫妻處理因多發性硬化症所造成的性及其之間的關係的議題（McCabe, 2002）。

表12-7　PLISSIT 模式

同意〔Permission (P)〕	（評估）經由護理人員採取行動，讓病人／伴侶了解性議題是在提供護理照顧中正常的一部分。此行動可能包括被併入一般住院評估中有關性的問題，或是特別有關於疾病過程或治療的性問題。
有限的資訊〔Limited Information (LI)〕	（衛教）有關疾病、治療和藥物的影響之資訊分享。有限資訊的例子，包括討論在手術後何時性交可重新開始，可能與化學治療開始後同時發生的停經或藥物導致的勃起功能障礙。
特定的建議〔Specific Suggestions (SS)〕	（諮詢）照顧的程度，需要有關特定情況及他們對性功能關係的特定知識，有助於達到性滿足的各種技巧、姿勢及替代技巧等，都是諮詢議題的例子。
積極的治療〔Intensive Therapy (IT)〕	（轉介）性功能障礙的治療，需要在心理治療、性治療技巧、危機處理及行為修正等的特殊訓練。

＊資料來源：Based on information from Annon, 1976。

處置

性的評估

　　性應該是每位醫師或護理人員，對幾乎是每一位被診斷為慢性疾病個案最初評估的常規部分（Wilmoth, 2000），將評估性如同身體其他系統一樣視為常規有兩種目的：第一，如果它是被認為正常的健康照顧層面，將可以減少個案與護理執業師（practitioner）的部分困擾。第二，常規，包括將個案同意讓護理執業師提到性的障礙，及可以要求當他是被懷疑可能遭受到有關對性有副作用的疾病，或治療時的個案必須回答特殊性的問題。

　　當與個案或其伴侶討論到性的任何其他主題時，護理人員應該保持相同的原

則，這些原則包括對隱私的需求、保密，以及適當語言和非語言暗示、表達之運用（Woods, 1984）。假如護理執業師運用連結的表達方式，將令人自在的話題轉移到那些較不自在的話題溝通時，則關於性議題的提出會是較容易的（Lefebvre, 1997）。這些表達方式強調，這些討論的專業本質將澄清溝通的組成內容，以及強化同意，包括性在照顧計畫之中。一個連結問題的例子是，「有任何人已經與你談論過你的（受傷／疾病／治療）可能影響你擁有性的能力嗎？」「卸下」（unloading），是在討論性時另一個有用的技巧，一旦他或她已從其他遭受此問題的人得知訊息時，可以減輕個案的擔心（Woods, 1984）。一個卸下的例子是，「很多接受化學治療的女性有陰道乾燥的問題，你有遭遇過此問題嗎？」

於住院評估中，包括性的問題是個很好的方法，以使護理人員在提出性的角色上正常化。Woods（1984）建議，這類問題應該從較不親密的問題著手進行，例如：角色功能，再到比較個人的性功能上的問題。封閉式的（是／不是）問題應該被避免，因為個案會刪除更進一步討論的機會。對一開始評估的問題應包括下列各項（Woods, 1984; Wilmoth, 1994a）：

1. 診斷或治療已經如何影響你身為太太／丈夫／伴侶的角色？
2. 診斷或治療已經如何影響你自己本身是女性／男性的感覺？
3. 你相信你的性哪一個層面，已經被你的診斷／治療所影響？
4. 診斷或治療已經如何影響你在性功能上的能力？

在性評價上的深入醫學重點，包括主訴的決定、性的狀況、醫學上的狀況、心理上的狀況、家庭及性的心理史、關係的評估，以及建議的摘要（Auchincloss, 1990）。完整的性病史通常不會被指出，除非一開始評估即指出一個性問題的存在。大部分的護理人員都無充分的準備，以引導出一個完整的性評估，因此，轉介到由一個適當的護理執業師處理是合適的。

將性納入實務

護理人員應該達到四個領域的能力，以成功的將性納入到實務中，而達到已公布的實務標準：自在地與某人擁有性及與其他人自在的討論性；優良的溝通技巧；有關性在健康及疾病上的知識基礎；以及顯示將性整合於實務中的角色模範等（Woods, 1984; Wilmoth, 1994b）。

自在的性及溝通技巧的提升，能夠透過閱讀、價值觀澄清練習及參與性的課程而獲得。一些建議，包括一學期中關於性的學校課程或較短的週末課程。性態度的再評估，或超過二或三天的期間，結合詳盡的影片及小團體討論的課程，以允許個人對圍繞性的個人價值觀分析，了解本身的價值觀和態度，有助於其他性的實務及性定位的變化，這也是成為擁有自在的性之第一步（Wilmoth, 1994a）。價值觀的澄清練習有助於此一過程，澄清個人有關性價值觀的結果，即知道個人相信什麼是可接受的性行為，記住一套行為或價值觀沒有對或錯，只是個人彼此的不同，這是重要的。

自在的討論性及清楚地溝通有關性的能力，可以透過不同方法達成。其中一個建議是，在同事之間成立一個討論小組或日誌會（journal club），此團體可以進行價值觀澄清練習或有關一般人類的性，或以疾病為主的性之文章討論，同儕團體間的分享，特別是跨學科間的同儕團體，是變成自在談論到性的非強迫性方式，此方法也可以協助增加有關疾病的種類、他們的治療，以及在性方面的影響之知識。

護理人員是熟練的溝通者，但一開始時可能還是發現，與個案開始討論關於性時還是會感到焦慮及難熬的（provoking）。護理人員應該認為，他們的個案有一些性經驗的類型，而不是認為他們一點都沒有，也應該認為他們有關疾病或其治療，對他們的性衝擊等問題。據研究資料指出，個案是等待護理人員開始與他們討論問題的人（Waterhouse & Metcalfe, 1991; Wilson & Williams, 1988）。護理人員應該用專門用語，包括他們的個案所了解的俚語（slang），以及用適當的幽默方式以尋求澄清問題時不應該有所疑慮，例如：「對我來說那是件新的事情……，但那是什麼事情呢？」此會助長個案及護理人員雙方間瀰漫的緊張情境。

參與前面所提到的每個過程，將可增加護理人員有關正常性功能之基礎知識，專業的護理人員也應該從事在他們所擅長之有關疾病、治療及藥物等，對性的影響範圍內的獨立研究。進行與其他健康照護提供者，如醫師、藥師或透過參與跨學科之間日誌會及研究主題之討論，能增加護理人員知識的深度，像跨學科之間的努力將對個案及其伴侶有很大的好處。

護理人員本身擁有自在的性，同時也是熟練的溝通者，以及擁有關於性過程知識，是將性融合在他們的實務中時所需的基礎。然而，很多人一直是勉強的做這些事的，同儕中能有將性包括在護理實務中的角色模擬，也許在協助其他人將性融入

實務中，有極大的影響。角色模擬，能協助有關與個案討論性周圍事物之正面經驗過程。藉由角色扮演方式，開始討論關於性的事情，此行為可視為護理人員的一項資源。但很少有研究顯示，角色模擬在教導其他人性及性實務中的有效性。

一系列大型的常規活動及個別案例的介紹等，以有關特殊治療、藥物，或診斷的性議題作為典型的例子，是促進性討論融入實務中的其他策略。醫師及藥師可以討論特殊的疾病過程和治療建議，包括藥物及其對性功能的作用。社工師或臨床專科護理師（clinical nurse specialist），在關於性議題的評估及衛生教育上是熟練的，可以透過性的評估及衛生教育的過程，帶領護理執業師（practitioners）。最後，一位臨床醫師或性治療專家，能夠討論大多數護理執業師可以使用在有性議題病人的諮商處置。

很多健康專業人員使用 PLISSIT 模式（Annon, 1976），以協助他們進行性評估。在此模式中，P 為同意；LI 為有限的資訊；SS 為特定的建議，及 IT 為積極的治療（如表12-7）。Mims 及 Swenson（1978）建議，所有的護理人員除了積極治療的提供之外，應該能介入所有層面。如果評估建議一個問題超出需要特殊建議的層面，個案及其伴侶應該轉介至性治療專家。

結果

在護理處置之後可以預期到個案及其伴侶的結果，包括：

1. 有能力確認因疾病過程的結果，或因治療副作用的結果，在性方面的改變，以及形成在他們的行為上適當的修正以適應這些改變。
2. 有能力表達他們本身關於這些改變的衝擊感覺，以及與其有意義他人討論這些改變的衝擊。
3. 有能力進行滿意的性活動（Carpenito, 2000）。

摘要與總結

在性領域的護理研究，一直在確認患有慢性疾病病人之中性議題的程度，以及描述這些議題在疾病病程中的發生。在性領域中研究確定的護理措施還在初期的階段，很多關於性議題的已知處理是來自醫學研究及關於藥理學的知識。再者，研究

會隨著資金流動，一直到足夠的資金可以用在性的領域之前，這方面的知識仍將是有限的。

　　護理教育課程很少集中在性方面，即使有，注意力也會放在生活品質的議題。護理人員進入工作職場中，會很糟糕地發現，在他們自己本身人性中最重要的性是缺乏教育的，護理人員對有關大部分疾病及藥物對性的影響知識知道得很少，他們沒有被提供能夠指導將性的資訊融入他們實務中的角色模擬。護理教育者有責任及義務，確保畢業生能提供根據專業人員實務標準的照護，包括性的領域。

　　將性的討論融入他們實務工作中的護理人員，將發現個案及其伴侶是被救援的（relieved），有人將提供在他們的關係品質中，非常真實且極重要可能造成影響的議題。很多時候，個案會默默地忍受，因為他們相信，只有自己才是在診斷後唯一經歷到性問題的人。太多的時候，個案結束性的層面──或結束他們彼此的關係──思考著對他們沒有任何建議。護理人員有義務將性的討論包含在其中，如此一來，他們將發現，做起來不如他們所想像中的困難，而且能真正的發現他們在實務工作中增加了一個新的層面，且對個案的生活品質產生一個重要且正面的影響。

參考文獻

Agewall, S., Berglund, M. & Henareh, L. (2004). Reduced quality of life after myocardial infarction in women compared with men. *Clinical Cardiology, 27* (5), 271–274.

American Nurses Association (2004). *Nursing: Scope and standards of practice.* Washington, DC: Author.

American Psychiatric Association. (1994). *Diagnostic and statistical manual of mental disorders* (4th ed.). Washington, DC: Author.

Andrews, M., Goldberg, K., & Kaplan, H. (Eds.). (1996). *Nurse's legal handbook* (3rd ed.). Springhouse, PA: Springhouse Corporation.

Annon, J. S. (1976). *The behavioral treatment of sexual problems: Volume I: Brief therapy.* New York: Harper & Row.

Auchincloss, S. S. (1990). Sexual dysfunction in cancer patients: Issues in evaluation and treatment. In J. C. Holland & J. H. Rowland (Eds.), *Handbook of psychooncology,* (pp. 383–413). New York: Oxford University Press.

Baggs, J. G., & Karch, A. M. (1987). Sexual counseling of women with coronary heart disease. *Heart and Lung, 16* (2), 154–159.

Carpenito, L. J. (2000). *Nursing Diagnosis: Application to Clinical Practice* (8th ed.). Philadelphia: Lippincott.

Centers for Disease Control, Office of Minority Health. (November 1, 2004). Eliminate Disparities in Cardiovascular Disease. Accessed November 3, 2004 from: http://www.cdc.gov/omh/AMH/factsheets/cardio.htm

Darling, C. A., Davidson, J. K., & Conway-Welch, C. (1990). Female ejaculation: Perceived origins, the Grafenberg spot/area, and sexual responsiveness. *Archives of Sexual Behavior, 19,* 29–47.

DeBusk, R. (2000). Evaluating the cardiovascular tolerance for sex. *The American Journal of Cardiology, 86* (2A), 51F–56F.

DeBusk, R., Drory, Y., Goldstein, I., Jackson, G., et al. (2000). Management of sexual dysfunction in patients with cardiovascular disease: Recommendations of the Princeton consensus panel. *The American Journal of Cardiology, 86* (2), 175–181.

DiSaia, P. J., & Creasman, W. T. (1997). *Clinical gynecologic oncology* (5th ed.), (pp. 1–50). St. Louis: Mosby.

Enzlin, P., Matieu, C., & Demyttenaere, K. (2003). Diabetes and female sexual functioning: A state-of-the-art. *Diabetes Spectrum, 16,* 256–259.

Enzlin, P., Mathieu, C., Van den Bruel, A., Bosteels, J., et al. (2002). Sexual dysfunction in women with Type 1 diabetes: A controlled study. *Diabetes Care, 25*: 672–677.

Enzlin, P., Mathieu, C., Vanderschueren, D., & Demyttenaere, K. (1998). Diabetes mellitus and female sexuality: A review of 25 years' research. *Diabetic Medicine, 15*, 809–815.

Frasure-Smith, N., Lesperance, F., & Talajic, M. (1993). Depression following myocardial infarction: Impact on 6-month survival. *Journal of the American Medical Association, 270,* 1819–1825.

Friday, N. (1973). *My secret garden: Women's sexual fantasies.* New York: Pocket Books.

Gitlin, M. J. (1995). Effects of depression and antidepressants on sexual functioning. *Bulletin of the Menninger Clinic, 59* (2), 232–248.

Guyton, A. C., & Hall, J. E. (1992). *Basic neuroscience: Anatomy and physiology* (10th ed.). Philadelphia: Saunders.

Hilderley, L. J. (2000). Principles of radiotherapy. In C. H. Yarbro, M. H., Frogge, M. Goodman, & S. L. Groenwald (Eds.), *Cancer nursing: Principles and practice* (5th ed.), (pp. 286–299). Sudbury MA: Jones and Bartlett.

Hollenbeck, B. K., Dunn, R. L., Wei, J. T., Sandler, H. M., et al. (2004). Sexual health recovery after prostatectomy, external radiation or brachytherapy for early stage prostate cancer. *Current Urology Reports, 5*: 212–219.

Jackson, G. (2004). Sexual dysfunction and diabetes. *International Journal of Clinical Practice, 58*(4), 358–362.

Jensen, S. B. (1981). Diabetic sexual dysfunction: A comparative study of 160 insulin-treated diabetic men and women and an age-matched control group. *Archives of Sexual Behavior, 10,* 493–504.

Kader, H. A., & Rostom, A. Y. (1991). Follicle-stimulating hormone levels as a predictor of recovery of spermatogenesis following cancer therapy. *Clinical Oncology, 3,* 37–40.

Kalb, R. C., & LaRocca, N. G. (1997). Sexuality and family planning. In J. Halper & N. J. Holland (Eds.), *Comprehensive nursing care in multiple sclerosis,* (pp. 109–125). New York: Demos Vermande.

Kaplan, H. S. (1979). *Disorders of sexual desire and other new concepts and techniques in sex therapy.* New York: Simon & Schuster.

Kolodny, R. C. (1971). Sexual dysfunction in diabetic females. *Diabetes, 20,* 557–559.

Kolodny, R., Masters, W., Johnson, V., & Biggs, M. (1979). *The textbook for human sexuality for nurses.* Boston: Little, Brown.

Koukouras, D., Spiliotis, J., Scopa, C. D., Dragotis, K., et al. (1991). Radical consequence in the sexuality of male patients operated for colorectal carcinoma. *European Journal of Surgical Oncology, 17,* 285–288.

Krebs, L. U. (2000). Sexual and reproductive dysfunction. In C. H. Yarbro, M. H. Frogge, M. Goodman, & S. L. Groenwald (Eds.), *Cancer nursing: Principles and practice* (5th ed.), (pp. 831–854). Sudbury, MA: Jones & Bartlett.

Ladas, A. K., Whipple, B., & Perry, J. D. (1982). *The G-spot.* New York: Dell.

Lefebvre, K. A. (1997). Performing a sexual evaluation on the person with disability or illness. In M. L. Sipski & C. J. Alexander (Eds.), *Sexual Function in People with Disability and Chronic Illness: A Health Professional's Guide* (pp. 19–46). Rockville: Aspen Publishers, Inc.

Lehne, R. A. (1998). *Pharmacology for nursing care* (3rd ed.). Philadelphia: WB Saunders.

Leiblum, S. R., & Segraves, R. T. (1989). Sex therapy with aging adults. In S. R. Leiblum & R. C. Rosen (Eds.), *Principles and practice of sex therapy: Update for the 1990s* (2nd ed.), (pp. 352–381). New York: Guilford Press.

LeMone, P. (1996). The physical effects of diabetes on sexuality in women. *The Diabetes Educator, 22* (4), 361–366.

Masters, W. H., & Johnson, V. E. (1966). *Human sexual response.* Philadelphia: Lippincott-Raven.

Masters, W. H., & Johnson, V. E. (1981). Sex and the aging process. *Journal of the American Geriatrics Society, 24* (9), 385–390.

McCabe, M. P. (2002). Relationship functioning and sexuality among people with multiple sclerosis. *The Journal of Sex Research, 39* (4), 302–309.

McCabe, M. P., McKern, S., McDonald, E., & Vowels, L. M. (2003). Changes over time in sexual and relationship functioning of people with multiple sclerosis. *Journal of Sex & Marital Therapy, 29* (4), 305–321.

McInnes, S., & Schilsky, R. L. (1996). Infertility following cancer chemotherapy. In B. A. Chabner & D. L. Longo (Eds.), *Cancer chemotherapy and biotherapy* (2nd ed.), (pp. 31–44). Philadelphia: Lippincott-Raven.

Meston, C.M. (2000). Sympathetic nervous system activity and female sexual arousal. *The American Journal of Cardiology, 86* (2) Suppl. 1, 30–34.

Meston, C. M. & Gorzalka, B. B. (1996). The differential effects of sympathetic activation on sexual arousal in sexually functional and dysfunctional women. *Journal of Abnormal Psychology, 105,* 582–591.

Mims, F., & Swenson, M. (1978). A model to promote sexual health care. *Nursing Outlook, 26* (2), 121–125.

Mokdad, A. H., Bowman, B. A., Ford, E. S., Nelson, D. E., et al. (2001). The continuing epidemics of obesity and diabetes in the United States. *Journal of the American Medical Association, 286* (10), 1195–200.

National Institutes of Health (NIH). (1992). Impotence. *NIH Consensus Statement, 10* (4), 1–31.

O'Farrell, P., Murray, J., & Hotz, S. B. (2000). Psychologic distress among spouses of patients undergoing cardiac rehabilitation. *Heart and Lung, 29* (2), 97–104.

Oncology Nursing Society. (2004). *Statement on the scope and standards of oncology nursing practice.* Pittsburgh, PA: Author.

Robert Wood Johnson Foundation. (1996). *Chronic care in America: A 21st century challenge.* Princeton, NJ: Author.

Roose, S. P., & Seidman, S. N. (2000). Sexual activity and cardiac risk: Is depression a contributing factor? *The*

American Journal of Cardiology, 86 (2A), 38F–40F.

Sands, J. K. (1995). Human sexuality. In W. J. Phipps, V. L. Cassmeyer, J. K. Sands, and M. K. Lehmen (Eds.). *Medical surgical nursing: Concepts & clinical practice* (5th ed.), (pp. 262–284). St. Louis: Mosby.

Sarkadi, A. & Rosenquist, U. (2004). Intimacy and women with Type 2 diabetes: An exploratory study using focus group interviews. *The Diabetes Educator, 29* (4), 641–652.

Schliefer, S. J., Macari-Hinson, M. M., Coyle, D. A., Slater, W. R., et al. (1989). The nature and course of depression following myocardial infarction. *Archives of Internal Medicine, 149,* 1785–1789.

Steinke, E. E. (2000). Sexual counseling after myocardial infarction. *American Journal of Nursing, 100* (12), 38–44.

Svedlund, M. & Danielson, E. (2004). Myocardial infarction: Narrations by afflicted women and their partners of lived experiences in daily life following an acute myocardial infarction. *Journal of Clinical Nursing, 13* (4), 438–446.

Tilton, M. C. (1997). Diabetes and amputation. In M. L. Sipski & C. J. Alexander (Eds.), S*exual function in people with disability and chronic illness: A health professional's guide,* (pp. 279–302). Rockville, MD: Aspen Publishers.

U.S. Department of Health and Human Services, Centers for Disease Control and Prevention. (1999). *Chronic diseases and their risk factors: The nation's leading causes of death.* Atlanta: Author.

Viviani, S., Ragni, G., Santoro, A., Perotti, L., et al. (1991). Testicular dysfunction in Hodgkin's disease before and after treatment. *European Journal of Cancer, 27,* 1389–1392.

Waterhouse, J., & Metcalfe, M. C. (1991). Attitudes toward nurses discussing sexual concerns with patients. *Journal of Advanced Nursing, 16,* 1048–1054.

Weiner, D. N., & Rosen, R. C. (1997). Medications and their impact. In M. L. Sipski & C. J. Alexander (Eds.), *Sexual function in people with disability and chronic illness: A health professional's guide,* (pp. 85–114). Rockville, MD: Aspen Publishers.

Wilmoth, M. C. (1994a). Strategies for becoming comfortable with sexual assessment. *Oncology Nursing News* (Spring), 6–7.

_____. (1994b). Nurses' and patients' perspectives on sexuality: Bridging the gap. *Innovations in Oncology Nursing, 10* (2), 34–36.

_____. (1996). The middle years: Women, sexuality and the self. *Journal of Obstetric, Gynecologic, and Neonatal Nursing, 25,* 615–621.

_____. (1998). Sexuality. In C. Burke (Ed.), *Psychosocial dimensions of oncology nursing care,* pp. 102–127. Pittsburgh: Oncology Nursing Press.

_____. (2000). Sexuality patterns, altered. In L. J. Carpenito (Ed.), *Nursing diagnosis: Application to clinical practice* (8th ed.), (pp. 837–857). Philadelphia: Lippincott.

Wilmoth, M. C., & Spinelli, A. (2000). Sexual implications of gynecologic cancer treatments. *Journal of Obstetrics, Gynecologic and Neonatal Nursing, 29,* 413–421.

Wilson, M. E., & Williams, H. A. (1988). Oncology nurses' attitudes and behaviors related to sexuality to patients with cancer. *Oncology Nursing Forum, 15,* 49–52.

Woods, N. F. (1984). *Human sexuality in health and illness* (3rd ed.). St. Louis: Mosby.

Zrustova, M., Rostlapid, J., & Kabshelova, A. (1978). Sexual disorders in diabetic women. *Ceska Gynekologie, 43,* 277.

Zaviacic, M., & Whipple, B. (1993). Update on the female prostate and the phenomena of female ejaculation. *The Journal of Sex Research, 30,* 48–151.

第十三章　無力感

前言

　　Petrouski 太太，一位 45 歲女士，在一年前被診斷爲「多發性硬化症」（multiple sclerosis）。她經常未出現健康照顧的會面場合，且表現出安靜畏縮及疲倦的狀態，當她看到護理師（advanced practice nurse）總是說：「無論我做什麼，都不能使我的疾病有所差別。」Lamb 先生 26 歲，最近被診斷爲「胰島素依賴型糖尿病」（insulin-dependent diabetes mellitus），經常向健康照顧人員喊叫，說健康照顧人員「沒有能力」（incompetence），並指責他的太太「試著控制他的飲食攝入」，以及固定告訴健康保險人員，他即將倒下，而且會讓他們支付糖尿病的相關費用。McGuire 女士，72 歲，十年前被診斷爲「充血性心臟病」（congestive heart failure），主訴爲失眠且不了解服藥的原因，並陳述她不知道「我爲什麼活著，假如我再也無法做任何事情」。

　　雖然他們每一個人都表現出不同的行爲，但他們在對慢性疾病的反應上，都經歷到一種無力感（powerlessness）。Petrouski 太太的無力感是經由冷漠（apathetic）的行爲表現出來；Lamb 先生的無力感是藉由生氣行爲表現出來；McGuire 女士的無力感則是顯現在她的沮喪行爲上。

歷史觀點

　　「無力感」最初是在 Seeman（1959）社會學習的關係中被提出的。Seeman 認爲「疏遠」（alienation）是一個典型的社會學理論的名詞，它有五種變體：無力感（powerlessness）、無意義感（meaninglessness）、不正常感（normlessness）、價值觀隔離（value isolation）和自我疏遠（self-estrangement）。Seeman 是第一個研究檢視無力感的學者，在比較 86 位結核病住院男性病患的學習結果，擁有高的疏離（alienation）分數，顯示有高程度的無力感，相較之下，有低疏離（alienation）分數，顯示較低程度的無力感。在此研究中，使用 I-E 評量表測量內在的控制點

（internal locus of control）（低程度的無力感）對照外在的控制點（external locus of control）（較高程度的無力感）（Rotter, 1966），無力感與住院病人中較缺乏學習健康的相關訊息有關（Seeman & Evans, 1962）。

其他與低控制或無力感有關的名詞，在 1960 年代到 1970 年代逐漸發展，這些名詞包括無助感（helplessness）（Seligman, 1975）、控制點（locus of control）（Rotter, 1966）及失去自主（loss of freedom）（Worthman & Brehm, 1975）。

Rodin 和 Langer（1977）描述無力感，更多的控制給予個案選擇及其結果，在健康狀況之間的關係選擇措施和個人控制，被使用於護理之家老年住民的實驗組上，當住民被給予更多選擇，如個人控制及個人責任感時會有較好的健康結果，在研究統計上比起控制組有顯著較少的死亡率（Rodin & Langer, 1977）。

Seeman 和 Evans 於 1960 年代早期的研究中，使用垂直性研究追蹤較低控制感的個體，明顯與較少的預防性健康行為，對早期治療的效果較不樂觀、較差的自我認為健康（poorer self-rated health）及更多的疾病發生有關（Seeman & Seeman, 1983, p.144）。Seeman 和 Seeman 認為，任何的因果關係是很難支持的，因為控制的感覺可能是個人健康經驗的結果，這就如同個人健康的決定因素一樣。

在 1995 年 Seeman 和 Lewis 評價無力感、健康狀態和死亡率的關係，從全國垂直性調查（National Longitudinal Surveys, NLS）中可看出，有代表性的男性和女性樣本。全國垂直性調查是美國勞工部門使用多步驟機率取樣方法所實施的。最初的調查開始於 1966 年，年齡在 45 歲至 59 歲的男性，而調查 30 歲至 44 歲女性則開始於 1967 年，資料的蒐集持續超過十年。

調查發現，顯示出在無力感及健康狀態之間有明顯的關係；無力感與死亡率之間，這些關係包括下面所述：

1. 無力感是與活動限制和心理社會症狀有關。
2. 初期的無力感也是如此。
3. 逐漸增加的無力感與健康狀況惡化有關。
4. 初期高無力感分數與男性的死亡率有關。

此研究使用 Rotter I-E 內在對照外在控制以測量無力感（支配感對照無力感），應該要提到有外在控制個體是無力感或具有內在控制個體掌握力量是不完全

被贊同的。然而，無論如何，這些是特別研究者的前提。不論男性和女性本身較早之前的健康狀態，已證實高無力感模式（經由 I-E 量表所測出）和較多的健康問題有關（Seeman & Lewis, 1995）。雖然 Seeman 和 Lewis 已經「連結」無力感和慢性疾病，他們提及無力感只是一種從疏離（alienation）而來的形式，以及它是很多潛在明顯影響健康的社會心理變數之一（Seeman & Lewis, 1995, p.524）。

在護理文獻中，早期描述和分析無力感是在 1967 年出現。Dorothy Johnson 的分析是基於 Seeman 將無力感視為疏離的變體成果。在 Dorothy Johnson 的成果中，定義無力感為「某種事件或某種情況下，感受到缺乏個人或內在的控制」〔 "perceived lack of personal or internal control of certain event or in certain situations" （p.40）〕。她的觀點使無力感與感受到外在控制相同，更進一步詳盡說明護理照顧在建立照顧的優先順序時應該包括此觀念，特別是在個案的衛教時。假如個案感到無力感，此衛教將不會有效果。

Roberts 和 White（1990）結合失去個人控制和無力感於患有心肌梗塞個案的研究，在四個領域失去控制，使心肌梗塞個案罹患無力感：生理的、認知的、環境的和決策的（decisional）。

Richmond 及其同事（1992）研究 50 位脊髓損傷個案無力感與健康狀態的關係，無力感被測量出來，在當時無力感的指標來自於 1984 年第十五屆護理診斷標準分類討論會，無力感的出現與個案疾病的劇烈之間統計上有顯著差異。此外，四肢麻痺及大於 60 歲以上的個案，一般而言，有較高的無力感發生。

無力感重要概念的發展和分析是 Judith Miller 所完成的（1983, 1992, 2000）。Miller 將無力感從類似的概念中獨立出來，如無助感、學習的無助感及控制點（locus of control）。Miller 與 Lewis（1982）早期的想法一致，無助感和控制點是基於強化的典範，而無力感是一個存在主義的概念，Miller（2000）將控制點列為個人特徵（trait）的範疇，相對於無力感，Miller 相信是情境的決定。

無力感的定義

無力感是患有慢性疾病個案，在罹病期間的某些時候經常經歷到的無力感，可能是個案真的失去能力或感受到失去能力。Miller 定義無力感為個人缺乏能力或權力去影響結果的感受（Miller, 2000, p.4），隨著此定義產生，Miller 確認能力的來

源，在慢性疾病上可能減少或喪失：生理上的力氣、能量、希望、動機、知識，正向的自尊、心理上的精力及社會支持（Miller, 2000）。假如一位個案的能力來源明顯受到影響，結果對個案而言，可能就是無力感的感覺。

　　Miller 對無力感的定義是已被發現的許多文獻中的其中之一。表13-1呈現出其他可能列入的定義：

表13-1　無力感的定義

* 有思考的個人沒有辦法控制所有事件（Davidhizar, 1994, p.156）。
* 個人缺乏能力或權力以影響結果的感受（Miller, 2000, p.4）。
* 感覺到對自己所擁有的生活缺乏影響力（Nyström & Segesten, 1994, p.128）。
* 預期到個人本身的行為無法決定個人所尋求的結果（Roberts & White, 1990, p.85）。
* 對自己的生活或情境缺乏能力的感覺—能力的範圍隨著情境而有所不同（White & Roberts, 1993, p.127）。
* 喪失控制個人全部的生活及有喪失個人全部生活的意涵（Bright, 1996, p.1）。
* 預期或可能個人所擁有本身行為，無法決定其結果或增加其所尋求的結果（Seeman, 1959, p.784）。

　　它是有助於區別無力感與其他概念，雖然有些相似但是是不同的（如表13-2）。

表13-2　無力感與其他概念的區別

概　　念	與無力感不同
疏離	疏離是在工作場所、社會機構中與家人或其他人缺乏關係。然而，剩餘部分繼續存在個人可能感覺有能力、有無力感的主要議題是缺乏控制。無論如何，個人經常感到無力、誤解及單獨的（Maddi, Kobasa, & Hoover, 1979）。
無助感	是一個全面性的絕望，符合每個人缺乏能力以產生改變的想法，不像關於無力感是集中在個人相信他或她缺乏能力以產生改變的想法（Schorr, Farnham, & Ervin, 1991）。
控制點 • 外在的 • 內在的	內在控制點意味著個體相信他或她，對其所遭遇的情境有所掌控。另一方面，外在控制點是當個體相信他或她的能力因其他力量，例如：人們的機構、天氣和上帝的控制而受到限制。與無力感不同是因為無力的人相信他或她是沒有控制力，而不在乎是否有其他力量控制（Gibson & Kenrick, 1998）。
易受傷害	易受傷害等同於即將成為弱勢（disadvantaged）。個人可能為弱勢，因為種種的原因，包括缺乏教育、語言障礙或貧窮。可能不會有無力的感覺，只因為一個人是弱勢的，但並不意味他或她缺乏能產生改變（Hildebrandt, 1999）。

無力感的相關議題

生病被視為失去控制最基本的經驗（McDaniel, Hepworth & Doherty, 1997, p.7）。慢性病提供很多失去控制的經驗和影響，可能造成個案及其家人無力感的感覺。假如個人視無力感為一情境的特性，如 Miller（2000）所認為的，那麼在疾病的不同時期，個案可能經歷到不同的感覺是合乎邏輯的，當疾病出現惡化時，個案可能感到無力，但當疾病緩和的時候可能覺得在控制中。

生理上的因素

Strauss 及其同事的慢性病（1984）架構一直沿用至今，尤其此架構提出可能引發無力感的感覺之兩個生理上的構成要素：

1. 醫療危機的預防，及其一旦發生時他們本身的處理。
2. 症狀的控制。

這些構成要素可能包括急慢性疼痛、噁心、嘔吐、缺乏食慾、疲憊功能改變、呼吸短促等，在每個慢性病之中，疾病的生理上徵候是不同的，一些慢性病比起其他疾病有更強烈的徵候。

醫療體系的處置

Strauss 和其同事（1984），確認處方制度的實施與這些體系的相關問題，為其慢性病架構的構成要素之一。一開始，個人也許不會認為醫療體系是與個案的無力感有關，然而，嚴守醫療體系可能引起其他的徵候。患有癌症的個案，也許正進行化學或放射線治療，而有一個全新一系列的徵候需要處理。

此外，此個案仍繼續被提供原本疾病的治療，此期間醫療體系的實行，可能明顯限制其他活動，個體的生活集中圍繞在此疾病，及堅持處方體系所伴隨而來的所有活動。舉例來說，一位選擇居家執行腹膜透析的個案，個案的時間高度被組織計畫著，以確保腹膜透析的程序可以適當的執行。個案及家人經歷到對他們的時間、選擇和生活品質失去控制，但疾病和醫療體系都仍在控制中，不過如果個案無法了解這些活動會使他或她的情況或功能有所不同，無力感仍會產生。

健康照顧提供者無論如何都期望治療體系被採用，而很少思考應該如何被實

施。引用 Strauss 和其同事（1984）有關健康照顧提供者如何理解堅持體系。

　　體系（regimens）不是被順從，明智的病人所遵循就是對他們的危險
不予理會。實際上，醫生及其他健康人員傾向於不是將病人視為愚蠢，就
是視為十足不合作的，如果病人不實施處方制度時，他們就同意或不同意
的談論到堅持或缺乏堅持體系。

失落

　　慢性疾病的診斷對大多數個體而言是一種「失落」，這是一件重要的事情，
因為對一些個體而言，這件事就如同所愛的人過世般重要，因為「失落」，個體
和家人經歷到悲傷（grief）。慢性疾病的診斷可能意味著對未來失去希望、收入減
少、性能力或親密行為的減少、失能、生活品質下降、依賴他人，或甚至失去自我
（Clarke & James, 2003）。

　　其他人可能視慢性病為老化及失去年輕的徵象，在我們目前以年輕為導向的社
會，在老年人口上，很少有代表性的價值觀，個體可能害怕他或她將成為依賴者，
而無法單獨生活，以及可能被安置於護理之家當中，這些多重的失落感給予大多數
個體無力感的感覺。Bright（1996）提到無力感是成為悲傷的結果，由於慢性疾病
的診斷而使本身引起悲傷。

　　「失落」為慢性病一個重要的特徵，慢性疾病應該提到個案也許會面對到很多
失落，個案可能經歷到所愛的人過世、角色的改變、退休財務的損失等。在疾病期
間，多重的失落，對於個體應付關於他或她的健康問題自信心有不利的影響。

知識的缺乏

　　個案對疾病缺乏知識或技巧，也能影響到疾病的生理因素上。住院期間可能給
予衛教，但個案及家屬也許無法理解所提供的衛教觀念、新的診斷，以及環境的不
熟悉可能降低學習，個案有「聽到」指導，但可能無法理解它，而且個案或許已發
現，即使正確的遵循治療制度，卻無法感受到任何的不同，這樣會更進一步強化無
力感的感覺。

健康照顧系統

安排協助個體和家屬的健康照顧系統，經常是促使個案的無力感，因為眾所周知，健康照顧系統或被稱為非系統，是為急性疾病個案所設計的，在接近、接受及支付服務時的挫折，無法克服的障礙會使無力感的感覺增加（Dunn, 1998; Walker, Holloway & Sofaer, 1999）。傳統的健康照顧系統是無法治癒慢性疾病的，而且常常很少能提供明顯增加個人的日常活動或增進生理上功能的幫助。由於大部分慢性病無法預期的特質，因此，健康照顧提供者也許無法提供疾病或潛在併發症的相關衛教，需要到病情惡化或有問題產生時才給予衛教，有時，因為企圖控制費用，因此所需的職能或物理治療轉介可能不會被實施。

另一個重要的問題是，健康照顧提供者經常忘記傾聽個體和家人特殊的需求，這些問題的一部分原因可能是關於健康照顧提供者與個案之間的互動時間受限，但一部分可能是提供者沒有能力去主動傾聽個案以及提供個別化的照護。此外，當患有慢性病個體對決定他們的治療是不滿意的，他們也許會接受到擺出恩賜態度（patronizing）的照顧對待，則對他們的關心會減少或被貼上難以相處個案的標籤（Claoke & James, 2003; Dunn, 1998; Walker, Holloway & Sofaer, 1999）。

普遍的急性照顧模式，指出對於患有慢性病的個案，此照顧體系不知道對他們該怎麼辦？個案或許感到對於他們本身長期照顧的困擾，但照顧體系或非照顧體系也是同樣感到困擾。個體變成在急性照顧系統的個案時，可能重複從三至四個不同的人得到相同的訊息，和使用其保險卡，個體想知道是否有任何人知道他們是存在於此照顧系統中，或更重要的是誰照顧他們。健康照顧系統可說或是為了方便健康照顧專業人員所組成，不是為了他們所服務的消費者所組成。

Gibson 和 Kenrick（1998）綜合在健康照顧系統之中個案的無力感感受。

無力感能透過變成一位病人個體的期望以及他們使用規則的方法。這整件事情前後關係而了解，個案他們範圍的改變，也是了解其無力感的重要方法之一。範圍改變因為事實失去行動（mobility）和接觸，以及因為暗示（metaphor）——接受控制和改變看法兩者，它是反映出自己本身情況受到限制，以及被感受到在既定的健康照顧系統之中權力的受限。

社會上的問題

美國殘障法案在 1990 年通過，坐輪椅的個案，無論如何可以發現很少有什麼地方被改變，可以到公共場所、購物中心和教堂的能力依舊是很困難的，哪裡的路邊適合輪椅通過？哪裡是坡道（rump）？哪裡有電梯？哪裡有殘障車輛停車的空間？

社會的歧視（stigma）依然是一項問題，患有慢性病的人，尤其是那些可以看到殘障的人，所呈現出的是偏離「正常」的樣子，美國最重要的價值觀和文化是強調年輕、個人的吸引力和熱愛運動（athleticism），這些社會的價值觀直接與慢性病衝突（詳見第三章污名）。

缺乏資源

缺乏資源經常會促使無力感的感覺產生。金錢、運輸工具、健康保險、物質資源及社會支持，只是慢性病個體所需的少數資源（Israel 等人，1994; Nyamathi 等人，1996; Strehlow & Amos-Jones, 1999），缺乏資源可能會限制個體在接受所需的服務及治療身體健康問題的能力，缺乏人力資源、家人、朋友和照顧者，則進一步會影響個案，及可能導致社交隔離或從社會中退縮（詳見第六章社交孤立感）。

不確定感

不確定感在慢性病中是一個普遍的概念，且影響個體無力感的感覺。慢性病的不確定和無法預測性，會增加個體和其家屬經歷到無力感的感覺（Mishel, 1999）。疾病的三個層面造成不確定感：1.疾病的嚴重度、2.徵候的不定性（erratic）性質、3.症狀的模糊不清（ambiguity）（Mishel, 1999）。關於身體功能和疼痛復發的不確定感，會造成個體避免任何活動，關於財務和人力資源兩者的不確定感，可能對個案及其家人造成一個持續恐懼和擔心的環境，所有這些問題都會限制住未來，使個案明白此疾病是如何的無法預期，他或她在此疾病中有何力量或控制？如果我是一位好的個案，而且順從地服藥和配合醫療，它將會影響我的健康結果嗎？它將增進我的健康嗎？它將減輕我的疾病惡化嗎？如果我做任何事，都將會影響到我的健康嗎？

文化

很少有研究在檢視文化和無力感。在之前少數小型的護理研究來自於各文化族群，例如：荷蘭社區護理人員（n=21），以及在南非的女性護理人員（n=17），使用質性方法以了解護理人員的權力及無力感的感覺（deSchepper, Francke & Abu-Saad, 1997; van der Merwe, 1999）。更多近來的研究，已經檢視非護理文化的族群，他們的權力和無力感的經驗。Mok、Martinson 和 Wong（2004）使用「紮根理論」（grounded theory），以了解居住於香港的中國癌症病人之無力感經驗（n=12）。他們的研究顯示，授權賦能（empowernment）的過程是深入（embedded）與其他人的連結，包括家人、朋友及健康照顧人員，和那些存在病人的文化、宗教、個人信仰系統的事情關係中。在此篇研究中，對家庭忠誠的中國文化信仰、放下，與天地萬物的調和、生命及自然的循環，對授權賦能的發展是重要的。

Green 等人（2004）調查在阿拉巴馬基督徒中的非裔美國人（n=1,253），發現下列幾項：

1. 相信命運或天命的女性或許絕對不會做乳房檢查。
2. 相信命運或天命的女性大於男性。
3. 令人驚訝的是，接受較多教育的個體，比起接受較少教育的個體更相信命運或天命。
4. 令人驚訝的是，個體收入每年 5 萬美元以上，比起收入每年 5 萬美元以下的個體，更相信命運或天命。

Denner 和 Dunbar（2004）訪談年齡介於 12 歲至 14 歲之間的墨西哥裔美國女孩，以了解權力對她們的意義是什麼，以及拉丁女孩如何思考關於權力在她們的關係中；訪談顯示權力是複雜的，權力的產生是在於事情的關係之中，而不是在隔離之中。

護理人員照顧慢性病的個體需要了解文化的事情關係及信仰系統，以組織病人的生活，經由對個體的關心及發展關係，將有助於建立不同文化的橋梁；恢復、相互尊重及授權賦能的經驗能夠產生（Mork 等人，2004）。

處置

評估

慢性病個體和重要家人的完整評估是必須的，以確認無力感是否存在及發展適當的措施，個案的力量或權力的資源，在此過程中可以被確認，這些資源包括身體上的力量、能量、希望、動機等知識，正向的自我概念、心理上的耐力及社會支持（Miller, 2000）。

同樣也應該確認家庭的功能和能力是否足以平衡多重的需求及壓力，護理人員必須認知到個體的發展階段，就如同他或她的價值觀及信仰，健康照顧專業的需求應該是得知目前慢性病有它的缺失，也許個案已經忍受很多失落中的其中之一，花時間去傾聽和觀察個體及其家人，將使護理人員能夠確實確認他們是否正經歷到無力感。

另一個評估的層面是，得知個體平時對疾病情況或壓力情境的反應，此訊息對於幫助個案有效的因應方法是重要的，因此，個案平時該如何反應？否認？生氣？無助？悲傷？

評估的過程中也能確定個案是否有潛在的自殺傾向，自殺意圖的確認，和轉介給精神健康照顧專業的治療及追蹤是必要的，協助有自殺意圖的個體，且說服其控制無法避免的情境，因此，藥物和短期治療可能是需要的（Bright, 1996; Lunney, 1997）。

有一個模式可以運用於確定個案的力量及護理措施的發展，此模式為個人的控制模式（the Personal Control Model）。White 和 Roberts（1993）也發展出一個連接個人的控制與無力感的模式。

1. 生理上控制的失落，是關於與慢性病有關的生物性改變。

2. 認知上控制的失落，是指沒有直接能力去正確詮釋慢性病的影響，而且可被分為感覺控制的失落和評價（appraisal）上控制的失落。感覺控制的失落是與視覺、聽覺、觸覺、嗅覺及味覺的誤解（misinterpretations）。評價上控制的失落，是發生在當個體無法集中他們的注意力於威脅的情況，並確認潛在性的傷害及了解他們與此事件相關的情緒。

3. 環境上控制的失落,是當個體無法控制他們所處的地方及其經歷的事情。

4. 決定上控制的失落,是當個體無法對他們自己本身或對他們的照顧做決定。

個人控制模式可被用於無力感四個形式失落中的任何一個(如表13-3)。生理上的控制可以經由減少疲憊及協助能量的保存而形成。特殊的策略,包括調整及按順序的活動,教育個體及他們的家人有關處理疾病相關的事情。認知上的控制,是能協助個體準備對於可能有關他們疾病,各種不同診斷的過程及其治療的普遍感覺經驗,重新將他們的注意力放在資源和目標上,以促進環境控制的處置,包括個人化的環境及協助與喜愛的人、朋友、其他有相同疾病的人,以及和健康照顧專業人員建立有意義的關係。決定的控制,是鼓勵提供實際及個別化的選擇表給個體(White & Roberts, 1993; Wetherbee, 1995)。

表13-3 依據個人控制模式的護理處置

失落控制的型式	描 述	護理處置
生理上的	發生與慢性疾病相關的生物上改變。	藉由引導及持續的活動,教育個體關於處理疾病事件,使疲憊減到最小。
認知上的	有意義的詮釋慢性病的影響;將其分類為感覺控制的失落及評價控制的失落。	使個體有準備對於可能有關他們疾病、診斷的過程及治療的普遍感覺經驗,重新將他們的注意力放在資源和目標上。
環境上的	發生於當人們無法控制他們所在的地方及其所經歷的事情。	個別化的環境及協助與所愛的人、朋友、其他患有相同慢性疾病者及健康照顧專業人員有意義的關係
決定上的	當個體無法對於他們自己本身的身體或他們的照顧做決定時。	提供一個實際且與個體個別相關的意見目錄表。

有些慢性病個體在其生活中還有其他重要的事,而可能促使無力感的感覺產生(Hildebrandt, 1999)。健康照顧提供者須經常確信個案及其家屬的主要焦點是個案的疾病。當然這是事實,但在當時,個案可能有其他更重要的問題。有一案例,個案為一個新診斷為乳癌的患者,雖然她關心自己的健康,但她的重點放在她 16 歲的女兒住在精神病院的事件上。

案例：無力感的經驗

> 　　Estes 太太是一位 68 歲的寡婦，診斷為肥胖、糖尿病、髖關節及膝關節有骨骼性關節炎。她說無論她做什麼事，就是無法減輕體重，使其感到不知所措及沮喪。她陳述她想吃什麼就吃什麼，沒有規律、持之以恆的運動，因為她任何時候都覺得累。Estes 太太很少與人有眼神的接觸，經常嘆氣。一開始時，她不會和健康照顧人員交談及詢問問題，護理人員確認 Estes 太太正經歷無力感的感覺。護理人員與 Estes 太太坐在一起並握住她的手，並陳述因為有許多慢性疾病而令人感到不知所措及沮喪的情形，護理人員詢問 Estes 太太對其現在的處境有何感覺，Estes 太太開始哭泣，並說她對現在的情況是感到沒有希望的。護理人員遞給 Estes 太太面紙並與其安靜地坐在一起幾分鐘，當 Estes 太太停止哭泣，護理人員詢問她最關心的是什麼事，Estes 太太回答：「沒有比無法運動更令人沮喪了。」
>
> 　　護理人員知道 Estes 太太關心的事情後，接著詢問她最喜歡何種形式的運動，Estes 太太回答，她喜歡走路，她甚至有一台跑步機，然而，當她使用跑步機時卻覺得無聊，護理人員問她如果她能在跑步機上走路，還可以邊走路邊看電視或聽音樂的話，會覺得如何；Estes 太太說她喜歡爵士樂及喜愛走路，而且如果可以邊聽爵士樂邊走路，效果一定更好。她們一起計畫，Estes 太太可以在跑步機上走路及聽爵士樂，每週三次，每次 5 分鐘。護理人員並提議，在一週後打電話給 Estes 太太以便討論其是否有成功達到目標，Estes 太太注視護理人員並微笑說：「我想我能夠做到！」

個案和家屬的教育

　　慢性疾病所產生的不確定和無法預期的機轉若能減少到最小，將有助於減輕無力感的感覺，個案和家屬的教育，有助於對慢性疾病相關徵候的了解。此外，維持熟悉及常規的環境，以及擁有關於典型慢性病的軌跡（trajcectory）知識，可使個體及其家屬減輕無力感的感覺（Mishel, 1999）。個別化的教育計畫對每位慢性病的個案都是有需要的（詳見第十五章個案與家屬的教育）。

轉移的經驗

　　有意義的轉移經驗，可以促使個體清楚確認他們的感覺，再結構（reframe）他們的慢性疾病，因而將它視為他們生活的一部分，而不是耗盡他們的全部生活。音樂是能被使用於轉移治療方式的工具之一。護理人員可以與個體討論，以計畫有

意義的音樂活動時間（sessions），幫助個體享有傾聽音樂，並且協助在音樂活動時間後討論其感覺（Bright, 1996）。

授權賦能

護理人員可以確定個人和家屬的授權賦能是可以因應慢性疾病的，此為護理人員的照顧目標。「授權賦能」（empowerment）是一廣泛且含有各種不同的意義（Clarke & Mass, 1998）（如表13-4）。確認特定及可測量與授權賦能相關的結果，可促使護理人員評價個案在減輕他們無力感的感覺進展，協助慢性病病患理解他們因應疾病的能力，這比起他們疾病的問題要重要得多。

在急性或臨床單位中，可使用一醫療模式範例來發展個案授權賦能的策略，這對於健康照顧提供者而言是困難的，於急性照顧場所的醫療模式中，並沒有將所包括的慢性病個案視為顯著特別的部分而加以照顧。健康照顧提供者不是個案在控制中或擁有權力，因此，產生一個範例的方法也許需要，對於健康照顧人員能使個案授權賦能。

表13-4　授權賦能的定義

• 個體有形成決定的能力，並可控制他或她個人的生活（Israel 等人，1994, p.152）。
• 授權賦能此過程將導致正向的自我概念、個人的滿意度、自我效能、優勢的感覺、控制的感覺、有連結（connetedness）的感覺、自我發展、希望的感覺、社會公義及增進生活品質（Nystrom & Segesten, 1994, p.127）。
• 透過授權賦能的過程，內在性的無力感（無助感/無望感）感覺將被改變，開始行動以改變身體及社交的生活狀況，此將創造或增強不同的權力（Clarke & Mass, 1998, p.218）。
• 主動、內在成長的過程是根源於個人本身文化的/宗教的/個人的信仰系統，以達到實現個人全部潛能及產生培養的背景（Context）（Falk-Rafael, 2001, p.4）。
• 個體能夠變得更強壯或獲得更多的信心，主要是透過促進關係的過程，或透過個人信仰及觀點的改變。意指一個建立的過程、協助個體發展改變其狀況的能力，去相信他們在他們的生活情境中是有影響力的（Mok 等人，2004, pp.82 & 83）。

特殊的護理策略使用於患有慢性病之個體，及其家屬的授權賦能包括下列幾項（Clarke & Mass, 1998; Davidhizar, 1994; Falk-Rafael, 2001; Landou, 1997; Mok 等人，2004; Ruhl, 1999; Stpleton, 1978）：

1. 養成有意願去嘗試創新的態度。

2. 傾聽個體，詢問他們以描述他們本身的經驗。

3. 表現出親切及協助的態度，成爲可接近的人（approachable）。

4. 尊重人們及幫助個別化的決定形成。

5. 成爲有彈性及對個案和家屬的需求有回應。

6. 提供個體及其家屬成員教育、訓練和支持。

7. 準備個體及其家屬，接受健康照顧提供者無法治癒慢性疾病、無法預期慢性疾病會產生什麼事的事實。

8. 協助個體及其家屬將重心置於支持和資源上，而不是被缺失（deficits）的感覺所覆蓋（overwhelmed）。

9. 單一化的目標及任務，以至於他們是實際的、可了解的和易於處理的；重心置於小的成就上。

10.維持與健康照顧系統之間的合作協調。

11.開始實施和監測社區合作關係，需要時轉介至社區，以確定問題是成功地被解決。

建立優勢的感覺

　　授權賦能有助於優勢（mastery）感覺的發展，優勢的感覺可以減少患有慢性病經驗之個體的無力感。根據 Younger（1991）對優勢的定義如下：

　　　　人類對困難或壓力的情境反應，是將能力控制所有權（dominion）都集中於（gained over）壓力的經驗之中，它意味著擁有發展新能力、改變環境和／或重建自我，以便於生活是有意義及目的而超越困難的經驗（p.81）。

　　發展優勢感覺需要四個定義性特徵（Younger, 1991）：

1. 達到控制——威脅情境的感覺。

2. 設立問題解決方法以預防相同事件再度發生。

3. 對自己本身感覺很好。

4. 對與威脅情境相關之失落，發現新的滿意資源。

優勢感覺的發展是發生在整個疾病過程中。導致優勢感覺發展的階段如下
（Younger, 1991）：

1. 確定（certainty）：即指確定事件引起的原因及了解此事件的意義；確定可
以促使個人去計畫及形成決定。

2. 改變（change）：開始問題解決方法及行動，以減少情境的負面衝擊。

3. 接受（acceptance）：完成患病的過程。例如：個人悲傷失落及達到了解他
或她必須適應，因爲有價值的事物失去後將不會再獲得。

4. 成長（growth）：獲得新的技巧及關係、發現生活的意義，並使生活向前邁
進。

此外，護理人員需要承認患有慢性病個體及其家屬之評估及處理，是一種強烈
的經驗，可能是精神充沛（invigorating）的而不是疲憊。透過疾病的軌跡，護理人
員需要時間檢視關於他們目睹到患病相關的感覺（McDaniel, Hepworth & Doherty,
1997），花時間和努力傳達他們的感覺，將促使護理人員能正確及客觀地提出個體
和他的家庭之需求。

服務

患有慢性疾病的個案，因爲專業的健康照顧組織將其納入，而可能發現控制
感及無力感的消失，藉由這些組織提供的服務，可能包括健康促進、疾病預防、復
健、支持團體及其他支持性服務，這些組織提供可接近性及足夠的服務，經常可以
協調和整合健康服務，及助長個案自我照顧、參與照顧（Clarke & Mass, 1998）。
例如：包括美國癌症協會（American Cancer Society）、美國糖尿病聯盟（American
Diabetes Association）、關節炎基金會（Arthritis Foundation）及國際多發性硬化症
協會（National Multiple Sclerosis Society）。

非專業性的服務，包括自我協助團體、相互支持團體及同儕團體計畫，這些計
畫對個體及家屬因應慢性疾病提供獨特性的利益（Swayze, 1991）。團體成員符合
正規的要求，提供同理心及彼此的支持、溝通爲開放性且不具批判性，以促使成員
間分享受傷的感覺及親密的（intimate）關懷，成員指出，無力感減少是因爲感覺
受到照顧、被了解、有歸屬感及信心（Hildingh, Fridlund & Segesten, 1995）。

建議更進一步的概念及資料庫

　　無力感不是一個孤立的概念，在慢性病中，很多其他的概念與其有關，但很少有連結這些概念的研究，經由檢視無力感與因應型態、疏離感（alienation），無力感學習的無助感、控制源（locus of control）及弱點（vulnerability）的相關性如何，而使無力感獲得更多的澄清（如表13-2）。另外的概念也許與無力感有關，值得做進一步比較、分析，包括 Antonovsky 全身性的抵抗資源（generalized resistance resources）（1985）、依賴、耐受力（hardiness）（Maddi, 2002）以及無助感。

　　研究中將使用授權賦能當作自變項及依變項可產生資料庫資訊，此將促使護理人員協助個體減少無力感的感覺。當無力感是一個自變項，關於授權賦能的結果可能包括增加自我效能、接受控制及增進健康及生活品質。當無力感是一個依變項導致授權賦能的因素，可能包括支持、參與決策形成及教育（Vander Henst, 1997）。在去年或前年的一些研究，已經開始使用質性方法以了解無力感，無論如何，額外的工作是需要的，以便更進一步解釋從個案透視（perspective）的概念。

哲理的考量

　　無力感是沒有能力影響結果的完全感覺。任何人是否曾經有過完全的無力？雖然有慢性疾病的人沒有權力治癒他們的疾病，但他們是否有權力控制他們情境中的一部分呢？個體可能覺得受到打擊（overwhelmed）、精疲力竭及沮喪，因此，對於照顧這些個案的護理人員而言，一個最重要的挑戰是協助他們克服無力感的感覺。護理人員有兩種協助慢性病個體克服無力感的方法：經由提供身體的協助和指導；藉由透過經常刺激和教育，提供情緒和心理上的協助。

結果

　　在慢性病個案與無力感有關的結果，可能以三種分類來監測：1.自我（self）；2.與他人關係（relationships with others）；3.行為（behaviors）。明確的自我改變，包括增加自我信心及自尊，以促使因應慢性疾病。關係的改變，包括增進與家人、朋友和健康照顧提供者的關係。行為的改變，包括以健康及目標為方向的決定，而促進個人對健康的責任。

摘要與總結

無力感被定義為個人無法控制一件事情或情境的信念。當一個人經歷無力感的感覺時，權力及控制均缺少，個體經常對慢性疾病經歷到無力感的感覺。這些感覺可能顯現於各種狀況上，包括顯示出冷漠、生氣或憂鬱，護理人員需要去確認個體經歷無力感的感覺。

個人控制模式被視為在設計個別措施上的一個架構。根據與無力感相關的四個失落形式：心理上的、認知上的、環境上的、決定上的。轉換的活動也可能提供有意義及促進感覺的探索。教育個體有關於他們的慢性病常見徵候，概述（outlining）典型的疾病軌跡（trajectory），解釋維持一個熟悉及常規環境的重要性，以促使個體及其家屬減少無力感的感覺。此外，專業及非專業兩者服務，均可能協助個案感受到對他們疾病的一些控制。

＊註：作者想要感謝 David C. Wood 學者對本篇文章的資料輸入、意見和編輯的協助。

問題與討論

1. 描述方法在有慢性病的個體表現出無力感的感覺。

2. 描述無力感和慢性病之間的關係。

3. 定義權力及個人控制。

4. 與無力感相關的生理及心理上的因素有哪些？

5. 當評估個體及其家屬無力感的感覺，有哪些重要因素需要考慮？

6. 如何將個人控制模式設計成減少無力感的處置？

7. 描述慢性病個案的授權賦能？

8. 哪些護理處置可以減少慢性病個體的無力感？

9. 何謂優勢（mastery）的感覺？如何發展優勢感覺而促使慢性病個體的無力感感覺減少？

參考文獻

Antonovsky, A. (1985). *Health, stress, and coping.* San Francisco: Jossey-Bass.

Bright, R. (1996). *Grief and powerlessness: Helping people regain control of their lives.* Bristol, PA: Jessica Kingsley Publishers.

Clarke, H. F., & Mass, H. (1998). Comox valley nursing centre: From collaboration to empowerment. *Public Health Nursing, 15* (3), 216–224.

Clarke, J. N., & James, S. (2003). The radicalized self: The impact on the self of the contested nature of the diagnosis of chronic fatigue syndrome. *Social Science and Medicine, 57* (8), 1387–1395.

Davidhizar, R. (1994). Powerlessness of caregivers in home care. *Journal of Clinical Nursing, 3* (3), 155–158.

Denner, J., & Dunbar, N. (2004). Negotiating femininity: Power and strategies of Mexican American girls. *Sex Roles, 50* (5/6), 301–314.

deSchepper, A. M., Francke, A. L., & Abu-Saad, H. H. (1997). Feelings of powerlessness in relation to pain: Ascribed causes and reported strategies. *Cancer Nursing, 20* (6), 422–429.

Dunn, J. D. (1998). Powerlessness regarding health-service barriers: Construction of an instrument. *Nursing Diagnosis: The Journal of Nursing Language and Classification, 9* (4), 136–143.

Falk-Rafael, A. (2001). Empowerment as a process of evolving consciousness: A model of empowered caring. *Advances in Nursing Science, 24* (1), 1–16.

Gibson, J., & Kenrick, M. (1998). Pain and powerlessness: The experience of living with peripheral vascular disease. *Journal of Advanced Nursing, 27* (4), 737–745.

Green, B. L., Lewis, R. K., Wang, M. Q., Pearson, S., et al. (2004). Powerlessness, destiny, and control: The influence on health behaviors of African Americans. *Journal of Community Health, 29* (1), 15–27.

Hildebrandt, E. (1999). Focus groups and vulnerable populations: Insight into client strengths and needs in complex community health care environments. *Nursing and Health Care Perspectives, 20* (5), 256–259.

Hildingh, C., Fridlund, B., & Segesten, K. (1995). Social support in self-help groups, as experienced by persons having coronary heart disease and their next of kin. *International Journal of Nursing Studies, 32* (3), 224–232.

Israel, B. A., Checkoway, B., Schulz, A., & Zimmerman, M. (1994). Health education and community empowerment: Conceptualizing and measuring perceptions of individual, organizational, and community control. *Health Education Quarterly, 21* (2), 149–170.

Johnson, D. (1967). Powerlessness: A significant determinant in patient behavior? *Journal of Nursing Education, 6* (2), 39–44.

Landau, J. (1997). Whispers of illness: Secrecy versus trust. In H. McDaniel, J. Hepworth, & W. J. Doherty (Eds.), *The shared experience of illness: Stories of patients, families, and their therapists.* New York: Basic Books.

Lewis, R. (1982). Experienced personal control and quality of life in late-stage cancer patients. *Nursing Research, 31,* 113–119.

Lunney, A. T. (1997). Case study: Response to a diagnosis of chronic illness when confounded by other life events. *Nursing Diagnosis, 8* (2), 48, 79.

Maddi, S. R. (2002). The story of hardiness: Twenty years of theorizing, research, and practice. *Consulting Psychology Journal: Practice and Research, 54* (3), 173–185.

Maddi, S. R., Kobasa, S. C., & Hoover, M. (1979). An alienation test. *Journal of Humanistic Psychology, 19* (4), 73–76.

McDaniel, S. H., Hepworth, J., & Doherty, W. J. (1997). The shared emotional themes of illness. In S. H. McDaniel, J. Hepworth, & W. J. Doherty (Eds.), *The shared experience of illness: stories of patients, families, and their therapists.* New York: Basic Books.

Miller, J. F. (Ed.). (2000). *Coping with chronic illness: Overcoming powerlessness* (3rd ed.). Philadelphia: FA Davis.

———. (1992). *Coping with chronic illness: Overcoming powerlessness* (2nd ed.). Philadelphia: FA Davis.

———. (1983). *Coping with chronic illness: Overcoming powerlessness.* Philadelphia: FA Davis.

Mishel, M. H. (1999). Uncertainty in illness. *Annual Review of Nursing Research, 19,* 269–294.

Mok, E., Martinson, I., & Wong, T. K. (2004). Individual empowerment among Chinese cancer patients in Hong Kong . . . including commentary by Buchanan D and Chiu L with author response. *Western Journal of Nursing Research, 26* (1), 59-84.

Nyamathi, A., Flaskerud, J., Leake, B., & Chen, S. (1996). Impoverished women at risk for AIDS: Social support variables. *Journal of Psychosocial Nursing and Mental Health Services, 34* (11), 31–39.

Nyström, A. E., & Segesten, K. M. (1994). On sources of powerlessness in nursing home life. *Journal of Advanced Nursing, 19,* 124–133.

Richmond, T., Metcalf, J., Daly, M., & Kish, J. (1992). Powerlessness in acute spinal cord injury patients: A descriptive study. *Journal of Neuroscience Nursing, 24* (3), 146–152.

Roberts, S. L., & White, B. S. (1990). Powerlessness and personal control model applied to the myocardial infarction patient. *Progress in Cardiovascular Nursing, 5* (3), 84–94.

Rodin, J., & Langer, E. (1977). Long-term effects of a control-relevant intervention with the institutionalized aged. *Journal of Personality and Social Psychology, 35* (12), 897–902.

Rotter, J. B. (1966). Generalized expectancies for internal vs. external control of reinforcement. *Psychology Monographs, 80* (1), 1–28.

Ruhl, K. B. (1999). Rehabilitation considerations for the client with chronic, nonmalignant pain. *Nursing Case Management, 4* (2), 90–101.

Seeman, M. (1959). The meaning of alienation. *American Sociological Review, 24* (6), 783–791.

Seeman, M., & Evans, J. (1962). Alienation and learning in a hospital setting. *American Sociological Review, 27,* 772–783.

Seeman, M., & Lewis, S. (1995). Powerlessness, health and mortality: A longitudinal study of older men and mature women. *Social Science in Medicine, 41* (4), 517–525.

Seeman, M., & Seeman, T. (1983). Health behavior and personal autonomy: A longitudinal study of the sense of control in illness. *Journal of Health and Social Behavior, 24* (2), 144–160.

Seligman, M. (1975). *Helplessness: On depression, development and death.* San Francisco: Freeman.

Schorr, J. A., Farnham, R. C., & Ervin, S. M. (1991). Health patterns in aging women as expanding consciousness. *Advances in Nursing Science, 13* (4), 52–63.

Stapleton, S. R. (1978). *Powerlessness in individuals with chronic renal failure.* Unpublished master's thesis. Milwaukee, WI: Marquette University.

Strauss, A., Corbin, J., Fagerhaugh, S., Glaser, B., et al. (1984). *Chronic illness and the quality of life* (2nd ed.). St. Louis: Mosby.

Strehlow, A. J., & Amos-Jones, T. (1999). The homeless as a vulnerable population. *Nursing Clinics of North America, 34* (2), 261–274.

Swayze, S. (1991). Helping them cope: Developing self-help groups for clients with chronic illness. *Journal of Psychosocial Nursing, 29* (5), 35–37.

Vander Henst, J. A. (1997). Client empowerment: A nursing challenge. *Clinical Nurse Specialist, 11* (3), 96–99.

van der Merwe, A. S. (1999). The power of women as nurses in South Africa. *Journal of Advanced Nursing, 30* (6), 1272–1279.

Walker, J., Holloway, I., & Sofaer, B. (1999). In the system: The lived experience of chronic back pain from the perspectives of those seeking help from pain clinics. *Pain, 80,* 621–628.

Wetherbee, L. L. (1995). Powerlessness and the hospice client. *Home Healthcare Nurse, 13* (5), 37–41.

White, B. S., & Roberts, S. L. (1993). Powerlessness and the pulmonary alveolar edema patient. *Dimensions of Critical Care Nursing, 12* (3), 127–137.

Worthman, C., & Brehm, J. (1975). Responses to uncontrollable outcomes: An integration of reactance theory and the learned helpless model. In L. Berkowitz (Ed.), *Advances in Experimental Social Psychology* (vol. 8), (pp. 278–336). New York: Academic Press.

Younger, J. B. (1991). A theory of mastery. *Advances in Nursing Science, 14* (1), 76–89.

第三部分

健康專業的衝擊

第十四章　改變力量

前言

　　「改變」是一種非常具有個別性的經驗。慢性病患者和他們的家庭，經常在遭遇一連串事情，而讓穩定的生活發生巨大改變，這些病患因而常常被要求在知識層次、態度和行為，或是生活方式中做很大的改變。當他們的生活一旦發生改變時，其家庭、朋友和其他身邊周遭重要的人都會受到影響。經由健康的訓練和行為的正向改變，可以使痛苦、身體的障礙、提早死亡和服藥，因而逐漸減少或緩和。對於照護慢性病患者的護理人員而言，必須了解這些改變是如何發生的，並且知道一開始改變過程中最好介入的時機和必要的技巧，因而能促進改變過程的發生。

改變的概念

　　「改變」這個字在英文裡有很多的意思和用法，它可以是名詞，意思是「從一種狀態移動到另一種狀態、一個動作或過程，或是改變的結果」；它也可以是動詞，指的是「做一個動作或是變得不一樣的、轉變、更改、替代、適應或修正」；它當然也可以是形容詞，指的是「改變的、可以改變的或使其改變」。這些列出來的同義字為連續狀態；相反的，改變的反義字，包括穩定、固定、堅定和永遠不變。

　　「改變」是一種有機體、情境和過程相關的經驗（Lippitt, 1973）。改變可以是任何計畫或非計畫性的轉變（Chin, Finocchiaro & Rosebrough, 1998），它意味著一種必須是不一樣的，有時是數量上的失去、一個東西或狀態替換成另一種。「改變」被描述成一種創造、連續、失敗和再生的形式（Lewin, 1951），它包括不只是行為上，還有感覺、情緒、態度和價值上的修正。事實上，包含發生在所有領域、認知、情感和行為的轉變上，而且成功的或繼續的發生。

　　當一個人在生活中許多方面無法產生很大的改變時，個人則以自身的力量在生活中進行些微的改變（Prochaska, Norcross & DiClemente, 1994）。接下來的討論，

改變意味著行動和過程中，即個人、團體或組織行為、認知和感情上能從容不迫的轉變。當行為產生意圖的轉變，這是經由個人、團體和組織謹慎選擇的結果，它的發生從「事過境遷之後開始由做中學」（Durrant & Kowalski, 1993）。

改變的正面和負面都影響人們，而人類因為能穩定協調其生活而覺得舒適。很多人發現不舒適和壓迫感，是因為在處理事務的過程中，發現其中意義的矛盾和衝突，因而促成個體的改變。改變也常是不熟悉和不確定的狀況，因而放棄控制與行動；也就是說，對事情狀況難以預料和無法肯定（Geraci, 2004）。當改變變得有壓力時，它也同時創造個體的成長機會、個人的發展和進步。

假設

在改變的概念中，有以下三種重要的假設：改變是不可避免的；對於成功來說，小小的改變是必要的；當事人對於改變具有可塑性、能力和因應策略的能力。

改變是不可避免的

改變是必定發生而且不可避免的。佛教徒聲稱：改變是一個連續的過程且穩定不變，這可能只是一種假象（Mitchell, 1988）。然而，大多數的人都認為改變是必然的，少數人視改變為個人可以掌握的，但很多人卻又意識到，似乎受到外界力量的控制，例如：自身以外的命運、因果，或者許多有力之士的介入。無論如何，當一個病患想要而且可以改變時，那些病患所預期的行為將產生正向的影響。護理人員需要和患者、家庭，還有其他的團體一起創造這些正面的力量、預言能自我實現，以及有關改變後所產生的能力。當談到改變，談論的重點應該放在改變「什麼時候」會發生，而不是「如果」這些改變發生的話（Gingerich & de Shazer, 1991），病患對改變能力的信念，將會是治療結果的重要決定因素（Selekman, 1993）。

對於成功來說，小小的改變是必要的

個體對自我潛力的實現，主要來自一連串漸進式的改變，而讓病患的行為產生滾雪球般的效應（Gordon & Meyers-Anderson, 1981）。所有針對改變所做的努力應該鼓勵，而且病患應該鼓勵重視那些看起來微不足道的改變。一旦病患有能力去影響某些改變，他們有能力改變的期待將會增強（Bandura,1986; Erikson,1963）。為了幫助病患改變的計畫，應該包括能控制的、具體的、增加改變、幫助達到目標，以及成功增強自我效能。

當事人對於改變有可塑性、能力和因應策略的能力

病患能在許多生活中具有目的性、更多實現，以及發展許多其個人獨特的策略，因而在經營健康方面，使他們獲得許多能力（Pender, 1996）。病患運用力量和資源積極的發展改變方法，這種強調病患運用個人的力量與足智多謀的能力，會在改變過程中一起合作努力。過去所面臨的任何改變而成功，都是建立在現今的模式基礎而讓未來成功。家人和重要他人都能積極的改變，這些都將成為力量的助力，任何致力於行為改變的人，都將因為改變而受到影響。對於護理人員在評價病患的支持系統、改變的衝擊，以及提醒他們將面臨改變的事實，任何有潛力的行為轉變是很重要的，這些在他們生命中將產生重大的影響。

計畫與非計畫性的改變

改變在傳統分類中為非計畫性，或逐漸改變和計畫性改變（Chin 等人，1998），其中明顯分成兩個不同的類別。非計畫性改變在自然界中是隨意的，這種改變常常是小小的增加，一種只能短時間、迅速察覺的累積效應。正因為改變不是計畫性的，它的發生甚至可能也無法察覺，或只能逐漸察覺改變的傾向（Reinkemeyer, 1970）。非計畫性改變的結果既不從容也不可預測，通常是負向的，如果決定停止抽菸就是個很好的例子。

計畫改變是從容的、控制的，而且察覺得到（Geraci, 2004; Huber, 2000），是一個系統化過程，這是直接朝向並產生改善的功能、一些改變的辦法，或是一個問題的解決。因為計畫性改變是有意的、是需要解決問題、決定做些什麼，以及人與人之間相處的技巧，所以這些計畫改變的結果，才能從容而且可以預測，就像參與減重的課程就是一個例子。

與改變相關的議題

改變中的抗拒

通常改變的反應都是抗拒的。改變中的抗拒，常常是基於安全的威脅，因為改變切斷了原先的行為模式（Swansburg & Swansburg, 2002）。很多病患容易察覺到他們自己的問題，以及他們自己或別人所付出的，但是他們覺得不知所措、無力

或不能提出有關問題的解決方式。他們的抗拒可能是被動或主動的，當抗拒發生時，病患會反抗、阻擋或阻礙所想要改變的所有動作。New 和 Couillard（1981）確認，在改變的過程中會抗拒所發展的五個原因：

1. 威脅自身利益。
2. 對於改變的本質或內涵有不正確的看法。
3. 不同意以及改變相關訊息的了解。
4. 心理的抵抗：一個非常積極想要維持自我控制的感覺，並和其他人一起強制的抗拒（O'Connell, 1997）。
5. 精神錯亂的感覺。

處理這些改變的抗拒有以下幾點（New & Couillard, 1981）：

1. 執行包括計畫中應該盡力改變的過程和改變技巧。
2. 使用正式的權威或權利，理智的去完成、執行改變。
3. 利用一些資訊來增加改變後所得利益，並改變的邏輯。
4. 利用外在力量，例如：值得信賴的專家，而不是受到建議才改變和影響改變的。
5. 利用選擇性的動機和獎賞。
6. 逐漸引導改變時給予支持和同理心。

選擇不改變的當事人

改變可以是一種挑戰，對患有慢性疾病的人而言，其健康狀態在面臨競爭和適應時，將會面對許多改變，即使可能對於他們是一個有益改變，他們仍然會感到控制能力的喪失或自主遭受威脅。有些人企圖決定漠視有關促進健康的建議、疾病的預防或維持健康行為的改變。

為什麼當事人選擇不做改變，不在那時做改變或不依照建議的方向去改變，可能有很多的原因。患者有權利在接受專業的健康照護時，要求不做改變或不直接去做改變。對一個病患來說，決定不做健康行為改變的建議，可能來自負面或不明確的結果。

如果當事人選擇不依照建議做改變，而且也不會發生負向或不好的結果時，那麼護理人員應該繼續建立和維持治療性的醫護病關係，協助病患簡化和排序優先的

目標順序，確認改變的行為模式，並警覺與喚醒意識，洞悉關於建議的行為或行為模式改變的機會。這個方法允許護理人員利用行銷戰略「得寸進尺」，病患應該同意在改變過程中的要求，至少要有最低的參與度，並在過程中持續討論改變的可能性，盡可能接受提議行為改變的事物。規定至少參與幾次相關的事物，並逐漸增加而將其納入結果，維持和持續開放的支持關係，以及在將來改變中，每個階段都能始終如一的訊息傳遞（Ryan, 2000）。

如果病患對於所建議選擇不做改變，若可能發生重大負面的結果，那麼有效且必要的介入性策略，則包括反對、漸進式飲食的療法和訂定契約等（Ryan, 2000）。漸進式飲食的療法假設根據為：個體逐步小改變而產生改變。個人成功的掌握行為改變的每一個階段，將引導個體主動進入另一個階段。訂定契約是護理人員和當事人共同約定選擇的行為改變，內容包括具體說明改變的情形，以及確定完成約定的獎賞及協商過程。訂定契約最有效的方法是：能堅定寫出應執行內容以及明確的聲明（Steckel, 1982）。

改變的障礙

在改變的過程中，有兩種力量進行著：促進或阻撓改變的過程。促進改變過程的力量是個體正朝向結果方向進行，稱為「驅動力」（driving forces）；與驅動力相反的力量為阻撓改變過程，稱為「抑制力」（restraining forces）（Lewin, 1947）。大自然不斷的努力維持平衡狀態，當抑制的力量和驅動力平衡時，則為穩定狀態，現況就維持著。在穩定的狀態中，個體將不會察覺到改變的需要，而且改變不會發生。當驅動力或抑制力處於不平衡的狀態，改變才會發生。有效的促進改變方式，必須先確認兩種力量存在，避開或修正抑制力，才能利用驅動力而產生最大利益（New & Couillard, 1981）。

在一般的情況下，改變對人們來說是很困難的，但是對那些充滿壓力、感到失去控制或無力者（Seligman, 1991），或其自尊、自我價值經歷過打擊的人，這樣的處境特別難以面對（Chin 等人，1998）。抑制的力量會由外在阻礙而形成，並和環境中存在的因素，或源自個體內在產生阻礙。外在的抑制力量可能包括缺乏適當的促進、物質、財務資源、社會支持或支持系統的瓦解（Bailey, 1990）。病患的支持系統，乃由病患所建立的個人或專業人際關係所組成，這是對病患和改變過

程最重要的影響。病患所建立的人際關係可以是支持性、非支持性、中立的或冷淡的。在改變過程中，衝擊支持系統的層次包含以下幾個議題：

1. 病患不認同和個人或團體是相關的。

2. 病患不認同和個人或團體是相互吸引的。

3. 個人或團體不同意彼此相關的程度。

4. 個體成員與病患的相關性，彼此不同意有所改變。

5. 病患是自我導向而且不依賴他人的。

在改變過程中，內在的阻礙可能包括必要知識、技巧的缺乏、適當的情感狀態或目前不適宜行動改變，這些因素都影響病患的發展。當病患經歷疼痛、焦慮、不方便、體力衰退、無法行動或慢性疾病日漸增加的壓力，都會使改變變得更加困難（Farley, 1992; Bailey, 1990）。而在改變中，極度焦慮或悲傷，往往造成改變中減少學習，或病患減緩有關想要改變的想法，以及阻礙過程進行（Bushnell, 1979）。渴望維持現狀（Farley,1992）、挑戰多元問題或無力排除負面的感覺（Chin 等人，1998），也會阻止改變。

當行動受到來自內在或外在的障礙，使其阻礙或覺得受挫時，此時鼓勵病患努力改變將無濟於事（Pender, 1987）。以下所列是病患改變時所可能發生的事項：

1. 目標不明確。

2. 以不適當的技巧來自我修正。

3. 在意外事件中關於目標行為，失去控制的感覺。

4. 對於決策以及執行改變過程，曾有不適宜的計畫或準備。

對改變情緒化的反應

對於改變的反應有很多種，而且經常是反覆無常的（Yoder-Wise, 2003）。對於改變的反應範圍可以很廣，從熱情的接受、少部分接受、沒有表示意見或全部拒絕；人們如何對改變做反應、經常受到改變是理性還是感性的影響。對改變情緒化的反應，被定位和健康或死亡反應有關（Geraci, 2004: Perlman & Takacs, 1990）。

Perlman 和 Takacs（1990），描述對於情緒反應階段的變化，來自 Kubler Ross's（1969）臨終或死亡的階段：

1. 平靜：平衡和舒適與個人目標共存。

2. 否認：將情緒能量花在否認已改變的事實上。

3. 憤怒：藉由生氣和挫折來主動反抗改變。

4. 混亂：失去方向、散亂的思想和情緒，而喪失活力。

5. 憂鬱：精力耗竭，脫離情緒化的空虛和意志力的缺乏。

6. 順從：沒有力量和熱情，順從改變。

7. 豁達：重新擁有活力去探索選擇。

8. 願意：對於年老可以釋懷，並適應改變。

9. 重新面對：重新擁有活力並舒適的改變，以及重新對新的行為承諾。

道德因素

解決問題的能力、本能的自我引導屬於個體的創造力，他們都企圖改變個體，並因此而變得可能（Pender, 1987）。人類對尊嚴、自主、自我管理能力的體認、認知和選擇生命活著的權利，對於健康照護的提供者來說，在企圖改變中是很重要的因素。

很多有慢性疾病的患者是很脆弱的，尤其是需要做一些關鍵性決定的時候。小孩、身體衰弱的老人或疲勞過度的成人，常常依賴家庭成員或其他人，來協助自己做一些與生命有關的重大決定。此時，衝突可能在病患、其他重要的人和專業的價值、信仰之間產生。這些衝突必須在做決定前解決，這也是病患在決定改變最好的時機；但有些病患可能不同意。在某些情況，使用正當的力量或權利來保護病患的權力可能是必要的（Bailey, 1990; Dixon, 1998），這應該只允許在少數的例子，或是當病患完全依賴的情況。

像病患的促進者，護理人員應該要確定病患的自主性，護理人員只須在病患被其他人阻礙了自主和選擇自由的權利時介入。護理人員也應該確認病患有足夠的資訊去做決定改變，以及使用策略去促進改變過程。允許病患在沒有衡量所有結果和風險時，針對所做的決定或參與的活動，可能是不專業而且很不負責任的。改變的合理目標在於排除無知愚昧和固執（Dixon, 1998）。

計畫和介入的重點應該放在加強病患所做的決定和完成目標。病患是一個「主動的生產者」（Pender, 1987; Prochaska, Norcross & DiClemente, 1994），而不是被動的個體；病患必須願意和主動參與改變的過程。所有可能由於計畫的改變而影響

的事物，必須互相再度檢視計畫和構思目標、結果，以及願意接受改變，這對達成目標和結果都是必要的。因為自主是重要的關注點，所以權力主義、強制的和操控的策略應該避免。因為修正屬於企圖改變目標，所以護理人員應該要確認改變過程的知識，不能讓病患操控，或剝奪病患獨立做決定的權利。最後，病患有權力去選擇要改變或不改變（Bailey, 1990）、選擇什麼時候改變，並決定以何種形式改變。

動搖和故態復萌

「故態復萌」是從動搖行動計畫開始。故態復萌對任何企圖改變都是一種基準點（O'Connell, 1997; Prochaska 等人，1994）。動搖包括行為發生衰減，和排除行為或不想要有新行為的產生。一旦動搖發生，病患可能開始以過去早期階段改變的類似方式來談話或動作，病患可能會重新進入抗拒和逃避期〔前期望（precontemplation）〕，或可能把改變當成是未來的事件〔期望（contemplating）〕（Prochaska 等人，1994）。

研究人員指出，動搖可能使個體在長達七年的戒菸計畫中，從期望的狀態進步到維持期。在這段時間，當他們重新回到較早的抽菸行為時，可能會經歷三個故態復萌期（O'Connell, 1997; Prochaska 等人，1994）。這些病患能夠成功的持續改進，是因為他們先前已經做了決定，而這是需要並且經歷些許改變才能成功的。對故態復萌的當事人而言，重要的關鍵來自護理人員不會讓他們感到羞愧。故態復萌在當事人身上，顯示曾努力過，他們投資個人的精神財務且努力改變；這些當事人對努力成功是需要支持和鼓勵的，讓他們重新肯定自己對於改變所下的承諾。

故態復萌的病患對於為什麼會再次淪陷，其實有很複雜的藉口、辯解和理由，這些藉口、辯解和理由，應該仔細研究和分析其中的細節。這些訊息常可用來作為更改和改變計畫，而促成理想的結果。

健康照護的提供者經常在創造改變時，時常強調他們自己的重要性，卻感覺毫無根據。健康照護的提供者可能會忽略造成病患生活衝擊的外在事物。如果健康照護的提供者高估了自己所扮演的角色，那只會減低病患的成就感，不會讓他們更有活力。在這些情況下，病患的資源可能就會出現無效或無用的感覺。關於這個情況，護理人員改變的功能在於和病患互動，去幫助他們拓展視野，以及使他們思路清晰。改變的媒介環境需要創造一種被接受、受尊重的感覺，這些氛圍對病患而

言，在任何情況下都是獨一無二的（Lippitt, 1973）。

　　處理故態復萌的關鍵介入點，是在學習的機會中針對故態復萌重新構思。病患可以從目前企圖改變學到的，用在之後企圖改變的狀況嗎？全面考量造成動搖或故態復萌發生的因素評估，必須討論包括針對這些所獲得的資訊，將會用於下一次改變的計畫嗎？病患回答：「在進入下一步的改變是什麼？」則是非常重要（O'Connell, 1997）。

在改變的危機時期

　　面臨壓力很大的事和緊急事件，都是慢性病患者生活中的一部分，若沒有有效的生活技巧和策略，這些事件都將成為日後潛藏的危機。如果壓力征服患者而使其無法解決問題，危機就會產生了。這種危機的經驗是否會使當事人成長，或只是產生些微的影響功能，端視先前解決問題的能力，以及目前所獲得支持的程度。壓力的增加和精神上的「折磨」，會增加當事人的經歷及體認，並願意接受改變；也就是說，病患願意減少壓力和痛苦。

　　壓力是一個很常見的起源，就像人們所經驗的生活一樣（Hoff, 1978）。慢性病患者經歷發展和環境事物的危機。人們通常在發展中的過渡期都曾經歷到高度的焦慮。在這些時期，角色、身體形象、身體功能和其他人的關係，都會自然轉變。要成功的完成發展中的任務需要額外的精力和營養，但受盡折磨的慢性病患者可能已不再有多餘的力氣。

　　環境的危機可能是發生預料之外的事件，或發生超過個人能力範圍所能處理的情況。一般環境中的危機，包括死亡、離婚、失業、分居、天災或有慢性疾病、致命性疾病的診斷，而失去摯愛的人。在這段期間，人們是非常脆弱的，這些所增加的焦慮和精神上的「折磨」，會使他們對潛在的危機反應更加脆弱，但也有可能使他們更能接受學習而改變。

　　危機不會突然發生，少數的研究者已經發展出關於危機了解以及介入的模式（Caplan, 1964; Greenstone & Levitson, 1993; Roberts & Burgess, 1997）。這些模式每一個都說明危機像是直線發展的過程。認識這些危機援助的過程，有助於預防危機，以及了解在這段時間如何改變隱藏其中的危機，或促進危機的解除。

　　目前要強調的是和危機中的病患如何一起相處（Roberts & Burgess, 1997）。

努力的焦點放在學習新的接觸，或改變接觸時的問題來解決和減輕壓力。比起危機之前的時期，其結果將產生適應、增進成長、適應不良，或對當事人來說，危機只產生極小的影響。照顧慢性病患者的護理人員應該警覺潛在的危機，並利用那時候提供的機會幫助其正向的改變。有了這些指引，當事人必定會整合這些適應來改變，而使其面對未來也更有效率。

文化的影響

從美國人口中種族與人種之間、疾病造成健康的不同、人種與種族死亡率的不同，和團體間行為任務的不同，出現的不同目標介入計畫。在一般的文化所定義健康行為的改變，是從團體間不同的健康行為來預測所產生的改變（Resnicow, Braithwaite, Dilorio, & Glanz, 2002; Kreuter & Skinner, 2000）。

計畫健康行為改變的介入者必須對有企圖的人要了解，計畫改變則從「人們是從哪裡開始的」來探討（Resnicow 等人，2002）。標的健康行為改變和定義的健康行為改變方式，必須包括民族或種族意識、社經地位、年齡、所在地或語言等來列舉一些因素。

在護士－病人關係中，對每一個病患的文化背景要有一定正向的關注和敏感性。當護理人員想表現文化權威，對某特定生活環境的了解就是最好的證明。當文化信仰和生活方式能與病患接觸時表示尊重，其結果就能產生最佳的文化融合，而且會一直保留下去（Spector, 2000; Sue, 1999）。當你和正在改變的病患接觸時，會發現這個事實，其中的因素需要由下列確認和分類：

1. 潛在衝突顯現於改變和傳統民俗、信仰、價值觀之間。
2. 潛在衝突顯現於改變和傳統宗教信仰或民俗療法之間。
3. 潛在衝突顯現於改變和家族傳統之間。
4. 關於採行或不採行建議的行動所知覺到的益處。
5. 在傳統社會，角色和生活方式所做的改變衝擊。
6. 照護提供者鼓勵行為的改變與病患之間相似點和相異點。
7. 優勢的文化和傳統文化的一致性，和其適應和同化作用的程度。
8. 時間的定位：過去、現在和未來。
9. 健康照護提供者的期望。

10.以病患的期望作爲照護接受者和自我照護的媒介。

11.病患對於個人力量或力量缺乏的感知能力（自我效能）。

12.關於信念的屬性（即自我、機會、幸運、因果和命運）。

介入措施

改變力量

改變力量定義爲：當個體企圖促進改變的過程（Mauksch & Miller, 1981），也視爲計畫改變的擁護者和促進者（Geraci, 2004）。一個有效的改變會努力使病患和家庭成員接納。對於改變而言，有效的力量來自夥伴的催化作用。在改變的過程中和其他人建立協助的關係，可能是一個正式或非正式的服務契約，並納入所有團隊，顯示彼此共同的承諾，朝向所確認的結果來執行。創造有效改變的護士－病人關係，就如同護理人員在其他地方工作一樣，具有時間限制的治療關係。護理人員應該要注意其協助的方式，評估其成效，以及其他不同的個性、背景和生活方式所產生的影響（Pender, 1987）。

改變的力量應該是個協助者，而非賦予他人能力的人，這兩者之間是有很大不同的。賦予他人能力者可能會逃避討論或病患產生抗拒的行爲，他們開始減少彼此的互動，並以事情的重要性來縮減行動和行爲的重要。而且還常常爲病患的問題行爲找藉口、掩飾和辯解，很少提出行爲改變的建議（Prochaska, Norcross & DiClemente, 1994）。

協助者則是比較特別的，在處理病患問題的技巧上不會分裂或讓病患的行爲產生困擾。他們由否定的行爲和否定的結果去協助病患，堅持每個人都需要承擔行動的責任，並且直接、經常建議病患行爲的改變（Prochaska, Norcross & DiClemente, 1994）。

有效的改變力量描述，像是擁有正直、樂觀、自信、眞誠與魅力般（Lippitt & Lippitt, 1978）。改變的力量同時是很有彈性、自我積極的、對其他人敏銳地察覺，擁有文化的敏銳感受，能夠處理矛盾、能夠適應不熟悉的環境，而且是很眞誠的。成功的改變力量，能以專業的解決問題、能做決策，以及擅於與人溝通的技巧能力（Geraci, 2004）。

Rogers（1972）解釋了以下改變力量的功能：

1. 協助轉變所需要的知覺發展。

2. 建立改變的關係。

3. 協助歸類問題。

4. 細查目標和選擇行動的方向。

5. 轉化意圖並施展於行動。

6. 穩定改變，並且試圖預防改變行為的不連續。

7. 促進結束。

改變的力量必須營造促進改變的環境，而環境是接受的、穩定的、有目標指引和受支持的。對於個人的重要性，在於創造有效的改變環境及其語言溝通的重要，如同傳播媒體一樣。有效的改變力量會鼓勵病患其自發的能力，護理人員可以從健康照護提供者，針對病患能力的確認和評估來轉換病患的責任，因而促進覺察而調整並加強自我效能。

有效的改變力量，包括改變談話；而改變談話，包括花時間釐清病患正在進行什麼、增加病患的期望，與要求病患對一些假設性問題想像的解答。這個策略包括利用角色扮演和幽默、來龍去脈的改變，確立病患最先渴望和聚焦於改變為何？確立朝向目標進行時，逐漸透露的徵象改變像什麼樣子？何種程度的改變是可以接受的。改變的談話也可以幫助其建立如 Fanger（1993）所說的「盡可能具組織性」。

盡可能具有組織性，從問題的定位到可能的結果定位來轉換治療的重點。首先，最佳具體說明未來行動（戒菸），從當事人引導「你所想要改變的是什麼？」、「你的目標是什麼：」、「想要什麼？如何做到？」。再來，確認過去沒有成功達到目標的原因，護理人員尋找阻斷的方式，並以過去沒有成功的意圖重新建構。這次的重新建構可以藉由文字和行動來完成，重新建構的目標將提供病患拓展及新視野的可能性，並支持新的有效行動，朝向目標完成前進（Fanger, 1993; Friedman & Fanger, 1991）。

協助並計畫改變

成功去修改病患行為的嘗試是靠病患對改變的準備與準確評估。記住改變的階段對問題導向的行為是特定的，而且不是針對病患人格獨特方面（O'Connell, 1997;

Prochaska 等人，1994）。當病患改變的階段已經確立，就可以選擇對他們最好的協助方法。

計畫的改變必須考慮到整個系統（Chin 等人，1998），有意圖的改變只能經由漸進式的改變，藉由與病患有意義的相關目標來引導（Pender, 1996）。在設計介入措施協助慢性病患者改變最好的方式，是護理人員對人類行為決定的了解（Resnick, 2004）。完整的評估需要確認人際內部、人與人之間，以及對於改變的外在障礙、抗拒改變的發展。

為了獲得基本資料（如表14-1），於是針對慢性病患者預期改變的包括下列範圍的確認：

1. 現存問題的疾病史。
2. 健康史，包括慢性疾病史。
3. 健康信念和知覺的評估。
4. 每天的活動和功能層次的評估。
5. 人際關係的評估。
6. 個人價值觀和信念的評估。
7. 評估改變的準備。

表14-1　整體的病患評估

個人和家族的健康史	慢性疾病	健康看法和感知	日常生活的活動
• 基本資料 • 家族遺傳史 • 宗教信仰 • 治療和藥物 • 藥物使用／濫用	• 疾病的行為／角色 • 受損的行為／角色 • 疾病的軌跡曲線 • 病微的知覺 • 改變的活動性 • 慢性疼痛 • 社會脫離 • 非附屬議題	• 知覺疾病的敏感性 • 知覺疾病的嚴重性 • 知覺健康的威脅 • 知覺自身的威脅 • 知覺健康習慣的利益 • 知覺健康習慣的障礙 • 控制的歸屬（內在和外在） • 尋求協助的意願 • 尋求資訊的行為	• 營養 • 睡眠 • 運動 • 娛樂和習慣 • 行動力 • 身體功能層次

（續）

人際關係	其他重要的人	個人價值觀和信念	家庭功能的層次
• 競爭機轉 • 防衛機轉 • 解決問題的方式 • 家庭或人際關係的角色 • 家庭或人際關係的溝通模式 • 情緒調整（情感、感受） • 環境支持／資源 • 可利用的協助關係	• 人際關係的特性 • 存在或潛在的衝突 • 可利用或意願協助病患 • 察覺病患的問題 • 察覺病患對改變的意圖和承諾 • 從病患計畫中察覺潛在干擾結果 • 因應機轉 • 防衛機轉 • 處理問題的方式	• 自尊的層次 • 知覺自我價值 • 知覺自我效能 • 生活方式的滿足 • 生命的意義	• 目標是什麼？家庭是如何成功的遵守目標？ • 家庭成員是如何投資目標？ • 家庭是如何在做決定的？ • 有什麼隱藏的阻礙和負面動態的存在？ • 家庭中的每位成員有平等的分擔家務和工作嗎？ • 家庭成員對家庭的感受和它的效力為何？ • 誰領導家庭？ • 什麼是家庭的力量結構？有不公平的事存在嗎？ • 自主的掙扎存在嗎？ • 對其他人行為、訊息的闡明和認知有不一樣嗎？
溝通型態	對改變的準備：準備工作	對改變的準備：前期望	對改變的準備：期望
• 每個成員的語言和非語言溝通 • 空間和位置的安排 • 平常成員表達的話題 • 傾聽的品質 • 解決問題的潛力和能力	• 對改變是必要的了解程度 • 改變過程承諾的程度 • 察覺改變的阻礙和障礙 • 隨改變所發生的自我意象的變化	• 改變的問題和需要的警覺程度 • 關於改變的問題和需要的接受程度 • 討論可能的改變意願	• 對於討論改變的問題和需要的接受程度 • 察覺改變的好處與壞處 • 改變過程首要的經驗 • 成功 • 失敗 • 覺察導致失敗或成功的因素

對於病患改變的階段和想要改變的本質，在發展改變的計畫時應該具有獨特性。大體上來說，以下所列的計畫是最基本的：

1. 確認改變的問題範疇。

2. 確認病患的目標和短時間內的期望與結果。

3. 確認在改變過程中護理人員的角色。

   (1)合作的範圍。

   (2)經驗的策略。

   (3)行為的策略。

   (4)授權的策略。

4. 創造一個正面的改變環境。

5. 增加改變的過程。

6. 減少或移除改變的障礙。

   (1)削弱限制的力量。

   (2)增強驅動力量。

   (3)減低疼痛。

   (4)減輕焦慮和情緒壓力。

   (5)增加行動力。

   (6)協助進一步取得資源。

   (7)抱著堅持想法。

   (8)增加社交。

7. 為家庭的改變做計畫。

   (1)家庭成員一起審視家庭有效的評估。

   (2)確定一致的評估發現。

   (3)互相確認家庭中想要處理的方式問題。

   (4)建議執行正確測量或新需求執行的方向。

   (5)協助完成目標和期望結果所需要的技巧確認與必要的資源。

   (6)創造一個支持的環境以促進解決問題的效率。

   (7)促進成員的參與。

   (8)促進同理和解決彼此互相的問題。

   (9)提供和引導回饋。

⑽減少競爭和促進個人的成就感。

⑾提供完成目標的酬賞。

⑿保持家庭的焦點放在目標。

⒀塑造良好的團體溝通技巧。

⒁傳達清楚的訊息,並且說話清楚與再三思考溝通。

8. 評估和修改。

⑴評估改變的計畫。

⑵處理動搖的心和故態復萌的可能。

⑶必要時更改計畫。

9. 發展一個可以持續改變的計畫。

理論架構

可能會有很多的組織架構用來發展改變的介入措施。值得考慮致力於發展改變行為的技巧。許多早期的組織架構重點放在如何帶來改變,就像是逼迫人們去改變,病患則感覺被操控、少有選擇,且對於改變的原動力增加不平衡的感覺。近年來的方法,則是轉變以行為的策略來減少抗拒改變,這些新方法因而促進決策(Glanz, Rimer & Lewis, 2002)。改變的理論、模式或組織架構,都有它們的優點,然而,不是每一個方法都適用於個體、問題或情況。為了配合當事人獨特的適合方式,在策略上需要依據每一位病患特殊的要求來形塑,所以必須適當地配合內在和外在的情況,來創造支持其渴望改變的行為。

行動典範優於行為的改變計畫,在過去這四十年,改變的過程是戲劇性且抽象的發生。很多解釋改變過程的方法都討論到有關介入措施的兩個基本類型:行為的(行為面向)和經驗的(認知和情感的面向)。

行為面向介入策略,包括病患的外在因素,並且將重點直接放在病患行為。策略,包括刺激反應、刺激反應的修改、刺激消失和增強反應。改變是經由環境的學習過程而發生,病患被視為是環境中被動的反應者,而行為的介入目標是塑造或修正行為。

經驗面向介入策略,包括思考。它們的重點在於連結情緒、態度、價值、想法和思考的內在過程,病患被視為是主動的訊息製造者,而經驗的介入目標是去協助

病患獲得改變的想法，並且發展出改變想法的方式、改變需求和創造期望的結果。

　　計畫發展隨著上述兩個範例組織架構，記錄個體在時間有限的計畫中，例如：減輕體重、戒菸、克服酒精或其他物質的依賴，能採取較健康的生活方式的行為。然而，這個計畫提出，改變只從一個或兩個領域的觀點，並非三個面向實行。計畫措施反應特殊的架構計畫的發展性，少數計畫具有個人特色，他們也不計算個人變項中可能影響個人改變的能力。此外，這些計畫也沒有考慮到個體對改變所做的準備，當個體完成這些計畫而且無法再繼續改變時，常將失敗歸因於病患，而非計畫當中的限制。結果往往是因為缺乏意志力或行動力，個體因而故態復萌而被責難。

李文田野力量的改變模式

　　傳統模式的其中之一，是針對理解、手段和預測改變，稱為「改變田野模式」，護理人員常常用這個方法針對個人、家庭、團體和組織的改變。根據這個模式，改變被概念化成環境和人格特質（經驗的）之間的互動。李文（Lewin, 1951）將改變概念化成三個階段形成的過程，這個組織架構將改變的角色放在三個不同的階段：解凍期、改變（移動）和再限制。

　　在解凍期階段，個體會增加改變需求的覺察。覺察的增加可能來自對現況的不安、對現狀的懷疑或人際關係的改變而發生，這樣的感覺增加了個體對改變的渴望。這個階段對一些病患來說通常是最困難的，因為這階段需要計畫和行動（Laughlin, 1989）。在改變或移動階段，個體要對改變做承諾、參與做決定、解決關於改變行動的問題。在限制的階段，重點是放在維持新的行動能持續更長的時間，表現支持的態度和自我價值。這三個階段加上適宜的行動和護理人員的介入，可以表14-2呈現。

表14-2　李文田野力量的改變模式

階　　　段	行　　　動	介　　　入
解凍期	• 覺察需求的發展和渴望解決問題或情境的因應 • 信念和知覺是混亂的 • 從穩定的狀態到不穩定的狀態，準備好改變 • 評估改變的動機和能力	• 協助病患確認問題所在 • 協助病患確認促進或防止改變的因子

（續）

改變（移動）	• 評估和分類問題 • 選擇漸進的改變目標 • 意見的確認和選擇行動 • 目標和結果的建立 • 在行動執行的認知、觀點、行動、價值和標準中促進改變 • 評估行動的結果 • 確認 • 內化	• 提供適當的資訊 • 提供支持 • 針對渴望改變的行動提供鼓勵 • 評估結果成效
再限制	• 學習的整合和穩定 • 新的行為和反映整合到新的生活型態 • 修正人際關係 • 改變是適應且維持	• 回顧改變及其對病患與家庭的影響 • 計畫期望未來的改變

* 資料來源：Bailey, 1990; Farley 1992; Geraci, 2004; Lewin, 1951.

心理分析理論

　　心理分析理論的方法是有效的增加覺察，這個方法為集中內部的精神和增加意識和非意識行動的覺察。轉移的策略、夢的解析和自由的聯想，對創造一個「疾病是無法舒適」狀態，並促進個體改變的需求是有幫助的。這個方法加上一些技巧，可以有效的增加覺察、情緒的喚起，並且包括有意義的事件分類（洞悉）、揭露過去的衝突、移情作用，與抗移情作用具爭議的議題。

行為的修正理論

　　以行為修正為基礎的方法，對改變抽象行為和形塑行為特別有效，這些方法重點在於行為的本身而不是行為的理由。行為療法是基於一般對行為是由結果而決定的假設（Shumarker, Schron & Ockene, 1990），而且重點在實際的行為和增強的經營。行為修正的策略是利用增強去改變和形塑行為（操作訓練）；操作訓練的假設為行為的持續是依循令人喜歡的結果，在未來當同樣的情形發生時，個體傾向重複此行為。而正向的增強、較負向的增強或責備，更能提供有效的動機改變。

　　行為主義者相信，反應的形塑是經由正向增強的訓練而成，而由負向的懲罰和缺乏報償而消失。增強刺激分成實際的（目標或活動）、社交（與其他人的互動）或自我發掘（自我讚賞、正向自我表達）。

　　時間的選擇對增強管理非常重要。在早期的改變階段、立即和連續的增強作用，對控制所產生高的效益超越行為本身。而連續的增強作用也促進新的或修正行

為的快速學習。在最後的改變階段，週期性的增強作用，會協助行為的穩定，並使抗拒行為消失（Fordyce, 1977）。

首要的行為修正策略，包括增強作用的管理、環境的操作、過度行為的治療、計畫表和減敏感作用。改變過程的發生是經由一連串病患訓練的結果。介入措施反應病患被動的角色，這些行為介入的目標為形塑或修正病患的行為。表14-3呈現主要行為修正的過程、病患的活動、護理人員介入措施，以及完成過程目標的可能資源。

表14-3　行為策略的關鍵

過　程	病患活動	護理人員的介入	策　略
增強作用的管理（行為修正）	1.選擇行為改變 2.選擇改變的方式 3.選擇 　(1)積極的幫助 　(2)正向增強作用（獎賞） 　(3)負向的增強作用（消除或嫌惡的情況） 　(4)懲罰（不好的經驗） 4.自我觀察和監測	1.與病患清楚釐清真正的行為改變 2.與病患一起計畫，並管理和清楚地描述增強的方式 3.在病患行為的選擇、正面／負面的增強作用和懲罰中，以增強策略為基礎 4.建立行為的頻率數量（底限） 5.偵測病患所建立的進步結果和目標速率 6.對正面進步提供支持	1.行為記錄單（每日記錄） 2.具體的增強作用（目標或活動） 3.社會增強（加入與其他人互動） 4.自我發覺的增強（自我欣賞、自我讚賞、正向表達） 5.內在的動機（感覺放鬆、感覺有活力、改善的呼吸、增加活動）
模式	1.獲得新技巧或行為 2.在渴望的行為中觀察行為的產生 3.觀察如何與其他有關的人互動	1.幫助病患確認適合的模式 2.對於所關注的行為，促進觀察或選擇互動的模式 3.評估病患能正確的表現出重點行為和能力 4.評估病患察覺自我效能 5.提供病患機會，讓其演練重要的行為	模式 1.特殊年齡 2.特殊的性別 3.特殊的文化……等 4.自助的團體

（續）

反訓練	1.中斷刺激和訓練反應之間的連結 2.以更理想的刺激取代不良的刺激	1.幫助病患確認不良刺激的連結 2.建議適合的替代訓練的方法 3.幫助病患推斷新刺激與反應，對其他狀況的連結	1.想像 2.放輕鬆技巧 3.減少敏感性作用
控制刺激	1.學習確認突發的語言和非語言線索 2.學習對突發語言或非語言線索反映控制 3.發展對語言和非語言線索的敏感度 4.發展內在線索系統，偵測渴望的行為或反應 5.學習確認渴望的行為或反應會在什麼地方，或什麼時候發生 6.學習確認導致不理想行為或反應的情況	1.重整內在和外在的角色，引發行為或反映 (1)線索限制（降低到零） (2)線索排除（縮小、線索局部化） (3)線索擴展（線索連結） 2.確認個人有關增強的語言和非語言線索 3.設計增強計畫	1.回憶信件和明信片 2.私人電話 3.來自家庭成員或其他支持的人的回憶 4.來自相似的人的回憶

＊資料來源：改編自 Bandura, 1986; Deci & Ryan, 1985; Dixon, 1998; Glanz, Rimer & Lewis, 2002; O'Connell, 1997; Pender, 1996 Prochaska, Norcross & DiClemente, 1994; Shumaker Schron & Ockene, 1990. Reprinted with permission of Springer Science and Business Media.

　　儘管行為主義者執行抽象行為改變是有效的，但這個模式並沒有滿足認知或情感面向，這在改變過程中因而限制其可用性。

經驗理論

　　經驗的策略衍生出許多的理論，包括認知理論（Bandura,1986）、理情理論（Ellis & Grieger, 1977）和行為動機理論（Shumaker, Schron & Ockene,1990）。三個重要的過程促使其成功的改變，包括意識覺醒、自我評價和認知重整，這三個過程都是討論的重點，因為他們在改變過程中的有效性，以及他們和螺旋形改變模式（Spiral Model of Change）的適合性（Prochaska 等人，1994）。表14-4呈現經驗過程、病患活動、護理人員介入措施，和所要達成理想過程結果的策略。介入的目標重點在於病患內在的過程、情感連結、態度、價值、信念和思考，這些介入的目的

在使病患成為主動發出的訊息者，因而協助病患獲得及發展有關改變的新思考方法與改變的需要。

表14-4 經驗策略的關鍵

過　　程	病患活動	護理人員的介入	策　　略
意識覺醒	• 尋求資訊 • 過程訊息 • 干擾訊息 • 觀察那些曾改變或關切與其他人互動行為產生的情況	• 提供訊息討論所預期的改變，包括優點和缺點的訊息 • 提供訊息討論短期、長期和其他作為參考執行預期改變的結果，或討論改變失敗 • 評估價值信念與情緒相關的改變 • 評估風險和減少風險的諮詢 • 評估改變如何替代疾病的軌跡過程 • 評估健康潛能在改變過後如何有最大價值 • 評估人際間支持的可用性 • 評估實際與知覺改變的障礙，並且克服它們 • 討論所覺察指標的改變 • 討論其他人融入的程度，協助病患可使用時間量，以及可提供協助的類型 • 淨化作用／吸引人的信念	• 與文化有關的事物 • 報章雜誌的文章 • 海報 • 錄音帶和錄影帶 • 電腦程式 • 獎勵品 • 加入自助團體 • 日記
認知再評估和比較	• 再評價自我標準「價值和信仰」 • 自我標準和行為的認知不一致 • 宣告計畫改變	• 協助病患在價值、標準和行為之間確認不一致情形 • 對病患行為與已確認最佳病患或角色模式，進行比較與	• 角色模式 • 尊重個人 • 參考團體 • 優缺點清單 • 能使用的自我評價量表和問卷

		對照 • 協助病患了解其改變和沒有改變時的生活品質的負面影響可能增加的生活方式 • 對照「什麼是」或「將會是」、「什麼可能是」的情況 • 吸引人的信念 • 自我解放 • 突發事件處理	
認知重組	• 反省自我思想、自我想像和自我態度 • 分析自發的思考	• 教導病患思考更理性 • 增加正向情緒影響和自我評價 • 增加自我勝任感和控制 • 幫助病患確認正向及負向自我訊息的確認 • 幫助病患矯正思考問題的型態、功能的信念 • 練習正面的自我表達 • 改變不合理的表達，變成合理的表達 • 幫助病患自我效能的覺察 • 協助病患減少自我批評 • 導正不合邏輯或非理性的想法 • 從負向的自我訊息而自我抑制，與實踐新行為中區別所缺乏的技巧	• 自我表達 • 自我小小獎勵 • 沉思 • 想像 • 日記

＊資料來源：改編自 Bandura, 1986; Deci & Ryan, 1985; Dixon, 1998; Glanz, Rimer & Lewis, 2002; O'Connell, 1997; Pender, 1996; Prochaska, Norcross & DiClemente, 1994; Shumaker, Schron & Ockene, 1990. Reprinted with permission of Springer Science and Business Media.

　　從一個認知理論的觀點來看，個體的行為由其意圖執行的行為，與其認知行為的連結來決定。病患的意圖歸因於行為態度所意識重要性，以及預期結果的價值來決定。態度的形成由行為將產生某種結果，以及結果對病患來說是有價值的。同時也起因於主觀標準或規範中，以別人希望或不希望病患特別的行為產生，和病患順從別人的期望動機而掌握其標準。

　　增加覺察：最初的渴望和承諾改變，來自於覺察到改變的必要、增強需要覺察改變的需要，和病患知覺自我效能的重要性與早期改變過程的影響。如果將精力用在改變過程的話，病患將專注於風險評估和減低風險的評估，並比較所得知覺利益的評估。這整個分析受到病患自己的價值信念，和察覺可利用的內在和外在資源是否強而有力的影響。病患的自我效能，以及能力的覺察，都能在這個過程中強化。他們基於堅持內化的標準和行為的持續性，而獲得自尊並感到滿足與驕傲。而個人價值和信念，在早期啟發的階段會內化，這些價值和信仰，從重要的他人、社會的價值和信念體制中獲得，違背這些內化的標準，會導致負向的自我評價、降低自尊、罪惡感和羞恥感（Chin, Finocchiaro & Rosebrough, 1998; Rokeach, 1973）。

　　自我評價（self-evaluation）：自我評價是基於假設情感覺醒，因而改變介入過程。當在自我標準和行為之間察覺已經受到擾亂和覺察矛盾時，病患會積極執行必要的改變來完成內在的平衡（Rokeach, 1973）。強烈個人的意圖聚集，引導實際行為的表現（Pender, 1996）。病患對標準和行為之間的不一致性的決定，乃因決定者為病患而非護理人員。行為形塑自我評價和加強自我效能，此兩者皆為良好的介入措施，而模式提供了對照的標準。適合的模式應從病患的參考團體和病患所仰慕的個體中確認，當自我標準發生改變時，行為同樣也產生改變，病患努力達成內在的平衡。

　　認知重組（cognitive restructuring）：認知重組的現象是從理情理論（rational-emotive）產生（Ellis & Grieger, 1977），它的重點是整合影響和認知。介入的重點在思考、想像和對自我價值的態度、自我效能和自我能力的修正，從這些改變的觀點，關鍵的因素包括自我表達和自我意象的評價、屬性和評估。像功能障礙的思考、想像、態度和嚴苛的自我批評，常造成自我效能的縮減和無能，並對行為持續的改變無能為力。介入措施促進認知重組，包括評估病患自我表達和自我

意象的特質，協助病患認清不合理或不合邏輯的表達和想像，並替換或矯正不合理或不合邏輯的表達和想像。

案例：運用螺旋循環的改變過程

階段一：病患意圖（contemplation）改變

護理人員和約翰進行會談，一個 47 歲的年老病患，剛被診斷為高血壓。他從他 19 歲開始每天抽一包菸，他說他之所以開始吸菸是因為有壓力。當護理人員進一步詢問，約翰都可以說出關於抽菸的好處和壞處，約翰也承認他的太太和正值青少年的孩子暴露於二手菸的環境曾讓他倍感壓力，他了解也重視他們不希望暴露在二手菸的環境之下。約翰認為，他的習慣既昂貴又是愚蠢的行為，但對吸菸的感覺是少數可以在工作時或在家裡放鬆的方法之一。他擔心日漸增加的體重，而且還擔心如果停止抽菸，恐怕造成體重持續增加，上述這些事都發生在約翰身邊想嘗試戒菸的朋友身上。他了解一些戒菸的方法，並且詢問護理人員有關服藥、尼古丁貼片或口香糖是否較容易戒菸。而護理人員詢問有關約翰過去戒菸的嘗試，他說他曾經多次嘗試戒菸好幾年，但總是沒有成功。他盡可能短暫片刻的時間不帶著菸，但只要他感到有壓力，或身旁圍繞著抽菸的人時，他又開始抽菸。他曾試過最好的方法是縮減香菸量。約翰非常想知道，這是不是一個很好的、再次嘗試戒菸的時機，他詢問了護理人員的意見。在經過討論後，他告訴護理人員，他會以嚴肅的態度去面對戒菸。

反應（response）：在這個事件中，這個個案已經開始思考關於應該改變的行為問題，他敞開心胸和健康照護提供者一起討論問題，而且表現很有興趣，已衡量有關改變或不改變行為的好處與壞處。他洞悉自己想要改變的動機，以及過去曾經改變自己的行為過程覺察到困難。在他過去戒菸的嘗試中，他對戒菸的承諾不切實際，或能有清楚的改變計畫。他努力尋求關於戒菸的資訊，以及尋求更多的資料來確認是理想和開始做改變的時機。有關期望的行為在想要成功的解決問題是必須存在的，而這個個案將準備好面對承諾進行改變。

階段二：病患和行動（action）計畫

瑪莉是一個 45 歲的糖尿病患者，她的第一個醫生已經鼓勵她減重，醫生要求她規律運動的計畫也已經很多年，但醫生嘗試改變瑪莉的行為並沒有成功。今天，瑪莉來到了辦公室，並且聲稱開始參加減重團體，她的 2 位同事也一起參與。她們規律地參加，並且遵照建議的飲食計畫已有三個禮拜，護理人員鼓勵瑪莉談論有關她如何努力。瑪莉很渴望談論，而且她在描述時，有種很驕傲的感覺和滿足，她說她過去總是在「讓自己越變越胖」這件事上感到噁心，她承認她之前從來沒有真正準備去處理自己的問題，自己也很意外。當朋友建議她去參加這個團體時，她是如此渴望，她非常高興有他們的支

持，使她對困難的事情做了改變。瑪莉也告訴護理人員她的焦慮，也不想再次失敗，因為很多人知道她正在試著減重，她也曾試圖在飲食上採取自欺欺人的方式減重，但卻總是無法抗拒誘惑。她也承認，在一開始的幾週，她也曾感到沮喪及失去勇氣，因為她沒有明顯減掉她想減的重量。護理人員跟瑪莉談論了有關減重、飲食、運動和糖尿病的問題，護理人員同時也給她其他有幫助的建議，來減少故態復萌的風險，而且推動瑪莉朝長期維持而繼續努力。瑪莉請求護理人員仔細檢查這個計畫的飲食建議，並且謝謝她額外的資訊提供；護理人員也鼓勵瑪莉持續報告她的成功。

反應：在這個事件中，病患已經開始行動計畫處理自身的問題，這個病患相信，她的行動是可以達成的。她將重點放在短期時間內所得，而這個病患已經察覺出一些可能的負向影響計畫的阻礙。她決定力行嚴格的飲食控制和運動，這是比較值得嘗試的方式，但在實際執行時總是變得比預期想像中還要困難。她四處宣傳她在減重上所做的努力，因而也成為支持的來源，但也同樣是焦慮的來源。由記住其所改變的結果，因而增強她對自己的承諾，護理人員協助病患找到問題的答案並且支持她，同時也利用策略建立正向改變的環境。

階段三：故態復萌（relapse）的病患

凱倫是一個有中度症狀的慢性肺阻塞疾病（COPD）的病患。當她第一次被診斷時，她立刻參與「停止戒菸的計畫」，而成為一個長達三十二個月的非吸菸者。她非常驕傲自己在戒菸上的努力。然而，在隨後的上呼吸道感染期間，凱倫向護理人員承認她又開始抽菸，每天一包。護理人員感到意外和沮喪，於是詢問凱倫解釋到底發生了什麼事、她是否可以確認導致她故態復萌的因素。凱倫解釋，因為她和她正值青少年的女兒所面臨的難題，以及她先生被裁員。她說一開始她發現在晚餐後，和她一樣有抽菸的先生抽根菸是令人感到放鬆的事，而且她認為她自己可以控制自己的慾望，但她卻從沒想過她可能會再回到從前一天一包菸的日子。因此，當她不能處理她家庭的問題時，她很快又開始抽菸。現在，她回到早期戒菸的行為，護理人員對凱倫強化不抽菸的好處，凱倫並請求護理人員是否能幫她找到處理家庭問題的資源。凱倫不想再做有關戒菸行為的聲明，所以護理人員直接詢問她關於戒菸的計畫，她說她願意再試一次。

反應：在這個事件中，病患經歷一段成功克服問題的時間後，而意外產生的行為問題，病患又再次陷入不想要的行為模式。當她能敘述導致故態復萌的情況，這是病患首次故態復萌，而且這個意外的背後並沒有很複雜的因素。雖然她沒有表示繼續參與戒菸計畫，但她也沒有表現否認或拒絕的樣子。護理人員幫助病患不定罪或責難病患，目標是對凱倫重申不抽菸的健康益處，幫助她找到處理及促成動搖吸菸的方法，並且協助病患再度承諾不抽菸。

　　意圖行為（intentional behavior）：意圖是一個人信念其所執行行為的結果，而個人願意做多少努力、承諾其所執行標的的行為。從這個觀點來看，行為可以了解是傳達其意圖行動 （Fishbein & Ajzen, 1975），這個概念第一次在 1975 年提出，當時 Fishbein 和 Ajzen 提出行為的意圖，是執行標的行為的首要因素。

　　行為的意圖是個人動機專注於標的行為，感覺由態度影響行為的認知機制（Jennings-Dozier, 1999: Rutter, 2000）。態度，一種全面正向或負向在表現行為的感受，屬於行為信念的功能，也和結果、行為和結果評估的覺察有關。這個假設是當具有堅毅的個體願意嘗試執行標的行為時，就越有可能去執行，並實踐標的性目標（Werner, 2004）。

　　行為的意圖同時也受行為的、規範的和控制的信念所影響。行為的信念是察覺目標行為可以執行，個人必須相信他或她擁有技巧和功能能力去實踐目標行為。而標的行為的執行不只是憑藉執行行為來決定，同時也靠目標行為的表現可能或不可能有效，而獲得的表現技巧和機會。

　　主觀規範是個人知覺到何謂重要他人和意見，對個體而言，覺察目標行為是重要的。對完成目標行為是否做決策，並不會發生在社會孤立的環境下，因而使行為意圖添加社會的觀點（Abraham, Sheeran, & Orbell, 1998）。規範的信念反映個人的判斷力受重要他人之偏愛的影響，和執行或不執行目標行為的支持。如果個人覺察目標行為對重要他人是很有價值的，而行為的努力會被重要他人所支持，則真正落實目標行為的可能性將大為增加。

　　已知的行為控制不只影響行為的意圖，行為本身也是如此（Ajzen, 1991）。控制信念是一種關於個人能控制執行目標行為程度的覺察，而已知的行為控制，則是一種覺察執行目標行為是容易或困難的程度。

　　其他影響行為意圖的因素，包括自我認同（Conner & Armitage, 1998）、過去行為和習慣（Norman, Conner, & Bell, 2000; Werner, Schatz, & Vered, 2001）、情感（Perugini & Bagozzi, 2001）、知識（Werner, Schatz, & Vered, 2001）和知覺的敏感性（Norman, Conner, & Bell 2000）。

　　自我效能（Self-efficacy）：自我效能信念從人類動機的基本原則、安適和個體實現而來（Bandura, 1995; Resnick, 2004）。個體預期改變形成來自察覺結果。

結果預期是一種信念、一個特殊的行為，則我們預期將會產生某種結果。然而，單單只有期望結果是不太有可能促成預期行為（Bandura, 1995）。自我效能包括判斷個體，讓他們有組織的能力，以及執行行動過程中，所需要達到指定行動或表現的類型，如此才能符合結果的期望。最能影響自我效能來自個體優先執行表現結果，個體對自我效能的知覺，影響他們對於預期結果所掌握的信念，個體專注於任務和活動、解釋其行動的結果，並利用詮釋發展信念。關於他們專注於後續的任務、活動或行動的能力，然後在信念創造成效（Resnick, 2004）。自我效能有助於建立對期望結果的認知。個體預期的結果是判斷個體可以完成何種結果，替代的經驗、觀察其他人執行任務，這些都是自我效能訊息的來源。雖然遠比實際所能掌握於協助創造自我效能的信念弱，但替代的經驗是一個很有用的改變策略，人們將由觀察反應而影響。當他們對他們自己的能力不能肯定，或當他們先前的經驗，尤其他們曾受限於過去先前特殊行為經驗的限制。

改變的螺旋模式

　　超越理論的改變過程模式，是由 Prochaska、Norcross 和 DiClemente（1994）提出，常處理早期改變過程架構的受限問題。它考慮到病患的準備改變，並修正改變過程中病患所面臨的立即需要、動機和承諾改變。

　　Prochaska、Norcross 和 DiClemente 的模型（1994），從其他不同的改變過程模式整合核心概念。兩個主要潛藏的概念是 Janis 和 Mann（1977）決定性的平衡，以及 Bandura（1986）自我效能的概念。在螺旋改變的模式中，改變的進展由六個階段呈現，經由階段的進展，並非直線而是循環的進行。然而，要成功的進入下一個階段，並非都須經由前一階段。病患可以因螺旋的任何一點而變成阻礙。每一個階段的發生都需要經過一段時間，而且其中包括特定的任務，這個模式的六個階段，分別是前預期、預期、計畫和準備、行動、維持、終止。

　　護理人員和病患相互做決定，並且經由選擇策略，或將一些策略結合來處理複雜的改變問題。對於理解病患的反應，與早期預期其改變的過程，其經驗的過程比行為的策略更有影響力。然而，對於了解從準備期到行動期、從行動期到維持期的預期轉變，行為的策略是比較有效的方式（Prochaska 等人，1994）。當經驗和行為策略合併使用，則長期作用能夠實現。表14-5即呈現六階段模式和相關主題、病

患的特色、護理人員的介入措施。

表14-5　螺旋式的改變

階段	主題	特色／行為	介入措施
前預期	抗拒改變	• 抗拒行動 • 合理化 • 投射作用和情感轉移 • 否認和退縮 • 墮落 • 抱怨 • 轉移	• 喚起意識和洞察力 • 自我評估 • 和病患徵求其同意討論問題 • 要求病患思考、談話和閱讀關於問題行為或建議改變 • 反移情
期望期	接近改變	• 寄予希望的想法 • 等待奇蹟出現 • 衡量優缺點 • 尚未成熟的行動，對改變並沒有發展行動計畫 • 開始對改變是否可能有益處產生疑問 • 開始對改變過程承諾	• 協助於發展優點和缺點的改變，與決定的平衡量表的發展 • 獲得病患覺察改變與對生活方式的衝擊 • 盡可能營造溫暖和支持的感覺
準備期	準備和承諾改變	• 接受改變是必要且有益處 • 對改變過程承諾 • 以正向克服早期所察覺的障礙 • 擬定改變計畫 • 可能會延遲開始的時間	• 增強病患改變的理由 • 強調準備的價值 • 和病患以及重要他人一起發展改變計畫 • 運用小步驟 • 減少焦慮 • 鼓勵將計畫改變公開的聲明 • 發展「改變者手冊」
行動期	動作	• 以最多時間投注並努力 • 遵循改變的計畫 • 活力充沛 • 肯定的 • 對改變證明承諾 • 可能一時的衝動而引起努力下滑 • 主動預防動搖和故態復萌 • 對隨之而來的動搖和故態復萌感到內疚 • 解決改變可能逐漸消失	• 運用改變談話 • 獨自面對的壓力 • 有利條件的思考 • 環境控制 • 行動轉換 • 放鬆技巧 • 運動 • 酬賞 • 維持正向的環境 • 討論並處理罪惡感 • 討論動搖和故態復萌的差異 • 討論並支持改變的益處 • 反映短期的結果與病患的益處 • 必要與適當修改計畫

(續)

| 維持期 | 保持改變 | • 保持警覺和行動是需要的
• 從共同的努力達到期望的結果
• 關於變化的多變性警惕重要性的知覺程度
• 一些觀點可能會因為動搖和故態復萌而失去，造成挫敗和打擊自尊
• 表達改變是如何正向影響生活的感覺
• 將改變融入到生活方式，並預防未來的動搖和故態復萌 | • 支持並讚賞成就
• 探索病患的正向感覺和期望
• 探究有關動搖和故態復萌
• 協助病患去確認危險期和危險徵兆
• 修改計畫減少潛藏的動搖或故態復萌的可能性
• 協助病患發展自我評估的技巧，並且知道什麼時候和什麼地方可以尋求專業的協助
• 支持修正生活方式和個人的自我意象
• 對患者反映其長期的結果和益處 |
| 終止期 | 退出週期 | • 新的自我意象和新的改變融入意象和生活方式中
• 在任何情況下沒有任何誘惑
• 穩固的自我效能
• 更健康的生活方式
• 實際去解決問題並促進改變 | • 對病患正面的關注
• 探討隨著改變其生活中所帶來正面的益處
• 討論改變對其他人的影響
• 討論依循改變過程，來處理其他問題的可能性 |

*資料來源：改編自 Glanz, Rimer & Lewis, 2002; O'Connell, 1997; Prochaska, Norcross & DiClemente, 1994.

改變的維持

　　改變在學習的環境中最能持續，維持行為的改變之主要任務，在其他情形和環境中，推斷新的或修正過的行為。很多因素影響改變的維持和一般性，這些變數可能會影響認知、情感或行為面向。影響改變的維持重要因素包括：

1. 支持個人信念和態度的改變。

2. 對改變的情感和認知的承諾程度。

3. 將易於改變的部分融入到個人生活方式之中（連結的學習）。

4. 增強和獎勵挹注於改變的行為（間歇性增強作用）。

5. 將精力投注於決定改變。

6. 個體受行動吸引程度。

7. 以健康為中心的價值和文化議題。

8. 對其他人改變溝通（公眾承諾改變）。

結果

　　改變過程最終的目標是要修正行為、健康實踐或生活方式，以及整合改變到病患的生活經驗中。無論如何，護理人員必須協助病患在他或她對改變準備的程度，因為結果立基於準備程度的評估，和對於改變計畫完成其所選擇的策略類型。協助慢性病病患和家人，促進最好的改變與發展持續改變技巧，因而減少障礙，並增強功能、安適，以及自我實現。

問題與討論

1. 比較和對照計畫性改變，和隨性改變之不同。
2. 討論意圖行為，以及如何影響慢性病患者的改變過程。
3. 為什麼自我效能對慢性病病患是很重要的因素？
4. 什麼是改變過程中的潛藏障礙？
5. 比較並對照這個章節所提及的改變模式，每個模式的優點和缺點分別是什麼？
6. 以你的觀點，什麼樣的改變模式最適合，並可能滿足需要改變的慢性病患者？為什麼？
7. 經由文化的修正，對於改變計畫有什麼意義？
8. 敘述一個成功的改變力量所必須具備的三個技巧。

參考文獻

Abraham, C., Sheeran, P., & Orbell, S. (1998). Can social cognitive models contribute to the effectiveness of HIV-preventive behavioural interventions? A brief review of the literature and a reply to Joffe (1996, 1997), and Fife-Shaw (1997). *British Journal of Medical Psychology*, 71, 297–310.

Ajzen, I. (1991). The theory of planned behavior. *Organizational Behavior and Human Decision Processes, 50*, 179–211.

Bailey, B. (1990). Change agent. In I. Lubkin (Ed.), *Chronic illness: Impact and interventions* (2nd ed.), (pp. 262–278). Boston: Jones & Bartlett.

Bandura, A. (1986). *Social foundations of thought and action: A social cognitive theory*. Englewood Cliffs, NJ: Prentice-Hall.

Bandura, A. (1995). Exercise of personal and collective efficacy. In A. Bandura (Ed.) *Self-efficacy in changing societies*, (pp. 279–305). New York: Cambridge University Press.

Bushnell, M. (1979). Institution in transition. *Perspectives of Psychiatric Care, 12* (6), 260–265.

Caplan, G. (1964). *Principles of preventive psychiatry*. New York: Basic Books.

Chin, P., Finocchiaro, D., & Rosebrough, A. (1998). *Rehabilitation nursing practice*. New York: McGraw-Hill.

Conner, M. & Armitage, C. (1998). Extending the theory of planned behavior: A review and avenues for further research. *Journal of Applied Psychology, 28*(15), 1429–1464.

Deci, E., & Ryan, R. (1985). *Intrinsic motivation and the nursing process*. New York: Plenum Press.

Dixon, E. (1998). Change agent. In I. Lubkin & P. Larsen (Eds.), *Chronic illness: Impact and interventions* (4th ed.) (pp. 327–342). Sudbury MA: Jones & Bartlett.

Duck, J. D. (1998). Managing change: The art of balancing. In *Harvard Business Review On Change*, (pp. 55–81). Boston: Harvard Business School Publishing.

Durrant, M., & Kowalski, K. M. (1993). Enhancing views of competence. In S. Friedman (Ed.), *The new language of change constructive collaboration in psychotherapy*, (pp. 107–137). New York: Guilford Press.

Ellis, A., & Grieger, R. (1977). *Handbook of rational-emotive therapy*. New York: Springer.

Erikson, E. H. (1963). *Childhood and society*. New York: WW Norton.

Fanger, M. T. (1993). After the shift: Time-effective treatment in the possibility frame. In S. Freidman (Ed.), *The new language of change* (pp. 85–106). New York: Guilford Press.

Farley, A. M. (1992). *Nursing and the disabled across the life span*. Sudbury, MA: Jones & Bartlett.

Fishbein, M. & Ajzen, I. (1975). *Beliefs, attitudes, intention, and behavior*. New York: Wiley.

Fordyce, B. R. (1977). *Behavioral modification and the nursing process*. St. Louis: Mosby.

Friedman, S., & Fanger, M. T. (1991). *Expanding therapeutic possibilities: Getting results in brief psychotherapy*. New York: Lexington Books.

Geraci, E. (2004). Planned change. In *Middle range theories: Application to Nursing Research*, (pp. 125–147). Philadelphia: Lippincott Williams and Wilkins.

Gingerich, W., & de Shazer, S. (1991). The BRIEFER project: Using expert systems as theory construction tools. *Family Process, 30*, 241–249.

Glanz, K., Rimer, B., & Lewis, F. (2002). Theory, research, and practice in health behavior and health education. In K. Glanz, B. Rimer, & F. Lewis (Eds.), *Health behavior and health education: Theory, Research, and practice*, (pp. 22–39). San Francisco: John Wiley & Sons, Inc.

Gordon, D., & Meyers-Anderson, M. (1981). *Phoenix: Therapeutic patterns of Milton H. Erikson*. Cupertino, CA: Meta.

Greenstone, J. L., & Levitson, S. C. (1993). *Elements of crisis intervention: Crises and how to respond to them*. Pacific Grove, CA: Brooks/Cole.

Hoff, L. A. (1978). *People in crisis: Understanding and helping*. Menlo Park, CA: Addison-Wesley.

Huber, D. (2000). *Leadership and nursing case management*. (2nd ed.) Philadelphia: Saunders.

Janis, I., & Mann, L. (1977). *Decision-making: A psychological analysis of conflict, choice, and commitment*. London: Cassell & Collier Macmillan.

Jennings-Dozier, K. (1999). Predicting intentions to obtain a Pap smear among African American and Latino women: Testing the theory of planned behavior. *Nursing Research, 48* (4), 198–205.

Kubler-Ross, E. (1969). *On death and dying*. New York: Macmillan Publishing.

Kreuter, M., & Skinner, C. (2000). Tailoring: What's in a name. *Health Education Research, 15*, 1–4.

Laughlin, J. A. (1989). Rehabilitation: Unlocking the gates to change. In S. Dittmar (Ed.), *Rehabilitation nursing: Process and application*, (pp. 528–535). St. Louis: Mosby.

Lewin, K. (1947). Frontiers in group dynamics: Concept, methods, and reality in social science. *Human Relations, 5* (1), 5–42.

Lewin, K. (1951). *Field theory in social science*. New York: Harper & Brothers.

Lippitt, G. L. (1973). *Visualizing change: Model building and the change process*. La Jolla, CA: University Associates.

Lippitt, G. L., & Lippitt, R. (1978). *The counseling process in action*. San Diego, CA: University Press.

Mauksch, I. G., & Miller, M. H. (1981). *Implementing change in nursing*. St. Louis: Mosby.

Mitchell, S. (1988). *The Tao Te Ching: A new English version*. New York: Harper-Collins.

New, J. R., & Couillard, N. A. (1981). Guidelines for introducing change. *The Journal of Nursing Administration, March* (8), 7–21.

Norman, P., Conner, M. & Bell, R. (2000). The theory of planned behavior and exercise: Evidence for the moderating role of past behaviour. *British Journal of Health Psychology, 5*, 249–261.

O'Connell, D. (1997). Behavior change. In M. D. Feldman & J. F. Christensen (Eds.), *Behavioral medicine in primary care: A practical guide* (pp. 125–135). Stamford, CT: Appleton & Lange.

Pender, N. (1987). *Health promotion in nursing practice* (2nd ed.). Norwalk, CT: Appleton-Century-Crofts.

Pender, N. (1996). *Health promotion in nursing practice.* (3rd ed.) Stamford, CT: Appleton & Lange.

Perlman, D. & Takacs, G. (1990). The ten stages of change. *Nursing Management, 21* (4), 33–38.

Perugini, M. & Bagozzi, R. (2001). The role of desires and anticipated emotions in goal-directed behaviours: Broadening and deepening the theory of planned behaviour. *British Journal of Social Psychology,* 40, 79–98.

Prochaska, J. O., Norcross, J. C., & DiClemente, C. C. (1994). *Changing for good: A revolutionary six-stage program for overcoming bad habits and moving your life positively forward.* New York: Guilford Press.

Reinkemeyer, A. (1970). Nursing's need: Commitment to an ideology of change. *Nursing Forum, 9* (4), 340–350.

Resnick, B. (2004). Self-efficacy. In S. Peterson & T. Bredow (Eds.) *Middle range theories application to nursing research,* (pp. 97–124). Philadelphia: Lippincott Williams & Wilkins.

Resnicow, K. Braithwaite, R. Dilorio, C. & Glanz, K. (2002). Applying theory to culturally diverse and unique populations. In K. Glanz, B. Rimer, and F. L. Lewis (Eds.), *Health behavior and health education: Theory, research and practice,* (pp. 485–505). (3rd ed.). San Francisco: John Wiley & Sons.

Roberts, A. R., & Burgess, A. (1997). Crisis intervention. In A. Burgess (Ed.), *Psychiatric nursing promoting mental health,* (pp. 703–713). Stamford, CT: Appleton & Lange.

Rogers, C. R. (1972). Change agents, clients, and change. In G. Zultman, P. Kotlteer, & I. Kaufman (Eds.), *Creating social change,* (pp. 194–213). New York: Rinehart and Winston.

Rokeach, M. (1973). *The nature of human values.* New York: Free Press.

Rutter, D. (2000). Attendance and reattendance of breast cancer screening: A prospective 3-year test of the theory of planned behavior. *British Journal of Health Psychology, 5* (1), 1–13.

Ryan, P. (2000). Facilitating behavior change in chronically ill persons. In J. Miller (Ed.), *Coping with chronic illness Overcoming powerlessness,* (pp. 481–503). (3rd ed.). Philadelphia: Davis.

Selekman, M. D. (1993). *Pathways to change: Brief therapy solutions with difficult adolescents.* New York: Guilford Press.

Seligman, M. (1991). *Learned optimism.* New York: Alfred A. Knopf.

Shumaker, S. A., Schron, E. B., & Ockene, E. B. (Eds.). (1990). *The handbook of health behavior change.* New York: Springer.

Spector, R. S. (2000). *Cultural diversity in health and illness.* Norwalk, CT: Appleton & Lange.

Steckel, S. (1982). *Patient contracting.* New York: Appleton-Century-Crofts.

Sue, D. W. (1999). *Counseling the culturally different: Theory and practice.* New York: John Wiley & Sons.

Swansburg, R. C. & Swansburg, R. J. (2002). *Introduction to management and leadership in nurse managers* (3rd ed.). Sudbury, MA: Jones & Bartlett.

Werner, P. (2004). Reasoned action and planned behavior. In S. Peterson & T. Bredow (Eds.), *Middle range theories: Application to Nursing Research,* (pp. 125–147). Philadelphia: Lippincott Williams and Wilkins.

Werner, P., Schatz, Y. & Vered, I. (2001). Predictors of women's willingness to use dual energy x-ray: Testing the theory of planned behavior. The 17th World Conference of Gerontology, Vancouver, Canada.

Yoder-Wise, P. (2003). *Leading and managing in nursing* (3rd ed.). St. Louis: Mosby.

第十五章　個案與家屬的教育

前言

慢性疾病（chronic illness）是一種生活－改變的經驗，但衝擊的延伸卻是在個案－特殊性與其處境上。每一個處境皆是獨特的，個人（與家屬）於何時和如何去認知在生命時刻的形式、內容、深度、時機上改變影響的反應，都應該給予指導。所謂的評估係數（parameters）就像一位護理人員對於有慢性疾病診斷的個案與家屬，在教導策略中何者是最為合適的，應該加以考慮？什麼樣的問題可以讓護理人員參與？哪些教學策略可以促進學習？如何在影響教學過程中的年齡、疾病進展、生理、智識、情緒狀態等因素中，做出區隔？明顯的，在慢性疾病合併症的每一個教學情境與挑戰中，護理人員就像是一位教導者。本章節針對在護理執業領域中，對於提供成人教學的建議以確保學習的成果。

教與學的過程

教學過程是複雜的、動態的與互動的。根據 Norton（1998）的說法，教學是透過一系列的直接活動，意圖引發學習的一種有計畫活動與導向的體系。特定的學習方式，同樣是需要經由深度評估，在知識、技術與態度上的加以證實。Hogstel（2001）主張，有效的教學需要去塑造人們的生活，與創造成功改變阻礙的一種內外在力量的複雜性理解。

關於個人如何學習的兩大理論性觀點為行為主義與認知主義。行為論者，著重在經由刺激以意圖產生一個反應的呈現或消除，來增加或弱化新習慣的方法（Hogstel, 2001）。認知論者，則是根基於學生運用新資訊時，讓他們知道自己已經知道事物的認知結果為假設。因此，學習是經由信念、態度，與情境中思考的想法所交互影響的（Hogstel, 2001, p.224）。

護理中的教學角色

個案教學是一個必要與被期待的角色。這是美國國家護理聯盟（National League for Nursing, NLN）與美國護理學院學會（the American Association of Colleges of Nursing, AACN）兩者對教與學能力的描述。在過去，健康教育（health education）強調的是疾病的進展，然而，透過如《健康國民 2000》（*Health People 2000*）與《健康國民 2010》（*Health People 2010*）等工作，不但增加國家對於健康促進需求與疾病預防的注意，也使健康教育有一番新的景象。健康教育是以護理專業標準爲中心所增進的個人授權（empowerment）（Hogstel, 2001, p.221）。Ignatavicius 與 Workman（2002）敘述教學者角色是個案能從醫院、亞急性單位或護理之家、快速與安全回到他們自己的家中，逐漸增加其重要性。

美國醫療機構評鑑聯合會（the Joint Commission on the Accreditation of Healthcare Organizations, JCAHO），與美國老人、殘障、低收入戶健保局（the Centers for Medicare and Medicaid Services, CMS），要求對住院與長期照護的個案與家屬的教育，須在美國聯邦醫療保險／國民醫療補助（Medicare／Medicaid）計畫中被認可參與與促進。這些要求，包括個案住院期間到出院前教學的文件記載，而護理人員在個案教育中也增加責任感與領導地位。

美國醫療機構評鑑聯合會，對個案／家屬教育的標準，包含的項目如下〔改編自 1998 年《醫院全面認證手冊》（*Comprehensive Accreditation Manual for Hospitals*）：芝加哥：美國醫療機構評鑑聯合會〕：

　　病人與家屬標準一：病人／家屬接受的教育須針對病人所評估出（提供合宜的教育與訓練，增進疾病與治療的知識）的需求、能力與學習的準備狀態（readiness to learn）。

　　病人與家屬標準二：病人（家屬）所接受的教育是互動式的。

　　病人與家屬標準三：給予病人／家屬任何的出院指導，必須由機構負責提供病人的持續性照護。

　　病人與家屬標準四：所屬機構計畫與支持，病人與家屬的教育活動與資源的提供與協調。

　　Fuszard（1995）主張，在護理專業中沒有包括教與學的過程，就不會有臨床的角色（p.xv）。這個觀點既被認可，也是在所有護理人員專業的多重角色中要被考慮的，包括照護者、健康教導者、協調者／合作者、諮詢者、基礎研究者、代言人與改變者。

　　在護生一年級課程的一開始，就描述了健康教育者的角色。基本教學原理指出：不論是從行為論者或建構論者的信念，其起源的原則，皆是敘述如何確保學習的發生。然而，傳統的病人與家屬的教育只著重於疾病的資訊，而非強調疾病在個案生活的影響。護理計畫書籍中所含括教導的一步步基本知識或技術的教學，是刻板式的教學計畫。

　　個案教育的方式在護理課程中是現代思潮，不再是影響他們所做的而已（Saarman, Daugherty & Reigel, 2000）。行為的改變不是指單純地發生在個案對於其需求所做的。Saarman 和他的同事強調，只是完成其所需要與將知識化為行為，這兩者是不同的過程。他們敘述在慢性病中最為需要的是使其生活型態的改變。而在改變的過程，包括將對需求的學習、轉變成動機、建構對改變支持所需的資源，然後使之改變並且繼續改變。

　　為什麼護理人員相信經由處理知識的構成部分，個案將會學習到一些東西？身為一位護理人員處在一位曾改變的健康照護環境中，你如何能符合病人與家屬的需求，而這個方式又對所有的病人是滿意的呢？哪些是影響學習的因素呢？而慢性疾病診斷又如何影響教與學的過程呢？護理人員要如何去發展教學策略，以促進個案與家屬學習去面對慢性疾病所造成的挑戰呢？教學法（pedagogy）與成人教育學（androgogy）兩項教學理論，就是個案與家屬教育的基礎。

兒童教學法與成人教育學

　　人們以不同的方式學習，得視其年齡、發展程度、進展能力與個人需求而定。教導兒童藝術與科學稱之為「兒童教學法」（pedagogy）。這是以教師為中心，假設學習者是處於被動與依賴的角色。學習者需要定義清楚與其特殊性。兒童教學法包括的學習者是僅有少許經驗，而觀看教師去確認該學習什麼、何時學習、如何學習與做學習的評估（Fuszard, 1995）。教師則負責提供資訊與學習過中的教材。Knowles（1990）認為，教師於兒童教學法中，對將要學習什麼、將要如何學習、

將要何時學習與假如他要學習的所有決策負起全責。

Knowles（1990）定義成人教育或成人教育法（andragogy），就像是幫助人們學習的藝術與科學。Knowles 相信，成人學習者在要求使用他們的經驗，並且運用之去解決現實生活的問題時是最擅長的。他這種自我獨立自主（self-reliant）的觀點是把學習者視為在生物上、法律上、社會上與心理上一個成熟的個人。他堅決主張成人的學習可以透過問題解決法，與對學習者經常性的內在誘因來學習。成人經常是以目標為導向的學習者，喜歡以真實情境為基礎的挑戰，並且願意為他們的行為負責。成人教育或成人教育法是以學生為主，教師為輔的學習方式。在學習上強調的不是在教導，教師是對學習提供機會與活動，同時也鼓勵運用新知識與／或技能。教學評估是教師與學習者共同參與，有時會經由同儕來做評估（Fuszard, 1995）。

Knowles 並不認為所有的學習不是適合兒童教學法就是成人教育法。例如：個案需要學習在他或她的腸道切除惡性腫瘤事實的手術，就需要決定何時去做、要準備些什麼。在那一刻，個案作為自我導向學習的能力並非是足夠的。慢性疾病的個案與家屬有許多挑戰與需求，迫切需要護理人員對其情境的學習理論做出合適的評估。另一個例子來自於護理人員的反思，請詳見回應練習一（reflection exercise 1）。

學習的分期

學習的另一個觀點是將學習分期。Covey（1990）將學習分為三期：依賴期、獨立期與相互依賴期。在不同的分期中，教師需要擔任不同的角色。

1. 依賴期：教師要負責所有的決策。這個角色非常適合兒童教學法，而且非常適合嬰兒與兒童，或基於多重原因，無法獨立自主的成人的學習。

2. 獨立期：學習者要為他或她的學習負起責任。

3. 相互依賴期：是由個人所決定的一個時期（Covery, 1990），相互依賴是一個成熟、有意的概念。在生理上，成人是獨立自主與有能力的；在情緒上，對於愛、施予、接受，有其自我價值感且能尊重他人（Musinski, 1999, p.24）。

案例：回應練習一

> 你是一位心臟科的專業護理人員，現在負責一項腎臟透析個案的新工作。你有與個案和家屬共事時，所具備的豐富內外科知識、批判性思考技能、良好的溝通技巧，而且可以對學習做好準備。然而，你開始在新單位工作時，新的職位上許多技術性工作取代了你。那麼，哪一種老師會是你想要與期待的？為什麼？

這些學習分期可以運用在成人教育的知識信念上，如了解成人他們是具有認知能力去做自我導向的學習，也喜歡去計畫他們自己的學習。Brookfield（1990），對於促進學習的描述是——在他們個人的、社會的、職業的與政治的生活環境中，適當的協助成人。對於促進學習者與學習者而言，這是非常重要的、令人高興的與令人印象深刻的活動。它也是一齣高度而複雜的心理劇。在個別參與的人格表現上、在教育事物的情境設施上，與現今時下的政治現象等，都會對學習的本質與形式產生關鍵性的影響。

影響教學過程的阻礙

有許多的因素特別會對個案、家屬與護理人員等，在教學過程中產生影響。所提到的這些因素並不能保證有效的學習，不過這些因素在發展教學計畫時，提供了評估要素的考量。

發展上的關鍵

兒童與青少年

兒童的學習要仰賴在身體上與心理上的準備度。因此，發展程度的徹底性評估，包括的因素如語言技巧、技巧表現上的身體能力、智力、注意力的長度與記憶等，都是最重要的因素。還有，兒童本身可以溝通嗎？提出的問題兒童能在某個程度上了解嗎？透過語言或圖畫、角色扮演或綜合教學方式的學習情境，兒童的反應如何？以上提到的每一個因素，即使是同一年級的小朋友，他們的差異性也是很大的。

兒童的學習能力受到注意力長度的影響非常大。通常，呈現的教材需要能延長

兒童注意力的時間，注意力的長度是因兒童的成熟度而定。但是，要注意的是：兒童和成人一樣，是會分心的、退縮的，或是因為在身體或情緒上的壓力，而不能參與眼前的學習。教導幼童，例如：一位學步期兒童或學齡前期的兒童。總之，教學時間應該在 5 至 10 分鐘完成一個階段。

記憶也是兒童學習能力的一個因素，護理人員需要確認兒童對訊息保留與回憶的能力。這類能力隨著兒童的成熟度而增加，但也為疾病因素所影響。護理人員的教學策略應著重在教學方法與教學工具，例如：圖片、詩句、文字遊戲等，來增進記憶。

身體的能力是教導兒童時另一個需要考量的因素。兒童對於執行特定動作技巧的能力，涉及年幼兒童精細動作發展的完成與否。因此，兒童能力是執行工作必須細心評估的，不僅是防止使用不當的教學方式，同時也要預防挫折，並且促進學習能力。

在青少年時期，個案的學習能力可以受到之前特定因素所影響，但不全然是因為發展的因素。青少年時期是一段增加兒童獨立與接受新挑戰的身心發展時期，經常獨立會干擾教學過程。對青少年而言，同儕關係是最重要的，對慢性病的兒童而言則是製造問題。青少年糖尿病在期待與經由同儕成員的感知間而打亂，對糖尿病飲食的遵從性，是不包括在與同儕間相處的時間表與飲食裡。風濕性關節炎的青少年，可能無法參與運動或加入社交性活動，因為這會增加身體在生理上與心理上耗竭的壓力，而且通常是在疼痛方面。

青年期

在青年時期，個體是實現他們的職業與工作目標，並發展他們自己成為社會的一份子。Falvo（1999）認為，青年期是一段建立與維持親密關係，並且發展社會責任的時期。她看到從疾病與失能（disability），對於青少年能夠履行職業與工作目標所受到侷限結果的衝擊。想一想運動員的生涯計畫，是要與一整組專業運動醫療小組的長期約定。一場車禍的後果將會是導致這個年輕人什麼樣的下半身麻痺呢？什麼樣的身體限制可能導致了他在個人維持親密關係的能力？這個受傷又是如何影響運動員的自我形象（self-image）呢？

教導年輕人可以是困難的，不僅是因為有多方面的問題必須提出，而且護理人

員更要知道個人與家庭的希望與期待。一個完整的目標評估，應該說明這些學習的因素與阻礙。目標的設定應該永遠包含個案、配偶或有意義的他人。

中年人與老年人

　　中年人將學習過程加入了新的局面與挑戰。影響學習的因素包括疾病導致的生理與情緒的障礙、過去學習的經驗、新的或現存的個案或家庭問題。當個案持續的發展，它也是暴露在多變的壓力源當中，此時的中年生活是挑戰的時刻。慢性病合成了中年的壓力源，特別是當疾病急遽的造成身體形象的改變，而帶來年長者心理上的改變，降低了他們身體上的能力與角色的改變。

　　隨著老年的來到，慢性病也隨之增加。此外，只是年紀的增長而發生的主要老化也會影響學習。不管怎樣，單純的老化並不會自動的減損個人學習的能力，也不會因為個案的年齡而自動地需要有特殊的教學方式。年長者持續地生理與心理改變，可能需要改良教學策略，不過成人學習原理運用可以持續使用在每一個教學情境。完整的評估呈現出老化可能需要在教學情境中提出來說明。Smeltzer 和 Bare（2000）認為，年老長者是可以學習的，如果教材是有關聯的、環境是支持的，這些是可以促進學習的。

　　年老認知的改變包括思考到反應的時間與反應到刺激的時間減緩，短期記憶與注意力降低，抽象思考能力降低。教學策略須著手的改變，包含要不能分心的環境，呈現必要但基本訊息的少量教材，經常重複與學習的增強法，多樣化的變化教學方式如書寫教材、視聽輔助，對於動作技巧應該要有的技巧、延長練習的時間。Stanley、Blair 與 Beare（2005）指出輔助性的教學策略，可以協助年長者記憶力衰退的部分（如表15-1）。

　　知覺改變從中年開始，它是漸進式的影響到個人的學習能力。這些改變包括聽力、視力、痛覺、觸覺、味覺與嗅覺的衰退。有的年長者聽不到說的話，他或她就會忽略你，或者你沒有澄清自己所教的是些什麼？減少聆聽的教學策略包括面對個案贏取注意力、保持眼睛接觸、以清楚的音調直接了當的說話方式。降低噪音並且不要提高你的音量，尖銳或高頻率的聲音會讓他們不喜歡去聽。多花點時間等年長者回應你。鼓勵使用助聽器或其他盡可能增進學習的改良設備，以他們感興趣的方式來提升年長者的生活品質。

表15-1 彌補與年齡有關的記憶力衰退之教學策略

- 鼓勵將兩個項目相互連結。
- 增加教學時間,尤其在動作技巧部分。
- 排除如投影機等會分心的環境因素,增進身體舒適。
- 確定眼鏡是乾淨而且合適的。
- 鼓勵口頭回應。
- 設定容易達成的目標。
- 讓回答者有時間回應。
- 使用日光光線降低炫目。
- 即刻訂正錯誤答案,對正確回答經常給予增強。
- 結束時做摘要並複習重點。
- 提供補充水分,允許上洗手間。
- 可以老年人相關的日常生活為例,並加以澄清。

＊資料來源:Stanley, Blair & Beare, 2005, p.68.

　　視力的變化會使周遭視野縮小,視野明亮度降低,在近距離時失去讀寫教材的能力(未配戴矯正眼鏡時),顏色的區辨能力改變,增加刺眼敏感度。對所提這些問題的教學策略中,包括提供書寫教材時使用大的字體、柔和光線的環境中有足夠照明、教材使用對比顏色(如白色黑底)。因為顏色區辨能力改變時,建議評估對顏色的感知能力。

　　重要的老化改變發生在身體的每一個系統,而且有不同的程度。一些改變,如肌肉骨骼系統的改變,將會影響肌肉的強度與耐受力。教學時增加額外時間,讓他們移動座位或走動,速度或活動程度應緩和。除此,反應時間可能減低,一些年長者會因平衡改變,而影響動作技巧的學習,教學中應該包括教導緩慢改變位置,以防暈眩或失去平衡而跌倒。

　　心血管方面的變化包括因心輸出量與搏出量減低,而影響學習速度。如血流量降低的血管變化所導致的粥狀動脈硬化,會繼而影響認知功能、注意力集中、對新教材的學習與過程。

性別

　　在女性有關的健康照護上,個案的教育會被歷史的偏見、性別研究的忽略與兩性不同的健康狀況所影響(Redman, 1999, p.3)。Redman 聲稱,大部分非生殖方面的研究都是由男性完成的,這些資訊與技術包括個案教育程度可能不會對女性產

生影響或者誤導。例如：她敘述在男女兩性間，所出現的不同心肌梗塞症狀。無論如何，最近有關兩性間不同研究的回顧，就有一長串的文章，Bastable（2003）主張學習的範圍受兩性間差異影響就持保留態度（p.235）。

文化

文化是在社會團體期間其行為、感受、思想、過去與現在的總合。它是一個團體為生存而設計的，對有關的物質與社會世界的本質、生活態度的目標、角色與價值……，包括知識、信念、技巧、藝術、道德、法律、風俗與任何其他養成習慣與能力上，共享一套社會上相傳的假設（Murray & Zentner, 2001, p.4）。個人是種族團體的一份子，會在信念、練習與風俗上呈現出哪個團體。這些文化與種族差異的例子，包括與健康、疾病、老化、死亡與瀕死的相關議題。文化間的不同，在於重視基本的價值、在家庭單位的組成、養育型態、與他人互動相對於隱私、時間取向、教育、工作的運用、休閒時間與有關改變的態度上。這些的每一個因素都需要考量，就像是不予注意文化風俗，對於學習成果是可以有不利的影響。

文化的因素是重要的，不管疾病是否被烙印或所接受的，不論伴隨的慢性疾病是否會降低其個人的價值或須被考量為正常生活週期的一部分，因為他們用來表達疼痛與受苦的模式，其症狀是以這種方式來傳達而被確認與詮釋的（Swanson & Tripp-Reimer, 1997, p.13）。Swanson & Tripp-Reimer 主張一個人的種族風格，會強烈的影響對於慢性疾病的定義、認知與評價。這種相互關係也會影響到教學與學習。例如：假如一個人相信疾病是上帝對於一些過去輕率行為的懲罰，或對個人永恆生命的獎賞而需要的準備，當個人相信受苦（suffering）是理所當然的那個時候，在疼痛處置的教學指導中或許就徒勞無功。

當察看抗凝血生理診治中心（anticoagulation clinic）時，Wilson 等人（2003）發現在教導非裔美國人個案與家庭時，提供容易閱讀的讀物是一個重要因素。發現一般個案平均完成的教育程度為十二年級（高中畢業），但是平均閱讀能力在七年級至八年級之間（國一至國二的程度）。同時個案的閱讀能力是比小學三、四年級稍高的教材。除此，沒有一個教學題材有文化上的敏感性，作者認為抗血劑治療的成功，仰賴個案的知識與了解到出血的危險性。無論如何，不考慮個案對於教材的閱讀能力，個人可能不會認知到介入措施是必要的。他們對於無法閱讀的文盲問

題，也可能感到非常困窘。

Tripp-Reimer 等人（2001）建議提供照護時的文化障礙，可透過觀察生物醫學文化的阻礙，來作為問題的反轉。研究者了解對主要族群照顧的阻力，包括病人不執行健康行為、不在乎他們的健康；生物醫學是正確的，應該改變傳統的信念而非重建；這些人們應該遵行由健康照護者所提供的教學；失敗的遵從性是病人的問題；每個人都了解唯有遵行適當的生活習慣為基礎之「慢性疾病」學的概念，對每一個家庭成員最重要的是個人的健康；病人有自主性（（除了對相關的遵從性以外；對所有的人健康照護是有效而且容易取得的（p.14）。作者相信對病人教育計畫所提的這些阻力，包括了教學內容、教學模式、對提供病人的醫療照顧需求訊息考量的確認。

動機

成人學習者對於學習的動機是實用主義的、問題中心的、內發的、學習動機要能提升學習者的好奇心（Knowles, 1990）。根據 Wlodkowski（1985）所說對於學習者動機衝擊的六個主要因素為：態度、需求、刺激、情感、表現與增強。例如：在第一個個案研究中對於初次診斷為多發性硬化症的裘恩單親媽媽的仔細考量。

學習準備度

學習準備度涉及許多因素。在教導兒童時，學習準備與兒童的身體及心理的學習能力有關。身心安適與情緒失衡，一樣會影響學習的能力與動機。意外地感情上轉變，甚至在個人要求的學習上會造成阻礙。初次診斷憩室炎的中年個案，會要求護理人員協助他在飲食與預防疾病發炎上有進一步地了解。教學計畫須仔細準備並備妥呈現方式。不論如何，護理人員在個案進入房間後，要能注意個案的悲傷、出現的疑惑與他要告訴護理人員想要獨處的訊息。至於，她離開房間後，來自病房護理人員的後續學習，會有醫師從切片中證實剛剛個案的大腸呈現多處病變而須動手術。

甚至於個案想學習時，要能預防學習的高度焦慮。此時醫療人員會企圖讓個案增加焦慮程度，而產生屈服行為上有點小小成就。例如：對末期肺氣腫個案，會讓他知道，抽菸已經對他生活中出現的症狀與生活品質產生重大影響。然而，假如他不戒菸會很快死亡，勢必給個案一個非常深刻的印象。

溝通

根據 Spector（2000a）敘述，我們文化、藝術與聲音的標誌，所有語言的基礎形式。溝通能使我們透過語言、非語言、書寫，經由音樂或藝術，甚至經由沉默的方式來分享訊息。以下一些例子，告訴我們什麼是無意的分享（如面部表情、姿勢、身體語言、不順從行為、忽略老師等的非語言溝通等）。在身體語言中有許多文化的差異；某些非語言的溝通如害怕、疼痛，或悲傷，在所有的文化可能表現出同樣的情緒（Murray & Zentner, 2001）。對於教導人體物理性的移動，可經由使用圖片、容易理解的句子、保持雙眼接觸、說話慢而清晰，呈現你想要個案學習的內容。

Murray 和 Zentner（2001）、Spector（2000b）、Purnell 與 Paulanka（2005）敘述語言障礙會造成辭不達意的溝通方式。在許多例子中，護理人員由其他文化出發和個案以及家屬討論時，彼此是處於了解的狀況，而在個案點頭、微笑，或提供其他線索，相信是他們對於溝通內容了解的暗示。事實上，對於了解的表現，只有避免困窘與保全面子。在一些文化中，個人性格訊息的分享是不合適的。在這些情況中，或許可以完成資料蒐集，只是需要花點時間。Purnell 與 Paulanka（2005）在健康照護文化內涵的指引中，指出溝通議題須對二十八種不同的文化來考量。

多數作者已經發展出為臨床使用的文化評估資料。Huff 與 Kline（1999）發展了文化的評估網路。Spector（2000）設計一個《遺傳評估與健康傳統指引》。Purnell 與 Paulanka（2005）對於文化的評估概念，應包括如營養、健康照顧實務、死亡儀式、精神靈魂、高危險健康行為，和其他在評估網絡中已經被指出的事項。在現今的多文化社會中文化評估是需要的，以確保在文化角度上，個案與家屬接收到合適的教學。

Abbott 等人（2002）在病人與教育委員會中敘述，在多層面與多文化健康中心，發展出一份決定病患教育需求的調查表。發現了一種文化能力的需求。簡而言之，易於使用的工具、文化線索，是被發展來增加文化的警覺度。這份調查呈現出，對於如健康與疾病的信念、如何決定健康照護、觸摸的角色與謙遜等其他區域的需求要被提出。六種文化線索已經發展完畢，而且在更多文化意義上敏感的個案教育中開花結果。

案例：瓊納女士

瓊納女士最近被診斷爲多發性硬化症（multiple sclerosis）。診斷前，她歷經了疲憊、複視、暈眩、行動笨拙，之前她常「失去平衡」無法走一直線。她最近剛離婚，部分是因爲她的症狀，令她的先生覺得困窘，以至於拒絕她聯袂出席公共場合。她4歲時就進入全天班的幼稚園托讀，7歲時就已經活躍在各類運動中。瓊納女士自行經營一家郵購業務公司。患病期間，她仍可以毫無困難的以電腦工作。當她的孩子們沒上學時，她雇用她的鄰居照顧她的小孩。雖然這麼做了，不論如何，她仍須購物和爲家人準備三餐。她明確的表達出想要學習所有有關她疾病與處理她出現的症狀學部分。

討論：瓊納女士的學習動機可用以敘述過的 Wlodkowki's 動機影響因素。而瓊納女士的態度也將影響她的行爲，她須以目標導向來學習有關她的疾病。她開始學習有關她的疾病後，因此比較能夠來處理她現在與未來的症狀。她學習的需求受到她繼續想要獲得有關她疾病方面的知識之影響，所以她可以對她的家人提供照顧的需求。瓊納女士可以刺激其學習目的，以獲得所需的知識和技術。瓊納女士的情感和她情緒經驗有關——她如何去感受她的學習。她的感受也將影響並激發她的行爲。假如這些情緒是負面的話，她就無法引導她的學習，然後動機也將變成一種挑戰。瓊納女士經由想要自她的生活中獲得控制而呈現出勝任。對於瓊納女士以一位問題解決者的方式，提供正向增強，如嘉勉、社交性讚許與注意。

社會角色考量

一個人對於健康、健康照護、疾病的認知，以及對於治療方式的接受度是從其社會群體中學習而來（Falvo, 1994）。受到排斥或嘲笑可能是造成群體規範、價值觀念偏頗的原因。慢性疾病患者由於受到疾病影響，導致個人無法成功擔當一個或多個的預期角色，無法達到個人或社會的期許。有許多相關的報導指出，病症末期的患者會堅持活下去的信念、決定舉行婚禮、特別慶祝生日作爲里程碑、或急著想抱孫子。家庭角色通常對慢性患者最重要，會取代其他的預期角色。因此，護士在發展教學計畫時，必須考量對於病患而言什麼是重要的。

生理及機能的影響

患者的失能程度決定於患者對健康情況的認知、環境的影響以及親友、社會大眾的互動（Falvo, 1999）。患者對於相似疾病或失能的反應通常不同。大部分的生理障礙會阻礙其學習能力。受到疼痛、行動力下降、知覺老化、頭昏眼化、作嘔、嘔吐等影響，是造成患者無法全心貫注於學習的障礙。

馬斯洛的需求理論金字塔認為，生理上的滿足是所有需求中最重要的基礎，欲達到其他較高等需求前必須先被滿足。對一個剛接受結腸造口術的患者來說，關心的是糞便或臭氣外漏問題，而非準備學習利用各種社會資源。

控制信念

Miller（2000）提出控制信念主導患者對於疾病的觀感及回應。個體的內在控制信念相信，自身健康決定於自己的行動及健康行為。抱持外在控制信念的個體則認為，自己的健康掌握於外在因素，超越本身的控制，因此對於疾病會有無力感及無助感。舉例來說，認為「我能自我控制」相對於認為「人命由天，不論我做什麼也不會有所改變」的患者，會反應在其對於接受教學的意願及回應情形。

服從

患者不服從規定之治療計畫的例子很多。服從度是影響能否成功教導慢性疾病患者的原因之一（詳見第十章遵從）。推測缺乏服從度的原因包括：來自患者、教學、護理人員的誤導。細究病患不願意服從的因素，則牽涉到護士的技術、對於疾病的認知、社會環境、患者本身對健康與疾病之信念與價值觀、以及家庭因素。不服從醫囑的原因沒有一定的答案，有時甚至連病患自己也不確定為什麼他（她）沒有符合醫囑指示。不服從醫囑可能與控制需求有關，為維持自主性、展現非依賴性、否認疾病存在，或是自我掌控生命。

護士對教學互動的影響

如前言所述，教學是護士扮演的預期角色之一。部分機構中，取得必要的資格證明而負責教導的人員是進階的執照護士，如臨床護理專家或護理診斷師。然而，大部分機構都期望所有的醫院護士能扮演對病患與家屬的教育角色。很多護士認為她們缺乏良善的訓練來承擔教育的責任。Rankin 及 Stallings（2001, p.126）敘述，護士們認為造成限制她們有效教導病患的阻力包括：

1. 時間限制
2. 教學技巧需求
3. 教學努力不足
4. 教導病患時未受到回應或回饋

案例：史密斯太太

史密斯太太是一位患有第二型糖尿病的65歲老婦人。五名小孩中有三位住在附近，並常常帶著孫子來探訪。史密斯太太抱持著身為照護者及家庭主婦的自我印象。每次當兒孫拜訪時必定會準備大量的點心和垃圾食物，即使兒孫們偶爾才來探訪，史密斯太太仍習慣烹煮多人份的料理。在她的人生中，家事活動完全是以食物為中心，完全不曾有任何運動計畫，她深植的主婦印象來自長期為家人煮飯而養成。退休的史密斯先生是一位愛好大魚大肉的人，總是希望史密斯太太每天能至少準備一頓大餐。在評估過程中發現，史密斯太太主要的考量為憂心假若她改變飲食習慣，將不再是個好太太及好媽媽。

問題與討論：

1. 以什麼樣的教學方法教育史密斯太太最有效？

2. 需要哪些資料來評估史密斯太太對於本身的自我印象、主婦角色、妻子角色？

3. 當針對糖尿病發展一套教育計畫傳達特定訊息時，需要考慮哪些因素？

許多健康照護機構的教學手冊、教學計畫、教學材料已過時，且沒有隨著健康照護的改變同步更新。護士需要角色模範及訓練來習得技巧，當病患正經歷身體不適時，護士必須具備自信能提供適當且適時的教育資訊。護士習慣使用醫學專業術語及用詞，造成病患無法理解而降低學習成效，因此護理教育人員必須轉換欲提供的資訊，以病患和家屬能清楚理解的語言傳達。

Rankin 和 Stallings（2001）認為，護理人員應該主力於教導病患與家屬最緊要的關鍵行為。當優先目標確立後，才能建立實際可行的教學計畫。一個計畫若太過複雜，或包含太多外來層面，將會挫敗醫生、病患及家屬的信心（p.127）。

護理人員本身反應出的文化、價值及信念，在對病患或家屬提供特別具文化敏感性的照護時，可能是造成阻礙的原因之一。對於傳統猶太人的飲食限制沒有常識、缺乏不同文化中家庭主權角色對於健康照護責任影響的認知、溝通時動怒或行為無禮等例子，都是因為缺乏文化相關知識、教育計畫中沒有文化能力培訓所造成的結果。

Spetor（2000）則指出除了必須考慮個案的文化背景，健康照護人員也應該了解到將專業知識社會化，融入於教授學生時之信念、技巧、習慣、意願、排斥、規範及儀式中。當學生具備有語言能力與專業信賴時，教學重心則轉移至避免與患者產生誤解、確定照護者樂於傾聽及了解個案的問題、並討論健康照護的治療方式、

出院準備及相關決策。

　　有兩篇研究曾討論護士擔任病患的教育者角色。其中 Honan 和 Colleagues（1998）探討護士對於病患教育責任的認知，以及影響護士有效執行教育者角色的決定因子。影響護士教育病患的因子包括：知識水準、時間及人力上的可行性、隱私性、責任感、角色優先程度、教學文件及教學材料。

　　Trocino、Byers 和 Peach（1997）則解釋，護士對於教育病患及家屬的態度決定了其關心程度與相關阻礙。研究發現教育病患及家屬對護理人員而言，是絕對優先、且唯一必要的角色責任。然而，對於應該由誰來進行教導，則出現不一致的結論，大部分收到的回應均認為應由進階的職業護士負責。多數的受訪者指出，對於某些必要的教授議題會感到不自在，並覺得額外的教學前準備應該推廣至在校生或畢業護理生的護理訓練。

介入

　　慢性疾病會影響到病患的各個生活層面，影響所及無法完全斷定或預測，充滿了不確定性。大部分慢性疾病有不同的進程階段，每個階段的生理及心理狀況影響了病患及其家屬的適應能力和教育需求，因此，沒有一定的準則能完全適用於每個教學情境，疾病的時間點、嚴重程度、病程進展都額外增加實際教學的挑戰。

　　家庭成員對慢性疾病的反應及認知，對適應的程度有重大影響。眾所周知，家庭的參與會影響個案復健計畫的成功與否，因此，以病患和家屬的學習需求為基礎來發展教學計畫就顯得很重要。

慢性疾病的教育角色

　　教學計畫的發展應該利用階段性的系統程序，如同護理程序的按部就班一樣。雖然教學計畫的階段性為直線發展，然而整個過程本身是相當龐大的，端賴護士持續回饋可用的資訊，如疾病知識、病患及家屬可利用的資源，以及其他眾多影響此特殊教學情境的因素等。透過評估能決定病患與家屬的需求，評估也是設計教學計畫的基礎，護士能決定最適合的照護診斷，並將教學計畫具體化。

　　實際行動計畫的發展應由護士選擇適合的內容，並包含一種或多種的教學互動策略。決策乃依據眾多因素而訂定，例如：知識、技巧、病患和家屬的需求態度、

以及對該疾病的認知課程。其他必須考量的因素包括：文化、環境、動機、學習者的準備、可能造成學習障礙的生理損傷、時間、年齡、以及各自家庭的特別因素。

目標及成果的確立是計畫執行的基礎，若目標是經過病患積極參與決策過程而共同訂立，將有助於計畫成功運作。在進行完接續的計畫執行後，進行評估能提供護士關於病患及家屬學習的相關資訊，並能確認額外的教學、再教育或協助的需求。

配合慢性疾病診斷來發展病患與家屬的教學計畫是一項艱鉅的挑戰。系統化的進行教學計畫評估、擬定、開發、執行及成效評量都是必要的。利用理論架構有助於整體教學互動過程。茲列舉三種理論架構及模式的例子，包括醫療模式、壓力適應模式、Braden's自助模式，此三種模式應用於慢性疾病之討論如下。

醫療模式

醫療模式已廣泛被醫師及護士選擇用來作為教學指引。在醫療模式中，教學計畫係依據醫療診斷的徵狀及病症，明確指示該病情狀況所對應的需求，但無法涵蓋或印證社會文化對病患、家屬日常生活的影響。

壓力及適應模式

Antonovsky's 理論（1979）描述心理及生理壓力對於身心的影響。壓力因子如生理上的生化反應、心理層面、文化、環境因子等，進而引起生理上的某些症狀。人類對於壓力的反應解釋為個體對其行為的一種照護管理。當應用於慢性疾病時，施壓者必須來自於個人內在或外在環境，且壓力超出系統能負荷的資源。

Antonovsky 形容個體對於其周遭環境的反應方式稱為條理感（sense of coherence）（p.123），條理感能夠使個體覺得「萬事將會有好結果」。根據Antonovsky 的理論，個人若有較強的條理感會較積極去運用可對抗壓力的一般資源（GRRs）以對抗壓力，因而使壓力的衝擊降至最小，避免自己習慣沉陷於病態，並維持病患自身的條理感。實際上，對抗壓力的資源助力能克服壓力，使患者處於較高層次的健康狀態。

利用此理論發展慢性疾病患者和家屬的教學計畫時，護士需評估壓力因子與對抗壓力之資源兩個層面，並依據評估結果發展個人化教學計畫，此模式中，影響病患和家屬緊密配合的參數與前一章節中所列舉之影響學習的因素相同。

Braden's 自助模式

中程照護理論——Braden's 自助模式，是討論在慢性疾病的學習經驗與反應過程中，能激發其學習及調節反應的促進因素（Braden, 1990a, 1990b）。依據 Lefor 於 2000 年提出的理論，自助模式反應出學習自我管理慢性疾病的動力，相對於採取無能為力或被動學習的反應（p.154）。Braden 定義自助為「能藉由持續管理日常問題，以面對已知且可管理之逆境的一種過程」（p.38），對照於自助，相反者為反應消極、未積極尋求解決問題、保持漠視態度，以及逃避困難。透過了解自助對抗慢性疾病壓力的助益，護士能夠發展出合適的介入方案，如教學計畫。

圖 15-1 為自助模式假說之理論架構圖，模式的概念架構分為前期（認知疾病嚴重程度、限制及不確定性）、中介（促進技能）和結果（自助和生活品質）。Braden 將對於疾病嚴重度的認知視為激發學習的動機，或為增加後續的限制及不確定性之原因。Braden 對限制的概念為個人無法實現想完成的事情，並假設疾病越嚴重，受到的限制及不確定性越高。

不論是利用 Antonovsky 的壓力及 GRR 理論，或是 Braden 的自助模式，均有助於護士在教學互動過程中，對於眾多影響因子的考量。每種理論皆具有健康可復原的前瞻性，並不主張對壓力或弱勢採取否定姿態，而鼓勵利用可及的抗壓資源（GRR）或提升處理技巧，以提高病患及家屬的生活品質。每種模式都強調必須保持樂觀，且病患是基礎的動力來源。

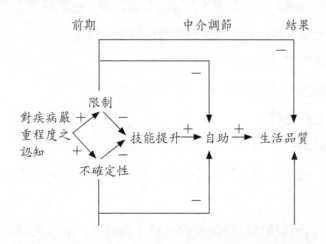

圖15-1　自助模式假說之概念架構圖

＊資料來源：Lefort（2000），p.154。

發展教學計畫

評估

　　蒐集評估資料其準確性，端賴進行個案評估時的面談及訪視技巧，建立系統性評估程序，能促進教學計畫的品質及準確度。在前述章節中，歸納整理出應該進行評估的因素包括：病患的價值觀及信念、知識背景、學習能力、對於學習之準備與動機，除此之外，當護士完成教學評估及發展教學計畫時，尚有許多基礎的教學原則必須謹記（如表 15-2）。

　　護理診斷書能決定每一階段的教學目標、內容、策略、預期成效及評估方法，然而，如何選擇合適的診斷往往很困難，難處包括無法以護理診斷的專業術語來確認問題點、以醫療模式來確認問題，以及評估不準確或不完整。診斷書亦常被知識不足的學生或實習護士誤用。Carpenito（2000）認為，知識不足的護理診斷無法完整呈現個案的反應、變化、或官能障礙的情形，當缺乏知識時，護士依據護理診斷行事可能會發生問題（p.552）。

　　Wilkinson（2000）指出，因知識貧乏導致許多的後續問題，如焦慮、親職功能失常、自我照護不足、適應失能等，探究原因是因為使用知識不足的護理診斷而非就問題本身所導致的後果（p.250）。Wilkinson 警告知識不足為常見的問題，造成護士著重在資訊的提供，而沒有將重點置於因知識不足引發的行為。

　　當病患與家屬完成整體評估、並選用合適的照護診斷、確認學習需求，便可開始著手開發教學計畫，以下列舉的清單有助於發展教學計畫：

1. 病患與家屬的學習需求為何？
2. 是否有綜合性的評估為依據？
3. 認定的需求是否適合病患？
4. 教學的首重考量為何？
5. 學習目標是否已確立？是否有清楚陳述、確認需求、及其可接近性、可預期性及可行性？
6. 內容大綱是否符合目標？包括使用的教材、教材使用的分配時間，並考量到病患的知識背景？
7. 教學策略是否適合其主題、情況、病患知識程度及在時間範圍內的可完成

度？

8. 預期結果是否爲實際可行且可達成？

9. 評估個案程度的方法是否符合所訂定的目標、是否適合當下的情境？

雖然沒有保證一定能達成學習目標的法則，但是若能確實完成一些前置議題，仍有提高成功結果的機會。

護理學教科書總是提倡教學計畫的發展應由雙方共同協定，且爲目標導向的教學計畫，但實際狀況是，教學計畫通常是由護士設計，病患及家屬僅參與少部分。Miller 和 Capps（1997）針對病患教育提出流程圖，詳細敘述從初始的青少年階段，一直持續到人生後期的教育過程。此流程圖全程包含家庭因素，提供護士在不同教育階段中決定適當參數的參考。

教學計畫的執行

優先處置場所評估結果有助於護士決定教學項目的優先次序，護士會因爲將某些已確認的主題或題材列爲首要考量而設定爲優先討論，然而，出於眾多因素，這些主題並不一定就是病患的首要需求，護士必須要了解對於病患和家庭來說何者是重要的，並納入病患和家屬原始設定的目標。

表15-2　教學原理

- 學習者的生物、生理、社會與文化實際情境，塑造出學習者學習經驗的知覺。
- 知覺（perception）學習需求。
- 學習過程的情況。
- 學習經常透過錯誤與嘗試而產生。
- 學習可能經由模仿而產生。
- 概念發展是學習的一部分。
- 動機對學習而言是必要的。
- 學習者控制逐漸增加的學習。
- 學習的型態非常多樣。
- 身體與心理上的準備是學習必要的。
- 主動參與對有效性的學習是必要的。
- 新的學習需要根基於以前的知識與經驗。
- 新學習的運用可在不同情境下廣泛的類化其所學。
- 學習是經由學習的情緒狀態所影響的。
- 重複與正向增強可以強化學習。
- 成功可增強學習。
- 正確與即時的回饋可以提高學習意願。

（續）

- 良好的教學者、學習者關係在學習過程中是重要的。
- 教學需要有效性的溝通。
- 務必要訂出個案的學習需求。
- 客觀是計畫與評估教學時的指引。
- 規劃時間對有效性的教學是必須的。
- 控制環境是教學的一個層面。
- 教學技巧可以經由練習與觀察而熟習精練。
- 評估其有效性是教學的一部分。

＊資料來源：引自個案教育：《理論與實務》再版（Babcock & Miller, 1993）。

教學策略

在整體計畫設計中，用來進行經驗學習的方式稱為教學策略，涵蓋數種教學方法（Bastable, 2003）。教學方法包括一種或多種的技巧，或是由教師帶領學習者一起學習內容，進行資訊溝通。教學方法如授課、小型團體討論、角色塑造、角色扮演、遊戲、模仿、電腦輔助教學（CIA）、論證及反論證、學習模組和個別教學技巧。教學工具則是資訊傳播的媒介，例如書本、影片、海報、電腦軟體等。

成功的教學計畫設計取決於多種因素，如是否最適合病患、工具的可近性以及學習環境，應逐步進行評估，並依據學習目標和預期結果決定教學方法，茲歸納出教學方法的通用原則如表 15-3。

選擇教學方法時，可透過回答下列五個問題來決定：

1. 該方法能否幫助學習者達到預期的目標？
2. 教學活動對於目標學習族群是否為可行？
3. 對應於學習者的數量，教學方法是否有效率？在時間、人力及資源的使用上是否可行？
4. 該方法對於主動參與者的學習需求、能力以及學習模式的考慮程度為何？
5. 該方法是否具經濟效益？

資訊科技工具：資訊科技工具在護理上的應用有日漸重要的趨勢，同樣地，在對病患及家屬的教學上也顯得更加重要。美國護理學院協會在專業護理學位之教育訓練中，指出護理教育應該培育博學的護理工作者，使之能夠獨立管理資訊及高科技，另一方面並能處理複雜的臨床診斷（1998, p.13）。美國國家諮詢會議在護理教育與實施中，明確指出需要適當地培養護理勞動人力，使其能應用科技管理資訊於教育及實行，以幫助病患獲得健康照護資訊。

表15-3　教學法的一般性質

教學法	層面	學習者角色	教導者角色	優　點	限　制
演說法	認知	被動	介紹資訊	經濟、大團體	無個別性
團體討論	情感 認知	主動 假設學習者 如此	• 指引 • 著重討論	刺激分享經驗與 情緒	• 害羞 • 強勢組員
一對一 教學	認知 情感 技能	主動	• 介紹資訊 • 幫助個人化學 習	爲個人化的需求 與目標量身打造	• 程度參差不齊 • 耗費體力 • 隔離學習者
示範法	認知	被動	技術或行爲模式	可預先演練「正 確」的技術／行 爲	• 小團體 • 須增進視覺效 果
回覆示 教	技能	主動	個人化回饋方式 以達精練純熟的 表現	立即個人指導	爲察看個人表現 而耗費體力
比賽	認知 情感	主動 假設學習者 如此	• 監督進行速度 • 仲裁 • 諮詢	• 抓住學習者 • 熱忱	對某些學習者而 言其環境過於競 爭
模擬	認知 情感	主動	• 設計環境 • 促進學習過程 • 諮詢	在安全的環境下 「實際」演練	• 耗費體力 • 設備經費
角色扮 演	情感	主動	• 編排進行方式 • 諮詢	發展彼此的了解	誇大或未發展完 全的角色
角色示 範	情感 認知	被動	技術或行爲模式	協助角色社會化	需要融洽關係
自我教 學	認知 技能	主動	設計一整套組合 給予個人回饋	自我的步調經濟	• 拖延時間 • 需要識字
電腦輔 助教學	認知	主動	購買或設計程式 提供個人化回饋	• 一致 • 立即 • 與持續性的回 饋 • 私密 • 個人化	需要硬體設備
遠距教 學	認知	被動	• 介紹資訊 • 回答問題	學習對象可來自 不同遠近距離的 專家	缺少個人的接觸 考量易受影響

＊ 資料來源：Bastable, S. (2003) p.378. *Nurse as educator: Principles of teaching learning.* Sudbury, MA: Jones & Bartlett.

　　新資訊科技應用的目的之一，有利於健康照護人員的臨床資料管理。然而，Lewis 和 Pesut（2001）發現科技的效應同樣影響了病患。他們預測個案將藉由電子健康網站快速知悉其健康照護需求，並能透過電子信箱接收建議治療的處方。經由線上決策支援，患者將能進行自我照護訓練及疾病管理。健康醫療窗口亦提供患者利用健康照護服務，而免於親臨門診的必要（Lewis & Pesut, 2001, p.7）。

　　護理教育必須同時具備提供各年齡層病患健康資訊的能力與技巧（Lewis & Pesut, 2001），未來對護理健康照護教育則預期培養出能依據資訊技術發展教育以及資訊化的能力。隨著網際網路的出現、健康相關網站的林立，大眾能透過線上教學習得相關訊息。這些發展同時提供護士另一個新方向來幫助病患，依照病患搜尋的資訊、健康照護需求，協助病患評估及評判這些從線上獲得的資訊之可用性。

　　網際網路同時能提供護士在進行病患及家屬的教育時應用新的教學策略，這些策略已被醫師（O'Conner & Johanson, 2000）、社區機構的護理專家（Alemagno, Niles & Treiber, 2004）、及特殊領域（如分娩教育）中使用（Collins, 2000）。在選定的照護計畫中，學生透過家訪時協助病患及家屬利用 Nightingale Tracker 取得網路資訊（Elfrink 等人，2000），雖然這些以電腦為主之線上溝通系統的開發，是為了提供學生在社區活動時與教師的可親性，但帶來的附加價值是學生教導病患及家屬如何獲得特定的健康或疾病相關訊息。

　　資訊科技已應用作為病患教學的媒介，Kizak 及 Conrad（2004）利用資訊科技開發癌症教學教材，並寄發類似電影拍攝的故事腳本作為教材，選擇以故事腳本代替海報的目的，讓故事腳本能夠藉由大型健康系統普及至病患、家屬和一般大眾。

　　Sorrentino 等人於 2002 年的研究指出，透過內部網際脈絡的運作，連絡至大型全球網路，是傳遞和強化病患教學的有效策略。腫瘤學科的職員設計了一套教學教材，並且發現網際通路具有顯著的優勢。這些優點諸如線上管理、節省成本、可近性高、能夠即時更新並發布新資訊、以及不受限制的供給介面。

　　Oermann 和 Wilson（2000）針對十個開放給一般大眾瀏覽、提供優質照護相關資訊的線上網站，進行內容可讀性的評估。他們認為為了使病患和家屬能夠做正確的決策，並且賦予自身接受優質照護的決定權，網站所提供之資訊的品質是很重要的。結果發現，十個網站中有六個網站的文件審查低於建議的可讀程度，使多數的使用者無法理解所提供的資訊。

學習評估

評估是學習計畫中不可或缺的一環，也是病患教學進程中的一部分。評估是動態的，涵蓋整個教學過程，並且能以各種方式實行。評估有助於決定病患和家屬的進階目標、評量教學計畫是否達成預期成果、以及照護的品質，評估結果同時能作為修正教學計畫的參考。

評估的方式會依據預期成果而異，包括比較預期成果與病患及家屬的實際回應情形。在住院機構中，預設目標完成度能藉由書面、口頭訊息、技術的反覆驗證、或觀察行為改變來進行評量，但當教學的患者出院，且不再參與教學活動時，則增加了評估的困難度。

教學目標的完成情形能透過電訪追蹤訪問核心問題、郵寄問卷至個案家中調查其滿意度、回診，或是藉由家人提供資訊來評量其預期成果。針對特殊的教學計畫目標，生理機能的改變也是評估教學成效的方法之一，例如實驗室數據、脈搏、血壓、心跳、呼吸等生理數值、服藥的遵從行為等（Bopp & Lubkin, 1998）。

值得注意的是，行為改變在教學施行後的短期內容易見效，但不一定代表能持久。在評估教學成效時，病患及家屬回饋之訊息均應納入評估內，以釐清教學計畫的效益，及作為現存計畫的修正參考。

其他策略

發展專門設計之教學計畫

Dunbar（1998）曾依據心臟病患者的特別需求，打造病患導向之教學計畫。此計畫的設計中心理念為病患自行決定在出院前或出院時準備好接受教學課程，預期標的為心肌梗塞後抑制。此一新式教學理念收到正向效果，不再強調以護理人員的觀點來主導患者的學習需求。這個問題呈現出患者對於疾病認知有更進一步的需求，而非僅單純提供疾病資訊。實際上，護士讓病患有機會提供廣大的基礎評估資料，以建構教學計畫。

Chelf 等人於 2001 年瀏覽過去十年來，針對癌症相關研究之病患教育與評估的研究文獻，許多教學者認為對於病患教學法的研究並沒有全力發展（p.1139），研究結果顯示，有許多前述討論的因素會影響病患的學習能力，如個人喜好、易讀

程度、識字能力，同時也探討電腦輔助教學、電話、視聽影像工具等應用於病患教學、治療教學、以及疼痛、疲倦的情形。

Jenny 和 Fai（2001）發展了以電腦輔助之互動媒體教學計畫，針對心臟病復健者進行運動及心肺健康的教學，該計畫結合多種互動教學策略，並以各種形式之多媒體呈現，當與另一組進行個別輔導的對照組比較時，研究者發現許多病患若有其他別於傳統教學方法的選擇時，表示願意學習的意願較高。隨著病患及家屬使用網際網路的情形越來越普及，作者預期未來慢性病患者使用電腦進行互動教學的比例將會增加。

Pierce 等人（2002）研究透過網路電視教授來協助個案照護中風患者，此研究中，病患與提供諮詢協助的護士比例為 24：7，網路介入的目的是提供病患及照護者能有諮詢臨床護理專家的管道，經由電子郵件與護士、照護者以及其他的研究參與者進行交流，以提供中風教育和照護資訊。

Piette、Weinberger 和 McPhee（2000）等人，則由護士透過自動撥號電訪進行追蹤，以促進其心理健康、自我效能、提升照護滿意度，並提升低收入糖尿病患者的生活品質，此研究的建構乃有賴護士進行系統化監測、病患教學以及目標性的電話諮詢。研究結果發現患者自我照護和血糖控制的情形較佳，且糖尿病症狀也較為減少，同時亦預期日後慢性疾病患者的教學將會更常利用如本研究採行之整合性教學策略。

配合環境之教學計畫

Smith 等人（2000）指出擴大服務之居家照護計畫中，護士須到府訪視個案及家人，以提供協助、教育與進行監測。探訪活動同時也視為提供醫生相關資訊的來源，除了擴大照護服務，一些執業護士也提供照護介入，即使此類計畫並沒有減少入院人次，作者仍相信患有致命性、中度慢性肺部阻塞的患者，能夠藉由擴大型照護計畫享有健康相關的生活品質服務。

Alemagno 等人（2004）則利用電子化減少社區老人的藥物治療濫用情形，來自城市中所有老人中心的長者均被鼓勵參與一項簡短的電子化問卷，回答特別設計藥物治療認知及服藥的遵從程度。電子程序同時提供簡短的教育影片，來傳達可能的藥物濫用情形。兩個月的追蹤後，發現有較多的個案會使用藥物治療核對清單、

會與醫生討論藥物治療處方，並且滿意教學的方式。

另一個應用科技提供照護服務的特別例子是使用多種電子通訊方法進行遙控，jenkins 和 Sweeney 評估慢性心臟衰竭患者之雙向視聽遙控教學系統，同時比較接受照護服務及使用遙控教學者。護理人員和患者一致贊同此新式教學方式，但也覺得在遠端遙控之外還是需要護士的實地家訪。Gardner 等人（2001）則完全決定採用互動式影像技術進行慢性傷口的居家管理，研究的動機為專業護士可能待在長期照護機構或進行個案家庭訪視時間很少，而利用此技術進行教學的結果顯示，確實有助於評估傷害程度，並能協助不擅長處理慢性傷口的護士進行管理。

其他考量

照護者角色／教育需求

早期出院表示從慢性疾病狀態復原的個案需要其他的協助支援，家庭成員扮演著照護者的角色，為所愛的家人提供貼身照護，而這些照護成員被要求必須在短期內學習複雜、熟練的照護技巧。照護技巧通常由醫院負責教授，教學環境通常不盡理想，這些照護者被期許能應用所學的技巧於居家照護，沒有患病經驗的家屬不只要面臨處理複雜的臨床問題，同時也要適應生活變化並遵從醫囑。當家庭成員常常需要面臨新的難題時，照護者的壓力也成為一個相當重要的因素，壓力可能來自複雜的家庭關係、面對喪失摯愛的悲傷、角色改變、以及隨著疾病而帶來的各種因素，如經濟負擔、資源可用性，以及對未知感到惶恐。Haggard（1989）認為家庭成員也應該慎重的納入教學對象之一，在邏輯上，要納入教學的對象應該是最主要的照護者，然而在某些狀況，超過一位以上的成員均會有此需求。Haggard 建議較佳的選擇是納入家庭中負責照護的小團體成員，因為有可能被認為最適合擔當照護的家庭成員，實際上並不一定會選擇參與。若於一開始便取得照護者的相關資訊，將有助於決定最適合該名照護者的教學方式，了解照護者並沒有正式的健康照護背景可以使護士在教學經驗上避免給予過高的期許，而此種狀況特別會在面對年長的照護者時發生。

Buckwalter 等人（2002）以遠距健康網路，研究一群鄉村地區的年長患者及其照護者，此研究採用多種的遠距技術提供健康照護，包括互動視訊媒體或以護士家

訪同進進行，研究結果發現整體病患均表示滿意此項服務。

　　Huber 和 McClelland（2003）的研究計畫探討患者和優先親屬的責任歸屬，率先以工具測量優先程度。作者發現家庭角色有相當關鍵性，尤其當照護者必須仰賴照護者滿足其依賴需求時。研究結果顯示照護者和病患在優先考量上相當不同，因此建議照護責任轉移計畫必須自早期開始進行，並可利用特殊的工具輔助護士發展整合型計畫，以滿足病患和照護者雙方的需求，作者也提出評估和整合照護者的需求能提供計畫給予協助，以避免患者再度入院。

社區資源

　　隨著現今健康照護服務持續改變，照護者的角色也更加吃重，對於社區資源的認知已成為照護計畫不可或缺的一部分，這些資源可以經由工作坊的設置、社區活動中心、老人中心、日間托兒所、日間成人照護中心、全球網際網路、相關的文獻於預防雜誌、健康機構如 AARP、當地醫院的報導、口語相傳等。各地區的資源可近性也是一項重要的考量。

不同的照護環境

　　隨著健康照護系統的改變，護士被期望能夠跨機構的進行病患與家屬教育，在此議題中，必須考慮到技術是傳授給返家的病患、還是會持續進行教學追蹤的照護者？個案於居家環境中的可用資源和在機構中能使用的設備將有何不同？當環境並不允許提供充足教學時，教學內容與技術應該如何精簡？

時間限制

　　教導病患及家屬需要花費的時間往往超出計畫所預期，即使有多年的經驗，專家護士體認到意外狀況總是能夠打亂原先的計畫。在教學過程中，前置作業耗用的準備時間是非常重要的，在新手教學者身上，常發現欲教授的內容之質與量往往超出病患和家屬的需求與吸收程度。大部分須涉及臨床設備的教學比較少見，實際上，教學有可能已融入護士與病患間每天互動內容中的一部分。若有正式教學需要，Haggard（1989）建議規劃小規模的課程於一天內，而捨棄大型的教學計畫。她也認為護士應該利用教學黃金時間或個案比較願意學習的時段，與其進行教學溝通，有很多情境都能製造這樣的教學機會，有些是出於自發性，但某些時候就是隨機偶發。

時機是很重要的，但總是會發生小部分的意外狀況，使得全部資訊必須於病患出院前優先告知，而目前各州郡廣泛採行之出院介入計畫便能夠符合經際效益及達到正向成效。這些介入提供病患及家屬充分的機會，去學習在照護自身慢性疾病時的需求為何。

生命末期議題

病患的教育必須持續至終生，不論其餘命有多短。生活品質會受到患者自我調節能力的影響，因此許多教學均提及照護中心中患者權利、隱私及相關管理議題的重要性。在生命末期的病患及其家屬可能會被教授生命臨危時會出現的生理機能表徵，或是傳遞有哪些提供心理諮詢協助的服務。負責照護末期病人的護士，通常與患者及家屬有更長時間的相處，當病患的情況惡化，顯然處於生死攸關時，常會造成沉重的角色壓力及無力感。然而很多職業護士並沒有關於生命末期的安寧教育，造成護士缺乏應對的知識和技巧，而無法提供患者及家屬必要的協助。

Lynn（2000）曾討論專業教育的重要性，對於照護慢性疾病患者，乃至最終的生命盡頭，護士均需要具備專業的健康照護知識及能力，因此有必要學習如何與慢性疾病患者溝通、提供協助及照護，以幫助患者度過疾病造成的限制與不適。

結果

在教與學的過程中，病人與家屬教育的理想成果，不論是知識層面的展現、能夠重新展現技術，或在行為上出現改變，那對個案疾病過程的處置是有幫助的。這類教學計畫結果所致力的即是個案的結果。

問題與討論

1. 在每一個體的發展階段中，影響學習的因素是什麼？
2. 請比較兒童教學法與成人教育法之間的差異。
3. 哪一種特殊的行為策略可以使用在慢性疾病的個人教學上？
4. 什麼因素會影響個案教與學的過程？
5. 什麼因素會影響護理人員教與學的過程？

6. 請詳細敘述每一個教與學的步驟。

7. 在教導患有慢性疾病與患有急性狀況，或疾病的個體與家屬之間的差異為何？

參考文獻

Abbott, P., Short, E., Dodson, S., Garcia, C., et al. (2002). Improving your cultural awareness with culture cues. *Nurse Practitioner, 27* (2), 44-7, 51.

Alemagno, S. A., Niles, S. A., & Trieber, E. A. (2004). Using computers to reduce medication misuse of community–based seniors: Results of a pilot intervention program. *Geriatric Nursing, 25* (5), 281–85.

American Association of Colleges of Nursing. (1998). *Essentials of baccalaureate education for professional nursing practice.* Washington, DC: AACN.

Antonovsky, A. (1979). *Health, stress, and coping.* San Francisco: Jossey-Bass.

Babcock, D. E., & Miller, M. A. (1994). *Client education: Theory and practice.* St. Louis: C. V. Mosby.

Bastable, S. B. (2003). *Nurse as educator: principles of teaching and learning.* (2nd ed) Sudbury, MA: Jones & Bartlett.

Bopp, A., & Lubkin, I. (1998). Teaching. In I. Lubkin & P. Larsen (Eds.), *Chronic illness: Impact and interventions* (4th ed.), (pp. 343–362). Sudbury, MA: Jones & Bartlett.

Braden, C. J. (1993). Promoting a learned self help response to chronic illness. In S. Funk, E. Tornquist, M. Champagne, & R. Wiese (Eds.), *Key aspects of care for the chronically ill: Hospital and home,* (pp. 158–169). New York: Springer.

_____. (1990a). Learned self help response to chronic illness experience: A test of three alternative learning theories. *Scholarly Inquiry of Nursing Practice, 4,* 23–41.

_____. (1990b). A test of the self help model: Learned response to chronic illness experience: Self help model. *Nursing Research, 39,* 42–47.

Brookfield, S. D. (1990). *Understanding and facilitating adult education.* San Francisco: Jossey-Bass.

Buckwalter, K. C., Davis, L. L., Wakefield, B. J., Kienzle, M. G., et al. (2002). Telehealth for elders and their caregivers in rural communities. *Family Community Health, 25* (3), 31–40.

Carpenito, L. J. (2000). *Nursing diagnosis: Application to clinical practice* (8th ed.). Philadelphia: Lippincott.

Chelf, J., Agre, P., Axelrod, A., Cheney, L., et al. (2001). Cancer related patient education: An overview of the last decade of evaluation and research. *Oncology Nursing Forum, 28*(7), 1139–47.

Collins, C. (2000). Childbirth educators and the internet: Making our jobs eaiser? *International Journal of Childbirth Education, 15* (1), 11–13.

Covey, S. (1990). *The seven habits of highly effective people.* New York: Simon & Schuster.

Dunbar, C. N. (1998). Developing a teaching plan. *American Journal of Nursing, 98* (8), 16B–16D.

Elfrink, V., Davis, L. S., Fitzwater, E., Castleman, J., et al. (2000). A comparison of teaching strategies for information technology into clinical nursing education. *Nurse Educator, 25,* (3), 136–144.

Falvo, D. (1994). *Effective patient education: A guide to increased compliance.* Gaithersburg, MD: Aspen.

Fuszard, B. (1995). *Innovative teaching strategies in nursing.* Gaithersburg, MD: Aspen.

Gardner, S. E., Frantz, R. A., Specht, J. P., Johnson-Mekota, J. L., et al. (2001). How accurate are chronic wound assessments using interactive video technology. *Journal of Gerontological Nursing, 27* (1), pp.15–20.

Haggard, A. (1989). *Handbook of patient education.* Rockville, MD: Aspen.

Hogstel, M. O. (2001). *Gerontology: Nursing care of the older adult.* Albany, NY: Delmar.

Honan, S., Krsnak, G., Petersen, D., & Torkelson, R. (1998). The nurse as patient educator: Perceived responsibilities and factors enhancing role development. *Journal of Continuing Education in Nursing, 19* (1), 33–37.

Huber, D., & McClelland, E. (2003). Patient preferences and discharge planning transitions. *Journal of Professional Nursing, 19* (3), 204–210.

Huff, R. M. & Kline, M. V. (1999). *Promoting health in multicultural populations: A handbook for practitioners.* Thousand Oaks, CA: Sage.

Ignatavicius, D. D., & Workman, M. L. (2002). *Medical-surgical nursing: Critical thinking for collaborative care.* Philadelphia: WB Saunders.

Jenkins, R. L. & McSweeney, M. (2001). Assessing Elderly patients with congestive heart failure via in-home interactive telecommunication. *Journal of Gerontological Nursing, 27* (1), pp. 21–27.

Jenny, N., & Fai, T. (2001). Evaluation the effectiveness of an interactive multimedia computer-based patient education program in cardiac rehabilitation, *Occupational Therapy Journal of Research, 21* (4), 260–74.

Joint Commission on the Accreditation of Healthcare Organizations. (1998). *Comprehensive accreditation manual for hospitals.* Chicago: Author.

Kizak, A., & Conrad, K. (2004). Using technology to develop and distribute patient education storyboards across health systems. *Oncology Nursing Forum, 31* (1), 131--135.

Knowles, M. (1990). *The adult learner: A neglected species.* Houston: Gulf Publishing.

LeFort, S. M. (2000). A test of Braden's self-help model in adults with chronic pain. *Journal of Nursing Scholarship, 32* (2), 153–160.

Lewis, D., & Pesut, D. (2001). Emergence of consumer health informatics. *Nursing Outlook, 49*, 7.

Lynn, J. (2000). Learning to care for people with chronic illness facing the end of life. *JAMA, 284* (19), 2508–2510.

Miller, B., & Capps, E. (1997). Meeting JCAHO patient-education standards. *Nursing Management, 28* (5), 55–58.

Miller, J. F. (2000). *Coping with chronic disease: Overcoming powerlessness* (3rd ed.). Philadelphia: Davis.

Murray, R. B., & Zentner, J. P. (2001). *Health promotion strategies across the life span.* Upper Saddle River, NJ: Prentice Hall.

Musinski, B. (1999). The educator as facilitator: A new kind of leadership. *Nursing Forum, 34* (1), 23–29.

National Advisory Council on Nurse Education and Practice. (December, 1997). *A national informatics agenda for nursing education and practice,* (pp. 1–32). Report to the Secretary of the Department of Health and Human Services, Health Resources and Services Administration. Washington, DC: Government Printing Office.

Norton, B. (1998). From teaching to learning. In D. Billings & J. Halstead (Eds.), *Teaching in nursing: A guide for faculty.* Philadelphia: Saunders.

O'Conner, B., & Johanson, J. (2000). Use of the web for medical information by a gastroenterology clinic population. *JAMA, 284* (15), 1962–1964.

Oermann M., & Wilson, F. (2000). Quality of care information for consumers on the internet. *Journal of Nursing Care Quality, 14* (4), 45–54.

Pierce, L., Steiner, V., & Govoni, A. (2002). In home online support for caregivers of survivors of stroke: A feasibility study. *CIN: Computer, Informatics, Nursing, 20* (4), 157–164.

Piette, J., Weinberger, M., & McPhee, S. (2000). The effect of automated calls with telephone nurse follow-up on patient centered outcomes of diabetes care. *Medical Care, 38* (2), 218–230.

Pohl, M. L. (1981). *The teaching function of the nursing practitioner* (4th ed.). Dubuque, IA: Brown.

Purnell, L.D., & Paulanka, B.J. (2005). *Guide to Culturally Competent Health Care.* Philadelphia: F.A Davis Company.

Rankin, S. H., & Stallings, K. D. (2001). *Patient education.* (4th ed). Philadelphia: Lippincott, Williams and Wilkins.

Redman, B. K. (1999). *Women's health needs in patient education.* New York: Springer.

Saarmann, L., Daugherty, J., & Reigel, B. (2000). Patient teaching to promote behavioral change. *Nursing Outlook, 48*, 281–287.

Smeltzer, S., & Bare, B. (2000). *Textbook of medical-surgical nursing.* Philadelphia: Lippincott.

Smith, B., Appleton, S., Adams, S., Southcott, A., et al. (2000). *Home care outreach nursing for COPD.* Oxford: The Cochrane Library.

Sorrentino, C., Berger, A., Wardian, S., & Pattrin, L. (Nov/Dec 2002). Using the intranet to deliver patient education materials. *Clinical Journal of Oncology Nursing,* 6(6), 354–57.

Spector, R. (2000a). *Cultural diversity in health and illness.* Upper Saddle River, N.J.: Prentice Hall Health

Spector, R. (2000b). *Cultural care: Guides to heritage assessment and health traditions.* Upper Saddle River, NJ: Prentice Hall Health.

Stanley, M., Blair, K., & Beare, P. (2005). *Gerontological nursing.* Philadelphia: FA Davis.

Swanson, E., & Tripp-Reimer, T. (1997). *Chronic illness and the older adult.* New York: Springer.

Tripp-Reimer, T, et al. (Feb 2001). Cultural barriers to care: Inverting the Problem. *Diabetes Spectrum*, 13–22.

Trocino, L., Byers, J., & Peach, A. G. (1997). Nurses' attitude toward patient and family education: Implications for clinical nurse specialists. *Clinical Nurse Specialist, 11* (2), 77–84.

Wilkinson, J. M. (2000). *Nursing diagnosis handbook.* Upper Saddle River, NJ: Prentice Hall Health.

Wilson, F., Racine, E., Tekieli, V., & Williams, B. (2003). Literacy, readability, and cultural barriers: cultural factors to consider when educating older African Americans about anticoagulation therapy. *Journal of Clinical Nursing, 12* (2), 275–283.

Wlodkowski, R. J. (1985). *Enhancing adult motivation to learn.* San Francisco: Jossey-Bass.

第十六章　病患權益維護

前言

　　病患權益維護為專業護理的核心價值及護理實務的本質。和單一獨立事件的不同點在於，病患權益維護是一段持續進行的過程（McGrath & Walker, 1999）。慢性病患者及其家人常需要取得相關資訊，獲得相互的了解和有效的介入，以重新讓生活步上軌道，並對自己所失去的感到釋懷，適應疾病本身所帶來的改變（Sullivan-Bolyal, Sadler, Knafl, Gillis & Ahmann, 2003）。假若無法傳達自己的需求、期望和價值觀感，無法自己做選擇，那麼患者就會陷入困境。此時，他人即必須維護患者的意見。由於職責的道德規範，護理人員須為患者的權利與選擇發聲，協助患者釐清自己所做的決定，並於決策過程中，維護其隱私及自主（Hamric, 2000）。在這複雜的健康照護系統中，透過病患權益維護者角色的扮演，護理人員可為慢性病患者帶來一點改變。

護理病患權益維護的演變

　　隨著社會與健康照護系統的演變，護理人員作為病患權益維護者的角色也跟著有所變化。從 Florence Nightingale 在克里米亞半島照護病患時，對於當地環境所提出的考量，以及 Lillian Wald 對於影響公共健康之社會議題所投注的關注中，都可窺見病患權益維護的存在。從護理人員處理問題、評估並滿足患者需求的能力中，可以看出支持病患權益維護的展現，然而護理人員作為病患權益維護者的角色，卻發展得相當緩慢。隨著時間更迭，護理人員的職責已從醫院政策、人事協調，與主要對醫師負責的態度，轉變為病患需求的維護與病患權利支持。表16-1列出病患權益維護功能的主要轉變。

表 16-1　病患權益維護的主要轉變

模　　式	主要特質
• 忠誠	• 如軍人般忠誠 • 對醫師服從 • 對醫院忠心
• 權利／合法性 • 支持維護	• 維護患者的權利 • 對患者有道德與法律責任

忠誠模式

雖然早期的護理人員會維護病患的隱私，卻被要求避免批評醫院、醫護訓練學校、同事或醫師。不管這是否意味著，必須忽視決策時所犯的錯誤，或是對病患權利的侵犯，護理人員須服從醫師的指令，不得提出任何疑義，並維持病患對醫病關係（physician-patient relationship）的信任。因此，該對病患誠實，還是該對醫師與醫院忠誠，兩者取捨之間，醫護人員飽受煎熬（Winslow, 1984）。

權利／合法模式

1960 年時，國家社會政策開始反映出人人皆有獲得健康照護的權利。這項政策改變發生的同時，消費者行動主義（consumer activism）也漸漸高漲，因為他們對過去的行醫方式失去了信心（Starr, 1982）。健康照護的消費者不願再仰賴醫師來提供資訊、支持與服務；他們需要的是，在從事與自己有關的決策時，能夠有更深入的參與，並且在接受照護的整個過程中，都能對自己的狀況有更深的認識。因此，這次的患者權利運動，體現了患者希望護理人員具有支持維護功能的願望。政策上的改變以及日漸高漲的行動主義，造成健康照護施行上的重大改變。除了國家政策上的改變外，包括像美國護理協會（American Nurses' Association, ANA）的專業機構，都開始著手釐清並保護患者的權利，其中患者權利包括，對診斷知的權利，接受治療、預後與知情同意（informed consent）的權利，隱私與保密的權利，以及決定死亡的權利（the right to die）。

支持維護模式

維護病患權益的概念首見於 1970 年代晚期的護理研究文獻中，並獲得專業機構與學校的支持（Mallik & Rafferty, 2000）。當時，護理人員的道德規範中融入了支持維護的概念。國際護理協會（International Council of Nursing, ICN）移除了道

德規範中，要求護理人員忠於醫師，服從醫師的字眼（Snowball, 1996）。無獨有偶，ANA 也刪除一些規定，例如：護理人員有義務協助維持患者對醫師的信心，以及護理人員須自動遵從醫師的指令（Winslow, 1984）。

ANA 於 2001 年採用了一套經過修訂後的護理人員道德規範，以符合當時社會與健康照護的情況，並因應道德規範的挑戰和爭議。此規範規定護理人員須促進、維護並保護病患的健康、安全與權利（ANA, 2001）。進而為病患的權益維護奠定更為結實的基礎，也突顯出病患自主的重要性（White, 2002），並提供護理人員在分析道德問題和決策時，一個可以依循的框架（Olson, 2001）。

病患權益支持維護的演變，對護理界而言相當重要，透過這樣的演變，認識到患者在健康照護的決策過程中，所扮演的是一個積極的參與者，並進而接受這樣的概念，讓患者能夠自己做決定，而這需要相關機構制定章程，譬如能符合患者需求的政策與程序，才能夠更進一步的推動。

病患權益維護的定義

病患權益維護的定義相當複雜，可以從各個面向來討論。護理學的文獻對此有幾種不同的詮釋。有些認為，病患權益維護奠基於一個總體面，例如：組織、系統和政策（Avery & Bashir, 2003; Bassett, 2003; Grace, 2001; Milio, 2002; Smith, 2004）。其他的學者則認為，病患權益維護的重點在於賦予患者權利（Falk-Rafael, 2001; Maliski, Clerkin, & Litwin, 2004），增進患者自行決策的能力（Gadow, 1990），也就是自主性（Breier-Mackie, 2001; Schroeter, 2000），讓患者於知情的狀況下做決定（Aylett & Fawcett, 2003; Kohnke, 1980），而護理人員所扮演的是斡旋者的角色（Williams & Gossett, 2001; Winslow, 1984），並保有健康照護過程中的人道主義（Curtin, 1979）。然而，所有的定義與觀點都有一項共通點，也就是對健康照護當事人的承諾。

維護病患權益即尋求重新分配權力與資源給有需要的患者（個體或團體）。此概念在護理學中則意味，賦予健康照護系統中的患者權力，因為許多時候，醫療機構、社會、政治、經濟與文化上的限制，會使得患者無法取得健康照護的資源，所以病患權益維護者的存在就相當必要，藉此促進患者受照護的權益。

自我照護的護理學理論

為了與護理實踐有所關聯，必須依循護理架構來進行病患權益的維護，因此所依據的護理學理論即會決定要選用哪種策略來進行病患權益的維護。本章的作者偏好 Orem 的自我照護理論（1995），該理論認為，除非有明顯的限制，否則患者應照護自己。所謂的自我照護，即是患者帶頭來維持自己的健康與安寧。這是因為大部分的時間，慢性病患者得在生活中自我照顧，因此自我照護對他們而言顯得相當重要。然而許多患者在某些方面的能力受到限制，也就是自我照護的能力有所不足，例如：認知、動機、體能、判斷、決策與自我管理等能力上的限制（Orem, 1995）。此外，患者可能缺乏適當的社會支持或家庭支持。

Orem（1995）認為自我照護的能力包括：

1. 能取用生活環境裡的空氣、食物與液體。

2. 能以社會可接受的方式，處理尿液及排泄物。

3. 能擁有乾淨安全的環境，譬如，維持居家環境的狀況，作為保護的屏障，維持舒適安全的溫度。

4. 能在休息與活動間取得平衡。

5. 能維持自我與他人之間的健全關係。

慢性病患者常因身體功能狀態的改變，需要有人從旁協助其面對這個過渡階段，例如：患者可能對新的治療型態不了解，此時就需要有人提供適當的知識與資訊。此外，患者須明白還有其他方式來進行療程，也須了解每段療程可能帶來的結果，如此一來，患者才能在知情的狀況下做決定。一旦同意採用某項療程，患者則需要有人提供相關資訊與幫助，而護理人員就得擔當起這項任務。作為患者權益的維護者，護理人員所提供的協助，仍視患者的能力限制與病歷而定，這是因為維護患者權益的目的，是要促進必要能力的發展（主要的生存能力）（power components），藉此來降低慢性病所帶來的影響。

護理學中病患權益維護的哲學基礎

病患權益維護者是否透過調解的方式，來增進患者的主要生存能力，仍舊視護理人員本身對權益維護者的角色，所抱有的價值觀和信念而定。從文獻中可以了解，權益維護的觀點和模式還是有些共通點（詳見表16-2）。在現今的護理實

踐中，都可見這些模式中各個元素的體現（無論是獨立存在或是與其他元素相結合）。

表 16-2　護理界中，病患權益維護的哲學基礎

類　　型	主要特質
父權型病患權益維護	• 行善 • 「不傷害原則」
病患主義型病患權益維護	病患自主性
病患中心型病患權益維護	護理人員參與下的病患自主性
存在主義型病患權益維護	護病關係的意義自我決定
人道主義型病患權益維護	護病關係中的患者自主性，而非患者獨立

父權型病患權益維護

在醫療父權的醫病關係裡，是由專業的一方來下達指令。相較於患者的自主，醫療父權更重視患者的健康，並秉持行善（beneficence）（保護患者不受傷害）與不傷害原則（nonmaleficence）來維護患者的權益。其中心權力人物可能為醫師或護理人員，由他們來決定什麼對患者最適切（Haggerty, 1985），並選擇性地向患者告知或隱瞞一些資訊，以期能控制整個決策過程，讓患者知道照護者的專業能力會為他們做出最好的決定。醫療父權為了達到好的結果（決策者眼中的好結果），使用強迫的方式使患者接受，然而這樣醫療結果卻不一定是患者，也就是理應受益的一方，心裡所想的。

從歷史角度來看，醫療父權等同於病患權益的維護，這種健康照護提供者的行為模式相當受到患者與社群的歡迎（Haggerty, 1985）。即便今日，有些護理人員仍舊從正面的觀點來看待醫療父權，認為此種模式對患者有其助益。在這種狀況下，病患權益維護者認為，應該由最明白採取什麼療法對患者有益的人來做決定。如此一來，患者接受最佳照護的權利也會受到保障。

病患主義型病患權益維護

施行此種病患權益維護模式時，患者所扮演的角色是健康照護系統中的積極決策者。從此觀點出發，患者的目標包括：⑴有權獲得平等的健康照護服務，

⑵有權接受與健康照護議題相關的公共教育，與⑶有權知曉其他療法的相關資訊（Bramlett, Gueldner & Sowell, 1990）。

護理人員作為患者的導引，提供患者資訊，隨後即交由患者自己做決定（Kohnke, 1980）。患者在做決定時，護理人員並不會從旁提供協助。

護理人員作為患者的導引，主要可分為兩個部分。首先，在特殊情形下，護理人員告知患者他們所享有的權利，並確保他們有足夠的資訊與知識，在知情的情況下做出決定。護理人員一定得讓患者了解這些資訊，並不得摻雜任何個人的成見。其次，無論護理人員、其他健康專家、或是患者親友同不同意，都必須支持患者所做的決定。

執行此種病患權益維護模式時，有兩項重點：提供患者資訊，以及護理人員不參與患者做決定。因為前提是假定患者必須私下做決定，才能避免受到不當的影響。然而，假設只要有足夠的資料就能做決定，那麼病患主義可能就抹滅了病患人性化的一面。此模式即認為，在決策過程中，護理人員不須提供患者其他額外的協助。

病患中心型病患權益維護

此種權益維護模式的重點也是在於患者的需求，使者受到健康照護的服務，獲得相關資訊與其他療法的相關知識；主要的目的是期望透過資源的流動，來促進患者的安寧。此種模式的特點在於，它融合了患者決策的權利，以及護理人員促進這些權利的角色這兩項重點（Bramlett 等人，1990）。其重點包括：充分提供患者相關知識、護理人員協助患者做決定，與護理人員支持患者決定的履行。

護理人員告知患者相關知識，是為了向患者保證，所有的資訊都已經以他們可以理解的形式來呈現。在病患主義型的模式中，無論該決定和其他人的價值觀，或是健康醫療系統的既定規範相不相符，決定權還是在患者手上，護理人員須尊重患者所做的決定。病患中心型模式則將病患主義型加以延伸。在此模式中，護理人員在患者的決策與計畫過程裡，扮演一個積極的伙伴角色，並依患者所期望，協助他執行所做的決定（Bramlett 等人，1990）。

存在主義型病患權益維護

Gadow（1990）認為，護理的精髓在於存在主義型病患權益維護，此模式認為，自我決定的自由是最為基本、最為可貴的人權。此模式將重點放在「患者在護理人員的協助下，切切實實地行使自我決定的自由」（p.43）。文中用的切切實實四個字，意味著完全是由患者自己做決定，而且完完全全反映出患者自身價值觀的複雜面。

此維護模式中的護理人員願意放下個人的價值觀與信念，協助患者體認慢性病對個人意義帶來的影響。作為存在主義型的權益維護者，護理人員是依病患的最大利益來行事，而這最大利益為何，是由病患根據本身獨有的價值觀來決定。護理人員有越來越多的機會，協助患者釐清他們的價值觀，這是因為在他們感到受傷或沮喪，陪在身邊的是這些護理人員。和患者之間的接觸，可讓護理人員將患者視為一個個體，而非「健康問題」或「診斷」。

此種模式不只是提供患者資訊；它讓患者和護理人員有更多互動，藉此來斷定在體驗過身體健康、生病、折磨或瀕臨死亡的經驗後，為患者所帶來的個人獨特意義為何，而患者是在護理人員的協助下做決定的（Gadow, 1990）。

人道主義型病患權益維護

Curtin（1979）認為維護病患權益的基礎「為我們共有的人性、需求與人權」（p.3），人類的共通點為護病關係的基礎。作為病患權利維護者，護理人員必須「協助患者找到生與死的意義和目的」（p.7）。簡言之，護理人員扮演病患權益維護者的角色，是為了「創造一種情境，在此情境中的任何無形事物都可被了解。……要做到好的護理實踐，才沒那麼容易」（p.123）。

此模式為護病關係（nurse-patient relationship）的基礎，護理人員須體認到每位患者都是獨一無二的個體。實際上，護理人員可藉由和患者建立長期關係，細心照護其身體與情緒狀況，以增加對他們有更深入認識與了解的機會。

然而，告知患者相關資訊的方式與時間點，和所告知的資訊內容都很重要。遵循此模式的護理人員可在收到患者的要求後，並在患者已做好心理準備的情況下，傳達所有的相關訊息。即便護理人員參與患者做決定的過程，但決定什麼是對自己有益的仍是患者自己（Curtin, 1979）。

患者權益維護的必要性

　　患者本身需要一個能維護其權益的人存在。一開始接受健康照護系統的服務時，患者讓出了掌控自己生活的權利，失去自我認同感與動機，而從支持網絡中疏遠。患者進入一個不熟悉的環境，在這環境裡，醫療機構的規章可能迫使他們退居次要的地位，贊同權力高於自己的健康照護專家，對醫師提出的療法也須表示妥協，而不能拒絕（Baldwin, 2003）。患者的聲音可能會遭到健康照護專家的忽視，或是因為承受病痛或治療的副作用，而漸漸失去發聲的力量。身處健康照護機構的強大力量中，患者和其親屬感到容易受傷害與無力（Davis, Konishi, & Tashiro, 2003）。再者，在醫療體系越來越簡化的情況下，病患被當作一種診斷、症狀或一段治療來看待（Mitchell & Bournes, 2000），使患者無法積極參與健康照護的決定。

　　病患自主為西方健康照護體系中的基礎道德原則，患者有權決定自己的目標與結果，也有能力和權利為自己決定什麼是最有益的（Breier-Mackie, 2001）。病患權益維護者存在之所以必要，是因為疾病會對患者自主與決策能力帶來負面的影響。個人自主（individual autonomy）的定義一般為，在不受外在控制的情形下，個人的回應、反應或獨立發展，也就是能獨立做決定，獨立行動的權利。患者面對分歧或困境時需要做決定，但他們往往缺乏這樣的能力。由於病患擁有自主性，因此健康照護系統須賦予病患權利，透過資訊的傳達來賦予他們權利（Breier-Mackie, 2001; Haggerty, 1985）。

　　病患權益維護存在的原因之一起因於患者的易受傷害性（vulnerability）（Baldwin, 2003）。易受傷害性為健康照護專家所關注的重要議題（de Chasnay, 2005），因為容易受傷害的患者較可能出現健康問題（Aday, 2001），也會因為缺乏控制結果的能力，而在自主性上妥協。慢性病對易受傷害患者的影響相當大（Sullivan, Weinert, & Cudney, 2003），因為除了一些非常明顯的需求之外，他們沒有能力去辨別與表達其他的想法和要求（Niven & Scott, 2003; Segesten & Fagring, 1996）。慢性病是健康照護所面臨的重要挑戰，此時患者的易受傷害性，常會因為生病的緣故受到很大的關注，也因為如此，護理人員須為患者維護他們的權益（Mallik, 1997）。

只要有人之大敵（adversary）出現，即須護理人員出面維護病患權益。所謂的人之大敵可能是疾病和像是疼痛或折磨等狀況，或甚至可能是其他的人，例如：健康照護專家。人之大敵可能會在護理人員與醫師意見相左時出現，譬如在照護的優先順序上意見不一樣，或是對病患的自主性有不同的觀點。護理的目標著重在藉由觀察患者的行為舉止，來判斷其是否正常，是否能獨立行事，然而醫師所著重的是，透過提供患者治療來行善。維護患者權益是為了要確保他們有機會參與健康照護的決策過程（Breier-Mackie, 2001）。病患權益維護者最常代替患者與其他護理人員協調，以改變或修正照護程序，以及代替患者與社會福利工作者、家屬協調，特別是與父母親的協調，因為他們會想為孩子做決定（Segesten & Fagring, 1996）。

病患權益照護者所扮演的角色

長久以來，護病關係一直都是了解護理本質的基礎。治療關係（therapeutic relationship）為病患權益維護的重點，在治療關係中，患者可清楚表達他們的期望（Roberts, 2004）。溝通與傾聽為治療關係的重要元素，維護病患權益時也須做到這兩點（Olsen, 2001）。無論如何進行患者權益的維護，都需要有患者意見的參與（Mitchell & Bournes, 2000）。護病關係的目的，是為了維持並將控制權交還患者（Curtin, 1988），並體現兩者間的共通性、對等性以及倫理決策（moral decision making）（Gadow, 1990）。如果患者了解疾病的本質與意義，他們的權力就會越來越大，易受傷害性也會越來越低，這點對慢性病患者而言更是如此，因為他們長時間受病痛折磨。

由於護理人員擁有相當豐富的健康照護知識，又與病患有密切的關係，所以仍舊是維護病患權益的最佳人選（O'Connell, 2000; Mallik, 1997）。儘管護理人員為慢性病患者維護權益，在護理學的文獻中提及的次數仍相當有限，護理人員作為權益維護者的角色仍舊與慢性病患者有關。作為病患權益維護者，護理人員為那些可能無法為自己發聲，以及無法清楚向掌權者傳達自己需求的患者發言。他們是病患的代言人，擔當諮詢師來舒緩病患的恐懼，保障他們的權利，交還他們自主權和控制權，並作為健康照護專家，將患者個人的價值利益與生化醫藥介入聯繫起來。此外，病患權益維護者還可以是資訊的提供者，照護品質的監督者及發言人。身為病

患自主權的維護者，護理人員是和病患站在同一陣線上，而不是和醫師、病患家屬或醫院在同一陣線。護理人員發揮了幾項重要的功能來達到上列各項任務。

　　病患權益維護者必須夠圓滑，善於處理人際關係，擁有特定的知識與技巧，例如：有效的溝通、協調與時間管理能力。全體護理人員或個人須對患者有所承諾（Black, 2004）。維護病患權益意味著重視患者的自主性，認同患者有選擇的權利，讓他們有自我決策的權利（Schroeter, 2000）。然而，做到以上各點並不能保證能成功維護患者的權益。

　　維護病患權益有一個很明顯的特色，在專業領域上，護理人員須對患者負責。維護患者權益時，須做到下列四點，才能達到效果。第一點，病患權益維護者在幫助病患取得所需時的態度必須相當堅定。第二點，為了患者的利益，病患權益維護者必須願意冒險。第三點，病患權益維護者必須要有能力清楚且有效地與患者溝通，以精練的方式表達患者所面臨的問題，並朝著解決問題的方向努力。第四點，病患權益維護者須清楚明白權利基礎，與照護系統互相合作，以找出適當的資源來協助病患做一些改變（Allender & Spradley, 2005）。

決策諮商師

　　接受健康照護的患者可能會對疾病感到疑惑，此時病患權益維護者就成為其諮商師，提供疾病相關的資訊，告知患者可以接受什麼照護服務，讓他們在知情的情況下做決定（Aylett & Fawcett, 2003）。護理人員作為病患權益維護者，尊重患者身為主要決策者的角色，可為自身的健康做決定，並選擇所要接受的治療。因此，護理實踐的目標是為了盡可能促進並支持患者的責任與自我決定權（ANA, 1985）。Haggerty（1985）認為，患者要做出理性的決定，須符合下列三個標準情況：

1. 了解所提出的治療方式與程序。
2. 有能力評估治療方式與程序的風險和好處，有能力思考治療方式與程序的優缺點。
3. 有能力針對治療方式與程序做出決定。

　　其他人將這些標準稱為選擇、結果、價值與可能性指標（Options, Outcomes, Values and Likelihood Guide; OOVL Guide），也就是醫療專家與患者的決策指標

（Lewis, Hepburn, Corcoran-Perry, Narayan, & Lally, 1999）。護理人員必須提供患者決策所需的所有資訊，並在患者做決定後，支持其決定。

翻譯者

護理人員作為病患權益維護者時，可能也需要為慢性病患者解釋一些資訊，幫助患者了解健康照護系統。一般而言，健康照護提供者會使用一些患者不懂的詞彙或是醫學行話，此時病患權益維護者可能需要以患者可以理解的話語，來解釋這些資訊。在患者與醫師的談話中，患者可能無法了解醫師的用詞，這時就需要護理人員為患者說明（Williams, & Gossett, 2001）。透過為患者解釋訊息，病患權益維護者可協助他們，將期望化為切實可行的治療計畫（Schwartz, 2002），健康照護團隊也會依照患者的期許來行動。

對於無法用英語溝通的患者而言，病患權益維護者須確保患者可取得適切的翻譯服務，也就是要向患者保證，翻譯者的身分適於提供此服務，是合格的翻譯員，而且不會由患者親屬或院內的行政人員來擔當此任務。假使翻譯員無法面對面為患者提供服務，那麼病患權益維護者就需要使用其他的資源，如 AT&T，來提供電話翻譯服務。病患權益維護者可能也需要提供患者以其母語撰寫的健康教育資料，資料內容也須符合患者的閱讀能力。

領航者

病患權益維護者為患者的專業領航者，協助他們完成原本無法完成的事，在這可能較占優勢且令人生畏的健康照護系統中，保障他們的自主權（Schwartz, 2002）。患者可能擁有足夠的知識，在知情的情況下做決定，但卻沒有能力在這複雜且零散的健康照護系統中找到方向。護理人員需要引領他們找到方向（Courts, Buchanan, & Werstlein, 2004）。作為照護系統中的領航者，病患權益維護者協助患者在對的時間地點獲得對的照護，如此一來患者所有的健康問題才能獲得解決，並取得全面的照護。病患領航者的主要功能包括提供患者教育、情緒上的支持、療程計畫安排、翻譯與其他的服務（Curran, 2003）。

協調者

為了扮演協調者的角色，病患權益維護者必須對患者有所了解。護病之間的關係使護理人員可以代替患者來面對各個專業團隊（Breier-Mackie, 2001）。為了

有效完成協調的任務，病患權益維護者必須對會引發衝突的專業或社會因素有敏銳的反映能力。必須懂得傾聽、釐清問題與提供建議給各方，使彼此能相互了解，以促進協議的達成。護理人員在患者選擇治療方式時，也須幫助他們在此醫療決定與可能帶來的益處之間取得平衡點（Gadow, 1990）。護理人員幫助患者協調醫病關係，協助兩者溝通，因此也直接或間接影響了醫病之間的對話（Williams & Gossett, 2001）。病患權益維護者也可能代替其他人來進行調解的任務，例如：為沒有政治或經濟權利的人，與無法靠自己取得健康照護服務的人來進行調解。護理人員的協調工作內容包括患者與社群資源間的協調、患者與醫療服務間的協調、患者與家屬間的協調。病患權益維護者須辨認出健康照護系統中的權利基礎，以找出適當的資源協助患者做改變（Allender & Spradley, 2005）。

資訊提供者

　　知識就是力量，但對患者而言，跟他們相關的知識才是力量。為了提供患者適當的資訊，病患權益維護者必須傾聽他們的需求與期望。假若感覺無法傳達出去，他們就無法為自己發聲，因此覺得不被認同、重視與無力（Courts 等人，2004）。患者重視與自己有關的慢性病知識，認為綜合療法相當重要，能提供他們相當多幫助。因為一些慢性病本質的緣故，患者需要不間斷地取得即時特定的資訊。健康照護系統中的病患，須了解他們的權利，也須獲得適切的資訊，在知情的情況下做決定；換句話說，他們須認識介入、治療、照護與治療結果的本質。病患權益維護者不只告知患者某特定治療或程序的益處，更須讓他們了解療程的潛在風險或結果，同時也應該告訴他們可以選擇「不接受治療」（no-treatment），明白這點才能在知情的狀況下做決定。舉例來說，手術不可避免地都有些風險，而手術的結果也許並不盡然是患者所期待的。護理人員須摒除一種自己可以為患者「搞定」（fix）事情的想法，這樣一來才能對他們坦白（Miller, Cohen & Kagan, 2000）。

　　透過網路與媒體，病患對自己所罹患的慢性病越來越了解。其中有許多患者會要求醫師為他們做一些特定的檢查或藥物治療（Corbin & Cherry, 2001）。雖然護理人員可能無法精通慢性病的各個層面，但她們有責任透過像是與各領域的臨床醫師合作，找出這些相關資訊。在適當的情況下，病患權益維護者也許可以請患者上網搜尋其他的資訊。作為患者取得資訊的適當媒介，網路的限制與用處必須要經過護理人員的評估才行。

預期指導

護理人員在維護病患權益時，提供預期指導對慢性病患者及其家屬而言相當重要。根據自己的知識與經驗，病患權益維護者須預測未來可能會出現的問題。由於疾病的發展軌道（illness trajectory）相當不確定，因此需要有人與患者並肩作戰（Aylett & Fawcett, 2003）。預期指導的執行是以辨認出未來可能出現的需求為基礎，所以可在問題出現的幾個星期、幾個月或幾年前開始實行。患者的未來需求對其生活有很大的影響，這是因為許多的人生抉擇都會受到這些需求的影響。患者需要有個傾聽者、教練，在他們受病痛折磨時，詳細規劃整個療程（Courts 等人，2004）。舉例來說，如果預測罹患阿茲海默症的丈夫在未來需要接受更多的照護，那麼妻子即可考慮是要選擇接受緩解服務（respite care）、居家照護或是機構照護。此外，預測未來的依賴需求（dependency needs），可讓病況越來越嚴重的慢性病患者表達自己對照護的期望，以及自己喜歡的照護方式。雖然在了解所有情況後所做的預測，可能缺乏明確性，但這樣的預測可使未來的照護按計畫進行，藉此避免可能在最後關頭才出現困難的決策問題（Nolan, Keady & Grant, 1995）。

資源介紹

此外，為了提供患者所罹患之慢性病相關資訊，病患權益維護者須找出社區所提供的資源與服務，同時這些資源與服務也須是患者可接觸得到的，對他們而言是適當且可以負擔的，以藉此滿足他們的需求。病患權益維護者須將患者與資源聯繫在一起（Falk-Rafael, 2001）。這些資源可能是來自於美國癌症協會（American Cancer Society）或美國肺臟協會（American Lung Association）的計畫。病患權益維護者須掌握社區裡的最新資源或服務資訊，這些資訊可能來自於當地機關（私立或公立）、州與聯邦的層級。也須根據患者的需求與喜好，挑選出可以取得的適當資源。此外，病患權益維護者須協助患者獲得最大量的資源。最後，並評估該資源對患者的效益與接受程度。

代言人

如果患者無法自己發言或是不願意替自己發言，病患權益維護者須代替患者傳達其想法，此時維護者必須能清楚有效地與他人溝通，並以堅定的態度，從患者的觀點敘述問題。其態度要夠武斷，而有時要坦白直率，且要願意為了患者的利益承

擔風險（Allender & Spradley, 2005）。舉例來說，如果丈夫半身不遂，妻子可能有過於保護丈夫的傾向，拒絕讓他參與日常生活中的許多活動。身為代言人的病患權益維護者可與妻子一同探討，讓她丈夫更為獨立所帶來的益處，藉此來促進丈夫表達自己想法的機會。

公共關係

病患權益維護者的另一項功能為，提供社區團體特定健康議題的教育。這類已有護理人員（病患權益維護者）參與的團體包括依附障礙症團體（attachment disorder groups）與阿茲海默症團體。病患權益維護者所能發揮的另一項公共關係功能也很重要，也就是幫助人們越來越認識護理人員所扮演的病患權益維護者角色。

總之，慢性病患者在從事健康照護的決策時，一定要有護理人員的全程參與。護病關係的基礎必須建立在解放模式之上；反之，即是傳統的權威式關係。假若健康照護專家不重視患者的權益，兩者的關係就會越來越疏離（Thorne, Nyhlin & Paterson, 2000）。

問題與議題

病患權益維護的領域存在著一些議題，藉由人們對這些議題的認識，克服這些議題的機會也隨之提高。其中包括來自於內部的障礙，例如：患者與護理人員的因素；與外部障礙，例如：社會環境相關的限制。

影響病患權益維護之病患因素

患者自我照護的能力可能會有所改變，而影響生活品質（詳見第九章生活品質）。這些變化包括自信心的缺乏、準備程度不足、與家人或健康照護提供者的衝突、功能上的缺損與社會文化的影響。

自信心的缺乏

自信心是增進個人應對能力和成就感的正面因素。罹患慢性病有可能會使患者失去價值感與自信心。Love（1995）指出，缺乏自信心的患者通常無法準確評估自己的需要，因而無法有效保障自己的權益。如此一來，患者就得承受遭到他人操縱

或強迫的風險，也可能會因為心生恐懼與罪惡感，而屈服於家人或健康照護專家的意見。如果護理人員能展現患者作為個體的權益與價值，患者的自信心就會跟著提升。

缺乏自信心的患者在做決定時，或治療計畫與患者的生活型態或個人角色有衝突時，病患權益維護者也許需要介入以協助患者。舉例來說，家中有三個需要看管與照護的年幼子女，但醫師卻要求身為母親的她臥床休息時，病患權益維護者就須介入提供協助。

準備程度的不足

改變需要有心理準備。如果患者無法維持目前的健康狀況，就會明白情況會有所改變。心理準備程度較高的患者，較不會有憤怒與沮喪的情緒，而且會以較為正面的態度來面對。心理準備程度較低的患者，在面對改變時，會感到沮喪、恐懼以及容易受到傷害（Dalton & Gottlieb, 2003）。身為病患權益維護者的護理人員，在處理這樣的狀況時，須藉由了解患者的感受，傾聽他們的看法，並在什麼事情需要改變的問題上，尊重他們的意見，使他們做好心理準備迎接改變。告知患者相關知識與資訊是一種交換過程，需要患者積極參與。然而，有時因為患者缺乏自尊，對資訊心存恐懼，或是缺乏了解這些資訊的能力，而可能不想獲知任何資訊。此時，病患權益維護者應該鼓勵他們在做好準備之後，再去接收這些資訊。

與家人或健康照護專業人員的衝突

罹患慢性病會對患者本身及其家人帶來負面的影響，並使家庭的角色與功能產生很大的變化。由家人照護慢性病患者的情況越來越常見，而其重要性也不容小覷（Sullivan-Bolyai 等人，2003）。有越來越多的患者家屬取代專業健康照護提供者的工作，為患有慢性病的親人提供持續且複雜的照護（McCorkle & Pasacreta, 2001）。如果家庭成員中有人因為照護的責任，而感到疲累或不堪承受時，就會產生衝突。在這樣的情況下，權益維護的焦點可能會從患者延伸到家中的照護提供者，因為他們也需要知曉一些資訊與介入治療的策略，以了解慢性病照護相關的身心靈知識（McCorkle & Pasacreta, 2001）。協助患者家屬了解，如何擬出解決問題與決策的方法是相當重要的（Walker, 2001）。病患權益維護者可以在健康照護系統中給予照護者指引，藉此舒緩他們的焦慮感與壓力。

　　在患者自行完成決策並加以落實後，患者的選擇可能會和家屬或健康照護專家的選擇有所出入。因此，患者不只會面臨到他人不同意他的決定，還會在試著去將這決定付諸實行時遭遇阻礙。如果發生這樣的情況，病患權益維護者就有責任向患者保證他們有決策的權利，而且不須因為有人反對自己的選擇而去做改變（Bramlett 等人，1990）。

　　Smith 先生的案例研究就是其中一個例子。患者與照護者在選擇要採用哪種療法來處理問題時產生衝突。透過該案例，我們會對 Smith 先生的權益維護者，也就是 Bill Jones 先生產生一些疑慮。譬如，Jones 先生和 Smith 先生分別擁有多少控制權？提供照護的親屬對什麼事有控制權？控制權的問題會對護病關係產生什麼影響？控制權的問題會對護理人員與家屬的關係，以及患者與家屬的關係產生什麼負面的影響？在提供照護的過程中，Jones 先生應該依循什麼原則來進行？

案例：壓瘡所帶來的問題—— 第一部分

　　Smith 先生今年 54 歲，八年前被診斷出患有肌萎縮性脊隨側索硬化症（amyotrophic lateral sclerosis, ALS），他和妻子以及處於青春期的女兒住在一起，並每天接受當地居家健康中心護理人員所提供的照護和支持。照護他的全責護理人員為Bill Jones，他是一位註冊護理人員（R. N.）。Smith 先生雖患有嚴重的肌肉無力（muscle weakness），但仍有辦法坐在電動輪椅上將近一整天。即便行動上需要別人的幫助，他的精神能力仍相當好，可以以兼差的模式，繼續進行專業的工作。他們夫妻倆對該疾病的發展和預後都相當了解。

　　然而在最近這幾個星期，Smith 先生因為長時間坐在輪椅上，而產生壓瘡。Jones 先生建議他要縮短坐在輪椅上的時間，以改善壓瘡的情況使其不會惡化。但 Smith 先生不願改變生活作息，反而更延長坐在輪椅上工作的時間。下午回到家之後，也不願到床上休息，因為他想要把時間花在和家人的相處之上。如今壓瘡的情況越來越嚴重，可能需要接受更多的醫療與護理介入以改善問題。

功能上的缺損

　　有嚴重身體或心智缺損的患者可能無法維護自己的權益，或是取得他人的幫助來維護自己的權益。如果這些患者有辦法自己安排照護，就能繼續生活在社群中。但在有些情況下，患者會變得越來越孤立，無法取得到他們所需的服務，例如：到

府的送餐服務或交通運輸服務。身為病患權益維護者，護理人員要判斷患者是否能自理，這件事是相當重要的。如果護理人員認為患者無法自理，可能就需要請法院指派一位監護人（conservator）。如此一來，病患權益維護者的人選就由司法系統來決定。

替代性判斷：針對那些無行為能力、無法獨立照護自己或確保自己安全的患者，在管理與治療他們時，監護權（conservatorship）是一項很有用的工具（Lamb & Weinberger, 1993）。根據替代性判斷的施行規定，保護人或監護人是由法院指派，代替無行為能力的患者，監督健康照護或財務事項（Clark, 1997）。病患可能要求法院指派監護人，或其他人選來協助自己。

監護權屬於一種由法院監督的保護機制，代理人代替患者做決定（Reynolds, 1997）。實施這種保護機制時，需要在患者的個人自由、自決能力和提供保護之間取得平衡。即使患者（被監護人）（the conservatee）放棄決策的權利，代理人代替患者所做的決定仍舊不可與患者的期望有衝突，這點是相當重要的。假使監護人無法獲得任何主觀或客觀的意見來協助決策，最後所做的決定也必須符合被監護人的最佳利益。在這樣的情況下，病患權益維護者可能須和監護人一同參與和病患照護相關的決策（Lamb & Weinberger, 1993）。

監護人不只是由法院所指派，還須對其負責，設法爭取患者的利益。在其他案例裡，監護人在臨床管理中扮演重要的角色，他們代替極度行動不便的人，特別是如果患者沒有親近的家人支持協助他們時，監護人即須為他們安排食、衣、住、治療等必須事項（Lamb & Weinberger, 1993）。在這樣的情況下，護理人員與監護人或其他人員一同有效執行病患權益維護者的工作。

社會與文化的影響

文化對患者健康與安寧的重要性不可小覷。人類生活於文化中，文化是一種普遍現象（Leininger, 1995）。文化是透過學習、分享的方式取得，而且相當多元（Andrews & Boyle, 2003）。Leininger 與 McFarland（2002）將文化照護定義為「透過主觀與客觀的形式習得與傳遞的價值、信念與生活方式，用來協助、支持、促進或使得另一個個體或團體維持健康與安寧，改善人類生活環境與生活方式，或處理疾病、缺損或死亡」（p.83）。文化影響支配了個體對日常生活事件的反應，

而且也是病患及其家屬在從事健康與照護相關的決定時的驅動力（Fletcher, 2002, Salas-Provance, Erickson, & Reed, 2002）。病患權益維護者必須了解並遵從患者的文化價值、信念及實踐。照護慢性病患者時，文化因素成了可供依循的無比珍貴藍圖，因為此時應以患者，而非疾病為導向。文化上一致性照護（culturally congruent care）的目的，是為了要提供有益、令人滿意且有意義的照護給患者（Leininger, 1995）。

　　患者的文化背景在提供患者適合其文化的照護時相當重要。只有在了解並能適當運用患者所屬的文化照護價值、呈現方式或模式時，才有辦法實行適合其文化的照護（Leininger, 1995）。事前的假設或存有偏見的期望，都不能取代對患者及其家屬本人的準確評估。文化團體的成員並不一定符合書本對於該文化刻板行為（stereotypical behavior）的描述（Andrews & Boyle, 2003）。來自某族群的個體可能會尋求非傳統的治療者，例如：女民俗醫士（curendaras）或黃教（shamans），然而來自同一族群的其他人可能不會這樣做。有些信奉伊斯蘭教的男士也許不想要女健康照護提供者碰觸他們，但對其他人來說，健康照護提供者的性別可能不會成為文化上的禁忌。

　　病患權益維護重視患者的自主，這可能會與某些文化的風俗和信念有所衝突。有些文化族群重視的是團體，而非個體。如果患者來自於重視團體的文化，病患權益維護的執行方式就須有所修正，因為維護者所要顧及的不只是患者個人，而是所有的家庭成員。舉例來說，阿拉伯籍的丈夫通常會陪伴妻子接受健康照護，而這會使得照護提供者無法與女性患者進行較為私密的談話。對有些美國原住民家庭來說，健康照護的決策者為家中的女族長，而非患者本身。如果沒有讓她參與決策的過程，將會大大降低病患權益維護的效益。對其他文化而言，討論健康照護事項的對象是家中最年長的男性。日本人則認為個體地位是融入在整個社會關係之中（Davis, Konishi, & Tashiro, 2003）。如果進行介入治療前，沒有事先諮詢患者家屬，或是抵觸了患者家屬所認為必要的習慣，即會引發文化衝突。反之，如果患者選擇不去遵循其文化規範或風俗，他就有權這樣做。患者家屬如不認同他做這樣的決定，身為病患權益維護者的護理人員則必須支持患者，並給予他所需的資源，落實他的選擇（Zoucha & Husted, 2000）。

影響支持維護的護理因素

身為患者權益維護者，護理人員必須在工作環境中採取行動，並盡可能地運用各種機會。護理人員可能因為一些障礙而無法盡到病患權益維護的角色。患者權益維護者必須為自己的行為負責，也得面對行為造成的後果，同時不能逾越專業規範。患者不會因自己的疾病而受到心理創傷，但專業照護人員對待他們的態度會造成患者心理傷害（Mitchell & Bourne, 2000）。

文化能力

文化能力強的護理人員更能維護病患權益（de Chesnay 等人，2005）。文化能力是一種過程，護理人員須將文化意識（cultural awareness）、文化認知（cultural knowledge）、文化技能（cultural skill）、文化接觸（cultural encounters）、文化欲求（cultural desire）等加以融會貫通，以提供照護（Campinha-Bacote, 2002）。此模式假設，無論個人是否遵循所屬文化或民族團體的信仰，各個民族與文化之間仍存在著差異。因此，護理人員必須探索患者及其信念之間的相似及相異之處，如此才能提供符合各種文化的照護（Leininger & McFarland, 2002）。Leininger（1995）主張：「若照護無法符合患者的信仰、價值觀以及照護生活方式，患者會不順從，或感受到文化衝突、壓力以及種族或道德的問題（p.45）。」權益維護者若無法了解及融合患者的文化觀點，可能會讓患者誤解，認為溝通無效。因此，文化能力對病患權益維護者非常重要。

許多專業健康照護人員的訓練不足，無法克服語言及文化的障礙（Thomas, Richardson, & Saleem, 2000）。權益維護者必須徹底了解各個民族的文化價值、信仰以及實踐，如此才能提供符合各文化的照護。權益維護者也必須能夠將文化實踐及信仰融入正式的健康照護體系中。若民俗療法與專業照護相互衝突，患者的康復情況、健康、福祉就會受到影響（Leininger, 1995）。因此，權益維護者必須更努力將傳統或民俗療法（如民俗治療者、宗教活動或儀式、家庭參與等）融入照護計畫。病患權益維護者可作為專業照護與民俗療法之間的橋梁（Zoucha, 2000）。權益維護者不僅得了解患者的文化價值觀與規範，也須認識病患抱持的觀點。雖然患者及其家屬都是文化的一部分，但患者期望的重要性超越文化價值觀、文化信仰以及文化實踐（Tang & Lee, 2004）。

　　文化會影響人們對日常事件的反應。權益維護者也是一個文化實體。護理人員在擔任權益維護者這個角色時，加入自己的文化經驗，因而影響他們與患者的互動。權益維護者可能無法意識到自己的文化價值觀及信仰，因此須檢視源自於個人文化的價值觀、信仰以及生活經驗。若權益維護者了解自己的文化，就更能接受不同的看法及信仰，以及提供適當的支持維護。除此之外，在討論患者的自決權時，權益維護者必須認識自己的價值觀及信仰（Erlen, 2002）。

　　若不認識患者的文化照護價值觀、信仰、實踐，護理人員很可能將自己的價值觀以及信仰強加在患者身上，如此便無法維護患者權益。除此之外，若護理人員無法或不願尊重患者的價值觀，也無法維護患者權益。

不確定性

　　若沒有一致的支持維護模式，就無法清楚地了解影響支持維護的因素（Hewitt, 2002）。護理人員支持維護的角色定義不明（Mallik, 1997）、非常複雜（Hewitt, 2002），並且取決於護理人員的知識（Black, 2004）。

　　護理人員缺乏解決權益維護議題的技能（Georges & Grypdonck, 2002）。有些護理人員不了解自己已違害患者的權益，其他則缺乏促進權益維護的經驗以及溝通技巧。護理人員無法確定什麼是正確的、什麼是合法的、什麼是符合倫理的、什麼是符合道德的，權益維護的問題因此產生。權益維護實踐的發展非常偶然，也與情境密不可分。這與護理教育中教導的非常不同（Foley, Minick, & Lee, 2002）。即便患者權益維護應該是護理教育的一部分，但文獻鮮少提及護理人員如何學習維護患者權益。護理教育預期學生應了解如何保護患者以及如何維護患者權益（Altun & Ersoy, 2003）。若能分辨掌控患者的選擇（主導患者以及讓患者依賴護理人員）與保障患者的選擇（患者擁有自主權）兩者之間的差異，才能維護患者權益。護理教育應將患者權益維護的概念及想法融入課程中。

　　即使是經驗豐富的權益維護者也可能面臨不確定的情況。若護理人員感受不到組織給予的支持，很可能覺得自己受到限制，便不太願意採取行動以維護患者權益（Schroeter, 2000）。

角色衝突

　　護理人員的信念可能會與自己、患者、同事或雇主的信念相互衝突（Schroeter, 2002）。病患權益維護者得特別注意以下的情況：當患者、雇主、專業醫療體系之間的關係緊繃時，護理人員可能得在「做個好員工」與「維護患者權益」兩者之間抉擇。在這種情況下，護理人員可能不清楚到底是「員工」還是「病患權益維護者」比較重要，因此得區分兩個角色之間的差異。如果認為員工的角色比較重要，則雇主的規範及做法就成為醫療人員的優先考量。因此，護理人員便在規範內發揮權益維護者的角色，但得確保提供患者安全、有效、符合法令、合乎道德規範的照護（Schroeter, 2002）。若發現診斷或治療不當，可能危及患者的安全時，護理人員不僅有權利，更有義務向上級通報。如果無法發揮權益維護者的角色，可能會為護理人員及其雇主帶來負面影響（Tammelleo, 2002）。

　　護理人員依照患者的需求採取行動，而醫師則希望能治癒病患，兩者的觀點有所不同，因而產生角色衝突。不了解或不願了解雙方的價值觀，便會導致角色衝突（Georges & Grypdonck, 2002）。

不願冒險

　　權益維護者的角色本身就有風險。某些支持維護活動的風險不大。對病患權益維護者而言，提供照護不會帶來太高的風險，但揭露他人違背道德、不安全行為的風險就很高。護理人員得代表患者採取行動，才能發揮維護權益的角色，並非所有護理人員都樂意面對衝突。有些護理人員因缺乏自信心而不敢為患者發聲。可能因為照護環境有諸多限制，或工作環境的權利結構影響護理人員的自主性，而使病患權益維護者無法獲得充分授權（Schroeter, 2000）。因為害怕受到指責，或丟了工作、丟臉、喪失社會地位、失去同事尊重等等因素，導致護理人員不願挺身而出（Martin, 1998）。挺身而出的護理人員可能因此而被管理階層冷凍。因此，護理人員很難適應病患權益維護者的角色（Mallik, 1997）。

　　不願意執行錯誤政策、不願忽視不良照護、不願隱瞞錯誤行為或不願忽略患者感受的護理人員，常被稱作「告密者」（whistleblowers）。揭露劣行的護理人員相信他們必須維護患者權益，也認為自己對患者有責任（Ahenn & McDonald, 2002）。權益維護者必須有勇氣克服同儕壓力，才能「擇善固執並怡然自得」。若

健康照護人員若因能力不足或採取違法、違背道德的實踐，而影響患者的健康或人身安全，護理人員就應捍衛患者的權益（Mohr & Horton-Deutsch, 2001）。

適切的病患權益維護者角色

Mitchell 及 Bournes（2000）質疑，支持維護對患者究竟是利大於弊，抑或弊大於利？其他學者則懷疑，在健康照護體系的權利制度中，護理人員是否有足夠的自主性、職權、權利以維護患者權益（Hewitt, 2002; Hyland, 2002; Mitchell & Bournes, 2000）。有些專業人士認為維護患者權益不應是護理人員的責任，而且可能影響其後的健康照護。護理人員可以是非常有愛心的，儘管病患能獨立抉擇，但他們知道什麼對患者最有利（Valente, 2004）。

護理人員可能因為維護患者權益，而讓自己與醫師以及醫療機構的關係緊張，因為健康照護體系本身可能就存有先天的限制。專業健康照護人員之間權利不均，使維護權益者的角色很難發揮。既然不僅僅只有護理人員扮演權益維護者的角色，因此他們須與醫師及整個權利制度合作，提供患者團隊照護，讓所有參與者獲得最大利益（Davis, Konish & Tashiro, 2003）。

時間與精力

許多護理人員認為擔任病患權益維護者是額外的工作，且曠日費時。今日人力日漸吃緊，但患者疾病卻日益嚴重，因此護理人員沒有餘裕與患者建立關係（Teasdale, 1998）。雖然上述各種因素讓人員疲憊不堪，並且認為自己時間不足，但護理人員對患者以及患病經驗的看法才是真正決定支持維護活動的因素。若護理人員視患者為合作夥伴，了解並能掌控罹患的疾病，支持維護就不是額外的工作，反倒是護理實踐的一部分（Mitchell & Bournes, 2000）。

若將支持維護融入護理過程，就不會占用額外的時間。支持維護的結果才會讓人費盡心力與時間，包括開會、報告以及考慮、決定、採用其他的方法。若能依照患者的需求修改照護計畫，護理人員每次在提供照護時就是在維護患者權益。

棘手的患者

唯有專業照護人員對患者進行外在評估時，才會產生「棘手的患者」之概念。護理人員本身的偏見會造成與患者之間有形或無形的隔閡。權益維護者可能有意或無意地對特定團體產生偏見。對某些護理人員來說，特定民族會讓他們產生偏見。

護理人員可能認爲某些患者的社會價值較低（Glaser & Strauss, 1968）。社會價值是主觀的，受到年齡、婚姻狀況、收入、生活環境、健康衛生、行爲等因素影響。護理人員可能認爲某些患者的道德價值低落，覺得患者之所以罹患某些疾病，是因爲自己行爲不檢點，因此病患是「罪有應得」。若不遵守醫療體制的規範或性格凶暴，就會被視爲棘手的病患。

護理人員不僅得維護他們喜歡的患者權益，也得維護棘手患者的權益。要做到這點，護理人員得了解自己的價值觀及信念，也必須承認自己對某些患者持有偏見。病患權益維護者須確保所有患者都獲得應有尊重跟尊嚴。

影響支持維護的社會因素

患者及護理人員所處的社會體系中存在著某些障礙，影響維護支持或讓支持維護難以實踐。因此，需要從更廣泛的社會脈絡考慮支持維護的相關議題。

文化

由來自世界各地、不同文化背景的人所組成的社會才需要支持維護。美國國內人口組成發生變化，到了 2050 年美國白人將從多數族群變爲少數族群。因爲人口組成的變動，護理人員將在更多元的環境中工作。

支持維護源自於西方個人主義的概念。個人主義是指由自治個體組成的世界。西方社會鼓勵個人實踐自己的目標，但其他社會卻非如此。西方社會的自律原則是自我決定（self-determination），而東亞的自律原則爲家庭決定（family-determination）。在東亞，家庭是自主的社會單位。在家庭中，除了病患之外，大家都有權利參與決策（Takemura, 2005）。文化會影響個人、家庭、團體的健康照護決策。

階級化

社會中有許多因素使財富及資源分配不均。美國的健康照護體系每年支出龐大，但資源分配不均，醫療可近性差異很大（詳見第二十七章金融衝擊）。貧窮與疾病的關聯非常緊密（Bezruchka, 2000; 2001）。有些人的社會文化地位遭邊緣化或無法取得經濟資源，患病率比一般人高得多（Aday, 2001）。支持維護活動從更廣泛的層面改善醫療組織、制定政策，期望重新分配權利及資源，或發掘患者共同的需求。在個人的層面，權益維護者可將社區資源提供給患者。

污名

有文獻證明，社會對慢性病患者抱持著負面的態度（詳見第三章污名）。刻板印象以及錯誤的看法讓慢性病患者無法融入主流社會。

刻板印象是對某特定族群抱持著錯誤、過度簡化的看法，但這些看法卻毫無根據，使慢性病患者受到不公平的待遇。污名是對身體或社會特徵產生的反映，讓個人的社會認同受到貶損，無法為社會接受（Goffman, 1963）。對於背負無形污名的人來說，這不是太嚴重的問題。舉例來說，糖尿病患者較能管理自己的疾病，不會受到他人負面反應的影響。但若特徵是有形的，如坐輪椅，就可能會背負污名。

對慢性病患者而言，權益維護者應協助他們克服自己先入為主的觀念，並努力發掘患者的需要。除此之外，權益維護者應注意社會大眾抱持的刻板印象，並教育罹患慢性病的孩童或老年人。

醫療照護政策

整體而言，目前醫療照護政策的主要目標是降低醫療費用。越來越多私人及公立健康照護計畫採用管理照護體系，因為能節省支出以及控制未來開支的成長（詳見第二十七章金融衝擊及第二十六章政治與政策）。在定額給付制度之下，保險公司可能拒絕支付昂貴的復健費用、創造財務誘因以降低醫療費用，甚至表示沒有任何實證資料證明復健具有醫療效果，因此根本無須負擔復健費用。舉例來說，許多健康維護組織限制孩童及成人不得住院，也不得接受昂貴的醫療服務。健康維護組織為了降低醫療開支，而不允許精神疾病惡化的患者住院。省錢往往比照護品質更重要。再舉一個例子說明此種狀況。管理照護計畫可能將糖尿病患者轉介給一般醫師，他們可能缺乏專業訓練，也可能沒有嘗試過最新的糖尿病療法。糖尿病是一種複雜的慢性疾病，因此需要一定程度的專業知識及經驗，才能維護患者的健康。

健康照護體系

健康照護體系能限制患者的自主性，並以官僚體系、專業知識、技術等支配患者，剝奪患者的權益，使患者受到永久性的傷害。患者把自己的獨立性交給健康照護體系。在照護體系中，醫生是萬能的，患者了解自己的無助以及無法為自己說話（Hewitt, 2002）。當今健康照護體系的首要目標是降低開支以及管理照護。大型醫療機構已取代私人診所。論病例計酬制（salaried and capitated payments）已取代

論量計酬（fee-for-service）。醫院成為投資者所有的企業，最重要的目標是平衡財務開支而不是改善照護品質。權利掮客影響健康照護體系的決策，他們既不是照護提供者也不是照護接受者，而是保險公司、華爾街的公司、智庫、顧問以及製藥廠（Sheridan-Gonzalez, 2000）。許多健康維護組織採用周密的服務管理，包括主治醫師「最後把關」診斷檢驗及診斷方式、專業人員轉診（specialist referral）、三級照護（tertiary care）等。私人保險公司以及國家保險計畫已融入管理照護，須通過事前審查，才得以進行檢驗、諮詢或入院。管理醫師的活動以及患者的照護才能達到控制醫療支出的效果；基本上，這些活動就是管理照護。

自從 1970 年以來，個人主義擴及健康照護體系。預立遺囑、醫療代理人、一般委任書（durable power of attorney）以及其他機制已經成熟，確保患者能決定自己的健康照護。授權不僅讓患者了解自身的權益，在權益受損時，患者也會尋求補救之道。健康照護體系喜好爭論的特性對權益維護產生負面的影響。病患權益維護者必須在護理人文價值與高度專業化的醫療照護體系之間取得平衡。

醫療父權

照護人員若將自己的價值觀及信仰加諸在病患身上，就限制了患者能做的事，使患者喪失獨立性（Mitchell & Bournes, 2000）。專業支配（professional dominance）擴大患者與醫師之間的社會差異。我們認定醫師是專業人士，因此患者只要乖乖接受醫師的專業意見即可。知識就是力量，因此維護專業權利的其中一個方法就是控制患者得到的資訊。

醫病關係（physician-client relationship）的其中一個特徵就是權力的不平等。患者不願詢問醫師關於疾病的問題，因此常求助於護理人員。舉例來說，年長的患者若認為療法不當或需要修改，通常不會向醫師提出疑問，而會詢問他們信賴的護理人員。患者無法向醫師表達他們的需要，可能是因為畏懼醫師的權力，或是因為醫生根本沒有時間聆聽患者的需求。因此，護理人員更應善用自己特殊的角色，協助患者與家屬了解需求及期望（Breier-Mackie, 2001）。

根據以下兩個假設，患者可能認為護理人員採取醫療父權的行事風格：⑴護理人員知識充足，能決定什麼對患者最有利以及⑵護理人員有權為患者做決定（Haggerty, 1985）。即使護理人員具有充足的知識及經驗能為患者做決定，但若未取得患者的同意就擅自行動，即是剝奪患者的自決權。

醫療父權可能會對患者產生傷害，也讓護理人員產生自我定見（self-serving），因爲醫療父權無法顧及患者及其參與決策的權力（Mitchell & Bournes, 2000）。慢性病患者特別容易受到醫療父權的傷害。McCurdy（1997）罹患肌肉萎縮症，表示疾病並沒有造成他的心理傷害，而是護理人員沒有人性、控制、懲罰性、批判的態度，讓他受到創傷。

無法解決的問題

患者與醫師發生衝突時，護理人員須澄清雙方的觀點。護理人員可能無法解決所有與權益維護相關的問題，因爲有些超出他們的能力範圍。若個人對情況的認知與現實環境有所不同，曲解便因此產生。也就是說個人相信問題無法解決，或認爲問題並不存在。在此情況下，我們得以「問題能解決」的角度，重新定義問題。有許多問題是病患權益維護者無法解決的，如立法、法規、政策等（Chafey 等人，1998）。

介入

支持維護的本質是賦予患者在健康照護體系中的獨立性。在各種服務及資源之中，患者可能需要特殊的資訊或指引才能滿足個人的需要。權益維護者必須注意健康照護體系，才能更容易滿足患者的需要。護理人員可呼籲大眾注意不當照護，替患者改善照護體系。可運用以下幾種方法創造支持維護情境（Segesten & Fagring, 1996）：

1. 患者用語言表達需求。如「可以請你幫我問醫生嗎？」
2. 患者提出的問題。如「這種藥讓我覺得更不舒服，我已經沒吃了。」
3. 在患者病重時，護理人員代替病患做決定，並顧及患者權益。

任何支持維護情境與權益維護者的角色都非常特殊，而使維護權益變得非常困難。以下提出四種維護模式，幫助護理人員依照不同的情境調整自己的角色。雖然這四種模式運用的照護策略及方法有所差異，但都期望提升患者自主權及自決權。

這四種模式中維護活動的過程與護理過程非常相似。護理人員須評估患者是否需要支持維護，以及是否有任何阻礙使患者無法採取行動。這些阻礙包括慢性病的類型以及疾病的特徵、是否擁有資源（如知識、資訊、社會支持、時間以及金

錢）、患者的信心及準備程度、社會及文化影響、支持維護發生的地點（家中或醫療設施內）、影響相關健康立法的政治及經濟環境。除此之外，還須依照時間順序記錄發生的事件、解決問題以及評估需要採取什麼行動；若能掌握所有可得的資訊，便能提升支持維護的效果。若權益維護者無法獨立介入，須將個案提交給合適的決策者。須有智慧以及良好的人際溝通能力，才能達成這項任務。

接著，病患權益維護者必須評估何種支持維護最有效。我們必須謹記，支持維護活動由患者及護理人員共同實踐。須以過去的努力以及行動為基礎，決定提供支持維護的時間。如果可以的話，最好能配合當地管理機構以及聯邦立法機關。

護理人員若能提供有效的支持維護，患者就會採取自我支持維護行動。病患須學習為自己發聲，而不需要護理人員的幫助。護理人員及患者依照活動的回饋以評估介入的效果。如果問題仍未解決，患者及護理人員便可決定是否需要訂定新目標和／或是否需要改善介入方法。

支持維護模式

以下提出四種支持維護模式：

1. 維護過程（Brower, 1982）。

2. 以自決為本的決策過程（Gadow, 1980）。

3. Haggerty提出的決策過程。

4. 自我擁護（self-advocacy）（Brashers等人，2000）（詳見表16-3）。

如前所述，護理過程是各個模式的基礎。這四個模式協助護理人員提升患者能力，做出明智的健康照護決策。

表16-3　護理過程維護模式

護理過程	自我擁護 （Brashers等人，2000）	維護過程 （Brower, 1982）	以自決為本的決策過程 （Gadow, 1980）	決策過程 （Haggerty, 1985）
評估／診斷	評估患者，包括 • 了解個人反應 • 結果偏好 • 對個人、社會、財務資源的了解	• 建立關係 • 診斷問題	• 患者自決 • 護病關係 • 護理人員價值觀 • 患者價值觀	• 評估情況 • 評估患者對情況的認識 • 辨別利益／風險 • 訂定雙方的目標

（續）

計畫/結果	• 探索患者—照護提供者關係 • 發掘可能的治療選項及目標	描述問題 • 設立長期目標 • 設立短期目標 • 選擇結果	注意患者的個別性	• 探求患者的狀況 • 協調共同目標 • 訂定雙方的責任與義務
實踐	討論治療計畫	取得患者的同意	—	實踐訂定的計畫
評估	評估治療計畫	評估維護計畫	—	• 患者觀點 • 護理人員觀點

維護過程

維護過程模式共有六個步驟（Brower, 1982）。第一步是建立患者與權益維護者之間的關係，反映雙方了解實際期望。第一個步驟還包括辨別患者及各團體遵循的規範，如此才能尊重不同的文化價值及信仰。護理人員須評估患者對病情的了解、提供患者可以了解的訊息、討論其他影響決策的因素，如經濟與法律相關議題，也應告知患者他們抉擇的利弊，以及選擇帶來的結果。

第二步是問題診斷，了解造成問題的主因。接著便能想出問題可能造成的後果以及其他替代方案。權益維護者得探求解決問題的方法，應將狹義（自我照護機構）與廣義（社會）的資源納入考量。

第三步是覺察整體問題中的特定面向，與患者討論以及設立長期與短期目標。第四步是決策，也就是根據先前的經驗以及研究，選擇解決方案。第五步是雙方同意設立的目標，才能釐清特定問題。權益維護者應支持患者做決定、實踐決定的權利，並且確認患者的決策無誤。

最後一步是評估維護計畫的成效。在評估過程中，患者與權益維護者交換意見，如此才能確保患者的決定是可行的。確認患者決策無誤之後，才能再度評估並承諾提升患者的自決權。

以自決為本的決策

本維護模式以患者的自決權為基礎，著重協助患者決定治療方式（Gadow, 1980）。此模式共有五個步驟協助患者決策。雖然每個步驟都需要患者與護理人員仔細思量，但這五個步驟並沒有先後關係。此模式假設，若沒有患者的參與，便無法決定該提供多少以及何種訊息。

1. 提供患者相關、合適、足夠的訊息，如此患者才能了解情況，並有所回

應。如果獲得的資訊越多，患者就越能自行決定。

2. 讓雙方關係自然發展，護理人員才能得知患者是否需要更多的資訊。護理人員不應被動等待患者詢問，而應主動提供協助。護理人員可以詢問，如果「更充分的資訊對你的決策有沒有幫助？」或者護理人員可以用委婉的方式詢問，如「有些人的訊息充足，因此能做出更好的決定，你覺得這對你有沒有幫助？」

3. 提供患者相關訊息時，護理人員應該說明自己的想法，患者才能了解護理人員的行為。護理人員表明自己意見的做法不是要說服患者，只是希望患者了解在決策過程中，表達想法是非常重要的。

4. 護理人員應幫助患者決定自己的價值觀。護理人員表明自己的價值觀，有助於澄清患者的價值觀。但患者對生活品質以及治療決策的觀念才是最重要的。

5. 護理人員應協助患者了解健康、疾病、死亡對他們的意義為何。我們必須記住，人是由對自己的了解以及對自己身體的了解所組成。若患者做出了決定，護理人員就應該注意價值觀以外的其他事項。在此步驟中，護理人員的任務是協助患者了解疾病對他們的意義。

決策過程

Haggerty（1985）決策模式中各步驟與護理過程中的步驟非常相似。若護理人員希望協助患者做出明智的健康照護決策，此模式將非常有幫助。

1. 評估／問題診斷：權益維護者首先評估情況以及患者對自己病情的了解程度。接著，必須了解患者是否願意改變影響健康的行為。最後，權益維護者必須衡量慢性病對患者掌控自己健康的影響程度。

   權益維護者還須了解患者對慢性病的認識、是否了解治療計畫中重要的部分、是否能做出管理慢性病的決策。

2. 計畫：權益維護者檢視患者的情況，與患者討論管理慢性病的方法以及決策的利弊。目標是否能達成取決於雙方的和諧程度。之後，雙方開始討論共同目標，這些目標強調患者與護理人員的共同責任與義務。須簽署合約或協議，清楚規範雙方的責任，讓雙方更了解設立的目標，並努力加以實踐。

3. 執行：執行計畫，雙方履行合約中設立的目標。

4. 評估：從患者的角度加以評估，讓我們知道患者是否履行自己的義務。患者能了解自己在決策過程中有多少影響力以及特定需求是否達成。

從護理人員的觀點進行評估，使我們了解護理人員的行動是否維護且提升患者的自主性。護理人員也會衡量患者是否能掌控與照護相關的決策以及問題是否解決。個案研究第二部分關於史密斯先生罹患褥瘡，此部分說明可如何運用於決策模式。

自我維護

自我維護協助患者了解以及適應伴隨慢性病而來的不確定性（Gould, 2001）。Brashers、Haas 以及 Heidig（1999）說明病患自我維護的過程。自我維護是指符合個人利益的說服之努力及行為。患者自我維護行為會影響與專業健康照護人員會面的情況。以下列出自我維護中團體與個人的層面：

1. 資訊獲得（information acquisition）：資訊是自我維護中非常關鍵的因素，患者對慢性疾病的了解程度對健康照護非常重要。了解治療選擇非常重要，讓患者知道有多少方法可供選擇，患者因此能評估照護的品質以及挑戰健康照護提供者的專業意見。

2. 對健康照護採取果斷的態度（assertive stance toward health care）：果斷的態度讓患者能因應健康照護體系中常見的父權或威權式互動方式。即便患者剛開始非常被動，但隨著越來越熟悉健康照護環境以及照護提供者，便能漸漸培養出果斷的行為。

3. 有意不遵醫囑（mindful nonadherence）：有意不遵醫囑是患者理性、深思熟慮後的決定。患者不願意再繼續依循照護人員建議的療法，而想找尋求的治療方式。有意不遵醫囑讓患者決定什麼療法對他們最有利、拒絕接受治療建議，並說明為何要這麼做。

在自我維護的過程中，患者能獲得信心與能力，為自己說話及做決定。慢性病患者能面對自己弱勢的地方，在賦權的過程中，自我維護是最有效的策略。患者知識增長，技能得到發展，更能掌握自己的生活。自我維護是最有力的支持維護，因為能將相關風險降至最低，因而成為最多人運用的策略（Teasdale, 1998）。有些專

業健康照護人員無法接受患者積極參與的照護模式。患者的積極參與可產生高品質的決策、努力實踐決策以及提升健康照護的滿意度。在本模式中，護理人員的角色是降低態度、實踐、財務上的障礙，期望能更有效實行自我維護。

　　無論運用何種模式，護理人員的任務是賦權患者，讓他們從自己的觀點出發，做出最佳決策。資訊交流、護理過程、書面資料（如合約、清單、預立遺囑等）、反映傾聽（reflective listening）與運用角色扮演探求不同選擇以及潛在後續效應，這些方法都能加強患者決策的能力。明智的決策有效地提升患者的自信心以及技巧，並強化患者未來決策的自主性及自信心。

摘要與總結

　　支持維護是創造出一種環境，促進患者的照護與治療。人類的價值不僅取決於身體的功能或能力。了解這點之後，我們才有能力能擔任權益維護者，替所有患者維持正義（Gold, 2002）。我們須學習、發展、重視以及實踐支持維護的角色，這也是專業照護不可或缺的。

　　必須具備科學知識、溝通能力、引導技巧（facilitation skills）、解決問題能力、驗證技巧（affirmation techniques）等，才能發揮支持維護的作用。了解患者的病情或運用維護過程解決患者的需求，這些都包含在其中。支持維護對患者的影響非常深遠，從公共考量（public considerations）到威脅患者福祉的因素等個人的關注（private concerns）都包含其中。

　　在支持維護活動中，護理人員可能大聲疾呼、帶頭改變，也可能默默進行，這些幫助患者了解自己的處境。護理人員了解患者的價值觀以及願望，塑造照護環境。有時候在醫療體系中，護理人員可能是唯一能為患者做出改變的人。

　　假定知識就是力量，護理人員賦權患者，讓他們做出明智的決策，滿足雙方健康以及滿意度的要求。賦權照護讓患者能夠選擇以及掌控情況（Zerwekh, 2000）。如此一來，患者就不僅僅是接受照護的人，同時也成為積極參與的夥伴，與醫療人員共同找出健康需求以及利用資源的最佳方法。若運用全面性的照護模式，護理人員不僅滿足病患生物的需求（biological needs），也能照顧到影響患者福祉的社經地位。

案例：褥瘡所帶來的問題——第二部分

Bill Jones 是史密斯先生的全責護士，運用決策過程以解決史密斯先生褥瘡的問題。

問題認定

Bill 了解目前史密斯先生最希望能夠起身，不惜冒皮膚再度受損的風險。因為雙方關係和諧，史密斯先生能詳細地與 Bill 說明他的狀況，也表示他清楚若是執意要起身會造成什麼後果。即使現在身體狀況日益惡化，史密斯先生仍覺得坐輪椅可以改善他在家中的生活品質。

計畫

Bill 與史密斯先生討論了一些方式，能使褥瘡更快痊癒，但仍尊重史密斯先生掌握整體情況的願望。他們設立一個目標，並採取行動，預防褥瘡持續惡化同時也讓史密斯先生有更多時間陪伴家人。他們的計畫是：史密斯先生下班後必須在床上躺一段時間，減輕薦骨的壓力。躺在床上的時候，史密斯先生得持續濕敷患部。接著，才能坐上輪椅與家人享用晚餐以及談天。

實踐

Bill 教導史密斯先生如何正確地濕敷，並要求史密斯先生每天下午到家後，要上床躺一段時間。

評估

幾個禮拜後，Bill 與史密斯先生討論整個計畫以及褥瘡的狀況。史密斯先生表示，他覺得自己掌握了決策過程，儘管每天都要上床一段時間，但仍願意持續照著計畫做。

Bill 表示，雖然褥瘡情況並未好轉，但也沒有持續惡化。雖然他希望史密斯先生能盡量減輕薦骨的負擔，但褥瘡沒有持續惡化，讓他受到很大的鼓舞。Bill 覺得自己的支持維護行動，讓史密斯先生保有自決權以及他所期望的生活品質。

問題與討論

1. 歷史事件如何影響病患權益維護者在護理中的角色？

2. 你對支持維護的定義為何？

3. 說明在照護慢性疾病時，自我照護的三項缺陷。Orem（1995）提出的主要生存能力如何影響自我照護的缺點？

4. 「存在主義型病患權益維護」、「病患主義型病患權益維護」、「醫療父權」三者之間有何相似與相異之處？這三種方法的優缺點為何？

5. 護理人員是不是有理由採取醫療父權式的照護？爲什麼？如果是，那是在怎麼樣的時機與情況之下？

6. 護理人員是否能在協助患者決策時，不影響決策過程？什麼因素促進或阻礙決策過程？

7. 在實踐病患權益維護者的角色時，護理人員的價值觀及信仰會產生什麼影響？

8. 討論影響支持維護的患者及護理人員因素。

9. 說明影響支持維護的社會結構因素，這些因素與患者及護理人員因素有何相似或相異之處？

10. 說明文化與支持維護之間的關係。

11. 比較表16-3中不同的維護模式。

12. 若今天患者發生問題，請運用表16-3中任一維護模式加以解決。

13. 你認爲未來患者權益維護者的角色會發生什麼改變？

參考文獻

Aday, L. (2001). *At risk in America.* San Francisco, CA: Jossey-Bass.

Ahern, K., & McDonald, S. (2002). The beliefs of nurses who were involved in a whistleblowing event. *Journal of Advanced Nursing, 38* (3), 303–309

Allender, J. A., & Spradley, B. W. (2005). *Community health nursing: Promoting and protecting the public's health* (6th ed.). Philadelphia: Lippincott.

Altun, I., & Ersoy, N. (2003). Undertaking the role of patient advocate: A longitudinal study of nursing students. *Nursing Ethics, 10* (5), 462–471.

American Nurses Association (2001). *Code of ethics for nurses with interpretive statements.* Washington, D.C.: American Nurses Publishing.

Andrews, M. M., & Boyle, J. S. (2003). *Transcultural concepts in nursing care* (4th ed.). Philadelphia: Lippincott.

Avery, B., & Bashir, S. (2003). The road to advocacy—searching for the rainbow. *American Journal of Public Health, 93* (8), 1207–1211.

Aylett, E., & Fawcett, T. N. (2003). Chronic fatigue syndrome: The nurse's role. *Nursing Standard, 17* (35), 33–37.

Banja, J. (1999). Patient advocacy at risk: Ethical, legal and political dimensions of adverse reimbursement practices in brain injury rehabilitation in the US. *Brain Injury, 13* (10), 745–58.

Bassett, M. T. (2003). Public health advocacy. *American Journal of Public Health, 93* (8), 1204.

Bezruchka, S. (2000). Culture and medicine: Is globalization dangerous to our health? *Western Journal of Medicine, 172,* 332–334.

Bezruchka, S. (2001). Societal hierarchy and the health Olympics. *Canadian Medical Association Journal, 164,* 1701–1703.

Black, J. M. (2004). Blind obedience or plain stupidity? *Plastic Surgical Nursing, 24* (2), 37.

Bramlett, M. H., Gueldner, S. H., & Sowell, R. L. (1990). Consumer-centric advocacy: Its connection to nursing frameworks. *Nursing Science Quarterly, 3* (4), 156–161.

Brashers, D. E., Haas, S. M., & Neidig, J. L. (1999). The patient self-advocacy scale: Measuring patient involvement in health care decision-making interactions. *Health Communication, 11* (2), 97.

Brashers, D. E., Haas, S. M., Klingle, R. S., & Neidig, J. L. (2000). Collective AIDS activism and individuals' perceived self-advocacy in physician-patient communication. *Human Communication Research, 26* (3), 372–402.

Breier-Mackie, S. (2001). Patient autonomy and medical paternity: Can nurses help doctors to listen to patients? *Nursing Ethics, 8* (6), 510–521.

Brower, H. T. (1982). Advocacy: What it is? *Journal of Gerontological Nursing, 8* (3), 141–143.

Campinha-Bacote, J. (2002). The process of cultural competence in the delivery of health care services: A model of care. *Journal of Transcultural Nursing, 13* (3), 180–184.

Chafey, K., Rhea, M., Shannon, A. M., & Spencer, S. (1998). Characterizations of advocacy by practicing nurses. *Journal of Professional Nursing, 14* (1), 43–52.

Clark, E. G. (1997). Substituted judgment: Medical and financial decisions by guardians. *Estate Planning, 24* (2), 66–73.

Corbin, J. M. & Cherry, J. C. (2001). Epilogue: A proactive model of health care. In R. B. Hyman and J. M. Corbin (Eds.). *Chronic illness research and theory for nursing practice.* New York: Springer.

Courts, N. F., Buchanan, E. M., & Werstlein, P. O. (2004). Focus groups: The lived experience of participants with multiple sclerosis. *Journal of Neuroscience Nursing, 36* (1), 42–47.

Curran, C. R. (2003). Navigation the chaotic health care system. *Nursing Economics, 21* (6), 261.

Curtin, L. (1988). Ethics in nursing practice. *Nursing Management, 19* (5), 7–9.

Curtin, L. (1979). The nurse as advocate: A philosophical foundation for nursing. *Advances in Nursing Science, 1,* 1–10.

Dalton, C. C., & Gottlieb, L. N. (2003). The concept of readiness to change. *Journal of Advanced Nursing, 42*(2), 108–117.

Davis, A. J., Konishi, E., & Tashiro, M. (2003). A pilot study of selected Japanese nurses' ideas on patient advocacy. *Nursing Ethics, 10* (4), 404–413.

de Chesnay, M. (2005). Vulnerable populations: Vulnerable people. In M. de Chesnay (Ed.). *Caring for the vulnerable: Perspectives in nursing theory, practice, and research.* Sudbury, MA: Jones & Bartlett.

de Chesnay, M., Wharton, R., & Pamp, C. (2005). Cultural competence, resilience, and advocacy. In M. de Chesnay (Ed.). *Caring for the vulnerable: Perspectives in nursing theory, practice, and research.* Sudbury, MA: Jones & Bartlett.

Erlen, J. A. (2002). Adherence revisited: The patient's choice. *Orthopaedic Nursing, 21* (2), 79–82.

Falk-Rafael, A. R., (2001). Empowerment as a process of evolving consciousness: a model of empowered caring. *Advances in Nursing Science, 24* (1), 1–16.

Fletcher, S. N. E. (2002). Cultural implications in the management of grief and loss. *Journal of Cultural Diversity, 9* (3), 86–90.

Foley, B. J., Minick, M. P., & Kee, C. C. (2002). How nurses learn advocacy. *Journal of Nursing Scholarship, 34* (2), 181–186.

Gadow, S. (1980). A model for ethical decision making. *Oncology Nursing Forum, 7* (4), 44–47.

_____. (1990). Existential advocacy: Philosophical foundations of nursing. In R. Pence & J. Cantrall (Eds.), *Ethics in nursing: An anthology.* New York: National League for Nursing.

Georges, J. J., & Grypdonck, M. (2002). Moral problems experienced by nurses when caring for terminally ill people: A literature review. *Nursing Ethics, 9* (2), 155–178.

Glaser, B. G., & Strauss, A. L. (1968). *Time for dying.* Chicago: Aldine.

Goffman, E. (1963). *Notes on management of spoiled identity.* Englewood Cliffs, NJ: Prentice-Hall.

Gold, S. (2002). Beyond pity and paternalism: Even progressive persons committed to social justice are unable to embrace the disability rights movement. Are we afraid of something? *The Other Side, 38* (5), 16–21.

Gould, M. A. (2001). Too many patients, too few registered nurses: Developing an advocacy plan. *Nephrology Nursing Journal, 28* (4), 381.

Grace, P. J. (2001). Professional advocacy: Widening the scope of accountability. *Nursing Philosophy, 2* (2), 151–161.

Haggerty, M. C. (1985). Ethics: Nurse patron or nurse advocate. *Nursing Management, 16* (5), 340–347.

Hamric, A. B. (2000). What is happening to advocacy? *Nursing Outlook, 48* (3), 103–104.

Hewitt, J. (2002). A critical review of the arguments debating the role of the nurse advocate. *Journal of Advanced Nursing, 37* (5), 439–445.

Hyland, D. (2002). An exploration of the relationship between patient autonomy and patient advocacy: Implications for nursing practice. *Nursing Ethics, 9* (5), 472–482.

Kohnke, M. F. (1980). The nurse as advocate. *American Journal of Nursing, 80,* 2038–2040.

Lamb, H. R., & Weinberger, L. E. (1993). Therapeutic use of conservatorship in the treatment of gravely disabled psychiatric patients. *Hospital and Community Psychiatry, 44* (2), 147–150.

Leininger, M. (1995). *Transcultural nursing: Concepts, theories, research and practices* (2nd ed.). New York: McGraw-Hill.

Leininger, M., & McFarland, M. R. (2002). *Transcultural nursing concepts, theories, research and practice* (3rd ed.). New York: McGraw-Hill.

Lewis, M., Hepburn, K., Corcoran-Perry, S., Narayan, S., et al. (1999). Options, outcomes, values, likelihoods decision-making guide for patients and their families. *Journal of Gerontological Nursing, 25* (12), 19–25.

Love, M. B. (1995). Patient advocacy at the end of life. *Nursing Ethics, 2* (1), 3–9.

Maliski, S. L., Clerkin, B., & Litwin, M. S. (2004). Describing a nurse case manager intervention to empower low-income men with prostate cancer. *Oncology Nursing Forum, 31* (1), 57–64.

Mallik, M., & Rafferty, A. M. (2000). Diffusion of the concept of patient advocacy. *Journal of Nursing Scholarship, 32* (4), 399–404.

Mallik, M. (1997). Advocacy in nursing—A review of the literature. *Journal of Advanced Nursing, 25* (1), 130–138.

Martin, G. W. (1998). Communication breakdown or ideal speech situation: The problem of nurse advocacy. *Nursing Ethics, 5* (2), 147–157.

McCurdy, A. H. (1997). Mastery of life. In J. Young-Mason (Ed.). *The patient's voice: Experiences of illness.* Philadelphia: F. A. Davis.

McCorkle, R., & Pasacreta, J. V. (2001). Enhancing caregiver outcomes in palliative care. *Cancer Control, 8* (1), 36–45.

McGrath, A., & Walker, A. (1999). Nurses' perception and experience of advocacy. *Contemporary Nurse, 8* (3), 72–78.

Milio, N. (2002). A new leadership role for nursing in a globalized world. *Topics in Advanced Practice Nursing eJournal, 2* (1).

Miller, S. H., Cohen, M. Z., & Kagan, S. H. (2000). The measure of advocacy. *American Journal of Nursing, 100* (1), 61–64.

Mitchell, G. J., & Bournes, D. A. (2000). Nurse as patient advocate? In search of straight thinking. *Nursing Science Quarterly, 13* (3), 204–209.

Mohr, W. K., & Horton-Deutsch, S. (2001). Malfeasance and regaining nursing's moral voice and integrity. *Nursing Ethics, 8* (1), 19–35.

Niven, C. A., & Scott, P. A. (2003). The need for accurate perception and informed judgement in determining the appropriate use of the nursing resource: Hearing the patient's voice. *Nursing Philosophy, 4,* 201–210.

Nolan, M., Keady, J., & Grant, G. (1995). Developing a typology of family care: Implications for nurses and other service providers. *Journal of Advanced Nursing, 21* (2), 256–265.

Olsen, D. P. (2001). Protection and advocacy: An ethics practice in mental health. *Journal of Psychiatric and Mental Health Nursing, 8,* 121–128.

Olson, L. L. (2001). Nursing's new code of ethics: A collaborative process. *Chart, 98* (5), 8.

Orem, D. E. (1995). *Nursing concepts of practice* (5th ed.). St. Louis: Mosby.

Reynolds, S. L. (1997). Protected or neglected: An examination of negative versus compassionate ageism in public conservatorship. *Research on Aging, 19* (1), 3–25.

Roberts, D. (2004). Patient advocacy: The *real* restraint-reduction strategy. *MEDSURG Nursing, 13* (1), 7.

Salas-Provance, M. B., Erickson, J. G., & Reed, J. (2002). Disabilities as viewed by four generations of one Hispanic family. *American Journal of Speech-Language Pathology, 11,* 151–162.

Schroeter, K. (2000). Advocacy in perioperative nursing practice. *AORN Journal, 71* (6), 1207–1222.

Schroeter, K. (2002). Ethics in perioperative practice—patient advocacy. *AORN Journal, 75* (5), 941–946.

Schwartz, L. (2002). Is there an advocate in the house? The role of health care professionals in patient advocacy. *Journal of Medical Ethics, 28* (1), 37–40.

Segesten, K., & Fagring, A. (1996). Patient advocacy—An essential part of quality nursing care. *International Nursing Review, 43* (5), 142–144.

Sheridan-Gonzalez, J. (2000). It's not my patient. *American Journal of Nursing, 100* (1), 13.

Smith, A. P. (2004). Patient advocacy: Roles for nurses and leaders. *Nursing Economics, 22* (2), 88–90.

Snowball, J. (1996). Asking nurses about advocating for patients: 'reactive' and 'proactive' accounts. *Journal of Advanced Nursing, 24,* 67–75.

Starr, P. (1982). *The social transformation of American medicine.* New York: Basic Books.

Sullivan-Bolyai, S., Sadler, L., Knafl, K. A., Gilliss, C. L., et al. (2003). Great expectations: A position description for parents as caregivers: Part 1. *Pediatric Nursing, 29* (6), 457–461.

Sullivan, T., Weinert, C., & Cudney, S. (2003). Management of chronic illness: Voices of rural women. *Journal of Advanced Nursing, 44* (6), 566–574.

Takemura, Y. (2005). Cultural traits and nursing care particular to Japan. In M. de Chesnay (Ed.). *Caring for the vulnerable. Perspectives in nursing theory, practice, and research.* Sudbury, MA: Jones & Bartlett.

Tammelleo, A. D. (2002). Nurses failed to 'advocate' for their patient. *Nursing Law's Regan Report, 42* (8), 2.

Tang, S. T., & Lee, S. C. (2004). Cancer diagnosis and prognosis in Taiwan: Patient preferences versus experiences. *Psycho-Oncology, 13,* 1–13.

Teasdale, K. (1998). *Advocacy in healthcare.* Oxford, UK: Blackwell.

Thomas, V., Richardson, A., & Saleem, T. (2000). The efficacy of bilingual health advocacy in ethnic minority patients with cancer. *Nursing Standard, 14* (26), 32–33.

Thorne, S. E., Nyhlin, K. T., & Paterson, B. L. (2000). Attitudes toward patient expertise in chronic illness. *International Journal of Nursing Studies, 37* (4), 303–311.

Valente, S. M. (2004). End-of-life challenges: Honoring autonomy. *Cancer Nursing, 27* (4), 314–319.

Walker, E. (2001). How do we facilitate caregivers' involvement in decision-making? *Journal of Advanced Nursing, 34,* 329–337.

White, G. (2002). The code of ethics for nurses: responding to new challenges in a new century. *Nevada RNformation, 11* (1), 21.

Williams, C. A., & Gossett, M. T. (2001). Nursing communication: Advocacy for the patient or physician? *Clinical Nursing Research, 10* (3), 332–340.

Winslow, G. R. (1984). From loyalty to advocacy: A new metaphor for nursing. *The Hastings Center Report, 14,* 32–40.

Zerwekh, J. V. (2000). Caring on the ragged edge: Nursing persons who are disenfranchised. *Advances in Nursing Science, 22* (4), 47–61.

Zoucha, R. (2000). The significance of culture in caring for Mexican Americans in a home health setting. *Home Health Care Management Practice, 12* (6), 46–52.

Zoucha, R., & Husted, G. L. (2000). The ethical dimensions of delivering culturally congruent nursing and health care. *Issues in Mental Health Nursing, 21,* 325–340.

第十七章　慢性疾病研究

前言

　　隨著人口老化，慢性疾病給健康照護各領域的專業人士所帶來的艱鉅挑戰更甚以往。護理和其他臨床領域中的專業人員，不僅試圖在慢性病預防及日常生活處理方面協助個人、家庭和社區，也希望幫助他們維持長期的最適功能及生活品質。許多危險因子、預防策略及建議採用的處理方法是依據研究所得的證據。然而各領域仍有為數龐大的問題有待解決。顯然我們需要持續進行研究，以強化慢性疾病預防和慢性病患者照護這兩個實務面的科學基礎。本章著重探討臨床實務的研究，但若要有效進行實證照護（evidence-based care），其他領域的研究亦同樣重要。這些領域包括慢性疾病照護的特質、慢性疾病照護的成本，以及影響國家與國際罹病率和死亡率的醫療政策研究。這些研究工作是改變慢性疾病健康照護型態的基礎之一，至關重要，但礙於篇幅，本章並未加以探討。

慢性疾病研究之類型

　　慢性疾病的相關研究可分為預防和處理兩類。這兩大領域中的研究設計和研究方法五花八門，可區分為描述性研究及介入性研究。描述性研究針對下列各項，提供資料，包括危險因子、病史及對疾病做出的反應、能預測或調整促進健康行為的因素、能減輕慢性病發生率或調節慢性病對病人、家屬及社區之影響的因素、疾病歷程各面向之間的關係，以及特定疾病結果的預測因子。

　　慢性病的介入研究則在評估針對個人、團體、某地人口及社區所採行的特殊策略，效力如何。研究結果可能和慢性疾病預防有所關聯，例如：改變孩童的生活型態，以預防心血管疾病的發展（Gittelsohn 等人，1998; Gortmaker 等人，1999; Harrell 等人，1999; McMurray 等人，2000, 2002; McMurray, Bauman & Harrell, 2000; Nader 等人，1999）。有些研究著重的則是慢性疾病處理的相關結果，像是關節炎患者自助的介入（Braden, 1993）。另有一些研究的主題是預防慢性疾病、

保持長期最理想的功能，以及維持最佳的生活品質。關於生活品質，研究鄉村地區年老體衰患者的運動情形便是一例（Hogue & Cullinan, 1993）。

　　本章包含慢性疾病預防與處理的研究。這兩種範疇內的描述性或介入性研究亦包含在內。因為這些研究數量極為龐大，故本章所舉之研究僅為例證，絕非完整呈現這些領域之中，針對任一特定年齡層或特定慢性疾病所進行的研究。本章會指出每一個領域的概念與研究方法議題，並加以討論，最後會提出慢性疾病未來的研究方向。

慢性疾病研究之理論依據

　　慢性疾病研究多以理論為基礎，並且／或是對越來越多能引導諸多問題之研究的中層理論（mid-range theory）有所貢獻。護理的預防研究是由許多護理及其他方面的理論所引導：「健康動機」理論（wellness motivation theory）（Fleury, 1996）、「健康信念模式」（health belief model）（Becker, 1974）、「健康促進模式」（the health promotion model）（Pender, 1987）、「理性行動理論」（theory of reasoned action）（Ajzen & Fishbein, 1980）、「計畫行為理論」（theory of planned behavior）（Ajzen, 1985; Ajzen & Timko, 1983）、「社會認知及自我效能理論」（social cognitive and self-efficacy theory）（Bandura, 1986; Baranowski, Perry & Parcel, 2002），以及「跨理論模式」（transtheoretical model）（Prochaska, Reding & Evers, 2002）。

　　有助於開展研究的各種慢性病處理理論包括「疾病軌跡理論」（illness trajectory theory）（Corbin & Strauss, 1991）、「自助與自我照護理論」（self-help and self-care theories）（Braden, 1990）、「認知行為理論」（cognitive behavioral theory）（Fishel, 1999; Gelder, 1997）、「壓力與因應理論」（stress and coping theories）（Tennen 等人，2000）、「不確定性理論」（uncertainty theory）（Mishel, 1990），以及「社會支持理論」（social support theories）（Hupcey, 1998）。此外，由質化研究歸納而來的模式與理論，特別是「正常化」（normalization）（Charmaz, 1990）與「生活品質」（quality of life）（Nuamah 等人，1999; Padilla, 1993），因為許多處理方式與生活品質的研究而有所發展，並且更加完備。

　　慢性疾病的理論一直未能與慢性疾病研究同步發展，但是近期針對我們使用已有一段時期的理論所進行的研究令人振奮，並且提醒我們此種學術工作就和研究一樣，對於以實證為基礎的實務至為重要。Paterson、Russell 和 Thorne（2001）對於自我照護理論的基本假設提出質疑，特別是日常自我照護決策這個領域的基本假設。他們的研究讓人對大部分自我照護研究的根本假定產生疑問，Paterson 等人亦指出了這些假定的瑕疵與限制。Burton（2000）談到運用 Corbin 和 Strauss 的慢性疾病軌跡架構，重新思考中風復健，他指出對中風病人所使用的護理介入方法，往往著重在病人透過健康照護體系而有的進展，而非病人未來的康復。Paterson（2000）對慢性疾病的三大構成提出批判，儘管研究證據顯示相反的結果，此三大構成卻依然為人所用。也有許多研究針對另類或其他的理論觀點進行探討，像是近期一項有關身體虛弱兒童的文獻（Mentro & Steward, 2002）。這些研究的主題還包括 HIV / AIDS 患者的自我照護與成果之間的關係 （Chou & Holzemer, 2004）；運用發育科學觀點加強兒童與家庭的護理研究（Miles & Holditch-Davis, 2003）；將正面的研究成果納入壓力與因應的研究（Folkman & Moskowitz, 2000）；改善舒適感的中層理論以進行結果研究（outcomes research）（Kolcaba, 2001）；結合污名化（stigma）與正常化觀點，以了解慢性疾病不斷改變的動態經驗（Joachim & Acorn, 2000）；運用終生發展（life-span development）觀點研究病人與家庭，以整合慢性疾病的生物、社會歷史與非規範性（non-normative）的面向（Rankin, 2000）；以及測試慢性疾病的新理論（Tsai, Tak, Moore & Palencia, 2003）。

慢性疾病預防之研究

　　預防慢性疾病的相關研究有各種的不同形式。基本的描述性研究包括判定生物（包含遺傳）、生物行為、環境、社會心理、行為以及情境等因素，會如何影響特定慢性疾病的發展與進程（Harrell 等人，2001; McMurray, Harrell & Brown, 2000）。臨床醫師所提出和發表的個案研究能開啟這些因素的相關討論。而這樣的對話可以帶來焦點極為明確的基本研究，在人類以外的模式重複觀察，並且探究某些情況發生的機制，像是慢性疾病。大型的流行病學研究證實了預測因子與結果之間的關聯，進而協助科學家找出了慢性疾病的危險因子。這些研究讓人對預測因子與特定結果之間的機制產生疑問，但並未針對這些機制予以說明。試圖確立其間關

聯的研究調查必須依據理論，並且有嚴謹的研究設計，以控制可能會令人困惑的因素。在護理方面，預防研究的領域包括探究不同年齡人口得到慢性病或其他不良的健康或發展情形的風險和易病性（vulnerability），以及增進人們的知識，改變人們的態度，讓大家有動機去積極促進健康或接受慢性病的篩檢。

慢性疾病預防之描述性研究

　　嬰兒與孩童患病的風險與易病性和他們短期及長期的發育成長有何關聯，一直是研究人員關注的領域。由 Barnard、Snyder 與 Spietz（1991）以及 Diane Holditch-Davis（1987; 1994; 2003a, 2003b）所進行的計畫性研究（programmatic research），可看出護理研究人員所做出的貢獻，他們找出了長期發育問題的預測因子，包括親子互動、睡眠—清醒狀態與呼吸型態。Barnard 的研究以發育的生態模式為基礎，此種模式認為孩童與其環境持續進行互動，彼此相互影響（Barnard, 1978）。父母親被視為環境的一部分，因此親子互動亦是研究的關鍵之一。生態模式的命題之一，是鎖定環境或是嬰兒與環境之互動的介入方法，對嬰兒的短期與長期發育皆有影響。Barnard 團隊從一群高危險兒童一出生便開始進行追蹤，直到他們成長至就學年齡，以探討親子互動介入法在餵食、遊玩與其他日常活動方面的長期效果（Barnard, Snyder & Spietz, 1991）。

　　許多急性傳染病根除之後，孩童的長期健康遂成為關注的焦點。1980年代中期首度採用了一種兒童的「新型病態」概念，在觀察兒童的健康概況時，轉而注意對他們的潛能會有重大影響的生物、心理與社會因素（Haggerty, 1984）。比較近期才為人所認知的因素包括貧窮、缺乏產前照護、家庭生活不健全、兒童虐待與疏忽（Simeonsson & Gray, 1994）。研究的焦點也由嬰幼兒時期擴展至學齡階段，兒童在這個發育時期開始形成的生活型態，會終生影響他們的健康與幸福（Simeonsson & Gray, 1994）。危及生命的傳染病根除之後，研究人員必須鎖定的顯然是與生活方式有關的危險因素，像是學齡兒童的抽菸、喝酒與其他的藥物濫用、久坐的生活型態、高脂飲食以及肥胖。研究人員認為生活型態與罹患心血管疾病的風險提高有所關聯，因此重新審視了身體健康的定義。研究發現 22 歲以下人口，45% 到 77% 有動脈粥狀硬化脂肪紋（atherosclerotic fatty streaks），甚至 3 歲幼童亦有此種情形（Jopling, 1992），此種結果促使美國就危險因子與營養訂定國家指南（NIH

Consensus Conference, 1985），美國一項促進兒童健康與幸福的國家計畫，亦持續在這方面進行研究（Healthy People 2000, 1991; Healthy People 2010, U.S. DHHS, 1999）。最近健康照護提供者報導的早發型（premature）慢性疾病，像是肥胖兒童罹患的第二型糖尿病，讓美國舉國關注世人視為流行病的兒童肥胖。

另有研究人員注重貧窮帶來的健康風險（Nelson, 1994），以及低出生體重的成本負擔（Gennaro 等人，1993）。基本上，這些研究所依據的假設是資源不足 —— 生理或生物行為以及環境／人際方面的資源 —— 可能會影響孩童的健康。心血管疾病危險因子的幼年指標、基因易感性（genetic susceptibility）與這些指標的交互作用，以及促使這些指標發展的種種因素，仍然是許多學科大量研究的重點（Gittelsohn 等人，1998; Gortmaker 等人，1999; Harrell 等人，1996, 1999; Nader 等人，1999）。孩童的環境因素與危險因子關係密切，因此護理亦可就環境因素加以研究，包括家庭健康行為、同儕行為、對運動所持有的價值觀與運動情形、抽菸習慣與學校的營養午餐（Lee & Cubbin, 2002; Miles & Holditch-Davis, 2003）。我們需要多加探討各種社經條件之下、不同的文化背景，以及住在鄉村或都市地區之中的孩子，是如何適應急性或慢性疾病；世代間的健康情形，包括家族病史與父母親疾病的影響，以及影響孩童健康行為的因素這些面向，亦須研究人員更加關注（Miles & Holditch-Davis, 2003; Vohr 等人，2000）。

當愛滋病成為流行病的年代以來，許多研究描述了青少年的知識、態度和行為與接觸或感染 HIV／AIDS 的關係。以小學師生為主的調查表示受訪對象持有大量的錯誤訊息（Glenister 等人，1990）。針對青少年，特別是非裔美籍所進行的研究指出，這個年齡層的孩子即使具備 AIDS 的相關知識，仍舊常常會有危險的性行為（Walker, 1992; Koniak-Griffin & Brecht, 1995）。

過去二十年，成人慢性病預防的描述性研究也以找出重大慢性病（特別是癌症與心血管疾病）的危險因子為首要工作。「Framingham 心臟研究」（Framingham heart study）與「護理人員健康研究」（nurses' health study）這兩大流行病學的長期追蹤研究，證實並且說明了生活方式因素會影響罹患重大、危及生命之慢性疾病的風險。特別是抽菸、喝酒、飲食、運動、肥胖、高血壓、家族病史與職業風險的作用，已成為規劃未來介入研究時的關鍵。近期的研究文獻中，許多是與健康有

關之行為的決定因子與預測因子研究，鎖定對象是先前研究不足的團體，包括女性和少數族裔（Blue & Marston-Scott, 2001; Carter & Kulbok, 2002; Lucas, Orshan & Cook, 2000; Rockwell & Riegel, 2001）。

除了了解重大慢性病的危險因子之外，這種知識對於慢性病篩檢參與度的影響（Weinrich 等人，1998b），是描述性預防研究的另一大重點。找出危險因子之後，美國在所有的學校課程大力投入資源，進行公共教育，成人的教育則運用最新式的行銷與媒體策略。至於人們因為這些努力所得到的知識、公共教育計畫對生活型態和篩檢參與度的影響，對此所進行的調查顯示結果並不明確或不一致。

長期遭受種族歧視是否影響某些少數族群，尤其是非裔美國人，參與重大慢性病篩檢的意願，像是癌症，即使他們因為民族性患病風險特別高，研究人員對此提出疑問（Underwood, 1995, 1999）。有人則懷疑長期生活在貧苦的環境中，因為這種環境條件，物質、生理、心理以及教育方面皆受到剝奪，是否會不著痕跡地慢慢讓人增加某些疾病的風險。文化受到排斥、缺乏知識、感到歧視與被懷疑、或是生物或免疫上逐漸累積的因素，是否影響少數族群參與篩檢、尋求後續照護，以及治療時堅持到底的意願，依然是未來需要研究的議題。不過這方面的研究已開始有所進展，近期已有研究人員把文化因素納入考量，視其為潛在的重要行為。最近的研究鎖定未受到適當注意的團體，特別是少數族裔，探討他們對於知識和訊息的需求，對特定慢性病（如癌症）以及篩檢、篩檢行為和風險評估所持有的看法與態度（Frank, Swedmark & Grubbs, 2004; Grindel, Brown, Caplan & Blumenthal, 2004; Lee 等人，2004; Radosevich 等人，2004; Reynolds, 2004; Sheridan, Felix, Pignone & Lewis, 2004; Thomas, 2004; Watts, Merrell, Murphy & Williams, 2004）。這些研究特別把焦點放在未受適當注意的少數團體，探究文化、族裔、宗教信仰，以及種族歧視與性別歧視這類的社會經驗可能會有的影響，讓我們這些方面的知識往前邁進了雖然是小步，但卻是重要的一步。

慢性疾病預防之介入性研究

人口研究：預防慢性疾病的介入方法會鎖定全部人口或是高危險群。以人口為主的介入方法能更有效減少整體人口的特定疾病問題（Harrell 等人，1999; Rose, 1980）。例證之一，是越來越多研究以學校為基礎，測試改善心血管健康的介入

方法。這些研究依據的事實包括心血管疾病目前是美國最大的健康問題，描述性研究已記錄動脈粥狀硬化（atherosclerosis）從兒童時期就開始發展的情形，疾病的進程與危險因子有關，以及四分之一到三分之一的學童至少有一項高度危險因子（Williams & Wynder, 1993）。護理研究人員及其他人士知道美國 16 歲以下的孩子大多數在學，他們認為可透過校方來影響學童的健康行為，所以進行了介入方法的試驗，以預防或減少抽菸及肥胖的情形、改善血脂、降低身體脂肪、減少血壓，並且提高身體活動量（McMurray 等人，2002）。有十項這類研究把認知及行為介入方法與生理結果做一連結，Meininger 近期回顧這些研究時指出（2000），「以學校為主進行試驗的介入方法，對於孩童及青少年的危險因子概況並沒有一致的效果」（p.239）。比較早期的研究對於血壓與血脂所產生的效果比晚期研究更為顯著。最近有更多研究使用認知與行為策略，並且探究環境因素，亦即學校、家庭和／或社區，研究結果卻顯示生理方面的危險因子少有改變。但是這些研究讓我們的知識與健康行為有所改變（Meininger, 2000）。

Meininger 所回顧的這些研究涵蓋許多族群，卻未提到研究效果在這些族群之中有何差異。從性別及民族性來看，危險因子的改變並不一致，這點顯示我們有必要重新檢視這些研究所遵循的理論模式，以及／或是介入方法必須對性別與文化因素更加敏感（Meininger, 2000）。

以人口為主的研究顯然在心血管健康方面較為成功，這點也支持了較早期的文獻（Harrell 等人，1999; Meininger, 2000）。此外，探究學校環境並把家庭納入研究的方式，已證實無法有效改變關鍵的結果。Meininger 建議，以學校為主的介入方法應納入更多公共衛生的要素，包括大眾媒體宣導，而未來的預防介入方法必須涵蓋成人的教育和篩檢計畫，還有政策的改變，以強化各層級的介入方法（Meininger, 2000）。其他近期以學校為主的介入研究，在介入結果方面產生了重大改變，像是減少 10～14 歲青少年的體脂肪與血壓（McMurray 等人，2002）。

雖然以人口為主的介入方法成效比較高，但測試某種介入方法的第一步，或許是先鎖定已知的高危險群，這樣做或許也最能有效運用可用資源。Weinrich 等人（1998a, 1998b）的研究是此種方法的典範之一，他們著重以介入方法提高非裔美國人的癌症篩檢參與度，非裔美國人正是癌症的高危險群。這群研究人員運用

文化知識以及介入方法的先備經驗，把同儕教育者（peer educator）及病人導引者（client navigator）的做法納入介入方法之中，電話通知研究對象，以克服篩檢的障礙，並提醒他們接受篩檢。而接受這些特殊介入方法的男性顯然更有意願參與篩檢（Weinrich 等人，1998b）。此外，該研究指出，若社區篩檢的場所是工作地點與教堂，那麼低收入的非裔美籍男性更有可能協助進行篩檢的工作（Weinrich 等人，1998a）。Powe、Ntekop 與 Barron（2004）在近期的研究中，評估了一項文化相關介入法在提升社區老人的大腸直腸癌知識，以及推動篩檢方面的成效。另有研究測試在男性決定是否接受攝護腺癌篩檢時，給與簡短的決策輔助所能產生的效用（Sheridan, Felix, Pignone & Lewis, 2004）。

家庭研究：青少年濫用藥物的問題日益嚴重，這也是本章之前所提及的一種「新型病態」，藥物濫用會導致日後長期成癮和諸多慢性疾病的危險因子，包括癌症與心血管疾病，以及因為暴力或意外事件失能。因為大多數青少年與家人同住，一般認為家人應為青少年的健康及發育成長負責，因此，預防藥物濫用的介入方法常常以家庭為主。藥物濫用的家庭預防策略向來分為全面性、選擇性或是特定性（indicated）的策略。全面性預防計畫以人口為主要對象，選擇性介入方法著重高危險的個人與家庭，而特定性計畫則是針對那些行為已經顯現問題的人（Loveland-Cherry, 2000）。家庭介入方法可以納入規模較大的學校及社區計畫之內，或是完全以家庭為主。Loveland-Cherry（2000）就每一類型的介入計畫以及單純的家庭介入方法進行了評論回顧，並比較這些類型的概念方法、架構及內容、鎖定人口、介入程度、設計的適當性，以及效果的高低與持久度。這些研究所記錄的往往是短期而非長期的效果。這些介入方法的成本，或是在研究計畫以外的範圍予以施行的可行性，目前還未有深入的研究。介入研究不同於心血管健康問題的初級預防研究，前者有更多證據支持就特定危險群使用介入方法的做法，但是介入研究專家依然認為初級到三級預防的每一階段都應予以重視。有些研究人員主張所有青少年都有患病的風險，而全面性的介入方式最符合成本效益（Loveland-Cherry, 2000）。Loveland-Cherry（2000）則認為現有證據並不可靠，若要得到明確結論，必須進行多次對照研究以獲得充分的證據支持。

效能或是賦能（empowerment）的概念對一生的健康以及健康行為有極大的影

響力，這一點的支持證據見諸於許多成功的介入研究（LeFort, 2000; Lorig, Ritter & Gonzalez, 2003; Luepker 等人，1996; Stone 等人，1994）。進行跨學科合作以期獲得促進健康的最佳方法時，護理的觀點顯然極為重要。

慢性疾病處理之研究

就慢性病成人患者及其家庭之疾病處理所進行的描述研究，內容包括患病的經驗、疾病對患者與家庭的影響，以及他們對於處理該疾病的反應。運用軌跡理論的說法（Corbin & Strauss, 1991），回應疾病的做法之一，便是試著去做與特定疾病軌跡有關的工作，包括疾病處理，消除疾病造成的負擔，讓生活過得正常一些，還有病人受疾病影響時，會形成一個不同於以往的自我，而病人與家庭必須去面對這樣的改變。要處理慢性疾病，就必須面對疾病對於自身、家庭與未來的意義。這包括在疾病軌跡隨著時間展開之際，與不確定性共處並且面對許多轉變。這些轉變不僅是與健康照護專業人士合作，還包括處理不確定性與症狀、面對功能狀態的改變、維持或調整角色與關係、處理害怕疾病復發或惡化的恐懼，以及發展有效的因應策略。

慢性病童與其家庭方面，研究人員亦著重在孩童與家庭的反應，注重親職角色、生活品質與家庭關係的改變，以及看護角色的協商。因為科技的進步，不足月、低出生體重的嬰兒能夠存活，文獻卻反映出這些嬰兒因為發育不全，未來會有慢性問題的風險。此外，關於幼童最常見的慢性疾病，是對病童及其家庭的生活最具威脅和侵入性的那些慢性疾病，我們有必要了解描述性研究與介入性研究已經探究的面向，以期能更有效處理氣喘、糖尿病、癲癇、纖維性囊腫，以及其他幼年的慢性疾病。

慢性疾病處理之描述性研究

質化研究：慢性疾病處理方面，最豐富的資源之一是護理研究人員過去二十年內所進行的質化研究。Thorne 和 Paterson（2000）在《護理研究年度回顧》（*Annual Review of Nursing Research*）這份期刊中，從患者的角度，也就是「當局者」（insider）的觀點，討論了慢性疾病經驗的研究。描述慢性疾病經驗與其處理方式的質化研究蓬勃發展，讓我們的眼界得以由全然的「旁觀者」（outsider）觀點，拓展至能同時從旁觀者與當局者的角度，了解與慢性疾病共處的複雜情

形（Conrad, 1990; Gerhardt, 1990; Kralik, 2002; Soanes & Timmons, 2004; Sullivan, Weinert & Cudney, 2003; & Thorne & Paterson, 1998）。

護理研究人員在探究的過程中產生了當局者觀點，讓我們因而對慢性疾病有了更深的了解。但與此同時，這種探究的結果「讓我們在理論上，更難了解與慢性疾病共處的情形」（Thorne & Paterson, 2000, p.3）。

研究人員為了探討罹患慢性病的經驗，不是著重特定的慢性疾病，就是在同一項研究之內尋找許多慢性疾病的共通性與差異點。在各類型疾病中探究與慢性疾病共處的研究人員認為，慢性的概念最為重要，此概念不受疾病類型所限。事實上，許多研究記載了與各種慢性疾病共處的顯要因素，例如：疲勞、疼痛和痛苦。另一方面，以特定慢性病為主的研究結果顯示，有些疾病會產生獨一無二的影響、負擔或經驗，而且比其他慢性病常見的特徵更為顯著。這兩種研究方法本身均無法就與慢性病共處的情形提供一種全面的模式，以引導臨床實務或醫療政策（Thorne & Paterson, 2000）。

政治與社會的潮流會改變人們看待、討論及稱呼慢性疾病的方式。輾轉呈現在病人與其家庭面前的資訊，其內容為何，又是透過怎樣的管道流通，必須處理此種資訊的健康照護專業人士、病人與家屬對其又有何觀感，這些都會大大受到政治與社會潮流的影響。慢性疾病的意義以及身心在特定疾病中的關係，會影響家庭成員與他人反應的程度（May, Doyle & Chew-Graham, 1998; Wilde, 2003）。疾病一旦被冠上「死刑」這樣的惡名，像是癌症，而且被視為不潔，就會引發人們某些反應，譬如替疾病取雅號（例如：「大寫 C」）或是竊竊思語地談論該疾病或根本閉口不談，人們也會認為患病的人跟死了沒有兩樣。

遵循或奉行是隨時間而產生的另一種慢性疾病經驗，仍然受到父權式（paternalistic）醫療模式極大的影響。儘管證據顯示許多慢性病患者成了自我處理的專家，而且比他們的健康照護提供者更加了解自己的身體，健康照護提供者卻依然認為，病人必須毫無疑問或異議地遵循他們所指示的治療與處理方法，病人若不依照指示，就可能會被貼上「不服從」或「不聽話」的標籤──就是不做對自己最好的事（Wellard, 1998）（詳見第十章遵從）。

越來越多護理研究描述了與慢性疾病共處的特殊問題，近期的護理研究文獻

也極為重視自我照護的策略。自我照護的研究包括症狀處理的策略（Bennett 等人，2000）、藉助輔助／另類醫學以做出明智的自我照護決策（Thorne 等人，2002）、靈性因應機制（Narayanasamy, 2004），以及特殊人口與他們處理的策略，例如：鄉村婦女（Sullivan, Weinert & Cudney, 2003）與中年女性（Kralik, 2002），這些研究引導護理知識朝著非常實際的方向邁進，也為自我照護介入法的設計及測試提供了依循的證據。

當慢性病童與成人患者年歲漸增，發育與其他方面的轉變會影響慢性疾病經驗的重塑以及自我處理的策略。研究人員對於這一重要考量點的注意，見諸於近期一項以青少年轉變至成人照護為主的研究（Soanes & Timmons, 2004）。Miles & Holditch-Davis（2003）認為病童與家庭的生物、行為及心理系統之間的互動錯綜複雜，他們與環境的多重面向之間，也同樣有著持續且複雜的互動，因此，孩童與家庭的護理研究應該運用發育科學的觀點（developmental science perspective），此觀點以系統為取向，重視孩童的發育，全面並且具有統整性。

如同前面討論的，未曾參與質化研究的人、過去與現在形塑特定慢性病之意義的言語，以及遵循強大他者的指示，而非以夥伴關係一同處理疾病的概念，會持續影響質化方法所產生的理論。當局者觀點也讓我們思索性別與年齡是如何形塑人們對慢性疾病的反應。研究人員至今尚未著手處理的其他研究因素，還包含某些團體的慢性病經驗，包括清寒人士、教育程度較低，以及因為族裔、貧窮或缺乏教育而遭到邊緣化的人（Thorne & Paterson, 2000）。此外，我們必須依據這類研究的結果，重新探討遵循這類因素，以了解不遵循的情形是否比我們原先所想，與性別、文化及其他因素的複雜性更有關聯。Thorne 和 Paterson（2000）指出，若使用的研究方法能探討各種因素的「交互作用，而非個別情形」，我們或許就能得到這類研究結果所顯示的複雜性。

慢性病童與其家庭之量化研究

慢性病處理的量化描述性研究之中，同時注重慢性病童及其家人的研究為數可觀。慢性病童的描述性文獻中，有些主題往往是特定疾病（像是癲癇）或慢性這個特質。慢性病童的特性包括慢性病的特徵與孩子個別的情形、健康行為、社會心理調適，也包括孩子對於自我、因應與社會支持以及情感的認識（Austin & Sims,

1998; D'Auria, Christian, Henderson & Haynes, 2000）。病童特徵的研究也涵蓋研究工具發展的問題，亦有許多研究完全以此爲研究重點，因爲這個領域目前還沒有可用以測定許多發育概念的適當測量方法。

慢性病童的文獻與慢性病成人患者不同，前者若未把家庭的概念作爲研究變數，就往往會將其納入社會關係之中。針對十三項研究家庭評估所進行的一項內容分析顯示，這些研究都以家庭概念爲重，包括家庭的壓力源、家庭運作、家庭的資源和因應情形，以及家人的參與和調適（Austin & Sims, 1998）。在大多數研究中，家庭是以父母親一方或雙方來運作，但許多研究也計入病童手足與病童本人。嬰兒和孩童的慢性疾病對於父母親照顧（Miles, 2003）以及患有慢性病的雙親所提供之照顧（Holditch-Davis, Miles, 等人，2001）會產生何種影響，也已成爲重要的研究議題，特別是這種影響與慢性病童和青少年成長發育（Christian, 2003）及手足反應之間的關係（VanRiper, 2003）。

科技普及，慢性病童與其家庭在醫院以外的地方亦能藉助其力，因此有更多研究著重在科技依賴病童的居家照護方面。最近一項針對此類研究的文獻回顧指出，我們需要持續研究兒童居家照護，以探討對這些家庭而言已經改變的家庭意義，研究家庭動態會如何受科技依賴病童的居家照護影響，並了解這些家庭的社會孤立、花費成本，以及父母親與專業人士之間的關係（Wang & Barnard, 2004）。

慢性病成人患者之量化研究

過去十年，就慢性病成人患者所進行的描述性研究大多把焦點放在突顯或影響慢性病進程的心理社會因素。有些研究重視的是慢性的概念以及慢性疾病的特徵，而非特定慢性病的詳細情形。有些研究則著重在特定慢性疾病以及伴隨這些疾病的因素。這兩種研究方式都讓我們更爲了解與慢性疾病共處的情形、生活品質和調適成果的預測因子，也讓我們越來越清楚長期自我照護行爲所帶來的生理與生物行爲成果。

不確定性被視爲慢性成人患者的普遍經驗（Mast, 1995）。不確定性的某些成因涉及疾病的嚴重程度、症狀學上反覆不定的特質，或是症狀的模稜兩可；不知重度疾病、個人與社會生活方面又會如何發展，也構成了慢性疾病的不確定性（Bailey & Nielsen, 1993; Braden, 1990; Brashers 等人，2003; Cochrane, 2003; Janson-

Bjerklie, Ferketich & Benner, 1993; Mishel, 1999; Wineman 等人，1996）。

不確定性也源自對未知的未來感到憂心（Brown & Powell-Cope, 1991; Smeltzer, 1994; Pelusi, 1997; Nelson, 1996）。慢性病對於日常生活的衝擊引發病人自我概念的改變，並且對自己的身分感到質疑，這也是造成不確定性的原因之一（Mishel, 1999; Charmaz, 1994; Brown & Powell-Cope, 1991; Fleury, Kimbrell & Kruszewski, 1995; Mishel & Murdaugh, 1987）。慢性疾病的處理是患者一生的課題，但是許多人無法就所患疾病與有效的處理策略，迅速或輕易獲得足夠的知識，並對自身疾病有所理解。缺乏資訊便是在疾病軌跡的各節點上，形成不確定性的一大原因 —— 軌跡改變時有新的診斷；啓用新的治療方式或出現新的併發症；疾病有復發或惡化的可能（Beach, 2001; Mishel, 1999; Small & Graydon, 1992; Nyhlin, 1990; Moser 等人，1993; Hilton, 1998）。

雖然慢性病帶來諸多不確定，自 Strauss 等人（1984）的早期研究以來，文獻詳盡記載了治療與自我照護方法的相關研究。有些研究著重病人的健康信念與治療方法遵循度的關係（Roberson, 1992）。也有少數研究探討了社會支持（Morgan 等人，2004; Primomo, Yates & Woods, 1990）以及因應疾病之變數（Dodd, Dibble & Thomas, 1993; Raleigh, 1992）在成功處理病情上的作用與重要性。除了慢性病患者如何成功處理自身疾病之外（Kralik, Koch, Price & Howard, 2004），近期研究亦注重各種慢性疾病的自我照護行爲預測因子（Rockwell & Riegel, 2001），以及自我照護與處理成果的關聯（Chou & Holzemer, 2004）。

慢性病描述研究的另一重要領域是疾病對病人及其家庭造成的影響。就慢性疾病軌跡所進行的研究（Corbin & Strauss, 1991; Fagerhaugh 等人，1987; Jablonski, 2004; Corgin & Strauss, 1991; Wiener & Dodd, 1993）鎖定疾病的影響，以及病人和其他人爲了處理疾病所做的努力。疾病軌跡模式已爲護理實務帶來大量理論，並且也促成許多疾病的處理與因應之研究，像是癌症、心臟病、HIV、精神疾病、多發性硬化症、糖尿病以及癲癇（Morse & Fife, 1998; Roe, 2000; Robinson 等人，1993; Smeltzer, 1991）。針對慢性病或治療相關之症狀的自然病程以及這些症狀的預測因子所進行的研究，大量出現在護理研究文獻中。也有研究注重疼痛與疲勞，這兩種症狀常見於許多慢性疾病，會影響慢性病患者在許多方面的生活品質，特別具有侵略性。就特定症狀的危險因子、特定症狀與特殊療法的關聯、一併出現的症狀，以

及病人學著長期處理自己症狀的方式等面向予以描述的研究，爲發展有效的介入方法奠定了重要基礎，讓這些介入法能預測、預防、減輕、處理慢性病的症狀，並且將其降至最輕程度（Armer, Radina, Porock & Culbertson, 2003）。至於研究不足之慢性病患者的症狀經驗，可以在一篇涵蓋三十二項研究的文獻回顧之中看到，這些研究均以慢性病的女性患者爲研究對象（O'Neill & Morrow, 2001）。

拜新式科技之賜以及對於無法治癒、危及生命之疾病的積極治療，研究成人（Breitmeyer 等人，1992; Brostrom, Stromberg, Dahlstrom & Fridlund, 2004; Burckhardt 等人，1989; Ferrell 等人，1998a, 1998b; Franks, McCullagh & Moffatt, 2003; McSweeny & Labuhn, 1990; Widar, Ahlstrom & Ek, 2004）以及孩童生活品質的文獻數量龐大，而且持續增長。生活品質原先是一種整體的概念，意指在幾個領域運作的能力，後來演變爲許多複雜的模式，這些模式反映出生活品質在多重領域之中的複雜程度，像是身體／功能健康、心理健康、社會健康與靈性健康等領域。令人遺憾的是，護理與其他學科對於前三種領域雖然意見一致，對於該領域所使用的測量方法卻莫衷一是。生活品質的研究工具形形色色，或採整體觀點，或以疾病爲主，所呈現出的文獻因而支離零散，難以綜合處理。顯然這兩種研究方法單獨使用都不能讓生活品質的複雜全貌盡現，所以目前測量的黃金標準是兩者一併使用。研究工具的問題呼應了先前所提及的爭議之一，亦即，究竟是慢性的概念凌駕特定疾病造成的負擔，或是特定的負擔讓我們對疾病有更正確的了解。基本上，唯有同時使用這兩種觀點，我們方能一窺慢性病的生活品質複雜性（詳見第九章生活品質）。

患有慢性疾病的老年人口越來越多，而家庭或其他人士是慢性病童或成人患者的主要看護人員（caregivers），因此出現了大量慢性疾病看護的文獻。研究看護所得的結果提供了有用的資訊，讓我們了解特定的看護任務、看護的辛勞與喜悅、看護人員長期看護時面臨的風險、看護人員／接受看護者關係的特徵，以及看護的社會與經濟成本（Acton & Wright, 2000; Barer & Johnson, 1990; Cartwright 等人，1994; da Cruz, Pimenta, Kurita & de Oliveira, 2004; Given 等人，1997; Kuhlman 等人，1991; Reinhard & Horvitz, 1995; Strand & Haughey, 1998; and Winslow, 1997）。大多數看護研究著重的是由慢性病患者或老年患者的配偶或家人所擔任的看護人員。然而護理研究人員也就病人彼此之間的看護行爲進行研究（Hutchinson & Bahr,

1991）（詳見第十一章家庭照顧者）。

慢性病處理之介入性研究及成果

　　與慢性病處理有關的介入研究，是慢性疾病文獻中年代最近、成長最爲快速的領域。這些護理研究大部分是在過去十到十五年間進行。臨床介入性研究的盛行，是因爲護理研究的經費增加，這突顯出提供經費的單位對這類研究的興趣。這波研究重點的改變是依據一種看法，亦即，描述性研究已經有相當數量，即使這些研究顯然還有缺口待補，但現在是發展與測試臨床介入方法的時候了，這些方法可能會直接影響實務以及成果。這波轉而研究介入方法的趨勢，也多少得力於護理研究欲處理研究傳播問題而進行的運動，這項運動是經費龐大的國家計畫，多組研究人員探討了護理研究的傳播障礙，並試圖以創新的傳播模式來化解這些障礙（Cronenwett, 1990; CURN Project, 1983; Funk, Tornquist & Champagne, 1995; Rutledge & Donaldson, 1995）。無論如何，慢性病童及成人患者的介入性研究，顯然在 1990 年代往前躍進了一大步。慢性疾病問題、解決這些問題的介入方法所產生的效度及成本效益，以及詳實記錄效度的成果，這些面向之間的關聯已成爲大多數護理研究所關注的焦點。

　　慢性病預防及處理的介入研究有所不同，慢性病處理的介入試驗鎖定的人口樣本是最需要幫助的人，因而也可能是對介入方法最爲敏感的人。這類介入試驗如欲有效測試效度，設計時必須納入下列要素的部分或全部：（一個或數個）治療組與對照組或比較組、對其中一組進行隨機測試、治療或介入的方法以及「分量」皆清楚明確。介入方法最好以理論爲導向，並且已先經過試驗性研究的測試。介入試驗的設計應該包括試前與試後的結果測量。試後的測量方法若有一種以上，例如：短期與長期的介入後測量方法，對於介入方法的長期效果，便能有更準確的估計。

慢性病童及其家庭之介入性研究

　　1990 年代以前，最知名的孩童與家庭介入研究中，有一些著重在周產期的親子互動，並探討了高社會危險的嬰兒可能會有的發育情形（Barnard, 1972, 1978; Barnard & Neal, 1977; Barnard & Bee, 1983）。這些研究結果顯示，介入方法若能依照看護者的特徵加以設計，便可發揮最大效用。研究也發現介入的時機非常關鍵。至於疾病軌跡的另一端，早期介入研究所重視的是在家中和醫院等候生命走向盡頭

的末期病童，身處的環境與所受照護之性質（Martinson 等人，1978）。研究結果除了社會與心理變數，也包含經濟因素。這二十年來，研究人員針對賦與病童能力，讓他們能參與和自身疾病相關的照護進行測試，研究所得結論是，若要成功執行介入方法，亦須有家人和健康照護專業人士的攜手合作（Lewis & Lewis, 1989, 1990）。

最後，美國審計總署（U.S. General Accounting Office）所進行的研究（1990）回顧了美國和歐洲的家庭探訪，此項研究認為此種做法對於低出生體重兒、屬於社會弱勢的初產婦以及其他人士而言，是一種有效的早期介入策略。研究人員發現，家庭探訪是用於高危險人口的一項重要護理介入法，因為家庭探訪與增進嬰兒出生時的健康狀況，以及促進孩童健康與發育有關（Brooten 等人，1986; Olds 等人，1986）。

Deatrick（1998）就慢性病童與其家庭的介入研究進行整合回顧，探討了對病童及家庭有效或失敗的介入策略，並且分析這些研究的研究方法適當性與成果測量的心理計量特質（psychometric properties）。符合回顧標準的九項研究中，多數未指明概念或理論的架構。但有兩項研究確實使用了生態系統架構（Black 等人，1994; Pless 等人，1994），另有兩項研究使用社會心理理論（Heiney 等人，1990; Hills & Lutkenhoff, 1993），所有回顧的研究所使用的架構皆與研究目的一致。這些研究的介入方法顯然多為教育或心理教育性質；其一是七個階段的團體治療，目標是要提升癌症病童之手足的社會調適（Heiney 等人，1990）。一項以個人為主的介入方法中，一位受過大學護理教育（BSN-prepared）的護理人員一年內與病童和其父母親進行了十二次接觸，此介入法是為了讓家庭與父母親發揮最大功能以提升心理調適（Pless 等人，1994）。或許因為許多介入法缺乏理論依據，因此回顧的研究皆未說明介入法使用時機的理論基礎（Walker, 1992）。

這些研究的介入方法鎖定病童、病童的手足或是整個家庭，不過有時會就這些樣本以外的對象測量結果。介入方法若以家庭為重點，似乎比以病童為主來得成功。以病童為主的介入法能增加問題取向的因應策略，減少分離策略，並且提升病童自我照護的能力與活動範圍（Brandt & Magyary, 1993; Hills & Lutenhoff, 1993; Lewis & Lewis, 1990; Pless 等人，1994; Smith 等人，1991）。手足方面的介入結果

包括社會調適，以及關於信任、悲傷、憤怒與不確定性的質化報告（Heiney等人，1990）。

最近以慢性病童與青少年爲對象的介入研究，著重在許多方面的改善，例如：癌症病童與青少年的毅力與生活品質（Nelson 等人，2004），接受脊椎側彎矯正手術的青少年之活動情形（LaMontagne, Hepworth, Cohen & Salisbury, 2004），糖尿病的自我處理（Gage 等人，2004），藉由詩文來處理精神疾病兒童與青少年的感受（Raingruber, 2004）。

以孩童與青少年爲主要對象，希望能增進他們的健康並預防慢性病的介入研究，或許是這幾年成長最爲快速的研究領域。鎖定健康行爲以減少孩童與青少年罹病率及死亡率的各類研究包括注重整體健康、探全面觀點並運用全面性介入法的研究（Rew, Johnson, Jenkins & Torres, 2004）；使用文化及發育適當的介入法，以預防或改變可能讓孩童及青少年感染 HIV / AIDS 的行爲（DeMarco & Norris, 2004）；在青春期時使用介入法以預防骨質疏鬆（Brown & Schoenly, 2004）；預防高罹患率的少數團體中，經由性行爲傳染的疾病（Steenbeek, 2004）；促進健康飲食的自我效能（Long & Stevens, 2004）；以及測試讓青少年成功戒菸的策略（Hamilton, O'Connell & Cross, 2004）。

慢性病成人患者之介入性研究

癌症與心臟病是美國中年與老年人第一與第二大死因，這兩種慢性疾病往往也理所當然成爲許多介入方法的研究標的。心血管疾病方面，爲減少緊急狀況發生之後的風險，運動介入方法、壓力管理與生活方式改變這些做法，一直是許多介入研究的焦點所在（Allen, 1996; Barnason, Zimmerman & Nieveen, 1995; Blumenthal 等人，1997; Fletcher & Vassallo, 1993），而照護充血性心臟衰竭時有時無知病人所需的多學科團隊以及進階實務護理模式（advanced practice nursing models），亦是介入研究的重點，這些研究冀望能處理疾病，並預防需要治療與照護資源的心臟衰竭情形（Cline 等人，1998; Martens & Mellor, 1997; Venner & Seelbinder, 1996）。

研究人員不斷測試以門診病人與家庭爲主的社會心理介入方法，以期提高心肌梗塞與心臟手術病人的復原情況，特別是冠狀動脈繞道分流手術，成效則各有不同（Buselli & Stuart, 1999; Frasure-Smith 等人，1997; Gilliss 等人，1993; Hill, Kelleher &

Shumaker, 1992; Moore, 1997）。社會心理介入方法的特定目標，向來是要減少生理激發與反應，包括後續的疾病發展；提高病人找出壓力源的能力，並以實際觀點評估這些來源；以及增加病人對自我與他人的連結感，讓病人感到人生具有意義及目的（Buselli & Stuart, 1999; Lunsford & Fleury, 2000）。

心血管問題的醫療比以往更爲有效，病人即使有這類問題，大多時候也能待在家中無須住院，於此同時，研究人員也發展並測試了護理介入方法，不僅欲藉此加強症狀的處理，也期望讓病人的功能及生活品質達到最適狀態，並且能更有效預防或至少延緩更加嚴重的問題出現。最近，研究人員針對慢性穩定型狹心症的心理教育介入法之嚴謹程度進行了回顧（McGillion, Watt-Watson, Kim & Yamada, 2004）。儘管這些介入方法確實有效，研究人員仍然就研究方法的問題進行評論，最後認爲這些介入試驗的結果其實不具決定性。心血管問題的介入方法向來也致力於預防病人有再度住院或進急診室的情形，例如：研究人員就發展了一項以家庭爲主的介入方法，以預防慢性心房纖維顫動（atrial fibrillation）病人住院（Inglis 等人，2004）。此外，近期亦有針對研究不足而往往是高危險群的人口所進行的介入方法試驗，研究人員對此種團體的注意，是護理研究所樂見的趨勢（Lorig, Ritter & Gonzalez, 2003; Miles 等人，2003）。

以男性病患爲主的心血管疾病介入研究，明顯多於以女性病患爲主的同類研究。幾乎沒有任何介入研究以性別來比較實驗對象的差異，大體是因爲女性子樣本的數量太少，而且研究人員也並未注意性別可能具有的重要性。初步研究指出，介入方法必須有一部分依據病人個人對於疾病以及自身反映的觀感（Fleury 等人，1995; Hill, Kelleher & Stuart, 1992）。性別是形塑疾病觀感與反映觀感的一項因素，卻一直未被納入許多介入研究之中，然而目前確實有一種研究趨勢是鎖定患有重大慢性病卻研究不足的人口，女性與少數族裔皆包含在內。

心血管疾病的社會心理介入研究所得結果並不一致（Lunsford & Fleury, 2000; Moore, 1997）。某些研究指出，一般的復健方法加上社會心理療法，可降低罹病率及死亡率，減少心理壓力與某些生物危險因子。然而有許多研究顯示介入方法成效極低。許多介入方法具有多重面向，讓研究人員很難發現任一項策略不同的優點。Lunsford 與 Fleury（2000）認爲，以一項組織理論（organizing theory）爲中心來發展介入方法，有助於指出特定介入方法的優點與改善之道，以及由理論所得出

的介入法使用分量與時機。

　　過去十五年來，許多癌症照護的介入研究，不論是以團體或個人為主，研究重點明顯在於幫助病人更加了解所患癌症與治療方法，能更有效面對必須做出的治療決策與選擇，並且處理隨疾病軌跡而產生的情緒反應（Scura, Budin & Garfing, 2004）。另有研究探討了幾個面向，包括向他人吐露自己擔憂的事、維持或加強病人的社會支持系統、處理治療的副作用或後遺症、提高病人性生活的滿意度、提升生活的滿意度與品質（Anderson, 1992; Devine, 2003; Devine & Westlake, 1995; Fawzy 等人，1995; Forester 等人，1993; Mishel 等人，2002; Molenaar 等人，2001; Trijsburg, van Knippenberg & Rijpma, 1992）。大多數介入研究會同時使用教育和心理的介入法，或是使用聯合的教育心理介入法，以增進病人對自身癌症的認識，加強病人與健康照護專業人士的溝通、提高病人面對健康照護系統時的堅定自信、解決問題以及處理情緒（Anderson, 1992; Devine & Westlake, 1995; Fawzy 等人，1995; Forester 等人，1993; Germino 等人，1998; Mishel, 2002; Trijsburg, van Knippenberg & Rijpma, 1992）。然而有越來越多研究人員測試運動介入法，發現這類介入方法對幾種癌症有用（Blanchard, Courneya & Laing, 2001; Kolden, Strauman & Ward, 2002; Schwartz, 2000），研究人員也將認知行為策略加以調整，以處理病人身患重度疾病及接受治療時的壓力（Antonu, Lehman & Kilbourn, 2001）。

　　針對癌症看護人員之介入性研究：除了癌症患者的介入方法之外，以癌症看護人員為主的介入研究，雖然增加速度緩慢，但確實是越來越多。Pasacreta 與 McCorkle（2000）在回顧癌症看護的介入方法與其成果時，就探討下列主題的研究進行了評述：教育介入法，支持、諮詢與心理治療介入法，以及安寧緩和的居家照護服務。協助家屬看護（family caregivers）取得必要的資訊模式，包括讓特定護理人員與家屬進行聯繫。家屬對於此種介入法的接受度很高，但研究所描述的結果卻不夠詳盡，無益於後續的研究或重複驗證（Carmody, Hickey & Bookbinder, 1991）。研究人員就一項特別為癌症看護人員所設計的心理教育課程進行了更為標準化的測試（Barg 等人，1998），研究列出了明確可測量且適當的結果，但也發現許多看護人員不願參加全然以團體為單位的介入方法。研究人員質疑參加團體介入方法的看護人員，是否為自選樣本，他們因為能獲得與運用社會的支持，完全不

須使用介入方法（Pasacreta & McCorkle, 2000）。Ferrell 與其同仁針對一項以看護為對象、關於癌症疼痛處理的介入方法進行研究，研究證實此項介入方法能有效提升看護的知識與生活品質（Ferrell 等人，1995）。

以家庭照護提供者為主的支持、諮詢與心理治療介入法仍然為數不多。Houts 等人（1996）在研究中，描述了一種訓練家屬看護的規範性問題解決模式。此模式簡稱 COPE〔創意（creativity）、樂觀（optimism）、計畫（planning）、專業資訊（expert information）〕，是一種看護人員訓練課程，這類課程教導他們如何設想在社會心理或醫療方面發生問題時，要做出何種反應，並且依設想加以執行，或是教導他們預期問題。根據研究報導，此種課程賦予看護人員能力並且能幫助他們減輕壓力，但是記錄此計畫之成效的研究設計卻未使用這些效果。另一種問題解決介入法是依癌症配偶所提出的問題給予個別處理，此種介入方法共有六個階段。六個月的追蹤觀察發現，即使癌症病人本身的憂鬱情況有所減輕，使用介入方法的癌症配偶並沒有改善痛苦的情形（Blanchard, Toseland & McCallion, 1997）。研究人員對此種發現並未予以說明，但表示同時以病人與配偶作為研究焦點，應該是比較適當的做法。近期一項試驗性研究測試了認知行為介入法，以提升患有乳癌的母親與其學齡孩子之間的人際關係（Davis Kirsch, Brandt & Lewis, 2003）。此種介入法的使用，係因先前的研究顯示，患有乳癌亦有憂鬱現象的母親，在教養孩子方面會產生問題（Zahlis & Lewis, 1998）。

癌症的家屬看護介入法是否符合成本效益，非常重要，因此除了面對面的接觸之外，越來越多研究針對有創意的策略運用進行測試。以家屬看護為主的電話輔助介入法，最近鎖定的對象是重度癌症病患的看護（Walsh, Estrada & Hogan, 2004）以及臨終癌症的看護（Walsh & Schmidt, 2003）。一項介入研究同時運用電話及面談方式，以改善癌症看護的憂鬱症狀。此種介入法鎖定的看護，照護對象是最近才診斷出癌症的病人。研究希望提供這些看護症狀監測及處理的資訊，並教育他們有關癌症的知識、情緒支持、看護服務的協調，以及照護的準備（Kozachik 等人，2001）。此介入法似乎能有效緩和憂鬱症狀，但無法降低憂鬱的程度。抽樣偏差是個爭議點，因為重度憂鬱的看護往往會退出研究。

在腫瘤學這個比較大的範疇內，輔助與另類介入方法也漸漸為人所接受，由針

對家屬看護所進行的護理介入研究便可得知。例如：近期便有一項引人注意的試驗性研究，以家屬看護爲對象，使用藝術介入法（Walsh & Weiss, 2003）。

越來越多癌症病人是待在家中由家人照護，因此幾項介入研究也把焦點鎖定緩和居家的照護模式。這些模式注重家庭照護提供者的支持與教育，以及他們所經歷的壓力。研究的一些重要發現包括癌症看護若自身亦有身體健康問題，那麼在承擔看護的角色之後，心理方面也可能會出狀況（Jepson 等人，1999）。近期許多描述性研究證實了此一研究結果（Kurtz, Kurtz, Given & Given, 2004, Nijboer 等人，2001; 與 Rossi Ferrario 等人，2004）。看護人員接觸安寧照護的時間越長，與病人溝通的次數就越多，也更能依照安寧照護的方法來照顧臨終病人。至於看護持續的時間以及接觸安寧照護的時間長短，對於看護人員本身並無顯著的影響（Yang & Kirschling, 1992; McMillan & Mahon, 1994; McMillan, 1996）。其他與喪親之痛有關的研究發現指出，失去親人的看護需求特殊，若能由受過適當訓練的人加以處理，便能獲致正面的結果（Fakhoury, McCarthy & Addington-Hall, 1997）。配偶關係、年老以及對龐大情緒壓力所持有的觀感，與喪親時所面臨的種種痛苦有關（Rossi Ferrario 等人，2004）。

其他慢性疾病之介入性研究

隨著人口老化，研究人員也更加關注一些年老所產生的慢性疾病，其中包括尿失禁。如何處理有步行能力、其他方面功能良好的病人之尿失禁問題，因爲這種疾病的普遍性、成本、對生活品質的衝擊等原因，而越來越受到護理研究人員的重視（Wyman, 2000）。研究人員由神經損傷病人膀胱訓練的物理醫學及復健文獻，找出尿失禁的危險因子與相關資訊，他們所進行的研究爲當代的介入性研究奠定了基礎。雖然膀胱訓練是如何發揮效用，我們所知甚少，但是用於男女兩性的膀胱訓練介入法，能有效減輕失禁的嚴重程度、次數，減少壓力性或急迫性尿失禁（stress or urge incontinence），並且能讓病人主觀認爲情況有所改善（Columbo 等人，1995; Fantl 等人，1991; Wiseman, Malone-Lee & Rail, 1991; Wyman 等人，1997, 1998）。

骨盆底肌肉運動有多種輔助工具，像是練習錄音卡帶、生物回饋、陰道重量訓練、電刺激以及藥物治療。研究顯示這種運動就如同膀胱訓練，即使長期治療所維

持的效力往往比較低，短期之內仍有助益（Wyman, 2000）。有效程度常常會隨時間下降，有些人表示至少這些介入方法所依據的生理與心理理論就存有問題，因為這些理論未把健康行為改變的相關知識納入考量（Wyman, 2000）。即使我們對失禁的危險因子已有所認識，長期預防失禁的研究卻少之又少，幾近於無。

針對患有慢性疼痛（deWit & van Dam, 2001）、慢性傷口或潰瘍（Orsted 等人，2001）以及憂鬱症病人（Smith, Leenerts & Fajewski, 2003; Zust, 2000）的護理介入方法也越來越受人重視，輔助與另類策略亦是如此，例如：冥想（Bonadonna, 2003）、以日記記錄情緒和尋找正向意義（Stanton 等人，2002）。

慢性疾病研究之議題

慢性病預防之描述研究議題

此研究領域有許多議題。首先，這個領域的研究大體而言是跨學科研究，而與幾十年前相較之下，雖然有更多護理研究人員進行計畫性研究，但此領域的文獻仍有一些只包含一項或二項研究。護理人員與跨學科研究團隊的合作日益頻繁，特別是以學校為主的研究，替一些複雜的問題帶來了許多極有價值的見解。此領域的研究所遵循的理論與模式，反映出護理和跨學科研究的平衡。慢性病預防的描述性研究大多數是量化研究，長期以來，各學科對於研究的重點似乎也頗有共識。近期的研究顯然注重孩童心血管疾病的危險因子，特別是兒童肥胖、早發性第二型糖尿病，以及HIV / AIDS。

慢性病預防之介入研究議題

Hayman 與其同仁（1995）幾年前就促進孩童與家庭健康的介入模式進行了整合回顧，他們討論了慢性疾病文獻中一項常見的主題、研究的跨學科性質，以及此領域為數不多的計畫性研究。Hayman 等人表示，近年才出現慢性病的描述性研究，因此以理論為基礎的介入研究才剛萌芽發展，可說是意料之事。目前，慢性病預防的護理介入法須符合的黃金標準包括依據理論、注意臨床使用介入方法的情形、評估成本，以及須有明確顯著的結果。慢性病預防的領域裡，有些計畫性介入研究是由護理的主要研究人員所主導，其中最有名的是 Harrell（Harrell 等

人，1995; 1996; 1999; 2001）與 Jemmott （Jemmott & Jemmott, 1992）。慢性病研究的這個領域所需要的理論基礎較爲複雜，因爲就孩童與家庭而言，環境及發展因素會隨時間改變，研究所需的模式必須能在個人與家庭兩個層面反映出變化，能應用於各種研究結果，並且能就多重環境加以說明（Hayman, Meininger, Coates & Gallagher, 1995）。

慢性病處理之描述研究議題

　　Austin 與 Sims（1998）就慢性病病童及其家庭之研究進行文獻回顧時，指出了幾個值得關注的面向。那時之前的許多研究注重病童整體的社會心理調適，而非對疾病本身的調適，後者也就是護理照護的領域。若沒有更多研究探討疾病調適以及不同時間點對其有所影響的因素，護理人員便難以設計適切有效的介入方法。研究所使用的評估資料，其來源與類型也依然引人關注，因爲許多研究人員仍舊只採用一種來源，而且並未適時運用其他技巧，像是觀察法。使用多重來源以及概念相同的測量方法是解決方法變異偏差的策略之一，護理研究人員運用這些來源與方法時，也需要有更大的一致性（Lorenz & Melby, 1994）。許多描述研究所使用的方法，是爲了一般人口發展而來，對於慢性病童可能無效。此外，孩童的發育成長情況也未得到適當注意，研究人員往往只就年齡這個成長變數進行測量。Miles 與 Holditch-Davis（2003）最近在《護理研究年度回顧》中，呼籲學界以發育科學觀點來導引這個領域的研究，因爲此種觀點能提供我們一種整合觀點，以了解孩子與家庭的內部與外部系統，以及他們如何與這些系統互動並互相產生影響。

　　慢性病成人患者的描述研究中，有許多議題值得未來的研究人員思考。早期研究甚少以理論爲導向，但目前已經出現許多護理的中層理論，以及由其他學科脫胎而來的理論，這些理論讓此領域的文獻更加豐富，並賦予其研究的方向及內容。研究人員持續發展出新的模式並且予以調整，現代的統計方法讓我們更有能力以有意義的方式測試複雜的模式。當此時間點，質化理論的發展工作與量化理論的測試研究，對於我們獲得慢性疾病的知識都非常重要。隨著介入性研究的發展，我們對於慢性病預防與處理的錯綜複雜了解更深，我們也有必要找出更好的方式，讓這兩種類型的研究結果能「展開對話」，互相交流。

　　測量方法依然是此領域以及許多其他領域的重要議題。符合新興概念之測量法

的發展與測試，仍然有待研究人員的努力。

　　尋找幼年與成人慢性疾病各模式之間的共通性，能帶給我們許多啓發，以成人爲主的研究人員也能獲益於大多數慢性病童研究中，有關納入病人家屬的資料。在評估疾病處理的風險方面，兒童發育及評估時機的議題仍然有待解決。近期一篇文章指出了大多數慢性病研究的限制，亦即「發病緩慢的慢性病時間模式，與大多數爲了達到統計顯著水準，依一年、二年或三年爲周期，以補助經費所進行的研究」這兩者之間的差異（Russell & Gregory, 2000, p.100）。研究人員依然得在長期追蹤研究設計的必要性，與經費限制、資源消耗問題與其他議題之間，權衡輕重得失。

　　最後我們必須要注意在慢性病處理的反應及能力方面，我們知識上的不足，亦即有關性別關係、文化、年齡／發育、邊緣性、貧窮以及其他情況的知識。慢性疾病中，非主流研究對象的病人常常未得到研究人員的關注，不過 HIV／AIDS 這方面的探究工作帶來一些重要的啓示，我們必須在更多方面加以運用。性別差異仍舊是許多慢性疾病的重要議題。

慢性病處理之介入研究議題

　　介入性研究測試效度時，大都以白人、中產階級爲對象，而視研究疾病的不同，實驗對象往往是單一性別，就性別所進行的比較著墨甚少。罹患特定疾病的人口不代表所有慢性疾病的情形。例如：長久以來，癌症的介入方法一向是得自以乳癌患者爲對象的研究（Devine & Westlake, 1995）。幸而此種情況近年已有所改變，介入研究更加重視高危險卻遭受忽略的團體，也有更多研究鎖定攝護腺癌的患者與其他特定癌症的男女患者（Germino, 2001）。多年以來，心血管疾病的研究未以女性爲實驗對象，即使有，人數也極少，而且是依附在男性樣本之下加以分析。以看護人員爲主的處理介入法必須依據理論，進行試驗性實驗，並且有標準化的團體與個人介入方式。若研究結果有一定程度的一致性，這些結果的測量方法也具有一致性，亦能爲介入性研究帶來極爲有用的資訊。

摘要與總結

　　慢性疾病預防與處理的相關研究涉及許多種類的疾病與慢性問題，本章僅能就

這類疾病與問題介紹其中一些。慢性病童的研究文獻通常會包括家人在內，但是成人病患的文獻卻未必涵蓋這些給予病患支持和依靠的人。然而研究人員越來越注重成人患者家人所擔任的看護，以及能減輕照護家庭成員的危險，並提升此種工作之正面意義的介入方法。描述研究的基礎多元、健康照護體系不斷改變、對成本效益的重視，這些因素都讓慢性疾病的介入研究以及預防與處理的介入方法持續成長。至於研究人員所測試與應用的理論缺乏一致性、研究結果不穩定、測量方法的差異以及採樣偏差，都是慢性疾病這個領域中普遍存在的關鍵問題。未來的研究必須探討這些問題，並注重研究方法的嚴謹性，如此所得出的研究結果方可為有效的照護實務提供依據。

　　慢性病護理研究的各個領域，都需要更多針對慢性疾病各層面的中層理論。若能有更多研究系統化地測試並提供資料，讓此種中層理論更為完善，我們的護理知識也就能更上一層樓。以慢性疾病為主的多學科期刊或其他不特別以疾病為主的文獻，兩者可以彼此參考而就一般現象發展更完善的見解。再者，把生物與行為方法做一結合，更能符合護理的全面性觀點，因為慢性病病人有許多生活層面會受到疾病的影響。最後，把研究發現應用於實務之中，將有助於實證實務之發展。

問題與討論

1. 慢性疾病研究人員普遍所面臨的障礙為何？
2. 就慢性疾病處理設計介入性研究時，有哪些重要議題？
3. 以孩童與慢性疾病為主的研究，有哪些重要議題？
4. 推動慢性病介入研究的主要來源為何？
5. 試比較以特定疾病為主進行描述性研究，或探究病人在幾種不同疾病之中的共通性，這兩種研究方法的利弊為何？
6. 慢性疾病研究的前景為何？

參考文獻

Acton, G. J., & Wright, K. B. (2000). Self-transcendence and family caregivers of adults with dementia. *Journal of Holistic Nursing, 18* (2), 143–158.

Ajzen, I. (1985). From intentions to actions: A theory of planned behavior. In J. Kuhl & J. Beckman (Eds.), *Action control: From cognition to behavior,* (pp. 11–39). New York: Springer.

Ajzen, I., & Fishbein, M. (1980). *Understanding attitudes and predicting social behavior.* Englewood Cliffs, NJ: Prentice-Hall.

Ajzen, I., & Timko, C. (1983). Attitudes, perceived control and the prediction of health behavior. Unpublished manuscript. University of Massachusetts, Amherst.

Allen, J. K. (1996). Coronary risk factor modification in women after coronary artery bypass surgery. *Nursing Research, 45* (5), 260–265.

Anderson, B. L. (1992). Psychological interventions for cancer patients to enhance quality of life. *Journal of Consulting and Clinical Psychology, 60,* 552–568.

Antonu, M. H., Lehman, J. M., & Kilbourn, K. M. (2001). Cognitive behavior stress management intervention decreases the prevalence of depression and enhances benefit finding among women under treatment for early-stage breast cancer. *Health Psychology, 20* (1), 20–32.

Armer, J. M., Radina, M. E., Porock, D. & Culbertson, S. D. (2003). Predicting breast cancer-related lymphedema using self-reported symptoms. *Nursing Research, 52* (6), 370–379.

Austin, J., & Sims, S. (1998). Integrative view of assessment models for examining children's and families' responses to chronic illness. In M. Broome, K. Knafl, K. Pridham, and S. Feetham (Eds.), *Children and families in health and illness,* (pp. 196–220). Thousand Oaks: Sage.

Bailey, J. M., & Nielsen, B. I. (1993). Uncertainty and appraisal of uncertainty in women with rheumatoid arthritis. *Orthopaedic Nursing, 12* (2), 63–67.

Bandura, A. (1986). *Social foundations of thought and action: A social cognitive theory.* Englewood Cliffs, NJ: Prentice-Hall.

Baranowski, T., Perry, C. K. & Parcel, G. S. (2002). How individuals, environments and health behavior interact: Social Cognitive Theory. In Glanz, K., Rimer, B. K., & Lewis, F. M. (Eds.). *Health behavior and health education: Theory, research and practice* (3rd ed.) (pp. 165–184). San Francisco: Jossey-Bass Publishers.

Barer, B. M., & Johnson, C. L. (1990). A critique of the caregiving literature. *The Gerontologist, 30* (1), 26–29.

Barg, F. K., Pasacreta, J. V., Nuamah, I. F., Robinson, K. D., et al. (1998). A description of a psychoeducational intervention for family caregivers of cancer patients. *Journal of Family Nursing, 4,* 394–413.

Barnard, K. E., & Neal, M. V. (1977). Maternal-child nursing research: Review of the past and strategies for the future. *Nursing Research, 26,* 193–200.

Barnard, K. E. (1972). The effect of stimulation on the duration and amount of sleep and wakefulness in the premature infant (doctoral dissertation, University of Washington, 1968). *Dissertation Abstracts International, 33,* 2167b.

———. (1978). *Nursing child assessment training project learning resource manual.* Seattle: University of Washington School of Nursing.

Barnard, K. E., & Bee, H. L. (1983). The impact of temporally patterned stimulation on the development of preterm infants. *Child Development, 54,* 1156–1167.

Barnard, K. E., Snyder, C., & Spietz, A. (1991). Supportive measures for high-risk infants and families. In A. L. Whall & J. Fawcett (Eds.), *Family theory development in nursing: State of the science and the art.* Philadelphia: FA Davis.

Barnason, S., Zimmerman, L., & Nieveen J. (1995). The effects of music interventions on anxiety in the patient after coronary artery bypass grafting. *Heart and Lung, 24,* 124–132.

Beach, W.A. (2001). Stability and ambiguity: Managing uncertain moments when updating news about mom's cancer. *Text, 21* (1/2), 221–250.

Becker, M. J. (Ed.). (1974). *The health belief model and personal health behavior.* Thorofare, NJ: Charles B. Slack.

Bennett, S. J., Cordes, D. K., Westmoreland, G., Castro, R. et al. (2000). Self-care strategies for symptom management in patients with chronic heart failure. *Nursing Research, 49* (3), 139–145.

Black, M., Nair, P., Knight, C., Awachtel, R., et al. (1994). Parenting and early development among children of drug-using women: Effects of home intervention. *Pediatrics, 94,* 440–448.

Blanchard, C. G., Toseland, R. W., & McCallion P. (1997). The effects of a problem solving intervention with spouses of cancer patients. *Journal of Psychosocial Oncology, 14,* 1–21.

Blanchard, C. M., Courneya, K. S. & Laing, D. (2001). Effects of acute exercise on state anxiety in breast cancer survivors. *Oncology Nursing Forum, 28* (10), 1617–1621.

Blue, C., Wilbur, J. & Marston-Scott, M. (2001). Exercise among blue collar workers: Application of the theory of planned behavior. *Research in Nursing and Health, 24,* 481–493.

Blumenthal, J., Jiang, W., Babyak, M., Krantz, D., et al. (1997). Stress management and exercise training in cardiac patients with myocardial ischemia. *Archives of Internal Medicine, 157,* 2213–2223.

Bonadonna, R. (2003). Meditation's impact on chronic illness. *Holistic Nursing Practice, 17* (6), 309–319.

Braden, C. J. (1990). A test of the self-help model: Learned response to chronic illness experience. *Nursing Research, 39,* 42–47.

_____. (1993). Promoting a learned self-help response to chronic illness. In S. G. Funk, E. M. Tornquist, M. T. Champagne, & R. A. Wiese (Eds.), *Key aspects of caring for the chronically ill: Hospital and home*, (pp. 158–169). New York: Springer.

Brandt, P. A., & Magyary, D. L. (1993). The impact of a diabetes education program on children and mothers. *Journal of Pediatric Nursing, 8*, 31–40.

Brashers, D. E., Neidig, J. L., Russell, J. A., Cardillo, L. W., et al. (2003). The medical, personal and social causes of uncertainty in HIV illness. *Issues in Mental Health Nursing, 24* (5), 497–522.

Breitmayer, B. J., Gallo, A. M., Knafl, K. A., & Zoeller, L. H. (1992). Social competence of school-age children with chronic illnesses. *Journal of Pediatric Nursing, 7*, 181–188.

Brooten, D., Kumar, S., Brown, L., Butts, P., et al. (1986). A randomized clinical trial of early hospital discharge and home follow-up of very low birthweight infants. *New England Journal of Medicine, 315*, 934–939.

Brostrom, A., Stromberg, A., Dahlstrom, U. & Fridlund, B. (2004). Sleep difficulties, daytime sleepiness and health-related quality of life in patients with chronic heart failure. *Journal of Cardiovascular Nursing, 19* (4), 234–242.

Brown, M. A., & Powell-Cope, G. M. (1991). AIDS family caregiving: Transitions through uncertainty. *Nursing Research, 40*, 338–345.

Brown, S. J., & Schoenly, L. (2004). Test of an educational intevention for osteoporosis prevention with U.S. adolescents. *Orthopedic Nursing, 23* (4), 245–251.

Burckhardt, C. S., Woods, S. L., Schultz, A. A., & Ziebarth, D. M. (1989). Quality of life of adults with chronic illness: A psychometric study. *Research in Nursing and Health, 12*, 347–354.

Burton, C. R. (2000). Re-thinking stroke rehabilitation: The Corbin and Strauss chronic illness trajectory framework. *Journal of Advanced Nursing, 32* (3), 595–602.

Buselli, E., & Stuart, E. (1999). Influence of psychosocial factors and biopsychosocial interventions on outcomes after myocardial infarction. *Journal of Cardiovascular Nursing, 13* (3), 60–72.

Carmody, S., Hickey, P., & Bookbinder, M. (1991). Preoperative needs of families. *Association of Operating Room Nurses Journal, 54*, 561–567.

Carter, K., & Kulbok, P. (2002). Motivation for health behaviors: A systematic review of the nursing literature. *Journal of Advanced Nursing, 40* (3), 316–330.

Cartwright, J. C., Archbold, P. G., Stewart, B. J., & Limandri, B. (1994). Enrichment processes in family caregiving to frail elders. *Advances in Nursing Science, 17* (1), 31–43.

Charmaz, K. (1990). Discovering chronic illness: Using grounded theory. *Social Science and Medicine, 30* (11), 1161–1172.

_____. (1994). Identity dilemmas of chronically ill men. *The Sociological Quarterly, 35* (2), 269–288.

Chou, F.Y., & Holzemer, W.L. (2004). Linking HIV/AIDS clients' self-care with outcomes. *Journal of the Association of Nurses in AIDS Care, 15* (4), 58–67.

Christian, B. (2003). Growing up with chronic illness: Psychosocial adjustment of children and adolescents with cystic fibrosis. *Annual Review of Nursing Research, 21*, 151–172.

Cline, C. M. J., Israelsson, B. Y. A., Willenheimer, R. B., Broms, K., et al. (1998). Cost effective management program for heart failure reduces rehospitalization. *Heart, 80*, 442–446.

Cochrane, J. (2003). The experience of uncertainty for individuals with HIV/AIDS and the palliative care paradigm. *International Journal of Palliative Nursing, 9* (9), 382–388.

Columbo, M., Zanetta, G., Scalambrino, S., & Milani, R. (1995). Oxybutynin and bladder training in the management of female urinary urge incontinence: A randomized study. *International Urogynecology Journal, 6*, 63–67.

Conrad, P. (1990). Qualitative research on chronic illness: A commentary on method and conceptual development. *Social Science and Medicine, 30*, 1257–1263.

Corbin, J., & Strauss, A. (1991). A nursing model for chronic illness management based upon the trajectory framework. *Scholarly Inquiry for Nursing Practice, 5* (3), 155–174.

Cronenwett, L. (1990). Improving practice through research utilization. In S. Funk, E. Tornquist, M. Champagne, L. Copp, & R. Wiese (Eds.), *Key aspects of recovery: Improving nutrition, rest and mobility*, (pp. 7–22). New York: Springer.

CURN Project (Horsley, J. A., Crane, J., Crabtree, M. K. & Wood, D. J.) (1983). *Using research to improve nursing practice: A guide*. New York: Grune & Stratton.

D'Auria, J. P., Christian, B. J., Henderson, Z. G. & Haynes, B. (2000). The company they keep: The influence of peer relationships on adjustment to cystic fibrosis during adolescence. *Journal of Pediatric Nursing, 15*, 175–182.

daCruz, Dde A., Pimenta, C. A., Kurita, G. P., & de Oliveira, A. C. (2004). Caregivers of patients with chronic pain: Responses to care. *International Journal of Nursing Terminology and Classification, 15* (1), 5–14.

Davis Kirsch, S. E., Brandt, P. A., & Lewis, F. M. (2003). Making the most of the moment: When a child's mother has breast cancer. *Cancer Nursing, 26* (1), 47–54.

Deatrick, J. A. (1998). Integrative review of intervention research with children who have chronic conditions and their families. In M. E. Broome, K. Knafl, K. Pridham, & S. Feetham (Eds.), *Children and families in health and illness*, (pp. 221–235). Thousand Oaks, CA: Sage.

DeMarco, R., & Norris, A. E. (2004). Culturally relevant HIV interventions: Transcending ethnicity. *Journal of Cultural Diversity, 11* (2), 65–68.

Devine, E. C. (2003). Meta-analysis of the effects of psychoeducational interventions on pain in adults with cancer. *Oncology Nursing Forum, 30* (1), 75–89.

Devine E. C., & Westlake, S. K. (1995). The effects of psychoeducational care provided to adults with cancer: Meta-analysis of 116 studies. *Oncology Nursing Forum, 22* (9), 1369–1381.

DeWit, R., & van Dam, F. (2001). From hospital to home care: A randomized controlled trial of a pain education programme for cancer patients with chronic pain. *Journal of Advanced Nursing, 36* (6), 742–754.

Dodd, M. J., Dibble, S. L., & Thomas, M. L. (1993). Predictors of concerns and coping strategies of cancer chemotherapy outpatients. *Applied Nursing Research, 6* (1), 2–7.

Fagerhaugh, S., Strauss, A., Suczek, B., & Wiener, C. (1987). *Hazards in hospital care.* San Francisco: Jossey-Bass.

Fakhoury, W. K. H., McCarthy, M., & Addington-Hall, J. (1997). Carers' health status: Is it associated with their evaluation of the quality of palliative care? *Scandinavian University Press, 25,* 297–301.

Fantl, J. A., Wyman, J. F., McClish D. K., Harkins, S. W., et al. (1991). Efficacy of bladder training in older women with urinary incontinence. *Journal of the American Medical Association, 265,* 609–613.

Fawzy, F. I., Fawzy, N. W., Arndt, L. A., & Pasnau, R. O. (1995). Critical review of psychosocial interventions in cancer care. *Archives of General Psychiatry, 52,* 100–113.

Ferrell, B. R., Grant, M., Chan, J., Ahn, C., et al. (1995). The impact of cancer pain education on family caregivers of elderly patients. *Oncology Nursing Forum, 22,* 1211–1218.

Ferrell, B. R., Grant, M., Funk, B., Otis-Green, S., et al. (1998a). Quality of life in breast cancer Part I: Physical and social well-being. *Cancer Nursing, 20* (6), 398–408.

Ferrell, B. R., Grant, M., Funk, B., Otis-Green, S., et al. (1998b). Quality of life in breast cancer Part II: Psychological and spiritual well-being. *Cancer Nursing, 21* (10), 1–9.

Fishel, A. (1999). Psychosocial and behavioral health care. In C. Shea, L. Pelletier, E. Poster, G. Stuart, & M. Verhey (Eds.), *Advanced practice nursing in psychiatric and mental health care,* (pp. 190–202). St. Louis: Mosby.

Fletcher, B. J., & Vassallo, L. M. (1993). Exercise testing and training in physically disabled subjects with coronary artery disease. In S. G. Funk, E. M. Tornquist, M. T. Champagne, & R. A. Wiese (Eds.), *Key aspects of caring for the chronically ill: Hospital and home,* (pp. 189–201). New York: Springer.

Fleury, J. (1996). Wellness motivation theory: An exploration of theoretical relevance. *Nursing Research, 45* (5), 277–283.

Fleury, J., Kimbrell, C., & Kruszewski, M. A. (1995). Life after a cardiac event: Women's experience in healing. *Heart and Lung, 24,* 474–482.

Folkman, S., & Moskowitz, J.T. (2000). Positive affect and the other side of coping. *American Psychologist, 55* (6), 647–654.

Forester, B., Kornfeld, D. S., Fleiss, J. L., & Thompson, S. (1993). Group psychotherapy during radiotherapy: Effects on emotional and physical distress. *American Journal of Psychiatry, 150,* 1700–1706.

Frank, D., Swedmark, J. & Grubbs, L. (2004) Colon cancer screening in African-American women. *ABNF Journal, 15* (4), 67–70.

Franks, P. J., McCullagh, L., & Moffatt, C. J. (2003). Assessing quality of life in patients with chronic leg ulceration using the Medical Outcomes Short Form-36 questionnaire. *Ostomy and Wound Management, 49* (2), 26–37.

Frasure-Smith, N., Lesperance, F., Prince, R., Verrier, P., et al. (1997). The scientific foundations of cognitive behaviour therapy. In D. Clark & C. Fairburn (Eds.), *Science and practice of cognitive behaviour therapy,* (pp. 27–46). Oxford: Oxford University Press.

Funk, S. G., Tornquist, E. M., & Champagne, M. T. (1995). Barriers and facilitators of research utilization. *Nursing Clinics of North America, 30* (3), 395–407.

Gage, H., Hampson, S., Skinner, T. C., Hart, J., et al. (2004). Educational and psychosocial programmes for adolescents with diabetes: Approaches, outcomes and cost-effectiveness. *Patient Education and Counseling, 53* (3), 333–346.

Gelder, M. (1997). The future at behavior therapy. *Journal of Psychotherapy Practice and Research, 6* (4), 285–293.

Gennaro, S., Brooten, D., Klein, A., Stringer, M., et al. (1993). Cost burden of low birthweight. In S. G. Funk, E. M. Tornquist, M. T. Champagne, & R. A. Wiese (Eds.), *Key aspects of caring for the chronically ill: Hospital and home,* (pp. 271–280). New York: Springer.

Gerhardt, U. (1990). Qualitative research on chronic illness; the issue and the story. *Social Science and Medicine, 30,* 1149–1159.

Germino, B. B. (2001). Educational and Psychosocial Intervention Trials in Prostate Cancer. *Seminars in Oncology Nursing, 17* (2), 129–137.

Germino, B. B., Mishel, M. H., Belyea, M., Harris, L., et al. (1998). Uncertainty in prostate cancer: Ethnic and family patterns. *Cancer Practice, 6* (2), 107–113.

Gilliss, C., Gortner, S., Hauck, W., Shinn, J., et al. (1993). A randomized clinical trial of nursing care for recovery from cardiac surgery. *Heart and Lung, 22,* 125–133.

Gittelsohn, J., Evans, M., Helitzer, D., Anliker, J., et al. (1998). Formative research in as school-based obesity prevention program for Native American school children (Pathways). *Health Education Research, 13* (2), 251–265.

Given, B. A., Given, C. W., Helms, E., Stommel, M., et al. (1997). Determinants of family caregiver reaction: New and recurrent cancer. *Cancer Practice, 5* (1), 17–24.

Glenister, A. M., Castiglia, P., Kanski, G., & Haughey, B. (1990). AIDS knowledge and attitudes of primary grade teachers and student. *Journal of Pediatric Health Care, 4,* 77–85.

Gortmaker, S. L., Peterson, K., Wiecha, J., Sobol, A. M., et al. (1999). Reducing obesity via a school-based interdisciplinary intervention among youth. *Archives of*

Pediatric and Adolescent Medicine, 153, 409–418.

Grindel, C. G., Brown, L., Caplan, L., & Blumenthal, D. (2004). The effect of breast cancer screening messages on knowledge, attitudes, perceived risk and mammography screening of African American women in the rural South. *Oncology Nursing Forum, 31* (4), 801–808.

Haggerty, R. J. (1984). The changing role of the pediatrician in child health care. *American Journal of Diseases of Children, 127*, 545–549.

Hamilton, G., O'Connell, M. & Cross, D. (2004). Adolescent smoking cessation: Development of a school nurse intervention. *Journal of School Nursing, 20* (3), 169–174.

Harrell, J. S., Bomar, P., McMurray, R., Brown, S. A., et al. (2001). Leptin and obesity in biracial mother-child pairs. *Biologic Research in Nursing, 3* (2), 55–64.

Harrell, J. S., Gansky, S. A., McMurray, R. G., Bangdiwala, S. I., et al. (2001). School-based interventions to improve the health of children with multiple cardiovascular risk factors. In S. G. Funk, E. M. Tornquist, J. Leeman, M. S. Miles & J. S. Harrell (Eds.), *Key aspects of preventing and managing chronic illness* (pp. 71–83). New York: Springer.

Harrell, J. S., McMurray, R. G., Bangdiwala, S. J., Frauman, A. C., et al. (1996). The effects of a school-based intervention to reduce cardiovascular disease risk factors in elementary school children: The Cardiovascular Health in Children (CHIC) study. *Journal of Pediatrics, 128*, 797–805.

Harrell, J. S., McMurray R. G., Gansky, S. A., Bangdiwala, S. I., et al. (1999). A public health vs. a risk-base intervention to improve cardiovascular health in elementary school children: The Cardiovascular Health in Children Study. *American Journal of Public Health, 89* (10), 1529–1535.

Hayman, L. L., Meininger, J. C., Coates, P. M., & Gallagher, P. R. (1995). Nongenetic influences of obesity on risk factors for cardiovascular disease during two phases of development. *Nursing Research, 44*, 277–283.

Healthy People 2000: National health promotion and disease prevention objectives. (1991). Washington, DC: Public Health Service, U.S. Department of Health and Human Services.

Heiney, S., Goon-Johnson, K., Ettinger, R. S., & Ettinger, S. (1990). The effects of group therapy on siblings of pediatric oncology patients. *Journal of Pediatric Oncology Nursing, 7* (3), 95–100.

Hill, D., Kelleher, K., & Shumaker, S. (1992). Psychosocial interventions in adult patients with coronary heart disease and cancer. *General Hospital Psychiatry, 14S*, 28S–42S.

Hills, R. G., & Lutkenhoff, M. L. (1993). Social skills group for physically challenged school age children. *Pediatric Nursing, 19*, 573–577.

Hilton, B. A. (1988). The phenomenon of uncertainty in women with breast cancer. *Issues in Mental Health Nursing, 9*, 217–238.

Hogue, C., & Cullinan, S. M. (1993). Exercise training for frail rural elderly: A pilot study. In S. G. Funk, E. M.

Tornquist, M. T. Champagne, & R. A. Wiese (Eds.), *Key aspects of caring for the chronically ill: Hospital and home*, (pp. 202–211). New York: Springer.

Holditch-Davis, D., Bartlett, T. R., Blickman, A., & Miles, M. S. (2003b). Post-traumatic stress symptoms in mothers of premature infants. *Journal of Obstetric, Gynecological & Neonatal Nursing, 32*, 161–171.

Holditch-Davis, D., & Black, B. (2003a). Care of preterm infants: Programs of research and their relationship to developmental science In J.J. Fitzpatrick (Series Ed.); M. Miles and D. Holditch-Davis (Vol. Eds.). *Annual Review of Nursing Research Vol. 21.* Research on child health and pediatric issues (pp. 23–60). New York: Springer.

Holditch-Davis, D., Edwards, L. J., & Wigger, M. C. (1994). Pathologic apnea and brief respiratory pauses in preterm infants: A pilot study. *Pediatrics, 56*, 361–367.

Holditch-Davis, D., Miles, M.S., Burchinal, M., O'Donnell, K., et al. (2001). Parental caregiving and developmental outcomes of infants of mothers with HIV. *Nursing Research, 50* (1), 5–14.

Holditch-Davis, D., & Thoman, E. B. (1987). Behavioral states of premature infants: Implications for neural and behavioral development. *Developmental Psychbiology, 20*, 25–38.

Houts, P. S., Nezu, A. M., Nezu, C. M., & Bucher, J. A. (1996). The prepared family caregiver: A problem-solving approach to family caregiver education. *Patient Education and Counseling, 27* (1), 63–73.

Hupcey, J. (1998). Clarifying the social support theory-research linkage. *Journal of Advanced Nursing, 24*, 1231–1241.

Hutchinson, C., & Bahr, R. (1991). Types and meanings of caring behaviors among elderly nursing home residents. *Image, 23* (2), 85–88.

Inglis, S., McLennan, S., Dawson, A., Birchmore, L., et al. (2004). A new solution for an old problem? Effects of a nurse-led, multidisciplinary, home-based intervention on readmission and mortality in patients with chronic atrial fibrillation. *Journal of Cardiovascular Nursing, 19* (2), 118–127.

Jablonski, A. (2004). The illness trajectory of end-stage renal disease dialysis patients. *Research, Theory and Nursing Practice, 18* (1), 51–72.

Janson-Bjerklie, S., Ferketich, S., & Benner, P. (1993). Predicting the outcomes of living with asthma. *Research in Nursing and Health, 16*, 241–250.

Jemmott, L. S., & Jemmott, J. B. III. (1992). Increasing condom-use intentions among sexually active Black adolescent women. *Nursing Research, 41*, 273–279.

Jepson, C., McCorkle, R., Adler, D., Nuamah, I. O., et al. (1999). Effects of home care on caregivers' psychosocial status. *Image: Journal of Nursing Scholarship, 31*, 115–120.

Joachim, G. & Acorn, S. (2000). Living with chronic illness: The interface of stigma and normalization. *Canadian Journal of Nursing Research, 32* (3), 37–48.

Jopling, R. J. (1992). Physical fitness in children. In S. B. Friedman, R. A. Hoekelman, N. M. Nelson, & H. M. Seidel (Eds.), *Primary pediatric care* (2nd ed.). (pp.

246–256). St. Louis: Mosby.

Kolcaba, K. (2001). Evolution of the mid range theory of comfort for outcomes research *Nursing Outlook, 49* (2), 86–92.

Kolden, G. G., Strauman, T. J., & Ward, S. A. (2002). A pilot study of group exercise training for women with primary breast cancer. *Psycho-Oncology, 11,* 447–456.

Koniak-Griffin, D., & Brecht, M. (1995). Linkages between sexual risk taking, substance use and AIDS knowledge among pregnant adolescents and young mothers. *Nursing Research, 44,* 334–346.

Kozachik, S. L., Given, C. W., Given, B. A., Pierce, S. J., et al. (2001). *Oncology Nursing Forum, 28* (7), 1149–1157.

Kralik, D. (2002). The quest for ordinariness: Transition experienced by midlife women living with breast cancer. *Journal of Advanced Nursing, 39* (2), 146–154.

Kralik, D., Koch, T., Price, K. & Howard, N. (2004). Chronic illness self-management: Taking action to create order. *Journal of Clinical Nursing, 13* (2), 259–267.

Kuhlman, G. J., Wilson, H. S., Hutchinson, S. A., & Wallhagen, M. (1991). Alzheimer's disease and family caregiving: Critical synthesis of the literature and research agenda. *Nursing Research, 40* (6), 331–337.

Kurtz, M. E., Kurtz, J. C., Given, C. W. & Given, B. A. (2004). Depression and physical health among family caregivers of geriatric patients with cancer—a longitudinal view. *Medical Science Monitor, 10* (8), CCR447–456.

LaMontagne, L. L., Hepworth, J. T., Cohen, F., & Salisbury, M. H. (2004). Adolescent scoliosis: Effects of corrective surgery, cognitive-behavioral interventions and age on activity outcomes. *Applied Nursing Research, 17* (3), 168–177.

Lee, C. Y., Ko, I. S., Kim, H. S., Lee, et al. (2004). Development and validation study of the breast cancer risk appraisal for Korean women. *Nursing and Health Sciences, 6* (3), 201–207.

Lee, R. E., & Cubbin, C. (2002). Neighborhood context and youth cardiovascular health behaviors. *American Journal of Public Health, 92,* 428–436.

LeFort, S. M. (2000). A test of Braden's Self-Help Model in adults with chronic pain. *Journal of Nursing Scholarship, 32* (2), 153–160.

Lewis, C. E., & Lewis, M. A. (1989). Educational outcomes and illness behaviors of participants in a child-initiated care system: A 12-year follow-up study. *Pediatrics, 84,* 845–850.

_____. (1990). Consequences of empowering children to care for themselves. *Pediatrician, 17,* 63–67.

Long, J. D., & Stevens, K. R. (2004). Using technology to promote self-efficacy for healthy eating in adolescents. *Journal of Nursing Scholarship, 36* (2), 134–139.

Lorenz, F. O., & Melby, J. N. (1994). Analyzing family stress and adaptation: Methods of study. In R. D. Conger & G. H. Elder (Eds.), *Families in troubled times: Adapting to change in rural America,* (pp. 21–54). New York: Aldine de Gruyter.

Lorig, K. R., Ritter, P. L. & Gonzalez, V. M. (2003). Hispanic chronic disease self-management: A randomized community-based outcome trial. *Nursing Research,*

52 (6), 361–369.

Loveland-Cherry, C. J. (2000). Family interventions to prevent substance abuse: Children and adolescents. *Annual Review of Nursing Research, 18,* 195–218.

Lucas, J., Orshan, S. & Cook, F. (2000). Determinants of health-promoting behavior among women ages 65 and above living in the community . *Scholarly Inquiry for Nursing Practice: An International Journal, 14* (1), 77–92).

Luepker, R. V., Perry, C. L., McKinlay, S. M., Nader, P. R., et al. (1996). Outcomes of a field trial to improve children's dietary patterns and physical activity: The child and adolescent trial for cardiovascular health (CATCH). *JAMA, 275,* 768–776.

Lunsford, V., & Fleury, J. (2000). Interventions to promote psychosocial recovery in women with coronary heart disease: An integrated literature review, (unpublished).

Martens, K. H., & Mellor, S. D. (1997). A study of the relationship between home care services and hospital readmission of patients with congestive heart failure. *Home Healthcare Nurse, 15,* 123–129.

Martinson, I., Armstrong G. D., Geis, D., Anglim, M. A., et al. (1978). Home care for children dying of cancer. *Pediatrics, 62,* 106–113.

Mast, M. E. (1995). Adult uncertainty in illness: A critical review of research. *Scholarly Inquiry for Nursing Practice: An International Journal, 9,* 3–24.

May, C., Doyle, H., & Chew-Graham, C. (1998). Medical knowledge and the intractable patient: The case of chronic low back pain. *Social Science and Medicine, 48,* 523–534.

McGillion, M., Watt-Watson, J., Kim, J., & Yamada, J. (2004). A systematic review of psychoeducational intervention trials for the management of chronic stable angina. *Journal of Nursing Management, 12* (3), 174–182.

McMillan, S. C. (1996). Quality of life of primary caregivers of hospice patients with cancer. *Cancer Practice, 4,* 191–198.

McMillan, S. C., & Mahon, J. (1994). The impact of hospice services on the quality of life of primary caregivers. *Oncology Nursing Forum, 21,* 1189–1195.

McMurray, R. G., Bauman, M. J., Harrell, J. S., & Bangdiwala, S. I. (2000). Effects of improvement in aerobic power on resing insulin and glucaose concentrations in youth. *European Journal of Applied Physiology, 81* (1–2), 132–139.

McMurray, R. G., Harrell, J. S., Bangdiwala, S. I., Bradley, C. B., et al. (2002). A school-based intervention can reduce body fat and blood pressure in young adolescents. *Journal of Adolescent Health, 31,* 125–132.

McMurray, R. G., Harrell, J. S. & Brown, S. (2000). Circulating leptin concentrations are not related to physical activity levels in youth. *Clinical Exercise Physiology, 2* (3), 159–164.

McSweeney, A. J., & Labuhn, K. T. (1990). Chronic obstructive pulmonary disease. In B. Spilker (Ed.), *Quality of life assessments in clinical trials,* (pp. 391–418). New York: Raven Press.

Meininger, J. C. (2000). School-based interventions for primary prevention of cardiovascular disease: Evidence of effects for minority populations. *Annual Review of Nursing Research, 18,* 219–246.

Mentro, A. M. & Steward, D. K. (2002). Caring for medically fragile children in the home: An alternative theoretical approach. *Research and Theory in Nursing Practice, 16* (3), 161–177.

Miles, M. S. (2003). Parents of children with chronic health problems: Programs of nursing research and their relationship to developmental science. *Annual Review of Nursing Research, 21,* 247–277.

Miles, M. S., & Holditch-Davis, D. (2003). Enhancing nursing research with children and families using a developmental science perspective. In J. J. Fitzpatrick (Ed.). *Annual Review of Nursing Research, 21,* 203–243.

Miles, M. S., Holditch-Davis, D., Eron, J., Black, B. P., et al. (2003). An HIV self-care symptom management intervention for African American mothers. *Nursing Research, 52* (6), 350–360.

Mishel, M. H. (1990). Reconceptualization of the Uncertainty in Illness Theory. *Image: Journal of Nursing Scholarship, 22,* 256–262.

Mishel, M. H. (1999). Uncertainty in chronic illness. *Annual Review of Nursing Research, 17,* 269–294.

Mishel, M. H., Belyea, M., Germino, B., Stewart, J., et al. (2002). Helping patients with localized prostate carcinoma manage uncertainty and treatment side effects. *Cancer, 94* (6), 1854–1866.

Mishel, M. H., & Murdaugh, C. L. (1987). Family adjustment to heart transplantation: Redesigning the dream. *Nursing Research, 36* (6), 332–338.

Molenaar, S., Sprangers, M. A. G., Rutgers, E. J., Luiten, E. J., et al. (2001). Decision support for patients with early-stage breast cancer: Effects of an interactive breast cancer CDROM on treatment decision, satisfaction and quality of life. *Journal of Clinical Oncology, 19* (6), 1676–1687.

Moore, S. (1997). Effects of interventions to promote recovery in coronary artery bypass surgical patients. *Journal of Cardiovascular Nursing, 12* (1), 59–70.

Morgan, P. A., Franks, P. J., Moffatt, C. J., Doherty, D. C., et al. (2004). Illness behavior and social support in patients with chronic venous ulcers. *Ostomy and Wound Management, 50* (1), 25–32.

Morse, J. R., & Fife, B. (1998). Coping with a partner's cancer: Adjustment at four stages of the illness trajectory. *Oncology Nursing Forum, 25* (4), 751–760.

Moser, D. K., Clements, P. J., Brecht, M. L., & Weiner, S. R. (1993). Predictors of psychosocial adjustment in systemic sclerosis: The influence of formal education level, functional ability hardiness, uncertainty and social support. *Arthritis and Rheumatism, 36,* 1398–1405.

Nader, P. R., Stone, E. J., Lytle, L. A., Perry, C. L., et al. (1999). Three-year maintenance of improved diet and physical activity: The CATCH cohort. *Archives of Pediatric and Adolescent Medicine, 153,* 695–704.

Narayanasamy, A. (2004). Spiritual coping mechanisms in chronic illness: A qualitative study. *Journal of Clinical Nursing, 13* (1), 116–117.

National Institutes of Health Consensus Conference. (1985). Lowering blood cholesterol to prevent heart disease. *Journal of the American Medical Association, 253,* 2080–2086.

Nelson, A. E., Haase, J., Kupst, M. J., Clarke-Steffen, L.et al. (2004). Consensus statements: Interventions to enhance resilience and quality of life in adolescents with cancer. *Journal of Pediatric Oncology Nursing, 21* (5), 305–307.

Nelson, J. P. (1996). Struggling to gain meaning: Living with the uncertainty of breast cancer. *Advances in Nursing Science, 18* (3), 59–76.

Nelson, M. A. (1994). Economic impoverishment as a health risk: Methodologic and conceptual issues. *Advances in Nursing Science, 16,* 1–12.

Nijboer, C., Tempelaar, R., Triemstra, M., van den Bos, G. A., et al. (2001). The role of social and psychologic resources in caregiving of cancer patients. *Cancer, 91* (5), 1029–1039.

Nuamah, I. F., Cooley, M. E., Fawcett, J., & McCorkle, R. (1999). Testing a theory for health-related quality of life in cancer patients: A structural equation approach. *Research in Nursing and Health, 22* (3), 231–242.

Nyhlin, K. T. (1990). Diabetic patients facing long-term complications: Coping with uncertainty. *Journal of Advanced Nursing, 15,* 1021–1029.

Olds, D. L., Henderson, C., Tatelbaum, R., & Chamberlin, R. (1986). Improving the delivery of prenatal care and outcomes of pregnancy: A randomized trial of nurse home visitation. *Pediatrics, 77,* 16–28.

O'Neill, E. S., & Morrow, L. L. (2001). The symptom experience of women with chronic illness. *Journal of Advanced Nursing, 33* (2), 257–268.

Orsted, H. L., Campbell, K. E., Keast, D. H., Coutts, P., & Sterling, W. (2001). Chronic wound caring—a long journey toward healing. *Ostomy and Wound Management, 47* (10), 26–36.

Padilla, G. V. (1993). State of the art in quality of life research. *Communicating Nursing Research, 26* (1), 71–80.

Pasacreta, J. V., & McCorkle, R. (2000). Cancer care: Impact of interventions on caregiver outcomes. *Annual Review of Nursing Research, 18,* 127–148.

Paterson, B. L. (2000). "Are we in Kansas yet, Toto?" The construction of chronic illness in research. *Canadian Journal of Nursing Research, 32* (3), 11–17.

Paterson, B. L., Russell, C., & Thorne, S. (2001) Critical analysis of everyday self-care decision making in chronic illness. *Journal of Advanced Nursing, 35* (3), 335–341.

Pelusi, J. (1997). The lived experience of surviving breast cancer. *Oncology Nursing Forum, 24,* 1343–1353.

Pender, N. J. (1987). *Health promotion in nursing practice* (2nd ed.). Norwalk, CT: Appleton-Century-Crofts.

Pless, I. B., Feeley, N., Gottlieb, L., Rowat, K., et al. (1994). A randomized trial of a nursing intervention to promote the adjustment of children with chronic physical disorders. *Pediatrics, 94,* 70–75.

Powe, B. D., Ntekop, E. & Barron, M. (2004). An intervention study to increase colorectal cancer knowledge and screening among community elders. *Public Health Nursing, 21* (5), 435–442.

Primomo, J., Yeates, B., & Woods, M. F. (1990). Social support for women during chronic illness: The relationship among sources and types to adjustment. *Research in Nursing and Health, 13,* 153–161.

Prochaska, J. O., Redding, C. A., & Evers, K. E. (2002). The Transtheoretical Model and Stages of Change. In K. Glanz, B. K. Rimer, & F. M. Lewis (Eds.), *Health behavior and health education: Theory, research and practice (3rd ed).,* (pp. 99–120). San Francisco: Jossey Bass Publishers.

Radosevich, D. M., Partin, M. R., Nugent, S., Nelson, D., et al. (2004). Measuring patient knowledge of the risks and benefits of prostate cancer screening. *Patient Education and Counseling, 54* (2), 143–152.

Raingruber, B. (2004). Using poetry to discover and share significant meanings in child and adolescent mental health nursing. *Journal of Child and Adolescent Psychiatric Nursing, 17* (1), 13–20.

Raleigh E. D. (1992). Sources of hope in chronic illness. *Oncology Nursing Forum, 19* (3), 443–448.

Rankin, S. H. (2000). Life-span development: Refreshing a theoretical and practice perspective. *Scholarly Inquiry in Nursing Practice, 14* (4), 379.

Reinhard, S. C., & Horwitz, A. V. (1995). Caregiver burden: Differentiating the content and consequences of family caregiving. *Journal of Marriage and the Family, 57,* 741–750.

Rew, L., Johnson, R. J., Jenkins, S. K., & Torres, R. (2004). Developing holistic nursing interventions to improve adolescent health. *Journal of Holistic Nursing, 22* (4), 298–319.

Reynolds, D. (2004). Cervical cancer in Hispanic/Latino women. *Clinical Journal of Oncology Nursing, 8* (2), 146–150.

Roberson M. H. (1992). The meaning of compliance: Patient perspectives. *Qualitative Health Research, 2,* 7–26.

Robinson, L. A., Bevil, C., Arcangelo, V., Reifsnyder, J., Rothman, N., & Smeltzer, S. (1993). Operationalizing the Corbin & Strauss Trajectory Model for elderly clients with chronic illness. *Scholarly Inquiry for Nursing Practice, 7* (4), 253–268.

Rockwell, J. M., & Riegel, B. (2001). Predictors of self-care in persons with heart failure. *Heart and Lung, 30* (1), 18–25.

Roe, B. (2000). Effective and ineffective management of incontinence: Issues around illness trajectory and health care. *Qualitative Health Research, 10* (5), 677–690.

Rose, G. (1980). Relative merits of intervening on whole populations versus high-risk individuals only. In R. M. Llauer & R. B. Shekelle (Eds.), *Childhood prevention of atherosclerosis and hypertension,* (pp. 351–566). New York: Raven Press.

Rossi Ferrario, S., Cardillo, V., Vicario, F., Balzarini, E., & Zotti, A.M. (2004). Advanced cancer at home: Caregiving and bereavement. *Palliative Medicine, 18* (2), 129–136.

Russell, C. K., & Gregory, D. M. (2000). Capturing day-to-day aspects of living with chronic illness: The need for longitudinal designs. *Canadian Journal of Nursing Research, 32* (3), 99–102.

Rutledge, D. N., & Donaldson, N. E. (1995). Building organizational capacity to engage in research utilization. *Journal of Nursing Administration, 25* (10), 12–16.

Schwartz, A. (2000). Daily fatigue patterns and effect of exercise in women with breast cancer. *Cancer Practice, 8* (1), 16–24.

Scura, K. W. E., Budin, W., & Garfing, E. (2004). Telephone social support and education for adaptation to prostate cancer: A pilot study. *Oncology Nursing Forum, 31* (2), 335–338.

Sheridan, S. L., Felix, K., Pignone, M. P. & Lewis, C. L. (2004). Information needs of men regarding prostate cancer screening an the effect of a brief decision aid. *Patient Education and Counseling, 54* (3), 345–351.

Simeonsson, N. W., & Gray, J. N. (1994). Healthy children: Primary prevention of disease. In R. J. Simeonsson (Ed.), *Risk, resilience and prevention: Promoting the well-being of all children,* (pp. 77–102). Baltimore: Paul H. Brookes.

Small, S. P., & Graydon, J. E. (1992). Perceived uncertainty, physical symptoms and negative mood in hospitalized patients with chronic obstructive pulmonary disease. *Heart and Lung, 21,* 568–574.

Smeltzer, S. C. (1991). Use of the trajectory model of nursing in multiple sclerosis. *Scholarly Inquiry for Nursing Practice, 5* (3), 219–234.

_____. (1994). The concerns of pregnant women with multiple sclerosis. *Qualitative Health Research, 4,* 497–501.

Smith, C. E., Leenerts, M. H., & Gajewski, B. J. (2003). A systematically tested intervention for managing reactive depression. *Nursing Research, 52* (6),401–409.

Smith, K., Schreiner, B. J., Brouhard, B., & Travis, L. (1991). Impact of a camp experience on choice of coping strategies by adolescents with insulin-dependent diabetes mellitus. *Diabetes Educator, 17,* 49–53.

Soanes, C., & Timmons, S. (2004). Improving transition: A qualitative study examining the attitudes of young people with chronic illness transferring to adult care. *Journal of Child Health Care, 8* (2), 102–112.

Stanton, A. L., Danoff-Burg, S., Sworowski, C. A., Collins, A. D., et al. (2002). Randomized controlled trial of written emotional expression and benefit finding in breast cancer patients. *Journal of Clinical Oncology, 20,* 4160–4168.

Steenbeek, A. (2004). Empowering health promotion: A holistic approach in preventing sexually transmitted infection among First nations and intuit adolescents in Canada. *Journal of Holistic Nursing, 22* (3), 254–266.

Stone, E. J., McGraw, S. A., Osganian, S. K., & Elder, J. P. (1994). Process evaluation in the Multicenter Child and Adolescent Trial for Cardiovascular Health (CATCH). *Health Education Quarterly, 16,* 155–168.

Strand, V. R., & Haughey, M. (1998). Factors influencing the caregiver's ability to experience respite. *Journal of*

Family Nursing, 4 (3), 231–254.

Strauss, A. L., Corbin, J., Fagerhaugh, S., Glaser, B., et al. (1984). *Chronic illness and the quality of life.* St. Louis: Mosby.

Sullivan, T., Weinert, C., & Cudney, S. (2003). Management of chronic illness: Voices of rural women. *Journal of Advanced Nursing, 44* (6), 566–574.

Tennen, H., Affleck, G., Sarmeli, S., & Carney, M. A. (2000). A daily process approach to coping: Linking theory, research and practice. *American Psychologist, 55* (6), 626–636.

Thomas, E. C. (2004). African American women's breast memories, cancer beliefs and screening behaviors. *Cancer Nursing, 27* (4), 295–302.

Thorne, S., & Paterson, B. (1998). Shifting images of chronic illness. *Image: Journal for Nursing Scholarship, 30,* 173–178.

Thorne, S., & Paterson, B. (2000). Two decades of insider research: What we know and don't know about the chronic illness experience. *Annual Review of Nursing Research, 18,* 3–25.

Thorne, S., Paterson, B., Russell, C., & Schultz, A. (2002). Complementary/alternative medicine in chronic illness as informed self-care decision making. *International Journal of Nursing Studies, 39,* 671–683.

Trijsburg, R. W., Van Knippenberg, F. G., & Rijpma, S. E. (1992). Effects of psychosocial treatment on cancer patients: A critical review. *Psychosomatic Medicine, 54,* 489–517.

Tsai, P. F., Tak, S., Moore, C., & Palencia, I. (2003). Testing a theory of chronic pain. *Journal of Advanced Nursing, 43* (2), 158–169.

Underwood, S. (1995). Enhancing the delivery of cancer care to the disadvantaged. *Cancer Practice, 3* (1), 31–36.

_____. (1999). Breast cancer screening among African American women: Addressing the needs of African American women with known and no known risk factors. *Journal of the National Black Nurses Association, 10* (1), 46–55.

U.S. Department of Health and Human Services. (January 2000). *Healthy People 2010* (Conference edition, in two volumes). Washington, DC: Government Printing Office.

U.S. General Accounting Office. (1990). *Home visiting: A promising early intervention strategy for at-risk families.* Gaithersburg, MD.

Van Riper, M. (2003). The sibling experience of living with childhood chronic illness and disability. *Annual Review of Nursing Research, 21,* 279–302.

Venner, G. H., & Seelbinder, J. S. (1996). Team management of congestive heart failure across the continuum. *Journal of Cardiovascular Nursing, 10,* 71–84.

Vohr, B. R., Wright, L.LO., Dusick, A.M., Mele, L., et al. (2000). Neurodevelopmental and functional outcomes of extremely low birth weight infants in the National Institute of Child Health and Development Neonatal Research Network, 1993–1994. *Pediatrics, 105,* 1216–1226.

Walker, L. O. (1992). *Parent–infant nursing science: Paradigms, phenomena, methods.* Philadelphia: FA Davis.

Walsh, S. M., Estrada, G. B., & Hogan, N. (2004). Individual telephone support for family caregivers of seriously ill cancer patients. *Medical Surgical Nursing, 13*(3), 181–189.

Walsh, S. M., & Schmidt, L. A. (2003). Telephone support for caregivers of patients with cancer. *Cancer Nursing, 26* (6), 448–453.

Walsh, S. M., & Weiss, S. (2003). Online exclusive: Art intervention with family caregivers and patients with cancer. *Oncology Nursing Forum, 30* (6), E115–20.

Wang, K. W., & Barnard, A. (2004). Technology-dependent children and their families: A review. *Journal of Advanced Nursing, 45* (1), 36–46.

Watts, T., Merrell, J., Murphy, F., & Williams, A. (2004). Breast health information needs of women from minority ethnic groups. *Journal of Advanced Nursing, 47* (5), 526–535.

Weinrich, S. P., Atwood, J., Cobb, M. D., Ellison, G., et al. (1998a). Cost for prostate cancer educational programs in work and church sites. *American Journal of Health Behavior, 22* (6), 421–433.

Weinrich S. P., Boyd, M. D., Weinrich, M., Green, F., et al. (1998b). Increasing prostate cancer screening in African American men with peer-educator and client-navigator interventions. *Journal of Cancer Education, 13* (4), 213–219.

Wiener, C. L., & Dodd, M. J. (1993). Coping amid uncertainty: An illness trajectory perspective. *Scholarly Inquiry for Nursing Practice: An International Journal, 7,* 17–31.

Widar, M., Ahlstrom, G., & Ed, A. C. (2004). Health-related quality of life in persons with long-term pain after a stroke. *Journal of Clinical Nursing, 13* (4), 497–505.

Wellard, S. (1998). Constructions of chronic illness. *International Journal of Nursing Studies, 35,* 49–55.

Wilde, M. H. (2003). Embodied knowledge in chronic illness and injury. *Nursing Inquiry, 10* (3), 170–176.

Williams, C., & Wynder, E. (1993). A child health report card 1992. *Preventive Medicine, 22* (4), 604–628.

Wineman, N. M., Schwetz, K. M., Goodkin, D. E., & Rudick, R. A. (1996). Relationships among illness uncertainty, stress, coping and emotional well-being at entry into a clinical drug trial. *Applied Nursing Research, 9,* 53–60.

Winslow, B. W. (1997). Effects of formal supports on stress outcomes in family caregivers of Alzheimer's patients. *Research in Nursing and Health, 20* (1), 27–37.

Wiseman, P. A., Malone-Lee, J., & Rai, G. S. (1991). Terodiline with bladder retraining for detrusor instability in elderly people. *British Medical Journal, 302,* 994–996.

Wyman, J. (2000). Management of urinary incontinence in adult ambulatory care populations. *Annual Review of Nursing Research, 18,* 171–194.

Wyman, J., Fantl, J. A., McClish, D. K., Bump, R. C., et al. (1998). Comparative efficacy of behavioral interventions in the management of female urinary incontinence. *American Journal of Obstetrics and Gynecology, 179,* 999–1007.

Wyman, J. F., Fantl, J. A., McClish, D. K, Harkins, S. W., et al. (1997). Effect of bladder training on quality of life of older women with urinary incontinence. *International Urogynecology Journal and Pelvic Floor Dysfunction, 8,* 223–229.

Yang, C. T., & Kirschling, J. M. (1992). Exploration of factors related to direct care and outcomes of caregiving: Caregiving of terminally ill older persons. *Cancer Nursing, 15,* 173–181.

Zahlis, E. H., & Lewis, F. M. (1998). Mothers' stories of the school-age child's experience with the mother's breast cancer. *Journal of Psychosocial Oncology, 16* (2), 25–43.

Zust, B. L. (2000). Effect of cognitive therapy on depression in rural, battered women. *Archives of Psychiatric Nursing, XIV* (2), 51–63.

第十八章　慢性病的倫理議題

前言

在患有慢性病患者的身上，持續進行新穎的進階健康照護技能處理，效果是有更多慢性病的健康狀態立刻被管理處理，而這些進階的技能可能會有照護的技術問題及可能會帶給病患其他額外的附加治療。在特殊的個案中，應要考慮實際執行介入與口頭主張之間的不同；個案、家屬、健康照護專家及社會，在有關何時、如何、誰去運用這些治療的選擇是難做抉擇的。總而言之，與過去相較，在進行個案管理決策時，倫理已成為一個重要的考量點。

健康照護決策中的倫理多方考量並非是最近幾年才有的。在 1960 年，有一位匿名的委員會以社會價值的標準，去決定在美國華盛頓西雅圖人工腎臟中心之末期腎臟疾病患者是否接受血液透析的支持療法（Sanders & Dukeminier, 1968）。在那當時，血液透析並非能對所有慢性腎臟病患者都有效益，因此，委員會的委員們必須決定誰有機會能接受療法存活。

當考量慢性病患者的存活時，類似倫理的當今問題就將產生。雖然倫理議題與罕見資源、生活品質、辨識、特徵、無力感等有關，這也不是最近才出現的。但倫理議題若圍繞在上述這些情境時，就會使做決策者出現變更與增加複雜度。當在做倫理決策時，照護的實情與技術面為重要的考慮因素，然而，也需要考量當今新的學識、價值信念及情境，而護理人員所面對的挑戰是要去考慮「窘境以外的考量點」。此章節將描述倫理的基本概念，討論如何為慢性病患者抉擇倫理議題，並提供護理人員了解這些議題的策略，接著，再從另外的觀點來了解倫理的議題。

現存慢性病

討論的重點是以現存慢性病患者的經驗，協助去確認倫理議題。個案與他們家人的經歷為自己本身及其他病患提供許多疾病內涵的描述（Toombs, 1995），他們的敘述中表示，有困境、生活中的遭遇、責難及他們對他人的依賴。當每個人詳述

他們不同的故事經歷時，他們就能協助其他患者去了解現存慢性疾病患者之相同或不同的遭遇，而所說出的經歷內容也能提供確認與了解有關倫理的議題。通常，對於特殊病症，這些經驗都是獨一無二的（Gillick, 1995）。

慢性病在個體的生命中正在進行、緩和、漸進、惡化及造成崩潰，慢性病使慢性病患者及其家人生活變得艱難。隨著時間過去，這些人的需求不是只要求更多而已，也需要各種不同的健康照護服務，甚至有些人也必須去面對「還要生病多久」的問題。

已知的身體衰退及生活變動，有助於我們去認識察覺現存慢性病所產生的倫理問題。Agich（1995）說明，「慢性病患者控制疾病就如同操控他的一生……，在慢性病中，罹患疾病並非像疾病介入他的生命中一樣，應像是生命的一種方式（p. 138-139）」。慢性病是漸進永久的，不像急性病具有短暫的特點。

倫理

倫理是哲學的分支，以研究生命道德爲主。倫理所注重的是人們行爲的關鍵疑惑點及行爲的對或錯，因此，倫理會引導人們去考慮行使有益與無害的事（Beauchamp & Childress, 2001）。然而，通常很難去確定什麼是有益的、什麼是對的或什麼是有害的，並需要去察覺深思道德的價值與信念（Volbrecht, 2002）。

倫理是每天護理工作不可或缺的一部分，並反映在護士與病患之間的談話中（Skott, 2003）。護士需要具有介入與了解有關個案所提出之倫理窘境與行使倫理決策的重要觀點。「護理倫理的本質並非注重在病人要完成什麼或護士要完成什麼，而是有療效功用的運作手段要展開（Thomasma, 1994, p.94）」。

由於護士與病患及其家人的這層特殊關係，因此，倫理在護理實務上是重要的（Lucke, 1998）。護士所關注的應該是在個案的疾病本身或健康問題，而不是只在疾病所帶來的障礙與病況。護士知道他們的疾病應該會如何進展，並且護士也會提出本身的經驗與他們分享，所以個案會求助於護士。當他們徹底絕望或有很多的遭遇時，護士就會陪伴個案。

Curtin（1979）主張，「護理工作是一個良心道德的藝術（p.2）」，因爲護理目標就是要使個案感到安寧。護理，如同其他健康專業訓練，科學與道德都要同時

融入以便健康專業能符合病患的需求。護士關切疾病遭遇中的人性反應，因此，她們需要了解科學、運用技術與倫理，並尊重人們的經驗。

護理中的倫理實務

過去的觀點

倫理實務始終已成爲現今護理的核心。經過這些年來，也已經繼續努力的制定倫理法規、論述倫理議題，以及發行倫理教科書。有關持續進行的倫理研究，已經提供開業者正確的訊息，並且運用在實務操作上。

調查過去一百年的相關文獻，證明了護理及護士──個案的關係是如何被健康照護及技能的轉變所影響。*Isabel Hampton Robb's*（1990）的護理倫理首創書：爲專門提供給醫院及個人使用，內容描寫倫理與規矩兩大主題。這本書提供指引初學者在護理領域中要合乎道德行爲的條件，並祈使護理人員能具有良好的人格及其表現有所依據。因此，他們最早強調護理服務是美德（virtues），而且個人舉止與專業的行爲是無所差異的。

Gretter 在 1893 年記載，南丁格爾證實護理的黑暗期到文明期（Davis 等人，1997），此誓盟首次引起在密西根（Michigan）之底特律市（Detroit）的法蘭德護理訓練學校（Farrand Training School）的學位護士興趣，並首先發展制定出護士的倫理法規。在 19 世紀末，此誓盟帶來護理的最佳道德，雖然是由法蘭德護理訓練學校（Farrand Training School）首次撰寫，在美國許多其他護理學校的畢業生，也很快的開始陳述此誓盟。

在 1896 年，美國暨加拿大護士協會（the Nurses' Associated Alumnae of the United State and Canada）（美國護士協會與加拿大護士協會的前身）（the Forerunner of the American Nurses Association and the Canadian Nurses Association）成立，此組織的其中一項任務爲制定倫理規章。然而，直到 1920 年才有制定明確的倫理法規，也直到 1950 年美國護士協會才正式通過第一個倫理法規（Viens,1989）。因爲倫理法規會隨著護理專業與社會價值觀而出現轉變，護士協會也已經繼續修改他們的倫理法規。例如：曾在 1960 年、1968 年、1976 年、1985 年、2001 年修訂過倫理法規，近年來的倫理法規修訂還包括解釋法規的每一項法條。

當今的實務

因爲專業倫理法規能指引護理人員每日工作上的倫理難題，ANA 也修改它所制定的法則（Code for Nurse and Interpretive Statements）（ANA, 1985），來正確反映出時下的倫理觀念，並且經校訂後的文件已收錄在 2001 年 6 月的《*ANA House of Delegates*》。不是以原本取向爲基礎的倫理原則，護理倫理法規（ANA, 2001）具有概括的倫理理論基礎，融合提高女權（男女平等）論、美德、社會倫理。法規包括九項概括性信條，闡明陳述設計協助護理人員及繼續挑戰護理實務的倫理議題（ANA, 2001）。

護理倫理法規是對專業重要性、實務操作與責任義務的一項公開社會聲明。有些標準設立在法規之外，通常會超越法律所需。倫理的法規能提供用來作爲專業行爲的自我管理、確認分析倫理議題的架構、提供倫理實務指引，以便使護理人員能做出正確行爲的選擇而不是僅有行爲適切而已（沒有選擇餘地）（Scanlon, 2000）。雖然這些法規無法提供護理人員去解決倫理困境，然而，法規對於考量倫理困境會提供一些依據標準，因爲它反映出護理相關的道德思考。

1899 年國際護士會（the International Council of Nurse; ICN）成立，類似美國暨加拿大護士協會（the Nurses' Associated Alumnae of the United State and Canada），也認可倫理的重要性，並在 1923 年開始發展法則（Oulton, 2000）。ICN 的第一個倫理法規在 1953 年由全體會員正式通過，並且分別在 1968 年與 1973 年再次修訂。ICN 法規的部分內容是護士對案主的責任義務、實務操作、社會團體、護理專業、工作團隊，以及提供護理的倫理架構指引（Oulton, 2000）。

倫理原則

倫理原則提供準則與指引進行行爲的決策。在歐美社會，認爲大多數的倫理具有三項重要的原則：尊重個體（respect for persons）、友善（beneficence）、公平正義（justice）等。而爲了確立倫理的選擇權，要先了解倫理的原則，且這些誠實（veracity, truthtelling）、保密（confidentiality）、隱私（privacy）及忠實（fidelity）等概念，也同樣在主要的倫理原則範圍內（如表18-1）。

表18-1　倫理原則

原　　則	定　　義
尊重個體	尊重他人的自主與自我決策能力
友善	促進善良與安適
不傷害	不做傷害的事情
公平正義	公平
誠實	誠實表露、忠實
忠實	眞誠、忠誠
隱私性	無侵入性
保密	不揭露

尊重個體

尊重個體提到認可與尊敬個體尊嚴的獨特性，此原則比尊重自主性還要廣泛。個人有他們自己決定選擇權的評價能力（Beauchamp & Childress, 2001）。尊重個體必須要求每個人能自由的做選擇、自我管理、勝任他人，並具有權利，這些權利包括隱私性、保密、不瞞騙、不脅迫。

儘管尊重個體的原則是著重在個人，但此原則也確認個體是社區的一小部分（Davis 等人，1997）。每一個人會影響其他的人；相同的，其他的人也會影響自己本身，經由這些相互影響來連結關係。爲了他們在社區中的角色詮釋，因此，每個人都要有權利及責任義務，每個人是社區的一部分而不是單獨存在的。

尊重個體原則，也包括要保護「那些根據法定倫理準則，列爲沒有完全自主性」的個體權利。每個個體都有其價值觀，當個體缺少做決策能力時，替代決策者會被要求去幫忙做決定（Beauchamp & Childress, 2001; Bosek, Savage, Shaw, & Renella, 2001）。

因爲疾病或其他情況，成人會變得無能力，而限制他們做選擇的能力。當有重大決策需要決定時，他們是需要被保護的；而保護量的多寡，他們會取得傷害與利益的平衡點去做改變。當他的狀況又有轉變（好）時，那麼此個案會有做決策的能力。因此，有關不論是否能爲自己的需求做決策的事，都應偶爾定期去做審視。

友善

友善是倫理的原則，友善為「應慈善有益並防止及避免做出傷害」（Frankena, 1973, p.45）。人需要有正確的行為與做慈善有益的事、促使他人的安適或提供利益。人不能做傷害、企圖傷害或其他傷害因子的事。Frankena（1973）提出此項原則為一連續性，從不要受傷（不傷害）到做慈善有益的事（友善）。近來，將「友善」廣義解釋，因為必須做一些對其他人有益的事，所以已經常常會考慮到要求更多個人的外顯行為。

Beauchamp 與 Childress，在 2001 年個別論述不傷害與友善，認為無區別，甚至友善被考慮作為貫徹（all-encompassing）的原則。「不傷害」，著重在無意圖或不造成傷害，並且沒有對他人行損壞或不法的特殊行為。換句話說，友善主要是對他人做出善意的行為或促使他們的意義性及合法性的權益（Beauchamp & Childress, 2001）。因此，我們應該遏止及去除傷害、促使慈善有益，使他人安適。關於正確的倫理行為，決策者應該去拿捏傷害與利益的平衡點，但此平衡點通常是難以決定的。

公平正義

公平正義的倫理原則被認為，是在社會上不公平的一個問題，而分配公平正義是在有限的資源下公平合理的分配（Beauchamp & Childress, 2001）。某些人將會在社會中無法接收到任何益處。但如何分配利益以便使每一個人都有公平的處理？如何分配社會利益以便讓此分配不會被那些受忽略者認定為不公平？

Ahronheim 與 Colleagues 在 2000 年指出，根據亞里斯多德（Aristotelian）的學說指出，喜歡用愛好的手段去處理，且不願用厭惡的手段去處理。然而，公平正義的概念沒有可應用的依循標準來做這些分配，而且，什麼為有關特殊需求的狀況？什麼是真實的運用？哲學家 John Rawls 在 1971 年表示，「講求公平正義就像公平正直（fairness）一樣」，他以此說法來正當分配社會益處，並分配多一點給貧乏者（Ahronheim, Moreno & Zuckerman, 2000; Rawls, 1971）。

因為並非所有的人都會接收到分配的益處與服務，因此有必要做一些比較。做比較時需要有一些相關的特殊區別標準規則，這些標準規則通常像是公平正義的重要原則，這些原則運用在確認，「當要大量分配（與社會層次有關）或少量分配

（與個人層次有關）決策時」之特殊表徵。例如：在個人所得到的需求及功勞或社會捐獻的事，能以簡單的分配決策來決定。當使用這些標準原則時，問題可能會出現，例如：他們可能會與其他人起衝突，因此衝突需要有特殊與公平的標準原則（Beauchamp & Childress, 2001）。

誠實

誠實爲對他人眞實或講求信賴。個案與護士的關係是建立在信賴、敬重、履行諾言的基礎（Beauchamp & Childress, 2001）上，因此，我們要有義務去坦然的面對他人，切勿隱藏訊息，而要將事實的資訊提供給個案。每當資料是未知、零散、不確定時，健康照護提供者就需要去說明清楚（Jonsen, Siegler & Winslade, 1998）。我們不能說謊、欺騙、竄改任何事物，也就是要修正不眞實的、眞正的錯誤、錯誤的信賴。當無論何時資料故意不肯給予或出現欺騙時，信賴關係就會破裂。

對於要使個人行使自己的健康照護決策時，應該先明白了解相關的訊息，即要賦予他們能自我做決策時，需要個人本身有足夠、確實及有關的資料。通常會透露有關健康事件的訊息給個案及其家屬，因此在進行的對話中，應能提供機會解決這些疑問及更多類似的狀況，使個案能繼續在行使決策上做掌控。

忠實

忠誠或忠實是與事實相關的另外一項重要因素（Beauchamp & Childress, 2001）。忠實爲存在於健康專業與社會之間，涵蓋諾言約定的履行意義與信用，甚至更希望健康照護專業者能提供個案照護，絕不要放棄他們。護士的主要專業是屬於他們的病患，由承諾至眞誠。

隱私性

隱私性著重在無侵入與無揭露性。個案有隱私的權利，並希望其他人能承認與尊重此項權利。尊重個人隱私的意義，爲要有他人的允許才可接近他的個體，並且沒有被准許是不可闖入他人世界的。健康保險責任義務行動（The Health Insurance Portability and Accountability Act, HIPAA）在 2003 年實施，強調病患隱私權的重要性，並且管理有關他人的資料（www.hhs.gov/ocr/hipaa/privacy.html）。隱私是我們對別人所負有的尊重，並與保密有關。

保密

保密意指沒有病人的同意就不能揭露其資料（Beauchamp & Childress, 2001）。倫理法規很清楚的陳述，「健康照護專業者必須保護個案祕密」的約定，因為個案期望資料能被視為祕密，他們也將會向健康照護提供者表明本身及與自身健康有關的相關訊息（Jonsen, Siegler & Winslade, 1998）。真實性與保密是必須要在個案與照護提供者間有信任關係存在，違反保密會使其他人逐漸受到傷害。個案期望照護提供者不要揭穿個案的資料，除非病患是自願提供分享（www.hhs.gov/ocr/hipaa/privacy.html），因此，保守祕密是尊重的一種表示。

質疑維護保密與隱私的存在。目前人的壽命延長，為了限制保密性資料的曝光，在關於取得、儲存、修正等新的資料問題時，都需要提升其安全性（www.hhs.gov/ ocr/hipaa/privacy.html）。當涉及到會使他人備受威脅的訊息時，則此時將有需要洩漏保密的資料。例如：對於避免散播傳染性的疾病或當孩童被懷疑受虐之合適代理權處理時，其公開揭露健康部門是有其必要的。

倫理觀點

有許多不同的觀點能協助健康照護專業者了解與選擇倫理。歐美兩種傳統的方法是依據目的論（teleological）與義務論（deontological）的思想。最近在護理實務中有更多的照護倫理、美德倫理（virtue ethics）、決疑論（casuistry），皆具有非常重要地位。這些觀點提出用不同的方法去判斷倫理情境，以及指引個別適當的倫理行為（如表18-2）。

表18-2　倫理觀點

觀　　　點	重要人物	重　　　點
功利主義論（utilitarian）	• John Stuart Mill • Jeremy Bentham	• 效益原則 • 結果、目標、目的
康德哲學（Kantian）	Immanuel Kant	• 責任、義務 • 正確判斷的決策
照護倫理（ethic of care）	• Nel Noddings • Carol Gilligan	• 關係 • 信賴 • 情境

（續）

美德（virtue）	• Plato • Aristotle	• 品格 • 推展
決疑論（casuistry）	• Al Jonsen • Stephen Toulmin	• 範例個案 • 類似與不相同的案例

　　目的論（teleological）講求結果、目標、目的。功利主義論（utilitarian）是由 John Stuart Mill 在 1806 年至 1873 年，以及 Jeremy Bentham 在 1748 年至 1832 年所論述的，可能是最了解目的論（teleological）的論述。此哲學以效益原則作為主要的主義，依據此原則，成人在選擇他的行為時會根據何項抉擇為最滿足的效益作為考量（Beau champ & Childress, 2001），其中最適當的行為是對大部分的人而言，為最好或最有益的結果（Davis 等人，1997）。因此，個人必須考慮一個最佳效益的可能結果，然後再選擇最有效益的結果。在直覺中，功利主義論（utilitarian）是非常吸引人的。

　　功利主義（utilitarianism）為以結果為基礎的理論。運用此理論時需要以不同資料去預測什麼結果是最好的結論。通常取得的資料要在臨床醫療中獲取，並且這些資料可能有些是沒用的。而且，當選擇一個最好的結果時，我們還是會半信半疑，因此，我們必須要考量行動所產生的結果可能是什麼。

　　相反的，義務論（deontological），即 Immanuel Kant 在 1724 年至 1804 年所講求的責任、義務。依據對多數人或情境的原則與規則的規定，決定我們要做什麼行為。依據 Kant 所言，對於真正具價值的決策，必須做對的判斷，因此，最佳行為的目的及其所決定的行動要互相吻合。另外，Kant 主張，每個人應該把事情當作為應該要完成的，而不是特別再以一種手段去達成另外的目的（Beauchamp & Childress, 2001）。

　　運用義務論（deontological），能使倫理的判斷看起來較直接明確。我們只需要去注意責任、義務的原則，然而，此觀點過分單純化。當責任、義務與他者出現爭執點時，除了在決定基本或理論性的原則、規則之外，我們都必須從中去決定何者較優越。

　　提高女權（男女平等）論的運動正影響著護理工作，並再度關心注意到照護的倫理。正確倫理抉擇的基本依據為，個人以倫理的論證做最佳的推斷結果或道德原

則。照護倫理的重點應放在其過程或人與人之間的溝通關係，而不是在其最後的結果（Volbrecht, 2002）。

不久前，20 世紀的護理領導者認為，照護工作應參照最佳的護理倫理道德（Benner & Wrubel, 1989; Carper, 1979; Gastman, 1999; Watson, 1988）。在許多方面，因為當今的醫學焦點著重在治療與技術，所以護理照護工作留下隱藏性。然而，對於機構的慢性疾病而言，因為個案的罹患甚至隔離，因此照護是最重要的。

照護是具有關聯性的。因為關聯性存在人與人之間，關聯性會影響到他人的安適狀態，因此唯一的重點是在其他的人有多麼重要（Benner & Wrubel, 1989）。照護倫理的意義是，要將照護變為自己的一部分而不是排除它；但重點是，當在有相互交換互惠的特定情況下，照護倫理中就有主觀的看法、情緒、體會與行動出現，而不是完全公正無私的。然而，這些主觀主義也將會隨著時間的過去出現轉變。照護提升護士對需要的靈敏度、與機構內的健康照護、確認病患與提供者之間的差異，並專注一切的對話及賦權（empowerment）（Volbrecht, 2002）。

美德（virtue）倫理注重的是參與倫理決策的人，會質問自己應該為哪一種類型的人（Davis 等人，1997, p.2）。優良的品格是第一步，人的倫理道德本質會影響到個體是否能斷定倫理議題，與如何回應倫理問題，以及什麼樣的行為能描述此人的特徵。

美德（virtue）是個人持有道德倫理的品德、特質或品格。例如：美德（virtue）包括誠實、識別力、同情、信賴（Beauchamp & Childress, 2001）。美德（virtue）倫理備受關切重視的是它的進行方式。人的行為舉止應合乎他的美德，因此，有慈悲心的護士不應該漠不關心個案，而是要照護、寬容與尊敬。然而，行為源自美德也有它衍生的問題，因此，個體也必須做正確的判斷與了解何種行為是正確的。

在比較中，理論較著重在原則與規則，而決疑論（casuistry）是主張案例為提供道德判斷力的基礎（Jonsen & Toulmin, 1989）。決疑論（casuistry）說明了許多範例個案的哪些倫理行為較能被贊同，而且類似的案例也能相互比較。決疑者（casuist）為了決定是否新案例的行為在倫理上是適當的，所以會去審查類似的案例與符合其經驗、智慧與慣例（Beauchamp & Childress, 2001），因此誘導出許多

倫理判斷力的產生。

決疑者（casuist）漸漸的進行從簡單至較複雜的案例。簡單的案例比較容易被解決，他們之後的分析會提供給較複雜的案例去確認正確行為的基礎。若要審查日後的案例時，範例個案就能被拿去運用來支持或反駁倫理的論點（O'Keefe, 2001）。若在那種情況下沒有範例個案去追隨時，倫理決策者對於已確認的倫理窘困就必須去研發新的解決方式。

影響的因素

宗教、文化與法律，都會影響倫理分析與推斷的進展過程。許多不同的宗教慣例與文化、倫理團體，都同時並存在我們的社會中。隨著這些傳統團體的成員揣摩多種倫理窘境的精神，會使每個人擁有不同的價值觀與信念，這些不同的觀點將成為更多的意見與質疑，此質疑出現在當健康照護提供者嘗試去解決健康照護的倫理窘困。

在特定的倫理議題中，宗教、文化與法律，會影響每個人的價值觀點，這些因素會影響個體對生命、死亡、生病與健康的看法。上述說明了人們所分別釐清的宗教、文化、法律與社會法定權利，都會影響他們對倫理的決策。

宗教

我們的社會贊成宗教與政府的分歧。然而，個人的宗教信仰可能與其道德倫理分歧嗎？自從宗教提供道德、信仰、倫理的洞察以來，對於病患面臨特定倫理議題的窘困時，病患就能去尋求針對那個特殊疑問的宗教觀點，病患會考慮宗教信仰去支持倫理決策。許多有力的宗教對於重要的倫理問題，例如：墮胎、安樂死，已有其態度觀點的陳述，但縱使那樣的陳述已經存在，但個體可能也無法察覺到宗教的特定觀點。因此，他們會從宗教顧問處尋求倫理決策的指引，以使他們的決策與信仰的教條是一致的。

遵守對人尊重的原則，健康照護提供者應該要敬重法定成年人的宗教觀點（Ahronheim, Moreno & Zuckerman, 2000）。然而，每當個案參考宗教信仰後下決策，且此決策不受健康照護提供者的認同時，就會有爭論衝突產生。每當雙親依照宗教信仰替孩子做決策時，健康照護提供者通常會認為這是比較有問題的。

那麼，在倫理決策上宗教的角色是什麼，特別是在多元論的社會中，宗教能豐

富倫理議題的對話，並所取捨的意見能被共同分擔。二者擇一，宗教也可能侷限對話，即當他或她具有強烈的宗教價值信念，並認爲自己是正確的，再加上沒有討論的餘地（Volbrecht, 2002）。

同樣的，在做倫理決策時，靈性的價值扮演一個重要角色（Ahronheim, Moreno & Zuckerman, 2000）。所有人都不認可獨特的宗教，但他們也許強烈信奉擁有靈性的價值觀。當照護慢性病患者時，護士應該考量這些靈性的價值觀如何影響個案有關生命與死亡的意義，以及生活品質的感受。在尊重病患的原則下，去察覺認可這些價值觀與信仰的關聯性是本來就存在的。

文化

越來越多的健康照護提供者會被提醒去重視個案及醫療團隊的多樣需求。一個人對文化與倫理的看法會影響到他的價值與信念，但在宗教信仰中，雖然所有的人都來自相同的特定文化，但最後的價值與信念也不盡相同。縱使護士已了解此特定文化的價值，護士也不能以假說幫個案做決策，就像對每個獨特個體的尊重（Ahronheim, Moreno & Zuckerman, 2000）。

文化的懸殊會導致個案與照護者出現倫理窘困（Doswell & Erlen, 1998），尤其當個案的信仰主義與照護者不符時，此時個案的信仰主義可能不足採信。文化有自己的信仰與價值，例如：健康與疾病、疼痛與忍受、死亡與垂死。假若未察覺到其他人的文化信念，此時可能將會出現個案之醫療決策的衝突，因此，照護者應留意個案的合理選擇權。

法律

法律限制個體做決策的彈性，因爲法律不容許法外。法律是以社會團體所界定的對與錯爲根據，並確認什麼是社會所能接受的行爲。法律常是重要妥協的結果，法律也是一種強制的規則（O'Keefe, 2001）。即使法律有時會被運用去解決倫理窘境，但當解決倫理議題的行動過程時，法律將提供不充分的正當化理由。因此，即使法律可能是解決倫理議題的適當著手點，但法律絕不是協議倫理議題的終點站（Ahronheim, Moreno & Zuckerman, 2000）。

法律無法去解決所有複雜的倫理問題（O'Keefe, 2001）。藉由訴諸法律，使人們了解怎麼做才能符合法律，然而，大部分適當的倫理行爲都可能需要在法律之

外，因為法規不是倫理，所以在此，倫理也約束人們高準則的行為。

倫理窘困

「倫理窘困」意味著倫理道德權利與他人衝突（Davis 等人，1997）。當正確選擇後還是呈現同樣令人無法滿意時，此時就沒有明確的解決辦法。個體在做倫理決策時可能會出現不同的價值觀，決策者必須要能說服幾個問題，這些問題包括誰應該做決定、誰去執行及什麼選擇是對的。

當面對倫理窘困，個體可能感覺到他們似乎迷失在一片荒地。在陌生的地方，似乎沒有清楚明確的方向。方向引導出許多不同的指引，我們應該選擇哪一個方向？要如何做哪種選擇？該幫忙誰？為了表現出最佳行為，哪些問題需要被詢問與回答？

倫理做決策的過程

我們需要運用詳細的思考判斷來解決倫理窘困，要慢工出細活而不是匆忙的斷定結論，並做有力的熟慮而不是預存偏見。我們要能辨別事實，即什麼是已知的？對於倫理做決策時持有事實是必要的，但只有事實是不足以作為適當的倫理選擇權，我們也要能確立相關問題的價值性，什麼是重要的？需要去考驗情境的內容，發生什麼事？誰參與加入？他們如何參與加入？審查事實、價值與內容，將有助於決定什麼是情境的利害或窘境，並也有助於倫理議題的澄清（如表18-3）。

表18-3　解決倫理窘困的過程

1.審查證實（事實、價值、內容）	4.對於適合他們的做分析取捨
(1)多加詢問	(1)審查取捨反對個人與專業的價值
(2)表明不同的意見與觀點	5.選擇最適當的倫理取捨
2.做倫理窘困的決策	6.被選擇的取捨要認為是正當的
(1)做區別分辨	(1)在選擇的取捨上賦予行動
3.確認取捨	(2)評價決策過程與結果
(1)對不同的選擇事物進行腦力激盪	(3)運用評價作為回饋
(2)考量創造性的解決方式	

我們也要考量取捨。為什麼有些取捨比較吸引人？分析選擇事物的狀況與理由將有助於我們行使正確的行為，把它認為是正當的，當他人質疑此決策時也能替它

辯護（Ahronheim, Moreno & Zuckerman, 2000; Volbrecht, 2002），一旦我們做了倫理選擇權之後，我們就需要據此去做正確的事。

按照倫理選擇權來深思熟慮情境並決定正確的行為是很困難的，將會有一些風險及不確定感。做倫理決策、按照倫理決策行事時是需要有勇氣的，人們無法去預測結果；倫理窘困被解決後，需要去評價結果與過程，這些評價將會對未來的倫理窘困提供重要回饋。

倫理挑戰與利害關係

由於進階的健康照護技能已提升有利的治療選擇權，因此，慢性病患者會活得更久些。雖然此結果能提供他們相關的照護，但也使得許多倫理挑戰問題發生在慢性病患者身上。影響到慢性病患者的三項基本倫理要素是控制不良（lack of control）、苦楚（suffering）、接受服務（access to service）。隨著時間的過去，這些情境將有所轉變，因此，這些議題既非能被計畫也不能被掌控，它們都會存在著。

控制不良

慢性病患者常常覺得他們被自己的慢性病所支配著，他們必須仰賴藥物、飲食、運動的控制，而這些複雜的控制常常喚起他們是有病在身（Erlen & Mellors, 1999）。病患也難以防禦其他相關病情的襲擊，包括疾病的加劇痛苦與緩和，當下一個痛苦將出現時，患者經常會感到驚訝。控制不良會增加他們對他人的依賴並有無力感（詳見第十三章無力感）。

控制不良的根本前提，是對未來健康與生活品質的不確定感。病患會開始問：我還會活多久？我將如何知道何時才要停止治療？將會有經濟資源提供給我的家庭嗎？提供給我的必要性照護具有便利性嗎？這些問題都沒有明確的答案，也無法預測，這是病患與其家屬的倫理挑戰。

慢性病患者可能覺得，在做健康相關決策時，將有所受限，因為他們缺少資訊或理解，所以他們會無法有利的促使改變他們所想要的結果。他們可能會混淆或不清楚狀況。又因為他們無法掌控其他生活面，所以經常深信自己無法做相關的健康

決策；然而，病患的臥床不起或輪椅束縛著，也不能意味著他無法做決策。

　　控制不良也會出現在慢性病患者與健康照護提供者之間。慢性病患者比較脆弱，加上其他人可能會去剝削他們的權利，因此，慢性病患者可能會生氣與挫敗，因為覺得他們的權利不能被受尊重。當在做決策時他們可能不與人商量也不去諮商他人，甚至自行做決定，他們可能不會提出治療選擇權及有關的危害與利益看法，這樣一來，病患的重要性就未被列入考量，他們的心聲就未被聽到。但事實上，決策是有助於他們的，到目前為止，病患的意見還是應列入當前的複雜治療決策中（Erlen, 1998）。

　　健康照護提供者盡可能發展一個治療之道，然後再請病患跟隨著此計畫的規定進行。大多的健康照護提供者可能沒有考量到針對病患的情境做計畫：健康照護提供者應著重在控制監督情境而不只在病患本身。對於病患而言，在遵循規定的計畫時可能需要調整及改變重要的生活型態，因此，只有病患才知道對他們而言什麼是最重要的、什麼是情願去冒險的，以及多少的負荷或遭遇是他們樂意去承擔的。因此，病患與健康照護提供者必須相互建立目標策略與治療之道，分擔做決策能提升個體的控制與信賴，與減低力量的失衡（詳見第十章遵從）。

　　例如：當病患罹患愛滋病接受規定的療法時，通常需要做生活型態上的改變。一項研究報告指出，密切接受抗病毒藥物治療的病患，一定要參與決策治療上的事物（Erlen & Mellors, 1999）。當病患介入時，他們就會覺得似乎自己很重要，以及他們的意見是具有價值的。

　　反過來說，慢性病患者也可能無法參與治療決策，因為病患無能力去行使決策權；另一項原因可能是病患病得太重，因此無法承擔做決策的負荷。健康照護提供者與家屬做決策時要考量在利益之上（on），而不是朝向（at）利益，因此，決策者要了解病患的最佳權益（Beauchamp & Childress, 2001）。若把主要照顧者的選擇代替病患的訴願，那麼病患的自主權將被否定掉。

　　具有決策能力的成年病患應該參與照護決策，但病患無法總是做出合理的選擇，有行使決策的能力意味著不用考量到法律的準則，就能做一個特別的決策（Council on Ethical and Judicial Affairs, 1992, p.2229）；抑或特殊病患能做出的決策，此決策不是一個假說而已，健康照護提供者需要以了解、思考、會談的方式，

來評定病患的能力（Bosek, Savage, Shaw, & Renella, 2001; Volbrecht, 2002）。又當他們所做的決策受到他人駁回時，健康照護提供者與家屬要能了解病患絕對沒有失去行使決策的能力。

當病患已了解病況時，會賦予他們行使照護需求的決策，因此，健康照護提供者需要提供更多的訊息給病患，他們要告知病患可能會出現的各種治療選擇權、害處與益處（Ingelfinger, 1972）。無論如何，健康照護提供者都要知會病患，健康照護提供者將會去評估病患之前所接收到的訊息有無完全概括。

提供者需要評估考量教育程度與功能性完整的閱讀書寫能力，即使病患具有功能性完整的閱讀書寫能力，也可能對讀、了解、做決策有困難（Williams 等人，1995）。病患的文盲是種傷害，並且可能會做出不適當的決策（Blacksher, 2002）。

治療決策需要病患與健康照護提供者考量技術面、文脈（contextual）面與影響決策的價值信念面等因素。「價值信念」是病患天性中固有的獨特部分。就因為所有人都不會有相同的價值觀，所以病患需要告知那些共同做決策的家人與朋友，有關他們自己本身的價值觀與計畫。然而，做決策若以病患的價值觀為主，則可能會影響其他的人，運用病患的價值觀與目標，能引導代理決策者做未來困難的決定。

因為病患可能變得無能力，所以其餘的人也可能要替他們做決策，因此，要有重要的進階指引參考出現。1990 年之病患自我決策行動（Omnibus Budget Reconciliation Act, 1990），要求健康照護機構，無論有無接受進階的指導，都要受理醫療保險、醫療補助基金，讓病患住院，如果無法接受，就應該提供他們有關的訊息。進階的指導也提供無法替自己表達病患的臨終醫療照護指導（Mezey 等人，2001），此指導適用於當病患無法長期自己照護自己時，進階的指引就會提供病患在盡可能的能力範圍內繼續完成他們的照護。再者，指引日常生活照顧是進階指導的一個實例，其他的實例如代理人的健康照護能力，例如：當病患變成無法行使決策時，其代理人就有義務去幫病患做決策。

大部分的人都誤信他們的家人應該知道此刻該做哪些健康照護的決策，再加上這些家人本身在事前也沒做任何的準備，因此就會產生不能了解病患明確的期望。

當進階指導無法解決所有問題的時候，家人與健康照護提供者就會提供其他指引來做決策以保護病患。為協助確保全體人員，了解慢性病患者的健康照護期望，所以進階指導討論的需要就會存在病患、家屬、健康照護提供者之間，因為它無法包括每一種病情狀況與治療形式的可能性，所以，這些討論將協助釐清病患的生命需要、複製的進階指導文件應放在顯要的地方，並提供給有需要的人。除此之外，因為他們的期望與治療可能會因為生活狀況的變更而有所改變，因此也應定期回顧他們的進階指引。

能力、學問、理解力為做決策的基礎，這些所做的決策也將符合個人的價值觀。換句話說，此決策適合此人，但在其他方面，此決策也可能危害個體的完整性。因此，慢性病患者將不會總是選擇有效的治療，並且他們可能也會拒絕治療（President's Commission, 1983）。家人與健康照護提供者可能難以接受這個事實，但應敬重病患去告誡其他人尊重病患本身的決定，並且婉拒其他人所做的決策。

苦楚

慢性病患者的第二個倫理挑戰是「苦楚」。Cassel 在 1991 年對苦楚下了一個定義：與威脅個人有關的嚴重痛苦事件。這些事件可能與身體、心理、財務，及／或心靈有關，事件會引起個人的需求及矛盾，但個人也會試著去調停與應付事件。

目前特別強調疼痛處理與靈性護理。當正確使用控制慢性病患者疼痛的藥物治療時，將能改善生活品質與生命意義。對於病患的處理，對他們的生命來說，控制疼痛是必須要進行的，但即使有效的藥物能緩和他們大部分的疼痛，卻還是無法解決全部的疼痛。通常疼痛無法完全治癒是因為沒有完整的評估疼痛過程，大多數的健康照護提供者只有有限的學理或繼續相信疼痛與藥物成癮的假說，假如被開立大劑量的成癮藥物時，他們就錯誤地認為病患將會成癮，因此，這麼一來，病患就會遭受不必要的苦楚。

健康照護提供者缺乏法律知識（Sieger, 1997），法律的限制是禁止醫生開立大劑量的成癮藥物，醫生所開立的處方也會被監控，甚至病患也無法取得供應齊全的處方，是因為他們無法買得起藥品或是醫生會以不同的心態開立處方（Pain Undertreatment, 1999）。當病患的疼痛沒有被適當與有效處理時，此錯誤的處理疼痛結果對護士而言將會出現倫理議題，病患則會被傷害而不是被幫助。

　　另外的傷害是與病患曾出現的遭遇有關，即罹患疾病的特殊標記（stigma）。「標記」被視為環繞在人們的社交互動中，因此，慢性病的社會學內涵提供了解標記發生的意義，在此架構中，健康是有價值的、生病是無價值的。慢性病患者有明確的疾病特徵，或他們會在功能上有不同程度的失能，而且疾病會依個別性而受到標記，因為這些損害顏面的表徵可能會弄壞他們的社會地位（Goffman, 1963）（詳見第三章污名）。

　　因此，因為慢性病患者可能異於其他人，他們會被社會輕視；慢性疾病可能會被作標記、記號（社交關係）、與被迴避，因此，慢性病患者要避免否定印象。而標記視為個人的社會關係，病患會試著掩飾他們的不同。當他們準備好進入社會時，他們不會暴露自己的不同。當他人將危險視為結果時，則潛在性的問題就會產生。例如：愛滋病毒感染的病患不會揭露他們的醫生診斷，是因為潛在毀滅的結果可能會影響到他們的工作、健康保險、他們的小孩，以及與其他相關的人。

　　病患的診斷是種標記稱號，就像病患分類一般。標記稱號會有正負面兩種影響，負面影響是病患固有的行為會造成不利與偏見的斷定。標記病患能暗示其他人避開，但被標記稱號的病患也可能會被迴避、分離、隔離。因為那些正常人由於不了解問題的真實面所以才會出現避開的行為。上述結論為缺乏敬重及辨別被標記的病患，病患彷彿在社會中既無權利也無地位，事實上，他們的自由可能是被限制住的。

　　另一方面，標記也會有正面的影響，儘管標記致使病患有被隔離的感覺，但那也是將病患的獨特個別性做一個區辨，或為病患享有特殊服務的依據，所以標記成為給予接受特別服務的最佳理由。

　　病患的標記要多深，才會影響到他的生活品質？「生活品質」的定義為，生活特殊面對於一個人的滿意度或重要性（Ferrans, 1990）。慢性病患者不可能奢求長命百歲，相反的，他們可能會較注重生活品質（Cella, 1992）。活著時或許是個很難承受的負荷，因此生活品質的界定是具有很強的主觀性與個別性，並反映出當前情境的評價結果。但也有不同意上述的說法（Frytaf, 2000），對於慢性病患者而言，什麼是最佳的生活品質並非是必然的真理。病患在生活周遭得到家人及親友的支持，並且這些人的價值觀會影響到他們的生活品質，因此，生活品質變成「可能

是生活領域的主觀評價……」（詳見第九章生活品質）。

應用科學有益於許多慢性病患者，並改善他們的生活品質，然而，哪種人才會接受利益呢？利益就是用他們獨特的方法來使自己持續貢獻家屬或社會嗎？或是利益的事實就是能活著但是需要他人的照護？應用科學是延續生命或是拖延死亡呢？必須去考量生活品質的倫理質疑，這都是疑問？病患對生活品質的界定將會影響他們所考量問題的決定性。我希望這樣過一生嗎？因此，健康照護提供者會以治療疾病的經驗去影響病人的一生。

在健康照護中，治療與處理慢性病患者是重要的目標；病患所接收到的直接照護目標可能是存在的，而這些目標只著重在延續生命，對某些人而言，延續生命也是最重要的目標，但對一些人而言，生活品質卻是最重要的目標，關注的焦點在身體或排除威脅人權的延續生命，這是會增加苦楚，並降低病患的生活品質（Erlen, 2003a）。

案例：繼續治療的決策

> 布朗（Brown）先生，今年 72 歲，在十五個月前被診斷為「多發性骨髓瘤」，最近他有數次的住院經驗，每一次從醫院出院時都顯得有些虛弱，輸血的頻率也增多。在最後一次住院後，他與他的 51 歲妻子決定被安置到護理之家可能是最佳的照護選擇。某天下午，布朗（Brown）先生問護士，他是否應該繼續輸血，因為他現在需要每週到醫院進行兩次輸血，並至少花費 8 至 10 個小時。他對護士說：「我知道我是不會好轉的，輸血所做的只是拖延我的生命。」這時，布朗（Brown）太太正來探視她的丈夫，她馬上回答：「別這麼說，今天從醫院回來時，你在醫院也看過無數堅強的病患。」
>
> 問題：
>
> 1.此個案中的事情真相、來龍去脈與價值是什麼？
>
> 2.從此個案中你可以知道哪些事？什麼是此個案的倫理困境？
>
> 3.最有可能取捨的是什麼？
>
> 4.什麼是最適合的選擇？為什麼？

接受服務

第三項慢性病患者的倫理質疑是接受服務。病患對於健康照護的資源供應有一個很強烈的需求，因為他們會遭受到疾病的痛苦並可能存在病態；然而，這些潛在

性的需求也增加許多健康照護資源的疑惑：社會將會提供這些健康照護嗎？這些照護資源能照顧全體或只能照顧那些有付費的人？在提供服務與被服務之間有多少差距？公平正義原則及社會，對於健康問題的價值觀又是如何？

在社會上，所有的人並非都有相同的機會。影響健康狀況的因素，例如：年齡、種族、教育程度、職業狀況等。那些感受到不同健康的人特別脆弱，會提高罹病率或死亡率，並當他們接受健康服務及付費時，就要負起沉重負荷（Thomson, 1997）。藉由加強不同的健康，作為社會嘗試追求 2010 年的全民健康目標（美國健康與人類服務部門，2000）；但需要考量社會信念與負荷的狀況（Erlen, 2003b）。

慢性疾病病患有不同的健康狀況，會因其障礙而有所依賴，因此，健康照護的工作量也需要改變。通常問題是病患需要支付他們所需的健康照護費用。有些倫理與政策的制定者主張，健康照護是要有益於顧客的。當病患需要健康照護時，他們能努力取得它，花費也應成為顧客所能負擔的，並要相似於在那時所努力取得之任何有益於顧客的事。然而，健康照護不是日常用品，例如：電視或電腦。需要付出一定的價錢。一個人若沒有健康就無法有機會在社會競爭，也無法有意義的活下去。對於慢性病患者，若要發揮其健康的最大潛能，則需要接受照護服務。但對於指定的每一個人而言，健康照護需要花多少錢？

一些倫理學家表示，不管病患有無能力付費都應該接受相同的服務。就理論上，此種說法是顧及所有病患的利益。但提供所有病患的花費或甚至接受所有的服務都是昂貴的開銷。社會無法將無窮盡的預算花在健康照護上，因此必然的，同等服務的意義為社會應該做一個分配的決策。

其他的爭論點，依照每個人所能負擔的付費給予服務，意味著其結果會使服務的品質更好，並且有更多的特殊服務可能會被利用。此說法的前提是：病患能付得起更多的服務費用。然而，有些社會團體因為沒有財務資源去接受服務，所以可能會拒絕。病患們知道他們需要服務，並需要這些服務去處理自己的健康問題。但他們無法付得起服務費用，實際上這些服務已經被分配，也只有那些付得起的病患才能接受服務（Erlen, 2002）。

另外一個觀點是：只有基本的健康服務才能被公平分配。服務為基本的觀點，學者 Charies Fried's 在 1976 年歷史性救援供應──「適合的最小限度」。適合的最

小限度是一項合乎標準的利益，或是基本的健康照護。除了基本的計畫以外，病患還必須付費他們所需的健康照護計畫。

　　縱使已有更多的健康照護服務與進階的技術能力，但仍會繼續增加需求。病患幾乎都會有服務的安置需要，健康照護更必須超越需求，而這些健康照護也應提高服務與費用，並限制服務的有效性與取得性。

　　礙於限制健康照護資源的存在，哪一種服務是有必要提供的呢？這些決策是如何制定的呢？提供病患付得起價錢的服務與有品質的照護需求相稱，相稱需要有公平的理由作為基礎；故目標是要發展一個否認特殊服務如同公平的系統。

　　健康照護服務已經表示有些地方的服務被定位化是小事，病患居於外地可能會發現旅遊的花費與時間及服務會變得昂貴；因為他們常常需要接受服務，故慢性病患者的時間與花費會變得棘手。

　　病患患有慢性的肺、心、肝、腎疾患，會迫切的想知道接受服務、效果與花費的議題，這些病患可能需要至移殖中心，他們需要等合適的，並且也不知道在何時會有個器官能有效的完成配對。

　　然而，服務成效無法取代服務品質，當價錢被壓制時，生活品質也會下降（Emanuel, 2000），降低費用的方法是雇用較少的指導人員執行較高格調的服務；當集中在最低底線並不論預算是否平衡時，病患的照護就可能要進行協商。

　　管理性照護的議題在現今已遍及美國，管理性照護是一個體系意味著規劃組織所有的健康照護提供者，以促進其最大的照護成效。管理性照護其整合財務與健康照護的產出（delivery），是為了控制費用與改善品質，然而，重點是在效率與有效性，而不是在個案照護。

　　有關於管理性照護與慢性病的倫理問題是權益的衝突（Emanuel, 2000; Loewy, 2001）。健康照護提供者應擁護更多病患的照護，或更要經常追蹤照護服務。然而，管理性照護計畫是不會同意如此的做法。健康照護提供者試著盡力去服務病患，病患會發覺到，每個照護者都有不同的目標，因此，目標會與其他目標有直接性的衝突。

　　當管理慢性病患者時，健康照護提供者與病患的長期關係是重要的，這些關係會增進彼此的信任與信賴感。然而，現今進階管理性照護之信賴感可能會被削弱，因為病患可能無法有更長的時間去感受到他們的權益是重要的。若他們沒有經由主

要照護提供者的指示，去嘗試接受一位專科護理師，則他們可能會拒絕接受。如果他們有獲得指示，則病患也可能要花較長期間等待機會。

病患在支配下接受專科護理師的照護，會降低他的自主性及危害他的權利，也可能被脅迫去答應一些事。健康照護提供者很少有時間向病患解釋處理情況，並且病患也會覺得沒有時間去詢問病情。根據所利用的處理與醫療，病患可能發覺他們的選擇有所限制。

縱使管理性照護，其健康照護的花費仍在繼續升高中，其中增加最多的花費是處方藥。當病患活得更久，他們會有更多的障礙並需要醫療協助醫治疾病。但醫療費有多貴呢？病患健康照護的保險能負擔醫藥的花費嗎？病患有健康保險嗎？病患必須做的決策包括要配哪個處方箋、不吃藥可作為降低健康醫療照護費用的花費？

遺傳方面的測試與諮詢是慢性病患者可能想要利用的服務，然而，此項服務對他們是無效的。關於各種慢性疾病的人類遺傳基因工程之謎正被解開中，許多人特別感興趣的是：與基因有關的疾病是阿茲海默症、乳癌與 Huntingdon's。如何了解高危險疾病影響他們做有關的健康決策？病患要告訴誰？哪些訊息需要保密？若一個人帶有疾病的遺傳基因，那麼這個人應該生小孩嗎？病患的責任義務是什麼？若病患想回答這些的問題，他們需要利用遺傳學的服務嗎？去獲得了解遺傳疾病的危險因子，遺傳方面的測試與諮詢服務需要被使用。

有關健康照護的花費議題並不一定要治療控制，但沒有做治療控制將會使慢性病惡化，致使病患要去住院，繼而出現額外的支出（詳見第十章遵從）。

案例：揭露

傑利（Jerry）是一位 35 歲白人的男同性戀，他在東岸城市一家銀行機構擔任專辦貸款的辦事員，他從未否認自己是位同性戀，但他沒有公開揭露此事讓其他人知道。傑利（Jerry）在將近三年前被診斷為愛滋病患者，他並未告知他的病情讓他的家人與其他銀行的同事知道。他總是在下午或星期六與他的醫生有約，最近，他接受「抗反轉錄病毒」的療法，他在工作時必須吃一些藥物。傑利（Jerry）對於上班時吃藥感到有些不知所措，他怕有人會好奇的問他一些問題，也憂鬱他的家人會問他，以及他應該回答什麼。但無論何時，他與他們在一起時，一樣要有最佳時機可以吃藥。他了解他的家人早晚都會獲知他的病情，但是他害怕他們將會做何反應。傑利（Jerry）在看醫生時將他的情況告知護士，並請教她，他該如何去應對。

介入倫理的時代思潮

　　介入慢性病的倫理難題是必要的；介入的目的是要使病患能掌控疾病，參與做決策、減低罹患疾病，並增加可近性與可負擔的服務。特殊的介入要依賴情境，此層面描述三種主要活動：提高慢性病患者與照顧者的倫理健康照護環境、支持護理倫理法規之專業計畫的標準化（ANA, 2001）；此項策略增進護理人員了解倫理並對慢性病有一個忠告，進而使其溝通有效；當護士正在實務操作倫理情境時，他們將會有機會去學習與應對；在他們被支持與鼓勵給予病患忠告時，護士對於提高病患的安適感，有必要無拘束的進行實際自主權（Maier-Lorentz, 2000, p.25）。除此之外，交互的訓練也可取代此種想法。

提高護理人員對倫理的了解

　　對於產生與蒙受在倫理情境，應該預先去處理它，並覺察與有效的追求倫理議題，因此，護士需要具備倫理的學識。鞏固的倫理基礎可協助護士執行倫理議題，因為，護士常會發覺她們自己「居於中間」，為了確認倫理的公正行為，她們應能了解與分析倫理的窘境；當倫理窘境出現時，護士應能斷定或請求諮商。護士對於倫理行動要感到有自信，其前提是要有豐富的學識與經驗。當護士在實務上變得比較專業時，她們會運用學識與經驗去處理倫理窘境。

　　護士的在職教育計畫課程中，應包括特殊的倫理內容。內容經由單獨的課程或整合的課程。國際護理認可的主體，大學護理教育委員會與國際護理認證委員會，在所有階段的護理教育課程中都有特殊倫理與價值內容的標準，並且，美國護士協會也將倫理一併納入臨床護理實務中。

　　護理課程需要提供給所有階段的學生，以確認倫理窘境，與分析真實與／或假想的倫理相關案例（Holland, 1999）。護士需要用經驗分析典型的案例，並有效的促使倫理分析與推理以問題為導向的學習。當在評論個案時，小組同學會確認他們需要什麼資料去了解假說與學習他們所醞釀成的問題，此過程使學生了解不同的倫理觀點，並使學生釐清他們個人與專業的價值，與了解複雜的案例，學生也能藉此綜合組織所有不同案例與護士，他們也能從獲取了解不同形式的宗教、法律、文化與家庭背景所產生的強大影響力，是如何影響推斷倫理窘困與發展可能的解決模式。

　　倫理教育需要包括護士的發展及繼續教育的計畫，而有效提升了解與認識的方法，這是運用倫理的案例商討倫理範圍，這些機會是在一種特殊的情境，並提供家屬－個案－護士，三者間的倫理議題挑戰。其過程著重在真實的案例，提供機會給護士去釐清與審查議題和不同意見，此互動的方式能使護士挑戰自己在倫理選擇的想法，與她們是否做出最適切性的倫理。

　　另外，可能的教育策略是學術會議。Kupperschmidt（2000）運用討論的方式，進行探究有關聘用無執照人員的倫理議題。事先提供精挑細選的菁英參與、一些與會的相關商討資料，以做好準備，使他們在會議中提出自己的討論見解。有一位熟練的實務促進者選擇參與並討論此議題，圓桌會議的設計可協助參與者在討論中集中注意力。教育的策略需要參與者付出努力，當有爭論時將會降低風險並審慎的對話。

　　護士能藉由參與發表倫理議題的雜誌文章增加倫理學識，此雜誌讀物被列為直接參與介入，並考量不同的倫理觀點，與討論健康照護相關的研究。通常雜誌社會有一位主編，他要促使討論會的進行而不是反覆的選擇文章內容。再者，主編也能參與重要會議，並藉由文章促使增進他的倫理學識。

　　除此之外，護士也能評論倫理研究的結果或加入研究工作以考驗當今的倫理難題。研究可提供護理專業的學識地位，並提供護理實務的實證。在過去二十五年內可明顯增加護理倫理的研究，許多早期的研究著重在倫理做決策的過程（DeWolf, 1989; Smith, 1996），現今研究已強調回到考驗倫理的議題（Douglas & Brown, 2002; Houtepen & Hendrikx, 2003），護理人員在臨床實務上必須了解這些發現，並運用此倫理學識照護病患。

　　新進護士需要認可能分析倫理窘困經驗的資深護士；資深護士的倫理行為能協助新進護士確認他所照護病患的倫理衝突。資深護士需要促使倫理實務的推動；無經驗的護士需要與人商討使人感到麻煩的病患，並接收到病患信任與尊敬的回饋；資深護士能協助新進護士慎重考量倫理窘境，並確認可能的解決模式及結果。當進行倫理行為時，資深護士能提供新進護士的支持；資深護士也能協助新進護士，去評斷倫理選擇的結果，並在未來面臨倫理窘境時提供他的意見。

　　當護士沒機會去參與所需的繼續教育時，他們必須把握良機，並設討論會來提

升他們的學習。護士需要預先擬定教育計畫，此較符合他們的教育需要，並使其他人了解護理實務的教育環境需求。

案例：照護病患

由於健康照護費用的轉變迫使居家健康的護理服務項目要作更動；在「付費政策」上，使護士家訪個案的次數被設限；但終究病患一定會出院；此時醫院護士會顧及到個案仍然需要被照顧，那是因為他們無能力能做到自我照顧自己，而且有相當多病患的家屬朋友所給予的支持是非常有限的。「普通居家健康照護機構」的護士會被人擔心其所照顧的病患，將被送入醫院、或病況變壞、或甚至死亡，那是因為疏於照護的緣故。因此，護士們無論是已在病患身旁或縱使是在無刻意安排探視下，都應該盡力去探視他們。他們了解這些探視只能提供一絲絲的幫助，但其原本的健康問題仍是無法被解決的。實際上，護士增加看顧病患的人數，但其酬勞並沒有增高，雖然「普通居家健康照護機構」的管理者稱讚護士們能奉獻自己，照顧他們的病患，但也同時表示他們必須終止進行某些照護實務。故護士會反問「病患應該自己做哪些事？我們該如何恰到好處的無視於他們的需求？難道我們沒有道德倫理的義務去對待這些病患嗎？」

支持擁護

在護理倫理法規中很明確的界定護理實務是「支持擁護」（advocacy）（ANA, 2001），當有不符合標準的實務影響病患時，護士不能保持沉默。支持擁護的另外一個意思是：保護病患的利益與權利。支持擁護能促使其他人的安適（Woods, 1999），因為倫理議題環繞在慢性病患者中，所以支持擁護是一項重要的付出。但護士不是唯一能支持擁護病患的健康照護提供者，為了護士與病患及其家屬建立長久的關係，所以護士通常要能了解病患的重要性與權益，因此，護士能支持擁護病患，因為他們會知道什麼是病患所想要的。護士能支持與承認病患所做的不同倫理決策，護士也能在病患與家屬及其他健康照護團隊的醫療人員之間做好聯繫（詳見第十六章病患權益維護）。

支持擁護就是能讓病患到機構倫理委員會（IEC）或尋求倫理的諮商，因為他們有提供病患照護的獨特技巧，因此，護士需要去參與這些機構倫理委員會（IECs）的運作。當有棘手的倫理問題時，機構倫理委員會能提供病患支持。居家

照護與長期照護機構只在初期才設立機構倫理委員會（IECs），因此，慢性病患者不能居住在有倫理委員會的機構中。因為在照護病患上賦予他們重要的角色，所以護士也會協助發展此倫理委員會。當無倫理委員會的存在，一個中立的第三團體，例如：牧師、社會工作者、附近學校倫理專家等，也都會接受倫理諮商的詢問服務。

支持擁護還涉及危機處理。當護士支持擁護病患時，可能會面臨到：要維護病患或要維護健康照護機構的衝突（Riley & Fry, 2000）。當護士推翻健康照護系統的規定時，護士也可能發覺到自己會有失業的危機；當支持擁護的結果造成護士與醫生間的衝突時，也是一個風險；護士也會發覺他們無法提供訊息給病患作為下決策的參考，護士將會深感夾在醫生與病患中間，並有無力感與經歷到道德倫理的痛苦。

道德倫理的痛苦出現在護士無法完成他們的倫理選擇時（Erlen, 2001; Volbrecht, 2002）。護士會生氣與失意，並深感無力，甚至可能會離開護理界，情境壓迫使護士很難承諾什麼是他們所考量的專業與倫理實務。

要協助降低夾在中間的感受與經歷到道德倫理的痛苦上，護士應能促使政策的發展與提升專業標準，以協助創造倫理的時代風潮。而且護士在機構中，會以最理想的觀念去改變倫理的時代風潮，以使病患能更滿意。發展策略能明顯的增進病患在做倫理決策時的角色，也將協助護士作為支持擁護病患的參與者。這些政策將詳細說明程序，並提供護士指引，以作為他們為病患所商議的健康照護系統。這種政策表露出機構所存在的價值支持擁護與專業實務（Maier-Lorentz, 2000）。

護士能支持擁護慢性病患者，並協助病患自我支持擁護以便做決策的選擇。護士能提供教育課程、確認病患的協助資源，以協助病患做自我支持擁護與提供不同倫理議題的訊息。當病患被告知他們的醫療狀況時，任何人都不喜歡削減個人的權益。

護士對於慢性病患者要敏感些，並察覺病患的疼痛感、痛苦、苦楚與不確定感。雖然了解照護層面的技巧是重要的，但了解病患本身則是絕對有它的必要性。當護士評估病患時，護士被教育要去訂定目標與辨識事實，然而，單單只有訊息是無法告知護士有關病患的一切。護士提供倫理照護需要領悟病患是一個人，並增進彼此之間的互動。

溝通效益

倫理的協議需要實際有效與公開溝通，需要持續與病患有關的不同人員會談。

當進行倫理決策時，良機並非總是與病患在一起的，因此，良機需要被靈巧的運用。拜訪機構的倫理委員會（IEC）或倫理專家，快速解決麻煩的倫理議題；運用專家的協助討論病患的問題。而且機構倫理委員會或倫理諮商也有不同的服務功能，但他們的角色不是只有遠離臨床做決策或只干涉病患做決策，這些委員會並非是主要的決策者，而是促進做決策的人。

倫理委員會能引導評論病患所提出的倫理問題，如同回顧評論棘手的病患一樣，並提供意見去解決議題。他們也會教育相關倫理給健康照護工作者。為了決定住院醫生、家屬、健康照護提供者之間的決策衝突，倫理委員會也會考量現實與提議立法行動，而且委員會也能初步指示機構的倫理策略。

提升病患的權益，護士需要在公共政策中進行實際有效的遊說疏通。健康政策是政治過程的結果，本來這些政策都有不同重要的價值，護士與病患是兩種主要的群體，護士富有參與健康政策的學識，他們需要為特殊需求之慢性病患者提供立法。通常立法委員面對他們的慢性病選民時，並不了解此倫理議題，護士卻是與個案早已建立在長久良好的基礎關係上，並且也具有這些議題的獨特學識。

法律與政策必須被建立來保護慢性病患者的權益，使他們能有機會去貢獻社會大眾。設立這些法律與政策不是唯一解決倫理議題的方式，然而，沒有法律就無強制的規定目標，去增加健康照護者服務慢性病患者的可能性與有效性。又因為立法委員可能受限於在了解慢性病患者所面臨的健康或日常生活問題，因此，護士需要用簡單與非專業術語的方式說明真相。

透過它們的專業協會，護士能協助確立健康政策議題並確認潛在問題的策略（Olson, 2004），在這過程中，藉由專業護理組織的協助，對於未來慢性病患者的權益是很重要的。然而，若藉由有力量的組織加入，護士的努力成效會倍增，並會代替立法的議程。

護士能告訴記者關於議題，並使報紙刊登人權的真相，以證實慢性病患者的人權問題是真實存在的，這些真相與附圖能逼真的描寫議題，使他們受到社會的重視；這些真相也能確認倫理窘困，而接受照護與獲取醫療協助來緩解疼痛。護士可以獨特的方式來提升慢性病患者之社會層面的倫理問題，而且大眾信賴護士，他們將會共同解決這些複雜的倫理問題。

結果

　　當護理人員從事倫理實務時，他們是慢性病患者的支持擁護者，支持擁護病患的安適變成他們的主要目標。使病患獲得控制而不是輕忽它，並期望結果是病患的心聲能被聽到。當健康照護的決策被決定，以及他們的生活品質獲得改善時，病患與他們的重要性會變得重要。最後，要費盡心思著重在健康照護資源的可取得性與可負擔性，以便符合慢性病患者的需求。

問題與討論

1. 討論影響考量慢性病患者照護中倫理議題的決策。

2. 在護理倫理議題中，有哪些重要概念？

3. 從你的臨床實務中，確認有倫理寓意的情境，運用此章的實務討論，你將如何以倫理的時代思潮去討論這樣的情境？

4. 在倫理的觀點中，功利主義論（utilitarian）與康德哲學（Kantian）之間的差異是什麼？請就每一項觀點提出一個實例以應用在臨床情境中。

5. 護理倫理法則是如何指引實務的進行？

6. 大多數的倫理學家認定三項重要的原則：尊重個體（respect for persons）、友善（beneficence）、公平正義（justice）。請試描述此三項原則的內容，並提出例子說明此三項原則是如何被運用在急性病患的情境中。

7. 照護倫理是如何提供慢性病患者護理照護的倫理方向？

8. 試描述法律面與倫理面的差異？

9. 對於慢性病患者專業照護的健康照護者而言，「苦楚」（suffering）是一項倫理挑戰，試解釋說明之。

10. 運用倫理決策的架構，要如何做決策去延長 70 歲患有末期腎疾病、糖尿病、與退化性關節炎之老人的生命？

11. 倫理窘困是什麼？

12. 「決疑論」（casuistry）是倫理窘困的一項新模式觀點，應該如何運用倫理觀點在臨床情境中？

參考文獻

Agich, G. J. (1995). Chronic illness and freedom. In S. K. Toombs, D. Barnard, R. A. Carson (Eds.), *Chronic illness: From experience to policy*, (pp. 129–153). Bloomington: Indiana University Press.

Ahronheim, J. C., Moreno, J. D., & Zuckerman, C. (2000). *Ethics in clinical practice* (2nd ed.). Gaithersburg, MD: Aspen Publishers.

American Nurses Association (1985). *Code for nurses with interpretive statements.* Washington, DC: Author.

American Nurses Association (2001). *Code of ethics for nurses.* Washington, DC: Author.

Beauchamp, T. L., & Childress, J. F. (2001). *Principles of biomedical ethics* (5th ed.). New York: Oxford University Press.

Benner, P., & Wrubel, J. (1989). *The primacy of caring: Stress and coping in health and illness.* Menlo Park, CA: Addison-Wesley.

Blacksher, E. A. (2002). On being poor and feeling poor: Low socioeconomic status and the moral self. *Theoretical Medicine, 23,* 455–470.

Bosek, M. S. D., Savage, T., Shaw, L. A., & Renella, C. (2001). When surrogate decision-making is not straightforward: Guidelines for nurse administrators. *JONA's Healthcare,Law, Ethics, and Regulation, 3*(2), 47–57.

Carper, B. A. (1979). The ethics of caring. *Advances in Nursing Science, 1* (3), 11–19.

Cassell, E. J. (1991). *The nature of suffering.* New York: Oxford University Press.

Cella, D. F. (1992). Quality of life: The concept. *Journal of Palliative Care, 8* (3), 8–13.

Council on Ethical and Judicial Affairs, American Medical Association (1992). Decisions near the end of life. *Journal of the American Medical Association, 267* (16), 2229–2233.

Curtin, L. L. (1979). The nurse as advocate: A philosophical foundation for nursing. *Advances in Nursing Science, 1* (3), 1–10.

Davis, A. J., Aroskar, M. A., Liaschenko, J., & Drought, T. S. (1997). *Ethical dilemmas and nursing practice* (4th ed.). Stamford, CT: Appleton & Lange.

DeWolf, M. S. (1989). Ethical decision making. *Seminars in Oncology Nursing, 5* (2), 77–81.

Doswell, W. M., & Erlen, J. A. (1998). Multicultural issues and ethical concerns in the delivery of nursing care interventions. *Nursing Clinics of North America, 30* (2), 353–361.

Douglas, R., & Brown, H. N. (2002). Patients' attitudes toward advance directives. *Journal of Nursing Scholaship, 34* (1), 61–65.

Emanuel, E. J. (2000). Justice and managed care: Four principles for the just allocation of health care resources. *Hastings Center Report, 30* (3), 8–16.

Erlen, J. A. (1998). Treatment decision making: Who should decide? *Orthopedic Nursing, 17* (4), 60–64.

_____. (2001). Moral distress: A pervasive problem. *Orthopaedic Nursing, 20* (2), 76–80.

_____. (2002). When there are limits on health care resources. *Orthopedic Nursing, 21* (2), 69–73.

_____. (2003a). Caring doesn't end. *Orthopedic Nursing, 22* (6), 446–449.

_____. (2003b). When all do not have the same: Health disparities. *Orthopedic Nursing, 22* (2), 151–154.

Erlen, J. A., & Mellors, M. P. (1999). Adherence to combination therapy in persons living with HIV: Balancing the hardships and the blessings. *Journal of the Association of Nurses in AIDS Care, 10* (4), 75–84.

Ferrans, C. E. (1990). Quality of life: Conceptual issues. *Seminars in Oncology Nursing, 6,* 248–254.

Frankena, W. K. (1973). *Ethics* (2nd ed.). Englewood Cliffs, NJ: Prentice-Hall.

Fried, C. (1976). Equality and rights in medical care. *Hastings Center Report, 6,* 29–34.

Frytak, J. R. (2000). Assessment of quality of life in older adults. In R. L. Kane & R. A. Kane (Eds.), *Assessing older adults: Measures, meaning, and practical applications,* (pp. 200–236). New York: Oxford.

Gastman, C. (1999). Care as a moral attitude in nursing. *Nursing Ethics, 6* (3), 214–223.

Gillick, M. R. (1995). The role of the rules: The impact of the bureaucratization of long term care. In S. K. Toombs, D. Barnard, & R. A. Carson (Eds.), *Chronic illness: From experience to policy,* (pp. 189–211). Bloomington: Indiana University Press.

Goffman, E. (1963). *Stigma: Notes on the management of a spoiled identity.* Englewood Cliffs, NJ: Prentice-Hall.

Holland, S. (1999). Teaching nursing ethics by cases: A personal perspective. *Nursing Ethics, 6* (5), 434–436.

Houtepen, R., & Hendrikx, D. (2003). Nurses and the virtues of dealing with existential questions in terminal palliative care. *Nursing Ethics, 10* (4), 377–387.

Ingelfinger, F. J. (1972). Informed (but uneducated) consent. *New England Journal of Medicine, 287,* 465–466.

Jonsen, A. R., Siegler, M., & Winslade, W. (1998). *Clinical ethics: A practical guide to ethical decisions in clinical medicine* (4th ed.). New York: McGraw-Hill.

Jonsen, A. R., & Toulmin, S. (1989). *The abuse of casuistry: A history of moral reasoning.* Berkeley: University of California Press.

Kupperschmidt, B. (2000). The invitational conference: A strategy for exploring ethical issues. *Nursing Forum, 35* (2), 25–31.

Loewy, E. H. (2001). Health care systems and ethics. In E. H. Loewy & R. S. Loewy (Eds.), *Changing health care systems from ethical, economic, and cross-cultural perspectives* (pp. 1–14). New York: Kluwer Academic/Plenum.

Lucke, K. T. (1998). Ethical implications of caring in rehabilitation. *Nursing Clinics of North America, 33* (2), 253–264.

Maier-Lorentz, M. M. (2000). Invest in yourself: Creating

your own ethical environment. *Nursing Forum, 35* (3), 25–28.

Mezey, M. D., Leitman, R., Mitty, E. L., Bottrell, M. M., et al. (2000). Why hospital patients do and do not execute advance directives. *Nursing Outlook, 48*, 165–171.

Office for Civil Rights, (2003, May). *Summary of the HIPAA Privacy Rule.* Retrieved September 7, 2004 from the U. S. Department of Health and Human Services Office for Civil Rights. Access: http://www.hhs.gov/ocr/hipaa/privacy.html

O'Keefe, M. E. (2001). *Nursing practice and the law: Avoiding malpractice and other legal risks.* Philadelphia: FA Davis.

Olson, L. L. (2004). Politics, health policy, and ethics: Is there a relationship? *Chart, Journal of Illinois Nursing, 100* (7), 9–10.

Omnibus Reconciliation Act of 1990, Section 4206: Medicare provider agreements assuring the implementation of a patient's right to participate in and direct health care decisions affecting the patient and Section 4751: Requirements for advance directives under state plans for medical assistance. *Statutes at Large,* November 5, 1990.

Oulton, J. A. (2000). ICN's *Code of Ethics for Nurses*: Serving nurses and nursing care world-wide. *International Nursing Review, 47*, 137–141.

President's Commission for the Study of Ethical Problems in Medicine and Biomedical and Behavioral Research. (1983). *Deciding to forego life-sustaining treatment: Ethical, medical, and legal issues in treatment decisions.* Washington, DC: U.S. Government Printing Office.

Rawls, J. (1971). *A theory of justice.* Cambridge, MA: Harvard University Press.

Riley, J. M., & Fry, S. T. (2000). Troubled advocacy: Nurses report widespread ethical conflicts. *Reflections on Nursing Leadership, 26* (2), 35–36.

Robb, I. H. (1900). *Nursing ethics: For hospital and private use.* Cleveland, OH: C. Koeckert Publishers.

Sanders, D., & Dukeminier, J. Jr. (1968). Medical advance and legal lag: Hemodialysis and kidney transplantation. *UCLA Law Review, 15*, 366–380.

Scanlon, C. (2000). A professional code of ethics provides guidance for genetic nursing practice. *Nursing Ethics, 7* (3), 262–268.

Sieger, C. (Winter, 1997). Pain management: The role of the law. *Choices: The Newsletter of Choice in Dying, 6* (4), 1, 4–5.

Skott. C. (2003). Storied ethics: Conversations in nursing care. *Nursing Ethics, 10* (4), 368–376.

Smith, K. V. (1996). Ethical decision-making by staff nurses. *Nursing Ethics, 3* (1), 17–25.

State Initiatives in End-of-Life Care. (April, 1999). Pain undertreatment: A strikingly large problem. *4*, 2–8.

Thomasma, D. C. (1994). Toward a new medical ethics: Implications for ethics in nursing. In P. Benner (Ed.), *Interpretive phenomenology: Embodiment, caring, and ethics in health and illness,* (pp. 85–98). Thousand Oaks, CA: Sage.

Thomson, G. E. (1997). Discrimination in health care. *Annals of Internal Medicine, 126* (11), 910–912.

Toombs, S. K. (1995). Sufficient unto the day: A life with multiple sclerosis. In S. K. Toombs, D. Barnard, & R. A. Carson (Eds.), *Chronic illness: From experience to policy,* (pp. 3–23). Bloomington: Indiana University Press.

Viens, D. C. (1989). A history of nursing's code of ethics. *Nursing Outlook, 37* (1), 45–49.

Volbrecht, R. M. (2002). *Nursing ethics: Communities in dialogue.* Upper Saddle River, NJ: Prentice Hall.

Watson, J. (1988). *Nursing: Human science and human care: A theory of nursing.* New York: National League for Nursing.

Williams, M. V., Parker, R. M., Baker, D. W., Parikh, N. S., et al. (1995). Inadequate functional health literacy among patients at two public health hospitals. *Journal of the American Medical Association, 274*, 1677–1682.

Woods, M. (1999). A nursing ethic: The moral voice of experienced nurses. *Nursing Ethics, 6* (5), 423–433.

U.S. Department of Health and Human Services (1998). *Healthy people 2010: Understanding and improving health.* Washington, DC: Author.

第十九章　個案管理護理

前言

　　當今護理專業面臨許多的挑戰之一就是財經議題，即連續性的推展與促進具有花費合理、理論依據與有效成果之相關與創新的護理措施。現今健康照護的重點為牽制成本、講究技術、服務可近性與增加限制私人與團體的賠償策略。

　　目前有效成本策略的衝突性都在個案管理標準以下，例如：限制住院的長短、限制健康照護服務的費用等，這些問題一直都被持續爭議著。某些限制成本的方法，能認證那些無益的發表性研究，並改變健康照護資源的分布，以及造成對那些負擔私人付費的負面影響（Cohen & Cesta, 2005; Rossi, 2003），這些方法已經被毫不顧及利益關係的實施執行於老年人或慢性病患者（Miller, 2000; Ware 等人，1996）。他們通常從急性照護系統中出院，並促使疾病提早邁進恢復與復原的階段。這些病弱的族群易出現不穩定的健康照護狀況，並還需要經常性的監測與定期性的提供護理措施，以降低未來再度住進醫院的可能性。

　　逐漸的，低額費用的取捨，包括那些及早改善後續照顧的容易便利性，或返家有或無非正式照護者的支持或居家健康照顧。這些取捨常出現在多項健康專業照護網絡與符合健康照護需求服務的綜合性健康計畫之前（Powell, 2000; Rossi, 2003; Zander, 1990a），而成本限制策略促使個案管理與個案管理系統的發展。

　　罹患慢性疾病是一生中重大的危機，並挑戰著病患與其支持系統。而慢性疾病之長期性的疾病本質是不明確的、需要經費的、要盡力緩和疾病的、施行症狀控制的，並預防與處置當今的醫療問題及身體退化議題，此議題無法涉入過去的傳統醫學治療模式中做有效的討論。又因為礙於不同案別的需求及現存健康照護系統的複雜性，因此，慢性病患者與家人需要在協調、實施與評估他們的健康照護計畫上，並有專業的照護指引。上述這些情況已引發學者發展個案管理護理（NCM）角色及個案管理護理（NCM）模式，去服務經篩選過的案別（Bower,

1992; Burgess, 1999; DeBack & Cohen, 1996; Kostlan, 2003; Stuart, 2003; Rossi, 2003; Zrelak, 2003）。

管理性照護與個案管理的差別

管理性照護與個案管理在 1980 年至 1990 年期間已成爲急性照護之眾說紛紜的爭論點（Cesta, 2002; Faherty, 1990; Lewenson, 2003; Powell, 2000; Rossi, 2003），這些名詞的慣用替換法，也在文獻上造成混淆，因爲他們有相同的成本效益目標與同樣藉由個案的成果作爲引導，然而，他們進行的方式是顯然具有其不同的獨特性。

管理性照護

美國自從 1990 年代起，管理性照護成爲轉換健康照護系統的首推之力。管理性照護消除健康照護費用無法實現的計畫，此種轉變對於管理性照護是必須開始去掌握住那些無法負擔擴展健康服務的力量，與提供服務的超額花費（Shi & Singh, 2004）。

管理性照護沒有其單一與普遍性的定義，因爲各種組織結構與模式仍舊持續發展中，此名詞概括的與健康照護系統有關；此系統對於個人與團體會先預定其需求與健康照護指標的經費。Change、Price 與 Pfoutz（2001）對管理性照護做了以下定義：「健康照護系統對於住院病患應具備雙重臨床與財經的責任。」

在美國的照護系統中，管理性照護已經有很明確的確立，它是結合健康照護的產出（delivery）與財物，並成爲獨特的體系，強調協調產出（delivery）服務的成本效益（Change, Price & Pfoutz, 2001; Shi & Singh, 2004）。管理性照護系統，包括優先提供者組織團體（PPOs）與健康維護組織（HMOs）。再者，服務費（FFS）的賠償系統在 1960 年至 1970 年期間啓動。至目前爲止，幾乎占健康照護計畫的5%。而健康維護組織（HMOs）占 26%、優先提供者組織團體（PPOs）占 51%、重點服務計畫（POS）占 18%（Shi & Singh, 2004）。

優先提供組織團體（PPOs）的服務方式趨於較大的私人事業，其會藉由從醫院、醫生或其他健康照護專業人員的網絡，並透過健康照護的計畫安排健康照護事項。優先提供者組織團體（PPOs）雖無法承擔健康照護的財務風險，但能提供服務上的折扣。

重點服務計畫（POS）由健康維護組織（HMOs）所形成。重點服務計畫

（POS）兼具健康維護組織（HMOs）的特色，其嚴謹的使用管理原則，並很少侷限病患的選擇權。對於負擔服務費（FFS）的登記費用有額外的特權，此選擇權所影響的巔峰是在 1999 年，然而，現在登記費用在重點服務計畫（POS）中已逐漸衰退（Hoffman, 2002; Shi & Singh, 2004）。

健康維護組織（HMOs）是一種管理照護計畫的類型，它不是承擔就是分擔照護財務的風險。健康維護組織（HMOs）能直接完整的管理健康照護或（與）安排特別約定的提供者。健康維護組織（HMOs）漸漸著重在預防工作，並在美國被列為最有效益的計畫類型（Change, Price & Pfoutz, 2001; Shi & Singh, 2004）。

管理性照護是一項能在不同環境中實施，與能在不同方法間以協調作為基礎的策略，其成效能達到低成本、高品質的健康計畫（Cohen & Cesta, 2005; Powell, 2000; Rossi, 2003; Shi & Singh, 2004）。管理性照護體系內，對於特殊疾病（例如：急性心肌梗塞與冠狀動脈繞道術）的一般費用與照護結果，被認定為指望「延緩的程度」（LOS）。重要路徑與照護藍圖是發展管理與監測病患照顧的臨床工具，這些臨床實務取向逐漸以證據為基礎，並由多項訓練小組所研發而成（Bower & Falk, 1996, p.163）。

管理性照護不是直接提供就是由外界提供，並常常會對價格打折扣（Redman, 2005; Shi & Singh, 2004），此過程稱為「按人頭計算」（人丁稅），達到轉移健康照護計畫的財務風險，使照護邁入長期照護的體系。長期照護的範圍從居家到社區健康中之健康促進，到疾病預防的原始、急性與長期之照護。在對於財務上實行的可能性下，人丁稅託管健康照護的需求與管理健康風險。持續性長期照護能成功發展的情況下，所有的提供者在網絡中也同意這些措施，特別是身體安適與早期治療疾病的自我照護策略支持（Change, Price & Pfoutz, 2001）。

管理性照護的衝擊：許多急性照護服務會預先提供入院準備與出院準備，當涉及費用考量時，就會質疑提供者是否至少達到相同的照護品質。Robinson（1996）指出，特別在有高管理制度的體系下，都會降低住院病患之急性照護服務的利用，並增加出院病患之次急性照護服務的使用。因此，Robinson 推斷，「照護時需要去辨別下列兩種概念間的區別──即醫院的角色是為便利入院病患的服務，還是為社會與經濟的機構。」（p.1063）

經濟的原則應符合管理性照護的根本，建議在管理性照護的有效財務能力，是需要去降低病患的期待、需求、需要，與提高社會對被受限之健康照護的注意。像以上這些改變，都將會對國家的經濟有所貢獻（Riggs, 1996; Shi & Singh, 2004）。若要精確嚴格的在個人健康需求與國家的經濟面上做二分法，則將造成當今健康照護專業的巨大挑戰。

挑戰：管理性照護改變了個人健康照護需求的方式，消費者已習慣於個別取向的健康照護體系。然而，管理性照護與人丁稅，著重在從個人至群體的轉移。這些健康計畫為了管理性費用而增加了選擇上的限制。他們會改變隱蔽的利益、臨床的居位，以及額外費用中卻沒有考量到可近性、品質或對於特殊提供者的病患忠誠度（Christianson 等人，1995）。Showstack 與其夥伴（1996）主張聲明，此體系不只能提供他的成員個人照護，也應該能考慮多數民眾的計畫與活動。換句話說，儘管消費者去安排指定初級照護提供者，她們也將需要更多預防、確認與降低風險的實質上協助。

當今與未來的管理性照護體系，有可能修正健康照護體系之個體與群眾間的不平穩，並協調社區與重要人物（公共衛生官員、醫生、醫院、使用者、病患）的關係，使管理性照護體系在社區中如同觸媒劑或轉換劑（Showstack 等人，1996）的角色。

個案管理

個案管理為照護策略，通常會伴隨管理性照護計畫。在個案管理中，個別健康專業照護總是會追隨個案的特殊個別性（例如：患有慢性阻塞性肺疾病的病患）通過健康照護的安置，共同與其他健康照護成員制定結果目標，提供可就近監控資源的利用。個案管理的任務與個案共同確認需求，並使提供者能持續性照護，促使照護接近最佳品質與成本效率的目標（Weydt, 1997; Zerull, 1997）。美國護士學會說明個案管理的定義：

一個具有動力性與系統性的合作取向，提供與協調民眾的健康照護服務。它是一種參與介入的過程，能確認與促進選擇的事物與服務，是否為符合個別性的健康需求，並減低無組織與重複性的照護，提高照護品質與

成本效率的臨床實務結果。個案管理護理的架構包括五大要素：評估、計畫、執行、評價與互動（ANA, 1999, p.3）。

　　當疾病為慢性病時，個案管理正進行自我照顧與家屬照顧能力的臨床安排，以避免或降低痛苦及更多昂貴的住院治療。服務管理、照護協調、管理性照護與個案管理為互通之詞（Cohen & Cesta, 2005）。

　　個案管理護理：個案管理護理的定義，部分包括⑴護士個案管理的應用為確認高風險／高成本的個案；⑵健康評估；⑶健康照護計畫改善品質與效能；⑷促成、產出與協調服務；⑸監測個案的全程照護以確認最佳的結果（ANA, 1999; Bower, 1992; Cohen & Cesta, 2005）。個案管理護理模式，在實行前提下有服務的傭金，並當作一個主要的主題。

　　個案管理護理被定義為：「一種體系、一種角色、一項技術、一項過程、一項服務（Bower, 1992, p.4）」。Faherty（1990）陳述，個案管理在操作與範圍上是護理過程的延伸（p.20），此觀點受到 Zander（1990a）的支持，他認為，正式的護理過程類似個案管理過程（p.201）。Zander（1988b）陳述，個案管理護理是一種模式也是一項技術，能促進臨床成本品質的角色與過程。它建構在管理性照護的概念上，並有權限在主護護理中實行（p.503）。Cesta（1997）界定個案管理護理，著重在病患服務與安置照護資源使用的控制、協調、整合與直接產出（delivery）。它是擁護成本效益、病患導向的護理照護產出（delivery）系統（Powell & Ignatavicius, 2001）。

　　個案管理護理角色展開的推動力量，是在管理性照護環境與財物的基礎內；大多數的影響已繼續被增加成本照護，這些增加的健康照護成本歸因於：

1. 無系統與重複性服務。
2. 急性醫療院所是主要的照護設置。
3. 以提供者為權利的產出體系。
4. 複合式健康照護的產出體系。
5. 缺乏管理性照護情境中之行政管理過程學識與了解（Powell, 2000; Shi & Singh, 2004）。

　　個案管理護理的目標：在個案管理護理的模式中，專業護理人員在急性照護機構中或家中服務病患，並提供轉介與長期照護。「追蹤」是所有個案管理護理模式的重要目標。以下改編於 ANA（1999）、Bower（1992）、Cohen & Cesta（2005），及 Blank（2005）：

1. 發展病患自我照顧能力至極限，並提升病患的自我照顧能力。

2. 提升病患的生活品質，使其感受到自主權與自我決定權。

3. 協助病患適應與管理多變的健康狀況，以及處理自己的疾病徵候。

4. 經由具有教育與支持角色的個案管理護士，與病患家屬發展互動關係，並授權病患及其家屬執行健康照護計畫。

5. 防非適當的醫療機構化與納入健康照護成本。

6. 繼續共同提供有品質的健康照護，以降低無組織性且雜亂的照護。

　　個案管理護理與慢性疾病：慢性疾病照護在當今已成為成本最高的健康照護花費，公共衛生的傳統產出模式與傳統照護醫療模式，對於這些複雜慢性疾病的成本與照護已無法掌控。預計到 2010 年時會有 1 億 4,000 萬的美國人將會罹患慢性疾患，慢性疾病的照顧成本是昂貴的，將會超過醫療支出的 75%（The Robert Wood Johnson Foundation, 1996; Shi & Singh, 2004; US Department of Health and Human Services and Centers for Disease Control and Prevention, 1998）。

　　然而，當今我們的健康照護產出（delivery）體系較強調急性疾病模式，並以治癒為最終的照護成效。在此種健康照護產出（delivery）模式的體系下，在急性照護情境中，健康照護專業人員對於處置病患的照護就必須承擔其責任與義務。但此類的急性照護模式若應用於慢性病患者則是昂貴且無效率的。逐漸的，專業護理人員便實行個案管理角色並篩選病患，故對於個案管理護理執行的主要病患必須具有複雜進展的高風險，與繼續出現健康照護問題，並需要大量與各種不同的健康照護服務（ANA, 1999; Bower, 1992）。

　　縱使以社區為本及加上機構照護服務的雙重效益中，許多病患還是無法得到基本需求的照護協助。在無法滿足的需求中，可能導致健康問題的增加、治療的昂貴，以及不需要的疼痛與遭遇（The Robert Wood Johnson Foundation, 1996; Shi & Singh, 2004）。對於執行健康照護的產出有一項重要的需求，對這些高危險病患是

具效率與可近性的。傳統的治療模式對於無法痊癒的病患並非是有效率的，慢性管理性照護的目標必須以品質作爲導向、著重在症狀的緩解及防止未來的功能衰退（Cesta, 2002; Krentzman, 2002; Powell, 2000; Rossi, 2003），在匯集這些目標時需要考慮到醫療的服務。

英國哈利斯國家性相關調查研究，是藉由居住在美國患有慢性疾患的成人與兒童，他們也公開其所面對的困境（Rossi, 2003, p.436-437）：

1. 45% 報告指出，有財物的負擔。
2. 89% 報告指出，無法獲得足夠的健康保險。
3. 14% 報告指出，即使是相同的症狀，也會有不同的醫生診斷爲不同的醫療問題。
4. 22% 報告指出，並非所有型態的醫療照護需求都有受到健康保險的保障。
5. 17% 報告指出，他們會從不同的健康照護提供者身上，接收到不一致的訊息。
6. 72% 的病患家人指出，他們要從健康照護提供者身上，獲取需求是相當困難的。
7. 74% 報告指出，要得到指示性的醫療是困難的。
8. 78% 報告指出，要從他們的家屬或其他重要人員身上獲取協助是不容易的。

長期的管理性照護與個案管理策略，是否能降低成本並提升健康照護品質等皆是無法掌握的；未來的成本降低可能必須來自減少新技術的使用，與以過時的明確定量配給策略爲健康照護產出（delivery）的體系。在沒有提高照護品質與需求時，它可能也是很難去控制成本的，似乎會以提高扣除額與共同支付額的運用來降低服務的需求（Shi & Singh, 2004）。雖然現今的管理性照護與個案管理策略皆爲控制成本的效益，並且它也能提高慢性疾病的需求性與改善照護品質。

個案管理護理的特徵：個案管理護理的正確角色已被文獻全力支持討論，護理社會政策陳述（ANA, 2003）護理活動的目標是使病患在身體、心理、社會環境上獲取與維持健康。畢竟個案管理過程與護理過程是類似的（Cesta, 2002; Rossi, 2003; Zander, 1990a），也認爲護士是擔任個案管理者較合適的角色。除此之外，

Zander 指出，護理人員與病患及其家人是平日最接近的，因此，他們能做好個案管理。個案管理也會從臨床醫生處做教育的輔助性照護（Cesta, 2002; Rossi, 2003; Zander, 1990a）。

很多專家支持護理人員是扮演個案管理者最合適角色的論點，因為專業護理人員是醫療上的通才，臨床護理人員在急性照護與社區健康中，具有評估、診斷與處置病患對疾病、失能、與病史的感受，並參與執行（Bower, 1992; Leclair, 1991; Zander, 1990b）。

成功個案管理護理的特性：

1. 成功改變的原動力。

2. 成功的諮商角色。

3. 成功的協調者。

4. 為病患、家人及其他健康小組成員的成功教育者。

5. 並列於時下先進的臨床照護、疾病管理與資源。

6. 成功的指引訓練小組。

7. 成功的促進病患照護服務與協調資源。

8. 成功的擔任病患照護管理者與分配資源。

9. 成功的擔任病患及其家人的擁護者。

10.成功的擔任品質改善促進者。

11.成功的蒐集資料進行臨床結果的評估、品質的改善與過程的修正。

慢性病患的個案管理目標：慢性病患者的個案管理正在發展技術面與延長壽命。照護那些慢性病患者將使慢性疾病依正規照護的需要體系，完成支持自我管理技術與照護協調工作，而並非是一連串的事件。改善自我管理技巧與發展病患與護士的治療性關係，對於個案管理工作是必須的。個案管理護理能使慢性病患者：

1. 維持自我管理技巧。

2. 提升照護的協調性。

3. 減少照護的不完整性。

4. 降低健康照護費用的耗盡。

5. 改善病患及其家人的生活品質。

　　個案護理管理者的教育：個案管理者的資格與訓練的需要已有許多學者去作界定。個案管理者需要具備三項學識與技能的領域：1.與病患健康照護需求有關的臨床專業技術與學識；2.有能力去決定病患的健康策略與磋商健康照護服務；3.有能力完成個案管理過程的每一步驟。一般符合的過程應包括病患健康評估、照護計畫與監測（Chin & Papenhausen, 2003; Leclair, 1991）。

　　個案管理護理（NCM）應該有具備新穎理論學問的準備與先前的臨床實務經驗（Fondiller, 1991; Roger, Riordan & Swindle, 1991）。此種轉變從急性照護至以社區為本的照護「不只服務地點的改變……它需要新方式的思考、各種不同專業的準備、增加協調的組織結構與更多全面的關懷（Lamb, 1995, p.19），繼續培育學士學位計畫，並提供新穎的社區衛生概念、個案管理、內／外科護理、病患／家屬評估、衛生教學與健康照護服務協調的課程」。

　　當個案管理已經由管理性照護漸漸進展為常見的普通實務時，護理教育人員應將管理性照護與個案管理的概念與經驗融入護理課程（Chin & Papenhausen, 2002）。個案管理過程能促進完成以病患為中心取向的照護，但需要有豐富的學識與技巧為根本。護理人員參與介入個案管理也能藉此發展磋商、協調與取得服務及資源的技巧。學士學位的課程能為護理人員提供為病患與家人作複雜判斷與無法預測疾病的照護，這些學位計畫能深入了解與鑑別病患照護方案與照護的內在本質。

個案管理護理模式

個案管理護理模式的發展史

　　儘管心智衛生與社會工作學問領域承認它的發展，但仍不同意有關個案管理概念的根源（Applebaum & Wilson, 1988）。在 1980 年早期，聯邦政府指示控制成本導致社區與急性照護的個案管理模式出現（Simpson, 1982），除此之外，補足未來醫療保險的賠償體系、診斷相關群（DRGs），強制限制住院長短，並增進居家健康照護需求的成長（詳見第二十二章居家健康照護）。自從診斷相關群（DRGs）的執行以來，從急性照護單位出院的居家照護病患已有更多疾病及護理需求（Graham, 1989），因此，個案管理著重在提供成本效益的服務（Giuliano & Poirier, 1991）。

在同一個時期，衛生照護財務管理部（HCFA）指定政府機關投資以社區為導向的老人個案管理服務示範計畫（Capitman, Haskins & Bernstein, 1986; Grau, 1984），十年之後，國際性長期照護計畫研究評鑑，以社區為基礎的老人居家個案管理服務模式的成本效益與去機構化（Carcagano & Kemper, 1988）。這些最初的計畫指出，在個案管理者的特殊角色中，護理人員為最有效能（Grau, 1984; Shipp & Jay, 1988）。然而，Knollmueller（1989）與 ANA（1999）認為，個案管理的基本理念已被社區衛生護士執行多年。

個案管理護理的蓬勃發展與運用，在 1980 年代末期，數個模式指引許多各類病患的實務進行（DelBueno & Leblanc, 1989; Knollmueller, 1989; Stillwaggon, 1989）。一些早期的社區衛生模式，如以護理為中心的照護模式，就是為了老人長期照護做準備（ANA, 1999, Bower, 1992; Dolson & Richards, 1990; DuBois, 1990; Igou 等人，1989; Miller, 1990）；與居家健康照護模式（Jones 等人，1990），其利用居家健康與訪視護理服務去提供出院準備服務。另外，如 HMOs（Abrahams, 1990; ANA, 1999; Henderson &Wallack, 1987; Knollmueller, 1989），提供個案管理給高成本花費之嚴重疾病或傷害，與需要長期居家照護的病患。機構的長期個案管理模式也在老人護理之家中運用（Putney 等人，1990），與復健服務及長期照護（Blake, 1991; Loveridge, Cummings & O'Malley, 1988）。

某些急性照護模式發展在特殊病患群中，例如：低出生體重兒（Brooten 等人，1988; Mazoway, 1987）、高危險妊娠（Combs & Rusch, 1990; Korenbrot 等人，1989）、愛滋病患者（ANA, 1999; Bower, 1992; Littman & Siemsen, 1989）；其他急性照護模式也運用在其他病患上（Bower, 1992; Ethridge & Lamb, 1989; Zander, 1988a, 1988b）。

所有個案管理護理模式的目標都著重在成本與品質，這些模式掌控成本的控制。個案管理護理（NCM）的功能已減少服務的不完整性，改善治療計畫的協調性、避免不必要的住院率（ANA, 1999; Bower, 1992; Ethridge, 1991; Ethridge & Lamb, 1989; McKenzie, Torkelson & Holt, 1989; Papenhausen, 1995, 1996; Rogers, Riordan & Swindle, 1991; Zander, 1988b）。

以社區為基礎的個案管理護理模式

挑選個案管理計畫，以社區爲基礎的模式，是長期照護病患接受到最早與最嚴謹的評價，這些模式爲許多不同的高危險群病患而發展，它們主要重點是監測居家環境與長期照護的健康服務產出。通常，需要以社區爲基礎的個案管理服務，都是老人或慢性病患者或臨終病患。某些以社區爲基礎的個案管理模式，只著重在老年人的長期照護服務。醫療保險受益人超過 65 歲，自願入會者與接受在醫療保險承擔下的服務，就宛如護理之家與居家健康照護服務的長期照護。個案管理在此類型的計畫不是由護士就是由社工擔任（Abrahams, 1990; Scott & Boyd, 2005）。

其他以社區爲基礎的模式，提供私人化的個案管理會以 FFS 爲基礎（Miller, 1990; Bower, 1992）。FFS 群提供多種模式評估、病患與家人的諮詢、社區資源介紹與協調、照護計畫服務。NCMs 通常必須具備碩士學位與在老人學學問上有最新的準備（Bower, 1992）。這些個案包括老年人與主要照顧者；費用的計算以 1 個小時爲基準（Miller, 1990）。

某些以社區爲基礎的模式所提供的個案管理服務，是以需要護理技術與在家接受支持性照護的病患，以及在社區中接受直接性個人照護與接受喘息服務的非正式照顧者（Scott & Boyd, 2005）。也有特殊以社區爲基礎的模式，專門提供給有特殊健康需求與具有潛在慢性疾病狀況的兒童。像這樣模式的個案管理爲其公共衛生護理人員，具有臨床兒科護理的實務經驗者（Rossi, 2003）。以社區爲基礎的模式運用於個案管理護理已經盡全力去照護慢性病患者，以社區爲基礎的個案管理護理也在照顧與成本效益上有成功的結果（Scott & Boyd, 2005, p.131）。

以保險為本的個案管理護理模式

在美國，多數大部分的私人保險公司也有承辦某些個案管理當作成本控制的方法，最初運用這些計畫是著重在補償病患的醫療管理。然而，當群體健康保險公司再調查，並要求他們保險個案的資料，此資料被發覺到接近全部健康照護花費的 80%，而把 20% 歸於給那些個案（Bower, 1992）。更進一步分析資料確認那些在高成本、需長期照護之慢性嚴重診斷的結果。這些慢性嚴重的狀況包括1.高危險新生兒、2.嚴重頭部外傷、3.脊髓損傷、4.呼吸器依賴者、5.昏迷、6.多發性骨折、7.愛滋病、8.嚴重燒傷、9.中風、10.截肢、11.末期疾患、12.實質上虐待（Bower, 1992）。

私人保險公司為個案管理，個案管理者的協調功能是控制成本與避免重複及不完整服務的重要關鍵。通常一開始參加保險時，個案管理者會藉由篩檢活動向個案做確認與介紹。對於高危險群個案，個案管理者會在健康照護提供者間設定會談的網絡，使健康照護提供者與病患能以擇一方式去做調查與決定照護方案，個案管理者接著再監測本方案是否合於基準，並會接洽個案直到目標被確認、個案漸漸生病或保險承保範圍減少。在此種型態下，大部分的個案管理者為具有五年以上臨床實務經驗的註冊護士。然而，也有些保險公司是聘請復健師或社會工作者來擔任此類的角色（Bower, 1992）。

醫院為本的個案管理護理模式

醫院為本的個案管理護理模式之起源，應於新英國醫學中心（NEMC）醫院，此醫院已有十三年的全責護理與護理研究及醫療實務型態的歷史。此種模式授予在急性照護醫療院所之執行個案管理計畫與發展臨床路徑的醫生與護理人員們做一協調（Etheredge, 1989; Zander, 1988a, 1988b, 1990a）。在此種模式中，NCM 與病患間的時間關係維持是有限的，且通常到最後，病患會從醫院出院（Cohen & Cesta, 1993）。

自從它的介紹後，此種模式對於特殊病患的個案管理計畫與臨床路徑，都已經連結至改善實務品質與發展照護藍圖。這些照護藍圖會提供監測資源分配、償還系統的花費、不同的照護產出、與病患照護的成果（Cohen & Cesta, 1993）。許多人認為，當今圍牆內的個案管理模式為運用在急性健康照護，並以降低成本、改善資源的有效運用與維持照護品質（Cohen & Cesta, 2005; Owens, 2003; Rossi, 2003）。

在此模式中，NCM 變更其角色與能力，在全部住院期間時，NCMs 應為病患全責的主要照顧者，並參與協調與監測醫療護理服務，甚至不論病患所處的區域皆比照辦理（Cohen & Cesta, 2005）。其餘圍牆內的模式，其個案管理者的教育方式會以不同的實務模式作為基礎。在這些模式中，護理人員會提供病患直接性照護，而 NCM 是負責去做協調、監測與評估照護的產出（delivery）（Cohen & Cesta, 2005）。在本模式中，NCMs 的能力是以臨床實務能力與指導能力為根本，因此，會需要學士或碩士學位的人才。

連續性的個案管理護理模式

原本最初稱爲「圍牆外的個案管理護理」，此稱法被換成「以社區爲基礎的個案管理護理」。個案管理是健康服務的連續性，連續性的模式通常以其他方式服務病患，例如：居家、鄰居與次急性的機構，而不同於圍牆內之急性照護服務模式。

因爲慢性病患者通常需要更多方式的服務，它的共同點是健康照護專業人員，要依他們所在的健康照護體系地點與他們的出院準備服務者或臨床專家反覆的完成照護協調所負的責任。當出現巨額健康照護花費時，此過程能引領重複與不完整的服務得到改善。除此之外，個案管理的轉變需要發展專業人員與病患間的新關係運作。

專業團隊的護士在連續性個案管理護理模式中提供健康照護服務（專業個案管理護理模式或 PNCM 模式），不同於急性照護至居家的連續性個案管理模式（Bower, 1992; Ethridge, 1991; Michaels, 1992），因此，PNCM 模式擁有巨大緩解健康問題的效能，以及對慢性病患者是最優勢的。PNCM 模式具有高品質、改善照護的可近性、與確認風險，並提供長期疾病管理病患所需之工具與技巧的效益。此模式的最佳功能爲提供急性與社區照護之廣泛健康照護產出體系服務、預防疾病、急性與恢復期的健康照護、在有商量的餘地下改變個案管理護理，以及有一份獎勵金減低急性入院與再度入院者。

連續性模式以能早期被診斷之患有慢性疾病的高危險病患爲根據。例如：從健康照護計畫的紀錄中或疾病的第一次嚴重狀況之後，NCM 的連續模式能做到，因此，對於長期無止境的患病時間，應繼續建立護士－病患－家屬的治療性關係與協調其連續性的照護。

此模式的其他目標尙包括改善成本與品質（含降低再度入院）、利用更多合適的服務、改變對慢性疾病的管理，並提升病患的滿意度。本模式包括應用在醫院與社區型態，通常會用單一個案管理護理擬定病患在住院期間的多種相關專業照護計畫；之後，個案管理者會追蹤病患至居家照護，與繼續執行並監測照護計畫（Bower, 1992; Ethridge, 1991; Michaels, 1992）。

連續性模式的 NCM 角色，包括（Cohen & Cesta, 2005）：

1. 確認高危險群病患，如患有慢性疾病並受限於社會與財物上的支持。

2. 評估病患與家屬的全面性照護計畫發展。

3. 協調社區與政府機關的資源。

4. 與各種專業健康照護小組成員合作，並成為病患的擁護者。

5. 利用居家訪視提供直接護理照護措施，例如：情緒支持、諮商、教育、設計，提升病患的自我照護與症狀照顧的能力。

6. 監測與評估病患的病情進展。

7. 連續性的健康照護服務。

病患照護的成果

從病患的角度去做調查研究與 NCMs 合作的經驗（Lamb & Stempel, 1994），運用紮根理論調查 NCMs 與病患之間關係的社會過程，且與病患的會談內容將被記錄與逐字的編碼及分析。病患認為，此過程可區分為三個不同的階段：契約期、共同工作期與改變期。契約期，包括護病關係的建立（Lamb & Stempel, 1994），在此階段的一開始，NCMs 被當成是一位能協助評估與建立疾病的身體健康問題專家，因此，會增進評估健康照護服務的需要。當病患的身體健康問題變得穩定時，護病關係會變得更完整化，並會著重在心理情緒與靈性的問題。NCMs 從外在專家角色轉變至內在專家角色，此種說法主張源自於 Lamb 與 Stempel（1994），以病患的會談內容作為病患們與 NCMs 關係的描述。

在共同工作期與改變期的過程中，病患的態度、反應與行為，會加劇他們的疾病或運用健康照護體系的效益去預防（Lamb & Stempel, 1994）。病患向個案管理者表明，並使他們覺得值得去做、改善他們的情況，並給予高度支持（Lamb & Stempel, 1994）。改變期會影響病患的兩項主要行為：學習改善自我照顧行為與對於健康照護服務有更多適切評估的熟練能力。

病患也要敘述早期被發現到的症狀與反應的改善能力；他們也需要敘述藥物的療效及其他與健康相關的療法。在個案管理護理服務的最後，一些病患能達到某些程度上的獨立，並在行為上如同擔任他們自己的外在專家角色，並適時具備察覺症狀與評估健康照護體系的正確方法（Lamb & Stempel, 1994）。

個案管理護理的介入

　　NCMs 所面臨的最困難挑戰之一，為同時確認長期照護計畫與成本管理的合適架構。許多個案管理的策略已經被發展成功，但並非所有策略都符合每一種情境，並且有些只適用於特殊的群體。NCMs 通常必須依據健康照護環境的改變修訂來執行過程，因此，最重要的是持續性的決定什麼是最具效率與最需要修正的。

　　雖然慢性疾病像急性疾病一樣都考量到傳統的病理現象與次要的生理損傷，但此種觀點並未真實的在慢性病患者身上運用過。從慢性病患者的孤立觀點做疾病的思考，此種推論已被遺忘。這些由病患、病患相關人員或病患依賴人員的推論結果，為極重要性的決定來作為疾病的負荷（World Health Organization, 1980, p.23）。

　　最重要的特點是，在計畫慢性病患者與家屬照護時要考量到綜合面，並進行病患需要的評估；除此之外，任何健康環境的需求都能引導多項計畫去管理成本與照護。復健，如當給予有效率的照護時，則需要管理成本的需要。不同於當今的醫療模式，復健的目標是要降低與消除損傷及疾病的後果，而不是治療（詳見第二十五章復健）。其照護計畫是以急性照護模式為本，但缺少對病患的慢性長期考量。在嚴重患病後評估病患的生活品質，而這些先決的照護計畫常常會浪費龐大的資源，並出現不同的後果。要去發展病患的最佳成本效益計畫，其正確的策略是必須被篩選過的。

選擇合適的個案管理策略

　　「一種形式適合全部」的觀念，無法合適的運用在健康照護上。NCMs 與其他的臨床醫生有責任穩定其機構的財務與提供有品質的照護給病患。然而，地域性與病患的影響因素都會影響照護計畫過程與策略的運用，包括：

1. 深入影響健康照護產出的因子是地域性，而不是國家。
2. 在社區中的資源利用性是具變異性的。
3. 具有相同診斷的病患，可能依病患的反應，而無關的被歸類為重要的。
4. 依地域性的不同，有不同的賠償與管理性照護。
5. 歸屬相同法人的領域內，但座落於不同都市的醫院，都需要在他們自己的

社區中競爭，並運用在地化資源。至於不同法人的醫院，也是運用如此策略。

另一種說法，不同的病患可能需要不同的策略。儘管預定的臨床路徑被運用在無合併症的病患中，這些運用對於所有病患的照護計畫都不是必要的。「被切割的人」就像是寶貴財務資源的照護計畫被濫用於不必要的病患身上，或限制他們所想要的資源。

顯著的架構因素

顯著因子（salient factors）模式是一項病患照護計畫與照護產出的特殊策略。它是一項哲學，為強化病患－推動者的照護關係、與在無專業人員下設定目標、及與病患分享做決策的哲學。此架構引導許多觀點，包括所有影響病患生活，並與病患以需求作為建構各專業照護計畫的因素。在入院一開始，確認病患的需要，並建立最佳的臨床路徑、成本效益，以達到特殊的成果。這些顯著因子架構，對於有照護需求的慢性病患者是最合適的架構。

顯著因子

簡單的開始，顯著因子是源自特殊病患需求的關鍵議題，藉由預定的臨床路徑確認替代療程或從醫生的醫囑制定成效。長期中，病患的照護計畫與成效的進展是基於病患本身。以往的計畫發展，病患被問及：「哪裡是你將要去的、誰將會在那裡、在這處境中你必須能做什麼、你想什麼成果是最好的？」

另外，其他因素包括病患的能力、人力與財力資源、可利用的益處、與提供在病患社區的臨床服務。臨床小組開始在顯著因子架構下策劃決定合適的需要資源以達到成功。從急性醫療院所至慢性長期的失能照護，每一個 NCMs 都有一份「快速手冊」，以達到能利用的策略。對於某些病患而言，臨床路徑可能是完全需要的；其他具有高度社會風險與醫療需要的病患，可能會需要一項更複雜的臨床策略與更具有意義的個案管理，藉由評估病患的需求，資源只著重在有需求的介入。

顯著因子：多項臨床策略

在個案照護計畫過程中，因為他們的特別需求，選擇結合臨床與成本的策略。在顯著因子架構中，從簡單至高難度的病患，會有四項特殊的策略當作治療的選擇

物，NCMs 會運用其中一項或全部策略去符合病患的需要：

過程路徑：這是一項涉及照護事件出現的順序與時間的策略，此過程會預估與考量最初的資源、教育、與家屬互動的需要，藉由問題的預防去緩解病患的病情進展。過程路徑建立在合時宜與有效的溝通，並促使早期出院計畫。本過程路徑包括：

1. 臨床事件發生的時機決定啓動過程或介入的最好時間點，例如：安排家屬會談應在入院的第一天。

2. 靈活性，是基於病患所需要而介入，並不是被預知的規定所下令才介入。

3. 如果病患的準備度是明確的，就會提升成員的效率與適時做決定，使照護更加迅速。

臨床／重要路徑：這些策略運用在當病患的需要是在高預知性的常規，或重複相同性的照護。路徑是：

1. 型態爲一項特殊過程與診斷的身體照護，期盼對於無合併症之相似病患提供相同的處置。

2. 以診斷作爲根據，如施行髖關節置換術無合併併發症的病患。

3. 幾乎沒有，要是有長期照護後續的限制；髖關節置換術的病患，在再次走路時，將不需要長期的治療、適應或調適他們的目前生活型態。

4. 一項簡單的診斷可能也只有一項路徑。

擬定、協定：策略的過程是針對治療其症狀或功能的獨特發展，可能包括化學治療、膀胱訓練、疼痛處置與皮膚照護擬定。若結果可被眞實預測或有處置方法學可以依據時，則此協定將被運用。若他們正處於路徑或顯著因子的照護計畫中，則他們也是有用的。

顯著因子：當臨床策略，此方法學確認病患的專屬議題；每一位病患的需要決定於此病患的議題與目標，然後，目標要排優先順序與設立組群。運用在嚴重慢性病患者上，此策略反映出病患的長期照護需求，並促進早期出院準備服務。

顯著因子：臨床策略

顯著因子策略被運用去確認重要的身體、社會與資源的需要，對於病患是最重要的。此項策略包括：

1. 在疾病照護計畫需要的一開始，建構一項簡要的照護計畫，並需要完成其連續性。

2. 著重在每一位病患特別需要的介入，而不是專業人員的一意孤行。

3. 照護與花費的優先順序，在正確的計畫、時機與成本下，允許小組進行適當的預測與計畫的介入。

4. 在真正的時間點而不是過去的時間點，進行預測與處置照護的成本與成效。

5. 在出院至重返社區間的連續時間點中，確認未來操作上的需要。

6. 確認其每一階段出院照護的問題與支持專業人員進行有效率的行動。

顯著因子照護優先順序的策略與區辨服務之財務資源的有效性，對於要完成特定成效時，必須要在住進機構的一開始就去確認病患的需要，以及建構最有成本－效率的臨床策略、長期與短期需要的評估過程進入正式體系。

顯著因子策略的種類

有五項顯著因子策略，已經被確認去指引照護計畫的過程，並協助臨床小組確認每一位病患一入院時的需要：1.與受傷及疾病相關的身體、心理、行為的影響；2.出院準備服務；3.臨床服務；4.資源；5.健康信念。

與受傷及疾病相關的身體、心理、行為的影響：對病患的特別影響與改變之衝擊，必須要被列入考量。以下分別敘述：

1. 身體層面：在生活變動的事件中，像創傷性頭部外傷或短暫的損傷，為無殘留的傷害？什麼是臨床介入來重建病患的健康或順應失能的成效（Burgess, 2002）？

2. 心理層面：病患的短期或長期的心理影響，可能會出現，例如：癌症或中風？

3. 行為層面：病況已經改變病患的行為，並需要特別的介入，如認知訓練或安全的測量？

什麼決定應該是具備病患達到可接受的功能範圍？（Burgess, 2002）

出院準備服務：回家是一個目的而不是出院準備服務，因為出院準備服務包括連續性照護的管理與重返社區，臨床醫生將會做以下詢問：

1. 病患會去哪裡（家裡、安置場所或長期照護之護理之家，或其他地方），以及他們將需要被協助嗎？了解這些問題將可指引照護計畫進行與衛教內容。除此之外，這些問題也著重在合宜的出院準備服務與財務資源的分配。

2. 病患需要什麼以致能在出院準備服務中符合其需求？所做的決策將能與病患及其家人協力完成。

從個案管理的觀點而言，出院準備服務出現在治療或入院點或最初與健康照護專業人員互動前。

臨床服務：臨床醫生必須具備每一階段連續性照護的服務提供，場所定點服務，以及對病患有利的服務。臨床醫生也必須依可取得性，去了解是要推薦居家健康或門診服務中的哪一項。

資源：對於健康照護專業去了解何種健康照護有益於病患，以及以病患的健康計畫繼續照護，都是重要的。同樣重要的是：臨床醫生應能了解人性、社區，以及財務面。比方說，臨床醫生需要知道是否家人與朋友願意計畫參與病患的生命，是否有在地的社區資源（教會、膳食、運輸工具、社交俱樂部等），或是否有財務資源益於病患的健康利益。

健康信念：所有個案管理者與臨床醫生都會對病患做評估。然而，臨床資料是與財務資料分開的。事實上，特定的財物資訊可能全部獲得，臨床的工作人員為了產出（delivery），照護不需要特別去了解訊息，這似乎是常態的。而獨特因素可能對高成本的照護會是一項主要的關鍵。當今的個案管理者與健康照護團隊，若他們能具備財務訊息並計畫可取得的照護資源，就能有益於成本的節約。臨床醫生必須具備益於病患利益的知識與全套特殊安置病患照護的知識；臨床醫生也必須了解病患是否將會有任何額外的花費。

案例：Sara 進行非複雜性的全髖關節置換術

Sara 是一位 66 歲女性，醫生安排她進行左側全髖關節置換術。她與丈夫住在家中，並有一位住在離她家 10 分鐘路程的女兒。雖然她的左髖疼痛感加劇，與超過六個月的功能性減低，Sara 仍然維持獨立的每天日常生活活動，她期望返家後沒有任何長期照護的問題。表19-1指引在 Sara 的照護計畫中顯著因子架構的運用。

表19-1　全髖關節置換術：Sara 的照護計畫

重要議題	臨床策略	場　所	原　因
身體／功能 推論結果是什麼？ • 無長期的不足 • 無合併症因子	臨床徑路	急性照護	無合併症或需要特別介入的長期殘障影響，病患將從「快速管道」獲取利益。
情緒／行為 • 焦慮不安 • 辨試完整性	—	—	在此時，外科手術介入，焦慮幾乎會短暫的度過。
出院準備服務的需要是什麼？	臨床路徑	急性照護 居家健康	出院準備服務，包括在路徑內，許多病患，只需要很少或並不需要。
連續性服務的需要是什麼？ • 急性照護 • 居家健康治療 • 門診	臨床路徑	急性照護 居家健康	手術後的照護與追蹤，包括在路徑內，常規性的照護；在許多病患中門診治療將不會是必須的。
有益的資源是什麼？ • 家中的丈夫 • 附近的女兒	顯著因子	居家 居家健康	在家走路靠助行器，丈夫與女兒將協助她的日常生活活動。
有益的救濟金／財務資源是什麼？ 與 MD／醫院訂立 PPO	臨床路徑	連續性	保險費補償所有的花費是基於 PPO 訂立病患的稅款，先明確了解外科手術。

案例：Jim 47 歲中風

　　Jim 是一位 47 歲的承包商，並患有中風，他的病情穩定並準備出院回家。他與妻子住在兩層樓高的房子，他的妻子從星期一至星期五的早上 8 點至下午 5 點在外工作，沒有任何家人或較親近的朋友能在白天與 Jim 在家。

　　當此病患被分析時，會變得更明顯的深入思考與計畫其完整與安全的出院準備服務。因為病患在家中的情境不同，所以預知的臨床路徑無法滿足他的需求。藉由理論上的觀點，此狀況在短時期變得容易處理多了。

　　表19-2指引在 Jim 的照護計畫中顯著因子架構的運用。

表19-2 右大腦中風／左半身不遂：Jim 的照護計畫

重要議題	身體功能表現	臨床策略	場所	原　因
身體的衝擊 • 左半身不遂 • 吞嚥困難 • 神經性膀胱 • 視覺模糊	• 無法自理進食（左手）與吞嚥 • 尿失禁 • 走路撞到牆壁	• 顯著因子 • 協定	急性照護、復健	• 優先完成特定之自理進食與吞嚥的短期目標，著重在以右手學習吃東西並不會哽到。 • 膀胱控制的時間訓練計畫。 • 對於看全視野的補償策略。
認知／行為 • 衝動 • 混淆	環境的判斷與安全	顯著因子與協定		介入一致的整組取向，與增強做決策
出院計畫 • 他要歸於何處？ • 誰在那裡？ • 當他獨自一個人時，他自己能做什麼？ • 他將能發揮的能力？	家 • 早上 8 點至下午 5 點獨自在家，晚上妻子會陪同 • 進食自理、移位、如廁機動性的得到協助 • 是否達到上述目標就要符合以前的 DC	顯著因子	急性照護復健與 SNF 復健	• 每一項照護安置的出院需要如同獲取的 DC 目標 • 小組必須特別授予 Jim 在他的環境中發揮功能 • Jim 能符合在家中的小小需要？他的妻子將參與做什麼是最安全的決策
處置服務 • 急性照護 • 復健 • SNF 復健 • 居家健康 • 門診 • 運輸工具	NA	顯著因子	NA	• 在一開始的合適時機，採用最不昂貴的照護 • 復健／SNF 復健：膀胱、腸道、皮膚、餵食與吞嚥 • 居家照護：洗澡、穿衣、修飾、走路移位 • 門診：持久度

(續)

資源				
• 人物	• 妻子與朋友			• 照護需要上必須向周圍的親朋好友做好計畫,而無額外費用去雇用幫傭的協助。
• 社區	• 社區運輸工具			• 可教導 Jim 運用運輸工具獲得門診照護。
• 財務	• 限制額外的花費			• 在無正常收入且資源受限下,會影響小組考慮每一個決策的成本。
利益 最大保險金額每年 100K	符合住院病人的人丁稅,HH/OP 提供每人五次就診	顯著因子	居家照護、門診	由家人能提供之有益的需求服務,進行執行照護的教育模式

運用顯著因子的架構與策略

當前述提及的問題應用在一位無合併症的案例,其結論是一項照護計畫過程能由臨床小組設計可能的成果。當有更多複雜的議題或更病態狀況出現時,此過程必須更廣泛與徹底的為病患提供照護計畫。以前述兩位病患來研究目前的慢性病患者,每一位病患都有他的附表來指示,並將顯著因子架構運用在病患身上。

結果

以監測的方式,完成個案管理目標與恢復情形的評估:

1. 病患的功能恢復情形。

2. 病情的穩定度。

3. 自我管理能力的範圍。

4. 病患與家人對疾病的知識。

5. 身體症狀、病患滿意度。

所有個案管理護理的成果是要降低成本、提供有品質照護與提升病患的滿意度。

摘要與總結

　　正值當今經濟時代潮流，關於需要複雜性照護與繼續監測的慢性病患者，其成本效益介入的發展為低成本轉變與提供全面性護理照護。個案管理提供個人健康照護專業任務，協助病患完成其所想要的成果。個案管理護理持續協助慢性病患者處理心理社會層次的衝擊與適應健康的轉變，此角色由護士擔任是最佳的選擇。其擁有急性與慢性及身體、心理特殊狀況的健康照護經驗與學識，護理人員具有通曉各醫療知識與經驗的背景，並評估、診斷、疾病處置與執行監測醫療擬定的經驗。

問題與討論

1. 討論管理性照護與個案管理之間的關係。
2. 說明個案管理護理的四項目的或目標。
3. 為什麼個案管理護理對於計畫照護慢性病患者是一項有效的策略？
4. 有效的個案護理管理者之特質是什麼？
5. 討論傳統醫療模式在提供慢性病患者照護時的限制？
6. 「圍牆內」及「以社區為基礎」模式的個案管理護理，其最主要的差異是什麼？各模式的優點分別是什麼？
7. 顯著因子策略的措施是什麼？與護理過程的比較上有何不同？
8. 挑選一位你照顧過的病患，並確認運用個案管理護理模式的優缺點。

參考文獻

Abrahams, R. (1990). The Social HMO: Case management in an integrated acute and long-term care system. *Caring, 9* (8), 30–39.

American Nurses' Association. (1999). *Modular certification examination catalog.* Washington, D.C.: American Nurses Credentialing Center.

_____. (2003). *Nursing: A social policy statement.* Washington, DC: American Nurses' Publishing.

_____. (1995). *Nursing: A social policy statement.* Washington, DC: American Nurses' Publishing.

Applebaum, R. A., & Wilson, N. L. (1988). Training needs for providing case management for the long-term care client: Lessons from the national channeling demonstration. *The Gerontologist, 28* (2), 172–176.

Blake, K. (1991). Rehabilitation nursing program management. *Nursing Management, 22* (1), 42–44.

Blank, A. (2005). Linking the restructuring of nursing care with outcomes: Conceptualizing the effect of nursing case management using measurement and logic models. In E. L. Cohen & T. Cesta (Eds.), *Nursing case management: From essential to advanced practice applications,* (pp. 548–559). St Louis: Elsevier Mosby.

Bower, K., & Falk, C. (1996). Case management as a response to quality, cost and access imperatives. In E. Cohen (Ed.). *Nurse case management in the 21st century,* (pp. 161–167). St. Louis: Mosby.

Bower, K. A. (1988). Managed care: Controlling costs, guaranteeing outcomes. *Definition, 3* (3), 1–3.

_____. (1992). *Case management by nurses.* Kansas City, MO: American Nurses' Publishing.

Brooten, D., Brown, L., Munro, B., York, R., et al. (1988). Early discharge and specialist transitional care. *Image: The Journal of Nursing Scholarship, 20* (2), 64–68.

Burgess, C. (1999). Managed care: The driving force for case management. In E. L. Cohen & V. DeBeack (Eds.). *The outcomes mandate: Case management in health care today,* (pp. 12–19). St. Louis: Mosby.

Burgess, C. (2002). Managed care: What next? In T. Cesta (Ed.) *Survival strategies for nurses in managed care,* (pp. 105-117). St. Louis: Mosby.

Capitman, J. A., Haskins, B., & Bernstein, J. (1986). Case management approaches in coordinated community-oriented long-term care demonstrations. *The Gerontologist, 26* (4), 398–404.

Carcagano, G. J., & Kemper, P. (1988). An overview of the channeling demonstration and its evaluation. *Health Services Research, 23* (1), 1–22.

Cesta, T. (2002). *Survival strategies for nurses in managed care.* St. Louis: Mosby.

Chang, C. F., Price, S. A., & Pfoutz, S. K. (2001). *Economics and Nursing.* Philadelphia: F. A. Davis.

Chin, P., & Papenhausen, J. (2002). Integrating concepts of managed care and nursing case management into academic curricula. In T. Cesta (Ed.) *Survival strategies for nurses in managed care,* (pp. 196–217). St. Louis: Mosby.

Christianson, J., Dowd, B., Dralewski, J., Hayes, S., et al. (Summer, 1995). Managed care in the Twin Cities: What can we learn? *Health Affairs, 14* (2), 114–130.

Cohen, E. L., & Cesta, T. G. (1993). *Nursing case management: From concept to evaluation.* St. Louis: Mosby.

Cohen, E. L., & Cesta, T. (2005). *Nursing case management: From essential to advanced practice application.* St. Louis: Elsevier Mosby.

Combs, J. A., & Rusch, S. C. (1990). Creating a healing environment. *Health Progress, 71* (4), 38–41.

Curtin, M., & Lubkin, I. (1998). What is chronicity? In I. Lubkin & P. Larsen (Eds.), *Chronic illness: Impact and Interventions* (4th ed.), (pp. 3–25). Sudbury, MA: Jones & Bartlett.

DeBack, V., & Cohen, E. (1996). The new practice environment. In E. L. Cohen (Ed.), *Nursing case management in the 21st century,* (pp. 3–9). St. Louis: Mosby.

Del Bueno, D. J., & Leblanc, D. (1989). Nurse managed care: One approach. *Journal of Nursing Administration, 19* (11), 24–25.

Dolson, R., & Richards, L. (1990). Area agencies on aging: The community care connection. *Caring, 9* (8), 18–23.

DuBois, M. M. (1990). Community-based homecare programs are not for everyone—yet. *Caring, 9* (7), 24–27.

Ethridge, P. (1991). A nursing HMO: Carondelet St. Mary's experience. *Nursing Management, 22* (7), 22–27.

Ethridge, P., & Lamb, G. (1989). Professional nursing case management improves quality, access and costs. *Nursing Management, 20* (3), 30–35.

Faherty, B. (1990). Case management, the latest buzzword: What it is, and what it isn't. *Caring, 9* (7), 20–22.

Fondiller, S. H. (1991). How case management is changing the picture. *American Journal of Nursing, 91* (1), 64–80.

Giuliano, K. K., & Poirier, C. E. (1991). Nursing case management: Critical pathways to desirable outcomes. *Nursing Management, 22* (3), 52–55.

Graham, B. (1989). Preparing case managers. *Caring, 7* (2), 22–23.

Grau, L. (1984). Case management and the nurse. *Geriatric Nursing, 5* (6), 372–375.

Grinnell, S. K. (1989). Post conference reflections: Autonomy and independence for health professionals? *Journal of Allied Health, 18* (1), 115–121.

Harris, M., & Bergman, H. (1988). Capitation financing for the chronic mentally ill: A case management approach. *Hospital and Community Psychiatry, 39* (1), 68–72.

Health Care Financing Administration. (1999). *The 1998*

Medicare chart book. Baltimore, MD: Author.

Henderson, M. G., Souder, B. A., & Bergman, A. (1987). Measuring the efficiencies of managed care. *Business and Health, 4* (12), 43–46.

Henderson, M. G., & Wallack, S. S. (1987). Evaluating case management for catastrophic illness. *Business and Health, 4* (3), 7–11.

Igou, J. F., Hawkins, J. W., Johnson, E. E., & Utley, Q. E. (1989). Nurse-managed approach to care. *Geriatric Nursing, 10* (1), 32–34.

Jones, K., Kopjo, R., Goodneer-Laff, L., & Weber, C. (1990). Gaining control in a changing environment. *Caring, 9* (7), 38–42.

Knollmueller, R. (1989). Case management: What's in a name? *Nursing Management, 20* (10), 38–42.

Korenbrot, C. C., Showstack, J., Loomis, A., & Brindis, C. (1989). Birth weight outcomes in a teenage pregnancy case management project. *Journal of Adolescent Health Care, 10* (2), 97–104.

Kostlan, M. (2003). Geriatric Considerations. In P. Rossi (Ed.), *Case management in health care*, (pp. 585–596). Philadelphia: Saunders.

Krentzman, M. (2002). Community-based health programs in a managed care environment. In T. Cesta (Ed.), *Survival Strategies for nurses in managed care*, (pp. 290–303). St. Louis: Mosby.

Lamb, G. S. (1995). Early lessons form a capitated community-based nursing model. *Nursing Administration Quarterly, 19* (3), 18–25.

Lamb, G. S., & Stempel, J. E. (1994). Nursing case management from the client's view: growing as insider-expert. *Nursing Outlook, 42* (1), 7–13.

Leclair, C. L. (1991). Introducing and accounting for RN case management. *Nursing Management, 22* (3), 44–49.

Lewenson, S. B. (2003). Historical perspectives on managed care. In T. Cesta (Ed.). *Survival strategies for nurses in managed care*, (pp. 24–36). St Louis: Mosby.

Littman, E., & Siemsen, J. (1989). AIDS case management: A model for smaller communities. *Caring, 7* (11), 26–31.

Lorig, K., (2001). Self-management in chronic illness. In S. Funk, E. Tornquist, J. Leeman, M. Miles, & J. Harrell (Eds.), *Key aspects of preventing and managing chronic illness*, (pp. 35–42). New York: Springer.

Loveridge, C. E., Cummings, S. H., & O'Malley, J. (1988). Developing case management in a primary nursing system. *Journal of Nursing Administration, 18* (10), 36–39.

Mazoway, J. M. (1987). Early intervention in high cost care. *Business and Health, 4* (3), 12–16.

Mazzuca, S. (1982). Does patient education in chronic disease have a therapeutic value? *Journal of Chronic Disease, 35* (9), 521–529.

Michaels, C. (1992). Carondelet St. Mary's experience. *Nursing Clinics of North America, 27* (1), 77–85.

Miller, J. (2000). *Coping with chronic illness: Overcoming powerlessness* (3rd ed.). Philadelphia: F. A. Davis.

Miller, K. (1990). Fee-for-service case management. *Caring, 9* (8), 46–49.

National Center for Health Statistics. (1999). *Employer-sponsored health insurance.* Hyattsville, MD: Author.

Owens, M. S. (2003). Changes in case management. In P. Rossi (Ed). *Case management in health care*, (pp. 19–32). Philadelphia: Saunders.

Papenhausen, J. (1995). The effects of nursing case management intervention on perceived severity of illness, enabling skill, self-help, and life quality in chronically ill older adults. Unpublished dissertation, University of Texas at Austin.

_____. (1996). *Discovering and achieving client outcomes.* In E. L. Cohen (Ed.), *Nursing case management in the 21st century*, (pp. 257–268). St. Louis: Mosby.

Powell. S. K. (2000). *Case management: A practical guide to success in managed care.* Philadelphia: Lippincott Williams Wilkins.

Powell, S., & Ignatavicius, D. (2001). *Core curriculum for case management.* Philadelphia: Lippincott.

Putney, K. A., Hauner, J., Hall, T., & Kobb, R. (1990). Case management in long-term care: New directions for professional nursing. *Journal of Gerontological Nursing, 16* (12), 30–33.

Redman, R. (2005). Financing health care in the United States: Economic and policy implication. In E. L. Cohen & T. Cesta (Eds.), *Nursing case management: From essential to advanced practice applications*, (pp. 219–226). St Louis: Elsevier Mosby.

Riggs, J. E. (September 1996). Managed care and economic dynamics. *Archives of Neurology, 53* (9), 856–858.

Robinson, J. C. (1996). Decline in hospital utilization and cost inflation under managed care in California. *Journal of the American Medical Association, 276* (13), 1060–1064.

Rogers, M., Riordan, J., & Swindle, D. (1991). Community-based nursing case management pays off. *Nursing Management, 22* (3), 30–34.

Rossi, P. (2003). Introduction to complex care. In P. Rossi (Ed.) *Case management in health care*, (pp. 343–510). Philadelphia: Saunders

Scott. J., & Boyd, M. (2005). Outcomes of community-based nurse care management programs. In E. L. Cohen & T. Cesta (Eds.), *Nursing case management: From essential to advanced practice applications*, (pp. 129–140). St Louis: Elsevier Mosby.

Shi, L. & Singh, D. (2004). *Delivering health care in America: A systems approach.* Sudbury, MA : Jones & Bartlett.

Showstack, J., Lurie, N., Leatherman, S., Fisher, E., et al. (1996). Health of the public: The private-sector challenge. *Journal of the American Medical Association, 276* (13), 1971–1974.

Simpson, D. F. (1982). *Case management in long-term programs.* Washington, DC: The Center for the Study of Social Policy.

Sinnenn, M. T., & Schifalacqua, M. M. (1991). Coordinated care in a community hospital. *Nursing Management, 22* (3), 38–42.

Stillwaggon, C. A. (1989). The impact of nurse managed care on the cost of nurse practice and nurse satisfaction. *Journal of Nursing Administration, 19* (11), 21–27.

Stuart, B. (2003). Hospice and the transition to end-of-life-care. In P. Rossi (Ed.), *Case management in health care*, (pp. 687–700). Philadelphia: Saunders.

The Robert Wood Johnson Foundation, (1996) (November). Chronic care in America: A 21st century challenge. http://www.rwif.org/library

US Department of Health and Human Services and Centers for Disease Control and Prevention. (1998) (May). *Chronic diseases and their risk factors: The nation's leading causes of death: A report with expanded state-by-state information.* vii, 3.

Walstedt, P., & Blaser, W. (1986). Nurse case management for the frail elderly: A curriculum to prepare nurses for that role. *Home Healthcare Nurse, 4* (2), 30–35.

Ware, J. E., Bayliss, M. S., Roger, W. H., Kosinsik, M., et al. (1996). Differences in 4-year health outcomes for elderly and poor, chronically ill patients treated in HMO and fee-for-service systems: Results from the medical outcomes study. *Journal of the American Medical Association, 276* (13), 1039–1047.

Weil, M. (1985). Professional and educational issues in case management practice. In M. Weil & J. Karl (Eds.), *Case management in human service practice*, (pp. 357–390). San Francisco: Jossey-Bass.

Weydt, A. (1997). Unpublished interview/survey. Emmanuel-St Joseph's, Mankato, MN.

World Health Organization. (1980). International classification of impairments, disabilities, and handicaps: A manual of classifications relating to the consequences of disease. Geneva, Switzerland: WHO Publications.

Zander, K. (1988a). Nursing case management: Strategic management of cost and quality outcomes. *Journal of Nursing Administration, 18* (5), 23–29.

_____. (1988b). Nursing case management: Resolving the DRG paradox. *Nursing Clinics of North America, 23* (3), 503–520.

_____. (1990a). Case management a golden opportunity for whom? In J. C. McCloskey & H. K. Grace (Eds.), *Current issues in nursing* (3rd ed.), (pp. 199–204). St. Louis: Mosby.

_____. (1990b). Differentiating managed care and case management. *Definition, 5* (2), 1–2.

Zerull, L. (1997). Unpublished interview/survey. Winchester Medical, Winchester, Virginia.

Zrelak, P.A. (2003). Case management of the transplant patient. In P. Rossi (Ed.). *Case management in health care*, (pp. 524–565). Philadelphia: Saunders.

第二十章　慢性疾病的進階護理師

前言

　　過去十年中，進階護理師（advanced practice nurses; APNs）有其增加的需要。在北美地區，慢性病管理已經變成多數 APNs 的實務責任。此外，專業護理人員所提供的照護利益，為了強調支持個體在健康上的改善，照護也強調病患與家屬的教育，並引導反覆簡易的控制病情。

　　兩項主要的議題喚起 APNs 的需要，包括增加提供服務民眾的最佳照護需求，與改變美國的人口組成。儘管美國重要的城市已有充裕的醫生去服務民眾，但仍有許多鄉村及其他地區沒有如此的幸運，這些需要對於要在那些地區開業的人是重要的，並且只會吸引少數的醫生到那些地區。除此之外，美國的人口組成改變、老人人口數增加，其中的許多人都有一種以上的慢性病，未來還將增加中產階層開業者的需求，並能管理具有成本效益的健康照護。

　　APNs 擁有許多有益於慢性病患的技巧，例如：進行健康史、身體評估、護理診斷、處理常見的急性疾病與傷害、提供支持、持續病患的照護等。APNs 能指實驗室的檢查、計畫病患及家屬的健康促進事項，就如同健康照護的選擇權一樣（AACN, 1994）。APNs 也能在住院期間協助護理人員在醫院或復健設備中，提供最有效益的床邊護理。

　　APNs 能提供慢性病病患的個人照護，因為他們具備健康照護體系的學識、社區資源、何時與如何去做介紹，以及如何與其他健康照護人員協調合作。當老年人口數增加時，應堅持與促進慢性疾病繼續治療的選擇權。對於美國與加拿大的民眾而言，APNs 將變成主流的健康照護專業。

進階護理教育

　　進階護理，包括教育與技術，並補加註冊護士（RN）的基本護理教育。補加的教育是在學士學位階段，並且專研於進階護理專業。教育包括臨床專業與研讀，

例如：在護理理論的進階學識、身心理評估、介入進階評估與病患健康照護管理（American Nurse Association, 2004）。

1994 年，美國護理學校學會（AACN）發展 APNs 的碩士教育要點列出三項，包括所有提供 APNs 教育的計畫要素：

1. 普通學士學位核心教育基礎，要對應所有護理碩士的學位計畫。

2. 進階實務的總核心。

3. 專業角色核心明確說明 APNs 的角色。

普通學士學位核心會包括護理理論、衛生政策、多文化照護議題、倫理／法律議題、護理研究與健康照護產出（delivery）系統。進階實務的總核心通常包括個別、家庭、社區理論、生理學、病理生理學、進階的健康評估、健康促進、進階的藥理學、做臨床決策、進階的護理介入與治療學及角色的區辨。

專業核心特別說明篩選中，應包括開業護理師（NP）角色、專科護理師（CNS）角色、認證的註冊麻醉護理師（CRNA）角色、認證的助產護理師（CNM）角色。這些角色具有廣博與專精的技術與學術，廣博議題是有關增加新的實務技術與學識，並訓練 APNs 之特殊實務領域的自主權，自主權會與傳統醫療實務的範圍相重疊。專科是專精於某一項實務領域（American Nurses Association, 2003），例如：專科是一項專精於疼痛控制、心理／心智衛生、安寧緩和護理。

認證的註冊麻醉護理師（CRNA），是畢業於護理麻醉教育方案（COA）認證或先輩的護理麻醉教育認證計畫，與已經通過麻醉護士的檢定考試。認證的註冊麻醉護理師（CRNA），提供在術前、術後，需要麻醉程序的重要照護，並與麻醉醫生一起工作。認證的註冊麻醉護理師（CRNA）能執行不同的鎮定與麻醉，並在進行侵入性的過程或手術時，促使病患安全。其他 CRNA 的執行技術範圍，包括疼痛控制、呼吸照護與緊急的急救（American Nurses Association, 2004）。

認證的助產護理師（CNM）角色接受護理與助產教育，資格檢定認證作業是由美國助產學校進行的。CNM 通常會提供獨特性的女性健康照護管理，也包括慣例的需求。許多 CNM 為服務孕婦而在家屬與醫生間作協調，CNM 的角色主要直接有助於女性生殖的健康。然而，生產分娩是她的獨特角色，照護事項也包括新生兒的照護、家庭計畫、護理診斷、生殖系統的疾病處理，都是此特殊實務的主要任務，CNM 也會依他們的健康狀況轉介個案（American Nurses Association, 2003）。

CRNA 與 CNM 的 APN 專業，在本段之後不再做討論，因為他們的角色通常不包括慢性病病患的長期照護。

　　內外在意義調控進階的學習。護理學院調控 APNs 計畫之內在的學位品質，長期繼續自我評估程序能分析教育過程與學位的成效。APNs 計畫的外在評估被認證的組織所提供，這些組織包括國際護理聯盟委員會（NLNAC），其組成為大學護理教育組織（CCNE）、美國護理實務協會、美國護理憑證中心或特殊實務取向的團體（例如：腫瘤護理、手術護理、母兒護理）。組織團體提供資格認證的服務就如同對計畫做外在考驗。

角色

專科護理師

　　在 1943 年，美國的進階護理首先發展「臨床護理」角色，此角色除了先前的 APNs 外，還加入過去基礎護理的教育與訓練。1960 年代，臨床護理也已發展至專科護理師，CNS 的角色包括進階直屬病患的照護提供者、教育者（護理人員、病患及社區）、諮商者、研究者。

　　CNS 與不同的健康照護成員一同作業或諮商病患的照護選擇權，諮商的成果需要多門專業的管理技巧。一般 CNS 的任務會包括經諮商過後的直接照護，當病患有需要教育時，CNS 會準備病患與（或）家屬的學習教材。

　　無論是在對病患、家屬或合法健康促進及計畫的社區活動中，CNS 的扮演就如同一位擁護者，這些活動的目標都是要降低健康照護的成本，與提高病患的生活品質。

　　了解與（或）進行護理研究是 CNS 角色的主要任務。當慢性病病患面臨新的照護事宜時，CNS 就會先了解並應用研究資料至實務面，通常應用研究時也會使護理人員的教育有所獲益。當高數量、高成本、高危險已被界定時，CNS 就能建立研究工具，以確保品質的標準能被維護。

　　CNS 的主要完成教育計畫之學位，是授予護理碩士學位，專科的範圍包括小兒、成人、家庭或老年人的實務範圍，其他還有更多全面性的，例如：外科醫療的 CNS。

開業護理人員角色

1965 年，在 Loretta Ford 博士的指導下，開業護理人員首創的實證計畫正式被創始引進，本計畫為發展專科護理實務的一項新角色，並改善患童與家屬的整體健康照護事宜。在醫療模式中，NP 計畫是一項以醫－護協調為基礎的成效，醫生是所有 NP 教育與技術訓練的有效益工具。

在 NP 角色的發展期間，從授與證書，NP 計畫迅速擴展，提出許多最早的 NP 實務。這些計畫的期間一般為九至十二個月（無疑的，是與現今準備 NPs 學位計畫相比是短了一些）（Snyder 等人，1999）。

在1979年國際護理聯盟（NLN）發表有關護理人員進階訓練的觀點，國際護理聯盟主張NP的教育訓練將會授與護理專業碩士學位的規劃；此項作為能保護大眾，與確保開業者的資格能力及個案／家屬的照護品質，上述皆為規劃的必備基本要素（Luggen, Travis & Meiner, 1998）。

當今的趨勢顯示出 APNs 的學位計畫會涵蓋兩種角色──CNS 與 NP。融合為單一計畫方案，碩士學位學生計畫方案常會做 CNS 與 NP 的教育（一種融合角色）與符合資格去做合適的檢定考試。因為 CNS 與 NP 的融合角色成為一種的角色是從未有過的，及其資料的文書證明及評估成效，並不是公認所存在的。

理論為本的實務

學識、技術與臨床經驗，引導 APNs 的實務。從 1960 年開始，國際組織認可護理理論是 APN 教育的重要組成，模式與理論會從護理與其他訓練提供智慧性的架構，以指引專業人員的實務進行。

只要有許多 APNs 運用模式或理論來指引她們的臨床實務，其他難以處理的也會跟著做，這些人可能會不清楚如何去運用理論在實務上或缺乏進階實務理論的普通學識；其餘的人會運用醫療模式在他們的實務上，但醫療模式是不受拘束並可預測的，其餘運用醫療模式的理由會包括缺乏挑選實務模式訊息，與不信任自選的應用理論。

無法在臨床實務運用一項護理或相關理論，已被歸納於理論－實務間隙（theory-practice gap）（Kenney, 1999）。因為許多專業理論已從其他的方法擴展，因此，護理理論的實務價值有一些質疑點。但 APN 從其他方法擴展的護理理

論與概念，會與其他事項共同合作。例如：聽病患所言、訓練病患、家屬、工作人員、研究結果、諮商其他人員。

　　研究已經確立七項護理實務理論的準則（如表20-1）。這些準則包括確立病患的類型、健康照護型態、本質實在理論、具備了解前提、與其他相關實務的運用（McKenna, 1997）。

表20-1　七項護理實務理論的準則

> • 病患的類型：因為理論提供指引來完成病患的目標，所以病患的需求應給予直接選擇。
> • 健康照護型態：臨床與護理實務的型態是文脈上（contextual）影響選擇理論的要素。
> • 極度節儉／單純：單純與真實理論是較易於了解與應用在實務上。
> • 了解：假若護理人員期望能運用理論，則必須了解它。
> • 理論的源頭：需要考量其可信度、先前已運用過與考驗理論。
> • 範例作為選擇的根本：當提供病患與護士間不同觀點時，護理人員就必須決定全面或同時存在於範例的兩者間。
> • 個人的價值與信念：此理論的論點必須合乎護士之個人、健康、護理觀點。

＊資料來源：McKenna, H. (1997). Choosing a theory for practice. In H. McKenna (Ed.), Nursing theories and models, (pp. 127-157). New York: Rutledge. Reprinted with permission of Thomson Publishing Services on behalf of Taylor & Francis Books.

　　爭論點繼續顧及臨床實務中一項或更多項理論的運用。護理，就像許多專業一樣，有各種理論說明實務的不同與獨特觀點。護理模式或理論，包括重要理論（grand theories）、中類別理論（mid-range theories）、概括性概念模式（broad conceptual models），以及特殊實務理論（specific practice theories），為較合適於進階實務面。

　　早期的護理理論，最初被護理照護者認為是處於被動；同時期的護理模式也認為，人們一直在不斷改變，隨之受照顧者與環境之間也會有所互動，而此結果為病患對護理照護的反映是無法預知也無法被掌握的。儘管較早期的理論會提供特殊的護理指引，但同時期的模式卻較抽象與無法給予直接的特殊照護。

　　良好的做決策模式，就像有時會發生，倫理法規提供 APN 在倫理窘困的合適解決基本面。本 PRACTICE 模式被發展去協助解決 APNs 之重要的倫理議題，此模式包括八項界定的字詞：

　　1. 病患（patient）：事實就是要相關。

　　2. 關係（relationships）：與其他重要的人相關聯。

3. 倡導（advocacy）：能下決策。

4. 衝突（conflicts）：介入倫理議題、家屬成員。

5. 治療（treatment）：治療形式的風險與益處。

6. 權益（interests）：進階的指導、生活意願、參與活動動機。

7. 結果（consequences）：對於活動的短期與長期反應。

8. 倫理原則（ethical principles）：確認利害關係的原則（Robinson & Kish, 2001）。

挑選與運用一種或更多種模式或理論，在臨床實務中要依賴護理的學識基礎與了解不同模式與理論的相互關係。當模式或理論被運用在實務面，APN 有責任義務去做決策與進行每位病患之照護計畫的建立（Kenney, 1999）。

美國護士協會的 APN 實務準則

「實務準則」為設定最低可接受程度的行為。實務準則盡力提供給病患監測護理照護的品質，美國護士協會（ANA）界定實務品質、服務或教育的準則，就如同一項權威可信的陳述（ANA, 2004）。

ANA 發展決定準則符合性的常規指引與條件，這些條件常被代理人運用去考驗病患照護的合適性，並判定護理照護準則是否符合特殊情境。準則的範例，如照護的憑證與病患健康狀況的系統性與連續性的資料蒐集，這些資料會傳遞到特定的人員，並被記錄與存檔在易取得的系統中（ANA, 2004）。慢性疾病的憑證，包括疾病進展的評估，再加上期望順著方針來介入執行。

自從 1970 年代，照護準則的發展開始，APNs 未來的不同特殊實務任務已經使用照護準則來執行。需要更多的特殊訊息請與 ANA 聯繫。

實務的規則

APN 的實務準則與法律效力，維護最初完成憑證與認證檢定的過程。國際護理委員說明，會議界定憑證就是所需教育的法律效力、許可與認證檢定（Sheets, 1993）。它的目的是要確保大眾在非醫療健康照護之非安全實務中被保護，憑證也確保遵守聯邦與州政府的護理實務法令。

在完成進階護理方案之後，將獲取 APN 實務的認證檢定。它是一項與政府

無關的過程，護理人員當然已經符合先前進階護理的特殊準則（Snyder 等人，1999）。

　　許多專業組織經由筆試提供檢定證明。提供認證檢定的專業組織，包括美國護理憑證中心（ANCC）、美國護理實務協會（AANP）、婦女健康協會與產科及新生兒護理（AWHONN）。認證檢定的考試提供一項特殊領域的進階學習，例如：兒童、母／嬰、婦女健康、精神／心智健康、成人、家屬或老年人的護理實務。

　　儘管其餘州政府贊成只要隨意認證檢定，但有些州政府對於進階護理仍需要認證檢定來認定。北卡羅萊納州近年來轉變的實例，2001 年 1 月全部的家庭開業護理師（NP）必須要接受全州性的認證檢定後才能執行實務。有些州如內華達州採鼓勵性質，但不要求認證檢定後才能執行實務。

進階護理師的實務模式

　　所有的實務模式都有相同的認證檢定要求，並會共同參與類似的專業法令／義務議題與學前準備，但會有不同的專業與堅持方式。三種主要的實務模式，分別是獨特的實務模式、合作的實務模式、專業間的照護模式。

　　獨特的實務模式，包括實務／職務本身、品質與活動的完全責任，以及財政／法令的責任義務，此模式的基本面為在護理人員全面的掌控下，其護理服務的供給產出（delivery）（Lambert & Lambert, 1996）。

　　合作的實務模式是指醫護結合的模式，對於病患照護的結合責任義務是基於每一位開業者所受的教育與能力，實務的額外技術與共同目標，是模式的成功要領（Kyle, 1995）。

　　專業間的照護模式，特定工作小組會以共同合作的方式提供病患綜合性的照護。專業間的照護模式是完整互動，並不同於多項專業以各自領域去評估病患，本模式使 APN 與其他專業共同合作照護病患。

具經驗之進階護理師的附加角色

　　慢性疾病的複雜性會發生於實務新手在做 APN 決策時。APN 實習學生與／或擁有 APN 學位之新進人員的進展過程，應該含有指導與顧問的時刻。有經驗的 APN，給予須受長期照護支持的慢性病病患示範技術時，就會具有角色模式。

擔任服務指導者

有經驗的 APN 能在服務時擔任 APN 計畫方案之學生的強勢臨床角色模式，老師、顧問、指導者、開業實務者，這是一項在 APN 與學生間之積極與意義重大的角色，指導者使學生社會化的進入職場及在社會領域中擔任 APN；學生藉由觀察及工作來學習一些技巧，並與有經驗的護理師體驗真實的角色（Douglass, 1996; Marquis & Huston, 1996）。

顧問

顧問是非專業進展至專業、剛畢業學生邁入專科化，以及臨床實務轉換成協會會員的重要決定性過程。顧問是一項會提供 APN 真正內幕像角色的要手段過程。

指導者與顧問的差異點是個人在次要角色中的長期成就發展。顧問會給予受提攜者一個半保護的環境發展，指導者與被指導者的關係會受時間與角色的限制，被指導者將完成當下的實務時，就會轉換至另外實務環境的指導者（Gray & Anderson, 1991）。

專科護理師的實務內容

CNS 被指派照顧一位患第一型糖尿病的病患，他住進急性照護單位調整胰島素量，評估中，涵蓋健康史與入院的身體評估以斷定基本的健康資料。評估是病患與健康照護機構提供成功服務的照護計畫基礎，照護將被醫生與 CNS 指導的護理人員，協調病患之每天的病情進展與出院成效。CNS 與護理人員會常規的舉辦會議，以給予每天的照護、監測、指示與護理執行介入的文件。

CNS 運用進階技巧與學識去進行健康照護機構服務的協調，並有可能任何一項家庭照護服務計畫都是必要的。教育程度與病患或家屬的需求都是教育題材的考量點，個案管理者與 CNS 將做服務的追蹤評估。假如反對改變病患復原軌道（trajectory），CNS 將與主護健康照護提供者安排額外的活動。

開業護理師的實務內容

NP 在審查一位過重的個案，他主訴過去幾天中感到疲勞、食慾下降；當走路到廚房時感到呼吸困難並持續著、頭突然痛。追蹤過去與現在的健康史，生命徵象顯示此個案沒有發燒、血壓 160/100 mmHg、脈搏 94 次、呼吸 24 次，身體

評估已完成，生命徵象於休息 10 分鐘後再測量一次，坐姿時的左手血壓是 158/98 mmHg、右手血壓是 156/94 mmHg，至於其餘的生命徵象都在正常範圍內。NP 回顧病史與身體評估的結果，醫院門診的實驗室與診斷報告之結果也立即給予 NP 作爲參考。

之前個案至門診的實驗室做檢查，有關食物、水的攝取量、活動管理，以及若病情變差或有新的症狀出現時就建議去找健康照護提供者，個案被安排在二天之內返回門診再監測生命徵象。

NP 回顧所有資料並與醫生有系統的陳述診斷，NP 在管理個案時也將隨著協調而做協定。

進階護理的問題與議題

拉近學生與學院的困難

增加未來成爲 APN 學生與適度的教育學院，是項正在進行的議題。報紙與媒體的新方案已經持續去告知更多老年人與需要長期慢性病管理者，其進階護理教育是需要的。然而，APN 計畫方案在美國許多地方都未完全實施，原因是因爲執行實務的區域界定，在可能不引人注目的鄉村地區，因此很難吸引護士重返學習。另一項新議題是急性照護護理的短缺，許多醫院釋出利多去挽留護士留在臨床並忽略進階教育。

教育、經驗吸引學院生，並要求進階的臨床實務教育，目前大學在尋求創新方式以吸引 APN 學院，除了委託學院去教導與發表之外，還要維持一部分的臨床實務時間。有關的兩個相關組織團體爲國際護理開業者學院組織（NONPF）與美國護理學校學會（AACN）。

醫生團體的反對

對於主護照護提供者而言，當需要量大時，反對聲會從一些醫生團體中出現。從這些團體與 APN 實務議題的利害關係中，同意醫生直接照顧病患，剩下的焦點已著重在賠償的財物議題、服務合約議題、責任義務議題（Archibald & Bainbridge, 1994）。

北美不願去同意 APNs 具備醫療成員的特權，並允許入院病患的轉變。醫院的

營運在醫療成員組織下，要求醫生同意接受新的提供者；當 APNs 此股風氣不被贊成時，特權會很難被許可。

運用實務的協定與準則方針

　　大多數的州政府已經規定，要求 APNs 的工作要在病患照護的協定（protocols）與準則方針（guidelines）指示下進行。協定與準則方針必是與當今的照護標準有關，並要基於與醫生合作過後之合乎學術上的學識。協定在病患評估與研究中設立特殊程序，這些協定提供獲取主觀與客觀資料的準則，並訂定資料的評估基礎。評估引領個案的特殊照護計畫進展，當協定被要求時，他們必須是有根據的，或 APN 要負責一些不當的行為（Hilgart & Karl, 1995）。實務超越一些州的護理實務面時，可能會短暫或永久的喪失護士執照而擔任 APN。

　　雖然協定或準則方針有協助一些 APNs，但它也妨礙其他實務的 APNs。最近碩士學位畢業的新手 APN，能有利於從注意特殊的協定至提供安全有益的病患照護。然而，有經驗的 APNs 通常會發現到，協定的堅持與不能符合個別的不同病患。有些實務會運用準則方針代替協定，因為準則方針有更多的自由範圍去做臨床的決策。

　　如果特殊的協定並非是適當的，APN 就必須與醫生合作或諮商討論此案例，並接收口頭的指令去處理個案的照護。假如醫生無法觸及，那麼就會發生延誤治療。在有些案例中，讓個案去接近健康照護設備與隨從醫生，這是唯一病患的安全照護方法，此種狀況會引起病患與 APN 的不滿意。

　　專家在臨床決策會引述過時的意見，許多 APNs 具備進階的學識，並為每位病患的照護進行量身訂作，且代替已預先設定之成篇的照護計畫。在實務上，運用高彈性的協定或準則方針，能使 APN 的實務操作更具有自主的權力。

急性照護的入院特權

　　儘管已匯集醫療委員會的其他需要，但在急性照護的病患入院特權仍要求強調合適的教育、技巧成就與實務經驗。「臨床特權」一詞，常被用來代替入院特權。臨床特權通常分成兩種階段：第一階段的特權，是與特殊程序或技術經驗直接相關的；第二階段的特權，是有關特殊病患、診斷、與／或特殊實務者實務內的病患照

護團體（Meiner, 1998）；不願同意 APNs 擁有入院或臨床特權，是一直都遍及於北美的議題。

APN 的臨床特權出現合法的參與，就如同醫療成員在醫療成員組織之中。組織有責任義務去維護體系指派工作人員，使每個成員定期做評估與評論，確保每位實務者繼續勝任臨床實務。每位醫療人員都是一位獨特照顧者，並非是醫院或機構的雇員。因此，以合法的權利義務留下實務者，並非當成設備的代理者，此種狀況將被修正。實務的責任義務是分擔共享的，最後的責任義務是要去遵守服從醫療成員組織的規則與管理（Orsund-Gassiot & Lindsey, 1991）。

進階護理的費用議題

當 APN 承擔責任義務，作為一位具獨特性實務者或合作實務者，付費服務變為實務的一部分。為了 APN 的財務狀況，了解付費程序是必要的。APNs 為了運用 CPT、ICD-9 付費，必須認識如何去列帳（US Department of Health and Human Services[DHHS], 1996）。CPT 是醫生服務的再過帳專門語，ICD-9是診斷碼，並將罹病與死亡做分門別類（DHHS, 1996）。

社會安全行動的醫療保險是一項聯邦健康保險計畫，對象是 65 歲（含）以上老人及失能的慢性病患者。醫療保險也被設計去保險急性疾病，有許多老年人也還有一些其他類型的保險，這些額外的保險照顧預防治療與慢性疾病管理（Taylor & Schub, 1996）。

在美國診斷關係群（DRGs）的出現，可依照醫療保險去降低健康照護服務的花費。診斷關係群（DRGs）源於人頭稅（capitation），或健康照護提供者限制對於特殊或混合病患之診斷的服務收費款項。

在鄉村護理之家或在診所中所給予的服務費用，對於 APNs 而言是有益的，費用的多寡依 APN 實務的內容與付款的款項而定。參照 OBRA（Omnibus Budget Reconciliation Act）的部分，NPs 會篩選護理之家的服務直接提供者。對於所接收到的款項，NP 必須工作像一位醫生、護理之家或醫院，並且必須與一位醫生互相合作協調；若與醫生的醫療保險費用表相比，此費用至少有助於 NP 的雇主。

當 NPs 與 CNS 執行任務中與醫生合作時，醫療保險將會撥出額外的款項給予他們。儘管付費被 APN 所接受，與門診住院費用相比，他們仍得到較少的費用，

故仍會依據醫生的付費爲 APN 繼續磋商費用的平分。

另一項形式的付費方式有利於 APNs，醫療保險被界定爲賠償活動執行的附帶服務，以下有三項指引：

1. 服務必須在 APN 的實務範圍內。

2. 提供服務時醫生必須在場。

3. 服務要與醫生的病患照護計畫相關，並與醫生首次診治病患的原始狀況相關。

當管理式照護服務爲病患付費計畫的一部分時，APN 與醫生會共同合作提供服務之需要。許多病患會注意有效率與引人注目的服務，健康維護組織（HMOs）在組織的提議者下謹慎的花費酬勞，使 APN 與醫生達到最理想的公平報酬（Green & Conway, 1995）。

最近的保險計畫已由他們的機構提供採取基礎的醫療保險基金和附加的健康計畫，甚至擴及到健康照護服務提議者。APNs 經常被指派去處理這些案例，因爲這些個案通常都是年紀在 65 歲以上，而慢性疾病也成爲 APN 之最主要的管理疾病。

規定的權力

五十個州政府個別制定 APNs 規定權力的法律規則與管理，在 1971 年愛達荷州成爲第一個允許 NPs 受規定的權力。隨後幾年期間，各州一致展開制定 APNs 的規定權力，然而，每一個州在醫生與 APN 有或沒有同意合作下，仍持續決定個別的角色與州規定的權力（Carson, 1993; Safriet, 1992）。表 20-2 即描述出 APNs 規定的權力類別。

雖然在每一州的規定之權力都有不同，多數的州需要三種層級的授予權力，州的護理委員會、醫療委員會、藥理委員會（不同的州其委員會的稱呼也會有所不同），結合多數加入的委員會授予規定的權力予 APNs（Pearson, 1997），有些州會自動包括規定的權力於 APNs 所核發的執照，其餘的州則要求 APNs 在規定的醫療中要有另一張分開的執照。

表20-2　APNs 規定的權力類別

```
1.規定的權力
  (1)受控制的內容
   • 醫生自主的介入
   • 必須醫生的介入
  (2)委託書寫規定
  (3)限定共同合作的實務
  (4)要求需要特殊的協定
  (5)在有或沒有醫療委員會的同意下，其與護理 / 藥理委員會的協定書
  (6)不受控制的內容
   • 必須醫生的介入
   • 必須同意共同合作
   • 被認可的護理 / 藥理委員會、醫療委員會（人工復原委員會或其他名
     稱）
2.沒有依法規定的權力
```

　　在某些州，都市相對於鄉村中對於規定的權力會有不同的規則與管理，而會影響在鄉村中具有規定的權力之 APN 實務操作，至於未發展的州也無法提供相同品質的照護給臨床病患。特殊的、某些因素影響老人科護理開業者的實務操作，老人的消費接近所有規定醫療的 35%（為年輕族群的三倍），對於開業者的實務操作其規定的權力是重要的。

　　每年一月所有的護理開業者會從每一州的立法機構更新進階護理實務的資料，更新的資料包括合約書、合作模式、規定的權力許可與其他屬於進階護理實務的法律。

進階護理的文化觀點

　　北美的多元社會作為許多種族與民族團體的代表，每一種團體在特殊的文化信念體系都會有一項實務為本，當病患尋求健康照護時，他們對健康與疾病的價值與信念，都可能會與健康照護提供者的信念不同，而帶有自己的價值與信念（Spector, 1996）。APN 在各種不同的文化工作也需要去重新認識不同種族與民族團體的病患，藉由研讀、討論與正式的教育準備，病患的各種文化差異，其主要目的是在提供病患與照護者皆有正向成效的健康照護。

　　雖然大部分社會認為，養育照護是女人具有的角色，而在同樣的種族中，醫療治療就會被認為是男人的角色。相對的，男性或女性的 APNs 可能比醫生更完整的

從病患或家屬探知訊息，通常這關係到醫生擔憂的醫療職權。

不論病患是為尋求特別照顧方式的健康照護提供者，或單純為了一個問題尋求協助，APN 都必須能了解各種不同的文化特色。生病的角色，從一個種族與民族團體到另外一個種族與民族團體，都會是最大差異；病患的需求應該不要強制要符合西方醫療的信念。

執行

由其他訓練獲取承諾

APN 的角色轉變，從一個接近無形的角色至一個被大眾所認定的角色，並且 APNs 持續有其他最高級的訓練。APNs 提供健康照護的信念必定是較好的，繼續提供高品質、專業性、個別性與成本效益照護，APNs 的努力必須繼續，並去謀求其照護能力與高品質照護。

過去二十年期間，在健康照護社區中與 APN 角色相比，醫生助理（PA）的角色已較普遍，雖然兩種角色的任務有些重複，但護理仍舊是著重在 APN。

開啓先進護理實務

新興事業的開幕與閉幕，在一個令人擔憂的速度。私人事業許多失敗的原因是因為事先未做計畫與缺乏資金。較早起步的機構必須撐下去的原因，是因為服務的研究需要，與一些病患願意參與。假如此研究是具有重要性的，那麼機構的嚴謹計畫當然需要去發展。營業計畫是項證明以確保開幕的財源、執行與發展事業，來度過第一個困難的年。

首先，先確認哪些是可能會來的病患，接著的考量點必須是機構的地點。慢性病病患所剩有限的體能與耐力，去長途跋涉到健康照護提供者的機構，因此，實務面應要考量到老人住所到機構的短距離需求。機構的位置要接近大眾運輸是必須納入考慮的，機構位置位於市區內，緊臨老人的房子是選擇機構位置的首選。

訊息將能指點病患的需求。考量照護提供者、行政者與病患團體，或許能協助確認特殊實務的服務地點。一項獨特性的實務需要去考量病患所需的服務類型需求，而解答調查能作為市場學的資金的考量（Lambert & L ambert, 1996），市場學

護理與 APN 的角色前提在表20-3列出。

表20-3　市場學護理與 APN 的角色前提

```
1.民眾對於健康照護品質的反應
2.機構對於提高健康照護成本的反應
3.提高大眾對健康照護中 APN 角色的注意
4.提供 APN 訊息的需要以獲得償還
5.確認護士的新實務領域，例如：
  ⑴APN 健康照護用於協助生活的便利
  ⑵以技能為本的 APN 實務在學習之中
  ⑶在急性照護中，APN 為諮詢者的角色
```

＊資料來源：摘自 Rubotzky, A. M.（1988）. Marketing strategies. In A. S. Luggen, S. S. Travis, & S. Meiner（Eds.）NGNA core curriculum for gerontological advanced practice nurses,（pp.251-253）. Reprinted by permission of Sage Publications, Inc. Thousand Oaks, CA: Sage.

在財務方面，健康照護實務是花費昂貴的開銷與營運，只要程序涉及到第三團體的支付人，就需要有一筆極大的預備基金去滿足支出。有些保險公司會花數個月去做服務的償還，醫療保險與醫療補助甚至會花更長的時間去做服務的支付。

在精神方面，要發展一項新的事業是備感壓力的。在創業的頭一年，獲得有聲的支持來維護信心是必要的。當問題出現不同決策時，找尋一位精明的顧問給予指示，此點對於新事業而言是必要的一部分。

政策發展

政策定義為經過設計的指引原則，能影響組織的決策與行動。此外，它是做決策準則的陳述，藉由所建立的常規用於完成反覆出現的策略。

APN 需要變得具有政治活躍感及參與介入政策決策的決定。當有關 APN 實務的議題被討論在政治的檯面上時，就需要變得更具有政治活躍感。然而，被預先做處理的首要問題，接著會有行動計畫，而不是一直拖延至議題成為大眾的爭論點，這是一個較受肯定的方式去影響改變。

APN 擁有技術成為政策行動與策略的發展。藉由護理教育與實務，對於病患的成效其溝通的藝術是必要的。隨著了解健康照護產出（delivery）體系、引起他人動機的能力、優良的團體技巧、與實行健康促進及疾病預防，APN 預備成為健

康照護政策的衝擊（詳見第二十六章政治與政策）。

除此之外，對於護理團體組織仍有一項持續的需要，努力繼續支持 APN 合法化，藉由支持的專業團體組織，例如：美國護士協會、美國護理開業者社團、美國護理實務協會與特殊組織 CNS、CRNA 與 CNM 的開業者，立法委員將接收到大眾與 APN 的非正式需求。

案例：患有充血管性心臟衰竭的病患與開業護理師（NP）

詹姆斯（James）先生是位 86 歲病人，他有重聽，但不喜歡戴助聽器。五年前，他就成為鰥夫。他在鄰近住家的餐廳用餐，在那裡，他與年齡相仿的人進行社會化活動。

四個月前，他因心臟衰竭住進當地醫院，他接受到緊急診治與五天的留院復原，他的藥物治療處方包括利尿劑、抗高血壓藥、抗發炎藥物。他的其他疾病還包括心肌梗塞、高血壓、非胰島素依賴型糖尿病、關節炎、慢性便祕與聽力喪失。

NP 將經由多項不同的介入，處理詹姆斯（James）先生的健康照護。照護的唯一目標是要避免安置在一個長期的照護機構。照護的全面目標是充血性心臟衰竭的相關加劇症狀出現時，應避免重新適應急性照護。

此外，健康史與身體評估，詹姆斯（James）先生目前的健康信念與實務的評價、生活型態、與那些被認為是不被支持的處理應自行修正。不被支持的實例，例如：經常吃高鈉食物與抽菸，評估病患的藥物治療，包括處方箋與非處方箋的藥物。

NP 回顧所有的資料，以確認任何突然使詹姆斯（James）先生充血性心臟衰竭病情惡化的原因。處理突發的目標是要立即處理的，與心臟衰竭相關的不明顯因素將在下次討論，結果出現充血性心臟衰竭狀況的控制，可藉由減少心臟的工作負荷，控制多餘的鹽與水滯留，與提高心臟的收縮力。

個案管理的計畫，包括每月一次的訪視，以及由 NP 打到詹姆斯（James）先生家的每週電話訪問，這些探訪結果將記錄詹姆斯（James）先生的自我照顧情形。對於他的病情來說，記錄每天的體重是有必要的。而幾項代表性的健康問題為疲勞、虛弱、消化症狀、頭部症狀與呼吸症狀。當健康問題的微兆出現時，訪視的任務將會被立刻安排執行。

案例：濫用藥物的病患與專科護理師（CNS）

在進入當地醫院後，羅德（Rhode）的女兒陳述其母親體重喪失並看起來有憂鬱症狀，醫生認為這是與電解質不平衡有關，必須治療，並要她留院觀察 23 小時。

羅德（Rhode）女士在六個月前曾重新安置在接近女兒處所（她唯一的小孩）的老人複合房子。羅德（Rhode）女士無法再叫先前照顧者的名字，過去她的女兒並沒有參與她的健康照護，所以她無法提供任何訊息，只能依據之前的照顧者提供的訊息做事。

當羅德（Rhode）女士無法撿起筆時，就請傳達員寫訊息給她女兒。女兒從她的母親處取得資料，並完成簡要的醫療史問卷；儘管她的女兒已完成問卷，但羅德（Rhode）女士仍繼續在房間裡看電視，她的女兒問她有關問卷的問題，她仍是不回答。

家屬與 CNS 會談，從羅德（Rhode）女士處得到一點相關資料，女兒志願提供一些有關她自己的訊息。她已婚，有三個十幾歲的孩子住在家中；她在一家科技公司從星期一至星期五的白天上班；她的丈夫不喜歡她在晚上時不在家中，儘管她很累，但她仍盡可能常去看她母親，時間為一週中的一個晚上與星期日早上；她女兒也注意到母親看起來疏遠許多，近來不喜歡說話，在過去幾週中體重看似減少許多，她深信母親搬離她家後的多年中，還會繼續憂鬱。

回顧藥物，羅德（Rhode）女士否認吃了任何一種藥物，女兒告訴 CNS，在星期日早上，當她去看母親時，其母親在廚房餐桌前從數個小瓶中拿取藥丸吞服。母親說，她有時候會服用阿斯匹林，但未服用其他的藥物。她女兒從羅德（Rhode）女士的住所拿起藥物檢查，此藥物是未命名的棕色囊狀／藥物殘骸。

檢驗棕色囊狀藥物後，當天稍後又發現到二十四瓶處方藥物，及六瓶自付金額的藥物（OTC）。這些藥物是依 4 位不同醫生的處方箋拿到的藥物，期限都超過二年；數個瓶罐中裝有相同成分的藥物，但有不同藥名，同樣的兩個 OTC 瓶罐也含有兩種低配方的處方藥。CNS 認為，羅德（Rhode）女士是服用了多種過量的藥物，這才是她造成混淆與喪失食慾的原因。

CNS 與醫生接洽她對藥物的評估結果，與訂定主訴症狀與徵象的計畫紀錄表，以減少或中斷她的配藥，護理人員被告知照護的計畫，並以特別方式通知的文件憑證。

以她的目前情況看來，羅德（Rhode）女士入院超過 23 小時，在她陸續短暫停留的三天期間，CNS 和個案管理者會一起負責傳授居家健康照護訪視，被安排轉介在當地老人機構的區域，以確保能再度到醫生處就診追蹤。

結果

由於更多的成人已快達到 65 歲，甚至更多到達 85 歲。APNs 在所有的健康照護環境中將例行照顧老年個案，這些老年人中有許多慢性疾病需要繼續去處理。慢性疾病的健康管理成效，要藉由較佳的疾病管理去降低進入醫院與／或進出長期照護機構，個案的教育與健康促進活動能達到完成適時的目標、令人滿意的執行計畫與接踵而至的疾病預防照護。

APN 是一位出色的健康照護專家，並以健康促進的著重點去支持慢性病照護的管理。APN 在介入參與慢性病患者實務的最終目標，為對每一位個案在提升生活品質上都有正向的健康成效。

問題與討論

1. 以適用在 APNs 的教育而言，認證檢定的過程與任命的差異點？

2. 討論有關在發展特殊事業中顧問的益處為何？

3. 臨床環境中，指導者能發揮什麼角色？

4. 確認出團體組織在 RNs（包括 APNs）所要求之維護病患倫理的責任義務？

5. 確認出重新指派委任像 APN 一樣之對於容許認可／實務的特權，所需要呈交醫療成員委員會的條款項目？

6. 列出需要繼續保持 APN 實務標準的繼續教育需求？

7. 說出有關在規定的責任義務與權利中，去執行規則與管理的 APN 實務特權，其各種不同管理個案的例子？

8. 對於 APNs 而言，付費的服務與醫生相比是較少的；並討論影響 APN 在一群醫生領域內的實務有如何的差異？

9. 確認出 APN 在照護慢性疾病生活的實務利益？

參考文獻

American Association of Colleges of Nursing. (1994). *Annual report: Unifying the curricula for advanced practice.* Washington, DC: Author.

American Nurses Association. (2003). *Nursing's social policy statement* (2nd ed.). Washington, D.C.: ANA.

American Nurses Association. (2004). *Nursing: Scope & standards of practice.* Washington, D.C.: ANA.

Archibald, P., & Bainbridge, D. (1994). Capacity and competence: Nurse credentialing and privileging. *Nursing Management, 25* (4), 49–56.

Carson, W. (1993). *Prescriptive authority information packet.* Washington, DC: American Nurses Association, Nurse Practice Council.

Craven, R. F. (1998). Core curriculum for NP/CNS education. In A. Luggen, S. Travis, & S. Meiner (Eds.), *NGNA core curriculum for gerontological advanced practice nurses.* Thousand Oaks, CA: Sage.

Douglass, L. M. (1996). *The effective nurse: Leader and manager* (5th ed.). St. Louis: Mosby.

Gray, W., & Anderson, T. (1991). *Mentoring style for college students.* Vancouver, BC: International Center for Mentoring.

Green, A. H., & Conway, C. (1995). Negotiating capitated rates for nurse managed clinics. *Nursing Economics, 13* (2), 104–106.

Hilgart, C. M., & Karl, M. H. (1995). Developing clinical protocols and guidelines for APN practice. In M. Snyder & M. Mirr (Eds.), *Advanced practice nursing: A guide to professional development,* (pp. 93–101). New York: Springer.

Kenney, J. W. (1999). *Philosophical and theoretical perspectives for advanced nursing practice* (2nd ed.). Sudbury, MA: Jones & Bartlett.

Kyle, M. (1995). Collaboration. In M. Snyder & M. Mirr (Eds.), *Advanced practice nursing: A guide to professional development.* New York: Springer.

Lambert, V. A., & Lambert, C. E. (1996). Advanced practice nurses: Starting an independent practice. *Nursing Forum, 31* (1), 11–21.

Luggen, A. S., Travis, S. S., & Meiner, S. (Eds.) (1998). *NGNA core curriculum for gerontological advanced practice nurses.* Thousand Oaks, CA: Sage.

Marquis, B. L., & Huston, C. J. (1996). *Leadership roles and management functions in nursing: Theory and application* (2nd ed.). Philadelphia: Lippincott.

McKenna, H. (1997). *Nursing theories and models.* New York: Rutledge.

Meiner, S. (1998). Clinical privileges. In A. Luggen, S. Travis, & S. Meiner (Eds.), *NGNA core curriculum for gerontological advanced practice nurses.* Thousand Oaks, CA: Sage.

Orsund-Gassiot, C., & Lindsey, S. (1991). *Handbook of medical staff management.* Gaithersburg, MD: Aspen.

Pearson, L. J. (1997). Annual update of how each state stands on legislative issues affecting advanced nursing practice. *Nurse Practitioner, 22* (1), 18–86.

Robinson, D. & Kish, C.P. (2001). *Core concepts in advanced practice nursing.* St. Louis: Mosby.

Rubotszy, A.M. (1998) Marketing strategies. In A. Luggen, S. Travis & S. Meiner (Eds.) *NGNA Core Curriculum for gerontological advanced practice nurses,* (pp. 251–253). Thousand Oaks, CA: Sage.

Safriet, B. J. (1992). Health care dollars and regulatory sense: The role of advanced practice nursing. *Yale Journal on Regulation, 9,* 417–487.

Sheets, V. R. (1993). Second licensure? ANA and NCSBN debate the issue. *The American Nurse, 25,* 8–9.

Snyder, M., Mirr, M., Lindeke, L., Fagerlund, K., et al. (1999). Advanced practice nursing: An overview. In M. Snyder & M. Mirr (Eds.), *Advanced practice nursing: A guide to professional development* (2nd ed.), (pp. 1–24). New York: Springer.

Spector, R. E. (1996). *Cultural diversity in health and illness* (4th ed.). Stamford, CT: Appleton & Lange.

Taylor, R. S., & Schub, C. (1996). Medicare risk plans: The health plan's view. In P. R. Kongstvedt (Ed.), *The managed health care handbook* (3rd ed.), (pp. 715–740). Gaithersburg, MD: Aspen.

United States Department of Health and Human Services (1996). *International classification of diseases* (9th ed.). Los Angeles, CA: Practice Management Information Corporation.

第二十一章　輔助、替代與整合療法

前言

　　尋求輔助與替代的治療法通常是個人的，不受其西方醫師的支配。輔助或替代療法可能是一種健康的介入措施，但是卻也被認為是未經過正規醫師同意的治療方法。然而，隨著時代的變遷，許多醫師正著手整合輔助與替代療法，以及西醫（實證醫學），來改善病患的治療效果。輔助與替代醫療的開業者希望能在一個整合的照護系統下，與傳統的健康照護專家合作發展一個整體的、以病患為中心的照護（Barrett 等人，2004）。藉由結合傳統照護方式及替代療法的治療方式來達到身體康復能力的最大化，這種治療方式能夠對病患的身、心、靈達到更好的治療，而不單單僅有病理上的進程（Barnes, Powell-Griner, McFann, & Nahin, 2004）。引述Henry David Thoreau 的說法，這也許是輔助與替代醫療的最佳詮釋：「大自然無時無刻都在盡最大的努力讓我們更好，不存任何目的，不要抗拒，隨著最少的慾望前進，我們將不會生病。」（Pizzorno & Murray, 1999, p.3）

　　過去許多的文獻提及替代療法，所以在此章節我們也將使用這個在文獻中能具體描述的名詞：「替代」（alternative）；不過，在這些教導輔助／替代療法概念的醫學學校，當輔助／替代醫療是與傳統西方的醫學結合使用時，他們選擇使用這個名詞：「整合醫療」（integrative medicine）。

　　輔助與替代療法不是一個新的名詞；相反的，這個名詞已經被運用數千年之久。在使用抗生素、物理治療、脊椎按摩療法，以及其他形式的療法之前，輔助與替代療法單獨使用於治療上。現在某些「古老」的療法獲得被重新重視的機會。舉例來說，放血療法重現於紅血球增多症治療，但它同時也被用來治療癲癇、肺炎，以及腦水腫（Byard, 2001）。古代的放血法，可能是近代放血治療（如：血鐵沉著症治療，移除血液中過多的含鐵量）和血漿過濾術（Rakel, 2000）觀念的前身。水蛭吸血法經過研究，也已被用於溶血性治療和改善靜脈移植游離皮瓣的供給

（Thearle, 1998）。

近年來，輔助與替代療法（CAM）在美國越來越受歡迎。無論感興趣的原因在於傳統健康照護的成本、及時會診一些非急性的問題有困難，或是經由朋友推薦相關的治療成功案例，有趣的地方就在這裡。而專業醫療人員關切的是，替代療法如何與傳統、實證基礎的西方醫療互相作用。

根據最近幾份調查的估計顯示，美國成年人使用過一種或一種以上替代療法的比例大約占有 50% 至 70%（Fontaine, 2005）。其他的研究人員也發現，替代療法醫生的總病患人次竟多於傳統醫生的總病患人次（Bodane & Brownson, 2002; Eisenberg 等人，2001; Kaler & Revella, 2002; Kessler, Davis, & Foster, 2001）。報告也估計出，每年大約有3百億的花費用於多種的替代治療上（Ambrose & Samuels, 2004）。隨著使用網路的機會增加，以及越來越多的資訊可獲得，這個數字將會持續攀升。

本章節將把焦點放於幾種較受歡迎的輔助與替代療法，這些療法同樣也被應用在整合療法中。「行走在平衡間」，是美國原住民各方面生活和平共存及和諧的文化哲學，這句話也將輔助與替代療法，融合傳統西方治療形容得淋漓盡致。

個別患者尋求整合／輔助治療的原因

慢性疾病患者常有的幾項病徵，例如：慢性病痛、呼吸短促、疲勞或腹部不適等。傳統或對抗療法可以提供某種程度上的短暫紓解，但無法提供長程的紓解或治療。使用輔助與替代療法的成年人有三種主要情況，分別是背痛與背部不適（16.8%），頭部或胸口涼冷（9.5%），以及頸部疼痛（6.6%）（Barnes 等人，2004）。

許多健康照護的潛在患者認為，健康照護專家的目標是在眾多的替代療法裡提供藥物性治療，例如：心理治療、社會方法、營養性藥物、中藥、自然療法、復健、一般保健，或是未經註冊的藥物。患者認為，製藥公司、醫生以及專業醫療人員，能在開立藥單時獲取利益（Whitaker, 1995）。這些錯誤的認知造成患者本身對於專業醫療人員的不信任，也導致病患拒絕接受日後傳統治療醫師所提供的治療。一旦病患及家庭成員的信任與信心喪失了，醫療人員與病患的關係將很難再次建立。信任和信心在醫療者來說，對於堅持和治療成功與否是重要的。在醫療領域

這個治療及維持生命的特有行業中，信任的維持是必須的，其他國家（奧地利、德國）已經認可輔助與替代療法的醫生與正規醫生的合作，是爲了提供安全、有效率的病患管理（Cohen, 2004）。

在美國，輔助與替代療法醫生在與其他傳統治療醫生一起工作時面臨到許多障礙。Barrett 等人（2004）訪談了 32 位輔助與替代療法醫生，來確認整合傳統醫療與輔助醫療的優缺點。當輔助與替代療法醫生想要與傳統療法醫生合作時，他們沒辦法取得健康照護設備，也必須面對傳統醫生的負面態度以及信條，這些阻礙都會影響輔助與替代療法及西方療法的整合。

美國疾病管制中心（CDC）主導了一份調查，這是關於幾項普遍使用中的輔助與替代療法。這份報告使用了 2002 年美國國家健康訪談（NHIS）幾個數據。這份調查訪問超過 31,000 位的受訪者，他們都是 18 歲以上，且在一年內接受過輔助與替代療法的個別患者。此項報告結果指出，超過 60% 的受訪成人曾接受過輔助與替代形式的治療（Barnes 等人，2004），研究詳見表 21-1，因爲多數的個別患者接受一種以上的療法，所以百分比超過 100%。

表21-1　使用輔助與替代療法的調查結果

1.祈禱	45.2%
⑴特地爲某人的健康祈禱者	43.0%
⑵其他祈禱者爲某人健康祈禱者	24.4%
⑶祈禱團體爲某人健康祈禱者	9.6%
⑷某人自身健康專屬的醫療習慣	2.0%
2.非維生素、非礦物質、天然產品	18.9%
3.深呼吸運動	11.6%
4.想	7.6%
5.脊椎按摩療法	7.5%
6.瑜伽	5.1%
7.按摩	5.0%
8.飲食導向治療	3.5%
9.漸進式放鬆法	3.0%
10.大劑量維生素療法	2.8%
11.意象引導	2.1%
12.順勢療法	1.7%
13.太極	1.3%
14.針灸	1.1%
15.能量治療／靈氣	0.5%

＊資料來源：Barnes 等人，2004，p.8。

輔助與替代療法相關問題及爭議

　　輔助與替代醫療形式的療法產生了許多爭議。在此領域要找到聲譽良好以及合格的醫生，是件令人氣餒的事。某些治療方式會與宗教的、社會的、家庭的價值觀、傳統醫療方式及信條發生衝突。舉例來說，大麻煙萃取法（marijuana）的研究，即因為社會上的觀點而遭到反對，其被認為是鼓勵使用不合法的物料。然而，根據研究顯示，大麻煙萃取法可以有效改善神經組織原的症狀，這是傳統醫療方法還無法回應的病症（Wade, Robson, House, Makela, & Aram, 2003; Smith, 2004）。另外，此項社會無法接受的療法，也被發現能夠降低眼壓，有助於青光眼的治療（Duke, 1997）。

　　某些替代療法可能會與正規治療計畫不一致，且具有危險性。某些草藥／補給品與處方藥物結合使用，可能存在某些風險，尤其在病患的專業醫療人員沒有獲得充分的病患用藥資訊情況下（Barnes 等人，2004），必須特別注意。

　　除了關心草藥與傳統療法的交互作用外，研究發現，當某些個別病患使用放鬆療法時有焦慮增加的現象。Lazarus 和 Mayne（1990）發現，放鬆療法在使用上有限制，以及會產生副作用，這是需要注意的。其他的研究學者也根據對壓力管理技術的反應，提出了相關的副作用及缺點（Astin, Shapiro, Eisenberg, & Forys, 2003; Woolfolk & Lehrer, 1993）。

　　許多有效的替代療法與形式並不具有可靠的科學基礎，因此，許多保險公司也不認定那些治療具有賠償利益。病患認為，以預防及治療為目的的藥草是安全的，因為他們認為這是「天然」的療法。然而，不是所有的案例都是如此。因為沒有足夠的研究結果經過發表，導致許多醫生以及保險公司都處於模糊地帶，無法判定這些療法為治療或非治療（Zink & Chaffin, 1998）。另一方面，雖然沒有足夠的研究結果經過發表，卻也不影響病患使用這些療法。在一份已證實的癌症組織切片檢查研究裡，有 8% 到 10% 的病患曾經立即尋求替代療法（Cassileth, 1999; Cassileth & Deng, 2004）。

　　雖然美國才剛開始認定整合輔助與替代療法及傳統療法的價值，歐洲的幾個國家，例如：德國，已發現了這些療法的好處。Dr. Niki Knold，德國籍的內科醫生，解釋替代療法早在傳統藥物治療（私人談話，2003 年 9 月，2003 年 12 月；

Blumenthal, 2000）出現前，就已經被運用了。如果整合療法被視為有益的，很重要的一點是，保險公司也應該要了解這些療法的價值。首先支持整合／輔助療法的保險公司是 Blue Cross 以及 Blue Shield。他們發展了一個名為 ALT MED（表替代療法） BLUE 的計畫，如果被保險人選擇整合療法，例如：按摩、脊椎按摩療法、壓力管理、生物回饋、瑜伽、針灸、意象導引，以及營養教育等方法，將可減少 25% 的花費（www.bcbsnc.com/blueextras/altmed）。其他的保險公司也開始提供類似的專案，以呼應大眾對於經過證實且有科學數據支持的替代療法之需求。

　　對於之前所提到的爭議，保險公司建議傳統醫療醫生不要接受輔助療法，這樣的想法迫使病患選擇較貴但保險給付的藥物治療代替替代療法。這樣的做法可以避免病患選擇替代療法，因為他們會逐漸的、必須要自行負擔所有的治療費用。就拿慢性背部病痛病患的案例來說，脊椎按摩治療在科學上是具可靠性的，此療法已經出現在好幾篇的研究上，也證實此療法與藥物治療相較之下，能提供較好的紓解以及肌肉放鬆（Carey, Garrett, Tackson & Hadler, 1999）。與任何療法或藥物治療相同，保險公司決定給付的範圍。保險公司依照診斷書或經認可數據所支援的療法，不同的案例給予不同的賠償。這個過程非常耗時，也需要有堅定意志的病患和健康醫療專家，他們要能說服保險公司給付替代療法的費用。

　　病患在選擇使用維生素、藥草或其他療法時，並經常未考慮到其花費或藥物間的交互影響，而且他們也很可能得自行負擔使用「未經證實」療法的全部費用。例如：山楂，這是一種能治療高血壓的有效藥草。根據 Dr. Julian Whitaker 的說法，他是加州一位知名的「健康」醫學博士。山楂（Crataegus monogyna）可以減輕由擴張冠狀血管引起的心絞痛，也已被使用在心臟疾病的治療上（Whitaker, 1995, p.157）。然而，使用山楂的成本，以及與其他抗高血壓藥物的交互影響，卻有潛在的危害（Duke, 1997）。

　　美國國家衛生研究院認為，這些療法需要更進一步的文件證明或仍然缺乏明顯的效力，但輔助與整合療法擁有越來越廣泛的愛好使用者。健康專家對於輔助療法的接受度，可使其病患及醫生受惠，也能使獨立病患可以告知他們療法提供者最近使用了哪些療法，來確保療法之間不會有交互影響。

實證基礎實務

美國國家衛生研究院（NIH）暨國家輔助與替代療法研究中心（NCCAM）的使命為：運用精確的科學方法理論來探究輔助與替代療法的實務情形；訓練相關研究者；提供社會大眾可信賴的資訊（P. L. 102-170, 1991 年 10 月）。2004 年為止，共有十八個研究中心已經成立，目的是探索各種療法的安全性及功效（http://nccam.nih.gov）。為了要擴展輔助與替代療法的基礎知識，NCCAM 提供各式各樣的研究組合，例如：教育獎學金、合約、研究資金（NIH 年鑑－機構，國家輔助與替代療法研究中心，www.nih.gov, 2004），所有事項都是要藉由輔助與替代療法的運用，擴大實證基礎的實務。

除了國家輔助與替代療法研究中心，國家衛生研究院的膳食補充品部門，也提供並指導健康膳食補充品在研究裡的相關角色。膳食補充品部門（ODS）發源於1994 年膳食補充品健康與教育行動（P. L. 103-417, DSHEA），當時也發展出膳食補充品在改善健康照護科學研究裡的地位（dietary-supplements.info.nih.gov）。對於醫療狀況而言，在美國家庭生活環境，以及網路資訊裡找到的自我幫助書籍有增加的趨勢，健康食品商店也提供未經研究的資訊，所以需要更進一步的研究（膳食補充品部門，http://dietary-supplements. info.nih.gov）。

雖然替代療法持續得到許多科學基礎研究的支持，臨床實證也長期被作為資料文件，資料來源經常是根據有限的個案研究。有了美國國家衛生研究院暨國家輔助與替代療法研究中心的加持，各種療法運用的實證基礎實務將可望被證實。在評估資源的過程中，經確認過的研究理論有助於資訊的呈現。一般而言，說服讀者相信療法的成功性通常是行銷專家而非研究學者們。

完成品質良好的研究成果與否決定獨立病患的前瞻以及反應（Astin 等人，2003）。從這些經驗也能證實某些輔助治療的效用（Barnes 等人，2004）。從另一方面來看，某些輔助療法效用是根據大部分臨床上所產生的效果；換言之，獨立病患對於療法的認知是：如果醫療形式對某些群體是有效的，病患將會持續使用相同的醫療方法。

輔助與替代治療

輔助與替代療法可以加強對抗醫療的效用。就癌症而言，病患可以從飲食改變、運動，以及不同藥草的攝取獲得益處（Redd, Montgomery & DuHamel, 2001; Syrjala, Donaldson, Davis, Karppa, & Carr, 1995）。心臟疾病患者則祈禱在醫院停留的天數少一點，透過正面的生活習慣來改變他們的死亡率及發病率（Harris 等人，1999）。運用各種的治療形式是有益的，可以促進癒合能力、刺激免疫功能、減少發炎。

研究（Astin, 1998; Quinn, 2000）指出了幾個病患為什麼選擇替代療法的特定原因。理由包括想尋找傳統藥物治療不支援的醫療層級、生活品質議題、衛生和照護決策的牽連、想要避免傳統藥物的毒性、認定療癒系統是個人文化背景的一部分。專業醫療人員需要對於各種病患可能使用的療法有某種程度的了解。

整體健康照護

整體健康照護涵蓋的層面包括心理、生理以及心靈。近年來，極少有教學研究機構傳授醫生們輔助與替代療法健康照護實務的效用。然而，整合健康研究中心已經在全國發展獨立病患的替代療法，希望透過傳統西方療法與輔助、整合照護的協調來管理病患的健康。在 2004 年 11 月，總計有二十五個學術健康研究中心，都成為財團法人整合醫學學術健康中心的一份子（財團法人學術健康中心 http://www.pcintegrativemedicine.org/documents/ConsortiumSummary.pdf）。本財團法人的任務為，在整合療法領域裡教育社會大眾並指導學術研究。財團法人裡的頂尖醫療大學，包括哈佛大學、杜克大學，以及喬治城大學。

護理工作逐漸朝向照護與康復模式前進（Watson, 1997）。護理工作是科學與藝術的結合。護理工作的科學面向是較廣為研究的，且在文獻裡之前也已有描述過，護理的藝術面向則是較無法明確定義的。從事整體健康照護的護理人員會依照疾病的前因後果，考慮到獨立病患整體的衛生及健康。一定要體認到的是獨立病患自行選擇他們想要的照護形式，而這些選擇將會影響到他們的衛生／健康的連續狀況。護理專家要能了解病患的認知、價值觀、信仰、變化階段，以及激勵障礙，這些是極重要的工作，因為這些可以促進個別的病患將他們潛在的健康情形極大化

（Gaydos, 2005）。

　　某些替代與輔助療法會由病患周遭的靈氣，或能量觀點來描述身體與心理的交互作用。護理工作在發展護理工作的科學與藝術時，體會到照護文化面向，以及心理、生理和心靈整體觀念的重要性。護理理論中強調，全體照護概念與能量領域，最著名的莫過於 Martha Roger，以及她所提倡的人類一元化護理理論和接觸治療之效用。全美護士協會（AHNA）提供了一個認證課程給專業醫療人員的接觸治療，即極力發展治療接觸概念的計畫（Fontaine, 2005）。

文化整合

　　輔助與整合健康照護的內容，會與一個人的文化及種族背景相關。文化包括的是精神層面的概念。許多替代療法的起源即是經由傳統精神（Kripper, 1995）。大部分傳統精神都傳承著同一概念，能量是串聯精神與物質的媒介（Fontaine, 2005）。每種文化對於能量都有不同的看法，但也都從能量是提供人類生命整體的連接物這個觀點來描述。

　　許多美國人仍然繼續利用他們祖先的觀念來獲得治療及舒適。治療的形式可能是精神上的、營養方面的、行為方面的或是家庭方面的。感情親近的家庭在病患面對生命受威脅的疾病時，能使病患感到非常安慰。依靠雙手、精神上的祈禱和其他宗教儀式，可使病患的情況有重大改變。當病患交出本身對於強大力量控制權時，他們會感到完全的舒服與休息。阿優斐達（Ayurveda）是施行於印度的一種傳統療法，通常與印度聯邦健康系統一起施行。此案例說明了傳統療法如何提升到國家層級來推行（Barnes 等人，2004）。

　　許多整合療法都可追溯到數千年前，並在數個群體的精神習俗裡留下記載。瑜伽，起源於印度，是一種強調心理、身體與內在心靈與宇宙一致的一種運動（希瓦難陀瑜伽吠壇多中心，1998）。

　　Chakras，印度的能量概念，描述可以提供電磁活動與氣循環的七個能量中心（Shang, 2001），這個運動在南美洲文化以及許多的西方皆可找到記載。Chakras 的七個能量中心垂直排列於身體的中線，每一個能量中心即代表一個病灶點，這些點會與人類生活裡的物質、情緒，以及精神層面相關。Chakras 的目的是要維持健康的平衡狀態，如果能量來源不均衡，個體的氣輪技能運行時，便可感受到

（Shang, 2001; Slater, 1995）。

Chakras 的概念隨著 Dr. Dean Ornish 一項顛覆冠狀動脈阻塞的計畫擴展到西方文化。Ornish（1999）運用了心輪概念，且整合了飲食、運動、支援團體與冥想，進入到他的計畫中。

今日的輔助與替代療法，有些會與特定的文化相關。阿優斐達（Ayurveda）在印度，是以國家層級在推行；Kampo 在日本，是屬於藥草治療系統。此外，來自中國的多種療法（針灸、穴道按摩、中藥、太極和氣功），在他們的國家裡，是屬於國家健康照護制度裡的一部分（Barnes 等人，2004）。

當美國還位於衡量輔助與替代療法的初期，歐洲已有許多國家還維持替代照護一貫的領先地位。德國 Commission E，即是提供可靠替代療法資料來源的單位（Blumenthal, 2000）。

美國提供了一份標題為「天然藥草」（*PDR on Herbals*, 2000）的資料。這份資料與傳統醫生桌上的參考手冊（*Physicians Desk Reference*），有異曲同工之妙。

醫生的選擇

目前對許多整合醫療的醫生而言，並沒有一致的執照或認證程序。舉例來說，獲得執照的按摩治療師（畢業於受認可的按摩學校），可以合法的執行按摩治療，但最好的結果是這類的治療師能獲得國家認證，此類的認可證書可以顯示所有按摩治療者擁有一致的知識基礎。每個國家都有每個不同的認證法規與實務。不同的國家醫療部門和國家法律在法規裡應提供詳細的資料，執照也必須在使用多種輔助與替代形式療法後才可取得（www.healthy.net/public/legal-lg/regulations/acustlaw.htm）。

對健康照護的消費者而言，如何決定選擇哪位醫生是可靠且受過良好訓練是不容易的。如同之前探討過的，經過口語相傳或經由可信賴的專業醫療人員推薦，對於轉診病人而言是最佳的資料來源。認證部門或傳授醫療方法的學校也提供可靠醫生來源之一。某些保險公司對於病患接受物理或職業療法，在理賠上有諸多限制，他們可能只會負擔部分的治療費用（針灸、按摩）。因此，病患需要與他們個人的保險公司，在相關的賠償問題上做仔細的確認。

可信賴及合適的臨床醫生

　　和對抗療法相同，整合療法裡一樣有所謂的專業人員。許多病患在接受對抗療法時擁有專業的醫生，甚至接受輔助療法時也是相同的專業醫生。輔助療法醫生可能會同時專精於一種或兩種療法。健康照護人員的醫療技術經常重疊，例如：藥師或護理人員，同時也具有針灸或穴道按摩的技術。在尋求輔助療法醫生時，確定他們是否具有合格證書是非常重要的。可以試著建立優良整合療法醫生的聯絡網，並分享給你的同事或朋友參考。

　　以下幾點注意事項，是要提醒讀者，在尋求替代療法醫生時應該避免的情形（Tiedje, 1998）：

1. 醫生聲稱他們擁有所有疾病的解藥。
2. 醫生聲稱他們的療法是唯一有效的療法。
3. 醫生發誓他們的療法有快速的效用。
4. 醫生拒絕與其他醫生的團隊合作。
5. 醫生重視金錢甚於病人的健康。

治療形式

　　健康醫療專家應該要支持病患對於特定病症或病情診斷所做出的治療決定。就表21-2所提到的療法而論，它將自然療法分為幾個基本大綱，以下是 Murray 及 Pizzorno（1991）的相關解釋：

　　去除不良的生活習慣：飲食過量、酗酒、濫用藥物、吸菸、過多的茶類與咖啡、可可亞飲料、攝取過多肉類、失序的社會行為與性行為、不正常的生活作息（Murray & Pizzorno, 1991, p.5）。

　　正確的生活習慣：規律的呼吸循環、規律的運動、正確心理態度、適當追求健康與財富（Murray & Pizzorno, 1991, p.5）。

　　新的生活法則：適當的禁食、選擇食物、水治療法、光與空氣淋浴、泥巴浴、整骨療法、脊椎按摩療法，以及其他形式的機械療法（Murray & Pizzorno, 1991, p.5）。

　　本章節裡，將替代療法分成好幾個不同的系統。這份清單無法包括所有的療法，但呈現了替代療法的概況。

表21-2　輔助與替代療法／整合療法

治療形式	特殊療法
接觸療法	1.脊椎按摩治療 2.整骨治療 3.按摩（筋膜放鬆術、羅爾夫按摩法、指壓、瑞典式按摩） 4.接觸療法 5.按手之禮 6.穴道按摩 7.針灸 8.反射區按摩 9.頭薦骨療法
身心靈療法	1.瑜伽／太極 2.冥想 3.催眠 4.光療法 5.色彩／音樂療法 6.放鬆法
精神層面療法	1.祈禱 2.寵物療法 3.薩滿教儀式 4.意象導引 5.阿優斐達
能量療法	1.生物回饋 2.靈氣 3.磁石 4.水晶球 5.芳香療法 6.磁性引力
營養補給品	1.飲食（心臟病） 　(1)高血壓適用低鈉飲食 　(2)糖尿病須控制卡路里及碳水化合物攝取 　(3)低脂肪適用於膽固醇管制；體重控制飽含許多種飲食 　　 控制（Weight Watchers, South Beach, Atkins, Zone） 2.藥草 3.維生素、礦物質、特定營養品 4.順勢療法 5.螯合治療
運動療法	1.人體運動學 2.舞蹈 3.水療法 4.太極

接觸療法

物理接觸療法已持續運用了好幾個世代，以下從表21-2挑選出幾個項目來做討論：

脊椎按摩療法：脊椎按摩療法是把脊椎骨手術視爲很重要的一項治療，可以預防並改善慢性疼痛，減少持續的藥物治療，避免正規療法裡所使用的手術。根據研究報告指出，大多數的病患尋求脊椎按摩治療時，他們的病症通常是頸部與背部骨骼肌肉之間的問題（Hurwitz, Coulter, Adams, Genovese & Shekelle, 1998）。此療法的治療方式便是減少脊椎骨關節錯位的情況發生。大部分的病患除了專業治療醫生，也同時尋求脊椎按摩師的幫助（Sherman 等人，2004）。Sherman 與其他學者所做的報告裡（2004），當病患患有背部疼痛時，大多數都會接受脊椎按摩治療（54%）。此研究有大多數的回應者表示，如果他們的醫生肯定替代療法的有效性或他們本身不須負擔額外的醫療費用，他們會「非常願意」嘗試脊椎按摩治療、針灸或按摩的方式，來治療背痛（Sherman 等人，2004）。

整骨療法醫生：整骨療法起源於美國 19 世紀後期（Goldberg 等人，1994）。整骨療法是依循傳統醫療的原則而養成的。然而，整骨療法是要治療人類的整體狀況，而非針對單一的系統或特定的病痛。整骨療法認爲，身體的各部位構造與其功能有密切的關係。許多治療過程的呈現方式會搭配治療計畫一起進行。整骨療法可以將開立處方當成治療過程或手術治療的附帶工作。傳統上來說，整骨治療會與正規治療法做結合，以手術的方式提供全面的治療計畫（Goldberg 等人，1994）。典型的做法則是，利用接觸療法的技術來減緩疼痛、恢復移動範圍，以及增加身體的康復能力。整骨療法醫生，如同他們在醫療上的其他單位，一樣得通過國家或政府部門的認證考試，以獲得證照而得以運用其醫術。在美國五十州，以及哥倫比亞行政特區，已有超過 37,000 位的整骨醫療博士（美國骨科醫學協會，2004）。

身心靈療法

在亞洲，身心靈療法已風行了好幾千年（Barnes 等人，2004），在此只挑選比較普遍的療法來討論，表21-2所列出的其他療法在其他的資料來源裡可以找到資料。

瑜伽：瑜伽的重點在於冥想、呼吸調節，以及肢體動作（Oken 等人，

2004）。瑜伽訓練的多種形式中，在美國最受歡迎的是塑繩瑜伽，其訓練形式是利用精確的姿勢、等長收縮訓練和各部肌肉的放鬆，來達到治療效果（Oken 等人，2004）。Oken 與其他學者做了一份實驗性的研究，研究裡，69 位受訪者皆是多發性硬化患者，他們分別接受瑜伽訓練組、體操教室訓練組以及對照組。研究發現，瑜伽訓練組與其他兩組比較，可以有效減少疲勞的現象（p<0.001）。

研究也指出，瑜伽能夠治療腕隧道症候群的成功案例。相較使用手腕夾板或是安慰劑效果，瑜伽使症候群症狀明顯獲得改善，也能減輕疼痛，以及增加手腕強度（Garfinkel 等人，1998）。

冥想：2002 年美國國民健康訪查中，冥想療法的使用頻率僅次於祈禱和深呼吸調節（Barnes 等人，2004）。研究證實，冥想療法裡的生理效果（Goldberg 等人，1994）。治療後的效果，包括降低血壓、減緩心臟循環與呼吸頻率、減少耗氧量、增加二氧化碳代謝率、加強腦中 α 波，以及降低血漿皮質醇濃度（Goldberg 等人，1994; Jevning, Wallace, & Beidebach, 1992）。Astin 與其他學者的一份身心綜合分析報告裡，指稱冥想療法對於疼痛和癌症相關病症提供了正面的研究回應。也有其他的學者證實冥想，特別是針對超自然的冥想，能夠有效減少心血管疾病的發病風險因子（Parati & Steptoe, 2004; Walton, Schneider, & Nidich, 2004）。

催眠：催眠是一種古老的治療方法，最早可追溯到古希臘時代，祭司會在人們進入睡覺狀態時給予他們建議（Nash, 2001）。催眠療法的定義是指：催眠技術使人進入類似睡眠的狀態，受催眠的人會對於旁人的指示更有反應。催眠會改變人們的認知、記憶，也會使人們會有不自覺的動作出現（Goldberg 等人，1994）。研究指出，被催眠的人腦部活動其實是完全清醒的，催眠是針對特定的腦部結構做出活化或鈍化的改變（Feldman, 2004）。病患會尋求催眠治療的協助，來控制菸癮中斷、體重減輕、壓力管理、失眠、血壓，以及幫助記憶等情形。

催眠治療師一樣要經過政府部門的認證，他們通常稱為「神經系統生物學」或「社會認知觀點催眠」（Feldman, 2004; Friend, 1999; Gruzelier, 2000）。綜觀催眠的相關研究（Green & Lynn, 2000），研究裡已經可以看到利用特定的催眠療法來控制菸癮中斷的綜合結論。催眠的其他功用以及現行的精神治療法，對疾病末期或較棘手的病痛而言確實是有益的。慢性藥物濫用者也同樣受惠於催眠訓練。由

Pekala 及其夥伴們所帶領的研究顯示，自我催眠訓練並且持續性的治療，可以減少藥物濫用的復發，也能改善病患的自尊。

接觸治療

接觸治療（therapeutic touch, TT）源起於能量場延伸至人體四周的概念（Krieger, 1979）。接觸治療與能量場重視從人體活動所產生的能量轉換。能量轉換療法可以幫助另一個選擇能量模式，而使身體達到比較好的狀態。能量轉換可以幫助矯正身體不平衡狀態，並有助於康復過程。相關的研究顯示，接觸治療可以影響病痛、幫助放鬆、減少焦慮，以及改善休息方式（Gagne & Toye, 1994; Heidt, 1990; Hughes, Meize-Growchoski, & Harris, 1996; & O'Mathúna, 2004）。接觸治療已經被當作減緩疼痛的方法，特別是手術後的疼痛及頭痛（O'Mathúna, 2004; Kelly, Sullivan, Fawcett, & Samarel, 2004）。

光療法：季節性情緒失調（seasonal affective disorder, SAD）是一種發生在長時間冬天時節的憂鬱症，因為冬天的太陽及光線是較少的。情緒變換的進一步研究中指出，包括昏睡、注意力無法集中，以及睡眠困難，通常也是憂鬱症的症狀（Eagles, 2004; Johnson, 2000）。每 100 人中大約有 4 到 6 位會受到季節性情緒失調的影響，而且通常是 20 歲以上的女性。光源盒或是無紫外線放射之高密度照射器，都是光療法的一部分（Keegan, 2001）。暴露在白光底下的療程是很有療效的。Szabo 等人（2004）研究發現，光療法可以增加患者的靜態視覺敏感度，並且改善季節性情緒失調。Sher 及其他學者（2001）指出，經過二個禮拜、每天 1 小時的光攝取，不規則的憂鬱症狀已獲得改善。有人建議，對於光療法長期的反應，可能可以由初期的反應來預測（Sher 等人，2001）。

心靈療法：美國國家衛生研究院在 2000 年發起一個為期五年的研究計畫，要確定祈禱治療是否可以改善癌症患者的健康。因為非裔美國籍的婦女似乎比白人女子常利用心靈祈禱方法，所以本計畫便針對患有乳癌早期的非裔美國籍婦女做調查。約翰霍普金斯大學的 Dr. Diane Becker 和杜克大學的 Dr. Harold Koenig，是「歸心祈禱」研究的共同調查者。CDC 的研究指出，絕大部分使用輔助療法的病患裡，祈禱最常被使用，因此，確認此療法在臨床上及精神層面的益處也是非常重要的（Barnes 等人，2004）。

McCaffrey 和他的同事（2004）發現，信仰是健康照護裡極為關鍵的部分，醫生也必須將這部分納入醫療計畫裡。心臟重症照護單位的某個病患案例裡，代求性禱告（替他人祈禱）在標準醫療照護裡被視為具有療效的附帶工作（Harris 等人，1999）。Cochrane Library 資料庫提供了代求性禱告研究的分析報告，且提到有超過 1,400 個訪談對象已經接受過禱告效用的研究。雖然結論並沒有發現禱告療法帶給生理成果上的重大改善，但令人注意的是，其在心理療效上所帶來的益處（Roberts, Ahmed, & Hall, 2004）。

意象導引已被結合為心靈療法的模式。Lewandowski（2004）為了治療疼痛而開始研究意象導引療法，他發現，研究結果顯示，意象導引對於慢性疼痛患者有潛在性的療效。Antall 和 Kresevic（2004）曾經使用意象導引療法管理較年老且經過整型手術之病患的疼痛情形，在臨床上及統計上，皆獲得重大的研究成果。Van Kuiken（2004）指導了一份意象導引的綜合分析，確定意象導引的重要性。有十份的研究指出，意象導引在初期，超過五至七個禮拜的時間，具有正面療效。

能量療法

生物回饋：生物回饋對於支持病患的自主神經系統功用非常好。療法裡所用的電子儀器，是利用人類生理特徵（肌肉張力、腦波型態、皮膚抵抗性、心跳頻率以及血壓）來提供視覺反應、肌肉刺激、想像或放鬆技術等的相關資訊（Keegan, 2001）。除了減少壓力、降低血壓和脈搏的功用外，生物回饋也被用在「尿失禁」的治療上。在初期的研究裡，治療尿失禁時，緊接著攝護腺切除手術後的就是生物回饋療法（Jackson, Emerson, Johnson, Wilson & Morales, 1996）。生物回饋的附加研究已經將其功效延伸，強調利用陰道探頭藉以監控肌肉張力來治療尿失禁。

靈氣：靈氣發源於約 5000 年前的西藏，但其觀念及功效則在日本 19 世紀受到再一次的重視（Gallob, 2003）。以日本話來說，靈氣是指「宇宙生命能量」，其概念是根據生活中各項生命所產生一陣眼睛無法看見的能量流。靈氣目前是用來治療生理、情緒、心理，以及精神層面的病症。靈氣療法可利用「灌頂」的方式來傳送治療所需的能量（Keegan, 2001）。

營養素與補給品

維生素、礦物質以及特定的膳食食品：抗氧化劑──國家輔助與替代療法研

究中心（NCCAM）目前所進行的一項研究中，正在衡量天然的抗氧化劑對於多發性硬化症（MS）的治療效用。特殊療法，包括銀杏、硫鋅酸、維生素 E、硒，以及必需性脂肪酸的攝取。此研究病患的治療成果，必須由多發性硬化症病變之顯影劑加強後以核磁共振照影來判定（http://www.clinicaltrials.gov/show/NCT00010842, September 2004）。

國家多發性硬化症研究學會已發表過治療多發性硬化症時使用維生素、礦物質，以及草藥情形的基本資訊。國家多發性硬化症研究學會發行了補給品食用手冊，民眾可透過該組織取得相關訊息。此外，網路上也有使用維生素、礦物質，以及草藥的介紹，可至 http://www.nationalmsscoiety. org/Brochures-Vitamins.asp 參閱（http://www.nationalmsscoiety.org/Brochures-Vitamins.asp, September 2004）。

利用維生素來保持身體的健康均衡，至今已使用了很長的時間。隨著速食文化的興起，現代人的飲食習慣改變，卻無法兼顧到所有必要的維生素攝取。國家輔助與替代療法研究中心進行了許多綜合性臨床試驗，以說明維生素與礦物質對於人體的影響，研究結果可參閱美國國家衛生研究院的網頁。2004 年有超過 32,000 位的參與者成為五年研究計畫裡的研究對象，目的是要檢驗維生素 E、硒之作用。研究結果將分成防治、生活品質、攝護腺癌發生率與其他疾病，例如：阿茲海默症、黃斑點退化，以及心血管疾病等方面來探討（http://clinicaltrials.gov/ show/ NCT00056392）。

近幾年來，抗氧化劑的使用已獲得廣大的討論及評估。美國國家衛生研究院裡的國家眼科研究中心，2001 年在《眼科學報》所發表的一項全國性臨床試驗中指出，黃斑性視力退化的高危險群，經過攝取富含維生素 C、維生素 E、β 胡蘿蔔素，以及鋅的食物，可以降低 25% 的發病風險。根據老年人視力疾病研究，上述之營養素無法影響白內障的研究發展及過程（AREDS, 2001）。

2004 年有一份對於老年人使用維生素對唐氏症影響的評估研究。研究假設，維生素 E 可以改善唐氏症病患的生活品質（http://clinicaltrials.gov/show/ NCT00056329, September 2004）。其他由 NCCAM 資助的研究，正在檢驗高量維生素 E 對於頸動脈粥狀硬化症的影響。

維生素 B_2（Riboflavin）效用已經廣為人知，但事實上，對於預防偏頭痛卻只

有很低的效用。研究人員把維生素 B_2 與選擇性血清素回收抑制劑（SSRIs）、鈣離子阻斷劑、加巴噴丁（神經止痛藥）、妥泰（抗癲癇藥）的效用，做了比較分析（Silberstein & Goadsby, 2002）。維生素 B_2 曾經被建議用於預防頭痛的補給品，然而，這方面的研究仍然缺乏精確的控制。Mauskop（2001）指出，雖然相關的研究還未達到一定數量，但實際上已有好幾個個案，以及少數的病患證明，每天服用兩次、每次 200 毫克的維生素 B_2，能夠有效防止頭痛。

其他營養補給品

葡萄糖胺及軟骨素：相互矛盾的研究結果使得 NCCAM 要做另一份研究，來評估飲食補給品、葡萄糖胺、軟骨素的效用，以及比較葡萄糖胺、軟骨素的結合與非類固醇消炎止痛藥和安慰劑之作用。研究結果的焦點在於骨關節炎病患之治療成果、評估疼痛減緩情形，以及行動的改善。研究的報告資料已經分析完成，近期內也將出版成書。然而，因為這個研究只有進行六個月之久，目前還無法談論其長期產生的利益（http://nccam.nih.gov/ news/ 19972000/121100/qa.htm, September 2004）。

飲食、食物來源及藥草治療：在我們選擇飲食及食物來源時，「我們吃的食物即代表我們本身」這句話廣為流傳了許久。本章節所討論的範圍並不包括所有可獲得的食物，因為坊間有很多其他的書正在介紹特殊的飲食。從另一觀點而言，當我們在探索替代與輔助療法時，飲食觀念是不能忽視的部分。

除了特定的飲食方法，目前已經研究出多種食物來源，無論是正面或負面的反應，都會影響疾病治療過程，以及與其他療法整合的過程。蔓越莓汁就是一個很明顯的例子。蔓越莓汁的功用經研究後用在泌尿道感染的治療上。起初，研究是假設蔓越莓汁可以降低尿液裡的 pH 值。然而，經過研究後發現，蔓越莓汁的功用實際上是減少細菌在細胞上的附著，進而幫助預防泌尿道感染（Raz, Chazan, & Dan, 2004）。葡萄柚汁是另一個案例，葡萄柚汁如果與其他藥物一起服用，可能會產生負面的藥物效果（Lilley, 1998; Blumenthal, 2000）。

泌尿科醫生另外建議了許多種療法來治療攝護腺腫大，最常用的即是食用鋸櫚果實（Serenoa repens）。鋸櫚果實沒有辦法減少攝護腺腫大的情形，但卻有助於控制病情（Blumenthal, 2000）。研究人員已經綜合各項有關鋸櫚果實的研究，

並且推測研究結果會因為藥草的使用、控制失當，以及研究時間長短而受影響（Braeckman, 1994; Strauch 等人，1994）。回顧臨床實證簡要（2003）的研究裡，鋸櫚果實的療效被拿來與安慰劑做比較。但結果顯示，鋸櫚果實與柔沛，在症狀治療上無顯著的差別；柔沛是一種治療攝護腺腫大（BPH）的處方藥。

提到慢性病症管理時，藥草的療效已有諸多探討；專業健康照護人員也需要此類可靠的相關資訊。許多藥草成功研究的臨床成果並未記載在研究文獻上，包括小白菊幫助治療偏頭痛；甲殼素有助於體重減輕；月見草油可以減緩婦女經前症狀；銀杏能夠治療間歇性跛行；褪黑激素可以幫助調整時差；薄荷適用於激躁性結腸症患者……等諸多案例（Goldberg 等人，1994）。自然療法醫生經常藉用 Thomas Edison 說過的話來詮釋替代療法的核心精神：「未來的醫生將不需要開立任何藥單，醫療的重點將放在病患整體的照護、病患飲食、疾病發病原因，以及疾病的預防。」（Goldberg 等人，1994）。

運動療法

人體運動學：人體運動學是在研究肌肉與肌肉伸展之間的關係。運動療法醫生分析肌肉功能、姿勢、步態，以及其他可能會影響健康的伸展活動（Keegan, 2001）。近期以來，應用人體運動學的相關研究只算是發展初期（Gin & Green, 1997）。至今已有幾個人體運動學的相關文章發表出來。但因為研究所獲得的回應有限，始終沒有一個決定性的結論出現（Schmitt & Leisman, 1998; Monti 等人，1999）。應用人體運動學可在特定的肌肉部位使用穴道按摩法來「放鬆穴道壓力」（Keegan, 2001）。

太極：太極通常被歸類為身心靈療法的一支，因為它需要病患集中與專注精神的要求。但事實上，太極應該是屬於運動療法的一部分。如同身心靈療法，運動療法也與身體逐漸增加的生理認知有關，它可以改善並增強肌肉群的運動（Keegan, 2001）。太極，從健康與冥想的觀點來看，是由大範圍身體的平滑移動與優美動作所組成，同樣可以作為自我防禦的工具（Keegan, 2001）。中國式療法的歷史可以回溯到西元 3000 年前，而且在洞穴壁畫中也找得到記載。太極，代表的是巨大的能量，經由伸展活動所產生並能夠感受到的。此運動形式已被認可為能幫助老年病患平衡與活動（Wolf 等人，1993; Wolfson 等人，1993）。除了促進平衡，隨機抽取研究結果可發現，太極對於老年人血壓控制能發揮正面效果（Young,

Appel, Jee, & Miller, 1999）。Lan 和他的工作同仁（1999）也同樣發現，太極的正面效果對於接受過冠狀動脈分流手術的病患而言是相當有利的。

氣功：氣功源起於中國，其醫療歷史流傳已長達 7000 年之久（Kemp, 2004）。氣功可以隨著針灸穴道及氣路平衡人體氣流，重點在「減輕壓力、改善血液循環、增強免疫功能，以及治療各種疾病」（Keegan, 2001, p.199）。與太極不同的地方在於，氣功是結合呼吸與放鬆律動、冥想、按摩……等天然療法（Keegan, 2001）。要維持氣功最大的療效，必須配合計畫性的課程並且持續練習，因為氣功療法的功效可能會需要好幾個月後才能顯現。

結果

在發展輔助與替代療法認知的過程中，臨床醫生們可以在一起合作將整合療法帶進醫療中。如果對於傳統的西方治療或各種輔助與替代療法沒有正確的了解，病患可能會因為不了解其治療價值（無論是正面或負面價值），而只單獨的選擇其中一種療法。有些癌症病人偏好於替代療法而延遲了傳統癌症治療；也有些人不願意在治療的過程中選擇已經研究過的療法（飲食療法、冥想、生物回饋、瑜伽）來改善生活品質（Cassileth, 1999; Cassileth & Deng, 2004）。NIH（美國國家衛生研究院）所資助的研究預測，越來越多的輔助與替代療法會成為整合療法的一部分。結合各種療法的目的是要提供給全人類一個整體的照護結構。每個專業醫療人員都有責任去了解及接觸其病患所使用的替代療法，並在使用後觀察與傳統療法之間是否有交互作用。大家很關切的問題是：結合替代療法與傳統療法時，該如何追蹤病人的治療情況，這一點是目前尚未克服的（Lewis, deVedia, Reuer, Schwan, & Tourin, 2003）。

摘要與總結

本章節無法含括所有的輔助療法、替代療法與整合療法，但目的是引起讀者的興趣，對於整合療法、病患治療情形能有更進一步的探討，並提供最近且可靠的實證資料。如果想開始接觸輔助與替代療法，瀏覽美國國家輔助與替代療法研究中心（NCCAM），以及膳食補充品主管部門的網站，是最佳途徑。

問題與討論

1. 請列舉輔助與替代療法及傳統西方治療不同的地方。

2. 請說明大部分人尋求輔助療法的原因。

3. 請比較輔助療法與傳統療法費用之差別。

4. 當病患描述替代療法的功效時，護理人員應該如何回應？

5. 請舉出輔助療法與傳統療法互相結合後的益處。

6. 請說明傳統醫療醫生如何在治療的過程中結合替代療法。

7. 請列舉出我們要顯示輔助與替代療法的相關數據與資料時，可以利用的兩個政府資料來源。

8. 請敘述兩種運動療法。

9. 保險公司是否認定輔助與替代療法相對於傳統療法而言為合法的輔助與替代療法之一？他們會對於輔助與替代療法提供補償的費用嗎？

參考文獻

Age Related Eye Disease Study Group (2001). A randomized, placebo-controlled, clinical trial of high-dose supplementation with vitamins C and E and beta carotene for age related cataract and vision loss: AREDS report no. 9. *Archives of Ophthalmology, 119,* (10), 1439–1452.

Ambrose, E. T., & Samuels, S. (2004). Perception and use of herbals among students and their practitioners in a university setting. *Journal of the American Academy of Nurse Practitioners, 16* (4), 166–173.

American Association of Colleges of Osteopathic Medicine (2004). History. http://www.aacom.org/om.history.html. (Retrieved, 12/23/2004).

Antall, G. F. & Kresevic, D. (2004). The use of guided imagery to manage pain in an elderly orthopaedic poluation. *Orthopaedic Nursing, 23* (5), 335–340.

Astin, J. A. (1998). Why patients use alternative medicine: Results of a national study. *The Journal of the American Medical Association, 279,* 1548–1553.

Astin, J. A., Shapiro, S. L., Eisenberg, D. M., & Forys, K. L. (2003). Mind-body medicine: State of the science, implications for practice. *Journal of the American Board of Family Practice, 16,* 131–147.

Barnes, P. M., Powell-Griner, E, McFann, K., & Nahin, R. L. (2004). *Complementary and alternative medicine use among adults: United States, 2002.* U.S. Department of Health and Human Services: Centers for Disease Control and Prevention, National Center for Health Statistics, Number 343, May 27, 2004.

Barrett, B., Marchand, L., Scheder, J., Appelbaum, D., et al. (2004). What complementary and alternative medicine practitioners say about health and health care. *Annuals of Family Medicine, 2* (3), 253–259.

Blue Cross/Blue Shield of North Carolina. (www.bcbsnc.com/blueextras/altmed), retrieved 1/03/05.

Blumenthal, M. (Ed.). (2000). *Complete German commission E monographs.* Austin, TX: American Botanical Council.

Bodane, C., & Brownson, K. (2002). The growing acceptance of complementary and alternative medicine. *The Health Care Manager, 20* (3),11–22.

Braeckman, J. (1994). The extract of Serenoa repens in the treatment of benign prostatic hyperplasia: A multicenter open study. *Current Therapeutic Research, 55,* 776–785.

Byard, R.W. (2001). Bloodletting and leeching: Instruments of healing or torture? *The Medical Journal of Australia, 175,* 665 (www.mja.com.au/public/issues, retrieved, 12/21/2004).

Carey, T. S., Garrett, J. M., Jackson, A. C., & Hadler, N. (1999). Recurrence and care seeking after acute back pain: Results of a long term follow up study. *Medical Care, 37*(2), 157–164.

Cassileth, B.R. (1999). Evaluating complementary and alternative therapies for cancer patients. *CA: A Cancer Journal for Clinicians, 49* (6), 362–375.

Cassileth, B.R., & Deng, G. (2004). Complementary and alternative therapies for cancer. *Oncologist, 9* (1), 80–89.

Clinical Evidence Concise (2003). London: BMJ Publishing Group.

Cohen, M.M. (2004). CAM practitioners and "regular" doctors: Is integration possible? *Medical Journal of Australia, 180* (12), 645–646.

Consortium of Academic Health Centers for Integrative Medicine. www.pcintegrativemedicine.org/documents/ConsortiumSummary.pdf, retrieved 1/4/2005.

Davila G.W., & Guerette, N. (2004). Current treatment options for female urinary incontinence—A review. *International Journal of Fertility in Women's Medicine, 49* (3), 102–12.

Deng, G., Cassileth, B. R., & Yeung, K. S. (2004). Complementary therapies for cancer-related symptoms. *The Journal of Supportive Oncology, 2* (5), 419–426.

Duke, J. A. (1997). *The Green Pharmacy.* Emmaus, PA: Rodale Press.

Eagles, J. M. (2004). The seasonal health questionnaire is more effective at detecting seasonal affective disorder than the seasonal pattern adjustment questionnaire. *Evidence-Based Mental Health, 7* (3), 71.

Eisenberg, D. M., Kessler, R. C., Van Rompay, M. I., Kaptchuk, T. J., et al. (2001). Perceptions about complementary therapies relative to conventional therapies among adults who use both. *Annals of Internal Medicine, 135* (5), 344–351.

Feldman, J.B. (2004). The neurobiloby of pain, affect and hypnosis. *American Journal of Clinical Hypnosis, 46* (3), 187–200.

Fontaine, K. L. (2005). *Complementary & Alternative Therapies for Nursing Practice* (2nd ed.). Upper Saddle River, NJ: Pearson, Prentice Hall.

Friend, B. (1999). So you want to be a . . . hypnotherapist. *Nursing Times, 95* (7), 32–33.

Gagne, D., & Toye, R. (1994). The effects of therapeutic touch and relaxation therapy in reducing anxiety. *Archives of Psychiatric Nursing, 8* (3), 184–189.

Gallob, R. (2003). Reiki: a supportive therapy in nursing practice and self-care for nurses. *Journal of New York State Nurses Association, 34* (1), 9–13.

Garfinkel, M. S., Singhal, A., Katz, W. A., Allan, D. A., Reshetar, R., & Schumacher, H.R. (1998). Yoga-based intervention for carpal tunnel syndrome: a randomized trial. *Journal of the American Medical Association, 280* (18), 1601–1603.

Gaydos, H. L. B (2005). The art of holistic nursing and the human health experience. In B. Dossey, L. Keegan, & C. Guzzetta (Eds.), *Holistic Nursing: A Handbook for Practice.* Sudbury, MA: Jones & Bartlett.

Gin, R. H., & Green, B. N. (1997). George Goodheart, Jr., D. C. and a history of applied kinesiology. *Journal of Manipulative Physiological Therapeutics, 20* (5), 331–337.

Goldberg, B. et al. (1994). *Alternative Medicine: The Definitive Guide.* Fife, Washington: Future Medicine Publishing, Inc.

Green, J. P., & Lynn, S. J. (2000). Hypnosis and suggestion-based approaches to smoking cessation: An examination of the evidence. *International Journal of Clinical and Experimental Hypnosis, 48* (2), 195–224.

Gruzelier, J.H. (2000). Redefining hypnosis: Theory, methods and integration. *Contemporary Hypnosis, 17* (2), 51–70.

Harris W. S., Gowda, M., Kolb, J. W., Strychacz, C. P., et al. (1999). A randomized controlled trial of the effects of remote, intercessory prayer on outcomes of patients admitted to the coronary unit. *Archives of Internal Medicine, 159,* 2273–2278.

Heidt, P. R. (1990). Openness: A qualitative analysis of nurses' and patients' experiences of therapeutic touch. *Image: The Journal of Nursing Scholarship, 22* (3), 180–186.

Hughes, P., Meize-Growchowski, R., & Harris, C. (1996). Therapeutic touch with adolescent psychiatric patients. *Journal of Holistic Nursing,14* (1), 6–23.

Hurwitz, E. L., Coulter, I. D., Adams, A. H., Genovese, B. J., et al. (1998). Use of chiropractic services from 1985 through 1991 in the United States and Canada. *American Journal of Public Health, 88* (5), 771–776.

Jackson, J., Emerson, L., Johnson, B., Wilson, J., & Morales, A. (1996). Biofeedback: A noninvasive treatment for incontinence after radical prostatectomy. *Urologic Nursing, 16* (2), 50–54.

Jevning, R., Wallace, R. K., & Beidebach, M. (1992). The physiology of meditation: A review. *Neuroscience Behavior Review, 16* (3), 415–424.

Johnson, R. M. (2000). Diagnosing and managing seasonal affective disorder. *Nurse Practitioner, 25* (8), 56, 59–62, 68–70.

Kaler, M. M., & Revella, P. C. (2002). Staying on the ethical high ground with complementary and alternative medicine. *Nurse Practitioner, 27* (7), 38–42.

Keegan, L. (2001). *Healing with Complementary & Alternative Therapies.* Albany, NY: Thomson Learning.

Kelly, A. E., Sullivan, P., Fawcett, J., & Samarel, N. (2004). Therapeutic touch, quiet time and dialogue: Perceptions of women with breast cancer. *Oncology Nursing Forum, 31* (3), 625–631.

Kemp, C. A. (2004). Qigong as a therapeutic intervention with older adults. *Journal of Holistic Nursing, 22* (4), 351–373.

Kessler, R. C., Davis, R. B., & Foster, D. A. (2001). Long-term trends in the use of complementary and alternative medicine in the United States. *Annals of Internal Medicine, 135,* 262–268.

Krieger, D. (1979). Therapeutic touch and contemporary

applications. In H. A. Otto & J. W. Knight (Eds.), *Dimensions in Holistic Healing: New Frontiers in the Treatment of the Whole Person*, (pp. 297–303). Chicago: Nelson-Hall.

Krippner, S. (1995). A cross-cultural comparison of four healing models. *Alternative Therapies in Health and Medicine, 1* (1), 21–29.

Lan, C., Chen, S. Y., Lai, J. S., & Wong, M. K. (1999). The effect of Tai Chi on cardiorespiratory function in patients with coronary artery bypass surgery. *Medicine and Science in Sports and Exercise, 31* (5), 634–638.

Lazarus, A. A. & Mayne, T. J. (1990). Relaxation: Some limitations, side effects, and proposed solutions. *Psychotherapy, 27*, 261–266.

Lewandowski, W. A. (2004). Patterning of pain and power with guided imagery. *Nursing Science Quarterly, 17* (3), 233–241.

Lewis, C. R., deVedia, A., Reuer, B., Schwan, R., & Tourin, C. (2003). Integrating complementary and alternative medicine (CAM) into standard hospice and palliative care. *American Journal of Hospice and Palliative Care, 20* (3), 221–228, 240.

Lilley, L. L. (1998). Grapefruit and medication. *American Journal of Nursing, 98* (12), 10.

Mauskop, A. (2001). Alternative therapies in headache: Is there a role. *Medical Clinics of North American, 8* (4), 1077–1084.

McCaffrey, A. M., Eisenberg, D. M., Legedza, A. T., Davis, R. B., et al. (2004). Prayer for health concerns: results of a national survey on prevalence and patterns of use. *Archives of Internal Medicine, 164* (8), 858–862.

Monti, D. A., Sinnott, J., Marchese, M., Kunkel, E. J., et al. (1999). Muscle test comparisons of congruent and incongruent self-referential statements. *Perceptual and Motor Skills, 88* (3), 1019–1028.

Murray, M., & Pizzorno, J. (1991). *Encyclopedia of Natural Medicine*. Rocklin, CA: Prima Publishing.

Nash, M. (2001). The truth and the hype of hypnosis. *Scientific American, 285*, 46–49, 52–55.

Oken, B. S., Kishiyama, S., Zajdel, D., Bourdette, D., et al. (2004). Randomized controlled trial of yoga and exercise in multiple sclerosis. *Neurology, 62*, 2058–2064.

O'Mathúna, D. P. (2004). Therapeutic touch for pain. *Alternative Therapies in Women's Health, 6* (3), 17–24.

Ornish, D. (1999). *Love and Survival: The Scientific Basis for the Healing Power of Intimacy*. New York: Harper Collins.

Parati, G., & Steptoe. A. (2004). Stress reduction and blood pressure control in hypertension: A role for transcendental meditation? *Journal of Hypertension, 22* (11), 2057–2060.

Pekala, R. J., Maurer, R., Kumar, V. K., Elliott, N. C., et al. (2004). Self-hypnosis relapse prevention training with chronic drug/alcohol users: Effects on self-esteem, affect, and relapse. *American Journal of Clinical Hypnosis, 46* (4), 281–297.

Physician's Desk Reference on Herbals, (2nd ed). (2000). Montvale, N.J.: Medical Economics Company.

Pizzorno, J., & Murray, M. (1999). *Textbook of Natural Medicine, Volume I and II*. New York: Churchill Livingstone.

Quinn, J. F. (2000). The self as a healer: Reflections from a nurse's journey. *AACN Clinical Issues, 11* (1), 17–26.

Rakel, R. (2000). *Saunders Manual of Medical Practice*. Philadelphia: Saunders.

Raz, R., Chazan, B., & Dan, M. (2004). Cranberry juice and urinary tract infection. *Clinical Infectious Disease, 38* (10), 1413–1419.

Redd, W. H., Montgomery, G. H., & DuHamel, K. N. (2001). Behavioral intervention for cancer treatment side effects. *Journal of the National Cancer Institute, 93*, 810–823.

Research, Research Centers Programs, funded Research Centers http://nccam.nih.gov. (Retrieved 12/23/04).

Roberts, L., Ahmed, I., & Hall, S. (2004). Intercessory prayer for the alleviation of ill health. *The Cochrane Library, 2004*, (4).

Rogers, M. E. (1990). Nursing science of unitary, irreducible, human beings: Update 1990. In E. A. M. Barrett, (Ed.), *Visions of Rogers' Science-Based Nursing*. New York: National League of Nursing.

Sand-Jecklin K., Hoggatt B., & Badzek L. (2004). Know the benefits and risks of using common herbal therapies. *Holistic Nursing Practice, 18* (4), 192–8.

Schmitt, W. H., Jr., & Leisman, G. (1998). Correlation of applied kinesiology muscle testing findings with serum immunoglobulin levels for food allergies. *International Journal of Neuroscience, 96* (3/4), 237–244.

_____ Selecting a Complementary and Alternative Medicine (CAM) Practitioner. nccam.nih.gov/health/practitioner/index.htm. (Retrieved 12/23/2004).

Shang, C. (2001). Emerging paradigms in mind-body medicine. *Journal of Alternative and Complementary Medicine, 7* (1), 83–91.

Sher, L., Matthews, J. R., Turner, E. H., Postolache, T. T., et al. (2001), Early response to light therapy partially predicts long-term antidepressant effects in patients with seasonal affective disorder. *Journal of Psychiatry and Neuroscience, 26* (4), 336–338.

Sherman, K. J., Cherkin, D. C., Connelly M. T., Erro, J., et al. (2004). Complementary and alternative medical therapies for chronic low back pain: What treatments are patients will to try? *BMC Complementary Alternative Medicine, 4*:9 http: www.biomedcentral.com/1472-68882/4/9, (retrieved 12/22/04)

Silberstein, S. D., & Goadsby, P. J. (2002). Migraine: Preventive treatment. *Cephalalgia, 22* (7), 491–512.

Sivananda Yoga Vedanta Center (1998). What is yoga? In I. Whitelaw & I. Lyford (Eds.) *Yoga: Mind & Body*. New York: D.K. Publishing

Slater, V. E. (1995). Toward an understanding of energetic health, Part 1: Energetic structures. *Journal of Holistic Nursing, 13* (3), 209–224.

Smith, P.F. (2004). Medicinal cannabis extracts for the treatment of multiple sclerosis. *Current Opinion of Investigational Drugs, 5* (7), 727–739.

Strauch, G., Perles, P. Vergult, G., Gabriel, M., et al. (1994). Comparison of finasteride (Proscar) and Serenoa repens (Permixon) in the inhibition of 5a-reductase in healthy male volunteers. *European Urology, 26*, 247–252.

Syrjala, K. L., Donaldson, G. W., Davis, M. S., Karppa, M. E., et al. (1995). Relaxation and imagery and cognitive-behavioral training reduce pain during cancer treatment: A controlled clinical trial. *Pain, 63*, 189–198.

Szabo, Z., Antal, A., Kalman, J., Keri, S., et al. (2004). Light therapy increases visual contrast sensitivity in seasonal affective disorder. *Psychiatry Research, 126* (1), 15–21.

Thearle, M. J. (1998). Leeches in medicine. *Australia, New Zealand Journal of Surgery, 68*, 292–295.

The NIH Almanac-Organization, National Center for Complementary and Alternative Medicine. www.nih.gov/about/almanac/organization/NCCAM.htm; (retrieved December 23, 2004).

The Office of Dietary Supplements. http://dietary-supplements.info.nih.gov/About/about_ods.aspx; (retrieved 12/23/2004).

Tiedje, L. B. (1998). Alternative health care: An overview. *Journal of Obstetric, Gynecologic and Neonatal Nursing, 27* (5), 557–562.

Van Kuiken, D. (2004). A meta-analysis of the effect of guided imagery practice on outcomes. *Journal of Holistic Nursing, 22* (2), 164–179.

Wade, D. T., Robson, P., House, H., Makela, P., et al. (2003). A preliminary controlled study to determine whether whole-plant cannabis extracts can improve intractable neurogenic symptoms. *Clinical Rehabilitation, 17*, 21–29.

Walton, K. G., Schneider, R. H., & Nidich, S. (2004). Review of controlled research on the transcendental meditation program and cardiovascular disease. Risk factors, morbidity and mortality. *Cardiology in Review, 12* (5), 262–266.

Watson, J. (1997). The theory of human caring: Retrospective and prospective. *Nursing Science Quarterly, 10* (1), 49–52.

Whitaker, J. (1995). *Dr. Whitaker's Guide to Natural Healing.* Rocklin, CA: Prima Publishing.

Wolf, S. L., Kutner, N. G., Green, R. C., & McNeely, E. (1993). The Atlanta FICSIT study: Two exercise interventions to reduce fragility in elders. *Journal of the American Geriatrics Society, 41* (3), 329–332.

Wolfson, L., Whipple, R., Judge, J., Amerman, P., et al. (1993). Training balance and strength in the elderly to improve function. *Journal of the American Geriatrics Society, 41* (3), 341–343.

Woolfolk, R. L. & Lehrer, D. M. (Eds.) (1993). *Principles and Practice of Stress Management* (pp. 139–168). New York: Guilford Press.

Young, D.R., Appel, L.J., Jee, S., & Miller, E.R. (1999). The effects of aerobic exercise and Tai Chi on blood pressure in older people: Results of a randomized trial. *Journal of the American Geriatrics Society, 47* (3), 277–284.

Zinc, T., & Chaffin, J. (1998). Herbal "health" products: What family physicians need to know. *American Family Physician, 58* (5), 1133–1140.

網路資料

http://www.clinicaltrials.gov/show/NCT00010842, September 2004. Natural Antioxidants in the Treatment of Multiple Sclerosis.

http://clinicaltrials.gov/show/NCT00056329, September 2004. Vitamin E in Aging Persons with Down Syndrom.

http://nccam.nih.gov/news/19972000/121100/qa.htm, September 2004. Questions and Answers: NIH Glucosamine/Chrondroitin Arthritis Intervention Trial (GAIT).

http://www.nationalmssociety.org/Brochures-Vitamins.asp, September 2004. National Multiple Sclerosis Society, Vitamins, Minerals, and Herbs in MS: An Introduction by A. Bowling and T. Stewart.

http://ods.od.nih.gov/factstheets/cc/vita.html, September 2004. Vitamin A and Carotenoids.

http://ods.od.nih.gov/factstheets/cc/vitb6.html, September 2004. Vitamin B_6.

http://ods.od.nih.gov/factstheets/cc/vitb12.html, September 2004. Vitamin B_{12}.

http://www.clinicaltrials.gov/show/NCT00010699, September 2004. Effect of High Dose Vitamin E on Carotid Atherosclerosis.

http://www.bravewell.org , The Consortium of Academic Health Centers for Integrative Medicine.

http://www.consumerlab.com. An independent laboratory that provides current information on therapies. There is a subscription cost.

http://www.healthy.net/public/legal-lg/regulations/acustlaw.htm provides information related to laws of each state.

第四部分

照護制度的衝擊

第二十二章　居家健康照護

社區護理人員處在辨別並提倡慢性病過程調適的最佳位置，也比較不受限制。

—— Lundy & Janes（2001）

前言

居家健康護理是個變化多樣的學科，需要評量、介入、評估護理行為方面的傑出知識與技術（Hitchcock, Schubert & Thomas, 2003, p.478）。因為居家健康照護可以在家庭環境下，採取全面性的方法讓病患管理自身的健康照護需求，因此，護理人員的健康重點是幫助個體達到健康與獨立的最佳程度，與居家健康護理照護息息相關。雖然擁有聯邦醫療保險（Medicare）資格的年長病患，是最常與居家照護相關的族群，但是居家照護也提供給更多不同族群，包括高風險嬰孩，以及殘障或患有慢性病的各個年齡層的人。

聯邦醫療保險出現後，即制定條例以確立誰有資格接受居家照護的服務補助。一般來說，所有第三方付費者，都以聯邦醫療保險條例作為居家照護機構的付款標準與資格。如果病患接受的是私人付費服務，在特定條款下，該機構可於自身組織內制定照護準則。遵守聯邦醫療保險準則（Medicare Guidelines），並接受聯邦醫療保險與醫療補助計畫（Medicaid）付款之機構為「已獲認證」（certified）。「未獲認證」（non-certified）之居家照護機構所提供的私人居家健康照護，沒有將聯邦醫療保險準則列入考量，因此不會收到聯邦醫療保險的款項。不過，為了服務品質，私人付款機構常會依照聯邦醫療保險所制定的適當照護準則行事。

1980 到 1996 年間，由聯邦醫療保險資助的居家照護，使居家健康照護行業成長了四倍；可向聯邦醫療保險請款經認證的機構數量，也在那段時間裡增加了兩倍（Montauk, 1998），這是 1980 年代早期，許多補助的更動衝擊醫院所產生的直接影響。國會於 1983 年通過社會福利修正法（Social Security Amendments），目的是要直接控制醫院急性病照護的成本。該法案開始時，是實際給付住院病患的前瞻性付費制度（prospective payment system），並於病患接受服務後不用再次

付費（Stanhope & Lancaster, 2002）。因此，聯邦政府批准將付費系統（cost-based system）改為診斷關聯群體（diagnosis-related groups, DRGs）。診斷關聯群體是病患的分類系統，可界定出四百六十八種疾病種類，以及聯邦醫療保險可補助的必要健康照護服務。現今的病患診斷是醫院照護補助的先決條件，因此，醫院收入明顯減少，醫院就會縮短病患平均的住院時間。直接的結果就是住院期間縮短，造成居家健康與護理的費用大幅增加。根據當時為聯邦政府聯邦醫療保險管理機構的美國衛生照護財務部（Health Care Financing Administration, HCFA），聯邦醫療保險 A 部分支出額從 1980 年不到 500 億美元，增加至 1997 年的逾 2,000 億（Stanhope & Lancaster, 2002）。

根據全國居家照護協會（National Association of Home Care, NACH, 2001），在 1993 到 2000 年間，居家健康照護機構雇員率增加 26%。當時居家健康照護費用達到最高峰，隨後，在 1997 年預算平衡法案（Balanced Budget Act of 1997）通過，迫使居家照護費用開始降低。接下來的三年是過渡性付費系統（Interim Payment System），之後採用前瞻性付費制度，此種照護管理要求居家照護護理人員提供照護時，必須在臨床與經濟需求兩者間取得平衡。在一定時間內，居家照護護理人員減少家庭查訪次數、查訪頻率與每個案子的整體管理，也讓其他訓練查訪次數減少（Maurer & Smith, 2005）。

補助改變影響最大的是老年人口，他們最容易受到殘障與慢性病的折磨，也比年輕人使用更多的健康照護服務（Lundy & Janes, 2003）。診斷關聯群體，一開始會減少醫院可能花在慢性病病患身上的時間與金錢，這時，居家健康照護機構就提供更多的照護給那些仍須護理照護的病患。醫院依賴已獲認證的居家健康機構和特護療養院（skilled nursing facilities），提供所需敏捷熟練的出院後照顧，及針對那些尚未完全康復就被醫院下令出院的病患進行照護（Stanhope & Lancaster, 2002）。

居家健康機構可以選擇加入聯邦醫療保險方案，由聯邦醫療保險支付那些符合標準條件（如表22-1）病患的費用。選擇不加入聯邦醫療保險方案的機構，則必須遵守各自管理居家照護服務的州立條例。

表22-1 聯邦醫療保險對居家健康照護補助必要條件

> * 病患正接受醫生治療。
> * 病患需要週期性的有技巧護理、物理治療、職能治療或言語治療。
> * 病患符合聯邦醫療保險。
> * 照護是合理且必要的治療。
> * 病患只能待在家裡。
> * 週期性或部分時間就可達到病患需求。
> * 病患家中或所處的療養院沒有有技巧的照護。
> * 遵照醫生指導、提供照護計畫。

＊資料來源：Montauk（1998）．

歷史觀點

　　文藝復興期間（1500-1700A.D.），社會開始改變「疾病是懲罰原罪」的看法，開始提倡一般民眾的健康福利，以及照顧他們。有趣的是逐漸增加對家中病人及年邁體弱成員的關懷（Hitchcock 等人，2003）。聖雲先會（St. Vincent de Paul）、法國慈惠姐妹會（Sisters of Charity）與愛爾蘭慈惠姐妹會（Irish Sisters of Charity），即是這種改變的早期例子。很少人能負擔醫院照護、社會機構支持強化家庭照護生病成員的意願（Lundy & Janes, 2001）。

　　也許最知名、擁有最多歷史記錄的護理人員家訪服務（visiting nursing services），是威廉·勒斯朋（William Rathbone）。他是英國富豪商人，也是個慈善家。他創立英國第一個區域護理協會。他與佛羅倫斯·南丁格爾（Florence Nightingale）合作，向全英國倡導區域護理的想法（Stanhope & Lancaster, 2002）。勒斯朋妻子生病時所受到的護理照護，令他印象深刻，也受到影響。一般認為，開始在英國利物浦喚起對病人與窮人關懷的人是勒斯朋。他在 1880 年代中期，設立首次護理人員的家訪服務，並提供給那些無法負擔這種服務的人。他結合治療護理照護與健康生活實踐教育的方法，有效的在該城市建立永久區域的護理服務。在佛羅倫斯·南丁格爾（Florence Nightingale）進一步的幫助下，勒斯朋創辦護理人員家訪訓練學校，以確保護理人員擁有能順利在社區環境中工作的必要知識與技巧（Hitchcock 等人，2003）。

　　美國採用英國的護理人員家訪模式，作為 19 世紀一些公眾健康較嚴重問題的解決方法。隨著外來移民人數增加，特別是美國一些大城市面臨許多新挑戰。窮困

潦倒的社區，加上擁擠的居住環境，迅速引起結核病、天花、猩紅熱、傷寒與班疹傷寒等的感染性疾病流行（Schoen & Koenig, 1997）。19 世紀後半期，工業革命促使都會化速度加快，女性工作機會穩定且快速成長。隨著大家越來越能夠接受女性外出工作，美國在 1870 年出現第一間以南丁格爾模式（Nightingale Model）爲基準的護理學校。爲了解決逐漸惡化的都會健康照護需求，特別是在急性醫院服務有限的情況下，因而開始了社區健康護理。此外，多數人偏好在家接受治療（Stanhope & Lancaster, 2002）。

在 1800 年代後期，費城、波士頓與紐約的慈善家，關心窮人未達標準的生活情況以及疾病對大眾社會潛在的影響，並提供家訪護理人員金錢上的支持，讓他們可以照護病人、窮人，維持居家的乾淨與品質。第一個在美國到窮人家中提供照護的家訪護理人員協會，位於水牛城（1885）、費城（1886）與波士頓（1886），由富豪支持的慈善活動，資助睦鄰安置所（settlement houses）與早期的家訪護理協會。美國早期的貧民睦鄰安置所之一，是在麗蓮‧伍德（Lillian Wald）與瑪麗‧伯司特（Mary Brewster）的努力下成立的（Stanhope & Lancaster, 2002）。

因爲麗蓮‧伍德與瑪麗‧伯司特對社會的關心，使得公共衛生護理廣泛的概念有所突破（Hitchcock 等人，2003）。麗蓮‧伍德被喻爲是發展「公共衛生護理人員」這個名詞的人，因爲這個名詞的出現，讓護理照護的焦點不只受限於個人健康，更拓展到整體社區的社會、經濟需求。伍德與伯司特最爲人所知的是在 1893 年，攜手創立第一家有組織的公共衛生護理機構，位於紐約市，名爲「亨利街睦鄰安置所」（Henry Street Settlement）。睦鄰安置所的家訪護理人員之服務被描述成社會工作、護理與社會行動的獨特綜合體（Schoen & Koenig, 1997）。女性專注於大眾教育以增進母親與孩童健康、傳染病控制、營養與心理健康。伍德與伯司特對現代公共衛生護理人員，爲社會健康提倡角色影響深遠（Hitchcock 等人，2003）。

家訪護理人員與公共衛生護理人員之間的區別，在 1920 年代晚期更加顯而易見。家訪護理人員由私人機構聘用，又受到慈善事業和民眾的捐獻補助，無疑的是居家床邊照護的「實際」人選。主要由政府衛生部門聘用的公共衛生護理人員，範圍較廣，重點放在提倡衛生及疾病預防。縱使雙方重點領域不同，在機構之外的環境提供護理照護時是獨立運作的，但目標是一致的——提倡、維護、復原社區衛生

（Hitchcock 等人，2003）（如表22-2）。

表22-2　公共衛生護理與居家健康護理異同處

相似處	說明	
地點	在住家或社區裡提供護理照護	
實施獨立性	護士獨立於機構外實施	
控制權與環境	病患可主動決定照護，控制權在病患手中，環境授權給病患。	
家庭中心照護	家庭為一個照護單位，家庭成員對病患照護貢獻最大。	
廣大目標	公共衛生與居家健康服務於社區內，努力提倡、維持及復原健康。	
相異處	**說明**	
	PHN	HHN
治療對象	全民	個人／家庭
病例數	皆是社區個案	醫師介紹
治療	持續	間斷
目的	• 健康 • 一級預防	• 疾病 • 二級預防 • 康復 • 三級預防
資格	• 潛在風險 • 社會診斷	醫療診斷

＊註：PHN 指公共衛生護理；HHN 指居家健康照護。
＊資料來源：社區衛生護理（*Community Health Nursing*）第二版，作者是 Hitchcock。經戴瑪學習出版社（湯瑪森學習出版社的部門）同意轉載：www.thomasrights.com。

　　家訪護理人員、公共衛生護理人員與公共衛生服務集體努力所獲得的成就，讓 20 世紀前半段時間的健康照護重點轉向。由於不再有大規模移民潮（因此減少威脅社區的傳染病風險），同時有更多的科技發展、新藥物與雇主付費保險，於是，健康照護的重點，漸漸從擔憂公共衛生轉變為急性照護服務。醫院逐漸成為健康照護主要的提供者。1930 年到 1940 年代，接受家訪護理人員照護的人為數不多

（Reichley, 1999），不過，醫院很快就發現，雖然他們是急性照護的提供者，同時也成為提供長期慢性病患者照護的角色。因此，醫院開始尋求方法控制因慢性病照護而逐漸增加的成本。

1947 年的紐約蒙特菲爾醫院居家照護計畫（Montefiore Hospital Home Care Program）開始實施，並提供另一個選擇性給需要健康照護的治療，但並非急性照護的病患。別名「無圍牆醫院」（Hospital Without Walls）的蒙特菲爾計畫，創造出一種利用醫師、護理人員與社會工作者提供的服務，並與醫院連結、服務到家的照顧模式（Gunderson, 1999）。我們現在所知的居家健康照護會再現，是因為受到以醫院為基礎的居家照護模式刺激（Reichley, 1999）。相互比較之下，當時居家照護的費月一天平均為 3 美元，而醫院照護一天平均為 10 到 12 美元（Reichley, 1999）。蒙特菲爾計畫居家照護的重點不只是病患的疾病和之後所演變的慢性病情況，也照顧到病患的全面需求。社會工作者提出病患的社會需求，也關心病患的家庭、他們整體的健康，以及他們照顧病患健康時的角色（Lundy & Janes, 2001）。

家訪護理人員提供的居家照護服務，逾五十年的時間，都僅由慈善家、公共慈善事業，以及家訪護理人員協會（VNAs）募集的款項出資。1966 年起，新法規——聯邦醫療保險，讓聯邦政府提供居家照護服務作為該法規福利。聯邦醫療保險讓許多人都能接受居家照護服務，特別是無法取得此類服務的老年人。1973 年，聯邦醫療保險福利擴大，不限年齡，將肢體殘障的美國人也包括在內。

伴隨聯邦醫療保險經費資助而來的是嚴格規定，規定範圍包括病患資格、居家照顧實施方式與補助機制。雖然家庭照護福利的目的，是要讓更多人能接受照護，但由於某些特定種類的機構才能提供照護，也限制了能接受照護的人資格，和病患能獲得的服務類型與服務期限，因此，取得服務並不容易。複雜的帳務系統是居家照護機構的另一個負擔，常常延宕付款日期，造成龐大的未結帳款。

居家照顧提倡者越來越擔心，居家照護的嚴密法規會限制服務作為避免超額成本的方法，無法提供病患所需的全部服務（Reichley, 1999）。經過一段時間以及在法律方面的努力、提倡、宣導活動，居家照護支持者成功地鬆綁許多限制。1980 年代晚期，取得照護的管道比較容易、資格限制比較不嚴格、結帳程序也較有效率。在比較容易獲得聯邦醫療保險經費補助的情況下，可向聯邦醫療保險計畫請款

的居家照護機構，在 1980 年中期到 1990 年中期，增加逾兩倍（Reichley, 1999）。
然而，下一個影響深遠的事件是，1997 年預算平衡法案的通過。聯邦政府爲了使
聯邦預算達到收支平衡，國會挑出居家健康照護爲減少開支的項目，減少提供的
服務來降低花費。透過結構化訊息標準促進組織（OASIS）系統，蒐集一年多的
資料，該系統是資料蒐集工具，用來連結居家照護成果和照護提供管理（Lundy &
Janes, 2003）。

　　1997 年預算平衡法案（BBA）通過後，使聯邦醫療保險對居家照護的補助條
件限制更嚴格。1980 年與 1990 年代，對提供居家照護的經費增加、寬容條例也不
復見。預算平衡法案縮小「侷限在家」的定義範圍。如果可以因爲其他原因，而非
接受醫療服務而出門，就不再符合居家照護的資格（Maurer & Smith, 2005）。1997
年到 2000 年間，符合聯邦醫療保險居家照護補助的人數下降了 50%（USDHHS,
2002）。

居家健康照護模式

　　居家健康照護一開始使用的是急性照護／復原模式等，照慣例並不會考慮到慢
性病病患的需求。因此，居家照護的慢性病管理都是經常高花費的住院治療及掛急
診室次數的頻繁。健康照護支出分析顯示，所有健康照護經費有 78% 與慢性病相
關（Anderson & Horvath, 2004）。

　　照護主要的醫療模式同樣的要用特定診斷方式治療個體，而不是管理多元診斷
及協調病患的所有需求（Anderson & Horvath, 2004）。雖然慢性病死亡率增加到占
總死亡率的 70%（國家慢性病預防與健康促進中心，2004），健康老齡化明顯增
加，人們所預期的「健康過生活」的年數也增加（Rice & Fineman, 2004）。如此
的趨勢指出，需要從急性照護醫療模式轉變爲居家健康預防性、慢性病照護的模式
（Anderson & Horvath, 2004）。模式必須包括日常照護者、扮演照護的消費者，因
爲他們是提供大部分服務給居家慢性病病患的人。忽略家庭與照護照料者的需求，
會增加他們的壓力與負擔。

　　過去三十多年來，爲老年人及殘障人士發聲的提倡者，成功地在居家和社
區環境中倡導以消費者主導的服務。居家照護的消費者渴望並也越來越有決定權
（Benjamin, 2001）。聯邦醫療保險於居家健康照護中實施以消費者主導的服務，

並表示由病患決定照護的地點。社會心理學賦權模式支持該趨勢。使用賦權模式時，要鼓勵慢性病的個體／照護者盡最大的能力掌控自己的生活（Leino-Kilpi & Kuokkanen, 2000）。這個重點是放在支持個體掌控自己生活時，並鼓勵不同種族的個體或家庭使用與他們自己的文化價值觀、家庭過程一致方式掌控生活，而不是遵照機構的道德觀。

居家健康照護中護理理論的應用

弱勢團體的倡導者是由居家健康照護根本發起。護理人員利用他們的力量幫助病患行為，會增加他們對自己生活的掌控程度（Leino-Kilpi & Kuokkanen, 2000）。居家健康照顧的目標，包括提供知識、工具、訓練給照護者與家庭，以期達到最大獨立性與自主。可用三個護理理論，闡述護理人員如何在居家健康照護中讓家庭擁有決定權。

Imogene King 的開放系統模式（open systems model），著重透過互動及護理人員的病患關係達到目標。King 的理論包括病患參與設定目標的權利。護理人員與病患一起設定目標、在達成目標的方式上達成共識、執行，或在達到目標的過程中做出改變。最後階段就是評估是否達成或符合目標（King, 1996）。護理人員評估病患需求、行動能力，並與病患制定包括治療、目標的照護計畫，以上就可以闡明整個過程（標號 485）。定期評量達到目標的過程，以及病患的心願，再修正原有計畫。

Madeline Leininger 的文化照護多樣性與普遍性（Culture Care Diversity and Universality）說明，必須了解病患的文化觀點，以產生治療成果（Leininger, 1996）。為了提供適切的文化照護，護理人員要了解個體的世界觀、看法，並評估個體的家庭環境、他們的價值觀、心理、政治觀、社經地位、語言、教育和文化系統（Leininger, 1996）。了解家庭的過程中，護理人員需要採取參與者的方式，在病患家中傾聽並觀察他們的文化。要發展出適切文化的居家健康照護，病患的看法和參與程度都舉足輕重。護理人員與病患或家庭一起決定適切居家健康的目標和治療，才符合了賦權模式。

Orem 的自我照顧能力缺失理論（self-care deficit theory），包括三個種類，定義病患自我照顧能力和自我照顧能力缺失程度或仰賴照顧程度。三個種類完全補

償、部分補償且具輔助教育性（Taylor 等人，2002）。完全補償的病患全都依賴照護，在家中則可能依賴家人和日常照護者。輔助教育性種類的病患和照護者，需要他人幫助找尋社區資源與慢性病照護教育。部分補償病患的照護計畫建立在病患自我照護的限制上，目的是要幫助病患找出限制，盡量做到自主的最大程度（Orem, 1997）。與病患分享結束後，自我照顧能力缺失的評估與照護計畫發展可確認照護目標，並找出居中步驟，盡可能地達到自主的最大程度。

居家照護語言

測定病患資格與隨後居家健康照護機構的補助時，有幾個重要的定義。這些名稱由聯邦醫療保險條例定義，包括侷限在家（homebound）、主要服務（primary services）、持續服務（continuing services）與依賴服務（dependent service）。

聯邦醫療保險條例，包括能獲得居家健康照護服務保險項目的病患資格。病患必須受限於家中或某個機構，該機構不能為醫院或特護療養院（SNF）。受限家中（home confined）指的不是病患必須久病在家。根據定義，侷限在家（homebound）或受限家中（home confined）的意思，是無法正常走出家門，出門須他人幫助、出門得花上一番工夫。對病患來說，出門是件困難事。就算病患真的出門，但這樣的情況不常見，時間相對的短暫；或出門是因為需要醫療照護。病患必須定期由醫師看管及接受間歇性特護服務，不需要連續的照護。家訪時所提供的週期性服務，由醫師決定每週或每月每項服務的次數、總持續時間，以及居家健康照護服務的星期數。這些特護服務就是主要服務，其中包括護理、物理治療（PT）、語言治療與職能治療（OT）。職能治療必須與病患所接受的另一個主要服務同時進行，就算病患已不再需要其他服務，職能治療也可能還會持續下去，直到達成服務目標（聯邦醫療保險資格細則，1996）。

居家健康照護的職能治療被視為持續服務，意指病患照護中的職能治療取決於起始的主要服務。不過，一旦開始進行主要服務、物理治療或語言治療，職能治療專家可以持續與病患接觸，在病患不再需要其他服務後還會保持下去，因此職能治療是持續服務。

除了主要特護服務，聯邦醫療保險條例也將居家健康助手與社會工作服務列為依賴服務。病患必須擁有特護服務，才能接受居家健康助手或社會工作服務；一旦

不再需要有技巧性的服務，就失去居家健康助手或接受社會工作服務的資格。如果病患接受職能治療（持續服務），這些依賴服務則仍舊可繼續進行。

居家健康照護團隊

由多數護理師所組成的居家健康照護團隊有知識與技巧，能辨別病患需求，並透過管理複雜的照護計畫來滿足病患需求（Marelli, 1998）。成功居家健康照護護理師的特質，包括完全了解管理居家健康照護的規矩和條例、注意細節的專注力、優異的人際關係技巧、良好臨床技巧、對日新月異的健康照護常態的工作知識、把事情優先順序有效率的安排好的能力、面對挑戰的時間管理能力與責任感。

居家健康照護護理師與實施標準由州立與聯邦法律管理。所有居家照護機構至少需要符合各州條例，才能取得執照。欲加入聯邦醫療保險補助計畫，則必須符合管理聯邦醫療保險認證條件與服務範圍（分別是資格細則與 HHA-11）的聯邦條例。這些聯邦指令與每州立執照或認證條件，可幫助確保居家健康照護護理師是否合格，才能提供專家級的服務。

醫師、護理人員、物理治療師、職能治療師、語言治療師、醫療社會工作者與居家健康助手等組成居家照護服務團隊。團隊成員每個人都有其特殊技巧，共同支持全面性的方式以幫助病患達到他／她的照護需要。

醫師

醫師為居家照護團隊的領導者，可承擔病患照護的主要責任。身為醫師的職責，他／她要一肩擔負起下列事情的責任──管理病患醫療和（或）精神問題、為病患制定並批准照護計畫、評估所提供的照護品質，以及與其他成員保持密切溝通。當病患另外需要支持性資源（例如：耐用的醫療用具、醫療物品或健康照護專家的服務等），醫師可批准此類資源。照護病患時，醫師必定得擔任主動的角色，讓病患與健康照護團隊易於聯絡到他／她，並且醫師必須願意給予回應（Unwin & Jerant, 1999）。

正式註冊護理人員

正式註冊護理人員是居家照護團隊中主要的照料者。為了獲得保險公司的補助，護理人員在家訪時必須至少提供下列活動之一：評估病人狀況、教導病患本身

特殊的照護需求和提供實用的技術性照護。技術性照護，包括幫助病患之所需專門知識、有特殊照護需求的照料者。這些需求可能包括居家靜脈注射療法、疼痛管理方法、呼吸管理、全靜脈營養療法或特殊傷口照護管理等。

物理治療師

物理治療師（PT）的整體目標，是促進病患康復狀況與預防殘疾。為達成目標，一般來說，物理治療師都會注意病患行動力與大動作活動的需求。肌肉骨骼傷害與神經傷害是常見的病症種類，而且需要物理治療師的治療。特殊治療模式，包括治療運動、關節活動度、平衡與轉移技巧、床上移位（bed mobility）、力氣與步伐訓練、超音波、水療（whirlpool therapy）與所有電療模式。物理治療被歸類為主要服務，治療師可以開始實施居家健康照護服務，並完成初步評估。藉由評估性家訪與醫師的建議，可發展出為病患需求量身訂作的照護計畫。

語言治療師

另一個被歸類成主要服務的居家健康照護是語言治療。語言治療師也稱為「語言病理學家」，提供服務給語言障礙或吞嚥困難的病患。語言治療評估會根據種類及嚴重程度，判定病患是否在照護計畫中需要語言治療。治療模式可能包括多感官語言刺激；聽覺、觸覺、視覺線索；語言音調與節奏練習；補償運動與技巧。如前述，語言治療師可以診斷並參與吞嚥困難的治療。

職能治療師

職能治療處理的是病患的功能性活動能力。職能治療師（OT）會評估病患，辨別從事活動的困難度並介入日常生活活動（activities of daily living, ADLs）、精細動作活動、個人照護活動，以及如購買雜糧、整理家務、金錢管理的功能性日常生活活動（instrumental activities of daily living, IADLs）。這些範圍的損傷常和急性傷害、正常老化或發展障礙有關。職能治療師著重以下事項的再教育：例行日常生活活動、知覺體能活動、視力訓練、精細動作協調活動、安全訓練或工作簡化與省力方法等。職能治療師也建議使用輔助性器具或適應性設備。物理治療師與職能治療師要互相協調病患照護計畫，因為常會出現部分相同的服務，所以要避免使用的器具重複。

社會工作者

許多不同的情況都需要社會工作服務，例如：病患基本需求無法取得資源時，可能有虐待或忽略的高風險狀況出現；病患照護或居家環境受到質疑時，照料者快承受不了壓力時，這時就該探討生活安排的替代方法或其他方式。社會工作評估與照護計畫重點，在於病患的社會、情緒與金錢需求，因此，病患能在居家環境中維持並達到獨立。社會工作者透過教育、諮詢、推薦適當的社區資源、危機介入與解除壓力模式，以幫助病患與照料者解決需求。解除壓力模式，包括找出金錢資助、居住或分配輔導資源的方式。

與所有其他服務相同的是，要使用社會服務，則必須經由醫師批准之後才有權力使用。與其他團隊成員的協調是不可或缺的事，因為若沒有同時有其他提供病患照護的人，社會工作介入則無法持續。

居家照護助手

居家健康照護團隊認為，居家健康照護助手的輔助性專業人員角色地位崇高，因為助手提供病患確實且專業的照護與日常生活活動輔助。個人照護（即衛生照護、餵食轉移、活動力輔助和在特定治療師監督之下的運動保養）與家務服務（即一點打掃工作、個人洗衣、購買雜糧），都可包括在居家健康照護助手的工作範圍內。當病患生理及心理狀況不佳，因而無法從事自我照護的活動時，和沒有照料者願意提供所需的服務時，在上述兩種情況下，居家健康助手服務的部分是居家照護服務的福利。居家健康照護助手服務，一定先從護理或其他主要治療人員開始，這些人可受託進行監督性質的家訪，二星期一次。

居家健康照護的問題與議題

最近居家健康照護業面臨了幾個挑戰。醫院十分依賴居家照護以提供有效、控制成本的服務，居家健康照護業不但必須遵守新的條例，還必須在可利用的資源及補助減少的情況下，提供有品質的服務。

限制補助

因為居家健康照護主要的請款對象是聯邦醫療保險，聯邦醫療保險補助有任何

改變都會大大地影響居家健康照護業。讀者必須記住，聯邦醫療保險受惠者所擁有的福利，接受居家健康照護的病患也能同享，尤其是通過認證機構提供的服務。

　　1980 年代中期，出現控制聯邦醫療保險開支的需求，原因是急性照護花費只增不減。醫院引進診斷關聯群體，控制病患照護補助上限，結果大大縮短了急性病患住院期間。同一期間，居家健康照護業提倡者正式挑戰聯邦政府，要求放寬居家健康照護的嚴格限制，以利聯邦醫療保險人。居家健康照護業目的達成，並獲得允許擴大居家照護服務（Reichley, 1999）。縱使能接受聯邦醫療保險福利的民眾資格鬆綁，管理聯邦醫療保險的法律仍然沒有變動。

　　聯邦醫療保險計畫的這個轉折點，讓該計畫更善加利用提供病患居家健康照護需求的大筆資金。就算聯邦醫療保險不是全額補助居家照護機構的營運成本，可獲得資金補助，讓想進入居家健康照護這行業的服務業者快速增加。業者快速增加現象是預料之中的事。居家照護先前是由家訪護理人員協會或公共衛生機構提供，現在則是由醫院為基礎的機構、獨立機構或營利機構所提供。到了 1990 年代中期，約有 10,000 家居家健康照護機構通過認證，可參與聯邦醫療保險並開始提供服務（Reichley, 1999）。

　　經聯邦醫療保險認證的居家健康機構數量成長已逾五年，聯邦醫療保險支出急遽增加。每年持續成長率 23% 至 30%，聯邦醫療保險預估，居家健康開支於 2000 年時會達到 1,000 億美元（Remington, 2000）。為了遏止不斷增加的費用，政府採取控制措施，大大改變了居家照護服務、收益也大幅減少（Grindel-Waggoner, 1999）。結果從 1997 年到 1999 年，應付帳款大幅下降 45%。1997 年會計年度，為每人支出額 4,969 美元；減少至 1998 年會計年度每人 4,052 美元；1999 年會計年度是每人 3,110 美元（Zhu, 2004）。1999 年，全國居家健康機構大約 2,500 家倒閉，原因是無法在收益大筆減少後仍持續營運（Malugeni, 1999）。

營運整頓信託計畫

　　在聯邦醫療保險支出的最高峰期間，聯邦醫療保險資金流入居家健康照護系統，使得政府推測機構沒有遵守聯邦醫療保險條例，而這是個值得深究的議題，因此，全面性的健康照護聯邦／州立反詐欺浪費與濫用行動計畫，於 1995 年啓動。該計畫以「營運整頓信託（ORT）」之名為大家所知。

接下來的二年（1995～1997 年），五個州（即加州、佛羅里達州、伊利諾州、紐約與德州等）接受調查與查帳，清查是否有詐欺濫用的情事。擴大調查的職權交給「營運整頓信託」的人員，其中有許多人是聯邦調查局（Federal Bureau of Investigation）的幹員。調查範圍包括聯邦醫療保險病患、病患的照料者、醫師與居家健康機構雇員，也調查病患醫療和帳單紀錄。

「營運整頓信託」調查，總體結果顯示，所有調查對象，每州都出現慣用詐欺與濫用模式的情況。最常見的情況為向聯邦醫療保險計畫違法請款、提供服務給不符合資格標準的病患、為換取資金或其他價值產品（回扣），違法轉介病患給居家照護服務。根據以上調查結果，「營運整頓信託」計畫擴大至全國性調查，開始要求居家健康照護機構嚴格遵循該計畫的指導方針，並起訴涉入重大詐欺與濫用行為的機構。再次由於密集自我查核的負擔增加，或感受到政府實行「營運整頓信託」審核計畫的影響，無數居家健康照護機構無法營業，於是選擇了關閉。

預算平衡法案

不只是為了回應「營運整頓信託」計畫的調查結果，也是為了遏止居家健康照護福利支出與成長，聯邦政府於 1997 年頒布用來控制開支的法律，成為預算平衡法案（BBA）的一部分（美國衛生照護財務部，1997）。預算平衡法案有一部分會影響居家健康照護服務。例如：對於只需要抽血，沒有其他特別需求的病患，不再提供靜脈穿刺服務。特別是住在郊區的病患，被迫另行尋求靜脈穿刺服務的方法，例如：巡迴實驗室、增加看醫師的次數、去有實驗設備的場所或考慮終止醫療。

補助改變（changes in reimbursements）：1997 年預算平衡法案（BBA）影響深遠，該法案將居家健康照護原本以支出為基礎的系統，改為前瞻性付費制度（PPS）。此法案克制了聯邦醫療保險的花費，從以支出為基礎、以案計酬（free-for-service, FFS），轉變為嚴格的前瞻性付費制度（PPS）。這是個複雜的改變，介於之中的步驟包括過渡性付費系統（interim payment system, IPS）。

控制支出的第一個階段就是過渡性付費系統（IPS），作為以案計酬與前瞻性付費制度之間的橋梁。過渡性付費系統嚴格限制每家機構於每位聯邦醫療保險病患一年間能收到的補助。前瞻性付費制度一開始實施，以案計酬系統與過渡性付費系統就不復存在了。許多居家健康機構沒有成功熬過這個過渡期，不再繼續提供認證

的居家健康照護。不再繼續提供認證照護，不代表他們終止提供私有或非認證照護服務。這些機構繼續提供病患及家庭居家照護，不向聯邦醫療保險請款，因為不再符合聯邦醫療保險補助資格。當病患照護的款項不再是向聯邦醫療保險申請時，與其讓病患無法接受居家照護，不如讓病患自行向機構支付費用。這種安排方式提供了另一個選擇——第三方補助照護。過渡性付費系統開始後，前瞻性付費制度隨之而來，許多長期照護病患早已自己負擔費用。聯邦醫療保險定義其付款補助標準，一開始就打算只補助短期、急性、過渡性質與需要特定照護的服務。

　　遺棄病患的可能性（potential for client abandonment）：過渡性付費系統出現後，提供居家照護給需要大量服務的病患，開支變得龐大。為了達到該有的開支控制，居家健康照護機構轉而通知病患以及他們的日常照料者，催促他們自行負擔基本費用，要不就是尋找其他服務機構。病患難以了解這些更動，因為他們接受服務的資格沒有任何改變，對實際改變是和補助機制環環相扣的情況不太了解。要適應這些劇烈的更動使人不知所措也令人困擾。如果居家健康照護機構確定某個病患因為成本的關係，不能繼續接受服務，機構有責任先行通知醫師與病患，並且幫助他們尋找其他照護來源，否則機構可能會因為遺棄病患而遭到起訴。遺棄的定義是機構中斷服務仍舊持續需要照護的病患，未適時通知病患已被終止服務時，可視為遺棄病患。

　　許多病患很快地就超出該年的福利額度，居家健康照護機構體認到，病患的聯邦醫療保險年補助款上限若超支，就代表要將費用還給聯邦政府。過渡性付費系統第一年，估計有 75% 的居家健康照護機構超過聯邦醫療保險補助款（NAHC 報告，1998）。

　　因為補助有諸多限制，一些居家健康照護機構會挑選病患，再決定要不要接受。對居家健康服務來說，理想中的顧客是那些不須密集照護且照護成本不會超過過渡性付費系統上限的病患。在挑選病患時，機構也同時小心翼翼地預防未來遺棄病患的可能性，以致造成最需要照護的病患反而無法接受照護。聯邦醫療保險補助的嚴格限制，讓政府法案間接刺激機構，造成機構選擇避開高成本照護需要的病患，其實需要建立出系統處罰有此行為的機構（Majorowicz, 1999）。

　　前瞻性付費制度——平均分攤（prospective payment system: moving toward

capitation）：平均分攤支付系統──每位病患接受服務時，該機構會收到固定款項。健康照護提供者成爲個體照護的協調者，承擔管理成本、風險、資源與照護成果的責任（Remington, 2000）。居家照護業轉變爲前瞻性的付費制度，清楚表示走向照護管理、均攤狀況的趨勢。

政府目標是在前瞻性付費制度實施下，發展出可公平支付居家照護機構的補助系統。該系統實施後，居家健康照護機構不再像之前根據病患接受服務的次數收款，而是以爲期六十天的照護計算。首次付款是總成本的 60%，之後再付其餘的40%。接下來的付款也如同以上平均劃分。

使用規定評估工具──成果評估系統與資訊組（outcome assessment system and information set, OASIS）臨床評估後，再決定病患照護需要之實際補助款。評估工具──成果評估系統與資訊組有七十九個問題，設計的目的是要建立蒐集居家照護結果資料全國適用的標準，可用來評估以業界爲基礎的居家照護服務，蒐集人口統計、臨床、功能性病患照護資料，以計算前瞻性付費制度需要付多少錢給居家健康照護機構。

機構實際能請款的數目，由成果評估系統與資訊組臨床記分系統決定。成果評估系統與資訊組所選的項目可獲配分，再加上如果需要治療服務，可另獲配分。成果評估系統與資訊組記分系統，是要以病患狀況的嚴重性與疾病劇烈性計算聯邦醫療保險的付款金額，這樣一來，病情較嚴重的病患可獲得較高付款金額。在爲期六十天的照護中，沒有限制病患所能獲得的金額。2000 年 10 月 1 日開始，全方面實施前瞻性付費制度，並使用成果評估系統與資訊組（美國衛生照護財務部，2000）。於居家健康實施前瞻性付費制度的影響是對哪一種服務可得補助的條例更嚴格，在某些例子中也規定照護期限，如此一來，可能會限制特定脆弱族群取得照護的途徑，如身體虛弱的老年人、大多時間待在家裡的慢性病人、愛滋病檢驗爲陽性的人。根據 Stanhope 與 Lancaster 於所著書中提出，以社區爲導向實踐目標是確保適當服務，而不是限制照護途徑。護理人員與其他健康照護提供者必須緊密地和家庭合作，確立可促進自我照護的服務以及服務的最佳時間（2002）。居家健康從事人員每天碰到的最大障礙是一些最需要照護的病患，卻無法完全獲得照護，例如：慢性病患者或老年人。

累積中的文件（increased documentation）：雖然前瞻性付費制度聽起來能解

決居家照護急遽上升的開支，但仍有缺點，其中一點就是增加所需的文書工作。成果評估系統與資訊組評估工具適用所有居家照護病患，但不包括產前產後婦女、年紀小於 18 歲的病患，和沒有接受專業健康照護服務的病患。居家照護機構對成果評估系統與資訊組造成的時間拉長、文書工作增加與成本增加表達關切之意（Schroeder, 2000）。要蒐集資料必須獲得居家健康照護機構的同意，密切注意病患狀況或照護計畫的任何重大改變（美國衛生照護財務部，1998）。七天內要把所蒐集到的資料輸入認可的成果評估系統與資訊組電腦軟體系統，還須密碼上鎖。成果評估系統與資訊組的資訊，至少每個月以電子傳送方式呈交政府。

　　要申請定期居家照護，至少得填寫十五份文件。對病患來說，要取得資訊完整填寫這些文件十分吃力也累人，而且他們通常是病情嚴重的病患。此外，因為文書工作增加就落在機構工作人員身上，他們必須實行並記錄病患照護期間全新的評估問題、時間。其他機構工作人員承擔臨床醫師的複審工作，確定每個錯誤或遺漏都有注意到，才能登記為資料，最後繳交給政府辦公室。

　　為了符合成果評估系統與資訊組條例相關的開支與時間考量，居家健康照護機構必須調整營運體制與預算。沒有電腦系統的機構要想辦法取得該系統，雇用資料登記人員。所有工作人員與病患都需要學習成果評估系統與資訊組使用方法與其目的。

案例：前瞻性付費制度居家照護個案研究

　　75 歲的 S 先生，妻子已去世，因為中風（cerebral vascular accident, CVA）而住院五天；出院後，他搬去和女兒（H 太太）同住。住院前，S 先生獨自一人居住。H 太太已經結婚，育有 2 名子女，希望能在家中照護 S 先生，而不是接受護理居家分配。做出這種決定後，H 太太向工廠請假，拿不到薪水。所得損失會影響家庭財務，因為這不是計畫中的事項，而且 H 太太對照顧慢性病患者沒有任何經驗。

　　居家健康機構經由醫院轉介，可提供 S 先生居家健康照護服務。轉介內容有護理照護、治療服務、社會工作與復健個人照護，讓 S 先生中風後能達到最佳行動能力。S 先生左腦中風造成右側輕度癱瘓，已經影響表達能力、認知能力、記憶喪失與行動功能。現在他無法下床行動，床上移位與換動作都需要他人幫助。穿衣、洗澡與飲食，都需要他人盡力幫助。對 H 太太來說，一天 24 小時全天候的責任是十分吃力且辛苦的。S 先生的長期照護計畫必須要獲得滿足，因為 H 太太不去上班只是暫時的情況。

湯姆森女士（Ms. Thomas）、正式註冊護理人員（RN）、護理科學學士（BSN）初次拜訪。為了申請照護服務，湯姆森女士進行全面性評估，蒐集成果評估系統與資訊組資料，以及其他居家照護領域的指定事項。成果評估系統與資訊組，測量 S 先生的行動狀況與能力，以及需要他人幫助穿衣、洗澡、盥洗、換動作、步行與飲食的程度。S 先生言語與認知能力需要居家照護儀器，也由成果評估系統與資訊組文件評估。初次評估拜訪，與 H 女士一起研究照護計畫（標號 485），考量 S 先生需要護理與居家健康助手以提供個人照護與盥洗。接下來的六十天，每星期家訪都要一起討論介入及訂定目標。護理介入，包括慢性病與照護各個層面的指導，例如：皮膚照護、營養與保濕、排泄與併發症的症候與徵兆。家訪後，湯姆森女士與 S 先生的醫師討論照護計畫。

約定評估拜訪的日期，以物理治療作為療法運動，運動右下肢體、步伐與移動訓練；職能治療是要運動左上肢體與日常生活活動；語言治療則是表達與溝通療法。每位治療師都會和 H 女士與 S 先生一起發展出包括介入與目標的照護計畫。社會工作者會進行家庭訪問，幫助 H 女士與 S 先生制定廣泛計畫，並找出可幫助 S 先生照護的社區資源，或可幫助H女士面臨 S 先生照護需求與 H 女士家庭改變壓力所造成的影響。

成果評估系統與資訊組資料，可用來計算臨床、功能性與治療服務的分數，確定居家健康資源群組（home health resource grouper, HHRG），藉以計算為期六十天的聯邦醫療保險的前瞻性付費制度金額。為了要有效益且有效率地使用前瞻性付費制度模式的有限資源，照護互相合作特別重要，才不會出現照護服務重複或完全一樣。每位團體成員都應該了解為病患照護的集體目標，確保病患達到最佳成果。

結果資料區解（skewed outcome data）：成果評估系統與資訊組實施以來，出現一個越來越明顯的重大問題——蒐集資料的一致性與可信度（Citarella, 2000）。剛開始，焦點是放在準時蒐集與呈交資料，而不是資料的可信度。Citarella 主張，前瞻性付費制度最大的挑戰就是如何標準化，如果沒有標準化，臨床醫師要怎麼解讀成果評估系統與資訊組的問題，以及如何選擇答案可能會有很多版本呢？缺乏測量病患情況的標準化措施，也沒有做記錄統一正確的方式，則會影響病患照護補助，造成報告結果資料的區解（Citarella, 2000）。

遵守規定的困難（compliance pitfalls）：以往涉及聯邦醫療保險的補助系統不允許居家健康機構獲利。前瞻性付費制度實施後，該情況已經改變。如果照護病患沒有把分配的補助款花光，設計、效率良好的居家照護服務則可持續獲利（Randall, 2000），獲利的潛能可能成為某些機構不遵守政府規定準則的動機。違

法行為，包括⑴「誇大」：膨脹病患病況嚴重程度，目的是要收取比原先批准還多的補助款。⑵減少對病患的關心：提供比標準還低的照護。⑶不適當的服務許可：讓不符合標準或標準邊緣的病患也能接受服務。⑷拒絕照護：因為擔心病患照護需求會超出補助款範圍。⑸不適當的轉介慣例：為了獲得轉介病患，給予如金錢或免費服務等等有價物品（Randall, 2000）。從事以上行為的機構，可能會因為濫用資源或法律詐欺遭到政府起訴。

　　居家健康機構人員不足（insufficient staffing of home health agencies）：所有健康照護環境都缺乏護理工作人員。而造成護理勞動力減少的常見因素有：勞動力年齡增加、個人於其他行業有更好的出路、護理人員工作人數減少、健全經濟造就較高家庭收入與護理課程招生人數的減少。

　　一般來說，因為已經缺乏護理人員，也因為居家照護業出現轉變後，工作人員紛紛離職，居家健康機構的工作人員已經減少。某些州招募護理人員遭遇困難，讓這種情況更加劇的是招募條件要求護理人員要有居家健康照護的專業，以及某個特定時間的先前工作經驗。許多居家健康機構偏愛先前有內外科護理經驗的護理人員，因為現今居家照護市場想重用的是技術良好的臨床醫師，並且要熟諳科技（Malugani, 1999）。為了招攬更多護理人員，急性照護機構提高護理人員薪資，但是該地區的社區健康機構薪水並沒有增加。許多居家健康機構缺少護理人員已達到會產生風險的程度。

　　護理人員不足，讓居家健康機構無法接受需要照護的病患。如果病患無法取得居家健康服務，病患可能需要住院更久，向診所、臨床醫師尋求照護、待在急診室、考慮護理人員居家分配或回到沒有居家健康照護支援的家中。

　　與安寧照護的衝突（conflict with hospice nursing）：需要臨終照護時，病患與其照料者會被轉介到安寧計畫。安寧計畫是一項在病患家中的服務。安寧照護的原理是提供慰藉方式、疼痛與病症控制，與情感及心靈上的支持，以增進生病最終階段的生活品質。所提供的服務和居家健康照護服務相似，但是該服務只會在生病最終階段出現。生病最終階段會持續數個月，通常都是六個月內。和居家健康機構不同的是，住院時也可提供安寧照護。這個全面性的照護進一步推展至病患家人與照料者身上，病患去世後，他們可接受支持性喪親照護（Hitchocok 等人，2003）。

安寧團隊，包括臨床醫師、護理人員、治療師、社會工作者與居家健康助手。團隊可提供如同居家健康機構的多項服務。安寧計畫也包括喪親諮詢師、志工與其他特護提供者。安寧計畫與居家健康計畫一樣，有嚴格規定，並且受聯邦醫療保險資格標準與其他補助方式嚴密管制。

工作人員發現，病患已快走到生命盡頭，而居家照護機構無法適當處理時，就由居家健康照護轉介給安寧團隊。可惜的是，居家照護機構通常都在病患過世前 48 到 72 小時前，才轉介給安寧團隊。轉介拖延到最後，常因為不到生命最後一段路，病患不願接受安寧照護。不過有時候上述情況出現，是因為居家照護機構認為，那時實施安寧照護才能發揮最大效用（Schim 等人，2000）。居家健康機構有權力留住病患，而不會將病患轉介到安寧照護，因為病患會為他們帶來收入。此現象常發生，因為服務期間短暫，反而會剝奪病患與家人接受全面安寧照護的益處。

通常難以決定某位慢性病患者轉介到安寧照護的時機。安寧照護的目的不是提供長期慢性病照護，過早轉介病患反而是對病患、家人與機構幫倒忙。聯邦醫療保險在臨床醫師認證中的標準提到此情況，要求臨床醫師說明預期該病患會於六個月內去世。然而，這對臨床醫師來說是個困難的決定，要病患與家屬從慢性病到末期，然後就要面臨死亡，這過程很難熬。除了因個人因素，疾病末期要在家裡度過之外，聯邦醫療保障開支差異也屬於他的動機。根據安寧療護中心（Center to Advance Palliative Care），居家安寧照護平均花費為每天 107 美元；在醫院一天是 476 美元；持續性的居家照護一天為 624 美元（von Gunten, Ferris, Portenoy, & Glajchen, 2001）。

仰賴家庭照護（use of family caregivers）：由於居家照護資源有限，長期照護越來越仰賴家庭成員及其他日常生活照料者。由專業照料者（健康團隊成員）引導，病患與他們的照料者會感到健康行為、健康狀況改善或慢性病症狀穩定下來。同時，此種照護能省錢，因為大多時候不用付費給日常生活照料者。

想避免住院治療或長期照護，又肩負責任的日常生活照料者，一定不能忽略他們社會、情感、生理與財務上的健全狀態可能會有風險，也會有所犧牲（Montauk, 1998）。家庭照護者常提供 24 小時全天候的照護，這樣一來，家庭就變成照護病患的機構（Marelli, 1998）。因為角色改變、關係緊張、個人空間喪失、手頭拮据等因素，加上家中每件事都要以照護為優先，這種結果造成的壓力，會在家中形成

不平衡狀態（詳見第十一章家庭照顧者）。照料者苛刻的角色，可能會因為工作而責任增加，養育小孩與家務事也會加重此角色的責任（Hitchcock 等人，2003）。照料者肩負重擔，不順遂的後果會讓照料者精神容易受傷，可能會出現精疲力盡、與人群疏離，以及絕望的現象。

介入

　　居家健康機構因為富有彈性而知名。為了大眾服務的承諾，加上永續經營的決心，這些機構想出策略，讓危機變成轉機。這裡會提到部分策略，不管居家照護是由誰付款，所有情況的共通點是：一般人認為照料者會提供給病患大部分的照護。

居家照護服務種類的多樣化

　　一直到聯邦醫療保險補助有了嚴格限制後，居家健康機構都努力為聯邦醫療保險多數病患提供服務。以往因為聯邦醫療保險優惠的補助方式，服務次數越多、機構的利潤越多。現在開始嚴格執行新條例與控制成本的措施，聯邦醫療保險市場已不再吸引人。機構拓展業務到照護供給的區塊，例如：管理照護、用藥服務與成人日間照護或私人看護服務等，讓機構有更多利潤來源。要打進更廣大的市場，居家健康照護需要自行學習多樣的條例與每個場合不同的營運與財務系統，因為典型的聯邦醫療保險規則與條例，大多不適用於此。舉例說明，許多居家健康機構與管理照護組織（managed care organizations, HMOs）簽訂合約，作為發展多樣化的部分策略。居家照護護理人員以往承擔病患主要的照護管理責任，必須和管理照護組織護理人員分擔照護管理的角色，並學著適應。管理照護組織的護理人員也同樣背負照護管理的責任（Brown & Neal, 1999）。

改變照護供給模式

　　財務與臨床生存策略，導致許多居家健康機構合併成更大型、更有效率的組織，所涵蓋的區域廣泛（Nugent, 1999）。隨著照護供給新模式的發展，出現上述改變，因為機構傳統照護供給已不再適用。新模式的幾個例子，包括管理照護團隊、自動引導的工作團隊，或具有生產力的工作團隊。居家健康機構先行發展這些模式，因為他們預期居民照護利益會大幅下跌（Brown & Neal, 1999; Stafford,

Seemons & Jones, 1997; Oriol, 1997）。這些照護供給的共同點在於，都重視以有組織的團隊方式提供病患照護，共同的目標爲盡量以最低成本提供高品質照護。

平衡工作人員的短缺問題

臨床醫師家訪，大部分已被居家健康照護機構取代。最近多數資料指出，不到1%的病患仍接受臨床醫師家訪（Unwin & Jerant, 1999）。爲了支持採用更多的臨床醫師家訪，提出病患的偏好與健康照護體系的重大改變，是需要臨床醫師更多的參與，因爲病患醫療需求越複雜，醫院越不願接受住院病患，以及也會縮短住院期間（Unwin & Jerant, 1999）。建議方式爲，臨床醫師可多加利用電話或先進電信科技，例如：互動視訊會議（遠距醫療），以補足或取代人事居家拜訪。

居家健康照護團隊重要新增人士爲進階的臨床護理師（advanced practice nurse, APN），鑑於近期居家照護護理人員的短缺情況、解決病患居家複雜醫療需要的時間、要達到生產標準，一天 5 到 6 位病患的壓力，進階臨床護理師的專長大大支援了病患與機構工作人員（Pierson & Minarik, 1999）（詳見第二十章慢性疾病的進階護理師）。

進階臨床護理師能夠處理大量病患評估，並在臨床醫師許可下，可以囑咐適當的診斷測試與進行早期治療（Kane, Ouslander & Abrass, 1999）。與居家照護護理人員相較之下，進階臨床護理師能提供後續照護與資源的時間更長。進階臨床護理師應該提供體弱老年人與慢性病患者所需的深度服務。

將進階臨床護理師納入居家照護業的障礙之一，就是缺乏可支付服務費用的經費來源。多數保險公司沒有將進階臨床護理師服務包括在居家健康津貼裡。居家健康照護機構持續尋找方法，以抵銷進階臨床護理師服務的費用。某些機構已經實施具有創造性的方式，例如：取得以社區爲基礎的補助款、解約機構的進階臨床護理師，讓他們去其他業者擔任健康諮商師（Pierson & Minirak, 1999）。

護理教育的變遷

健康照護從急性照護慢慢轉爲居家與社區爲基礎的服務，具有優秀專長的居家照護護理人員的短缺，已吸引了數個領域的注意力。例如：在護理教育領域，爲了準備在社區從事護理行爲，以前是由學士護理課程訓練；副學士學位課程將訓練

著重於較急性的照護環境。了解到急性照護護理人員的需求下滑，而對具有知識與專長，可在社區環境中順利工作的護理人員需求增加，副學士學位課程開始根據情況修訂課程、培育未來的護理人員（Jamieson, 1998）。這些課程增加訓練項目，所遇到的挑戰是把提倡健康、預防疾病、以社區為基礎的病患教育、心理、環境的全面性評量概念，整合入他們的課程中，又不得延長副學士學位的課程時間（Jamieson, 1998）。

避免遵守合法規定的困難

因為人力資源有限，居家照護機構接收病患時，必須謹慎並考慮周到。他們要仔細考慮以下這些要素，例如：病患醫療需求的複雜程度、安全性問題、社會支援體系、病患需要待多久機構就能照護多久的能力，並提供所需資源。謹慎考慮後，機構減低可能會造成遺棄病患情況的風險。此外，居家健康機構要小心不要受到欲望或誘惑影響，以虛報等令人質疑的方式增加獲利，此舉可能會引起詐騙與濫用的疑慮。

電腦化

可獲補助的居家健康服務，包括特護、物理治療、職能治療、言語治療、居家健康助手、社會醫療工作與病患特殊情況的管理等供給責任。居家健康臨床面對驅動財務補助，對所有居家健康機構來說，迫切需要建構出能整合臨床與機構營運的照護模式。

專門管理居家健康機構帳單人員的知識，來自於聯邦醫療保險補助結構。完成列帳過程必須的機構文件，因此，適時文件的流通會大大影響該機構的現金流量。所有工作人員都知道，文書工作若延誤，可能會造成現金流量的問題。

創新的居家健康機構於計畫過程中，可讓工作人員從手工整理資料改為用電腦蒐集資料，並使用傳輸系統。之前需要幾天才能完成的病患資料，現在可馬上傳輸。能夠每天傳輸並接受資料，不僅可以簡化帳單程序、追蹤病患與工作人員家訪的次數也很有效。因此，請款帳單可準時送達，防止帳單程序延宕與付款耽擱（Lewis, 2000）。

電子紀錄系統評估成果評估系統與資訊組時，能達到最佳效率，可適用於臨床

與帳單請款方面。對居家健康業者持續存在的挑戰，就是爲了公平公正的補助款及記錄正確的機構結果，需要確保成果評估系統與資訊組資料的一致性與可信度。爲了制定成果評估系統與資訊組的標準化結果，建議可從成果評估系統與資訊組可信度進行研究（Citarella, 2000）。

法規

　　1997 年預算平衡法案通過後，居家照護業者首要之務是預防服務更進一步減少，並修補聯邦醫療保險的居家健康福利。2000 年國會通過受惠人增益與保護法案（Beneficiary Improvement and Protection Act, BIPA），作爲社會福利法案（Social Security Act）的修正案。受惠人增益與保護法案其中一項改變，是澄清居家健康中「侷限在家」的定義。受惠人增益與保護法案中，出門接受健康照護治療、治療性成人日間照護，例如：參加宗教儀式的任何短時間、次數少的出門，都不能作爲不符合「侷限在家」資格理由（衛生暨人群服務部，2001）。此法案爲預算，因 1997 年預算平衡法案減少的醫院、居家健康機構、護理中心與其他服務提供者爭取到五年內 210 億美元的經費（加州居家健康照護協會，2000b）。該法案包括 2001 年提出的 2002 年預算削減，所以，允許居家照護可使用遠距醫療方式。

2003 年聯邦醫療保險現代化法案

　　國會於 2003 年修正 1965 年的聯邦醫療法案，目的是要提供更好的健康照護福利與健康保險範圍的更多選擇。聯邦醫療保險 D 計畫包括處方藥物與預防藥物福利，福利目標受惠群爲低收入戶。這項改變預期不會特別影響居家健康照護的效用，也不是特地執行，但可能會影響那些掙扎著付出所需醫療費用的慢性病病患。2004 年，聯邦醫療保險核准藥物折扣卡出現，2006 年實際聯邦醫療保險藥物福利才開始（美國醫療保險及醫療補助中心，2004）。聯邦醫療保險 D 部分預期藥物折扣爲售價的 10% 到 15%（Markey, 2004）。

　　聯邦醫療照顧優先計畫（The Medicare Advantage Plan）取代聯邦醫療保險與選擇（管理照護計畫選擇），聯邦醫療保險法新增的選擇、提供年長者多樣選擇，也包括聯邦醫療保險擴大的按次計費（enhanced fee-for-service, EFFS）或處方藥物計畫（prescription drug plan, PDP）（Maurer & Smith, 2005）。該計畫目標是要管

理聯邦醫療保險費用，並增加使用合格的服務提供者的機會。加入聯邦醫療保險管理照護的受惠人，預期六年內增加一倍（Markey, 2004）。聯邦醫療保險法規作為管理照護的提供者，會對居家照護提供給慢性病病患的服務有深遠的影響。此法規會進一步影響提供給年長者的健康照護服務；年長者在加入聯邦醫療保險前，要先做身體檢查與其他主要預防性服務，這些新服務應該會增進聯邦醫療保險的健康提倡與疾病預防（Maurer & Smith, 2005）。

支持家庭照料者

國家與州立立法委員沒有注意到日常生活照料者需求數量會如預期一樣增加。發展計畫支持家庭照料者，他們可從照護責任中暫緩一口氣的主要動機是為了遏止長期照護成本急遽上升。在自己家中接受照護可獲得熟悉感、慰藉與安樂感。多數家庭照料者發現，因為他們能直接關心親人的照護方式，所以提供居家健康照護會讓他們擁有控制的感覺。此外，日常生活與正式照料者及家庭照料者之間的健康照護夥伴關係，會發展出信任感與親密感，可增進家庭照料者的信心，讓他們有效率地照護病患需求。因此，應促進病患、病患照料者與健康照護團隊平等的夥伴關係，如此一來，才能達成一般目標。當然，最終目標是用適切資源與健康教育，讓日常生活照料者能在居家環境中發展所需技巧，成功地獨立管理病患的照護。

任何形式的政策發展，計畫、規劃的效力，取決於目標群眾對需求的想法和可滿足其需求的方式。1999 年，美國年長者聯邦健康保護與援助法案（The Federal Health Protection and Assistance for Older Americans Act of 1999），包括數個照護者支持計畫，內容為長期照護可享有抵稅額。2000 年，終於分配出支援照料者的資金，作為美國年長者法案之修正案（衛生暨人群服務部，2001）。有資金可提供支持照料者措施，且不限於用來支持、鼓勵與留住照料者的稅扣除額。服務包括照護暫緩資源的供給、支援照料者服務網的途徑，並利用稅率鼓勵老闆，讓他們發展出可支援照護員工的計畫。此修正案的資金由州立機構掌管，所有服務直接支援以居家與社區為基礎的服務，以及體弱年長者的居家照護（Maurer & Smith, 2005）。

結果

居家健康照護長期慢性病患者管理扮演的角色，想得到的成果似乎一開始就顯而易見。無庸置疑，病患在家中接受健康照護會出現正面效果。為了讓病患在家，不須住養老院而出現的照料者支持機制，也達到了正面效果。不過，為了測量是否達到成果，應盡速制定穩固且可靠的成果標準，這對了解病患與照料者有無實際獲益，或只是因為別無選擇來說是很重要。

Maurer 與 Smith 制定九個可能用來評估成果的成果措施（outcome measure），由群眾、社區內健康照護體制與環境的變遷判定。判定成果措施，包括知識、行為及技巧、態度、情緒安樂狀態、健康情況（流行病學）、健康照護體制現有的服務及內容、計畫治療滿意度及接受度、現有的政策許可，以及命令與資金、與外在環境的轉變關係。

用前五個措施評估居家健康照護任何一門學科產生的成果，已包括在照護本身內。居家照護團隊工作的專家與輔助性專家，可透過前五項原則行使職責，因此，可讓測量變數相對簡單且實用。然而，從 20 到 21 世紀以來，居家健康照護一直致力於最後四個成果措施。這四個措施常出乎意料地受到資金支援數目的減少而增多、政府條例、居家照護本身的管理控制，和把病患從機構照護轉到居家照護的影響。

隨著均攤支付系統的建立，以及機構學著如何於該系統下提供病患的最佳照護，加上聯邦醫療保險對病患個人與照料者支持度的增加，居家健康照護期待的成果應該變得比較可行，這是可以達成的。希望成果評估分析能夠證明居家健康照護程序產生的是適當、適合、效率好的病患照護，因此，這會是服務病患的最佳方式，而不是因為病患沒有其他選擇。

摘要與總結

居家健康照護業面臨的挑戰是如何有技巧的管理風險、成本、資源與病患照護成果。於前瞻性付費制度下，要提供效率良好、高品質且具成本效益的服務，居家健康機構正發展策略計畫，才得以在受到緊密控制的經濟環境下生存。機構全體工

作人員需要完善教育，熟悉機構營運新規矩與條例，也要知道如何利用每位工作人員的技巧與才華達到機構目標。考慮到評估所帶來的補助、所有臨床醫師需要參與講習，去了解正確周密的病患評估，以及快速正確資料繳交的重要性。

　　此外，現在居家健康機構需要負責使用管理，有必要發展「工具組」以提升效率。這些機構過去的營業基礎概念是照護越多、補助款就會越多，但是新型付款系統限制每位病患的補助額度，卻同時期待照護品質不變。例如：程序指導、照護藍圖與臨床路徑的資訊能有所幫助，加上探索尖端科技的動機，如服務端點（point of service）電腦與遠距醫療服務。廣泛看來，由機構實施策略技巧測量前瞻性的付費制度，該策略必須結合少量病患拜訪之下的優質照護與病患滿意程度、工作人員高產出與鬥志高昂，以及在預算有限時工作能即時完成、文件也能準備繳交。

　　要構成這個過程不可或缺的是臨床醫師、病患與他們的照料者。他們必定要知道他們在居家健康照護範疇的貢獻，特別是由聯邦醫療照護補助的居家健康照護，轉型為管理照護。身為病患的監督人，臨床醫師為了有效解決病患照護需求，應該提供更多所需的輔導與醫療方向，並透過臨床醫師與居家健康機構之間開放、正面的溝通模式來達成。

　　病患被允許接受服務前，要獲得正面的病患成果；得要求居家照護機構去更進一步了解病患、家庭與照料者的角色。家庭與照料者需要知道，照護計畫中自身角色的重要性，並盡早讓他們了解到這點，因為機構預期他們也會照護病患，那麼病患的家人也必須了解要期待機構提供怎樣的服務，或哪些服務機構無法提供。

　　從 1965 年開始的居家健康照護業年表，證明逆境時會出現的顯著復原能力。因為資格限制、詐騙與濫用指控及近期的補助限制，讓居家健康機構重新振作，實現支持病患與照護者居家管理病患照護需求的自決力。無庸置疑的是，這些機構需求量仍多，能否成功要看他們是否能適應現今的經濟環境。

＊註：作者群要感謝 Deborah Card 與 Wanda Huffstetler 為本書第五版本章節的貢獻。

問題與討論

1. 描述聯邦醫療保險如何影響居家健康照護服務的傳送與補助。
2. 討論侷限在家（housebound）的定義，該定義可能會如何影響個體定期上教堂

的習慣，以及他們接受健康照護的方式。

3. 請區別出主要、持續與依賴照護服務之間的不同處。

4. 請解釋歷史上居家健康照護的基礎。

5. 試論居家健康照護機構聘用護理課程大學畢業生的優缺點。

6. 請討論於現今健康照護系統中，可否達到優良、效率好，居家健康照護服務品質。

7. 解釋居家健康照護機構如何在服務需求與實質補助之間取得平衡。

8. 討論聯邦醫療保險對居家照護、安寧照護，以及病患照護補助考量。

參考文獻

Anderson, G., & Horvath, J. (2004). The growing burden of chronic disease in America. *Public Health Reports, 119* (3), 263–270.

Benjamin, A. (2001). Consumer-directed services at home: A new model for persons with disabilities. *Health Affairs, 20*, (6), 80.

Brown, N., & Neal, L. (1999). Development of a managed care team in a traditional home healthcare agency. *Journal of Nursing Administration, 27*, 43–48.

California Association for Health Services at Home. (2000a). DHS comes through for home health, *16* (12).

Centers for Medicare and Medicaid Services. (2004). The Facts about Upcoming New Benefits in Medicare. US Department of Health and Human Services Available at http://www.medicare.gov/Publications/Pubs/pdf/11054.pdf

Citarella, B. (2000). Preparing for PPS: Developing a comprehensive education program. *The Remington Report: Business and clinical solutions for home care and post-acute markets,* July/August, 16–18.

Department of Health and Human Services. *Federal Register, 63* (2) (1998).

Department of Health and Human Services. *Federal Register, 65* (2000).

Department of Health and Human Services. (2001). Administration on Aging: Older Americans Act amendments of 2000. Available on-line at: http://www.aoa.dhhs.gov.

Grindel-Waggoner, M. (1999). Home care: A history of caring, a future of challenges. *MedSurg Nursing, 8*, 118–122.

Gundersen, L. (1999). There's no place like home: The home health care alternative. *Annals of Internal Medicine, 131*, 639–640.

Health Care Financing Administration. (1997). Department of Health and Human Services. *Federal Register, 62* (6).

Hitchcock, J., Schubert, P., & Thomas, S. (Eds.). (2003). *Community health nursing: Caring in action.* (2nd ed). Albany, NY: Delmar.

Jamieson, M. (1998). Expanding the associate degree curriculum without adding time. *Nursing and Health Care Perspectives, 19* (4), 161–163.

Kane, R., Ouslander, J., & Abrass, I. (1999). *Essentials of clinical geriatrics* (2nd ed.). New York: McGraw-Hill.

King, I. M. (1996). The theory of goal attainment in research and practice. *Nursing Science Quarterly, 9*, 61–66.

Leininger, M. M. (1996). Culture care theory, research, and practice. *Nursing Science Quarterly, 9*, 71–78.

Leino-Kilpi, H., & Kuokkanen, L. (2000). Power and empowerment in nursing: three theoretical approaches. *Journal of Advanced Nursing, 31*, 235–241.

Lewis, A. (2000). Prospective pay the easy way. *The Remington Report, 8*, 5–7.

Lundy, K., & Janes, S. (2001). *Community health nursing: Caring for the public's health.* Sudbury, MA: Jones & Bartlett.

Lundy, K., & Janes, S. (2003). *Essentials of community-based nursing.* Sudbury, MA: Jones & Bartlett.

Majorowicz, K. (1999). Coordinating the medicare home health benefit. *CME Resource,* 17–42.

Malugani, M. (1999). No place like home: Always adaptable, home care faces the future. *Nurseweek, 12* (24), 1, 18.

Manger, D., & Fredette, S. (2000). New graduates can succeed in home care. *Journal of Nursing Scholarship, 32*, 6.

Marelli, T. (1998). *Handbook of home health standards and documentation guidelines for reimbursement.* St. Louis: Mosby.

Markey, C. (2004). Understanding the Impact of the New Medicare Law on Home Health Patients. *Home Healthcare Nurse, 22,* 378–379.

Maurer, F., & Smith, C. (2005). *Community/public health nursing practice.* St. Louis: Elsevier Saunders.

Montauk, S. (1998). Home health care. *American Family Physician, 58,* 1609–1614.

National Center for Chronic Disease Prevention and Health Promotion. (2004). Indicators for Chronic Disease Surveillance. *MMWR, 53, (RR11),* 1–6. Available at http://www.cdc.gov/mmwr/preview/mmwrhtml/rr5311a1.htm

Nugent, D. (1999). Providing solutions for the growing trend toward home health care. *Health Management Technology, 20,* 28.

Orem, D. E. (1997). Views of human beings specific to nursing. *Nursing Science Quarterly, 10,* 26–31.

Oriol, M. (1997). Specialty team development: One agency's formula. *Home Healthcare Nurse, 15,* 505–508.

Pierson, C., & Minarik, P. (1999). APNs in home care. *American Journal of Nursing, 99,* 22–23.

Randall, D. (2000). Compliance issues for home health agencies under the new medicare PPS system. *The Remington report: Business and clinical solutions for home care and post-acute markets, November/December,* 16–18.

Reichley, M. (1999). Advances in home care: Then, now and into the future. *Success in Home Care, 3* (6), 10–18.

Remington, L. (2000). PPS is making people run out of excuses for a change. *The Remington report: Business and clinical solutions for home care and post-acute markets, July/August,* 13–15.

Rice, D. P., & Fineman, N. (2004). Economic implications of increased longevity in the United States. *Annual Review of Public Health, 25,* 457–473.

Schim, S., Jackson, F., Seely, S., Grunow, K., et al. (2000). Knowledge and attitude of home care nurses toward hospice referral. *Journal of Nursing Administration, 30,* 273–277.

Schoen, M., & Koenig, R. (1997). Home health care nursing: Past and present. *Medsurg Nursing, 6* (4), 230–234.

Schroeder, B. (2000). Medicare OASIS for home health. *Nurseweek, 13* (4), 12–13.

Stafford, D., Seemons, D., & Jones, J. (1997). Case management through productivity engineering. Part 1: Development of the intensity of home care acuity scale. *Home Health Care Manager Practice, 9* (4), 1–5.

Stanhope, M., & Lancaster, J. (1998). *Community health nursing: Process and practice for promoting health.* St. Louis: Mosby.

Stanhope, M. & Lancaster, J. (2002). *Foundations of community health nursing: Community-oriented practice.* St. Louis: Mosby.

Taylor, S. G., Compton, A., Eben, J. D., Emerson, S., et al. (2002). Dorothea E. Orem: Self-care deficit theory of nursing. In A. M. Tomey, & M. R. Alligood (Eds.), *Nursing theorists and their work,* (pp. 175–194). St.

Louis: Mosby.

US Congress (2000b). *Congress considers BBA relief. 16* (10), 1, 4.

Unwin, B., & Jerant, A. (1999). The home visit. *American Family Physician, 60,* 1481–1490.

von Gunten, C., Ferris, F., Portenoy, R., & Glajchen, M. (2001). Medicare Hospice Benefit Reimbursement Rates (Eds.), *CAPC Manual: How to Establish A Palliative Care Program.* New York: Center to Advance Palliative Care.

Zhu, C. (2004). Effects of the Balanced Budget Act on Medicare Home Health Utilization. *Journal of American Geriatrics Society, 52,* 989–994.

第二十三章 安寧照護

死亡是必然，極度痛苦卻不是。

—— Kathleen Foley

前言

　　高齡化的美國人口最終也將患有一種或是多種的慢性疾病，這在他們死亡之前會拖上數年之久（Morrison & Meier, 2004）。主要有四大慢性疾病會造成老年人的死亡，包括心臟病（heart disease）、癌症（cancer）、腦血管疾病（cerebrovascular disease），以及慢性呼吸道疾病（chronic respiratory disease）（美國國家衛生統計中心疾病管治中心，2002）。以上的慢性疾病都有較長的疾病過程（illness trajectories），其中包括衰退導致的漸進疾病和殘疾。而有慢性病相關疾病過程的病友，也可受惠於安寧照護（palliative care）。

歷史觀點

　　安寧照護深根於收容中心（hospice），因此收容中心的討論和安寧照護的討論息息相關。收容中心既是一種照護的基本觀點，同時也可施行整合的健康照護。Hospes 一字源自拉丁語，意思接近「好客」（hospitality）。在中世紀前往聖地的朝聖者，會在中途站（way station）歇腳，吃些東西、喝口水。這些中途站（收容中心）也成了窮人、病人，以及將死之人的避難所。

　　一般均認為，Dame Cicely Saunders 是近代收容中心運動的發起人。她以往的教育背景使她成為護士、社會工作者，以及醫師；之後在 1967 年於英國西德納姆（Sydenham, England）成立聖·克里斯多福收容中心（St. Christopher's Hospice）。該中心為第一個研究與教學收容中心，因其疼痛及病症管理而聞名，對於照護（care）、居家照護（home care）、病友的親屬支持（family support），以及喪親喪友的隨訪（follow-up）等，都提供全面性服務（Lattanzi-Licht, Mahoney, & Miller, 1998）。聖·克里斯多福收容中心的服務與時俱進，以應付病友及家屬的需求。服務項目包括住院護理（in-patient care）、居家護理（home care），還有日間照護中

心（day center）。英國境內收容中心和安寧日間照護中心，是安寧照護服務中成長最快速的一環，卻鮮少有研究探討（Hearn & Myers, 2001）。

收容中心和安寧日間照護是個綜合服務，為求提供癌症末期病患（terminally ill individuals）高品質的生活，於是安排多種個人化和彈性兼具、且非醫療的環境（Hearn & Myers, 2001）。在英國沒有設定預後（prognosis）接受服務的法定標準，當事人因此得以在疾病過程初期就獲得收容中心的入住許可。早點入住可讓他們參加，例如：手工藝製作或是短途旅行等活動。收容中心之服務慣例，包括症狀控制（symptom control）及治療（medication）的複查情形、支援病患親友、讓有相似問題的人相互扶持、提供個人清潔衛生諮詢、支持與協助（Haywood House, 1996; St. Christopher's Hospice, 1996）等。「聖・克里斯多福收容中心」至今仍是全世界收容中心和安寧照護的典範。不過，Dame Saunders 叮嚀，別去複製聖・克里斯多福收容中心，而應該視服務對象的需求，在其文化背景中提升收容中心和安寧照護的本質。

聖・克里斯多福收容中心開業二年後，Elisabeth Kubler-Ross 出版了《論死亡與臨終》（*On Death and Dying*）（1969）一書。這本極具前瞻性的書整理出許多結論，其中她也指出臨終的不同階段。她的著作更激發起全國討論有關臨終的需要。

Florence S. Wald 是一位護士，同時也是美國收容中心運動的先驅。她在某次造訪聖・克里斯多福收容中心後，更堅定她為末期病患提升生活品質的想法。她評估，在康乃迪克州（Connecticut）設立收容中心照護的需求，接著，即在 1974 年成立美國第一間收容中心。康州收容中心（Connecticut Hospice）在成立之初，提供居家照護服務（沒有住院病床），後來也成了全美的照護典範。隨著該中心服務項目越來越多，後來也添設了住院病床，康州收容中心於是成了美國第一所獨立運作的住院收容機構（Lattanzi-Licht 等人，1998）。Wald 在接下來的三十年時間，率先將英國收容中心的基本觀念和照護模型，導入美國收容中心運作當中。「收容中心和安寧照護護士協會暨基金會」（Hospice and Palliative Nurses Association and Foundation），稱她為「美國收容中心及安寧護理照護之母」。她在 2004 年 1 月，獲頒「收容中心和安寧照護護士協會暨基金會」的「卓越獎」（Leading the

Way Award），並爲該獎的第一位受獎人（Hospice and Palliative Nurses Association, 2005）。

全國收容中心和安寧照護組織（the National Hospice and Palliative Care Organization, NHPCO）（2005），預計全美在 2003 年共有 3,300 家收容中心營業，這些中心約可服務 950,000 名病患。這個數據約略描繪出自 1974 年以來收容中心照護的大幅成長與進展。不過，在 2003 年死亡的美國人當中，大約有 50% 是在醫院裡死亡的。從這些數字可以發現，收容中心照護仍是「不爲人知的祕密」。

到了 1990 年代，有兩份研究更進一步影響美國的收容中心和安寧照護運動。這兩份研究分別是《了解預後和結果偏好及治療風險研究》（*Study to Understand Prognosis and Preferences for Outcomes and Risks of Treatments, SUPPORT Study*）（1995），以及美國國家科學院醫學機構（Institute of Medicine, IOM）的《接近死亡：增進生命末期照護》（*Approaching Death: Improving Care at the End of Life*）（1997）報告。「生命末期照護」之所以成爲健康照護的中心議題，這兩份研究占了舉足輕重的位置。

《了解預後和結果偏好及治療風險研究》

羅伯特・伍德・詹森基金會（Robert Wood Johnson Foundation），以 2 千 9 百萬美金的捐款資助《了解預後和結果偏好及治療風險研究》（《了解預後和結果偏好及治療風險研究》主要調查員，1995），以期研究美國五間教學醫院裡臨終的過程。該研究之受試者總數約爲 9,000 名，他們分別患有鬱血性心臟衰竭（congestive heart failure, CHF）、慢性阻塞性肺病（chronic obstructive pulmonary disease, COPD）、結腸癌（colon cancer）、肺癌（lung cancer）或是肝癌（liver cancer）。從研究結果可以發現，超過 50% 的病患在生命中的最後三天有劇烈疼痛感。除此之外，醫生和病患對於照護目標缺乏良好溝通，再加上病患、親屬，以及專業健康照護者的情緒不好受。31% 的家庭爲了要照護摯愛，而花掉了畢生積蓄。這份研究結果迅速引發一連串研究、教育，以及實務的推廣，期望可以改變美國人對於死亡和臨終的文化認知。

美國國家科學院醫學機構報告

第二份重要的研究則是美國國家科學院醫學機構的照護委員會（Institute of

Medicine's Committee on Care），在生命末期報告中（the End of Life Report）發表的《接近死亡：增進生命末期照護》（Field & Cassel, 1997）。該委員發現，在照護患有可能致命，而且無法治癒的疾病患者時，共有四大缺失。這些缺失列舉如下：

1. 太多人在生命末期遭受無謂的折磨，這都肇因於行動錯誤（errors of omission）——也就是照護者無法提供有效的安寧及支持照護，或是肇因於處理錯誤（errors of commission）——照護者的行為無效甚至有害。

2. 法律、組織或是經濟面的障礙，也會使病患在生命末期無法得到良好的照護。

3. 醫師及其他健康照護專業人員所學到的教育及訓練當中，並未提供足以妥善照護臨終病患的知識、技術，以及態度。

4. 現今知識及認知，不適合在生命末期實施一致的實證醫療（evidence-based medicine, p.264-265）。

健康照護專業人員、病患、親屬、健康計畫管理者、專業機關管理者，還有政策制定者，必須攜手合作，才能影響並改變相關態度、政策還有行動，才可以補足安寧照護的缺失（Field & Cassel, 1997）。該報告最後語帶樂觀的表示：「健全的社會承諾（social commitment）⋯⋯，可以激勵、支撐個人和群體，致力於營造出人性的照護體系，讓人們相信，在死去的時候可以得到妥善服務。」（Field & Cassel, 1997, p.13）

安寧照護之臨床服務指引

因為《了解預後和結果偏好及治療風險研究》，和美國國家科學院醫學機構的著作，使人們正視必須整合安寧照護，成為針對慢性、使人衰弱，且可能致命的疾病健康照護。在這種需求下，「高品質安寧照護國家政策白皮書」（National Consensus Project for Quality Palliative Care, NCPQPC）應運而生，更設立有臨床服務指引（高品質安寧照護國家政策白皮書，2004）。

臨床服務指引推廣一致高標準的安寧照護。另外，不顧環境的私人照護提供者（individual provider）可以利用該指引，在持續性健康照護（health care continuum）之下提供安寧照護（NCPQPC, 2004）。美國國家衛生研究院（National

Institutes of Health, NIH）體認到，確實有必要評量現今生命末期照護的專門技術，並且在 2004 年 12 月召開第一屆增進生命末期照護頂尖技術研討會（State-of-the-Science Conference on Improving End-of-Life Care）。

安寧照護之臨床專科

安寧照護爲一廣義詞，用以形容跨領域小組爲長期病患所提供之照護——此小組成員有醫師、護士、社會工作者、神職人員，還有其他健康照護專業人員。

安寧醫療

安寧醫療已成爲英國、澳洲、香港、臺灣和羅馬尼亞等所接受的醫療專業。英國在 1987 年就採用以下有關安寧醫療的定義：

> ……是研究並管理患有活性（active）、漸進性（progressive）或是超惡化性（far-advanced）疾病的病患，預後對他們而言有限，所以照護重點在於生命品質（Derek, Hanks, Cherny, & Calman, 2004）。

「美國收容中心暨安寧醫療委員」（American Hospice and Palliative Medicine, ABHPM）在 1996 年開辦第一次證照考試（certification exam）（ABHPM, 2005）。「美國收容中心暨安寧醫療學院」（American Academy of Hospice and Palliative Medicine, AAHPM）的成立宗旨，爲致力追求安寧醫療卓越與進步（AAHPM, 2005）。該學院會員包括醫師及其他醫療專業人士。美國收容中心暨安寧醫療學院，自那時起即重新定義安寧醫療如下：

> 安寧醫療的特色就是研究和治療患有可能致命或是劇烈進展性疾病的病患。一般來說，這類疾病會在臨終前持續惡化。這階段的照護特別著重在減輕折磨，並提升生活品質。主要的構成要素有疼痛和症狀管理（pain and symptom management）、資訊分享（information sharing）、事前照護計畫（advance care planning），以及照護協調（coordination of care）——對病患及其親屬的社會心理（psychosocial）、心靈（spiritual）支持等都包括在內。在籌畫綜合醫療計畫時，要考慮到小兒和老年病患的特別需求，

以及病患的文化背景。

　　與其他醫師相較下，安寧醫療醫師扮演的是諮詢者（consultant）角色，不過通常是主治醫師（principal treating physician），而且會在不同階段提供照護。其活動包括（但不僅限於）指導治療方向、開處方箋、指示安寧服務、施行鎮痛程序、為病患及其家屬提供諮詢、參與跨領域小組成員、與其他健康照護人員共同提供照護、為公營或私立機構提供諮商服務，以求能提供病患更為優質的健康照護服務（AAHPM, 2005）。

安寧照護護理

　　安寧照護護理，隨著安寧照護的技巧與技術持續發展。安寧照護護理的範圍包括「為患有可能致命且漸進性疾病的個人及其家屬提供身理、心理、社會心理，以及心靈上的實證照護。」（收容中心與安寧照護護士協會與美國護士協會，2005, p.5）。在不同醫療環境下、整個疾病過程中或是病患死亡，還有家屬哀慟時，均可提供此種照護。收容中心和安寧照護護理可分為以下兩個等級：一般級（generalist）和進階級（advanced）。高級職業護士（advance practice nurse）、註冊護士（registered nurse）、有照職業護士（licensed practical/vocational nurse），還有護士助理（nursing assistant）等，都可以透過「國家收容中心暨安寧護士證照委員會」（National Board for Certification of Hospice and Palliative Nurses, NBCHPN）所舉辦的證照考試，取得合格資格。

區分收容中心照護與安寧照護

　　實有必要區分收容中心照護與安寧照護當中的臨床實務。一般常將「收容中心」與「安寧照護」一詞相互混用。安寧照護是一個較廣泛的概念，持續性照護的整個過程都包括在內。收容中心照護是安寧照護的一種，而不是所有安寧照護都是收容中心照護。

　　收容中心是安寧照護的一種特定形式，一般美國人會認為，它是照護的基本想法或是療程，而不是磚瓦、石灰的建築物而已。收容中心提供臨終病患及其家屬最頂尖的療程還有支持服務。在社區組織（community-based）、家庭及照護機構（homes and facility-based）當中，無論從早到晚、年頭到年尾，都可以利用這種

綜合照護。醫療導向的跨領域小組（即當事人、家庭成員、專業人士及志工），在疾病的末期、臨終過程，還有哀悼的階段等，都可提供符合身體、心理及心靈的照護（美國標準和認可委員會，Standards and Accreditation Committee, 1999）。臨終的人及其家屬，是收容中心的照護單位（unit of care），照護是依循當事人及家屬的價值觀而定的。不過，現在的醫療保險（Medicare）補助的收容中心服務項目，包括末期診斷（terminal diagnosis），還有為期六個月的預後（prognosis）。它也要求當事人要終止醫療（discontinue curative），不得接受延續生命治療（life-prolonging treatment），才可以利用綜合收容中心照護（Lynn, 2001）。

收容中心照護成果有三，包括自決生命結束（self-determined life closure）、安全且舒適的臨終（safe and comfortable dying）、不過分哀傷（effective grieving）（美國標準和認可委員會，1997）。由跨領域小組提供人道、全面且綜合的照護計畫，這對生命進入末期的個人和其家屬，在維持生命品質上實為重要。因此，收容中心在美國是生命末期照護的黃金準則（Billings, 1998）。

由世界衛生組織（World Health Organization）所發展出的第一個安寧照護定義（1990），很快就獲得世人普遍認同。全國收容中心與安寧照護組織、美國收容中心暨安寧醫療學院，以及安養照護促進中心（Center to Advance Palliative Care, CAPC），也陸續發展或更新相關定義（如表23-1）。

表23-1　安寧照護的定義

組　　織	定　　義
世界衛生組織（World Health Organization, WHO）	即對根治性治療無反應之當事人所提供主動的整體照護。最重要的就是控制疼痛、其他症狀、心理、社會、及心靈等方面問題。安寧照護的目標是為當事人及家屬謀求最高的生活品質。它肯定生命，同時將臨終視為正常的過程。安寧照護既不加速也不會延後死亡。它在當事人照護的過程中致力於紓緩心靈層面，並提供支持系統以紓解家屬在當事人生病和死亡後的哀痛。
全國收容中心與安寧照護組織（the National Hospice and Palliative Care Organization, NHPCO）	即為生命末期的個人增進舒適並提高生活品質的治療法，這表示所有的療法都包括在內。病患、醫師（群）、主要照護者（primary caregiver），以及收容中心團隊之

（續）

	間，要先取得共識才能進行安寧照護，並且要以能減輕惱人病症、達到鎮痛效果，以及／或增進生活品質為前提。決定以主動安寧照護介入，是憑藉著能夠達到預期效果的能力，而不會影響到根本疾病。必須持續的評量個人需求，同時盡可能地提供不同的治療方法；另外，還要評估個人的價值觀與症狀。個人對於照護的選擇與決定為優先，而且一定要依循個人的意願進行照護。
美國收容中心暨安寧醫療學院（American Academy of Hospice and Palliative Medicine, AAHPM）	安寧照護，即跨領域小組向患有可能致命或嚴重惡化疾病（逐漸邁向臨終）的個人及家屬所提供之綜合、專業的照護，在此時期的照護，特別著重於減輕折磨，並提升生活品質。此種照護的最主要工作是疼痛和病症管理、資訊分享與事前照護計畫、心理及心靈支持，以及照護協調。
安寧照護促進中心（Center to Advance Palliative Care）	• 安寧照護的目的在於，為患有惡化疾病的個人及其家屬減輕折磨並增進生活品質。由一組跨領域小組施行安寧照護；該小組會結合所有其他適合的醫療形式。 • 安寧照護療程是由多種醫院資源組成──醫療和護理專業人員、社會工作者、神職人員等──如此一來，才能有效為患有惡化疾病的個人提供最高品質之照護。在此療程的所有階段，均應整合為強力疼痛及病症的控制。 • 安寧照護可以縮短住院及住加護病房（ICU）的時間，同時也可以安撫轉換醫療環境的病患，進而增加病患及家屬的滿意度，讓他們願意配合醫院照護的品質。成功的安寧照護療程已大量使用傳遞服務系統（delivery system），從諮詢服務到住院病患單位亦是。

＊資料來源：WHO (World Health Organization). (1990). *Cancer pain relief and palliative care*. WHO Technical Report Series 804 (p.11). Geneva: WHO; National Hospice and Palliative Care Organization (NHPCO). Retrieved on January 10, 2005 from http://www.nhpco.org

American Academy of Hospice and Palliative Medicine (AAHPM). Retrieved on January 10, 2005 from http://www.nhpco.org

Center to Advance Palliative Care (CAPC). Retrieved on January 10, 2005 from http://capc.org

　　雖然收容中心與安寧照護似乎有許多共同處，不過，還是有兩個主要的差異存在。首先是安寧照護允許繼續使用延續生命療法，對於患有癌症的病患而言，這

也許代表包括放射治療（radiation therapy）或化療（chemotherapy）。再者，在慢性、漸進性且無法治癒的整個疾病過程中，均可整合並提供安寧照護，並非只在生命中最後六個月才可以。慢性病患者及其家屬，早在疾病過程初期即表現出需要綜合的安寧照護（Portenoy, 1998）。

　　爲了因應擴大安寧照護範圍的需求，最終安寧照護小組（Last Acts Palliative Care Task Force）將所有患有嚴重或可能致命疾病的個人都納入安寧照護的服務當中。該小組發展出五項照護認知（或說原則）（如表23-2）。若臨床醫生（clinician）將此五項認知與臨床實務結合，則可提供連續性照護，不然就無法照護漸進性病患及其家人（Cumming & Okun, 2004）。

表23-2　安寧照護認知

- 尊重病患目標、偏好及選擇。
- 提供綜合照護。
- 利用跨領域資源的優勢。
- 承認並表達照護者的關切。
- 建制支持系統與機制。

＊資料來源：Lomax, K. J., & Scanlon, C. (1997). *Precepts of Palliative care* (Last Acts Task Force on Palliative Care). Princeton, NJ: The Robert Wood Johnson Foundation/Last Acts.

安寧照護與慢性病

　　一直以來，醫學界都無法完全治癒慢性病，而且它存在於「支持照護與自我照護、維持機能與預防進一步殘疾之全人類環境」（Curtin & Lubkin, 1995, p. 6-7）。在疾病穩定（stability）、惡化（exacerbation）、減緩（remission）的不同階段中，病症可能會加劇或是減輕，這種情況會持續到最終死亡爲止（Corbin, 2001）。

　　希望透過安寧照護可以治療、降低或是預防疾病病症，同時讓病患少受折磨，並在不影響療效的狀況下增進當事人及其家屬的生活品質，而且服務對象並不限於收容中心裡的臨終當事人（Field & Cassel, 1997）。安寧照護的準則已擴及更廣大的族群，並讓更多人在診斷、整個疾病進程和疾病過程中，都可受惠於跨領域健康小組所提供全面且綜合的計畫。

根據 von Guten（2001）的說法，安寧照護是為求減輕折磨，並增進生活品質所設的跨領域照護。如此簡潔的定義，恰如其分的勾勒出慢性病與安寧照護之間的關係，並清楚地說明慢性病患者是可以受惠於安寧照護的。

安寧照護相關之問題與障礙

有許多原因會造成病患無法取得安寧照護的障礙。反對安寧照護的根源是一種醫療的基本觀念——認為與減輕折磨、生命品質相比，治療與延長生命更為重要（Morrison & Meier, 2004）。保險給付也讓消費者無法同時接受治療與舒適的照護（comfort care），只能二選一。醫療保險只給付根治性治療（curative treatment），讓醫療保險收容中心福利支付舒適的照護（Fisher, Wennberg, Stukel, Gottlieb, Lucas, & Pinder, 2003）。

《了解預後和結果偏好及治療風險研究》（1995）結果指出，一些安寧照護相關之問題。當事人所受的折磨，包括臨終時因嚴重病症而帶來的疼痛。當事人、家屬，以及醫師間，溝通不良會引發不必要的搶救，並且大量使用醫院資源。

「溝通」是安寧照護當中的核心技術。不過，許多臨床醫師無法親口說出壞消息或是判斷預後（prognoses）不佳狀況。最近的研究結果顯示，「以病患為中心」（patient-centered）的會面，與當事人及家屬部分的滿意度提升有關（Dowsett, Saul, Butow 等人，2000; Steinhauser, Christakis, Clipp, McNeilly, McIntyre & Tulsky, 2000）。

美國國家科學院醫學機構已完成《接近死亡：增進生命末期照護》報告（Filed & Cassel, 1997），其中指出，在教育與訓練的過程中，安寧照護及生命末期照護的健康照護專業人員必須改善的部分。健康照護專業人員對於管理疼痛及其他病症，一直以來都沒有受到良好教育及有效的訓練，所以他們也缺乏技術和自信，以至於無法提供心理、社會，以及心靈層面的照護（Sullivan, Lakoma, & Block, 2003）。

近來發現，護理課程和教科書缺乏安寧和生命末期相關內容，以及臨床學習機會。若未告知護士其專業角色為何（包括需要提供安寧照護和生命末期照護），那麼他們將無法實踐（Ferrell, Virani, & Grant, 1999）。為了因應此類已知議題，

會陸續發展或散播出許多為教導學生安寧照護護理的資源。美國護理學院學會（American Association of Colleges of Nursing, AACN），在一篇名為〈祥和死亡〉（*Peaceful Death*）（1998）的文件當中提出，生命末期照護所需的必備護理能力。Matzo 和 Sherman（2001），以美國護理學院學會所提之能力需求作為其護理教科書架構，該書名為《安寧照護護理：生命末期之高品質照護》（*Palliative Care Nursing: Quality Care to the End of Life*）。Ferrell 和 Coyle（2001）合撰一本《安寧護理教科書》（*Textbook of Palliative Nursing*）。Matzo 和 Sherman 也體認到老年人的特殊需求，所以他們另撰有一本《老人安寧照護護理》（*Gerontologic Palliative Care Nursing*）教科書（2004）。

慢性、使人衰弱，並且可能致命的疾病預後，成為健康照護專業人員的重大挑戰，同時也是妥善安寧照護的障礙（Christakis & Lamont, 2000）。我們現行的健康照護系統迫使當事人和家屬只能在根治性治療及舒適照護之中取捨。不過，越來越多人體認到，從預後起，一直到臨終的整個過程，都必須安寧照護（Foley, 2001）。在此引用 von Guten（1999）對於安寧照護的定義：此跨領域照護著眼於減輕折磨，並提升生活品質，去除所有預後的負擔，以及末期診斷的要求。

由於大眾對於臨終病患和家屬所能有的選擇普遍了解不深，如此一來，也延誤了他們接受收容中心與安寧照護服務（Field & Cassel, 1997）。許多研究結果顯示，當事人較偏好在家中過世。不過，在 2003 年去世的美國人當中，大約 25% 死於家中，25% 死於長期照護機構；另外，約 50% 的人則是死於醫院（全國收容中心與安寧照護組織，2005）。消費者及社區對於綜合安寧照護療程所提供的服務一知半解，再加上當事人和家屬偏好的溝通不良，以及拒絕接受死亡，以上種種都會阻礙即時轉診，而延誤接受安寧照護服務的時間。〔生命末期護理教育財團法人（End of Life Nursing Education Consortium, ELNEC）課程，第一期，2000〕。

家庭照護負擔

當事人和家屬是安寧照護中的照護單位。家庭照護者在整個慢性病過程中、所有的照護環境下，針對任何形式的需求提供支持性照護（McMillan, 2004）。隨著越來越多的複合健康照護移入家庭環境中，照護者的負擔就變得異常沉重。越來越多的證據均直指扮演照護者的時間過長，會對照護者的心理、社會，以及情

緒感覺良好造成負面的影響（Pinquart & Sorenson, 2003）。某些照護者會經歷持續性壓力，這肇因於照護時的過度壓力，這會在他們哀慟的過程中造成負面的影響（Schultz, Mendelsohn, Haley 等人，2003; Schultz, Newsom, Fleissner, DeCamp & Nieboer, 1997）。

　　現已有一些成功的介入研究（intervention studies），著手於減輕負責照護患有阿茲海默症（Alzheimer's disease）病患的照護者負擔；不過，對於收容中心與安寧照護的照護者卻沒有太大幫助。美國國家衛生研究院的增進生命末期照護白皮書（NIH Consensus Statement on Improving End of Life Care, 2004）斷言，需要更多的隨機臨床試驗，以檢測是否減輕照護者負擔；需要更多研究才能判定哪些照護者最苦惱，何種特定介入最能有效地讓他們免去苦惱。

介入

　　美國國家科學院醫學機構的報告當中，針對安寧及生命末期照護四個已知不足的部分提出七點建議（如表23-3）。這議題攸關照護品質、生命品質、事前照護計畫和照護的負擔。而許多改變現在正發生，這部分是因為 21 世紀有更多健康照護消費者涉入這個議題（Berry, 2004）。

　　現已發表的文章當中，約有 100 篇是根據《了解預後和結果偏好及治療風險研究》的結果產生。從該資料可知，對未來改革提出以下建議：個人、當事人層級（client-level）的決定，未必是提升生命末期照護的最佳策略。《了解預後和結果偏好及治療風險研究》的研究人員建議，應以排定照護（routine care）中的系統層級（system-level）創新與品質提升，作為有效改變的可能策略（Lynn 等人，2000）。

　　安寧照護的介入必須是關於其技術與臨床的範疇。研究人員（Emanuel & Emanuel, 1998; Steinhauser 等人，2000; Teno, 2001），以及如全國收容中心與安寧照護組織（2002）、美國老人病學協會（American Geriatrics Society）（Lynn, 1997）等專業組織，已發表照護相關標準，其中也包括心理或是概念性框架，用以形容生命末期照護的建議範疇（Ferrell, 2004）。

表23-3　美國國家科學院醫學機構委員會針對生命末期照護所提出之建議

1.患有惡化性、最終致死疾病的病患，以及其周遭的人，應該要期盼並接受可靠、訓練有素且支持性的照護。
2.醫師、護士、社會工作者，以及其他健康專業人員，必須致力於增進臨終病患照護，利用現有知識有效的預防並減輕疼痛及其他病症。
3.正因爲許多的缺點反應出系統問題、政策制定者、消費者團體，還有購買健康照護所購之物，都必須與健康照護提供者及研究人員攜手合作，才能：
⑴加強衡量照護品質，以及其他針對臨終病患及其周遭人士照護結果的方法。
⑵發展出更好的工具及策略，以提升照護品質，並讓健康照護組織負起生命末期照護的責任。
⑶修改照護補助機制，鼓勵而不是遏止良好生命末期照護，同時支持而不是打壓傑出照護的協調系統。
⑷修訂現行禁止使用鴉片劑，以有效減輕疼痛及折磨的處方藥品法律、繁瑣法規，以及各州醫療委員會政策及實務。
4.教育者及其他健康專業人員，應該著手改變大學、研究所，以及推廣教育，如此一來，才能確保從業人員（practitioner）擁有正確的態度、知識以及技能，以妥善照護臨終病患。
5.安寧照護若非醫療專科，至少應該要成爲一個明確的專業知識、教育，還有研究領域。
6.本國的研究機關應該界定並執行強化生命末期照護知識的重點。
7.持續的公開討論有助於更進一步了解當代臨終經驗、臨終病患及家屬的選擇，以及社會對於那些瀕臨死亡的人該負起哪些責任。

＊資料來源：Field M. J. & Cassel, C. K. (Eds). (1997) *Approaching Death: Improving Care at the End of Life*. Reprinted with permission from the National Academy of Sciences. Courtesy of the National Academies Press, Washington D.C..

　　高品質安寧照護國家政策白皮書內的臨床服務指引，爲安寧照護帶來技術與實務上的重要發展。參與高品質安寧照護國家政策白皮書的團體有：美國收容中心暨安寧醫療學院、安養照護促進中心、收容中心與安寧照護護士協會、最終臨終團體（Last Acts Partnership），以及全國收容中心與安寧照護組織。高品質安寧照護國家政策白皮書的目標，是成立臨床實務指引，以求推廣高品質的一致性照護，同時爲現行或新安寧照護服務提供發展與結構方針。歷時二年的過程中，共從文獻中調閱二千份文章、三十一份同意文件和標準，再由 200 位此領域專家做同行評審（peer review）（Ferrel, 2004）。高品質安寧照護臨床服務指引是爲了：

1. 促進安寧照護療程的發展與持續進步，爲患有可能致命或是衰弱性疾病的病患及家屬提供照護。

2. 擬定安寧照護的基本要素定義爲：推廣高品質、一致且可靠的服務。

3. 建制全國性目標，人人都可取得高品質安寧照護。

4. 強化安寧照護服務表現，以及品質提升行動的評量。（Ferrel, 2004, p.30）

有鑑於生命末期照護範疇的重要概念定義有待釐清，同時也必須要有未來研究及實務的框架，故高品質安寧照護國家政策白皮書衍生出下列領域：

1. 領域 1：照護的架構及過程。

2. 領域 2：照護的物質面。

3. 領域 3：照護的心理及精神病學層面。

4. 領域 4：照護的社會層面。

5. 領域 5：照護的心靈、宗教及存在層面。

6. 領域 6：照護的文化層面。

7. 領域 7：立即臨終（imminently dying）病患照護。

8. 領域 8：照護的種族及法律層面。

界定照護目標

高品質安寧照護國家政策白皮書所認定之（上述）領域，可作為研究、實務，以及政府決策制定時的方針。各領域均為介入的範圍，如此才得以增進生命末期照護，並且切合安寧照護當事人及家屬的需求。安寧照護的介入邏輯是由照護目標延續而來，因此，安寧照護的第一步是建制照護目標（Morrison & Meier, 2004）。在患有慢性、使人衰弱，且可能致命的疾病背景之下，實際可行的照護目標是減輕疼痛及其他病症，對於臨終病患及其家屬而言，提升生活品質、縮減照護負擔、促進人際關係，以及提供控制感是最重要的事（Steinhauser 等人，2000; Singer, Martin, & Kelner, 1999）。

健康照護專業人員必須和當事人、家屬通力合作，以建制合宜的照護目標。與當事人做訪談時若是使用開放式的深入問題，可能較有幫助（Morrison & Meier, 2004）。可能提出的問題包括：「對你來說，是什麼讓生命有意義？」、「就你患病的嚴重性來說，最想達成的大事是什麼？」、「你最大的希望為何？」「你最深的恐懼為何？」，還有「你認為比死亡更糟的命運是什麼？」（Quill, 2000）

照護的目標是動態的，而且會隨著疾病過程改變（EPEC 專案，2004; Quill, 2000）。Meier、Back 和 Morrison（2001），具體描述出一些無效或是相抵觸的目標。應該要注意的包括經常或是長期的住院治療、醫師感到挫折、憤怒或無力，還

有照護者負擔的感覺。

病症評估及治療

安寧照護的核心原則是提供綜合照護，其中包括紓緩疼痛及其他病症（Steinhauser 等人，2000）。有效的病症管理是從全面的評估做起。研究結果支持以合格儀器進行例行且標準的病症評估實務（Morrison & Meier, 2004）。例行評估能夠帶來的效益是能找出疏漏之處或是未記錄的病症（Bookbinder, Coyle, Kiss 等人，1996; Manfredi, Morrison, Morris, Goldhirsh, Carter, & Meier, 2000）。若是能夠推廣並增加同樣儀器的使用率，就能促進跨實務環境間的比較以及研究。安養照護促進中心（www.capc.org），以及布朗大學的老人與健康照護研究中心（Brown University's Center for Gerontology and Health Care Research），各自在網站上介紹適合臨床之用的儀器。布朗大學的網站更附有用以測量生命末期照護的儀器工具（www.chcr.brown.edu/pcpc/toolkit.htm）。

接受安寧照護當事人之護理評估與標準護理評估無異。不過，安寧照護評估的重點在於增進當事人的生活品質。Ferrell（1995）的生活品質框架，對於組織四面向的評估很有幫助：生理、心理、社會，以及心靈安康等。當事人和家屬的需求會隨著慢性病過程的演進改變，所以生活品質應分四次評估：1.診斷時、2.治療前後、3.長期生存或最終階段、4.彌留（active dying）。綜合評估可作為目標訂定、照護計畫擬定、介入施行、照護結果及效用評量的基準（Glass, Cluxton & Rancour, 2001）。

對生命末期當事人而言，病症負擔是很普遍的現象。美國國家衛生研究院的增進生命末期照護技術白皮書（Science Consensus Statement on Improving End-of-Life Care）（2004）中，已仔細研究過癌症當事人的病症評估及管理。患有其他可能致命疾病〔像是鬱血性心臟衰竭（congestive heart failure）〕的當事人，則有自身的挑戰。撇開診斷不談，有些是與漸進性疾病一樣的病症。這些共同的病症，包括厭食（anorexia）和精神不振（cachexia）、焦慮（anxiety）、便祕（constipation）、憂鬱（depression）、精神錯亂（delirium）、呼吸困難（dyspnea）、噁心（nausea），還有疼痛（pain）（Morisson & Meier, 2004）。針對這些病症的建議評估與管理細節，不在本章討論之列，不過，在文獻中有為數甚多的資源，提供不同的特定規則與介入範本，包括 AGS 針對老人持續疼痛小組（AGS Panel on Persistent Pain in Older Persons）（2002）；Block（2002）；Casarett 和 Inouye（2001）；Luce 和 Luce（2001），以及 Strasser 和 Bruera（2002）。

　　在一生當中都必須要安寧照護，同時評估與介入應該是為特定服務對象量身訂作。文獻一般都將成人歸入需要安寧照護的同質團體。老人病學專家則呼籲，要正視老人的特殊安寧照護需求（Cassel, 2003）。Amella（2003），將協助當事人經歷最佳生活品質的共同目標，形容為老人及安寧照護護理專業人員合作的試金石。長期來看，對較多數的老年人來說，疾病和臨終的病症可能不盡然一樣（Amella, 2003）。像是疼痛、呼吸困難、疲倦、腹脹（satiety）和厭食、消化不良（gastrointestinal distress）、感染（infection）、發燒（fever）和恐懼（fear），以及憂鬱等病症，可能因人而異。

　　另一方面，現在正進行的行動是為孩童提供安寧照護。美國國家科學院醫學機構，在 2003 年發表了最新報告——《孩童死亡的時候：為孩童及其家屬增進安寧和生命末期照護》（*When Children Die: Improving Palliative and End-of-Life Care for Children and Their Families*）。該報告特別指出，在為孩童及其家屬提供安寧照護時，可用以增進照護的努力與資源的挑戰重點為何（如表23-4）。

表23-4　增進小兒安寧照護的四個基本挑戰

* 照護兒童應著重他們的特別需求，以及他們家屬的需求。
* 健康計畫應更淺顯易懂，讓孩童及家屬能夠接受安寧照護。
* 應訓練健康照護專業人員為孩童提供安寧照護。
* 研究人員應致力於找出何種照護對孩童最為有利。

＊資料來源：Field M. J. & Behrman, R. E.(Eds.). (2003). When children die: Improving palliative and end-of-life care for children and their families. Reprinted with permission from the National Academy of Sciences. Courtesy of the National Academies Press, Washington, D.C..

事前指示

　　在設立照護目標之後，下一個合理的介入就是完成事前指示。照護的目標反應出患有嚴重、可能致命疾病的個人價值觀、信仰，還有文化。許多研究（Miles, Koepp & Weber, 1996）指出，大多數人並沒有事前指示，而現有的文件也無法有效增進當事人與醫師之間的溝通（Morrison & Meier, 2004）。據其他作者表示，

事前指示對於心肺復甦（cardiopulmonary resuscitation）相關的決定，並無正面效用（Teno 等人，1997）。Morrison 和 Meier（2004）表示，隨著事前指示的數量增加，消費者以及健康照護專業人員會更加地了解這種文件，如此一來，也會使事前指示更爲有效。現有的文獻指出，應該轉移事前照護計畫的重點，以決定出一個可接受的生活品質和照護目標（Fried, Bradley, Towle & Allore, 2002; Meier & Morrison, 2002）。此種討論的形式是要素，卻不是接近完成的做法。

　　了解完成事前指示需要哪些文件及過程也很重要。所需的過程和文件格式因各州而有所不同，其中兩種基本的格式爲：1.健康照護律師之權力，在文件中指派一個代理人（agent or proxy），在個人無法做出決定時代爲決定；2.指示醫師（預立遺囑），文件中指示醫師在個人無法表達時提供理想的照護／程序形式（是否施予人工營養、靜脈水分或是呼吸器等）。

社會心理、心靈和哀慟需求

　　社會心理、心靈和哀慟照護，是安寧照護的要素。專業及合格的團體（像是JCAHO）現在要求，要有當事人的心靈評估文件。

　　跨領域的安寧照護小組成員進行評估及介入，以切合當事人及其家屬在心靈及社會心理上的需求。在個人死亡後，哀慟支援是隨訪照護的一部分。研究結果顯示，在心靈及社會心理層面較爲抑鬱的家庭成員，較可能經歷更長或更複雜的哀傷和哀慟過程（McClain, Rosenfield & Breitbart, 2003）。

　　確認心靈抑鬱的動作本身就是一種介入。不過，最後一定要找出共通的語言，以及讓雙方均感舒適的方法，這樣才會產生有意義的交換（Chochinov, 2004）。讓當事人死得有尊嚴是安寧照護的基本原則，透過一份臨終當事人的實證研究可以發現，尊嚴所涵蓋的範圍，包括與臨終相關的心靈、意義、目的，以及其他社會心理事宜，以讓人能夠接受的方式進行，也是個有討論空間的主題（Chochinov, Hack, Hassard, Kristjanson, McClement & Harlos, 2004）。這項研究也證實，安寧照護不僅是病症管理而已，它還必須顧及心靈、心理和生存考量。

　　Chochinov 的研究小組發展出一套尊嚴模型（dignigy model）（2004），該模型可作爲心理療法介入（psychotherapeutic intervention）的基礎，也就是「尊嚴療法」（dignity therapy）。現在分析的數據是研究的第一階段當中所蒐集而得，分

析的結果將作爲隨機臨床實驗的基礎。這次實驗將會「試圖進一步建制本方法的效力，以呈現折磨、抑鬱或是瀕死當事人心中缺少的意義和目的」（Chochinov 等人，2004，p.140）。

文化和安寧照護

　　文化是界定人類經驗的要素。個別的文化爲個人提供安全感、歸屬感，以及如何生活和死去的準則（生命末期護理教育財團法人）（2000）。就算他們接受同樣的教育、信仰、習慣、語言等，文化多樣性也會反映出人與人之間的差異，這同樣也會影響個人及家屬對於疾病、治療、死亡和哀慟的反應（Showalter, 1998）。儘管每個人之間存有許多差異，了解共通文化特性還是有助於提供細心且有效的照護（Kemp, 1999）。文化觀點以及個人如何看待臨終、死亡、哀慟，並不在本章討論之列。不過，了解如何爲當事人及家屬提供文化的高品質照護原則，十分重要。表23-5列出十項文化照護的準則，這原本是由社會工作教育協會工作人員發展的機構（Council on Social Work Education Faculty Development Institute, 2001）（引用Sherman, 2004）。

表23-5　文化照護準則

健康照護者應該要提供：
• 能夠認清文化價值與態度。
• 提供多元溝通形式。
• 在照護過程的初期就詢問病患本身決定的偏好。
• 認清文化差異，界定個人空間、眼神接觸、觸碰、時間告知、學習形式，以及談話風格等相關之不同舒適等級。
• 運用安寧照護病患之種族及宗教背景，作爲文化指引。
• 了解社區、社區居民，以及可用於作爲社會支持的社區資源。
• 建立一個文化友善的實體環境（例如：以病患文化當中所重視的藝術創作或是圖片裝飾機構內部等）。
• 判定病患是否可接受異性臨床醫師爲他／她檢查。
• 提倡可行服務，不會因爲價錢或位置讓人無法取得照護，以符合服務對象之文化價值與實務提供。
• 施行健康照護提供者自身，對於疾病和死亡信仰的自我評量。

＊資料來源：Council on Social Work Education (CSWE) Faculty Development Institute, 2001 as cited in Sherman, D. W.(2004). Cultural and spiritual backgrounds of older adults. In M. L. Matzo & D. W. Sherman (Eds.) *Gerontologic palliative care nursing*. (p.11). St. Louis: Mosby.

Sullivan（2001）指出拉丁族裔對於生命末期照護的觀點，該研究的數據是由拉丁族裔社區裡的焦點組所提供。拉丁族裔的受試者相信：因為語言障礙，使他們無法與健康照護者提供有效溝通，就算有口譯員在一旁，他們也無法了解照護者所告知的承諾。拉丁族裔相信，家庭成員應該要負起照護親屬的責任，而不是把他們送到護理中心。這麼一來，也使這些受試者不願意在護理中心死去。大多數的受試者並不了解收容中心的服務，他們所接收到的訊息也不正確。他們的宗教信仰、對上帝及宿命的崇敬，會影響接受生命末期照護時所做的決定。許多受試者都感受到種族歧視（racial discrimination）和文化不細膩的部分（cultural insensitivity）。

許多人相信照護中心文化影響了對個人安寧照護的經驗。許多西班牙族裔的家庭會基於他們強大的家族支持信念，擴展到其他家族成員身上，進而認為，照護家族內臨終的成員是他們的責任。臨終的家庭成員無從接受預後。安寧照護過程中疼痛評估所面臨最大的挑戰，就是因為西班牙族裔極重視堅忍（stoicism），所以不願承認、申報或是描述疼痛。雖然呻吟是可以接受的，卻不可作為劇痛的有效指標（Kemp, 1999）。雖然死亡是件惡耗，不過對於家庭生活來說，卻是不可或缺的，而且通常喪禮會持續幾天。在 11 月時會慶祝鬼節（Day of Dead），這一天也正好是天主教慶祝「萬聖節」（All Souls Day）的日子。人們會以特別的食物，並為墳墓裝飾來歡慶鬼節。

健康照護專業人員的教育

美國護理學院學會以及美國醫療中心希望之城（City of Hope National Medical Center），主要以羅伯特·伍德·詹森基金會的捐款，作為發展及推廣生命末期護理教育財團法人的課程之用。目前已發展出的課程（學位），有學士、碩士、推廣教育／在職班、小兒科、腫瘤科、老人護理人員，以及護理人員教育者。目前所使用訓練的訓練者（train-the-trainer）方法，是為散播知識所用。每季會固定寄發《生命末期護理教育財團法人季刊》（ELNEC Connections）給財團法人內的訓練者，這份季刊所提供的資料，包括更新後的最新資源，還有美國護理學院學會內部職員及全美訓練者的企畫構想。透過學院分享的舉動恰好符合提升，並推廣安寧照護護理技巧，以及藝術之精神。這份企畫最大的成就之一，就是在兩年半內出版一系列刊登在《美國護理期刊》（American Journal of Nursing）當中的安寧照護文

章，他們也因為這十七篇文章贏得不少獎項。

案例：個案研究

> 　　凱西（Casey）現年 70 歲，並和他的 63 歲老婆住在公寓裡。他們已經結婚四十五年了。凱西有十年的帕金森氏症病史（Parkinson's disease）。在他的背部有骨關節炎（osteoarthritis），同時他還患有冠狀心血管疾病（coronary artery disease）、高血壓（hypertension）、左眼黃斑退化症（dry macular degeneration）等。他有接受藥物治療，因此得以穩定病情，還讓他可以繼續正常地過日常生活。他可以獨立完成日常生活作息，因為帕金森氏症的病症持續緩慢地惡化，所以他得使用枴杖。
>
> 　　突然，某一天他發現右肩劇烈、急性疼痛，他老婆就帶他去骨科檢查肩膀。最後診查的結果是旋轉筋撕裂（torn rotator cuff）。骨科醫師向他們解釋，如果要動手術的話就要趁早。凱西的老婆告訴醫師，他有的疾病（co-morbidities）——帕金森氏症、有冠狀心血管疾病。醫師接著告訴他們，術後的復原可能會較為密集，凱西也可能會感到較疼痛。凱西的老婆認為，他可能無法持之以恆地復健，因為他可能在手術後會感染肺炎（pneumonia），這也會讓他感到非常疼痛。
>
> 　　最後，與凱西的神經專科醫師和心臟專科醫師討論過後做出決定。凱西仍然能維持一般日常生活能力（activity of daily living, ADL），不過因為他是右撇子，所以吃飯時就會略顯不便。強效性泰諾林（Tylenol）得以控制疼痛，不過最終的決定還是要放棄開刀。因為在評估過風險與益處後，覺得不值得冒險，他的神經專科醫師和心臟專科醫師也同意這麼做。
>
> 　　三個月後，不管凱西怎麼揮動手臂，他的右肩竟然都不會感到一絲疼痛，扭傷突然痊癒了。這真是個皆大歡喜的結局！
>
> 　　問題：
>
> 　　1.是否會視這情況為安寧照護？如果是，為什麼？如果不是，為什麼？
>
> 　　2.針對凱西原本的情況，你會提出什麼照護計畫建議？

　　醫師在同一時間也進行一項平行計畫：安寧照護與生命末期照護教育專案（Education on Palliative and End of Life Care Project, EPEC）。不過，計畫的宗旨是教育所有健康照護專業人員，讓他們擁有基本臨床能力以提供安寧照護。同時，也有運用訓練者方法所召開的研討會。除此之外，現在已可從網路上瀏覽所有課程（參照www.epec.net）。

　　對於健康照護專業人員來說，www.eperc.mcw.edu 網頁上的生命末期／安寧教

育資源中心（End of Life/Palliative Education Resource Center），也是個非常好用的資源。該中心的目標是透過線上的教育學者群，以求能夠促進生命末期照護。個案研究、報告，還有文章，是一些可使用的資源。

研究

研究結果部分有助於安寧照護不斷蛻變成長，以因應人口逐漸老化的需求。然而，新的問題卻是，這些接受各界捐款以提升生命末期照護的研究、教育、臨床介入，是否真的有效？測量安寧照護的有效性，以評估照護的有效性是個挑戰，必須要由預期研究（prospective study）與回顧研究（retrospective study）雙管齊下才行（Steinhauser, 2004）。

與安寧照護評量相關的四個挑戰為：

1. 生命末期是一個複雜的多面向經驗，對於其中各領域間的相互關係仍不太了解。
2. 仍未能清楚的界定「生命末期」的階段。
3. 病患和家屬都是照護單位，不過對於疾病過程與他們之間的相關性卻所知不多。
4. 照護的主要目標是病患，不過他們通常在最後幾天或幾週無法與人溝通，因此也無從評估他們的主觀經驗。（Steinhauser, 2004, p.33）

安寧照護結果的研究目前在發展初期。現在公認對於生命末期相關之廣泛領域為：生理和社會心理病症、社交關係、心靈或是理性的信仰、預期與意義、滿意度、經濟考量，還有照護者與家庭經驗。生命品質也被視為結果之一，不過，仍須更清楚地界定生命的品質為何，還要有一致的評量方法，才能加強生命品質與照護結果之間的關係。

結果

安養照護促進中心已確認出安寧照護的結果（www.capc.org）。這些結果包括減輕疼痛及其他讓人憂慮的病症、清楚地溝通並決定照護目標以及治療計畫的發展、完成生命延長或是根治性治療、增進病患及家屬滿意度、謹慎地將病患轉到適合的照護環境，以達到照護目標，並降低住院及住加護病房的時間與花費。

摘要與總結

　　雖然安寧照護已成為一個實務的公開承認領域，不過還有許多事情有待努力。Nolan 和 Mock（2004）在最近發表一篇名為〈個人尊嚴：生命末期照護之概念性框架〉（*Integrity of the Person: A Conceptual Framework for End-of-Life Care*），在這篇文章中描述了一個概念性框架，本章也有提及此框架。此框架是根據個人尊嚴、健康照護專業人員與病患之間的關係等主要概念所組織而成，再立基於之前Pellegrino（1990）的研究之上。此框架包括下列要素之間的關係：外部因素——健康專業人員的尊嚴、組織文化和健康照護資源；內部因素——心靈層面、心理層面、生理層面、機能層面和社區文化與家庭，病患照護目標與照護結果完整了此框架。雖然生命末期似乎是此框架的主要部分，Nolan 和 Mock（2004）引用美國國家科學院醫學機構的生命末期定義——將疾病過程擴大，並納入「個人因為最終致命的疾病，而必須面對健康衰退的階段——這嚴重的疾病可能是慢性病，或是與年齡趨大而引起的衰弱，即使並沒有迫切死亡的危險。」（Lunney, Foley, Smith & Gelband, 2003, p.22）。

　　此框架的多面向為未來研究影響個人尊嚴、當事人照護目標和照護結果的因素提供了一個架構。基本上，此框架歸納了安寧照護的主要概念。另外，此框架也可作為未來臨床實務、教學和研究的基石，激起人們的熱忱，並建制出減輕折磨和增進生命品質的技術。

問題與討論

1. 討論表23-1中對於安寧照護不同定義之間的差異。
2. 若有一位患有先天性心臟衰竭的 85 歲老人，試描述在診斷和疾病惡化階段的照護目標有何不同。
3. 試述以下句子之涵義：收容中心照護是安寧照護，但不是所有安寧照護都是收容中心照護。
4. 區分收容中心與安寧照護之不同。
5. 列出國家政策白皮書（National Consensus Project）中的生命末期照護範圍。

6. 指出為一個患有嚴重、可能致命疾病的個人提供安寧照護時，會面臨的障礙。

7. 指出 Ferrell 的生命品質框架／模型中的要素為何？

8. 你對於安寧照護的願景為何？

9. 討論要忍耐可能如何影響接受安寧照護的拉丁裔祖母。

10. 列出三個可用以完成教育的線上資源。

11. 上網找出適合家庭照護者用以照護安寧病患的有用資訊。

12. 試述如何利用〈個人尊嚴：生命末期照護之概念性框架〉（*Integrity of the Person: A Conceptual Framework for End-of-Life Care*），作為未來臨床實務的基本框架。

參考文獻

AGS Panel on Persistent Pain in Older Persons. (2002). The management of persistent pain in older persons. *Journal of the American Geriatrics Society, 50*: Supplement:S205–S224.

Amella, E. J. (2003). Geriatrics and palliative care: Collaboration for quality of life until death. *Journal of Hospice and Palliative Nursing, 5*(1), 40–48.

American Academy of Hospice and Palliative Medicine (AAHPM) *About AAHPM.* Retrieved on January 8, 2005 from http://www.aahpm.org/positions/definition.html

American Board of Hospice and Palliative Medicine (ABHPM). *Certification.* Retrieved January 8, 2005 from http://www.abhpm.org

Berry, P. H. (2004). Promoting quality of life during the dying process. In M. L. Matzo & D. W. Sherman (Eds.). *Gerontologic palliative care nursing.* (pp.1–2). St. Louis: Mosby.

Billings, J. A. (1998). What is palliative care? *Journal of Palliative Medicine, 1*(1), 73–81.

Bookbinder, M., Coyle, N., Kiss, M., et al. (1996). Implementing national standards for cancer pain management: Program model and evaluation. *Journal of Pain and Symptom Management, 12*, 334–347.

Block, S. D. (2000). Assessing and managing depression in the terminally ill patient. *Annals of Internal Medicine, 132*, 209–218.

Casarett, D. J., & Inouye. S. K. (2001). Diagnosis and management of delirium near the end of life. *Annals of Internal Medicine, 135*, 32–40.

Cassel, C. K. (2003). Foreword. In R. S. Morrison, & D. E. Meier (Eds.). *Geriatric palliative medicine* (pp vii–ix): Oxford, UK: Oxford University Press.

Center for Disease Control, National Center for Health Statistics (September 16, 2002). *National Vital Statistics Report, 50* (15). Retrieved August 10, 2004 from www.cdc.gov/nchs/fastats/deaths.htm

Center to Advance Palliative Care (CAPC). Retrieved on January 10, 2005 from http://capc.org

Chochinov, H. M. (2004). Interventions to enhance the spiritual aspects of dying. *National Institutes of Health state-of–the science conference on improving end-of-life care program & abstracts.* Bethesda, MD: U.S. Department of Health and Human Services, National Institutes of Health.

Chochinov, H. M., Hack, T., Hassard, T., Kristjanson, L. J., et al. (2004). Dignity and psychotherapeutic considerations in end-of-life care. *Journal of Palliative Care, 20* (3), 134–142.

Christakis, N., & Lamont, E. B. (2000). Extend and determinants of error in doctors' prognoses in terminally ill patients: Prospective cohort study. *British Medical Journal, 320*, 469–473.

Corbin, J. (2001). Introduction and overview: Chronic illness and nursing. In R. Hyman & J. Corbin (Eds.), *Chronic illness: Research and theory for nursing practice* (pp. 1–15). New York: Springer.

Council on Social Work Education (CSWE) Faculty Development Institute. (2001) as cited in Sherman, D. W. (2004). Cultural and spiritual backgrounds of older adults. In M. L. Matzo & D. W. Sherman (Eds.) *Gerontologic palliative care nursing.* (p. 11). St. Louis: Mosby.

Cumming, K. T., & Okun, S. N. (2004). Community-based palliative care for older adults. In M. L. Matzo, & D. W. Sherman (Eds.), *Gerontologic palliative care nursing* (pp. 52–65). St. Louis: Mosby.

Curtin, M., & Lubkin, I. (1995). What is chronicity? In I. Lubkin (Ed.), *Chronic illness: Impact and interventions* (3rd ed.) (pp. 3–25). Sudbury, MA: Jones & Bartlett.

Derek, D., Hanks, G., Cherny, N., & Calman, K. (2004). Introduction. In D. Doyle, G. Hanks, N. Cherny, & K. Calman (Eds.), *Oxford textbook of palliative medicine* (3rd ed.) (pp.1–4). Oxford, UK: Oxford University Press.

Dowsett, S. M., Saul, J. L., Buttow, P. N., et al. (2000). Communication styles in the cancer consultation: Preferences for a patient-centered approach. *Psycho-oncology, 9*, 147–156.

Emanuel, E. J., & Emanuel, L. L. (1998). The promise of a good death. *Lancet, 351*(Supplement 2), S1121–S1129.

End of Life Nursing Education Consortium (ELNEC) (2000). *Module 1: Nursing at the end of life.* American Association of Colleges of Nursing and City of Hope National Medical Center.

End of Life Nursing Education Consortium (ELNEC). (2000). *Module 5: Cultural considerations in EOL care.* American Association of Colleges of Nursing and City of Hope National Medical Center.

EPEC Project: Education on Palliative and End-of-Life care. (Accessed May 25, 2004, at http://www.epec.net).

Ferrell, B. R. (1995). The impact of pain on quality of life: A decade of research. *Nursing Clinics of North America, 30*, 609–624.

Ferrell, B. R. (2004). Overview of the domains of variables relevant to end-of-life care. *National Institutes of Health state-of-the science conference on improving end-of-life care program & abstracts.* Bethesda, MD: U.S. Department of Health and Human Services, National Institutes of Health.

Ferrell, B. R., & Coyle, N. (2001). *Textbook of palliative nursing.* Oxford, UK: Oxford University Press.

Ferrell, B., Virani, R., & Grant, M. (1999). Analysis of end-of-life content in nursing textbooks. *Oncology Nursing Forum, 26* (5), 869–876.

Field, M. J., & Behrman, R. E. (Eds.). (2003). *When children die: Improving palliative and end-of-life care for children and their families.* Washington, DC: National Academy Press.

Field, M. J., & Cassel, C. K. (Eds.). (1997). *Approaching death: Improving care at the end of life.* Committee on Care at the End of Life, Division of Health Care Services, Institute of Medicine. Washington, DC: National Academy Press.

Fisher, E. S., Wennberg, D. E., Stukel, T. A., Gottlieb, D. J., et al. (2003). The implications of regional variations in Medicare spending: Health outcomes and satisfaction with care. *Annals of Internal Medicine, 138*, 288–298.

Foley, K. (2001). Preface. In K. M. Foley & H. Gelband (Eds.), *Improving palliative care for cancer* (pp. xi–xii). Washington, DC: National Academy Press.

Fried, T. R., Bradley, E. H., Towle, V. R., & Allore, H. (2002). Understanding the treatment preferences of seriously ill patients. *New England Journal of Medicine, 346*, 1061–1066.

Glass, E., Cluxton, D., & Rancour, P. (2001). Principles of patient and family assessment. In B. R. Ferrell & N. Coyle (Eds.) *Textbook of palliative nursing.* Oxford, UK: Oxford University Press.

Haywood House. (1996). *Day care at Haywood House, City Hospital* (pamphlet). Nottingham, England: Author.

Hearn, J., & Myers, K. (2001). *Palliative day care in practice.* Oxford, UK: Oxford University Press.

Hospice and Palliative Nurses Association & American Nurses Association, (2002). *Scope and standards of hospice and palliative nursing practice.* Washington, D.C. Author.

Hospice and Palliative Nurses Association (2005). Florence Wald. (Retrieved January 5, 2005 from http://www.hpna.org/FlorenceWald_home.asp).

Kemp, C. (1999). *Terminal illness: A guide to nursing care* (2nd ed). Philadelphia: Lippincott.

Kubler-Ross, E. (1969). *On death and dying.* New York: Macmillan.

Lomax, K.J., & Scanlon, C. (1997). *Precepts of palliative care* (Last Acts Task Force on Palliative Care). Princeton, NJ: The Robert Wood Johnson Foundation/ Last Acts

Luce, J. M., & Luce, J. A. (2001). Perspective on care at the close of life: Management of dyspnea in patients with far-advanced lung disease: "Once I lose it, it's kind of hard to catch it . . ." *Journal of the American Medical Association, 285*, 1331–1337.

Lunney, J. R., Foley, K. M., Smith, T. J., & Gelband, H. (2003). *Describing death in America: What we need to know.* Washington DC: National Academy Press.

Lynn, J. (2001). Serving patients who may die soon and their families: The role of hospice and other services. *Journal of the American Medical Association, 285*, 925–932.

Lynn, J., Arkes, H. R., Stevens, M., Cohn, F., et al. (2000). Rethinking fundamental assumptions: SUPPORT's implications for future reform. *Journal of the American Geriatrics Society, 48* (5), S214–S221.

Manfredi, P. L., Morrison, R. S., Morris, J., Goldhirsch, S. L., et al. (2000). Palliative care consultations: How do they impact the care of hospitalized patients? *Journal of Pain and Symptom Management, 20*, 166–173.

Matzo, M. L., & Sherman, D. W. (2004). *Gerontologic palliative care nursing.* St. Louis: Mosby.

Matzo, M. L., & Sherman, D. W. (2001). *Palliative care nursing: Quality care at the end of life.* New York: Springer.

McClain, C. S., Rosenfield, B., & Breitbart, W. (2003). Effect of spiritual well-being on end-of-life despair in terminally ill cancer patients. *Lancet, 361*, 1603–1607.

McMillan, S. C. (2004). Interventions to facilitate family caregiving. *National Institutes of Health state-of-the science conference on improving end-of-life care program & abstracts.* Bethesda, MD: U.S. Department of Health and Human Services, National Institutes of Health.

Meier, D. E., & Morrison, R. S. (2002). Autonomy reconsidered. *New England Journal of Medicine, 346*, 1087–1089.

Meier, D. E., Back, A. L., & Morrison, R. S. (2001). The inner life of physicians and care of the seriously ill. *Journal of the American Medical Association, 286*, 3007–3014.

Miles, S.H., Koepp, R., & Weber, E.P. (1996). Advance end-of-life treatment planning: A research review. *Archives of Internal Medicine, 156,* 1062–1068.

Morrison, R. S., & Meier, D.E. (2004). Palliative care. *New England Journal of Medicine, 350,* 2582–2590.

National Consensus Project for Quality Palliative Care. (2004). *Clinical practice guidelines for quality palliative care.* Brooklyn, NY: National Consensus Project for Quality Palliative Care. Available at: www.nationalconsensusproject.org

National Hospice and Palliative Care Organization (2005). *Hospice facts and figures.* (Accessed January 5, 2005, at http://www.nhpco.org).

National Hospice and Palliative Care Organization. (2002). *Standards of Practice for Hospice Programs.* Arlington, VA: National Hospice and Palliative Care Organization.

National Institutes of Health (December, 2004). *National Institutes of Health State-of-the Conference Statement: Improving End-of-Life Care.* (Draft Statement released December 8, 2004). Washington, DC: National Institutes of Health.

Nolan, M. T., & Mock, V. (2004). A conceptual framework for end-of-life care: A reconsideration of factors influencing the integrity of the human person. *Journal of Professional Nursing, 20* (6), 351–360.

Pellegrino, E. (1990). The relationship of autonomy and integrity in medical ethics. *Bulletin of PAHO, 24,* 361–371.

Pinquart, M., & Sorenson, D. (2003). Differences between caregivers and noncaregivers in psychological health and physical health: A meta-analysis. *Psychology and Aging, 18,* 250–257.

Portenoy, R. K. (1998). Defining palliative care. *Newsletter:* Department of Pain Medicine and Palliative Care, *1*(2). Beth Israel Medical Center, New York.

Quill, T. E. (2000). Perspectives on care at the end of life: Initiating end-of-life discussions with seriously ill patients: Addressing the "elephant in the room." *Journal of the American Medical Association, 284,* 2502–2507.

Schulz, R., Mendelsohn, A.B., Haley, W.E., Mahoney, D. et al. (2003). End of life care and the effects of bereavement among family caregivers of persons with dementia. *New England Journal of Medicine, 349,* 1936–1942.

Schulz, R., Newsom, J. T., Fleissner, K., DeCamp, A. R., et al. (1997). The effects of bereavement after family caregiving. *Aging and Mental Health. 1,* 269–282.

Sherman, D. W. (2004). Cultural and spiritual backgrounds of older adults. In Matzo, M. L, & D. W. Sherman (Eds.). *Gerontologic palliative care nursing* (p. 11). St. Louis: Mosby.

Showalter, S. (1998). Looking through different eyes: Beyond cultural diversity. In K. Doka & J. Davidson (Eds.), *Living with grief when illness is prolonged* (pp. 71–82). Washington, DC: Hospice Foundation of America.

Singer, P. A., Martin, D. K., & Kelner, M. Quality end-of-life care: Patients' perspectives. *Journal of the American Medical Association, 281,* 163–168.

St. Christopher's Hospice. (1996). *St. Christopher's Hospice Day Center* (Handout). Sydenham, England: Author.

Standards and Accreditation Committee. (1999). *Hospice standards of practice.* Arlington, VA: Hospice and Palliative Care Organization.

Steinhauser, K. E. (2004). Measuring outcomes prospectively. *National Institutes of Health state-of-the science conference on improving end-of-life care program & abstracts.* Bethesda, MD: U.S. Department of Health and Human Services, National Institutes of Health.

Steinhauser, K. E., Christakis, N. A., Clipp, E. C., McNeilly, L., et al. (2000). Factors considered important at the end of life by patients, family, physicians, and other care providers. *Journal of the American Medical Association, 284,* 2476–2482.

Strasser, F., & Bruera, E. D. (2002). Update on anorexia and cachexia. *Hematology and Oncology Clinics of North America, 16,* 589–617.

Sullivan, A.M., Lakoma, M.D., & Block, S.D. (2003). The status of medical education in end-of-life care: A national report. *Journal of General Internal Medicine, 18,* 685–695.

SUPPORT Principal Investigators. (1995). A controlled trial to improve care for seriously ill, hospitalized patients: The Study to Understand Prognoses and Preferences for Outcomes and Risks of Treatments (SUPPORT). *Journal of the American Medical Association, 274,* 1591–1598.

Teno, J. (2001). Quality of care and quality indicators for lives ended by cancer. In K.M. Foley & H. Gelband (Eds.), *Improving palliative care for cancer.* Washington, DC: National Academy Press.

Teno, J., Lynn, J., Wenger, N. et al. (1997). Advance directives for seriously ill hospitalize patients: Effectiveness with the patient self determination act and the SUPPORT intervention. *Journal of the American Geriatrics Society, 45,* 500–507.

von Guten, C., & Romer, A.L. (2001). Designing and sustaining a palliative care and home hospice program: An interview with Charles von Guten. *Innovations in end-of-life care,* 1999; *1*(5), www.edc.org/lastacts [hard copy of article]

World Health Organization. (1990). *Cancer pain relief and palliative care* (Technical Report Series 804) (p.11). Geneva, Switzerland: World Health Organization.

網路資料

http://www.epec.net
http://www.aacn.nche.edu/elnec
www.hpna.org
www.nhpco.org
www.nationalconsensusproject.org
www.ons.org

www.ampainsoc.org
http://www.guideline.org
http://prc.coh.org
http://www.palliative.org (Edmonton Assessment Tools)
Toolkit of Instruments to Measure End of Life Care (TIME)
    http://www.chcr.brown.edu/pcoc/toolkit.htm

第二十四章　長期照護

前言

　　健康促進的推動、藥物改良、醫療照護技術的進步和照護改革，至今都已顯著提升人類的平均壽命。佛羅里達州、愛荷華州、賓州，以及西維吉尼亞州，有超過 15% 的人口為 65 歲以上的老人（Federal Interagency Forum on Aging, 2004），這種高齡化趨勢將持續延燒，65 歲以上老人在整體人口的比率將顯著增加（Administration on Aging, 2004）。隨著長壽人口的成長，個體罹患慢性疾病和失能的機會也隨之升高。此議題因為意義重大，故 2005 年在白宮會議中，也針對老化議題討論嬰兒潮時期世代應為退休所做的準備，以因應此老化趨勢。會議的主題圍繞著老年人口尊嚴提升、健康自主，以及經濟保障等議題做討論（White House Conference on Aging, 2004）。

　　對大多數人而言，老化過程常伴隨發生一種或多種的慢性疾病。隨著慢性疾病的發展可能會造成自我照護能力的耗弱。這些缺乏自我照護能力者，可能是之後會使用長期照護服務（longer-term care, LTC）的族群。一旦患有慢性疾病的個體無法再獨立進行自我照護、生活起居和家庭維護時，長期照護服務便能提供支援並確保其生活品質。

　　長期照護是一個包括多層服務面向的廣義概念。一般認為，長期照護是一種連續性的服務，涵蓋的項目從針對輕微自我照護能力不足的個案提供間歇性的社區照護，到針對重度居家失能者提供進階的醫療環境（如圖24-1）。長期照護要滿足缺乏自我照護能力者的衛生照護、個人護理，以及精神和社會方面的需求，通常上述服務是借助家人來完成。理想中的正式長期照護應盡可能促進個案及其家庭維持自我獨立的能力。

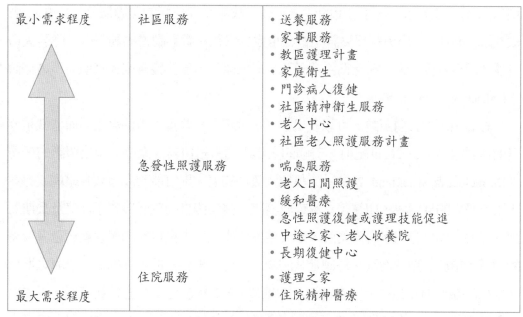

圖24-1　長期照護需求程度

　　長期照護的需求源自於種種因素，例如：隨著年齡增長，生理機能的變化會致使其逐漸凋零，對某些人來說則意味著長期照護服務的需求。這些逐漸衰老的族群也許能從社區服務中受益（如到府送餐），若持續衰老下去就必須納入更進一步的社區長期照護服務。然而，對許多老弱長者或慢性疾病患者而言，由於病情加劇或急性疾病，使計畫無法預期或無法順利進行。通常看護的角色是辨別出個案所欠缺的功能，然後幫助個體及其家人使用合適的社區服務。長期照護服務是否能持續提供是由許多複雜的因素決定的，包括受照護者的整體醫療狀況、多樣化服務的選擇、正規照護的資金來源等，都是讓長期照護受照護者和照顧者雙方皆生畏的難題。對於上述挑戰的認知，是有助於照護專業人員為需求者建構一富有內涵、滿足上述服務條件的健康照護環境。

歷史回顧

　　對需要長期照護的個案進行照護服務，一直是健康照護系統的挑戰。長久以來，對老人照護品質投注的重視和思慮，似乎也反應出社會價值（Koop & Schaeffer, 1976）。在擁有越多流通資源的社會裡，脆弱人口，如失能老人或慢性

疾病患者，因為有較多可利用的健康照護，故能受到較好的照護服務（Kalisch & Kalisch, 2004）。歷史經驗驗證了當社會處於饑荒、戰亂動盪的局勢時，脆弱人口可能會因為營養失調、缺乏衛生照護及無成家能力，無法獲得家人資助而不易存活（Kalisch & Kalisch, 2004）。

綜觀美國的長期照護，可以看出過去幾世紀有一些重大事件發生，而造就了今日的照護服務。在 20 世紀前，美國的老年人通常是由其大家庭來承擔照護的任務（DeSpelder & Strickland, 2002），無家人資助的老人則可能轉介至教會組織或慈善人士所設立的機構內，如貧苦之家或救濟院。醫療照護的改變影響了住院及長期照護的發展，如群體的老人療養院、私人慈善機構，以提供無助的慢性疾病患者所需的照護。由於人類平均壽命持續延長的緣故，近年來對長期照護的需求也隨之增加（Lekan-Rutledge, 1997）。在政治上，則於 1932 年制定了社會福利條例，以法律行動來規範老年人和慢性疾病患者的相關服務。1951 年召開第一屆美國人口老化白宮會議，主要討論老年人口的生活品質。

1965 年，雷根總統（Lyndon B. Johnson）在位時，通過了社會福利法案第十八版，提出了「聯邦醫療保險」（Medicare），並進一步納入聯邦政府衛生照護系統中（Centers for Medicare and Medicaid Services, 2004）。聯邦醫療保險為政府開啟了老人醫療保險的大門，並樹立了正式照護機構的標準。照護系統的改革則包括近期的資金重組，將健康照護資金權置入聯邦醫療保險（Medicare）和醫療補助計畫（Medicaid）中，強調照護管理上促進多重症狀患者的照護整合（Whitehouse on Aging, 2004）。同時，在 1965 年，公共政策也受到美國老年人口法案的影響，建立跨州郡的老年人口網，並籌措社區健康服務基金。

另一個在 1965 年增修的第十九版社會福利是醫療補助計畫（Medicaid），專為低收入戶提供醫療及相關衛生服務。整合各州郡及聯邦政府的醫療補助計畫是提供服務給貧戶的最大資金來源。各個州郡有自己推舉的一套標準來決定服務支付的比率，以及如何經營、管理自身的計畫業務（Centers for Medicare and Medicaid Services, 2004）。長期照護的後續改革為增修社會福利第二十版，提供居家服務以提高醫療匱乏者的醫療可利用性。1972 年則正式立法明定仲介照護的支付費用。1987 年通過綜合預算協調法案，其中的療養院改革法案以塑造優良照護品質為目

標，並保護長期照護機構內受照護者的權利。這些改革包括完成綜合評估「護理之家」居民的生理機能、認知、情感認同程度，並作為照護計畫制定的參考。除此之外，也必須滿足特定照護需求、提供身心衛生服務，並針對一些結果，例如：無法自制、限制行動、壓力指數等為改善目標，盡可能使受照護者的生理和心理維持在最佳狀態。同時，受照護的老人人權也有明確的訂立（Harrington, Carrillo & Crawford, 2004）。

隨著過去五十年來文化推移，家庭結構也因為職業婦女增加而改變，外出工作的婦女無法全力照護到家中的老人（Lekan-Rutledge, 1997），「三代同堂」的情形在現今的文化潮流中也較不普遍。在拉丁美洲和亞洲文化裡，通常會有三代同住的情形，好幾代的家庭成員共同住在一個大家庭內或毗鄰而居，可能較有人手來照護家中長者，降低長期照護的需求（Leininger, 2002）。然而，現今的美國文化價值強調核心小家庭、雙薪家庭、一所不住的生活方式，導致家庭成員不再同住在一個地區，而各自居住在相距遙遠的異地，這股文化趨勢使得原本就顯得不足的長期照護系統更加重其需求量。

照護的永續性

以社區為主的長期照護

提供個案社區協助和社區護理服務的機構類型很多，如何使用適切的服務系統常常會讓個案及其家人感到不知所措。同樣的困惑也發生在健康照護專業人士上。目前的趨勢，是鼓勵採用個案管理的方式來協助其選擇有效且合適的服務，以確保個案能在及時管理下接受服務。個案管理的目標可能也包括讓患有慢性疾病的個案盡可能長期留在社區內，服務內容包括營養中心或送餐服務、家事服務、家庭探視護理服務或居家衛生服務。針對失能老人或慢性疾病患者的相關服務，則包括法律服務、老人救濟金、成人保護服務、官方服務的地區委員會、人權維護計畫、老人中心、長青會等。針對老年人而言，由聯邦醫療保險所支付的居家衛生服務，要求其服務對象必須增強生理功能或增加復原的可能性，否則個案必須自行負擔服務費用，其他私人自付項目在各地也漸漸發展增設，以提供家庭照護者一些緩衝的服務，例如：緩和醫療、家事服務、採買服務等。

居住型長期照護機構

　　長期照護機構是商業型、系統化的正式組織，可提供本身無法照顧自己的個案照護服務而不用住院。長期照護機構對收容的院民扮演兩個重要角色，必須兼具家庭與保健機構的功能。要挑戰以最少資金來建構適合慢性疾病患者的營利型照護機構並非簡單的任務，常見的居住型長期照護機構包括以下三大類：團體家屋（group homes）、支援性照護住宅（assisted-living centers），以及護理之家（nursing homes）。

　　是否入住長期照護機構，對大多數慢性疾病患者而言是難以取決的，必須考量到健康衰弱的情形、自我照護能力的受限程度、慢性疾病病情的惡化，以及因意外或老化造成的失能狀況。在很多例子中，家人往往占有決策的一席之地，並影響是否入住機構的最終決定。定義上，居住於長期照護機構內的院民（常駐者）是一群較為脆弱的族群，且可能提出某些形式的要求。為了因應每個院民的獨特性、提供適切護理照護必須考量到許多因素，但複雜的醫療條件、精神需求，以及入住人員的快速更替，使照護者無法顧及到每位院民的個人特質。由於失能老人處於無力的弱勢狀態，使其人權不但被照護者和管理制度輕視違逆，甚至也遭受家人的忽略怠慢。

　　團體家屋：團體家屋遍及美國，且由官方的健康照護監督機構負責管理，通常獨立於州郡的衛生部門之外。這些團體家屋可以是家庭形式或與商業化結合，一般為居家式的環境，例如：多床住宅或樣品屋。團體家屋的別稱還包括個人療養院、養護暫留之家、住宅式照護之家（domiciliary care homes）、膳宿及照護之家（board and care homes），以及團體照護之家（congregate care homes）。

　　一般而言，個人照護或住宅式照護之家和過去 19 和 20 世紀初的出租房間宿舍不同。院民在這樣的環境下可藉由私人給付（從自身財產或親屬支付）得到協助服務；在某些州郡則由長期照護福利系統撥款，而該家屋的管理者負責監督其營養攝取、藥物治療、基本安全和清掃、衣物送洗的服務。此種非特定性之團體家屋方式可能較適用於醫療狀況較單純的個案。

　　支援性照護住宅：目前美國蓬勃發展的健康照護產業之一就是支援性照護住宅。這些住宅的服務對象為能自行負擔費用的族群，聯邦醫療保險或醫療補助計畫並不代為支付。此種自行付費的模式較易為有固定退休俸的退休人士所採用。支援

性照護住宅類似殘障公寓的綜合體，額外再提供食膳、協助盥洗、藥物治療管理，以及群體的社交互動，而入住的居民不一定能夠自行駕車行動。值得注意的是，在聯合機構內可能只有一位執照護士（RN）顧問來負責數個單位的上百位居民，另外，會有一位經過認可、可能受過基本藥物治療訓練的實習看護（LPN），以每週上班五天、每天 8 小時，來負責所有的健康事務和藥物管理。這樣的組織系統使支援性照護住宅的模式傾向於社會結構勝於醫療照護機構。

對老年人而言，入住支援性照護住宅可能令人相當愉悅，因為居民可以保有相當充分的自主權、享有受保護的個人空間，還可依個人喜好布置自己的寓所。這類型住宅適合有輕微照護需求，且有能力負擔開銷的族群。

專業護理機構或護理之家（療養院）：「護理之家」，是指同時具備專業護理服務（skilled nursing services, SNFs）和中介服務（intermediate care）的機構，在長期照護中收容慢性疾病患者、失能和殘疾人士，提供長期緩和醫療，以及全程照護的寄宿式照護服務。其中部分機構可能包括中介服務和復健單位，以提供加強個案自我照護能力的必要協助。

除了和教會或其他非營利機構（例如：退役軍人委員會）相關的護理之家，大多數這類的機構為營利型，收入來自聯邦醫療保險和醫療補助計畫（CMS），並且必須達到各州郡和聯邦政府要求的標準，包括營養和流體物質攝取、舉辦社交團康活動、提供支援服務，例如：物理治療、復健治療、家事管理、衣物送洗服務等。長久以來，存在於長期照護機構內部員工的隱憂為——機構的組織和人員雇用，都是以節省最小開銷為原則，而非視個案需求和反應為主。然而，隨著嬰兒潮世代族群的老化，可以預見對此議題的關注將導致高標準、高品質的要求，或許能促進長期照護機構的改革。

美國約有 5% 的老年人口居住於護理之家，其中有 28% 自行支付費用（CMS, 2004）。護理之家的照護費用可由私人自付、保險理賠、聯邦醫療保險或醫療補助計畫來支出。為了合乎醫療補助計畫給付的標準，院民必須自備最小限額資金來繳交服務款項。通常入住護理之家的長期照護居民會先自行給付照護金額，直到金盡援絕時，醫療補助計畫便開始代為支付至該院民死亡為止（AARP, 2002）。

專業護理服務通常提供全程照護，也協助具有復原能力的個案其復健服務。

由於確立的個案可能需要大量的物理照護協助，例如：淋浴、穿衣、飲食及環境清掃。故在認知方面的需求，例如：情緒、心理、精神上等，可能就較不重視。有時機構內只有部分居民能參與安排的活動節目，因此，長期照護者不應僅是提供生理上的照護，也要適時給予精神上的鼓舞。

長期照護的受照護者──脆弱人口

弱勢族群因為逐漸喪失自主權、自我意識、個人隱私、藥物濫用和歧視等，而容易受到傷害。這群脆弱人口定義為「可能正遭受虐待或因失能無法自衛而有受虐風險的對象」（Teaster, 2002），也可解釋為不被當人看的族群。在現今彰顯年輕、活力、強壯、工作能力，但物質化的膚淺文化下，老年人和慢性疾病患者因喪失上述價值而被貶損其重要性，長期照護提供者就是要負責維持能滿足個人獨特性的環境。

由於疾病影響個案做決定和執行自主意識行為的能力，很多需要長期照護的個案已經喪失自主和自我意志的功能，因此要特別關注這群脆弱人口。代為決策時應從多方生活層面上加以考量，例如：餵食、盥洗、服藥、社交和宗教活動等。

長期照護議題及困境

長期照護的議題層面廣闊，從整體系統到個別治療皆包括其中。本章節不做個別說明，僅介紹現今應考慮的問題。

照護供應

就長期照護持續性而言，照護供應的問題包括照護機構及服務的提供、公共政策、資金、人事及規範的補遺。特定議題會因州郡或個別社區而異，其中一項共通議題為各州政府皆認同長期照護必須囊括專業的執照護理人員，以維護長期照護服務品質及服務遞送。此外，引發政治關注以推動此議題也很重要。

服務機構

在社區型長期照護系統中，社區可能沒有依照制度做系統化的服務配置，每項專一服務，例如：居家照護、老人日間照護、寄宿或營養計畫，很可能是因應某特

定需求或社區的商業投資而開辦。長期照護計畫通常需要很多不同的組織機構共同配合，以滿足個案的需求，這種狀況在社區公寓住戶身上格外明顯。

聯合慈善機構（United Way）在這個問題上提供了某些程度的幫助。所謂「聯合慈善機構」是一非營利性的服務單位，出版長期照護資源的相關書籍、記載各大城市的社區計畫和服務項目，使個案及其家人、照護者能藉由書籍查閱適合的服務、電話號碼，並選擇需求。過去常發生個案及其家人並不清楚本身何時能納入某照護系統中（如護理之家），以及何時能使用他種服務（如寄宿）。這些出版的書籍也能作為當地聯合慈善組織的參考。

慢性疾病患者常認為，長期照護系統很複雜且具強勢主導性。患者和家人可能僅用有限精力來尋求解決問題的方法和選擇最佳良策。通常控管長期照護系統使用的審查人員僅具備簡單的訓練，處理複雜醫療狀況的經驗也很少，因此判斷標準可能很武斷，甚至將計畫目標的主要受益對象排除在外。

不論是經由當地或聯邦退役軍人委員會、州立衛生及福利機構、私人保險公司或其他計畫等，對慢性疾病患者採用個案管理的方式，都能協助社區公寓居民更有效率的使用長期照護服務。然而，對大多數個案及其家人來說，使用長期照護系統仍是個令人困惑和棘手的複雜難題。

公共政策困境

另一個和長期照護服務機構有關的便是政策制定。即使已有如前文提及的重大公共政策訂立，但未完全涵蓋整體照護層面，仍有許多個案被擋拒在政策法規之外無法享受照護福利，且長期照護的藥費支出、延伸的居家衛生照護、復健服務等，也是問題重重，造成個案若在情況允許下寧願選擇自付或不接受照護服務和藥物治療。幸而近來 2006 年的修法，可能會讓藥費經由處方箋福利卡享有合法折扣，即使資金的來源尚未明確。

資金

照護服務和公共政策同時都和財務有關。2002 年，州郡聯邦政府花在護理之家的支出為 1,200 億美元（Harrington, Carillo & Crawford, 2004）。除此之外，約有 28% 的護理之家居民和其他居住式照護機構為私人付費（CMS, 2004），私人保險及非營利機構也提供需要長期照護者的相關服務。然而，除了護理之家，要規劃出

一套全面性長期照護計畫來滿足希望留在社區內，且患有複合疾病的失能老人，是相當大的挑戰。法律上對於某些福利（例如：延伸性居家照護）的認可標準過於嚴苛，二度認可通常很困難，且僅允許短暫的有限時效。

不論私人或公共資源都是受到限制的，社區公寓的老人們可能合乎聯邦醫療保險部分服務項目的給付標準，例如：居家衛生照護。但僅受理具復健成效的個案。一旦復健進展停滯，以及病人的狀況發展為慢性時，受照護者必須自行給付復健及居家服務的費用。尤其經歷過經濟蕭條、二次世界大戰或其他重大歷史事件的人向來勤儉，要花 100 元美金支付機構職業護士來進行不到 1 小時的家庭訪視，對他們來說並不是一個好建議；很多勞動階級背景的老年人拒絕私人給付而摒棄照護需求。

某些州郡的情況容許採用 PACE（Program of All Inclusive Care for the Elderly）計畫來協助那些希望盡可能待在家中的老人（National PACE Association, 2004）。過去五年內有組織團體參與的州郡，從十三個州增加到十七個州，分別為加州、夏威夷、伊利諾州、堪薩斯州、馬里蘭州、麻薩諸塞州、密西根州、新墨西哥、紐約、俄亥俄州、奧勒崗州、賓州、田納西州、德州、維吉尼亞州、華盛頓州和威斯康辛州。持續進行計畫的成本效益評估可以作為財務機構的綜合參考。但到目前為止，該計畫在分級領域上仍受到限制。其他有一些發展中的計畫正努力促進在家老人的自治權及生活品質，例如：Oklahoma Advantage Program。

因為社會福利計畫的推動突顯出老年人口及慢性疾病患者照護權的重要性。這些計畫設計來加強老年人的舒適度及安全感，因此，社會有義務來滿足有需求的對象，特別是老年人口，因為他們曾經為社會奉獻勞力和服務（Tobin & Salisbury, 1999）。為了人類生存的道義，社會更是責無旁貸要照護失能和慢性疾病老人，不僅因為他們年輕時曾貢獻的勞動力。哲學觀點不單單在計畫制定和持續性上扮演重要的角色，同時也是進行中計畫的執行標準。

人員配置

接收聯邦醫療保險和醫療補助計畫資助的健康照護機構，乃是經過州郡認可或通過授權機關許可。每個機構必須滿足人員配置的要求，其中兩個主要議題為人員訓練及照護者與受照護者比率。

職員訓練的要求標準通常很低。舉例來說，支援性居住照護中心的服藥協助訓

練，可能只要求參加為期六週的訓練課程，但實際上，個案的藥物治療方式也許相當複雜，要達到合適的藥物治療管理需要更多時間教授藥理功效、副作用，以及複合用藥的知識。雖然支援性居住照護中心必須配置一專職護士，但該護士可能身負同一關係企業下數個不同機構的顧問，實際肩負監督藥物服用的角色還是落在每週工作 40 小時的 LPN 身上。

支援性居住照護中心內，家庭管理人的資格認證門檻很低，只要參加州政府發起的研討班，以一年一次進行為期二週或更短的進修課程即可。大部分在這類機構工作的員工可能都只受過最簡易的訓練，因此受護者的安全值得堪慮。

雇用居家健康護理的服務人員也是重大的挑戰，家庭助手的要求標準因州郡而異，但都沒有超過八至十二週的訓練計畫。通常助手在接受訓練後，預期能在無嚴格監督下獨立作業。

護理之家的人員配置也是一項持續發燒的議題，已有確切證據顯示，護理人員和護理之家的照護品質為正相關，職業護理人員程度的下降亦逐漸引起關注。某些案例中減少前瞻性支付的額度，也許能增加居住型機構的職業護士人數。

在營利性護理之家通常維持在最小限度的照護人員——受照護者人數比例，且很少高於最低門檻，這樣的比例配置或許能剛好滿足日常的例行照護需求。但當受照護者發生疾病或要求額外的護理照護時，照護者未必能適時的滿足其需求（Kayser Jones, 1999）。若有更多的受照護者發病，例如：爆發呼吸道感染；照護人員工作量將被膨脹至極限，一旦再度發生則受照護者的安全就很堪慮，使原本健康照護專業人手匱乏的問題雪上加霜。半數有執照的護士之年齡都超過 45 歲，美國勞工統計局估計，到 2008 年需要再補替 331,000 名有執照的護士，但目前取得老人醫學合格認證的有執照護士比率不到 1%（美國老年學會，2004）。

規範

有接收官方給付的居住型和社區型長期照護機構，都受到聯邦政府所規範；接受外部金援的機構和組織也必須滿足某些標準，並且依規定行事（Harrington 等人，2003）。

因為要求標準經常在變動，一些長期照護護理單位的執事者常常要因應州郡和聯邦政府的要求而修改必要的執行方針。在居家健康機構中，限制了由保險或聯邦

醫療保險代償訪視費用的額度和種類，若訪視的理由和完成健康目標的證據不夠清楚，付款的民眾可能會要求機構退還該項服務費用，造成機構財務上的衝擊。

護理之家於初始須通過認證查核，之後至少每十五個月要進行稽核（CMS, 2004）。官方考察人員會在各個地區評估護理之家的進展和成效，若發現有不夠完善的地方可再進行後續的追蹤調查。機構必須提出適當的文件資料以證明員工有達到教育訓練要求、受照護者有受到妥適的照護。當細部支節都很詳盡清楚時，有時會容許忽略其他粗略議題。要求的標準會隨不同種類機構而異，且相當複雜。

標準規範的議題，包括每人受顧時數、照護編制、看護計畫、事故、壓力指數、行動受限、營養狀況，以及家事服務等。除此之外，機構提供居民的照護須維持一定程度的尊嚴及表示敬重，例如：合宜的衣著打扮、鼓勵自行用餐、允許其個人空間及隱私權，並以恭敬的態度進行互動。

表24-1　護理之家品質指標

領域	品質指標	居民風險分類
事故	• 骨折發生率 • 跌落的盛行率	
行為／情緒	• 影響他人的行為盛行率 • 憂鬱症狀盛行率 • 無抗抑鬱劑治療的憂鬱症盛行率	• 高風險 • 低風險
臨床管理	• 使用九種以上藥物	
認知	• 認知障礙發生率	
失禁	• 膀胱及腸的大小便失禁盛行率 • 無如廁行為的偶發性、大小便失禁盛行率 • 插導尿管的盛行率 • 排泄袋的盛行率	• 高風險 • 低風險
感染控制	• 輸尿管感染盛行率	
營養／膳食	• 體重減輕盛行率 • 插管餵食盛行率 • 脫水盛行率	

（續）

生理機能	• 臥床率 • 喪失日常生活活動的盛行率 • 行動範圍縮小的盛行率	
精神藥物使用	• 抗精神症狀藥物使用的盛行率 • 抗焦慮／安眠藥物使用的盛行率 • 過去一週安眠藥物使用超過兩次的盛行率	• 高風險 • 低風險
生活品質	• 日常物理行動限制的盛行率 • 無活動或活動量小的盛行率	
皮膚護理	• 1-4 期潰瘍盛行率	• 高風險 • 低風險

＊資料來源：Nursing Home Quality Indicators Development Group, Center for Health Systems Research and Analysis (Marnard, 2002).

　　Harrington 等人指出，護理之家的照護品質一直是消費大眾、專家及政策制定者關切的焦點（Harrington 等人，2004），一旦漠視規章及稽核的重要性，將是長期照護居民的不幸。失敗的照護系統案例可見於地區性或官方層級中，缺失報告可以經由聯邦醫療保險中心和醫療補助計畫快速公布在網路上。有執照的護士有時必須站在受照護者的角度發聲，並確保其達到基本生活要求標準。

長期照護的倫理議題

　　一些和長期照護相關的議題是建立在道德倫理的基礎上，因為長期照護的員工被授與高度的專業獨立性，再加上受照護對象為一群特別脆弱的老人，因此，任何決策都可能有危機存在。在處理失能或患有慢性疾病的個案時，必須徹底了解健康照護的倫理內涵，做決策時則應包括尊重自主、不傷害、為善及正義等四個前提原則（Beauchamp, 2001），能夠實行上述原則的專業看護關係，將能顯著改善受照護者的生活品質。

受照護者自主性及獨立性

　　自主性是長期照護中關鍵原則之一。自主性有時易被忽略或濫用（Kane, Freeman, Chaplan, Asashar & UruWong, 1990），受照護者可能因感覺剝奪、行動不便、虛弱、認知障礙等的限制，而漸漸被剝奪自主權（Mezey, Mitty & Ramsey,

1997），因此，無庸置疑的，照護者便開始代替受照護者做決定，使得受照護者自我照護能力的退化實際上是因照護者互動的結果。自主權的喪失及過度失能，是長期照護受照護者所面臨的一個問題。過度失能端視照護者是否代替個案執行其本來有能力完成的事務而定（Dawson, Wells & Kline, 1993）；喪氣、學習無力感、控制信念，以及以病人角色自居，都會引發過度失能（Salisbury, 1999）。其中一個過度失能的例子為療養院提供的穿衣協助，輔助人員通常幫個案代為穿衣以節省時間，而非容許個案以自身的步調進行穿衣動作（Beck 等人，1997），這樣的舉動會促使受照護者養成多餘及不必要的依賴。

全程照護及生命提升

基於道德原則的觀念，一個漸漸白熱化的議題為：究竟提供慢性疾病患者最小程度的生理照護較為合理，還是進一步提供全程護理之綜合性照護較佳？這個爭議在居住型長期照護系統中格外受到挑戰。在衡量聯邦醫療保險／醫療補助計畫的法規、資金、人事等因素後，結論傾向以全程照護為主。

物理治療對受照護者來說是很重要的，但這不應是唯一的焦點，慢性疾病患者及老年人口的精神需求也應該同時納入考量。若精神需求的回應寥寥無幾，受照護者容易感到厭倦、焦慮，必然會引發憂鬱症狀，例如：美國國民的自殺率則以老年男性族群居首（Shalala, 2000）。護理人員的責任為察覺個案的精神異狀並提報作為參考，憂鬱症的表徵，包括神經質、空虛、罪惡感、疲倦、焦躁、易怒、缺乏關愛及厭世；和精神健康有關的生理症狀，則包括食量改變、睡眠障礙、頭痛、胃痛，以及慢性疼痛的增加（Varcarolis, 2002）。若長期照護的個案出現上述症狀，則必須提供必要的協助服務。

生命盡頭的決定

對某些慢性疾病患者而言，生命結束的終點決策是很複雜的。當個案的健康耗弱、接近瀕死邊緣、生命處於巨大轉捩點時，個案、家人及照護者，可能面臨是否繼續治療及治療程度的抉擇。沒有一種決策的規則適用於每個人，必須考慮到每個個體獨特的情況和處境。針對末期病人或類似狀況進行有關感染治療的決策時，必須由所有相關人員共同參與決定。宗教、社會、文化價值，在此占有極重大的意義，所有照護團隊的成員都應把這些因素放在首要考量。事前醫療囑託的簽定，記

載了個人對於生命終點決策的意願，然而，有許多干擾因素會影響事前醫療囑託的效用。

以無效治療的觀念處理這類狀況，可協助決策的過程。對於無效治療的定義眾多，但共通的原則爲包括治療成效無法達到可接受的目標、治療極不成功、治療不被外界標準認可時（Ferrell & Coyle, 2001）。

受虐及脆弱人口遺棄

美國估計一年約發生 75 萬至 120 萬件老年人和其他脆弱成人的受虐案例（Fulmer, 1999）。2000 年有 472,813 件通報案例，其中 4,857 件有確實證據（Teaster, 2002）。受虐可以分爲家人虐待和機構虐待，又可再細分成生理虐待、性侵害、精神虐待；就如同漠視、自我忽視、遺棄、詐財一樣。因爲這群慢性疾病患者的預期存活壽命還很長，因此受虐的發生率可能會再增加（Teaster, 2002）。患有慢性疾病的個案若認知健全，在討論受虐事件時可能因害怕關係破裂或擔心施暴者報復而躊躇遲疑，若個案無法提供受虐的資訊，則可能須藉助法庭蒐證查證。Fulmer 提出三種常見的虐待類型：生理施暴、漠視及剝削。

「生理虐待」是對個案實際動粗，且會留下莫名的瘀青、骨折、刀痕，或不同程度的燙傷證據。受到此類施暴的受害者處於高度危險之中，急須立即的協助。

「忽視」是指基本民生需求的供應匱乏，例如：食物、水及醫療照護。具體證據，例如：衛生條件惡劣、營養失調、脫水、壓迫型潰瘍、被置於危險處境或缺乏基本醫療需求資源的環境下。造成老人忽視的原因可能爲照護者的恣意妄爲，或是個案的家人和老化的配偶無力承受其家庭負擔。忽視也包括自我忽略，其定義爲個案喪失爲本身謀取適當照護的意志和能力。忽視程度到最大則是遺棄。

「剝削」是指從老人身上榨取資源而不進行告知或取得其他受益者的同意，這類剝削包括掏空資產或接管個人財產，而未經過其同意或許可（Fulmer, 1999）。

每個州郡有自己的成人保護服務部門（APS），以維護可能有受虐、棄養風險、無自衛能力、無依無靠的老年人和失能族群的人權和健康。APS 負責接收受虐通報、調查通報案例、評估個案可能的風險並實行照護計畫、服務監測和評估。有些機構可能提供進階服務，例如：住宿、醫療照護、社會協助、經濟和法律上的服務（National Association of Adult Protective Services Administrators, 2005）。

健康照護的專業人員和輔助人員（例如：執照護士、醫師、護士助理、家管等），都受到法律明文規定，必須通報疑似受虐的案例。

長期照護的改進

對社區老人的長期照護改進方向，包括對機構預期事項的認知並盡量滿足這些預期的承諾。假使送餐服務的時段為週一至週五、中午十一點三十分至十二點之間，則受照護者必須準備好應門，以免錯失送餐服務。如果家庭健康服務要求受照護者必須在家，對於習慣星期三下午打橋牌，或週日上教堂做禮拜的個案，就有執行上的困難。

退休老人可能有自主權決定要搬到支援性照護機構，當個案的健康狀態惡化到需要進階照護時，這種舒適優渥的環境可能造成退休老人不易察覺到自己的轉診需求，個案會傾向滯留於支援性照護中心內，盡可能拖延前往 SNF 的時間，這樣的延誤常常因缺乏適當治療造成個案病況複雜化，使身體更為脆弱。

入住療養院對很多個案來說是令人煩惱的。就個案的預期中，搬入療養院實際上象徵會喪失健康、自主權、經濟能力、生產力及獨立性，例如：Mary Gray 案例。療養院的改革可能會喚起許多複雜的情感，要融入一個周圍全是陌生人的環境是很困難的。除此之外，受照護者也必須由他人來調整自己的行事曆，而不能依循自己大半輩子過慣的生活作息，在很多療養院裡有固定的吃飯和沐浴時段。雖然稱不上理想狀態，然而，療養院居民通常能體諒看護人員的工作量，而配合調整作息以符合期許。

介入

理論架構的實務應用

於長期照護機構工作的護士在與病人互動時有充分的機會來實踐所學理論，例如：生理學、藥理學，以及溝通、照護、喪親、倫理規範、跨文化護理等理論。長期照護機構利用這些理論架構來規劃與實施護理照護，可以避免護士單純只用「因為過去大家都這麼做」的方式去處理事情。使用理論架構最主要的目的是引導實務應用，中等理論則特定針對可以看到預期結果的特殊照護者狀況。理論架構提

供介入選擇的參考方向，使個案有最恰當的護理照護。有些理論結構適用於長期照護機構，其中一個例子是「癡呆妥協之需求導向行為模式」（The Needs-Driven Dementia-Compromised Behavior Model），它可以幫助專業的照護人員了解如何與失智個案進行更良好的互動（Algase 等人，1996）。這個模式指出失智者的種種問題行為是有所需求而造成的結果，這些需求可以由照護者來滿足，進而避免危機發生。諸如此類的架構能幫助照護者解決臨床上面對長期照護病人所遭遇的問題（Peterson & Bredow, 2004）。

長期照護機構的入院核可及評估

對於需要復健或其他照護協助的老人而言，接觸社區型長期照護服務似乎是自然且必要的過度期。對其他人而言，使用這些服務可能會產生重大的情感衝擊。當一個虛弱的老人無法再待在社區環境時，個人及家庭成員可能會決定有必要搬去另一個提供照護的環境。對能夠自己負擔服務費用的人來說，這樣的選擇造成的情感創傷會比較少，他們覺得自己在支付服務費用時（例如：無法自行完成的食膳準備、衣物送洗、家務整理和藥物治療等），仍保有高度自主權。

移居療養院的決定通常是經過個案和家人重重考慮後才做的選擇。決策時，若讓個案盡可能參與其中，這段過度期可能會較順利。個案應該被容許擁有選擇機構的權力，並參與遷居計畫；保留個人特質能使老人在新環境中有較佳的自我認同。入住療養院的預期、入住的理由，以及決策過程中個案被支配的參與程度，都會影響結果（Reinardy, 1995）。

申請入住長期機構時，照護提供者將完成一系列的文書作業，包括記錄個案的狀況和申請的理由。對個案的準確評估是影響個案對長期照護系統經驗中關鍵性的開始。在居住型護理之家中，這樣的評估是很重要的，因為具有促進健康的潛在力；相對而言，即是降低發生過度失能的機會（Dawson, Wells & Kline, 1993）。很重要的是，入院核可的程序不僅限於完成紙本作業，也包括對個案的觀察，以提供個人化照護。

護士在申請過程中蒐集的資訊是建立合適的照護計畫之基礎。有一些可利用的工具可以在審查申請時協助評估長期照顧個案生理、機能、心理，以及社會狀態（Sehy & Williams, 1999）。

　　根據 1987 年護理之家改革法案（Nursing Home Reform Legislation），院民評估和隔離照護的小量資料庫（MDS），已經開始在護理之家發展使用。它提供了廣大的個別病患資料，也可以建立全國性的護理之家居民資料庫。MDS 具備的資料，包括個案在入院時，以及入院一段時間後的生理機能、醫療、認知和情感狀態（Sehy & Williams, 1999），此類的資訊也可以作爲長時間追蹤個案的情況是否改善或是惡化。這些初步評估或日後追蹤評估的企畫內容，概括了個案較易受到傷害的幾種情形，可能需要特別的照護計畫、介入或將問題呈報給負責部門，資料的可信度會隨著管理人員對個案的認知程度而異。有一些可利用的評估工具可以提供更專門或是綜合的資訊，這些工具可以幫助護士判斷認知、溝通、行爲模式和社會支持等方面的功能；其他工具則測量表徵、品行、意志、情感、附加疾病及生活品質（Teresi & Evans, 1997）。過去研究中，廣泛使用的個人量表，例如：the Katz Index of Activities of Daily Living（Katz 等人，1970）、Older American Resources and Services（OARS）（Duke University, 1978）、the Beck Depression Rating Scale（Beck 等人，1979）和 the Arthritis Impact Measurement Scale（AIMS）（Meenan, 1985）。

照護介入下的自主權維護

　　處理長期照護個案的衛生專家們，有責任要保護個案的自主權（American Nurses Association, 2004; Mysak, 1997）。自主權的概念源自於自治的想法，已有諸多關於居民權力、自主性以及人權的討論。爲了更深入了解自主權的概念，建議照護者在做照護決策時要從受照護者的角度考慮。

　　在提供連續型照護的長期照護機構中，護士的角色是維護受照護者的自治權，同時必須保護他們避免受到傷害，在這方面要做到平衡並不容易。重點在於照護提供者不應該因爲受照護者已經失去部分生理自主功能，必須依賴私人的日常衛生協助服務，而假設他們已經放棄自主權。自主權的提升可藉由讓受照護者盡可能自己做決定來達成，若該決定會造成健康或照護上的衝擊，護士就必須提供適當的訊息使受照護者在知曉的情形下做決定。很顯然的，當受照護者決策能力堪慮時，指定的家庭代理人及法定監護人，必須被告知並參與決策。

　　認知到個人的決策能力會隨著慢性疾病及身心耗弱的情況而變化是很重要的

（Mezey, Mitty & Ramsey, 1997），法律在某些情況下會判定自主能力有問題者的自治權限。舉例來說，在處理失智老人的案例時，個案委託代表必須被告知並取得允許個案入住的書面同意書，同時，患者也必須被告知參與的情況並徵得同意。當患者已經喪失了某種程度的自主能力時，護士就必須明智的保護個案避免受到傷害或剝削。

已經失去法律自治權（被宣告無行為能力）的人，可能還會做一些決定，例如：重度失智者決定要走向人群。在不違逆患者或其他人的安全原則下，這樣的自主決定是恰當的。護士的責任是判斷受照護者的自主能力，並盡最大努力保護其自主權（Mezey, Mitty & Ramsey, 1997; Roberto 等人，1997）。有時為了配合客戶的偏好，護士必須依客戶覺得較佳的照護方式做妥協。有個例子是一名個案堅持每週只洗兩次澡，拒絕增加洗澡的正常頻率。在這個案例中，護士可能必須改變互動的方法，例如：只針對部位增加清洗的頻率，或改以清潔液擦拭，以保持病患的皮膚潔淨，如此也同時尊重到個案的自主性。

賦予有認知障礙個案更多的權力是改進照護的一種方法（Dawson, Wells & Kline, 1993），這個觀點主要討論疾病如何影響個案執行日常活動的能力。護理照護的目的是為了確認個案還保有哪些功能，並提升這些能力。在人類行為方面可分為三種能力——自我照護、社會互動，以及解釋能力。尤其特別針對預防個案過度失能的發生。在自我照護方面，當個案在執行意圖行為有困難時，某些護理介入方式已被證實可以幫助照護者提升個案的能力，包括目標提示、接觸、直接的肢體協助和口語上的鼓勵（Dawson, Wells & Kline, 1993）。當患有癡呆症的患者喪失許多維持日常活動的能力時，尚有一些帶有意義又令其愉悅的能力被保留下來，例如：和音樂有關的活動或是遊戲，因此護士應該盡可能提供機會讓他們發揮這些能力（Beatty, 1999; Greiner 等人，1997）。

療養院或居住型機構的受虐事件對院民的自主權是極端的威脅，提供照護的護士若是第一位察覺到個案受到虐待之徵兆和症狀的人員，法律要求必須將觀察結果通報到成人保護單位（或其他各州郡專門的公共機構）（Fulmer, 1999）。若是在住家，居家健康照護護士可能是發現受虐情形的前線人員，扮演著預防再度受虐的保護者角色。護士可能得與很多單位合作，以確保有恰當的介入做調停。由於老人

受虐的證據通常難以補捉，護士必須持續通報症狀直到正式採取行動。若在社區的個案其受虐或被惡意忽略的情形很嚴重，則有搬入居住型照護的必要。

案例：瑪莉‧格雷

瑪莉‧格雷是一位 83 歲的寡婦，已經獨自生活十九年。五十一年來，她居住在同一地區、同一住處。這些年來，她大部分時間都很積極活潑，並和一些摯友一起度過。過去五年中，瑪莉因為貧血導致營養不良，她的慢性疾病症狀，包括尿失禁、髖關節和膝關節退化病變、視力退化，以及中度重聽，這些症狀逐漸使她喪失照顧自己的能力。瑪莉明白自己已經無法開車，因此，她仰賴一週一次用走的去雜貨店採買一大袋的食品雜貨回家補給。早幾年當家裡只有一輛汽車時，步行去雜貨店是一個例行的生活公式。不過，此時這個限制在她的生活中卻是導致營養不良的原因。

大約十八個月前，瑪莉開始呼吸急促、疲勞、體重下降。透過一位老鄰居的協助，她被安排前往就醫。經由生理檢查及健康報告，確認她罹患了營養不良，且具備享有九十天家事服務的資格。這段時間由於生活採買、準備營養餐點上都獲得許多協助，她的狀況也漸漸改善。接近第九十天時，瑪莉被診斷出泌尿道感染，因此，多得到幾週的居家健康照護以教導和監督她的用藥情形，家事服務也額外增加六週。服務結束時，瑪莉的健康有顯著的改善。不過，當家事服務終止後，她就沒有辦法繼續進行採買補給，健康狀況又再度惡化，某部分是來自營養吸收不良的緣故。在血糖過低的情形下，瑪莉發生了跌倒意外並摔裂了臀部，必須接受外科手術並入住長期照護機構進行復健。瑪莉在療養院內適應不良，被施予抗憂鬱藥物治療，改變了她的性情。朋友們也避免前往探望瑪莉，不單只是因為他們自己也上了年紀駕駛不便，更因為他們覺得瑪莉不像原本的她了。隨著朋友們的疏離，瑪莉開始出現健忘及失能的徵兆，在家庭醫師草率的檢查後，瑪莉被診斷為老人癡呆症患者，也因為在家庭醫師錯誤診斷的前提下更加重了療養院的負擔。瑪莉幾乎不與工作人員交談，也刻意避免與其他院民互動。

一位老年醫學臨床照護專家（GCNS），被指派到瑪莉居住的護理之家當顧問，他不單單只對瑪莉做徹底的評估，也花時間觀察她的行為並和她聊天，經由蒐集來的資訊和觀察的結果，這位專家判定瑪莉的短暫失憶和自閉行為，可能是由於過度治療及憂鬱共同導致的結果，因此，瑪莉的治療處方被做了修正，加上每週與療養院的顧問專家進行兩次的會晤。在這之後，瑪莉的情況逐漸好轉，失憶的症狀也較少發生，她開始和摯友們恢復熱絡，同時也在療養院交了新朋友，經由新環境的社交活動使得瑪莉的生活顯著改善。九個月後，瑪莉不再需要諮商，她對療養院的態度也大幅改觀。

人權擁護：人權提倡員的角色

長期機構的人權提倡員是負責倡導並保護院民權利的角色。雖然人權對每位院民都很重要，但人權提倡是代表整體院民的權利，對於人權維護特別有力。人權提倡員是受到官方或當地衛生部門，或是全美的老人福利機構贊助，而由州郡的長期機構單位雇用的人員，目的是要提倡院民的權利、照護品質、教育的推行、解決院民的抱怨，並向大眾提供資訊。這些來自自願者通報給人權提倡監察員的案件可能要做許多實地調查，抱怨可能來自長期照護機構內的院民、院民的家人或是照護者。調查結果必須向個案及其家人報告，最重要的是，提倡員要負責取得居民和長期照護單位之間一個公平的調停。人權提倡者的角色建立於道德原則的基礎上，也是代替脆弱人口發聲。在人權擁護的網站上可以看到組織的最新活動及進展，網址為 http://www.ltcombudsman.org。

調整

進住護理之家可能是人生中最戲劇性的轉捩點，護士必須盡可能的協助個案調整以順利的適應機構環境，在入住及過度期中有精神和情緒方面障礙的個案，必須由主治的醫護人員提供協助。醫護人員利用治療性的溝通技術，額外花費足夠的時間和正處於過度時期的院民進行溝通，可以有效減緩其焦慮和壓力的程度。若主治的處方認為有必要時，護士則必須著手將個案轉介至精神健康的醫療服務。這些老人服務的資源通常都未被充分利用。

人類行為上一直持續需求的活動之一是社會化。在進入療養院的過度期中，院民需要社交活動和選擇交友的機會。在小型社區裡的優勢是院民們在入住療養機構前就已經彼此熟識，不過，在大多數的情況下，新加入的院民將需要結交新朋友。護士可以透過介紹院民並鼓勵參與群體來從旁協助，以提供社會化的機會。這種社會化的過程會正面影響院民對新環境的適應程度。

護理照護

護理照護是居住式長期照護機構主要提供的服務項目，當受照護者隨著長期照護的連續性發展下去，護理照護的需求程度就越高。圖24-2列舉了美國療養院院民最常見的狀況，以及有這些狀況的人數百分比，當中有許多議題會影響慢性疾病患

者的生活品質，而這些問題在提供日常例行照護服務時不應該被忽略掉。護士絕對
不能疏忽受照護者的個人特質，並且必須提供個人化照護與細心關懷。

日常起居

不管考慮到生活品質還是馬斯洛的金字塔需求學說，日常生活的問題會從滿足
基本生理需求開始。充足的食物和流體物質補充，是慢性病患者的基本生存條件。
雖然這些看起來是非常簡單的事，但充足的營養卻常常是長期照護服務長久存在的
一個關鍵議題。社區中的送餐服務、家事服務，可以提供足夠的營養，但必須了解
到的重點是：不論在社區或是療養院，供應充足的食物並不保證個案有充分吸收進
去。個案應該被正確的評估是否有進食困難，包括牙齒問題、吞嚥困難、消化性疾
病（相關因素，例如：食道裂孔疝氣或者胃食道逆流），以及進食的便利性。

若個案是住在居留式機構內，食物和水是放在受照護者房間內但無法觸及，雖
然表面看來有依循規章的設置要求，但實際上，對受照護者的助益不大。此外，水
和其他流體飲料常常裝在太大或太沉重的容器內，使受照護者難以提得動。

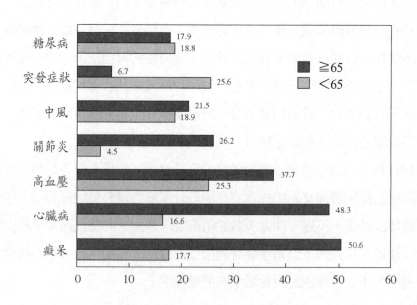

圖24-2　美國護理之家＜65歲及≧65歲院民，最常發生的健康狀況之百分比，1996/1/1

＊註：65歲以下護理之家院民最常發生的狀況為突發病症、高血壓、中風、糖尿病、癡
　　呆；65歲以上則是癡呆、心臟病、高血壓、關節炎、突發病症。

＊資料來源：Center for Cost and Financing Studies, Agency for Health Care Policy and
　　Research: Medical Expenditure Panel Survey Nursing Home Component, 1996.

疼痛治療

疼痛治療在過去二十年來已經有長足的發展（Celia, 2000）。對長期照護機構的護士來說，正確判斷疼痛，並施予適當的對應治療是很重要的（Ferrell & Coyle, 2001）。尤其是正確評估個案的關節炎、骨質疏鬆或神經方面的疼痛。有很多可利用的資訊適合作為疼痛治療的方針，護士在處理此類個案時應該多參考這方面的文獻研究。當在長期照護機構內實施疼痛治療時，後續追蹤是掌握成效的關鍵。痛苦是否能減輕視很多原因而定，以前成功過的方法不一定能再次奏效。當慢性疼痛影響了患者正常生活的運作能力，目前採行的治療處方為常規的藥物療法來幫助緩解疼痛。當患者已接受例行的疼痛藥物治療時仍發生偶發或間歇性疼痛，就會依其特別的需要給予藥物治療。對承受慢性疼痛的老人患者而言，成癮性通常不是需要考慮的大問題，耐受性才是問題所在（詳見第四章慢性疼痛）。

對於不能以口頭陳述痛苦的患者，則必須留意其他表達痛苦的形式。疼痛的證據可以包括臉部表情（面露痛苦）、肢體語言，以及疼痛部位的支撐、保護及摩擦動作。處理疼痛的方法應該交替變換，例如：按摩、熱敷、冰敷，以及支撐協助。如膝蓋和背部支撐是非常有效的。疼痛會嚴重影響長期照護個案的生活品質，不過，隨著現今藥物學和治療的進步，大部分的疼痛可以被有效抑制。

疾病預防／健康促進

老人醫療保險撥給預防保健部分的經費不多，不過，目前老人醫療保險指出，在未來可能會將預防保健置於優先考量。長期照護機構在預防保健方面提供的一項重要持續型服務為施打流感及肺炎疫苗。疫苗接種計畫在居住型機構是必要的，傳染病（如流行性感冒）在這類機構中的傳播迅速，容易引起脆弱老人的死亡。這類傳染病會同時影響全體院民，大幅加重工作人員處理急症患者的負擔。在爆發感染疾病的情勢下，接受急性醫療照護的院民無法保證都能得到充足的護理照護。

居住型機構一般都不會執行預防篩檢，通常也沒有補助款，對這種情形的討論和思考方向都集中在篩檢結果的實際應用層面。針對患有多重疾病症狀或失智的耗弱老人進行篩檢（如癌症篩檢），並不是一個合理的建議。慢性疾病患者可能無法禁得住手術的創傷或是不具有復原能力。腎和肝臟的功能可能無法達到能承受化學療法的極限，此時採用緩和醫療也許會比較合適。了解長期照護機構的院民下一步可能發生的狀況是必要的，如此才能有助於解決急性和慢性的健康問題。

認知障礙

長期照護機構內的個案可能因病程變化而造成認知障礙。有閉鎖性頭部傷害、中樞神經系統問題的個案，可能是因為受到感染、突發病變，或來自許多病程變化而導致而成，如阿茲海默症、畢克氏疾病、李維機體疾病等，這些患者通常都需要長期照護服務。幾世紀以來，隨著平均壽命的延長，發生認知功能病變的人數也隨之增加。在處理認知障礙個案的首要考量，為決定其認知障礙是起因於精神錯亂還是退化失智，對狀況有適當的評估就能防止不必要的死亡。精神錯亂是在單一或多重條件下造成大腦功能改變的一種嚴重精神症，主要的症狀意識及認知的紊亂，不偏限於發燒、感染、過敏反應、營養不良、維生素缺乏、藥物中毒（過量服藥或未經處方服用）、藥物交互作用、營養補充食品中毒、血糖異常和缺氧等。這些反應可能會威脅生命，必須立刻處理，否則可能導致死亡。長期照護機構的護士若發現個案有精神錯亂的狀況，可能需要將患者轉介至急症護理機構，以提供適當的緊急照護醫療。

因為生理機能會隨著老化而改變，在脆弱老人身上發現的精神錯亂症狀，可能是已經過一段無臨床表徵期的發展，才惡化成目前的程度。同樣的，有複雜藥物治療的病患也有很小的機會發生精神錯亂。敏銳的護士能藉由適當觀察，在個案的精神錯亂症狀尚未明顯表露時便察覺出來。但在面對認知差異大的受護群體時（如處於居住型護理機構），要發掘出精神錯亂者是很具挑戰性的。

失智不同於精神錯亂，它的狀況是慢性的，病程發展是連續性且不可逆的。據估計，約有 5% 的 65 歲以上老人，以及 20% 的 80 歲以上老人為失智症患者（Raskind & Bower, 1996）。另外，估計有 40% 至 80% 的護理之家院民有認知障礙（Raskind & Bower, 1996）。

失智症的定義為經多重認知功能不足的發展而來，例如：記憶上的損害或其他問題，像是失語症（不能說話）、失用症（失去使用熟悉物品的能力，或是因失去知覺能力而不能執行有意義的活動）、認識不能（失去判斷知覺輸入的意義，例如：識別熟悉的臉或聲音）（American Psychiatric Association, 1994; Abrams, Beers & Berkow, 1995）。大部分的失智症患者沒有接受治療，雖然已有大量的研究投入失智症治療藥物開發，其中有部分已經成功。

　　據估計，約有 70% 的失智症患者是待在家中交由家人照顧。在社會型長期照護機構中，護士的角色是給予照顧的家人支持、協助解決問題或是分享資源，例如：短暫照護、成人日間照護，或是當地的阿茲海默症協會。當照護失智症患者的工作已經負面影響其配偶照護者的健康時，護士可能必須跳出來扮演決策上的重要角色（Maas, Reed, Park, Specht, Schutte, Kelley, Swanson, Tripp-Reimer, & Buckwalter, 2004）。當居家的照護情況無法控制時，將失智症患者遷入居住型照護機構是較合適的決定。

　　在一開始時，對慢性認知退化患者做謹慎的評估是必要的，如此才能察覺病患日後的改變及給予適當的照護（Teresi & Evans, 1997）。許多長期照護單位中的護士，憑直覺來發現患者認知上的改變，但有一些客觀的工具可以改善認知測量，例如：Mini Mental Status Exam（MMSE）（Folstein, Folstein & McHugh, 1975）、the Dementia Rating Scale（Alexopoulos & Mattis, 1991）、the Blessed Dementia Scale（Blessed, Tomlinson & Roth, 1968），或是 the Cognition Assessment （Matteson, Linton & Barnes, 1996; Barnes, 2002）。

　　一般處理失智情形的護理介入會從三類症狀著手：認知、功能、行為。所有的失智者都被證實有功能上的障礙，儘管僅有一些人只有行為上的問題。在處理患有認知障礙的患者時需要有耐心，並多了解他們，重要的是照護者不應該忽視掉這群人未來的展望，重視病患的個人特質比起堅持他 / 她必須依循「現實導向」來得重要。某些行為會令病患感到安心，例如：隨身攜帶玩偶，雖然這種行為於現實中不太合理，但在照護其他人時（特別是嬰兒），攜帶玩偶在人類行為中是很合乎常理的。Hurley 先生的案例便證實了這個理論，但實際應用上會隨著個案的多樣性而不同。

　　活動主管的責任是為居民提供活動，包括對有認知障礙的對象。護士需要與活動主管密切合作，以滿足院民的需求，找出合適且令失智老人開心的活動。

　　約有 10% 的療養院及一些支持性照護中心有為失智老人專設的照護單位（Rhoades & Krauss, 1999），個案的安全在這樣的環境中是無虞的。最理想的狀況是工作人員都接受過照護失智對象的特殊訓練。在建造這些單位時會考量到照明、用色、噪音程度、聚會場地和房間設置，以營造讓院民感到更愉悅的環境。雖然目

前某些設計有科學證據支持這樣的想法，但還有很多仍在試驗中或根本是設計錯誤。

降低危險和安全問題

在長期照護機構裡的護士最重要的工作之一，就是降低危險的發生和保障個案的安全。在社區型機構中，一些家庭評估的內容，包括對環境進行徹底檢查，找出可能的危險所在並做修正。常見的危險，包括小塊地毯、橫越通道的電纜線、破爛的階梯、淋浴間裡破碎的磁磚，或其他相似的環境狀況。

在居住型機構中，護士有同樣的責任來保護個案安全，其中一個重要的安全議題是限制行動。限制行動原先的用意是為了預防個案受到傷害，所以採用限制行動的方式保障個案的安全。不過，研究已經證明，限制行動反而可能造成傷害（Lekan-Rutledge, 1997）。現行則規定行動限制不得在未徵得醫囑下使用，且主流的趨勢傾向於塑造無限制環境。目前大部分關於使用限制行動的報告都公布在網路上（CMS, 2004）。

緩和照護

當個案的治療狀況進入停滯的狀態或無痊癒機會時，就面臨到生命過程的抉擇點，緩和照護是以哲學角度為出發點的一種方式，如同對待那群走到生命終點者的方式。當慢性疾病惡化至無可挽救時，就關懷病患的立場而言，照護應該變得更加緩和以提供舒適的照護服務。在生命末期，適宜的照護行為，包括減輕痛苦、增加舒適度，以及給予個案及其家人情感與精神上的支持（Tarzian, 2000）。安寧病房是緩和醫療的一種形式。一般老人醫療保險對安寧病房的給付標準是病患剩下的存活時間必須少於六個月。要決定是否為疾病末期是很困難的，特別是非癌症患者。將安寧病房引入療養院以提高並監督照護的舒適度是可行的方法，有招待所進入小型醫院監督可能給予的緩和與關心。在緩和的過程中，生理需求能被滿足，侵入性治療也是為了減輕痛苦。在這樣的照護模式下，病患的所有意見應該被保留，並優先考量病患的個人特質。同時可以介紹病患及其家人與有不治經驗的人彼此交流分享（Ferrell & Coyle, 2001）。

死亡是生命的自然過程，護士應該做好準備送病患一程，並提供病患家人支持和協助（DeSpelder & Strickland, 1996）。依照保險給付政策規定，當居住於社區的

老人開始使用安寧病房，就不能使用其他的長期照護服務。

關於緩和照護的資訊與吸引的注意力正逐漸增加。在下一個世紀，緩和照護及生命終點照護的相關知識會更為豐富，治療的方法也會更加進步（詳見第二十三章安寧照護）。

案例：Hurley 先生

Mr. Hurley 是一位居住於失智老人照護中心的 78 歲老先生。據旁觀者指出，他大部分時間都在大廳徘徊，並伴隨奇怪的特定姿勢。他步行緩慢，先踏出右腳後俯身凝視地面，跨出每一步後會伸出手，並旋轉他的拇指和食指，接著才滑動他的左腳向前行。一名新進的護理助手——Jane 被指派到該單位服務，在這之前，她並沒有照顧智力衰退個案的經驗，Hurley 先生的狀況令她非常困擾。她努力試圖導正 Hurley 先生人／地／時的現實觀念，讓他停止在大廳踅行徘徊並參加群體活動，但 Hurley 先生的第一反應是拒絕。當她越堅持不懈，Hurley 先生的情況也越緊繃。日間執照護士知道了 Jane 和 Hurley 之間的互動情形，她向 Jane 解釋，Hurley 先生原本是位種菜超過四十年的農夫，他的行為只是殘存過去種田的模擬動作，並不需要也不希望被校正，這樣的行為有助於他找回真實自我的最佳方法，只要他感到滿足，就允許其保持這樣的行為。在經歷 Hurley 先生事件後，Jane 學到了現實導向（reality orientation）和自我確認（validation）的差異性。

長期照護的研究

對於慢性疾病議題的關注正迅速高漲。已有大量的護理研究人員著手探討慢性疾病，以及相關之療養院議題的研究計畫（Cornelia Beck, Jeanne Kaiser-Jones, Terri Fulmer, etc）。長期照護機構裡的研究，能夠找出適宜的方法處理院民的各種問題，故有存在的必要（Baldwin & Nail, 2000）。研究通常是因臨床上遇到問題或是遇到需要解決的事件而觸發，臨床護士不應該放過發現問題，以及提出解決方法的機會。新進的研究人員可以和資深研究人員共同合作，將想法發展成具體的研究計畫，地區性的研究單位，例如：Southern Nursing Research Society, the Midwest Nursing Research Society, and Sigma Theta Tau 都能提供協助。此外，這類研究的資金贊助也在增加中（Grady, 2000）。

結果

隨著長期照護機構內院民的多樣性，對個案的預期成果也分成很多方面。對帶有綜合性慢性疾病的患者而言，單一的醫療模式並不足以充分解釋整體預期成效（Mold, 1995），只以疾病的痊癒來衡量生活品質是不夠的，尚須考慮患者整體的安樂情形。成果會隨長期照護的持續性而不同。對在社區的個案來說，整體的預期成效可能為是否有盡量留在家中。為了達到預期目標而採用的介入行為，包括對患者及其家人的教育訓練，如藥物治療管理、安全議題或是傷口護理。復健成效可能也是社區個案在住院後要追蹤的結果之一。

對居住於長期照護機構的院民而言，其預期結果也不同，包括慢性疾病病況的緩和。例如：充血性心臟衰竭症狀的減緩。在復健機構的個案，其目標可能是能夠再度獨立生活；其他人則為在受到慢性疾病症狀的限制下做最大努力的功能復健；緩和醫療的患者則適合以疼痛的減輕、減少嘔吐當作目標成果。大部分長期照護機構的院民，都希望可以達到理想日常生活品質。

摘要與總結

在長期照護中，提供合適、即時和專一性的照護服務給每個個體，是很複雜並包括眾多面向的。護士的責任不僅是執行技術性照護，也應該適時提供可用的資訊，並確保個案有使用到該資源。深入了解慢性疾病之病理學及治療方式，是實際執行時的基礎，然而，如同護士之於病人的重要意義當中也包括保護者的角色，加上受照護者的狀況使然，護士經常被期望賦予傳遞橋梁的責任，因為必須保護受照護者的自主權，以及考量其易受傷害的特性，因此護理人員都有加強道德議題認知的必要。

為了保持照護的最高專業水準，護理人員應該透過定期進修、閱讀雜誌文獻或利用線上資源以充實自身知識。優良的線上資源網站如聯邦醫療保險及醫療補助計畫中心、國家長期照護人權中心、成人保護委員會、退休老人協會等，此外，還可瀏覽工作地所屬的州郡對於長期照護人權之相關記載。

問題與討論

1. 長期照護的廣義定義爲何？

2. 現今長期照護系統中照護者和受照護者面臨的主要問題爲何？

3. 請就建構照護計畫時所考量的自主性之道德原則進行討論。

4. 受照護者在自主權考量上是否會因爲個案選擇住宅式照護或居住型照護而有所不同？

5. 當療養院提供居住照護給聯邦醫療保險和醫療補助計畫的受益人時，會受到哪些限制？

6. 有哪些因子會促發個案使用長期照護系統？

7. 舉出老人受虐的三種類型，以及照護者可以依據哪些徵兆來分辨可能的受害者？

參考文獻

AARP. (2002). Understanding Long-term Health Care. Available on-line at http://www.aarp.org/financial-insurance/a2002-08-13-Insurance.LongTermCare.html

Abrams, W. B., Beers, M. H., & Berkow, R. (Eds.). (1995). *The Merck manual of geriatrics* (2nd ed.). Whitehouse Station, NJ: Merck.

Administration on Aging. (2004). Aging News. http://www.aoa.gov/press/news.

Alexopoulos, G. S., & Mattis, S. (1991). Diagnosing cognitive dysfunction in the elderly: Primary screening tests. *Geriatrics, 46* (12), 33–38, 43–44.

Algase, D., Beck, C., Kolanowski, A., Whall, A., et al. (1996). Need-driven dementia-compromised behavior: An alternative view of disruptive behavior. *American Journal of Alzheimer's Disease, 11* (6), 10–19.

American Nurse's Association. (2004). *Code of ethics with interpretive statements.* Washington, DC: ANA Publications.

American Psychiatric Association (1994). *Diagnostic and statistical manual of mental disorders* (4th ed.). Washington, DC: American Psychiatric Association.

Baldwin, K. M., & Nail, L. M. (2000). Opportunities and challenges in clinical nursing research. *Journal of Nursing Scholarship, 32* (2), 163–166.

Barnes, S. J. (2002) "Cognition Assessment in Elders with Dementia: Testing with Developmental Tasks." Presentation at Southern Nursing Research Society Annual Meeting, February 8, 2002, San Antonio, Texas.

Beatty, W. (1999). Preserved cognitive skills in dementia: Implications for geriatric medicine. *Journal: Oklahoma State Medical Association, Reprint, 92* (1).

Beauchamp, T. L. (2001). *Principles of biomedical ethics* (5th ed.). New York: Oxford University Press.

Beck, A. T., Rush, A. J., Shaw, B. F., & Emery, G. (1979). *Cognitive therapy of depression.* New York: Guilford.

Beck, C., Heacock, P., Mercer, S. O., Walls, R. C., et al. (1997). Improving dressing behavior in cognitively impaired nursing home residents. *Nursing Research, 46* (3), 126–132.

Blessed, B., Tomlinson, B., & Roth, M. (1968). The association between quantitative measures of dementia and of degenerative changes in the cerebral gray matter of elderly subjects. *British Journal of Psychiatry, 114,* 797–811.

Celia, B. (2000). Age and gender differences in pain management following coronary artery bypass surgery. *Journal of Gerontological Nursing, 26* (5), 7–13.

Center for Medicare and Medicaid Services (CMS). (2000). Medicare 2000: 35 years of improving Americans' health and security: Profiles of Medicare beneficiaries. Washington, DC: U.S. Government Printing Office.

_____. (2004) State operations manual. http://www.cms.hhs.gov.

_____. (2004). *Restraint reduction newsletter.* Available on-line at http:www.hcfa.gov.

Dawson, P., Wells, D., & Kline, K. (1993). *Enhancing the abilities of persons with Alzheimer's and related dementias: A nursing perspective.* New York: Springer.

DeSpelder, L. A., & Strickland, A. L. (2002). *The last dance: Encountering death and dying* (6th ed.*)* Boston: McGraw Hill.

Duke University Center for the Study of Aging and Human Development (1978). *Multidimensional functional assessment: The OARS methodology.* Durham, NC: Duke University.

Federal Interagency Forum on Aging (2004). *Older Americans 2004: Key indicators of well-being.* Federal Interagency Forum on Aging-Related Statistics. Available on-line at http://www.agingstats.gov.

Ferrel, B. & Coyle, N. (2004). *Textbook of palliative nursing.* Oxford: Oxford University Press.

Folstein, M. R., Folstein, S. E., & McHugh, P. R. (1975). Mini-mental state: A practical method for grading the cognitive state of patients for the clinician. *Journal of Psychiatric Research, 12,* 189–198.

Fulmer, T. T. (1999). Elder mistreatment. In J. T. Stone, J. F. Wyman, & S. A. Salisbury (Eds.). *Clinical gerontological nursing: A guide to advanced practice* (2nd ed.), (pp. 665–674). Philadelphia: Saunders.

Gerontological Association of America and Merck Institute of Aging & Health. (2004). The state of aging and health in America. Published report.

Grady, P. (2000). Prologue from the Director, National Institute of Nursing Research. http://ninr.nih.gov/ninr/research/diversity/mission.html

Greiner, F., English, S., Dean, K., Olson, K. A., et al. (1997). Expression of game-related and generic knowledge by dementia patients who retain skill at playing dominoes. *Neurology, 49,* 518–523.

Harrington, C., Carrillo, H., & Crawford. (2004). Nursing facilities, staffing, residents, and facility deficiencies, 1996 through 2003. Service Employees International Union. Available online at www.cmms.hhs.gove/medicaid/service/nursinfac04.

Kalisch, P. A., & Kalisch, B. J. (2004). *American nursing: A history* (4th ed.). Philadelphia: Lippincott Williams & Wilkins.

Kane, R., Freeman, I., Chaplan, A., Asashar, M., et al. (1990). Everyday autonomy in nursing homes. *Generations, 14* (Suppl), 69–71.

Kane, R. L., & Kane, R. A. (1982). *Values and long-term care.* Lexington, MA: Lexington Books.

Katz, S., Downs, T. D., Cash, H. R., & Grotz, R. C. (1970). Progress in development of the index of ADL. *Gerontologist, 10,* 20–30.

Kayser-Jones, J. (1999). Inadequate staffing at mealtime: Implications for nursing and health policy. *Journal of Gerontological Nursing, 9,* 14–21.

Koop, C. E., & Schaeffer, F. (1976). *Whatever happened to the human race?* Old Tappan, NJ: Fleming H. Revell.

Leininger, M. (2002). Culture care theory: A major contribution to advance transcultural nursing and practices. *Journal of Transcultural Nursing, 13* (3), 189–192.

Lekan-Rutledge, D. (1997). Gerontological nursing in long-term care facilities. In M. Matteson, E. McConnell, & A. Linton (Eds.), *Gerontological nursing: Concepts and practice* (2nd ed.), (pp. 930–960). Philadelphia: Saunders.

Maas, M.L., Reed, D., Park, M., Specht, J.P., et al. (2004). Outcomes of family involvement in care interventions for caregivers of individuals with dementia. *Nursing Research, 53* (2), 76–86.

Marnard, B. (2002). Nursing home quality indicators. Washington, DC: AARP.

Matteson, M. A., Linton, A. D., & Barnes, S. J. (1996). The cognitive developmental approach to dementia. *Image, 28* (3), 233–240.

Meenan, R. F. (1985). New approaches to outcome assessment: The AIMS questionnaire for arthritis. *Advances in Internal Medicine, 31,* 167–185.

Mezey, M., Mitty, I., & Ramsey, G. (1997). Assessment of decision making capacity: Nursing's role. *Journal of Gerontological Nursing, 23* (3), 28–34.

Mold, J. W. (1995). An alternative conceptualization of health and health care: Its implications for geriatrics and gerontology. *Educational Gerontology, 21,* 85–101.

Mysak, S. (1997). Strategies for promoting ethical decision making. *Journal of Gerontological Nursing, 23* (1), 25–31.

National Association of Adult Protective Services Administrators (2005). http://www.elderabusecenter.org/default.cfm?p=naapsa.cfm.

National PACE Association. (2004). Report on Model State Practices for PACE. Available online at http://www.natlpaceassn.org/content/states/.

Peterson, S. J., & Bredow, T. S. (2004). *Middle range theories: Application to nursing research.* Philadelphia: Lippincott, Williams and Wilkins.

Raskind, M., & Bower, P. (1996). Alzheimer's disease: A diagnosis and management update. *Federal Practitioner, 7,* 24–35.

Reinardy, J. R. (1995). Relocation to a new environment: Decisional control and the move to a nursing home. *Health & Social Work, 20* (1), 31–38.

Rhoades, J. A., & Krauss, N. A. (1999). *Nursing home trends 1987 and 1996.* Rockville, MD: Medical Expenditure Panel survey, Agency for Health Care Policy and Research Publication No. 99-0032.

Roberto, D. A., Wacler, R. R., Jewell, M. A., & Rickard, M. (1997). Resident rights: Knowledge of and implementation by nursing staff in long term care facilities. *Journal of Gerontological Nursing, 23* (12), 32–37.

Salisbury, S. A. (1999). Iatrogenesis. In J. T. Stone, J. F. Wyman, & S. A. Salisbury (Eds.), *Clinical gerontological nursing: A guide to advanced practice* (2nd ed.), (pp. 369–383). Philadelphia: Saunders.

Sehy, Y. B., & Williams, M. P. (1999). Functional Assessment. In W. C. Chenitz, J. Takano Smith, & S. A.

Salisbury (Eds.), *Clinical gerontological nursing: A guide to advanced practice* (2nd ed.), (pp. 175–199). Philadelphia: Saunders.

Shalala, D. (2000). Message from Donna E. Shalala, Secretary of Health and Human Services. Available on-line http://www.surgeongeneral.gov/Library/MentalHealth/home.html.

Tarzian, A. J. (2000). Caring for dying patients who have air hunger. *Journal of Nursing Scholarship, 32* (2), 137–143.

Teaster, P. B. (2002). A response to the abuse of vulnerable adults: The 2000 survey of state adult protective services. Washington, DC: The National Center on Elder Abuse.

Teresi, J. A., & Evans, D. A. (1997). Cognitive assessment measures for chronic care populations. In J. A. Teresi, M. P. Lawton, D. Holmes, & M. Ory (Eds.), *Measurement in elderly chronic care populations,* (pp. 1–23). New York: Springer.

Tobin, P., & Salisbury, S. (1999). Legal planning issues. In J. T. Stone, J. F. Wyman, & S. A. Salisbury (Eds.), *Clinical gerontological nursing: A guide to advanced practice* (2nd ed.), (pp. 31–44). Philadelphia: Saunders.

Varcarolis, E. M. (2002). *Foundation of psychiatric mental health nursing: A clinical approach.* Philadelphia: Saunders.

White House Conference on Aging. (2004). Online at: www.whitehouse.gov.

第二十五章　復健

前言

　　復健是為了幫助因為生病或創傷而喪失（身體、心理、社會或職業上）功能者，所提供之服務和設計的計畫。復健也是一種幫助急性、慢性病患復原的照護方法（Pryor, 2002）。

　　無論就服務／計畫或是哲學觀點來看，復健的主要目的就是盡可能讓個案達到最高程度的獨立自主。復健應該視為嚴重急性疾病發作和慢性病持續期間整體照護計畫的一部分。

　　最佳功能的恢復完全視個別患者而定。因此，復健的過程是從發現個別患者的價值和目標開始。患者的優勢，例如：評估患者能做些什麼，而照護措施就以這些優勢作為出發點，幫助個別患者恢復到最高層度的功能。就某些人而言，可能包括回到以往的工作崗位，並恢復到生病前同樣工作的功能。而對其他人而言，高度獨立自主可能只是自行進食，無須他人協助、能自行操作「虹吸吹氣控制式」輪椅，或是能夠住在自己家裡，只需要部分協助。雖然每個復健個案的目標有所不同，不過就整體而言，復健的目的就是在個案所選擇的環境下，盡可能恢復到最高程度的功能。

　　復健過程的一項重要成果就是「再社會化」（resocialization）。「再社會化」是因為條件或情況改變了個人以往的角色後，再度融入社會的過程。在復健的環境下，再社會化是一個持續的目標。復健專業人員與殘障或慢性病患者及家屬，共同努力再度融入社會。再度融入的可能是身體、社會、情緒或是職能。不過，再社會化所要面對的是個人生活上各種層面的問題。

　　要達成復健的目標，是要經過各種不同的干預措施設計來恢復最初的功能和能力、教導替代技巧，或是提供輔助／適應性人工補缺／矯正裝置，來克服障礙或是擴大功能，並改變環境減少獨立自主功能的障礙。包括：

1. 接受過全膝關節置換術（total knee replacement）的骨關節炎患者，透過一種漸進式阻力運動（progressive resistance exercise）和疼痛管理，包括冰塊（ice packs）和使用非類固醇抗發炎藥，能夠恢復患者大部分的關節功能，並回復以往的功能水準。

2. 第二型糖尿病成人患者膝下截肢，能夠利用義肢裝置（prosthetic device）、枴杖或是輪椅，而恢復以往大部分的活動。

3. 右腦中風（CVA）高齡患者，可以學習穿衣、洗澡和行走的替代方式；可以利用類似趨前裝置（reaching device）、鈕扣固定器（button fastener）、防護板（plate guard）和輪椅等輔助用具，並依照環境修改。例如：浴室加裝扶手、馬桶座增高（raised toilet seat）、無障礙坡道（wheelchair ramp）等，都能增加日常生活的獨立性。

因為復健是一種綜合的過程，其中牽涉到個人生活的各種層面，所以需要一個專業團隊照護的概念，單獨一項專業無法提供復健個案所需的各種專門知識。專業團隊通力合作才能發展並提供最佳預後所需要的持續照護計畫評估。個案及家屬參與復健的過程是成功與否的關鍵。個案及家屬將被要求參與團隊會議、協助設定目標，並積極參與照護。

復健服務對一些慢性病會有幫助。其中包括類似多發性硬化症的神經肌肉疾病和帕金森氏症、癌症、心肺疾病、類風濕關節炎（rheumatoid arthritis）或骨關節炎的肌肉骨骼疾病、脊髓或創傷性腦外傷（traumatic brain injuries）、燒傷、腦中風、如椎間盤疾病、人工關節替換或骨折等整形外科疾病。儘管上述疾病的差異很大，不過影響身體功能的能力很類似，都會造成障礙並影響獨立自主。

定義

復健

在討論復健與慢性病之前，需要針對一些復健特定的專有名詞下定義。許多作者已經對復健下過定義（如表25-1），而這些定義當中有相當程度的重疊。大多數的定義強調患者與其個人特質、疾病、健康狀態、環境，以及所造成損傷之間的動態互動關係。

表25-1　復健的定義

資料來源	定　義
Rusk（1965）	恢復殘障者身體、情緒和職能上最大的能力。
Krussen, Kottke & Ellwood（1971）	盡可能透過發展個人環境中適當功能所需之能力，而逐漸減少身心障礙者依賴的過程。
Dittmar（1989）	促進個人邁向健康的過程。
Hickey（1992）	發揮個人身體、情緒、心理、社會和職能上最佳潛能的過程，且盡可能在獨力自主與自我實現的生活中維持尊嚴與自尊。
全國復健會議（National Council on Rehabilitation）（1994）	完全恢復身心障礙人士之身、心、社會、職能與經濟能力。
Brandt & Pope 醫學會（1997）	恢復或發展身體、感覺或心智能力的過程。不僅透過個人功能上的改變，例如：強化受傷的肢體，也透過實質與社會環境的改變，例如：包括建立無障礙空間。復健極力扭轉所謂的「失能過程」（disabling process），或許也因此可稱爲「啓蒙過程」（enabling process）。
復健設施評鑑委員會（Commission on Accreditation of Rehabilitation Facilities 2000）	針對殘障者需求，以協力方式設計一套計畫或服務，達成殘障者改善健康、幸福的目的，並參加有益的積極活動，展現個人身體、社會、心理和職能上，最佳潛能所提供的全面性服務之過程。

職能復健

　　職能復健，意指幫助殘障人士重新獲得工作，並發展財務獨立所設計的特殊計畫（Lysaght, 2004; Kielkofner, Braveman, Finlayson, Paul-Ward, Goldbaum, & Goldstein, 2004; O'Neill, Zuger, Fields, Fraser, & Pruce, 2004; Targett, Wehman, & Young, 2004）。

復健護理

　　復健護理學會（The Association of Rehabilitation Nurses）將復健護理定義爲評估、計畫、實施和評量個案復健照護所需特殊技術與知識的一種專業實務。復健護理人員要扮演照護者、教師、個案管理者、顧問和倡導者的角色。

　　復健護理人員和進階復健護理人員的標準和實務範疇，都收錄在復健護理實務之標準與範疇（Standards and Scope of Rehabilitation Nursing Practice 2000），以

及進階臨床復健護理實務之範疇與標準（Scope and Standards of Advanced Clinical Practice in Rehabilitation Nursing 1996）。

恢復性照顧

　　恢復性照顧的目的，在於積極協助長期照護環境下的患者，維持高度的功能，並幫助住院醫生在正式治療期間得到收穫（Resnick & Remsburg, 2004; Nadash & Feldman, 2003; Resnick & Fleishall, 2002）。恢復性照顧不包括由合格治療師指示下或執行的處理或技術，而是包括增加患者在長期照護環境下，盡可能獨立自主且安全適應及調整生活所採取的護理措施（CMS, 2002）。恢復性照顧能提升患者的能力、重視患者的能力，並「創造獨立自主、改善自我形象和自尊、減少照護需求程度，並消除或減少類似約束、大小便失禁和在監督下餵食（supervised feeding）等長期照護中，有損顏面之事」（Atchinson, 1992, p.9）。

　　恢復性照顧包括下列活動：步行與移動運動、穿衣服、梳洗、進食、吞嚥、轉位（transfer）、截肢與義肢輔具照護（amputation / prosthesis care）、溝通技巧，並教導／練習類似糖尿病管理、造口術照護（ostomy care）或自行服藥等自我照護技巧（Remsburg, 2004）。不過，恢復性照顧和復健在定義上有許多重複。恢復性照顧是針對無法接受正式復健治療者、缺乏實質改善潛能者，或是已經達到最佳功能者。

分類系統

　　復健模式有助於了解「失能症狀」（disabling conditions）的發展和進程，以及如何逆轉或是有效管理。專業人員採用許多分類系統來描述並記錄復健的過程（WHO, 1980; Pope & Tarlov, 1991; Brandt & Pope, 1997; WHO, 2002）。常用的系統包括功能限制系統（Functional Limitations System, FLS）、醫學會（IOM）的啓蒙與失能模式（Enabling-Disabling）（簡稱 EDP 模式）和世界衛生組織（WHO）的功能、障礙與健康之國際分類（International Classification of Functioning, Disability, and Health；簡稱 ICF）。儘管 IOM 建議採用 EDP 模式，而 WHO 推薦使用 ICF，來促進診斷、照護和治療相關的溝通，但是其他復健專業人員可能會採用其他模式。因此，在實務上，復健專業人員必須確認並表達所採用的分類系統。標準術語、一般定義與評估策略的使用，也有助於理論基礎的研究，並能引導有效治療和預防策略的發展和運用。

啓蒙與失能的過程（The Enabling-Disabling Process）：是針對每個復健個案的特性做處理的一種專業復健實務架構，EDP 架構的發展源於 1997 年 IOM 的重要著作。《啓蒙美國》（*Enabling America*）這本著作，呼籲採用一種解決啓蒙失能過程的新觀念架構（Brandt & Pope, 1997; Pellmar, Brandt & Baird, 2002）。IOM 對復健的定義爲：

> 身體、感覺或心智能力恢復或發展的過程。這個過程不僅透過個人功能的改變，例如：包括強化受傷肢體，也透過實體與社會環境的改變；例如：無障礙空間建築。復健極力扭轉所謂的「失能過程」（disabling process），或許也因此能稱爲「啓蒙過程」
>
> —— (enabling process) Brandt & Pope, 1997, p.12-13

有別於其他模式將殘障視爲個人的缺陷，而 EDP 模式承認殘障的情境觀點，也承認個人與環境之間的動態互動（Lutz & Bowers, 2003）。EDP 的五種基本概念，包括病理、損傷（impairment）、功能限制、殘障與社會限制（Pope & Tarlov, 1991; Brandt & Pope, 1997）。表25-2中可以找到這些概念的完整敘述。

表25-2　啓蒙與失能過程的概念

病理生理學	損傷	功能限制	失能	社會限制
干擾或妨礙正常生理和發育的過程或構造	認知、情緒、生理或解剖構造，或功能的喪失和（或）異常，不僅包括病理生理學的初步影響層面，更包括全部構造或功能的喪失或異常	在一定範圍內執行動作的能力受到限制，或是缺乏執行動作的能力，因此無法和器官或器官系統的作用一致	在實體社會環境下沒有能力或受到限制，所執行的工作、從事的活動和扮演的角色無法達到預期的程度	由於社會政策或障礙（結構上或態度上），而限制實現角色的扮演，或完全參與社會相關的服務與機會遭到拒絕
細胞和組織	器官和器官系統	器官和器官系統的功能	個體	社會
結構或功能	構造上或功能上	活動／活動表現或器官／器官系統	個人在實體社會情境中工作表現	殘障者有關的社會特徵

（續）

病例：慢性高血壓相關微血管變化，造成右腦半球窩狀梗塞（lacunar infarct of cerebellum）（right hemisphere）	腦部神經運動功能麻痺	左側偏癱（left hemiparesis）或無法進行空間感知活動（spatial-perce ptual tasks）、難以組織順序和記憶缺損	步行、自我照護、購物與工作能力缺損	缺乏在工作環境中持續就業之適應能力

＊資料來源：NCMRR (1993); Whyte, J. (1998). Enabling America：A report from the Institute of Medicine on rehabilitation science and engineering. *Archives of Physical Medicine and Rehabilitation, 79*(11)，1477-1480，經 Elsevier 同意轉載。

　　EDP 復健模式傳達的概念，就是並非所有病理都會造成障礙，而且同樣的損傷可能會有不同程度的障礙。例如：有兩個個案，其中一個可能有嚴重障礙，另一個可能不會有障礙。相同醫療診斷的個案，由於先天個人特質與環境的互動，再加上疾病、創傷的損害程度或是先天條件，可能造成差異很大的結果。因此，發展有效的復健策略，要從殘障的情境觀點來了解。

　　殘障的情境觀點，指的是能影響殘障過程每個階段的生物因素、環境因素、生活方式和行為因素。生物因素，包括合併症（comorbidities）、身體狀況和遺傳架構；環境因素，包括社會成見、服務之取得（availability）和補償機制（reimbursement mechanisms）。生活方式和行為因素，包括抽菸、喝酒、飲食和運動。

　　功能、殘障暨健康之國際分類（International Classification of Functioning, Disability and Health，**簡稱 ICF**）：世界衛生組織（WHO）在 2001 年核定 ICF。這項新的分類方式是針對 1980 年 WHO 損傷、障礙和殘障之國際分類（International Classification of Impairments, Disabilities, and Handicaps，簡稱 ICIDH）作重大修改。ICIDH 普遍用於描述失能過程已行之有年（WHO, 2002），功能與失能被視為是個人健康狀況和情境因素之間的動態互動。情境因素屬於個人和環境層面。功能／失能可以用兩種方式來表達，它能顯示問題，例如：損傷、活動限制，或是參與受限；它也可能顯示沒有問題、功能未受損。功能／失能的概念下有兩個構成要素：身體功能、身體構造的活動和參與。身體功能，指的是人體系統的生理功能（包含心理功能），例如：心智、感覺、發聲的功能、心血管、血

液、免疫及呼吸系統。身體構造，是指人體的解剖部位，例如：器官、肢體和眼、耳、心血管系統、呼吸系統、肌肉骨骼系統等。活動是指明顯偏離或喪失身體功能或構造的問題，例如：焦慮、麻痺、肢體感覺喪失。參與，是指參與生活情境，例如：社會化、宗教活動和就業等。環境因素屬於個人生活的實質、社會與態度環境的層面，例如：風氣（climate）、領域（terrain）、社會態度、制度和法律。表25-3列出 ICF 的概要。

過度失能

過度失能，指的是超出一般損傷的障礙，而無法完成一項活動。正式或非正式照護者無意中可能會造成過度失能。例如：提供過度協助或是不當協助之照護模式，都會增加個案的依賴程度。過度失能是長期照護環境的一個主要問題（Blair, 1995; Osborn & Marshall, 1993; Rogers 等人，1999; Tappen, 1994）。影響過度失能的因素，包括照護者很想幫忙、照護者缺乏知識與技巧、缺乏時間與照護人員可能增加個案之間的依賴感，例如：幫助個案做某件事比個案獨立完成更省事。長久下來，不使用（disuse）可能讓損傷更嚴重且增加失能，而增加照顧者需求。因此，找到適當的協助方式和協助的量，對於幫助損傷患者達到且維持最佳功能非常重要（Rogers, Amador & Bryan, 2000）。

表25-3　功能、失能與健康之國際分類（ICF）概念

主要概念			
健康狀況	損傷	活動限制	參與限制
疾病、病變與傷害，例如：麻瘋病（leprosy）、糖尿病和脊椎損傷。	明顯偏離或喪失身體功能或構造的問題，例如：焦慮、麻痺、肢體感覺喪失。	明顯偏離或喪失身體功能，或構造的問題，例如：焦慮、麻痺、肢體感覺喪失。	個人生活情境中可能經歷的問題，例如：無法參與社會活動、無法搭乘公共交通工具上教堂，或無法發揮工作的功能。
範例			
脊椎損傷	麻痺	無法搭乘公共交通工具	無法參與宗教活動

＊資料來源：WHO (2002)。Towards a common language for functioning, disability and health ICF. 網址 http://www3.who.int/icf/icftemplate.cfm?myurl= beginners.html&mytitle= Beginner%27s%20Guide.

歷史的觀點

　　復健史（如表25-4）反應了社會對老、幼、貧窮、心智受損和身體障礙者的冷漠與無情，相對於一般人，這些人比較弱勢。原始人類接受「適者生存」的觀念，而拋棄殘障者與老人。經歷了幾個世紀後，儘管已經不再有這種做法，但是弱勢族群所得到的不過是施捨。

　　復健在 18 世紀引起關注。殘障兒童接受體力恢復的訓練和照護，也出現了職能治療（occupational therapy）。紐約市的貝爾維（Bellevue）醫院成立第一個醫療社會服務部門，Lillian Wald也首次進行護士家訪（visiting nursing service）（Dittmar, 1989）。

表25-4　影響復健的歷史事件與立法提案

年份	事件／提案	目　　的
1910	「殘障者職業研究」	由護士 Susan Tracy 出版，開啓了職能治療
1917	美國殘障與失能者紅十字會	爲傷兵提供職業訓練
1918	Smith-Sears 立法（PL 65-178）	授權聯邦職能教育理事會，針對第一次世界大戰殘障退伍軍人，實施全國職業復健服務
1920	Smith-Fess 立法（PL 66-236）	針對工業及其他產業殘障者提供職業復健服務
1930	退伍軍人協會（簡稱 VA）	胡佛總統簽署 5398 號行政命令，針對軍方殘障者提供照護，當時有 54 家醫院和 470 萬存活的退伍軍人
1935	社會安全法案（PL 74-271）	長期授權提供民間職業復健計畫
1938	美國物理醫學學會	組織成立，物理醫學和復健成爲一門專科
1941	第一本綜合物理醫學和復健書籍問世	作者爲 Frank Krusen 醫生
1942	Kenny 修女協會	Kenny 修女的研究帶領物理治療專業的發展，並支持物理醫學（physiatry）成爲一門專科
1943	Welsh-Clark 立法（PL 78-16）	爲二次世界大戰殘障退伍軍人提供職業復健
1943	聯合國復健部門	四十四個國家代表組織成立，爲二次世界大戰殘障退伍軍人制定照護計畫

（續）

1946	醫療與手術部門	退伍軍人協會的一個部門成立，爲退伍軍人提供醫療照護；1989 年由退伍軍人醫療服務與研究部接任；1991 年重新命名爲「退伍軍人醫療部」（Veterans Health Administration）
1947	貝爾維（Bellevue）醫療復健服務	Howard Rusk 醫生開啓了美國第一個復健計畫
1947	美國物理醫學和復健專科理事會	理事會成立，復健由理事會評鑑
1954	Hill-Burton 法案（PL 83-565）	提供更多財務支援、研究／宣傳補助、州立機構擴編，並補助擴充復健設施
1958	復健醫學	H. Rusk 與同僚出版復健刊物
1965	職業復健法案（PL 89-333）	擴充並改善職業復健服務
1973	復健法案（PL 93-112）	優先擴大對嚴重殘障人士的服務，就業平權措施計畫與照護機構反歧視（nondiscrimination in facilities）
1974	復健護理學會	組織成立，復健護理成爲一門專科
1975	殘障教育法（PL 94-142）	盡可能在最少限制的環境下，免費提供殘障兒童適當教育
1975	國民住宅法案修正（PL 94-173）	聯邦補助國宅提供無障礙空間，住宅與都市發展局內設立「殘障人士獨立生活辦事處」
1975	復健護理	發行創刊號
1981	復健護理：觀念與實務基礎課程	《復健護理基礎課程》首次出版
1982	稅賦公平與會計責任法（Tax Equity and Fiscal Responsibility Act，簡稱 TEFRA）	爲論次計酬到診斷關係群系統（DRG system）過渡時期所設計之制度，獨立復健醫院根據合理成本（上下限）給付
1984	診斷關係群系統（diagnosis-related groupings，簡稱 DRG system）	透過建立急性照護前瞻性支付制度（prospective payment system，簡稱 PPS），來減少醫療保險（Medicare）給付
1989	綜合預算調整法（Omnibus Budget Reconciliation Act，簡稱 OBRA）	包括護理之家改革立法、要求護佐教育及評鑑標準、要求醫療財務行政局（HCFA）開發一套標準化評估工具。從論次計酬（fee-for-service）改爲前瞻性支付制度
1989	退伍軍人事務部	VA 成爲總統內閣的第十四個部門

（續）

1990	美國殘障法案（Americans with Disabilities Act）	美國殘障法案（PL 101-336），對殘障做清楚界定
1997	預算平衡法（Balanced Budget Act，簡稱 BBA）	立法要求調整醫療保險 A 部分給付方式，復健醫院與復健單位強制實行前瞻性給付制度
1999	預算平衡法修正案	技術性護理機構 PPS 調整
2001	住院復健機構 PPS	逐步實施 1997 年 BBA 強制的前瞻性支付制度
2001	新自由法案（New Freedom Initiative）	布希總統針對各年齡層身心障礙者與長期病患，發起全國社區掃除障礙活動。法案的目的包括增加輔助科技（assistive technologies）的使用、擴大教育機會並完全融入社區生活
2003	住院復健機構 PPS	過渡時期結束，病例組合（case mix，簡稱 CMGs）作爲給付基礎
2004	採用 CMS 修正標準對住院復健機構（IRF）做分類	「75% 規定」逐步實施。到 2007 年，75% 在復健機構接受治療人口必須符合一項或多項特定疾病症狀

﹡資料來源：改編自下列資料 Larsen, P. (1998). Rehabilitation In I. Lubkin & P. Larsen (Eds.), *Chronic illness: Impact and interventions* (4th ed.), p.534; Easton, K. (1999). *Gerontological rehabilitation nursing*, pp.32,41.Philadelphia: WB Saunders; Kelly, P. (1999).Reimbursement mechanisms. In A.S. Luggen, & S.Meiner (Eds.), *NGNA core curriculum for gerontological nursing*, pp.185-186. St. Louis: Mosby; Blake, D.,& Scott, D. (1996).Employment of persons with disabilities. *Physical Medicine and Rehabilitation*, p.182. Philadelphia: WB Saunders; Department of Veterans Affairs. (2000). Facts about the Department of Veterans Affairs. 線上查詢網址 http://www.va.gov/press rel/FSVA2000.htm.

　　戰爭影響到復健的成長。第一次世界大戰受傷士兵返鄉也促成了 1918 年全國退伍軍人復健計畫。不過，這項計畫僅止於肢體傷殘者（physical disability）。第二次世界大戰的殘障退伍軍人接受一項更全面的計畫，其中包括身體和社會心理的復健。在這段期間，Howard Rusk 醫生向陸軍軍方表示，復健對身心的恢復比痊癒更重要（Kottke, Stillwell & Lehmann, 1990）。

　　Rusk 醫生的創舉促成了 1938 年美國物理醫學與復健學會（American Academy of Physical Medicine and Rehabilitation）的成立，並在 1947 年將復健醫學發展爲聯邦理事會核定專科（board-certified specialty）（DeLisa, Currie & Martin, 1998）。1974 年創立復健護理學會（Association of Rehabilitation Nurses），不久，美國護理學會成立復健專科護理（Edwards, 2000）。

　　社會的動力持續擴大復健實務。工業意外、交通事故、休閒運動的創傷，也造

成失能個案人數的增加。此外，醫療與科學的進步也延長了創傷和慢性病患者的平均壽命，提供更多潛在的復健對象。

公共政策與復健

在醫療保險、醫療補助（Medicaid）和私人保險制度下，提供給慢性病個案補貼的（reimbursed）復健服務差異很大，醫療專業人員需要了解復健在財務上的限制。

醫療保險（Medicare）：醫療保險是聯邦政府提供 65 歲以上和殘障者醫療照護的健保計畫（CMS, 2005a）。醫療保險包括兩項主要醫療福利（medical care benefits）：醫院保險（hospital insurance，A 部分）和附加醫療保險（supplemental medical insurance，B 部分和 C 部分）。醫療保險 A 部分支付住院醫院照護、專業護理機構照護（skilled nursing facility care）、居家照護機構照顧（home health agency）和安寧照護（hospice）。醫療保險 A 部分支付專業護理機構住院的前二十天（住院三十天內持續至少三天），另外加上八十天的部分負擔（co-payment）。患者如經醫生證明需要間歇性（intermittent）專業護理照護、物理、職業、語言治療，就視為在家治療（home-bound），也就是出門需要協助者，都能獲得醫療保險（A 部分）給付。附加醫療保險（B 部分和 C 部分）屬於自選項目且須月繳保費。B 部分需要年自負額（annual deductible），而且支付醫生服務成本的 80%，也保障許多非醫生服務，其中包括物理／職能治療、長期使用的醫療器材和人工輔具（prosthetics and orthotic）。2003 年醫療保險現代化法（MMA）以醫療保險優勢計畫（Medicare Advantage）取代 C 部分和醫療保險附加選擇（Medicare-Plus-Choice）。MMA 是一項管理照護計畫，提供健康成年人預防服務和處方藥給付（Doherty, 2004; Emmer & Allendorf, 2004; Stuart, 2004）。2003 年，MMA 的立法提供傳統醫療及醫院提供之照護，PPS 制也有給付。個案按日計酬制（per-diem payment）屬於病例組合調整，採用患者分類系統，並透過最小資料（minimum data set）蒐集得到評估數據的資源利用群組（RUGs）。根據復健需求的數量和類別，患者復健服務可以分為五種 RUG 類別。RUG 分類從超高治療率，即每週至少 12 小時含兩種科目的治療（其中一個科目每週至少五天，另一個科目保險 B 部分受益人自選處方藥給付，即初步預防（primary prevention）和健康成年人照護。

以往復健機構的補貼是依據 1982 年，以成本為基礎的稅賦公平與會計責任法
（Tax Equity and Fiscal Responsibility Act，簡稱 TEFRA）（Ross, 1992）。不過，
1997 年預算平衡法規定，住院復健單位及醫院從 2003 年起，要依據 PPS 規定接
受補貼（2003 年聯邦法規；CMS, 2004c）。根據 PPS 規定，醫療保險是根據每位
出院患者預定的固定金額給付。給付是根據個案損傷程度、功能狀況、共同罹病
情況（co-morbid conditions）和年齡（Grimaldi, 2002）。在 PPS 制度下，功能性
獨立量表（Functional Independence Measure，簡稱 FIM）是按病例組合（case-mix
groups，簡稱 CMGs）計酬制，將醫療保險個案做適當分類（Stineman, 2002）。

此外，2004 年 CMS 將住院復健機構（IRF）分類標準做修正。新的標準從
2004 年 7 月起在四年內逐步實施。為了成為 IRF，機構內接受治療總人口一定的
百分比（2004 年 50%，2005 年 60%，2006 年 65%，2007 年 75%），必須符合
醫療保險給付的一項或一項以上疾病症狀（2004 年聯邦法規；CMS, 2004b; CMS,
2005b）。IRF 給付的疾病症狀為：中風、脊髓損傷、先天性畸形、截肢、嚴重多
重創傷、股骨骨折和神經系統疾病〔例如：多發性硬化、運動神經元疾病、多發性
神經病變（polyneuropathy）、肌肉萎縮和帕金森氏症〕、燒傷、某些關節炎和關
節病變（arthropathies）、關節炎及系統性血管病變、膝或髖關節置換術。

醫療保險有支付技術性護理機構、復健單位和醫院所提供之復健照護，而前瞻
性支付制度（PPS system）也有給付。個案按日計酬制（per-diem payment）是透過
最小資料（minimum data set）蒐集得到的評估數據，利用照護機構住民分類分級
系統、資源利用群組（RUGs）來調整病例組合。根據復健的需求量和類別，患者
復健服務之 RUGs 可分為五類。RUGs 分類從超高治療率，即每週治療至少 12 小
時含兩種科目（其中一個科目每週至少五天，另一個科目每週至少三天），到低治
療率，即每週至少三天、45 分鐘的治療。

醫療補助（Medicaid）：醫療補助為聯邦及州政府針對急須幫助之個人，
及其低收入與低所得家屬，所提供醫療協助的補助計畫。醫療補助的申請資格、
服務和給付方式極為複雜，而且各州規定不一（Santerre, 2002）。全國通用準則
是由聯邦法規和政策做規範（CMA, 2005a）。各州需要自行訂定申請資格標準；
決定復健服務之類別、數量、期間及範圍；訂定復健服務的支付標準（rate of

payment）；自行實施計畫（CMS, 2004a; CMS, 2005a）。

　　州醫療補助計畫必須提供住院及門診服務、產前照護、兒童疫苗、醫生服務、針對 21 歲以上人口提供護理設施服務、家庭計畫服務及用品、郊區醫療門診服務、為符合專業護理服務者提供居家健康照護、實驗室和放射線照射服務、小兒科和家醫科護理執業師（nurse practitioner）服務、助產護理師服務、聯邦認可之醫療中心（FQHC）計畫、其他醫療環境所提供的 FQHC 門診服務、對 21 歲以下兒童提供早期和定期篩檢、診斷及治療服務。州政府會收到聯邦政府提供特定選項服務的等額補助（matching fund）。以下是目前核准，最常見的三十四種選擇性醫療補助服務，包括診斷服務、門診服務、為智能障礙者（ICFs／MR）提供中途照護中心（intermediate care facilities）、處方藥和矯正器、驗光師和配眼鏡服務、對 21 歲以下兒童提供護理設施服務、運輸服務、復健和物理治療服務、對某些慢性病患者提供居家與社區照護。

　　勞工賠償（Worker's Compensation）：美國在 1914 年制定聯邦勞工賠償法（Federal Employees Compensation Act）。到了 1949 年，全五十州都有勞工賠償制度（Kiselica, Sibson, & Green-McKenzie, 2004）。勞工賠償是根據聯邦命令、州政府執行之醫療與殘障保險計畫，對職業傷害或生病之殘障勞工的補貼。勞工補貼有三種：勞工死亡案例，其配偶之遺眷津貼（survivor benefits）；住院、醫療及復健費用；所得損失補貼（Kiselica, Sibson, & Green-McKenzie, 2004）。

　　1960 年到 1970 年間，由於關心勞工及家屬在失能期間的保險不足，而擴大勞工賠償計畫，增加勞工保險人數和補貼金額。到了 1980 年和 1990 年，由於補貼金額增加且醫療服務成本逐漸提高，使雇主和保險業者之成本增加。現行計畫採用收費標準（fee schedules）、限制選擇醫生、資格限制、降低補貼金額和管理式照護（managed care），以控制並降低計畫成本（D'Andrea & Meyer, 2004）。

　　私人醫療保險（Private Insurance）：依保險類別，例如：論量計酬（fee-for-service）、管理式照護（美國健保協會，2002-2003），個別私人保險計畫對復健、服務、設備、儀器的補貼各有不同。大多數計畫都提供復健給付。私人保險業者要求控制成本，帶給醫療機構更多的壓力。造成實施嚴格使用率審查（utilization review）和個案管理（Kovacek & Kovacek, 1998）。身為個案管理者的護理人員往

往可能認為服務合理或是選擇拒絕個案服務。有關個案之需求、個案進展和預計住院天數須與個案管理者做不斷的溝通。私人保險計畫的住院復健給付也各有不同，通常為每日定額（flat rate）給付。

社會安全失能所得（Social Security Disability Income）：社會安全失能所得（Social Security Disability Income，簡稱 SSDI）是在 1954 年的社會安全失能法案的支持下而制定。SSDI 屬於聯邦政府針對殘障無工作能力者所實施的保險計畫（線上社會安全，2005）。殘障者在過去十年當中，至少有五年積極就業、在最近六個月失業，而且月收入不到 300 美元者就具備附加所得（supplemental income）資格。這項計畫是根據個人繳納之老年遺囑及殘障保險（Old Age, Survivors, and Disability Insurance，簡稱 OASDI），或依個人財務需求而定。受領者可以獲得每月補貼、醫療補助保險（Medicare Supplemental Insurance）和職業復健給付。

社會安全補助金（Supplemental Security Income，簡稱 SSI）對於就業履歷資格不符者提供殘障補助。本計畫是根據財務需求，給付包括每月補貼、醫療補助保險津貼（Medicaid Insurance Supplement）和職業復健給付（線上社會安全，2005）。

退伍軍人殘障福利（Disability Benefits for Veterans）：退伍軍人事務部（VA）針對退伍軍人在服役期間造成殘障，或與服役無關而造成永久和完全（69% 以上）殘障者所實施的聯邦贊助殘障計畫。本計畫福利包括每月補貼、VA機構之醫療照護、人工輔具、耐久性醫療設備、居家與交通工具之必要修改（退伍軍人事務部，2004）。

職業復健（Vocational Rehabilitation）：職業復健為復健過程的一部分。1918年首度推動有關職業復健的立法，當時國會正在制定 Smith-Sears 法案，該法案授權全國職業復健機構，對第一次世界大戰的殘障退伍軍人提供服務。1920 年的Smith-Sears 法案，不僅強制要求針對參戰之殘障人士，也包括所有殘障者提供職業復健和訓練（Buchanan, 1996）。這項法案將復健定義為「讓殘障者適合加入有酬勞之行業」（Athelstan, 1982, p. 163）。1973 年的復健法案批准專款，並支援州政府職業復健計畫，該計畫是針對殘障者所設計，定義為嚴重妨礙就業之身心損傷，或是經過職業復健服務，對就業有正面影響之個人（美國教育部，2005）。

職業復健包括為了幫助殘障者找到與自己體力、資源、志趣、興趣、能力、

能耐相符，且資訊完整下選擇的行業所準備的一系列服務。服務內容包括諮商、醫療和心理服務、工作訓練和其他能幫助殘障者取得，並保有工作之服務（Lysaght, 2004; Kielkofner, Braveman, Finlayson, Paul-Ward, Goldbaum, & Goldstein, 2004; O'Neill, Zuger, Fields, Fraser, & Pruce, 2004; Targett, Wehman, & Young, 2004）。

州立職業復健機構是提供慢性病或殘障者職業服務之主要來源。復健機構的財務主要來自聯邦政府的復健服務局（Rehabilitation Services Administration），各州也自行負擔小部分經費。退伍軍人事務部也為退伍軍人提供準備尋找適當職業之殘障人士相關服務（退伍軍人事務部，2005）。

工作讓人獲得成就感，並對社會有所貢獻。對許多人而言，工作代表個人身分。不過，對於社會上越來越多的慢性病老人而言，職業復健並不適用；儘管這些老年人需要復健，但就業並不是他們的目的。

美國殘障法案（Americans with Disabilities Act，**簡稱 ADA**）：1990 年的美國殘障法案，提供殘障人士到私人企業部門、私人產業和受教育的機會。以往1973 年的復健法案和修正案，僅著重於接受聯邦財務資助之企業、組織和機構，而私人部門無須提供殘障人士服務。而 ADA 法案，強制要求私人部門提供均等機會（美國平等就業委員會，2002）。

ADA 法案對殘障保護對象的定義有三大類：身體或心理損傷的程度，實質上已經限制個人一項或多項主要日常活動；有這種損傷紀錄者，被認為患有這種損傷者（PL 101-336）。ADA 涵蓋四大權利，包括就業、公共服務、私人機構經營之公共設施與服務，以及電訊中繼服務（如表25-5）。ADA 制定了殘障人士公民權保護法，保障進入私人部門。

表25-5　美國殘障人士法案

就業權	·雇主對合格的殘障人士求職或就業，在工作和福利方面不得有任何歧視。 ·雇主務必提供殘障人士無障礙設施。 ·工作之取得和表現各方面都需要調整，讓殘障者和一般員工站在相同的立足點。

（續）

公共服務	合格之殘障人士可以接受州或地方政府提供的各種服務和計畫。務必讓殘障人士能使用公共鐵路運輸，並以大眾運輸工具（paratransit）做輔助。
私人機構經營之公共設施服務	所有對外營業單位都必須提供無障礙設施。有關長途運輸（over-the-road）之無障礙設施必須進行研究。
電訊中繼服務	電話公司須提供聽覺與語言障礙者，能以電話或無線電溝通之通信設備。

＊資料來源：轉載自 Watson, P.(1990)。The Americans with Disabilities Act: More rights for people with disabilities. *Rehabilitation Nursing, 15*, 326. Association of Rehabilitation Nurses 出版，4700 W. Lake Avenue, Glenview, IL 60025-1485. 1990 年復健護理師學會版權所有，轉載須經同意。

復健的議題與挑戰

提供復健服務為醫療提供者帶來許多挑戰，其中主要是照護成本提高、照護者負擔、美國殘障者之間的不公平待遇、殘障者之間的不公平待遇、殘障人士的負面形象、殘障人口結構的改變、倫理議題、提供文化上適切的（culturally competent）照護能力、復健成果紀錄不足、正式和非正式照顧者議題。

上升的醫療成本

上升的醫療成本使醫療成本控制成為當前美國主要的社會和政治問題。醫療保險成本已經飆漲，結果造成 16% 或 4,500 萬的美國人沒有健保。數百萬人保險不足（美國人口普查局，2004）。美國有健保的就業人口正在減少，而政府健保計畫的人口卻逐漸增加。慢性病被保險人因為醫療成本上升，正面臨經費短缺、醫療服務項目減少。逐漸攀升的醫療成本，讓未投保者幾乎不可能接受醫療照顧。

提供慢性病患者和殘障人士醫療照護是一大社會問題。儘管在 1980 年到 1990 年間，殘障老年人口已經減少（Manton & Gu, 2001），不過，美國罹患慢性病或殘障的人數將近 5,000 萬人（美國人口普查局，2004）。這表示 5 歲以上的 2 億 5 千 7 百萬人口當中，超過 19% 的人口沒有住在醫療機構（noninstitutionalized），或者說，有將近五分之一人口為社區民眾（community dwellers）。16 歲以上有超過 1,800 萬人口患有疾病，無法出門購物或就醫（占這個年齡層 2 億 1,200 萬人口的 9%）；16 歲到 64 歲有超過 2,100 萬人患有疾病，而影響到工作或就業能力（占這

個年齡層 1 億 7 千 9 百萬人口的 12%）。美國醫療體系對於慢性病患者如何支持永續服務、提供具有成本概念（cost-conscious）的服務，數十年來一直是一大挑戰。

其根本問題在於「依賴要付出什麼樣的經濟成本」？據估計，美國政府一年花 2,000 億美元在殘障人士的公共援助（州立職業復健行政管理委員會，2004-2005）。當人口老化，醫學與科技的進步不斷延長慢性病患者壽命之際，為了提供殘障人士醫療與生計，美國將繼續面對巨額的經濟負擔（Fried, Bradley, Williams, & Tinetti, 2001）。未來的挑戰將是找到降低醫療成本的方法，並改善殘障人士的謀生能力。

照顧者的負擔

家屬照顧因慢性病而行動受限的老年人，支薪和不支薪者占了大約 72%（Shirey & Summer, 200）。成年子女承擔照顧責任所占的比例最大（42%）；接下來是配偶負責照顧占 25%。慢性病患者及家屬所受到的影響實在難以估計，因為每一種疾病所造成的缺損（deficits）不同，而且個人與家庭分屬於獨特的社會體系，因此無法預估所造成的影響（Power, 1989）。不過，最近的研究顯示，照顧長期殘障疾病或症狀的病人，會危及照顧者。照顧身體或心理疾病患者的家屬，面對壓力源（stressor）所受到的影響稱為照顧者負荷（caregiver burden）。照顧者負荷與精神上的痛苦（emotional distress）、焦慮、憂鬱、生活品質不良、免疫功能不佳，並增加死亡風險有關（Anderson, Linto, & Stewart-Wynne, 1995; Canam & Acorn, 1999; Brouwer, van Exel, van de Berg, Dinant, Koopmanschap, & van den Bos, 2004; das Chagas Medeiros, Ferraz & Quaresma, 2000; Grunfeld 等人，2004; Hughes 等人，1999; Kolanowski, Fick, Waller, & Shea, 2004; Lieberman & Fisher, 1995; Mills, Yu, Ziegler, Patterson, & Grant, 1999; Schulz & Beach, 1999; Shaw 等人，1999; Weitzenkamp 等人，1997; Wu 等人，1999）。

維繫照顧者與復健個案的健康及福祉同樣重要。復健專業人員的個案照顧計畫需要包括照顧者負荷評估。早期發現並管理照顧者壓力徵兆，可預防照顧相關的健康問題，也能幫助家庭保持獨立（詳見第十一章家庭照顧者）。

美國殘障者之間的不公平待遇

全國殘障者組織（National Organization on Disability，簡稱 NOD）一項最新的調查顯示，美國殘障人士在就業、所得、教育、社交、宗教與政治參與，以及就醫和交通運輸與一般美國人有顯著差異（NOD, 2004）。根據這份調查，相對於 78% 的一般美國人，僅有 35% 的殘障者有全職或兼職工作。美國有高達三倍的殘障者，其家庭總收入不到 15,000 美元；22% 的美國殘障者曾經通報遭遇工作歧視。為了處理這些問題，復健專業人員需要在社區、州和全國三個層面積極參與，並發展和實施新的計畫與政策，藉以縮小差距。

案例：柯爾女士——生活狀況改變的調適

柯爾女士是一位身體健康、充滿活力、生活獨立的女性，她擁有自己的家庭，並享受她多年來辛勤工作的成果。儘管失去家人與朋友已經很痛苦，不過，等到發現她的資源有限，難以在社區獨立生活，她才體會到已經失去獨立自主。柯爾女士在多年前曾被診斷出患有「多發性硬化症」，一開始，病情對她的生活影響有限。在缺乏支援系統的情況下，她很快就體會到自己逐漸衰弱的病情使她喪失生活上的獨立自主，必須採取極端的因應措施。她無法使用下肢、視野分裂，偶爾會大小便失禁（incontinence）、肌肉逐漸破壞（muscle wasting），而且經常有安全上的顧慮。

柯爾女士決定到護理之家，希望能維持目前的身體功能，或許能恢復其他技能，讓她具備更獨立自主的能力。柯爾女士參加職能與物理治療的基本課程，希望能達到共同設定的目標。接下來是每天的恢復性照顧，以保持治療效果（therapeutic gains）。因為柯爾女士沒有親人，護理之家的工作人員和住院患者很快就填補她生活上的空虛。柯爾女士成為病人協會會長（president of resident council），以及病人權利（resident rights）的發言人。儘管柯爾女士的身體狀況持續惡化，不過她的心靈卻很活躍。儘管身體狀況逐漸衰弱，柯爾女士仍然覺得能夠掌握自己的生命。

美國一些少數族群、窮人、兒童、心理疾病患者、郊區居民、老年人和殘障人士的醫療品質與醫療照護普遍不均（disparities）（美國衛生暨人類服務部，2003）。有些研究指出，殘障者的醫療照護與醫療品質明顯不均（Beatty, Hagglund, Neri, Dhont, Clark, & Hilton, 2003; Havercamp, Scandlin, & Roth, 2004; 美國衛生暨人類服務部，2003）。而殘障人口當中，某些族群更為弱勢且面臨更多障礙（Fujiura & Yamaki, 1997; Kingston & Smith, 1997; Ostchega 等人，2000; Reichard,

Sacco, & Turnbull, 2004; 美國衛生暨人類服務部，2003）。根據第三次全國衛生暨營養檢驗調查（NHANES III）資料顯示，包括非拉丁美洲裔黑人、墨西哥裔美國男性和女性，相對於非少數族群男性和女性，明顯面臨更多障礙；而且少數族群婦女面臨障礙的程度比少數族群男性更爲嚴重（Ostchega 等人，2000）。非老年殘障醫療保險受益人的所得較低，而且接受醫療照護較爲困難（美國衛生暨人類服務部，2003）。在殘障老人當中，少數族群和貧窮家庭個案通報的醫療品質問題爲其他族群的二倍。相較於非拉丁美洲裔白種人，拉丁美洲裔殘障老人通報就醫問題的人數高達二倍。這些調查顯示，爲了了解爲何出現醫療不均，則需要進一步研究，並找出解決對策。

對殘障的印象

破除殘障的迷思和負面涵義已有長足的進步。一般的功能與復健模式（model of function and rehabilitation）、啓蒙與失能過程和國際功能、障礙和健康分類標準（International Classification of Functioning, Disability, and Health，簡稱 ICF），都試圖消除殘障（handicap）的負面概念，並將健康的概念融入到存在與不存在的失能狀況（presence and absence of disabling condition）（WHO, 2002; Brandt & Pope, 1997）。這些復健模式的改變反映了目前對殘障的普遍看法，也就是：殘障不僅是身體功能的損傷，也是個人與環境互動的功能。這些模式所提倡的觀念，就是即使身體嚴重受損也能毫無障礙，並且鼓勵身體受損者一種正面的形象。身體功能受損者也能過著充實、豐富和滿意的生活，殘障往往是因爲個人環境的資源無法滿足個人需求所致。健康照護提供者（health care providers）、科學家、復健專業人員和社區領導人，需要推廣更正面的形象，並且努力增加環境和社區資源，以滿足身心受損者之需求。

當更多的身心受損者參與，例如：藝術、媒體、運動及政治等活動後，殘障與殘障者的負面形象就會逐漸消退。奧運的賽跑選手 Marla Runyon、已故演員兼導演的 Christopher Reeve、普立茲獎得主的新聞記者 Charles Krauthammer 和參議員 Max Cleland，都是殘障人士最佳典範的其中幾個例子。Runyon 爲盲人（legally blind），曾經參加 2000 年澳洲雪梨奧運；在電影中飾演超人的 Christopher Reeve，是一位依賴呼吸器的四肢癱瘓病人，雖然身爲殘障者，他一輩子仍然持續

不斷的演戲和導演；雙腿和一隻手臂被截肢的 Cleland，擔任過美國參議員和退伍軍人事務部主任；因脊髓損傷而四肢癱瘓的 Krauthammer，曾經唸過醫學院，並接受住院醫生訓練，然後離開醫界成為《華盛頓郵報·每週專欄》的主筆，也是「華府內幕」政治脫口秀節目團隊的一員。上述的例子再加上數以千計的教師、醫生、會計師、工藝師、電腦操作員，以及為人父母者，都代表殘障人士功能多元化的延續。他們獨立自主、每天工作，對社會有重大的貢獻。

　　無形殘障（invisible disability）沒有明顯的外在生理改變，屬於慢性病相關的問題。一般都認為，慢性病或損傷會產生有形殘障。有形殘障（visible disability）就是肺氣腫（emphysemic），個案會有明顯的呼吸急促、走路需要攜帶式氧氣；或是神經肌肉疾病患者必須使用輪椅或是助行器。不過，無形殘障者及家屬所受到的衝擊同樣可怕。無形殘障的範例，包括心血管疾病、糖尿病、進入緩解期的多發性硬化症和頑固性疼痛。雖然沒有出現明顯障礙的徵象似乎看起來還不錯，不過無形殘障會讓病人、家屬和社會，對個案產生不切實際的期待，最後會影響到患者對慢性病的心理社會調適（psychosocial adjustment）；患者對於未來健康的不確定性則會造成額外的負擔。

殘障人口組成的改變

　　殘障人口的組成在以下三方面會有明顯的改變：慢性病老人人數的增加（Gregg 等人，2000; Spillman, 2003; SoRelle, 1999; Waidmann & Liu, 2000）；殘障兒童（Allen, 2004; Fujiura & Yamaki, 2000; Hogan, McLellan & Bauman, 2000; van Dyck, Kogan, McPherson, Weissman, & Newacheck, 2004; Wood, Marlow, Costeloe, Gisbon & Wilkinson, 2000），以及心理衛生狀況失能（disabling mental health conditions）（Druss 等人，2000; Jans, Stoddard, & Kraus, 2004）。

　　雖然從 1980 年初以來，如果以工具性日常生活活動（instrumental activities of daily living）的限制來衡量，美國殘障老年人口已經減少（Freedman, Martin, & Schoeni, 2002），美國人的壽命越來越長，因此，罹患慢性病的時間也增加。由於醫療科技的進步，患有類似腦性麻痺、脊柱裂（spina bifida）和脊髓灰白質炎等殘障者的壽命，隨之增加（Klingbeil, Baer, & Wilson, 2004）。65 歲以上人口有 80% 罹患至少一種慢性病；50% 患有至少兩種慢性病（CDC, 1999）。到了 2050 年，

有將近 20% 的美國人口超過 65 歲（美國疾病管制局，2003）。隨著美國成年人壽命增加，65 歲以上人口每五年增加一倍的阿滋海默症患者也將增加（全國慢性病預防和健康推廣中心，1999）。大約 10% 的 65 歲以上和 47% 的 85 歲以上成年人患有這種退化性和破壞性疾病（全國慢性病預防和健康推廣中心，1999）。

據估計，3,500 萬 18 歲以下大約 12.8% 為殘障兒童，其中 1.9% 為嚴重殘障（McNeil, 1997; van Dyck, Kogan, McPherson, Weissman, & Newacheck, 2004）。相較於一般兒童，殘障兒童的醫療使用量和支出偏高（Newacheck, Inkelas, & Kim, 2004）。殘障兒童的父母親不太可能就業，或是工作時數偏低（Loprest & Davidoff, 2004）。殘障兒童當中，輔具及服務普遍出現未滿足需求，從視力保健的 6% 到通信輔助器材（communication aids）的 25% 不等。殘障兒童主要關切的問題，包括改變的學習能力、語言障礙（speech impairments）、智能障礙（mental retardation）、嚴重情緒障礙（serious emotional disturbances）和肢體障礙（orthopedic impairments）。

美國一年大約 20% 的人口有精神障礙 （mental disorder），據估計，有 3% 到 7% 的人口，因為精神障礙造成日常生活功能受到限制（Grant 等人，2004; Jans 等人，2004）。高達 3,100 萬美國人至少患有一種人格異常（personality disorder）（例如：強迫症、妄想型人格、反社會人格、分裂型人格、逃避型人格、劇化型人格、依賴型人格等）。據估計，每年有 1,200 萬到 1,700 萬成年人經歷過情緒失調（mood disorder）（全國憂鬱及躁鬱症學會，1998；國家心理衛生學會，1998）。45 歲以下智能障礙者的工作參與率，遠低於同年齡其他種類殘障者（Trupin, Sebesta, Yelin, & LaPlante, 1997）。

面對各種類型殘障者，要適度照顧急性、慢性和社會服務之需求，讓醫療專業人員面臨許多挑戰。主要及次要預防策略，能夠減少老年人罹患殘障的時間。最新研究顯示，更健康的生活方式能夠延緩傷殘（Hubert, Bloch, Oehlert, & Fries, 2002）。也需要新的策略來預防兒童失能狀態，並減少兒童學習障礙、語言障礙、智能障礙、嚴重情緒障礙和肢體障礙。預防及減少心理疾病患者之障礙需要持續的公眾教育、破除殘障者的迷思和負面形象，同時也需要早期診斷及治療。

案例：丹尼爾——科技的進步

21 歲的丹尼爾腦頂蓋部位，因為惡性神經節瘤（benign gangiocytoma）曾經動過手術。剛開始，都要依賴呼吸器，並經由胃造口管獲得養分，而且昏迷指數為十分。但經過為期二年的物理、職能和語言治療後，丹尼爾的情況已有明顯改善，並能使用電動輪椅，且能獨立自主的移動（locomotion）；不過，大部分的日常活動，他仍然依賴照顧者幫忙準備三餐，也需要使用特殊餵食器（adaptive feeding devices）才能自行進食。

經過多年完全依賴他人的照顧，丹尼爾進行一系列的手和腳踝攣縮鬆弛（release contractures）手術。腳踝手術後不到四個月，丹尼爾已能跨出邁向獨立生活的第一步。十個月後，他靠著助行器（walker），且只需要照顧者輕微輔助（minimal assistance）就能步行 30 公尺。他在復健初期就可以自行進食，不過，現在他只需要護理督導輕微的輔助，就能幫忙照護中心幾位住院患者準備小點心。他表示想成為一位廚師。透過照顧者的協助，丹尼爾成為非正式晚間活動的協調員，幫助住院患者安排假日聚會和其他社交活動。

新的手術技術加上科技的進步，為丹尼爾的功能性能力（functional abilities）進一步改善帶來希望。不過，醫療界能提供這類型殘障年輕人的資源有限，因此，這位聰明、充滿活力的年輕人，只好待在一家長期醫療機構，經過持續的改善，總有一天，丹尼爾會有能力重返社區生活和工作。

倫理議題

照顧復健個案時，護理人員經常會面臨道德上的困境。當兩難擇其一或是價值和理念出現衝突時，就會產生困境。以下是許多復健專業人員會面臨的倫理議題：

兒童的部分（Edwards & Reed, 2000; Kirschner, Stocking, Wagner, Foye, & Siegler, 2001）：

1. 阻止或退出治療（withholding or withdrawing treatment）。

2. 器官捐贈。

3. 研究。

4. 基因篩選。

5. 產前診斷。

成人的部分（ARN, 1995; Edwards & Reed, 2000）：

1. 阻止或退出治療。

2. 決策能力判斷上的困難。

3. 健保給付變更造成的壓力。

4. 患者與家屬有關治療選擇的衝突／爭論。

5. 替代醫學／療法與輔助醫學／療法的使用。

6. 維護青少年和認知受損者之病人權益。

7. 使用約束（restraints）。

8. 拒絕人工復甦術（do-not-resuscitate）醫囑。

9. 執行進一步指示（advance directives）。

10. 有自我毀滅舉動或表態自殺（suicidal gestures）的病人。

11. 醫療執行與傳遞之醫療改革。

12. 病患隱私（confidentiality）。

13. 物質濫用（substance abuse）。

14. 濫用。

15. 醫病（nurse／patient）關係的可近性（intimacy）。

近來有越來越多的醫療專業人員向倫理委員會尋求決策上的協助（Hogstel, Curry, Walker, & Burns, 2004; Johnson, 2004; Hughes, 2004; Nelson, 2004）。倫理委員會的成員包括醫生、護士、社工、牧師或神職人員、行政人員、倫理專家、律師及社區居民。委員們審查醫學事實和紀錄；權衡所有當事人的看法、利害與價值；提出替代行動方案；並以個案之最大利益為考量，協助決定病人想要達成的目標。隨著醫療科技的進步，新的倫理議題也會不斷出現，因此，復健專業人員需要發展資源及技術，幫助自己面對道德困境造成的挑戰。

文化的適切性

復健專業人員為各類病患提供照護。美國人口普查局（1999）預測，到了 2050 年，人口將會從 1995 年的 2 億 6,300 萬增加到 3 億 9,400 萬，其中少數民族就占了將近 90% 的人口成長。少數族群當中，各種族和族群增加的速度會比非拉丁裔白種人更快，而且亞洲人和拉丁裔人口為成長最快速的族群。未來主要的挑戰將是，提供合乎文化敏感性的（culturally sensitive）復健照護（Niemeier, Burnett, & Whitaker, 2003）。

　　文化適切性的醫療定義，就是對族群之間的差異、行為的差異、態度以及憂鬱、疼痛、失能情緒事件有關意義的敏感度（Seibert, Stridh-Igo, & Zimmerman, 2002）。文化敏感度的定義，就是對族群的看法、價值、人際風度（interpersonal styles）、語言和行為的敏感度。提供文化適切性照護的重要考量，包括找到個案偏好的溝通方法，如有需要則請翻譯協助；理解並學習個案的文化，如信仰體系；尊重個案與照顧者之間信仰與價值的差異；指出個案或家屬對照顧者、治療、恢復過程的錯誤觀念或不切實際的想法（Balcazar, 2001; Seibert 等人，2002）。

　　文化與族群會影響個案及家屬對殘障的觀感。對於文化、種族、性別、性傾向、社會階級和經濟地位等議題的敏感度，會影響到個案對復健服務的接受度。環境、種族、文化、語言、經驗和信仰，也會影響到個案對資訊服務、復健目標及獨立生活，以及可靠有用的資訊來源及服務的取得（Campinha-Bacote, 2001; NCDDR, 1999）。

　　不同文化族群（cultural group）對殘障的觀感不一。雖然不同文化族群本身就存在極大的差異，例如：拉丁裔就有各種不同的次團體，例如：古巴人、波多黎各人和墨西哥人，卻也找到一些共同點（NCDDR, 1999）。為了說明文化上的差異，會以非裔美國人、拉丁裔、亞太裔和美國原住民文化的範例做說明。雖然復健專業人員相當謹慎，但實務上不會假定這些族群之間存在這些價值和信仰。專業人員務必從他們服務的族群當中認識到這些族群和文化族群。

　　就非裔美國人而言，精神信仰對於找出原因和治療發展性障礙，以及其他障礙非常重要。非裔美國人有非常依賴社區支援的傾向，特別是教會。非裔美國人對於「正常」的看法較為開放，而對於發展性障礙兒童（developmentally disabled children）的發展里程碑，則有各種不同的期待（NCDDR, 1999）。

　　拉丁裔美國人非常依賴家庭，把家庭當作主要的支援系統，並認為許多失能狀態是反應個別差異，因此會一起和家人調適這種差異；不過，就傳統拉丁裔家庭而言，嚴重殘障則是一種恥辱。

　　亞洲文化之間雖然有極大的差異，例如：中國文化、日本文化、臺灣文化、韓國文化、菲律賓文化等，不過卻也發現到一些共同之處。亞裔美國人對形上學（metaphysical）力量的信仰，也影響到他們對殘障原因及殘障治療的看法——他

們對自己或家屬殘障有罪惡感和羞恥心。亞裔美國人除了接受西藥和復健照護外，通常會尋求中藥等傳統東方醫學治療。

美國原住民文化相信，身體和心靈的相互關係，通常擁有文化特色的溝通風格，也會依賴延伸的家園（extended community）和親屬網絡。傳統美國原住民大多數語言中沒有「殘障」這個字，而是使用描述殘障的名詞。具有強烈部落文化的原住民會尋求民俗醫療者（folk healer）。

因爲殘障和慢性病人口的多元化，加上缺乏多元復健提供者，讓提供文化上適切的照護變得複雜〔全國殘障研究宣導中心（NCDDR, 1999）〕。此外，新移民人數的增加、移民者的文化傳入（acculturation），以及文化的融合，讓復健專業面臨更多的挑戰（NCDDR, 1999）。復健專業人員可以利用資源幫助了解族群和文化如何影響復健的過程〔國際復健研究資訊交換中心（CIRRIE），2002；全國復健訓練資料交換中心，2003〕。CIRRIE（2002）設計發展了一系列專題論文，提供復健專業人員文化議題的實用資訊。這些專題提供資訊給來自十一個國家、在國外出生的美國人口。中國、古巴、多明尼加共和國、薩爾瓦多、印度、牙買加、韓國、墨西哥、菲律賓、越南及海地等，也能從網站 http://cirrie.buffalo.edu/mseries.html 獲得專題論文資料。全國復健訓練資料交換中心（2003），提供超過一百三十種復健提供者訓練計畫，內容涵蓋各種族團體及殘障類型之相關議題，網址爲 http://www.nchrtm.okstate.edu。

復健結果記錄不足

儘管復健專業人員了解到復健照護的重要性，也觀察到加強服務個案的功能、獨立自主和生活品質，不過，治療效果及正面個案結果的相關科學數據仍然不足（DeLisa 等人，1998; Doyle, 2002; Hahn & Cella, 2002）。許多研究的重點都在單一功能（discrete function），例如：恢復感覺（sensation return）、體力的改變（Doyle, 2002; Gittler, McKinley, Stiens, Groah, & Kirshblum, 2002），而非整體功能（total function）。個案接受復健後，功能是否變好、生活品質是否改善、病患是否更爲獨立自主、日常生活是否改善？雖然研究已經顯示介入治療（intervention）能改變許多影響功能的因子，不過，爲了確定增加變化、單項改變，以及短期變化是否能影響總體功能、致病及死亡，需要更多的研究（Pellmar 等人，2002）。

在 PPS 給付制度下，復健服務的結果紀錄非常重要。復健提供者需要提出照護品質及服務效果的實證（Johnston, Eastwood, Wilkerson, Anderson, & Alves, 2005）。此外，復健專業人員在維持照顧品質及改善照護結果之際，也需要探討降低照護成本的方法，而無法展現效益之服務與計畫將難以生存。最後要考慮到消費者需求，而個案及家屬的期待為復健過程成功與否之關鍵（Estores, 2003）。

正式與非正式照護者議題

隨著慢性病患者人數的增加，對於接受慢性病及復健訓練的醫生和護士的需求也隨之增加。美國缺乏合格物理治療師（接受復健特殊訓練的醫生），以及護理人員（DeLisa 等人，1998; Verville & DeLisa, 2001; Currie, Atchison, & Fiedler, 2002; Dean-Baar, 2003）。全國只有二分之一的官方認可醫學院有復健醫學及復健系（DeLisa 等人，1998）。即使這些科系復健概念的教學時數也很有限，護理學系復健照護的課程也不多。許多復健護士都接受過專業訓練而成為合格的復健護理人員（復健護理學會，2005）。醫學院和護理學系對復健照護的接觸不多，因此很難吸引醫生和護理人員選擇復健行業（Neal, 2001; Thompson, Emrich, & Moore, 2003）。

隨著慢性病老人的增加，訓練有素的老人醫學醫療專業人員的需求也隨之增加。美國 65 歲以上人口超過 3 千 5 百萬，老人門診（ambulatory care）使用量占 23%，住院天數占 48%，相當於護理之家住院病患的 83%（Kovner, Mezey, & Harrington, 2002 ; Mezey & Fulmer, 2002）。美國國內二分之一以上護理學系沒有合格的老人護理學全職教師；一百四十五所醫學院當中，只有三所有老人醫學系，而開設老人醫學課程不到 10%。未接受老人照護訓練之醫療專業人員，往往認為老人個案的復健潛能（rehabilitation potential）較低。隨著罹患慢性病老人人數的增加，這種成見必須捨棄。復健潛能與年齡無關（not age-dependent），功能稍有改善，或是維持目前功能，對老人個案都會造成極大的差別，讓殘障老人可以在家生活，而不需要住在長期的照護機構。

照護者另一個需要面對的重要議題，就是有更多殘障和慢性病患者的個人協助（personal assistance）需求未滿足（Kennedy, 2001; LaPlant, Kaye, Kang, & Harrington, 2004）。據估計，有 320 萬殘障成年人至少缺少一項協助，通常為家

事這種工具性日常生活活動（instrumental activities of daily living，簡稱 IADL）
（Kennedy, 2001）。據報導，有將近 100 萬成年人缺少一項或一項以上日常生活功
能基本協助（ADLs）。相對於 ADL 需求滿足之成年人，缺少 ADL 協助者較可能
獨居、健康不佳；身為少數種族或少數族群也需要各種活動（multiple activities）
的協助。相較於和他人同住的需求未滿足（unmet needs）者，獨居的需求未滿足者
情況更糟；不過，這兩個族群比需求滿足者更容易遭遇不適（discomfort）、體重
減輕（weight loss）、脫水（dehydration）、跌倒（falls）、燒燙傷（burns）等負
面結果（adverse consequence）（LaPlante 等人，2004）。未滿足需求的原因和成
本，需要進一步研究與探討，也要幫助需求未滿足者找到獲得服務的方法。

介入

復健過程

復健既是一門哲學也是一項技術（Secrest, 2000）。無論殘障或身體健全
（able-bodied）。這門哲學的基本概念就在於個人的尊嚴與價值，每個人都有一定
的價值，而且與生俱來都有特殊才能。復健哲學的另一個概念，就是增加個案的獨
立自主即可改善生活品質。也就是說，自我照顧是個人的一部分，而生活品質會隨
著自我照顧與獨立自主的增加而獲得提升。

復健照顧應該從個人來到復健單位之前就已經開始；復健照護計畫應該在患者
住進急症照護機構時立刻進行。只要個案病情（medical condition）許可，就應該
進行治療。

團隊合作方式

由一、兩個專業團隊就能完成所有必要任務，並符合個案身體、社會、情緒、
經濟和職業需求的想法並不切實際。慢性病個案的綜合復健計畫需要各項學科的專
業。團隊合作方式被認為是界於專業分工（specialization of disciplines）與綜合照護
方式需求兩者之間（Rothberg, 1981），以「團隊合作」方式照護個案則屬於既定
的做法。

復健團隊可能是多專業、專業間或是跨專業的。多專業團隊的團員來自不同專
業，有可能會、有可能不會同心協力照護個案（Secrest, 2000）。這種性質的團隊

並非建立在彼此專業的優勢，而是將各個專業加起來。

　　較新的團隊模式為跨專業模式（transdisciplinary model），在模式當中，個案都有來自團隊的主要治療師。治療師可能是護士、物理治療師或是職能治療師。主要治療師根據團隊的囑咐（advice）和諮詢（counsel）提供治療，而團隊成員來自各個專業（Secrest, 2000）。這種模式能夠提供持續照護，不過可能會引起證照和責任方面的關切，因此，最適合狀況穩定、需要長期照護服務之個案。

　　最常使用的復健團隊模式為專業間團隊 （interdisciplinary team）（如表25-6）。這種方式是根據各專業間定期溝通，並設定個案的共同目標（Secrest, 2000）。專業間團隊屬於綜效性，比單項專業能達成更多目標（DeLisa 等人，1998）。這種團隊經常需要知識統合（consolidation）及知識驗證（validation），與個案、家屬與醫療提供者溝通，並且團隊合作照護。

　　專業間復健團隊的組成會受到幾個因素的影響：服務個案之特殊需求、該機構之復健哲學、財務資源、工作人員的可獲性（availability）、州政府和聯邦政府規定的政策與要求（Dittmar, 1989）。個案及家屬也是復健團隊的一員，個案及家屬是照護計畫發展的一部分，也是團隊的積極參與者。表25-6除了個案和家屬外，也列出其他潛在團隊成員。

表25-6　復健團隊成員

```
• 復健科醫生
• 合格復健護理師（CRRN）
• 合格護佐
• 物理治療生
• 職能治療師
• 合格職能治療生
• 合格職能治療師
• 語言治療師／語言病理學家
• 聽力師
• 營養師
• 社工
• 心理師
• 專業休閒治療師（therapeutic recreation specialist）
• 牧師諮詢人員（pastoral counselor）
• 義肢裝具師（prosthetist／orthotist）
• 個案管理者
```

個案評價

復健選項的主要考量是判定個案的復健潛能（potential），這個問題沒有年齡之分。有無半獨立活動的潛能，或是居家協助的潛能為何？居家個案的社區需要哪些支援和有哪些資源？

決定復健潛能的關鍵在於個案獨立自主的動機。個案需要內在動機才能完成計畫並達成目標。剛開始，可能只需要外在動機，不過，外在動機不足以幫助個案完成計畫，所有復健個案都需要「動機」這個因子（Kemp, 1986）。

復健潛能（rehabilitation potential）：醫療付費者願意在最佳復健潛能個案身上花費。不過，哪些個案具有最佳復健潛能卻沒有明確答案。接受復健計畫最常見的問題是：「個案的身心能否每天參與整個復健計畫」？因為，就住院復健機構而言，這項計畫可能包括每天 3 小時的治療。

每一種特定疾病或症狀，都會有某些潛能「較佳」的個案。例如：中風復健個案，如有中風病史（previous stroke）、年紀較大、腸與膀胱功能失調和視覺－空間感覺缺損者（visual-spatial deficits），其復健成果和預後較差（Brandstater, 2005）。中風個案也有聽從口語或手勢指示能力問題，以及記憶缺損程度問題。Kraft 與 Cui（2005）發現，復健結果不佳與嚴重顫抖（severe tremors）的多發性硬化症（MS）個案；協調能力不佳或是認知與知覺功能缺損（perception deficits）有關。雖然復健團隊經常以這些標準來判斷個案復健潛能，但從業人員卻發現，某些患有這類缺損的個案，有能力參與計畫並體驗功能狀態（functional status）的改善，而減少照顧需求。例如：診斷技術的進步，讓發現失智症的階段比以往更早。因為一些早期失智症個案參與接受治療。美國醫療保險與醫療補助服務中心（Center of Medicare and Medicaid Services，簡稱 CMS），在 2001 年才公布新的失智症患者復健給付準則（guidelines）（CMS, 2001）。

判斷復健潛能困難之處，在於我們面對的是獨一無二的人類。或許潛能不佳的個案能夠、也確實獲得改善，但是有些復健潛能極佳卻沒有改善。復健潛能不應僅以既訂標準（predetermined set of criteria）作為指導原則；個案及個案情況之完整評估，應該能獲得復健計畫決策的充分資訊。

個案、家屬和環境的優勢（strengths of the client, family and environment）：

在評估過程中，一個重要的步驟就是找到個案及家屬的優勢。個案能幫自己做些什麼？家屬擁有哪些資源？個案之個人目標與個人價值為何？個案及家屬的復健目標屬於高度個人化，而且是根據個案及家屬的重要活動能力和功能性能力（functional abilities）。

　　功能評估（functional assessment）：個案評估屬於復健過程中持續進行的部分。因為復健目標是為了增加功能表現（functional performance），並幫助個案達到最佳程度（optimal level），因此，必須衡量個案之功能性預後（functional outcomes）。復健採用功能評估（functional assessment）這個專有名詞來描述個案的評估。Granger（1998）將功能評估定義為，「一種描述個人的能力與限制，並藉此衡量必要活動（necessary activities）之表現。」完成一項綜合性功能評估，包括使用一些不同評估工具。而缺乏一種全面性功能評估工具，經常會讓綜合評估更耗時且充滿挑戰。

　　功能性評估工具，包括個案問題表的發展、根據個案優劣所設定的目標、個案之進展與預後評價、治療的衡量、照護成本效益的影響、復健計畫評價與稽核之協助、研究。

　　通常，功能評估工具是依照評估的功能領域（domain of functioning）或是功能複雜程度（Ferrucci 等人，1995）做分類。複雜功能衡量屬於多元化（multidimensional），並評量基本生理功能（physiological abilities），例如：手部握力強度（hand／grip strength），或是類似撥打電話的複雜動作。特定領域（domain-specific）的衡量限定在單一領域，例如：手部功能（hand function）、心理狀態或活動情形（mobility status）。評估功能的方法，包括傳統的自我報告（self-report）問卷方式，和表現為基礎（performance-based）的測驗，因此，也考慮到功能實際的觀察。自我報告測量能顯示個人對功能性能力和障礙的看法。表現為基礎的方法，則說明個人如何以標準化方式完成一項作業，而且可能包括完成作業所花的時間，以及個人完成作業所需重複的次數。作業順利完成，也就是表現，是根據事先訂定的客觀標準做判斷。

　　復健功能評估，通常著重在個案完成日常生活的基本活動（ADL），例如：進食、洗澡、步行與穿衣。巴氏量表（Barthel Index）屬於自我報告測量的例子。

受訪者針對各種不同日常生活活動之表現能力做評比，例如：從茶杯中喝水或是上半身穿衣，評定分為「能夠自行完成、透過他人幫助可以完成或是無法完成。」這項測量提供臨床醫生有關個案如何完成特定 ADL 作業的訊息，例如：獨立完成、需要幫助，或是無法完成（如表25-7）。不過，巴氏量表並未顯示作業的困難度、花費的時間，或是完成作業所使用的輔具或策略。

表25-7　巴氏量表

項　　目	能夠自行完成	透過他人幫助可以完成	無法完成
自我照顧分項分數			
從茶杯中喝水	4	0	0
進食	0	0	
上半身穿衣	5	3	0
下半身穿衣	7	4	0
使用支架或人工義肢	0	2	0 （不適用）
梳洗	5	0	0
洗臉或洗澡	6	0	0
小便控制	10	5 （意外）	0 （失禁）
大便控制 10 5 0	（意外）	（失禁）	
活動分項分數			
上下椅子	15	7	0
如廁	6	3	0
進出浴缸或淋浴間	1	0	0
水平面步行 45 公尺	15	10	0
上下樓梯	10	5	0

（續）

非步行時：使用電動式（propelling）或手推式（pushing）輪椅	5	0	0（不適用）
巴氏量表總分：最高 100 分，最低 0 分			

＊注意事項：1 至 9 項作業的自我照顧分項分數（包括控制膀胱及腸道括約肌），總分可達 53；10 至 15 項作業，活動分項分數總分可達 47。兩組作業合計總分可達 100，為巴氏指數的總分。

＊資料來源：Granger, C., & Gresham, G.（1984）. *Functional assessment in rehabilitation medicine*, p.74. Baltimore: Williams & Wilkins. 引用資料須經過許可。

　　相較之下，ADL 表現基礎普遍採用的測量方法（如圖25-1），是功能獨立量表（Functional Independence Measure，簡稱 FIM）。FIM 順序量表（ordinal scale）分七個等級、十八個表現項目，用來評估自我照顧、括約肌控制、移位（transfer）、移動（locomotion）、溝通與社會認知（醫療復健統一資料系統，1997）。FIM 提供個案完成基本的 ADLs 和 IADLs 是否需要協助的資訊，例如：完全獨立（complete independence）、改良性獨立（modified dependence）、改良性依賴（modified dependence）、完全依賴（complete dependence），以及需要協助的程度。例如：需要監督（supervision）、最少（minimal）、中度（moderate）、最大（maximal）協助或是完全協助（total assistance）。完成 FIM 評估的復健專業人員會觀察到個案如何實際完成各種不同 ADL 和 IADL 作業。

　　不過，在評估老人個案時需要注意的是，上述工具和其他功能評估工具的規範是針對一般人口，或受傷復健人口；或許無法準確代表慢性病人口，特別是 75 歲以上個案或機構個案（institutionalized）。

	7 完全獨立（適時、安全） 6 改良性獨立（輔具）		無協助者
階層	改良性依賴（modified dependence） 5 監督（自己=100%+） 4 最少協助（自己=75%+） 3 中度協助（自己=50%+）	完全依賴（complete dependence） 2 最大協助（自己=25%+） 1 完全協助（自己<25%+）	有協助者

	住院	出院	追蹤
自我照顧 A.進食 B.梳洗 C.洗澡 D.穿衣－上半身 E.穿衣－下半身 F.如廁	□	□	□
括約肌控制 G.膀胱處理 H.腸道處理	□	□	□
移位（transfers） I. 床、椅、輪椅 J. 廁所 K.浴缸、浴室	□	□	□
移動（locomotion） L. 走路／輪椅 M.上下樓梯	□ W 行走／C 輪椅／B 二者	□ W 行走／C 輪椅／B 二者	□ W 行走／C 輪椅／B 二者
運動總分小計	□	□	□
溝通 N.理解 O.表達	□ A 聽覺／V 視覺／B 二者／V 說話／N 非說話／B 二者	□ A 聽覺／V 視覺／B 二者／V 說話／N 非說話／B 二者	□ A 聽覺／V 視覺／B 二者／V 說話／N 非說話／B 二者
社會認知 P. 社會互動 Q.問題解決 R.記憶	□	□	□
認知總分小計	□	□	□
FIM 總分	□	□	□

注意事項：請勿留空白，如果因為危險而患者無法測試，請填 1

圖25-1　功能獨立量表（FIMTM Instrument）

復健護理

　　隨著復健領域的成長，復健護理人員專門技術（expertise）與專科（specializa-tion）也隨之成長。過去幾年來，許多復健機構和復健單位，已經發展出各種不同新的護理人員復健專業角色（specialty roles）。某些角色是爲了解決私人與公家健保給付制度問題，以便維持或降低醫療成本。1984 年，復健護理學會針對復健個案建立護理師認證，稱爲「合格復健護理師」（CRRN）。1997 年的復健護理進階實務認證（advanced practice certification），因此產生復健護理師進階認證（certified rehabilitation registered nurse-advanced，簡稱 CRRN-A）。除了這些專業角色外，復健護理學會（ARN）支持各種不同復健護理人員專業實務角色，其中包括居家照護（home care）復健護理人員、疼痛管理（pain management）復健護理人員、兒科復健護理人員、復健護理管理者、復健住院聯合護理人員（admissions liaison nurse）、復健個案管理師和復健護理教師（nurse educator）。

復健環境

　　復健服務提供的方式有獨立式（freestanding）復健機構、急性照護醫院專科單位（specialized units）、長期照護機構或是居家照護。無論復健環境爲門診或住院，應由專業訓練的團隊提供服務。復健服務通常有一定的服務模式（service model），是針對綜合診斷（mixed diagnosis）個案族群的復健照護傳遞而設計（Babicki & Miller-McIntyre, 1992）。在以往，大多數復健機構是針對不同類型診斷個案提供一般方式，而非針對特定診斷（specific diagnosis）提供特定的方法。不過，目前比較普遍的做法，是復健機構針對特定診斷個案族群提供服務，例如：創傷性腦外傷、腦性麻痺、中風、脊髓損傷、癌症、燒傷或是愛滋病（HIV）。

醫院與獨立機構

　　有些獨立型態復健機構專職於一、兩種疾病，主要是脊髓損傷或創傷性腦外傷；其他機構是爲各類型個案提供照護，醫院附屬復健單位通常提供綜合診斷病例數（caseload）。這些機構提供綜合復健服務，其中包括恢復個案受傷前（pre-injury）狀況，或是盡快適應功能限制（functional limitations）的強化治療（intensive therapy）。通常住院個案每天至少需要忍受 3 小時的治療、需要足夠的家庭或社會支持、將出院回家當成目標、有投保私人保險或是聯邦醫療保險（Easton, 1999）。

亞急性照護單位

　　亞急性照護單位經常會提供復健服務。這些單位提供的照護程度比傳統急性病房（traditional acute settings）低，而比技術性護理之家（skilled nursing facilities）提供較高程度照護。這些單位被認為是過渡時期的單位，它們可以彌補急性病房、復健單位、居家或是長期照護之不足。住院日（length of stay）從幾天到幾個星期不等。有併發症且無法忍受每天 3 小時治療之復健個案，經常會住進亞急性單位。第三級和第四級褥瘡（stage III and IV pressure sores）、長期依賴呼吸器或持續靜脈注射治療個案，會在亞急性單位或長期照護醫院接受照護。

長期照護機構

　　技術性護理之家也有提供復健服務。儘管住進長期照護機構經常被認為是負面結果，但對於具有復健潛能個案，尤其是老年人，這樣的選擇也許非常適當。不過，並非所有技術性護理之家都提供同樣程度的復健服務。有些長期照護機構提供 CARF（復健機構認證委員會）認證之復健計畫，有些提供恢復性照顧（restorative care）服務（Remsburg, Armacost, Radu, & Bennett, 1999; Remsburg, Armacost, Radu, & Bennett, 2001; Resnick & Fleishall, 2002）。消費者需要了解所提供服務的範圍。相較於急性照護機構，技術性護理之家對老人個案具有某些優點。它的步調通常較緩慢、持續期間為幾個月而非幾週或幾天，而且強調個人，較不重視進度（Osterweil, 1990）。

居家復健

　　較新的方式是提供個案居家復健，一般成本遠低於住院服務。有些研究針對個案是否接受居家復健照護服務的結果做比較，顯示居家照護復健服務個案之預後情況較佳（Robinson, 2000）。

　　居家復健服務能彌補門診服務之不足。由於來自醫療保險與私人保險的壓力，個案在身心尚未充分準備參與住院復健計畫之前，就可能從急性照護出院，造成需要修改照護計畫。不巧的是，1990 年代，居家照護服務的明顯增加，引發聯邦政府極度關切，而導致國會立法，實施居家照護前瞻性支付制度（PPS）。1990年，每位居家照護使用者（home health user）的全國居家照護訪視（visit）平均次數為 36；到了 1997 年，平均訪視次數增加到 73 （Nusbaum, 2000）；病患接受居

家照護的平均時間也明顯下降（McCall & Korb, 2003; Murkofsky, Phillips, McCarthy, Davis, & Hamel, 2003）。

復健專科

儘管復健專業人員面對的是不同的慢性疾病，不過，慢性病造成的障礙通常都很類似。例如：可以提供復健服務給一些活動障礙者（motility-disabled individuals），但是個人障礙可能源於不同的損傷。前面有提到，有些復健機構服務可能選擇專門一項或多項類似疾病。最後，有些復健計畫是針對特定年齡層，例如：兒童或老人。專門照護特定疾病的最大優點在於：讓類似的疾病患者有機會為共同目標而努力、彼此鼓勵而加強復健訓練。

老人復健

75 歲以上人口是社會成長最快速的區塊（CDC, 2003），而這個年齡層最明顯的醫療問題是慢性病也不令人意外。根據報導，超過 80% 的老人至少有一種慢性疾病（CDC, 2003）。與年齡有關，最常見的慢性疾病包括關節炎、高血壓、聽力和視力障礙和心臟病。老年慢性病個案如有機會參與老人復健計畫，也能過著積極、獨立自主的生活。

老人復健包括避免障礙、恢復功能並促進「適應正常老化及病態老化（pathological aging）所造成的不可逆作用」所設計的醫療和復健策略（Clark & Siebens, 2005; Felsenthal & Stein, 1996, p.1238）。針對老人特別設計的復健計畫有不同的目標、復健密集度較低，也需要較年輕患者不同類型的照顧（Beers & Berkow, 2004; Lin & Armour, 2004; Routasalo, Arve, & Lauri, 2004; Worsowicz, Stewart, Philips, & Cifu, 2004）。老人復健較重視個案的能力，不但做全身治療，也強調殘餘功能（residual function）。個案的障礙會影響到整個家庭，因此，護理照護也應該介入幫助家庭。

老年人的獨立自主稍有進展後，就能接受一些外在幫助進行居家照護，而不用住在長期照護機構。個案僅需要一位家庭護理（home health aide），就能住在自己家裡。除了改善身體功能（functional capacity）和自我照顧能力以外，老人復健也能改善應變能力（coping capacity）（Easton, 1999）。總而言之，老人復健的重點

在於改善生活品質。教導老人個案使用能獨立移位的轉位板（transfer board），就能增加自尊和自我價值。

心臟復健

由於心臟疾病高居美國死亡原因的首位，因此，心臟復健的潛在個案也隨之增加（Rashbaum, Walker, & Glassman, 2001）。心臟復健屬於預防性質的縱向計畫，因此需要個案積極參與。心臟復健的目標在於改善個案之身體功能，並降低後續罹病率和死亡率（Liehr, Leaverton, Yepes, Frazier, & Fuentes, 2003; Singh, Schocken, Williams, & Stamey, 2004）。藉由降低風險因子，例如：停止吸菸、改變生活方式、減重、低脂飲食和運動訓練等綜合計畫，而達到復健目標（Glassman, Rashbaum, & Walker, 2001）。心肌梗塞後的心臟復健分為四個階段：住院急性期（acute phase）、住院後早期的復原期（convalescent phase）、運動訓練的訓練期和訓練後的維持期（maintenance phase）（Shah, 2005; Singh 等人，2004）。心臟復健計畫的重點在於重新調適身體（physical reconditioning），以便恢復正常活動、減少心臟病造成身心的影響、減少突發性心跳停止或二次梗塞（reinfarction）。長期介入的目的在於找出危險因子並改善危險因子；穩定或是逆轉（reverse）粥狀硬化的過程，並加強個案的心理狀態。

肺部復健

肺部復健的主要目的是協助個案及家屬適應慢性肺部疾病（Walker, Glassman, & Rashbaum, 2001）。復健方法包括醫療管理、訓練因應技巧（coping skills）和體能恢復運動（exercise reconditioning）（Alba, 1996）。肺部復健個案的主要挑戰就是呼吸困難的處理（managing dyspnea）。因為肺部障礙可能為永久性和漸進性（permanent and progressive），個案、家屬和專業間團隊，最重要的目標就是務實處理此情形。

癌症復健

從 1999 年以來，每年癌症死亡率已經下降大約 1%（美國癌症協會，2005）。1995 年到 2000 年間，已診斷出各種類型的癌症，其存活率從 1974 年到 1976 年的 50% 增加到 64%。癌症偵測與治療的進步，持續增加癌症存活人數，造成更多癌症復健計畫的需求，罹患各種功能缺損（functional deficits）的癌症患

者也能因此受益。癌症復健目標包括活動和 ADLs 的獨立、提高生活品質和維護尊嚴（Beck, 2003; Gillis, Cheville, & Worsowicz, 2001; Vargo & Gerber, 2005）。癌症復健治療的方針是根據疾病的階段，可以分爲預防性（preventative）、支持性（supportive）和緩和性（palliative）等復健治療。預防性治療重點在於達到最大功能（maximal function）；支持性治療在於提供適應策略，平衡癌症進程所造成相關的功能減損；疾病末期的緩和性治療，是強調改善或保持舒適與功能（Gillis 等人，2001; Vargo & Gerber, 2005）。

後天免疫不全復健

據估計，美國至今患有 HIV 人數介於 50 萬到 90 萬之間（Lewinson & Fine, 2005）。目前治療方式已明顯增加許多 HIV 個案的預期壽命，而感染進程到 AIDS，有神經、肺部、心臟和風濕性相關表徵（manifestations）個案的預期壽命也同時增加；而預防、管理和這些疾病有關的損傷而特別設計的復健計畫也越來越普遍。癌症復健治療是根據特殊表徵，範圍從記憶筆記本（memory notebooks）的補償性策略（compensatory strategies），和早期認知衰退（early cognitive decline）的口語監測活動（verbal monitoring of tasks），到幫助脊髓病變（myelopathy）個案 ADLs 獨立的輔具使用和策略。

疼痛管理

有越來越多的醫療專業人員體會到，適當疼痛管理對功能恢復的影響。急性和慢性疼痛都會阻礙復健目標之達成。因此，大多數復健計畫都會納入疼痛評估和管理。此外，針對下背痛（low back pain）和頭痛等慢性疼痛症狀管理的特定計畫正逐漸成長。慢性疼痛會導致功能降低、憂鬱、障礙，並減少工作天數（Walsh, Dumitru, Schoenfeld, & Ramaurthy, 2005; Harris, 2000; Lipton, Hamelsky, Kolodner, Steiner, & Stewart, 2000）。因爲慢性疼痛的問題很複雜，它具有醫學與社會心理學的要素，需要一套整體方法，並由一個專業團隊管理，採用各種不同藥物及非藥物介入（詳見第四章慢性疼痛）。

復健機構之品質保證

獨立型態和院內（in-hospital）的復健機構，可以透過醫療機構評鑑聯合委員會（Joint Commission on the Accreditation of Hospital Organizations，簡稱

JCAHO），和復健評鑑委員會（Rehabilitation Accreditation Commission，簡稱 CARF）兩個機構認證。

醫療機構評鑑聯合委員會（JCAHO）

　　JCAHO 爲一家獨立經營、非營利組織，且歷史最悠久的認證機構。JCAHO 原先只評估醫院內復健計畫品質，不過，目前的任務已經擴大到獨立型態復健機構之評鑑。JCAHO 的使命爲：「透過醫療評鑑，並支持改善醫療機構表現之相關服務，進而持續改善公共安全與照護品質」（JCAHO, 2005）。透過調查的過程、評價醫療機構是否符合這些標準，目前 JCAHO 已經發展出最新的專業標準。ORYX 計畫是根據過程和實際照護結果，並考慮到復健機構表現的一套重要衡量標準（core performance measures）。JCAHO 推廣實施全國病患安全標準（national patient safety standards），並確立照護提供者目標。這些目標包括增加照顧者之間的溝通效率、改善用藥安全、排除錯誤手術部位（wrong site）、錯誤病人（wrong patient）和錯誤術式（wrong procedure surgery）（JCAHO, 2005）。

復健評鑑委員會（Rehabilitation Accreditation Commission，簡稱 CARF）

　　復健評鑑委員會爲私人性質、非營利機構，它針對醫療、社會或職業性質的住院及門診復健計畫和服務做評鑑（Black & Roberts, 2001）。CARF 的任務在於，「透過強調改善患者生活的諮詢評鑑過程，進而提高服務品質、提升服務價值，並提供最佳結果」（CARF, 2005）。CARF 評鑑的主要重點在於消費者的參與。經過 CARF 評鑑之計畫與服務，讓消費者積極參與選擇服務、規劃服務，並利用服務，同時也符合消費者爲導向（consumer-focus）、最先進的國家績效標準（standards of performance）。CARF 非常重視幫助每位消費者選定目標，並達成結果（CARF, 2005）。

結果

　　結果評估是復健計畫的必要部分。Granger（1998）認爲，結果是「代表改變和成就復健計畫的效益，並且建議應該評估人類經驗的四個領域，以決定復健過程的結果」。這四個領域包括身體功能、認知狀態、疼痛經驗和幸福的感覺（affective sense of well-being）。

身體功能領域的幾個重要結果，包括完成 ADLs、完全恢復，或部分恢復家庭及社區角色之責任、完全恢復或部分恢復以往職業／工作的責任，或順利承擔新的職業／工作責任。復健過程的主要重點在於改善功能狀況，使患者日常生活活動更為獨立，也讓患者盡可能實現最高的生活目標。這個領域的其他相關結果，包括減輕照顧者負擔與壓力，並減少慢性病患者長期照顧者相關的疾病，以及減少永久障礙或功能逐漸退化（progressive disability），相關的社區負擔和社會負擔。

認知狀態領域的結果，包括認知狀態的改變，讓患者有能力理解並溝通其需求，並預防或有效管理憂鬱症和憂鬱症狀。

疼痛經驗領域的主要結果，為個案對疼痛管理的滿意程度。減少或消除疼痛是復健最重要的結果，特別是疼痛影響到功能狀態目標的達成時。

雖然生活品質的觀念很主觀，純屬個人問題，但是維持或增加個人生活品質，例如：幸福的感覺、自尊心、尊嚴，以及生活目的和生活意義等，都是復健的主要目標，也是幸福感覺領域的主要結果。

最後，其他復健結果，包括減少殘障相關的併發症，例如：褥瘡、感染、跌倒、骨折和降低復健照護成本。未來復健的主要目標，將是確認具有成本效益的照護策略，例如：在達到上述結果的同時，也能實施成本控制或降低成本。

問題與討論

1. 描述病理生理、損傷、功能限制、殘障和社會限制，並將這些名詞與慢性病做連結。
2. 復健既是一門哲學也是一項技術。請指出復健哲學的五種不同要素，並逐一解釋。
3. 請指出提供慢性病患者復健服務的三個問題。
4. 敘述提供復健服務的不同環境（settings）。
5. HIV 復健是一個相當新的觀念，而 HIV 復健本身也有一些特殊問題。這個觀念的優點和問題為何？
6. 復健有哪些特殊的問題，讓研究變得困難？
7. 討論各種不同功能評估工具之優劣。

參考文獻

Alba, A. (1996). Concepts in Pulmonary Rehabilitation. In R. Braddom (Ed.). *Physical medicine and rehabilitation.* Philadelphia: Saunders.

Allen, P. L. (2004). Children with special health care needs: national survey of prevalence and health care needs. *Pediatric Nursing, 30* (4), 307–14.

American Cancer Society (2005). *Cancer facts and figures 2005.* Atlanta: American Cancer Society.

Anderson, C., Linto, J., & Stewart-Wynne, E. (1995). A population-based assessment of the impact and burden of caregiving for long-term stroke survivors. *Stroke, 26,* 843–849.

Association of Rehabilitation Nurses (ARN). (1995). *Ethical issues.* Available online at www.rehabnurse.org/resources00/position/pethical.htm

Association of Rehabilitation Nurses (1996). *Scope and standards of advanced clinical practice in rehabilitation nursing.* Glenview, IL: Association of Rehabilitation Nurses.

Association of Rehabilitation Nurses (2000). *Standards and scope of rehabilitation nursing practice.* Glenview, IL: Association of Rehabilitation Nurses.

Atchinson, D. (1992). Restorative nursing a concept whose time has come. *Nursing Homes, 4* (1), 9–12.

Athelstan, G. (1982). Vocational assessment and management. In F. Kottke, G. Stillwell, & J. Lehmann (Eds.). *Krusen's handbook of physical medicine and rehabilitation* (3rd ed.) (pp. 163–189). Philadelphia: Saunders.

Babicki, C., & Miller-McIntyre, K. (1992). A rehabilitation programmatic model: The clinical nurse specialist perspective. *Rehabilitation Nursing, 17* (2), 145–153.

Balcazar, F. E. (2001). Strategies for reaching out to minority individuals with disabilities. *Research Exchange, 6* (2). Available online at http://www.ncddr.org/du/researchexchange/v06n02/strategies.html

Beck, L. A. (2003). Cancer rehabilitation: Does it make a difference? *Rehabilitation Nursing, 28* (2), 32–7.

Beatty, P. W., Haggland, K. J., Neri, M. T., Dhont, K. R., et al. (2003). Access to health care services among people with chronic or disabling conditions: Patterns and predictors. *Archives of Physical Medicine and Rehabilitation, 84,* 1417-1425.

Beers, M. H., & Berkow, R. (2004). Rehabilitation. *The Merck manual of geriatrics.* Merck & Co., Medical Services, USMEDA, USHH. Available online at http://www.merck.com/mrkshared/mm_geriatrics/home.jsp

Black, T., & Roberts, P. (2001). Preparing for a successful CARF accreditation. *Rehabilitation Nursing; 26* (6), 208–213.

Blair, C. (1995). Combining behavior management and mutual goal setting to reduce physical dependency in nursing home residents. *Nursing Research, 44,* 160–165.

Brandstater, M. E. (2005). Stroke Rehabilitation. In J. DeLisa and B. Gans (Eds.) *Rehabilitation medicine:* *Principles and practice* (4th ed.), (pp. 1655–1676). Philadelphia: Lippincott-Raven.

Brandt, E. & Pope, A. (1997). *Enabling America: Assessing the Role of Rehabilitation Science and Engineering.* Committee on Assessing Rehabilitation Science and Engineering. Division of Health Policy. Institute of Medicine. Washington, DC: National Academy Press.

Brouwer, W.B.F., van Exel, N.J.A., van de Berg, B., Dinant, H.J., et al. (2004). Burden of caregiving: evidence of objective burden, subjective burden, and quality of life impacts on informal caregivers of patients with rheumatoid arthritis. *Arthritis and Rheumatism, 51* (4), 570–7.

Brummel-Smith, K. (1990). Introduction. In B. Kemp, K. Brummel-Smith, & J. Ramsdell (Eds.), *Geriatric rehabilitation,* (pp. 3–21). Boston: Little Brown.

Buchanan, L. (1996). Community-based rehabilitation nursing. In S. Hoeman (Ed.), *Rehabilitation nursing: Process and application* (2nd ed.), (pp.114-129). St. Louis: Mosby.

Campinha-Bacote, J. (2001). A model of practice to address cultural competence. *Rehabilitation Nursing, 26* (1), 8–11.

Canam, C., & Acorn, S. (1999). Quality of life for family caregivers of people with chronic health problems. *Rehabilitation Nursing, 24* (5), 192–96.

Center for International Rehabilitation Research Information Exchange (CIRRIE) and the National Institute on Disability and Rehabilitation Research (NIDDR) (2002). *The rehabilitation provider's guide to cultures of the foreign-born.* Available online at http://cirrie.buffalo.edu/mseries.html

Centers for Disease Control and Prevention (CDC) (2002). Fast Stats: Disabilities/Limitations. Available online at http://www.cdc.gov/nchs/fastats/disable.htm

Centers for Disease Control and Prevention (CDC) (2003). Public Health and Aging: Trends in aging in the United States and worldwide. *MMWR, 52* (06), 101–106.

Centers for Medicare and Medicaid Services (2001). Medical review of services for patients with dementia. *Program Memorandum,* CMS Pub.60AB.

Centers for Medicare and Medicaid Services. (2002). RAI Version 2.0 Manual. Available online at http://www.cms.hhs.gov/quality/mds20/

Centers for Medicare and Medicaid Services (2004a). *Welcome to Medicaid.* Available online at http://www.cms.hhs.gov/publications/overview-medicare-medicaid/default4.asp

Centers for Medicare and Medicaid Services (2004b). *Medicare program; changes to the criteria for being classified as an inpatient rehabilitation facility. Final rule.* Available online at http://www.cms.hhs.gov/medicare/

Centers for Medicare and Medicaid Services (2004c). *Medicare program; Changes to the inpatient rehabili-*

tation facility prospective payment system and fiscal year 2004 rates. Final rule. Available online at http://www.cms.hhs.gov/medicare/

Centers for Medicare and Medicaid Services (2005a). *Medicare Information Resource.* Available online at http://www.cms.hhs.gov/medicare/

Centers for Medicare and Medicaid (2005b). *Medicare inpatient rehabilitation facility classification requirements.* Available online at http://www.cms.hhs.gov/medicare/

Clark G. S., & Siebens H. (2005). Geriatric rehabilitation. In J. DeLisa and B. Gans (Eds.) *Physical Medicine and Rehabilitation: Principles and practice* (4th ed.), (pp. 1531–1560–1676). Philadelphia: Lippincott Williams & Wilkins.

Council of State Administrators of Vocational Rehabilitation (2004–2005). *Investing in America: The gateway to independence public vocational rehabilitation— A program that works.* Available online at http://www.rehabnetwork.org/investing_in_america.htm

Currie, D. M., Atchison, J. W., & Fiedler, I. G. (2002). The challenge of teaching rehabilitative care in medical school. *Academic Medicine, 77* (7), 701–8.

D'Andrea, D. C., & Meyer, J. D. (2004). Workers' compensation reform. *Clinics in Occupational & Environmental Medicine, 4,* 259–71.

das Chagas Medeiros, M., Ferraz, M., & Quaresma, M. (2000). The effect of rheumatoid arthritis on the quality of life of primary caregivers. *Journal of Rheumatology, 27* (1), 76–83.

Dean-Baar, S. (2003). Nursing shortages affect all levels of the profession. *Rehabilitation Nursing, 28* (4), 102.

DeLisa, J., Currie, D. & Martin, G. (1998). Rehabilitation medicine: Past, present and future. In J. DeLisa (Ed.), *Rehabilitation medicine,* (pp. 3–32). Philadelphia: Lippincott.

Department of Veterans Affairs (2004). *Compensation and benefits.* Available online at http://www.vba.va.gov/bln/21/index.htm

Department of Veterans Affairs (2005). *Vocational rehabilitation and employment services.* Available online at http://www.vba.va.gov/bln/vre/

Dittmar, S. (Ed.) (1989). *Rehabilitation nursing: Practice and application.* St. Louis: Mosby.

Doherty, R. B. (2004). Assessing the new medicare prescription drug law. *Annals of Internal Medicine, 141* (5), 391–5.

Doyle, P. J. (2002). Measuring health outcomes in stroke survivors. *Archives of Physical Medicine and Rehabilitation, 83* (Suppl 2): S39–43.

Druss, B., Marcus, S., Rosenheck, R., Olfson, M., et al. (2000). Understanding disability in mental and general medical conditions. *American Journal of Psychiatry, 157* (9), 1485–91.

Easton, K. (1999). *Gerontological rehabilitation nursing.* Philadelphia: Saunders.

Edwards, P. (2000). Rehabilitation nursing: Past, present and future. In P. Edwards (Ed.) *The specialty practice of rehabilitation nursing* (4th ed.). Glenview, IL: As-

sociation of Rehabilitation Nurses.

Edwards. P.A. & Reed, R.J. (2000). Ethical, moral, and legal considerations. In P. Edwards (Ed.) *The specialty practice of rehabilitation nursing* (4th ed.). Glenview, IL: Association of Rehabilitation Nurses.

Emmer, S., & Allendorf, L. (2004). The Medicare Prescription Drug, Improvement, and Modernization Act of 2003. *Journal of the American Geriatrics Society, 52* (6), 1013–15.

Estores, I. M. (2003). The consumer's perspective and professional literature: What do persons with spinal cord injury want? *VA Research and Development, 40* (4), S93–98.

Federal Register. (2003). *Medicare program; changes to the inpatient facility prospective payment system and fiscal year 2004 rates.* Final rule. *68* (148), 45673-728.

Federal Register. (2004). *Changes to the criteria for being classified as an inpatient rehabilitation facility. Final rule. 69* (89), 25751–776.

Felsenthal, G., & Stein, B. (1996). Principles of geriatric rehabilitation. In R. Braddom (Ed.) *Physical medicine and rehabilitation.* Philadelphia: Saunders.

Ferrucci, Guralnik, Bandeen-Roche, Lafferty, et al. (1995). Adaptation to Disability. In J. Guralnik, L. Fried, E. Simonsick, J. Kasper, M. Lafferty (Eds.). *The women's health in aging study: Health and social characteristics of older women with disability.* Bethesda, MD: National Institute on Aging; NIH Pub. No. 95-4009.

Fried, T. R., Bradley, E. H., Williams, C. S. & Tinetti, M. E. (2001). Functional disability and health care expenditures for older persons. *Archives of Internal Medicine, 161* (21), 2602–7.

Freedman, V. A., Martin, L. G., & Schoeni, R. F. (2002). Recent trends in disability and functioning among older adults in the United States: A systematic review. *Journal of the American Medical Association, 288,* 3137–46.

Fujiura, G. T. (2001). Emerging Trends in Disability. *Population Today.* Available online at http://www.prb.org/Content/NavigationMenu/PT_articles/Jul-Sep01/Emerging_Trends_in_Disability.htm#webextra

Fujiura, G. T., & Yamaki, K. (1997). Analysis of ethnic variations in developmental disability prevalence and household economic status. *Mental Retardation, 35* (4), 286–94.

Fujiura, G. T., & Yamaki, K. (2000). Trends in Demography of Childhood Poverty and Disability. *Exceptional Children, 66* (2), 187–199.

Gillis, T. A., Cheville, A. L., & Worsowicz, G. M. (2001). Cardiopulmonary rehabilitation and cancer rehabilitation: Oncologic rehabilitation. *Archives of Physical Medicine and Rehabilitation, 82* (Suppl 1), 63–8.

Gittler, M. S., McKinley, W. O., Stiens, S. A., Groah, S. L., et al. (2002). Rehabilitation outcomes. *Archives of Physical Medicine and Rehabilitation, 83* (Suppl 1), S65–71.

Glassman, S.J, Rahbaum, I.G., & Walker, W.C. (2001). Cardiopulmonary rehabilitation and cancer rehabilitation: Cardiac rehabilitation. *Archives of Physical Medicine and Rehabilitiation, 82* (Suppl 1),

S47–51.

Granger, C. (1998). Forward. In S. Dittmar & G. Gresham (Eds.) *Functional assessment and outcome measures for the rehabilitation health profession* (p. ix.). Gaithersburg, MD: Aspen.

Grant, B.F., Hasin, D.S., Stinson, F.S., Dawson, D.A., et al. (2004). Prevalence, correlates, and disability of personality disorders in the United States: Results from the national epidemiological survey on alcohol and related conditions. Journal of Clinical Psychiatry, 65 (7), 948–58.

Gregg, E., Beckles, G., Williamson, D., Leveille, S., et al. (2000). Diabetes and physical disability among older U.S. adults. *Diabetes Care, 23* (9), 1272–7.

Grimaldi, P. L. (2002). Inpatient rehabilitation facilities are now paid prospective rates. *Journal of Health Care Finance, 28* (3), 32–48.

Grunfeld, E., Coyle, D., Whelan, T., Clinch, J., et al. (2004). Family caregiver burden: results of a longitudinal study of breast cancer patients and their principal caregivers. *Canadian Medical Association Journal, 170* (12), 1795–801.

Hahn, E. A., & Cella, D. (2003). Health outcomes assessment in vulnerable populations: Measurement challenges and recommendations. *Archives of Physical Medicine and Rehabilitation, 84* (Suppl 2), S35–42.

Harris, J. A. (2000). Understanding acute and chronic pain. In P. Edwards (Ed.) *The specialty practice of rehabilitation nursing* (4th ed.). Glenview, IL: Association of Rehabilitation Nurses.

Havercamp, S. M., Scandlin, D., & Roth, M. (2004). Health disparities among adults with developmental disabilities, adults with other disabilities, and adults not reporting disability in North Carolina. *Public Health Reports, 119* (4), 418–26.

Health Insurance of American (2002–2003). *Guide to Insurance.* Available online at http://www.insure usa.org/consumerinfo/guidehi.htm

Hogan, A., McLellan, & Bauman, A. (2000). Health promotion needs of young people with disabilities—a population study. *Disability Research, 22* (8), 352–7.

Hogstel, M. O., Curry, L. C., Walker, C. A., & Burns, P. G. (2004). Ethics committees in long-term care facilities. *Geriatric Nursing, 25* (6), 364–9.

Hubert, H., Bloch, D., Oehlert, J., & Fries, J. (2002). Lifestyle habits and compression of morbidity. *Journal of Gerontology: Medical Sciences, 57A,* 347–51.

Hughes, J.A. (2004). Ethics in the emergency department. *Academy of Emergency Medicine, 11* (9), 995–6.

Hughes, S., Giobbie-Hurder, A., Weaver, F., Kubal, J., et al. (1999). Relationship between caregiver burden and health-related quality of life. *Gerontologist, 39* (5), 534–45.

Jans, L., Stoddard, J. L., & Kraus, L. (2004). *Chartbook on Mental Health Disability. An InfoUse Report.* Washington, DC: Department of Education, National Institute on Disability and Rehabilitation Research. Available online at http://www.infouse.com/disabil itydata/mentalhealth/1prevalence.php

Johnson, J. A. (2004). Withdrawal of medically administered nutrition and hydration: the role benefits and burdens, and of parents and ethics committees. *Journal of Clinical Ethics, 15* (3), 307–11.

Johnston, M. V., Eastwood, E., Wilkerson, D. L., Anderson, L., et al. (2005). Systematically assessing and improving the quality and outcomes of medical rehabilitation programs. In J. DeLisa & B.M. Gans (Eds.), *Rehabilitation medicine: Principles and practice* (3rd ed.), (pp. 1163–1192). Philadelphia: Lippincott-Raven.

Joint Commission on the Accreditation of Hospital Organizations (JCAHO). (2005). *About the Joint Commission.* Available online at http://www.jcaho. org/

Kemp, B. (1986). Psychosocial and mental health issues in rehabilitation of older persons. In S. Brody & G. Ruff (Eds.), *Aging and rehabilitation,* (pp. 122–158). New York: Springer.

Kennedy J. (2001). Unmet and undermet need for activities of daily living and instrumental activities of daily living assistance among adults with disabilities: estimates from the 1994 and 1995 disability follow-back surveys. *Medical Care, 39* (12), 1305–12.

Kielhofner, G., Braveman, B., Finlayson, M., Paul-Ward A., et al. (2004). Outcomes of a Vocational Program for Persons with AIDS. *American Journal of Occupational Therapy, 58* (1), 64–72.

Kingston, R. & Smith, J. (1997). Socioeconomic status and racial differences and ethnic differences in functional status associated with chronic disease. *American Journal of Public Health, 87,* 805-810.

Kirschner, K. L., Stocking, C., Wagner, L. B., Foye, S. J., et al. (2001). Ethical issues identified by rehabilitation clinicians. *Archives of Physical Medicine and Rehabilitation, 82* (12 Suppl 2), S2-8.

Kiselica, D., Sibson, B., & McKenzie-Green, J. (2004). Workers' compensation: A historical review and description of a legal and social insurance system. *Clinics in Occupational and Environmental Medicine, 4,* 237–47.

Klingbeil, H., Baer, H. R., & Wilson, P. E. (2004). Aging with a disability. *Archives of Physical Medicine and Rehabilitation, 85* (7 Suppl 3): S68–73.

Kolanowski, A. M., Fick, D., Waller, J. L., & Shea, D. (2004). Spouses of persons with dementia: Their healthcare problems, utilization, and costs. *Research in Nursing & Health, 27,* 296–306.

Kottke, F., Stillwell, G., & Lehmann, J. (Eds.) (1982). *Krusen's handbook of physical medicine and rehabilitation* (3rd ed.). Philadelphia: Saunders.

Kovacek, P. R., & Kovacek, K. A. (1998). Reimbursement methodologies in physical rehabilitation. In P. R. Kovacek & K. A. Kovacek (Eds.) *Managing physical rehabilitation in a managed care environment,* (pp. 77–97). Harper Woods, MI: Kovacek Management Services, Inc.

Kovner, C. T., Mezey, M., & Harrington, C. (2002). Who cares for older adults? Workforce implications of an aging society. *Health Affairs (Millwood), 21* (5), 78–89.

Kraft, G. H., & Cui, J. Y. (2005). Multiple sclerosis. In J. DeLisa & B. M. Gans (Eds.). *Rehabilitation medicine: Principles and practice* (3rd ed.), (pp. 1753–1770). Philadelphia: Lippincott-Raven.

Krussen, F. Kottke, F., & Ellwood, P. (1971). *Handbook of physical medicine and rehabilitation.* Philadelphia: WB Saunders.

LaPlante, M., & Carlson, D. (1996). *Disability in the United States: Prevalence and causes 1992.* U.S. Department of Education, National Institute on Disability and Rehabilitation Research (NIDRR). Available online at www.ed.gov

LaPlante M., Kaye H. S., Kang T., & Harrington C. (2004). Unmet need for personal assistance services: estimating the shortfall in hours of help and adverse consequences. *The Journal of Gerontology, Series B, Psychological Science and Social Science, 59* (2), S98–S108.

Levinson, S. F., & Fine, S. M. (2005). Rehabilitation of the individual with HIV. In J. DeLisa & B. M. Gans (Eds.). *Rehabilitation medicine: Principles and practice* (3rd ed.), (pp. 1795–1810). Philadelphia: Lippincott-Raven.

Lieberman, M. & Fisher, L. (1995). The impact of chronic illness on the health and well-being of family members. *Gerontologist, 35* (1), 94-102.

Liehr, P., Leaverton, R., Yepes, A., Frazier, L., et al. (2003). Addressing current challenges to cardiac rehabilitation care. *Advanced Practice in Acute Critical Care, 14* (1), 13–24.

Lin, J. L., & Armour, D. (2004). Selected medical management of the older adult rehabilitative patient. *Archives of Physical Medicine and Rehabilitation, 85* (Suppl 3), S76–82.

Lipton, R., Hamelsky, S., Kolodner, K., Steiner, T., et al. (2000). Migraine, quality of life, and depression: A population-based case-control study. *Neurology, 55* (5), 629–35.

Loprest, P., & Davidoff, A. (2004). How children with special health care needs affect employment decisions of low-income parents. *Maternal Child Health Journal, 8* (3), 171–82.

Lutz, B. J., & Bowers, B. J. (2003). Understanding how disability is defined and conceptualized in the literature. *Rehabilitation Nursing, 28* (3), 74–8.

Lysaght, R.M. (2004). Approaches to worker rehabilitation by occupational and physical therapists in the United States: Factors impacting practice. *Work, 23* (2), 139–46.

Manton, K. G., & Gu, X. (2001). Changes in the prevalence of chronic disability in the United States black and nonblack population above age 65 from 1982 to 1999. Proceedings of the National Academy of Sciences of the United States of America (PNAS), May 2001; 10.1073/pnas.111152298. Available online at http:// www.pnas.org/cgi/content/abstract/111152298v1

McCall, N., & Korb, J. (2003). The impact of Medicare home health policy changes on Medicare beneficiaries. *Center for Home Care Policy and Research Policy Briefs, 15,* 1–6.

McNeil, J. (1997). Americans with Disabilities: 1995–1995. *Current Population Reports,* P70-61, Aug., 1997.

Mezey, M., & Fulmer, T. (2002). The future history of gerontological nursing. *Journal of Gerontology A Biological Sciences Medical Sciences, 57* (7), M438-41.

Mills, P., Yu, H., Ziegler, M., Patterson, T., et al. (1999). Vulnerable caregivers of patients with Alzheimer's disease have a deficit in circulating CD62L-T lymphocytes. *Psychosomatic Medicine, 61* (2), 168–74.

Murkofsky, R. L., Phillips, R. S., McCarthy, E. P., Davis, R. B., et al. (2003). Length of stay in home care before and after the 1997 BBA, *Journal of the American Medical Association, 289* (21), 2841–8.

Nadash, P., & Feldman, P.H. (2003). The effectiveness of a "restorative" model of care for home care patients. *Home Healthcare Nurse, 21* (6), 421–3.

National Center for Chronic Disease Prevention and Health Promotion, Centers for Disease Control and Prevention (1999). *Chronic disease notes and reports: Special focus. Healthy Aging, 12,* 3.

National Center for the Dissemination of Disability Research (NCNNR) (1999). Disability, Diversity and Dissemination: A review of the literature on topics related to increasing the utilization of rehabilitation research outcomes among diverse consumer groups Parts 1 & 2. *Research Exchange, 4* (2). Available online at http://www.ncddr.org/du/researchexchange/v04n02/power.html

National Clearing House of Rehabilitation Training Materials (2003). *Multicultural catalog.* Available online at http://www.nchrtm.okstate.edu

National Council on Rehabilitation (1994). *Symposium on the processes of rehabilitation.* New York.

National Depressive and Manic-Depression Association. (1998). *Overview of depressive illness and its symptoms.* Available online at http://www.ndma.org/depover.htm

National Institute of Mental Health. (1998). *Mental illness.* Auburn University. Available online at www.duc.auburn.edu/~mcquedr/psyinfo/ment_ill.htm

National Organization on Disability (2004). *Executive summary of the 2000 N.O.D./Harris survey of Americans with disabilities.* Available online at www.nod.org

National Therapeutic Recreation Society (1996). *Philosophical position statement.* Online. Internet: www.nrpa.org/branches/ntrs/philos.htm

Neal, I. J. (2001). Using rehabilitation theory to teach medical-surgical nursing to undergraduate students. *Rehabilitation Nursing, 26* (2), 72–5, 77.

Neale, P. (2000). Medical Rehabilitation Case Management Accreditation. *Rehabilitation Nursing, 25* (3), 84–85.

Nelson, W. (2004). Addressing rural ethics issues. The characteristics of rural healthcare settings pose unique ethical challenges. *Healthcare Executive, 19* (4), 36–7.

Newacheck, P. W., Inkelas, M., & Kim, S. E. (2004). Health

services use and health care expenditures for children with disabilities. *Pediatrics, 4* (1), 79–85.

Niemeier, J. P., Burnett D. M., & Whitaker D. A. (2003). Cultural competence in the multidisciplinary rehabilitation setting: Are we falling short of meeting needs? *Archives of Physical Medicine and Rehabilitation, 84* (8), 1240–5.

Nusbaum, N. (2000). Issues in home rehabilitation care. *Annals of Long-Term Care, 8* (11), 43–47.

O'Neil, J. H., Zuger, R. R., Fields, A., Fraser, R., et al. (2004). The program without walls: Innovative approach to state agency vocational rehabilition of persons with traumatic brain injury. *Archives of Physical Medicine and Rehabilitation, 85* (4), S68–72.

Osborn, C., & Marshall, M. (1993). Self-feeding performance in nursing home residents. *Journal of Gerontological Nursing, 19,* 7–14.

Ostchega, Y., Harris, T., Hirsch, R., Parsons, V. et al. (2000). The prevalence of functional limitations and disability in older persons in the U.S.: Data from the National Health and Nutrition Examination Survey III. *Journal of the American Geriatrics Society, 48,* 1132–1135.

Osterweil, D. (1990). Geriatric rehabilitation in the long-term care institutional setting. In B. Kemp, K. Brummel-Smith, & J. Ramsdell (Eds.), *Geriatric rehabilitation,* (pp. 347–456). Boston: Little, Brown.

Pellmar, T. C., Jr. Brandt, E. N., & Baird, M. A. (2002). Health and behavior: The interplay of biological, behavioral, and social influences: Summary of an Institute of Medicine report. *American Journal of Health Promotion, 16* (4), 206–19.

Pope, A., & Tarlov, A. (Eds). (1991). *Disability in America: Toward a national agenda for prevention.* Washington, DC: National Academy Press.

Power, P. (1989). Working with families: An intervention model for rehabilitation nurses. *Rehabilitation Nursing, 14* (2), 73–76.

Pryor, J. (2002). Rehabilitative nursing: A core nursing function across all settings. *Collegian, 9* (2), 11–15.

Rashbaum, I. G., Walker, W. C., & Glassman, S. J. (2001). Cardiopulmonary rehabilitation and cancer rehabilitation: Cardiac rehabilitation in disabled populations. *Archives of Physical Medicine and Rehabilitation, 82* (Suppl 1): S52–5.

Rehabilitation Accreditation Commission (CARF). (2005). *Mission and purposes.* Available online at http://www.carf.org/consumer.aspx?content=content/About/mission.htm

Reichard A., Sacco T. M., & Turnbull H. R. 3rd. (2004). Access to health care for individuals with developmental disabilities from minority backgrounds. *Ment Retard, 42* (6), 459–70.

Remsburg, R. (2004). Restorative Care Activities. B. Resnick (ed). *Restorative care nursing for older adults: A guide for all care settings* (pp 74–95). New York: Springer.

Remsburg, R., Armacost, K., Radu, C., & Bennett, R. (1999). Comparison of two models of restorative care in the nursing home. *Geriatric Nursing, 20* (6),

321–326.

Remsburg, R., Armacost, K., Radu, C., & Bennett, R. (2001). Impact of a restorative care program in the nursing home. *Educational Gerontology: An International Journal, 27,* 261–280.

Resnick, B., & Fleishell, A. (2002). Developing a restorative care program: A five-step approach that involves the resident. *American Journal of Nursing, 102* (7), 91–5.

Resnick, B., & Remsburg, R. (2004). Overview of restorative care. In B. Resnick (Ed.). *Restorative care nursing for older adults: A guide for all care settings,* (pp. 1–12). New York: Springer.

Robinson, K. (2000). Efficacy of home care rehabilitation interventions. *Annals of Long-Term Care, 8* (9), 69–71.

Rogers, J., Holm, M., Burgio, L., Granieri, E., et al. (1999). Improving morning care routines of nursing home residents with dementia. *Journal of the American Geriatrics Society, 47,* 1049–1057.

Rogers, S. T., Amador, M. J., & Bryan, T. A. (2000). Physical healthcare patterns and nursing interventions. In P. A. Edwards (Ed.) *The specialty of nursing practice of rehabilitation nursing: A core curriculum.* Glenview, IL: Association of Rehabilitation Nurses.

Ross, B. (1992). The impact of reimbursement issues on rehabilitation nursing practice and patient care. *Rehabilitation Nursing, 17* (5), 236–238.

Rothberg, J. (1981). The rehabilitation team: Future direction. *Archives of Physical Medicine and Rehabilitation, 62* (8), 407–10.

Routasalo, P., Arve, S., & Lauri, S. (2004). Geriatric rehabilitation nursing: Developing a model. *International Journal of Nursing Practice, 10* (5), 207–15.

Rusk, H. (1965). Preventive Medicine, curative medicine— The rehabilitation. *New Physician, 59* (4), 156–160.

Santerre, R. E. (2002). The inequity of Medicaid reimbursement in the United States. *Applied Health Economics and Health Policy, 1* (1), 25–32.

Schulz, R., & Beach, S. (1999). Caregiving as a risk factor for mortality: The caregiver health effects study. *Journal of the American Medical Association, 282* (23), 2215–9.

Secrest, J. A. (2000). Rehabilitation and rehabilitation nursing. In P. A. Edwards (Ed.), *The specialty practice of rehabilitation nursing a core curriculum* (4th ed.), (pp. 2–16). Glenview, IL: Association of Rehabilitation Nurses.

Seibert, P. S., Stridh-Igo, P., & Zimmerman, C. G. (2002). A checklist to facilitate cultural awareness and sensitivity. *Journal of Medical Ethics, 28,* 143–146.

Shah, S. K. (2005). Cardiac rehabilitation. In J. DeLisa & B. M. Gans (Eds.). *Rehabilitation medicine: Principles and practice* (3rd ed.), (pp. 1811–1842). Philadelphia: Lippincott-Raven.

Shaw, W., Patterson, T., Ziegler, M., Dimsdale, J., et al. (1999). Accelerated risk of hypertensive blood pressure recordings among Alzheimer caregivers. *Journal of Psychosomatic Medicine, 43* (3), 215–27.

Shirey, L., & Summer, L. (2000). Caregiving: Helping the elderly with activity limitations. *Challenges for the*

21st century: Chronic and disabling conditions. National Academy on An Aging Society, Washington, DC.

Singh, V. N., Williams, K., & Stamey, R. (2004). Cardiac rehabilitation. *EMedicine.* Available online at http://www.emedicine.co/pmr/topic180.htm

Social Security Online (2005). *Social Security handbook.* Available online at http://www.ssa.gov/OP_Home/handbook/ssa-hbk.htm

SoRelle, R. (1999). Global epidemic of cardiovascular disease expected by the year 2050. *Circulation, 100,* 101.

Spillman, B. (2003). *Changes in elderly disability rates and implications for health care utilization and cost.* U.S. Department of Health and Human Services, Office of the Assistant Secretary for Planning and Evaluation. Available online at http://aspe.hhs.gov/daltcp/reports/hcutlcst.htm#execsum

Stineman, M. G. (2002). Prospective payment, prospective challenge. *Archives of Physical Medicine and Rehabilitation, 83* (12), 1802–5.

Stryker, R. (1977). *Rehabilitative aspects of acute and chronic nursing care.* Philadelphia: Saunders.

Stuart, B. (2004). Navigating the new Medicare drug benefit. *American Journal of Geriatric Pharmacotherapy, 2* (1), 75–80.

Taguiam-Hites, S. (1995). The Americans with Disabilities Act of 1990: Implementation and education in rehabilitation nursing. *Rehabilitation Nursing, 20* (1), 42–44.

Tappen, R. (1994). The effect of skill training on functional abilities of nursing home residents with dementia. *Research in Nursing and Health, 17,* 159–165.

Targett, P., Wehman, P., & Young, C. (2004). Return to work for persons with spinal cord injury: Designing work supports. *Neurorehabilitation. 19* (2), 131–9.

Tate, D. G., & Pledger, C. (2003). An integrative conceptual framework of disability. New direction for research. *American Psychologist. 58* (4), 289–95.

Thompson, T. L, Emrich, K., & Moore, G. (2003). The effect of curriculum on the attitudes of nursing students toward disability. *Rehabilitation Nursing, 28* (1), 27–30.

Trupin, L., Sebesta, S., Yelin, E., & LaPlant, M. (1997). Trends in labor force participation among persons with disabilities, 1993–1994. *Disability Statistics Report, 10,* 1–39.

Uniform Data System for Medical Rehabilitation. (1997). FIM™ Instrument. University at Buffalo, Buffalo, NY, 14214.

U.S. Census Bureau. (1999). *Dynamic Diversity: Project changes in U.S. race and ethnicity composition 1995 to 2050.* Available online at http://www.mbda.gov/index.php?section_id=1&bucket_id=16&format_id=19

U.S. Census Bureau, Housing and Household Economic Statistics Division. (2004). *Health insurance coverage: 2003.* Available online at http://www.census.gov/hhes/www/hlthins/hlthin03.html

U.S. Department of Education (2005). Office of Special Education and Rehabilitation Services. Rehabilitation Services Administration. Available online at http://www.ed.gov/about/offices/list/osers/rsa/about.html

U.S. Department of Health and Human Services (DHHS) & The Agency for Health Quality and Research (AHRQ). (2003). *The National Health Disparities Report.* Available online at http://qualitytools.ahrq.gov/disparitiesreport/download_report.aspx

U.S. Equal Opportunity Employment Commission. The Americans with Disabilities Act (ADA): 1990–2002. Available online at http://www.eeoc.gov/ada/

van Dyck, P. C., Kogan, M. D., McPherson, M. G, Weissman, G. R., et al. (2004). Prevalence and characteristics of children with special health care needs. *Archives of Pediatric Adolescent Medicine, 158* (9), 931–2.

Vargo, M. M., & Gerber, L. H. (2005). Rehabilitation for patients with cancer diagnoses. In J. DeLisa and B. Gans (Eds.) *Physical Medicine and Rehabilitation: Principles and practice* (4th ed.), (pp. 1771–1794). Philadelphia: Lippincott Williams & Wilkins.

Verville, R., & DeLisa, J.A. (2001). The evolution of Medicare financing policy for graduate medical education and implications for PM&R: A commentary. *Archives of Physical Medicine and Rehabilitation, 82* (4), 558–62.

Vistnes, J., & Monheit, A. (1997). *Health insurance status of the civilian noninstitutionalized population: 1996.* Agency for Health Care Policy and Research, Rockville, MD. MEPS Research Findings No. 1. AHCPR Publication No. 97-0030.

Waidmann, T., & Liu, K. (2000). Disability trends among elderly persons and implications for the future. *Journal of Gerontology B Psychological Science/Social Science, 55* (5), S298–307.

Walker, W. C., Glassman, S. J., & Rashbaum, I. G. (2001). Cardiopulmonary rehabilitation and cancer rehabilitation: Pulmonary rehabilitation. *Archives of Physical Medicine and Rehabilitation, 82* (Suppl 1): S56–62.

Walsh, N. E., Dumitru, D., Schoenfeld, L. S., & Ramaurthy, S. (2005). Treatment of the patient with chronic pain. In J. DeLisa and B. Gans (Eds.) *Physical Medicine and Rehabilitation: Principles and practice* (4th ed.), (pp. 493–530). Philadelphia: Lippincott Williams & Wilkins.

Watson, P. (1990). The Americans with Disabilities Act: More rights for people with disabilities. *Rehabilitation Nursing 15,* 325–328.

Weitzenkamp, D., Gerhart, K., Charlifue, S., Whiteneck, G., et al. (1997). Spouses of spinal cord injury survivors: The added impact of caregiving. *Archives of Physical Medicine and Rehabilitation, 78* (8), 822–7.

Whyte, J. (1998). Enabling America: A report from the Institute of Medicine on rehabilitation science and engineering. *Archives of Physical Medicine and Rehabilitation, 79,* 1477–1480.

Williams, T. (Ed.) (1984). *Rehabilitation in the Aging.* New

York: Raven Press.

Wood, N., Marlow, N., Costeloe, K., Gibson, A., et al. (2000). Neurologic and developmental disability after extremely preterm birth. *New England Journal of Medicine, 343* (6), 378–384.

World Health Organization (WHO). (1980). *International classification of impairments, disabilities and handicaps.* Geneva: WHO.

World Health Organization (WHO). (2002). *Towards a common language for functioning, disability and health ICF.* Available on line at: http://www3.who.int/icf/icftemplate.cfm?myurl=beginners.html&mytitle=Beginner%27s%20Guide

Worsowicz, G. M, Stewart, D. G., Phillips, E.M, & Cifu, D. X. (2004) Geriatric Rehabilitation. Social and economic implications of aging. *Archives of Physical Medicine and Rehabilitation, 85* (Suppl 3), S3–6.

Wu, H., Wang, J., Cacioppo, J., Glaser, R., et al. (1999). Chronic stress associated with spousal caregiving of patients with Alzheimer's dementia is associated with downregulation of B-lymphocyte GH mRNA. *Journal of Gerontology A Biologic Science/Medical Science, 54* (4), M212–5.

第二十六章　政治與政策

　　盡量去做！若身為護士的你感到厭煩時，你可能會因為本身機構、本州或國家的政策而感到厭煩，處理這種厭煩的唯一方式就是改變它。

—— 維吉尼亞·托特·貝茨

〔Virginia Trotter Betts, RN, JD, MSN, FAAN（2000, p.126）〕

前言

　　慢性疾病是全球性的挑戰。接近一半（47%）的全球性疾病是屬於不會傳染的慢性疾病，並占了 60% 的全球死亡案例（WHO, 2004）。慢性疾病在美國屬於重大公共衛生問題。超過 9 千萬美國人患有一慢性病，每 10 人中就有 7 人因此而死亡（CDC, 2004a）。大約 33%，也就是 5 千 7 百萬人處於工作年齡的美國人即患有至少一種慢性病（Tu, 2004）。因此，一種提供並改善患有慢性病之個人的照護方式，就是了解政策如何影響患有慢性病的個人之照護和生活。

　　護士不只將照護形容為是護理的本質（Benner & Wrubel, 1989; Watson, 1988），如果必要，也能為我們的病人提供適當的文化照護（Kavanagh & Knowlden, 2004）。大部分照顧慢性病患者的護士都同意，照護是她們專業工作的一部分，或許也是最重要的一部分。但是照護通常被視為只在個人的層級而已（Smith-Campbell, 1999），護士通常不會把個人的健康和比較廣義的社會體系做連結，也不會想到，政策與政治如何影響護理實務（Mason, Leavitt & Chaffee, 2002）。在照護的過程中，都需要把包括政治、社會、文化和經濟的體制因素，融入到護理過程中，來影響病患和護理實務。重要的是，護士必須了解公共和私人政策對慢性病患者所造成的影響。舉例來說，政策會影響慢性病患者之健康保險的賠償。美國的健保並不是一項權益，因此政府沒有義務提供健保給每一個人。一些政策的施行很成功，例如：老人或是重度身心障礙者所獲得的醫療給付即是如此。但由於政策的缺陷，使那些可以獲得醫療給付的人可能無法獲得居家照護或所需的醫

療器材或藥物。爲了要對護理實務以及可提供病患的服務項目造成影響，護士首先必須了解並評估現有的衛生政策，其次評估健保的優缺點，再來就是採取行動來執行或改變健保政策，以改善對慢性病患者的照護。

定義政策

爲了更了解政策如何影響病患照護和護理實務，在此需要對「政策」下一個定義。「政策」，係指「一個社會、部分的社會或組織，對於目標和重點所做的選擇，以及如何分配資源來達成那些目標。」（Mason 等人，2002, p.8）「公共政策」的定義爲，「藉由立法、行政命令或是規範之義務，構成對政府行爲的指導方針。」（Milio, 1989, p.316）社會和衛生政策包括在公共政策裡，「社會政策」是政府爲促進公共福利所採取的行動。舉例來說，「家庭病假法」（Family Medical Leave Act），允許父母親可以請假照顧生病的小孩或是年長的父母親，而不至於失去工作。

政府爲了促進國民健康而採取的行動則被視爲衛生政策。一些聯邦立法的例子，包括健保以及撥款從事對於諸如阿茲海默症、關節炎和糖尿病等慢性病的研究。地方性的例子則包括市、郡政府，對於公共場所吸菸的限制。州和地方的衛生局在監控水質、管理照護之家和托育中心方面，都有最低安全要求的政策，專責規範的單位也會影響公共衛生政策。各州管理護理單位也立下特定的規範，規定可以在該州從事護理實務的人士。

在公共政策之外，也有一些公共團體和組織的政策會影響慢性病人。公共團體政策是管理工作的地點（Mason 等人，2002）。這樣的政策可確立公共團體如何運作，其目標和使命，因此也影響這個團體將如何對待員工，員工也將如何工作。舉例來說，如果一家企業的目標是要有多元化的勞動力，那麼便會融入協助身心障礙的員工政策。治理的規則和組織採取的立場則是組織政策（Mason 等人，2002）。舉例來說，組織的治理規則可能包括在所有正式商業會議中不准吸菸的規則，或是要求成員不要噴強烈氣味的香水，以保護對於強烈氣味過敏之成員的政策。

政策並非靜態，而是一直受到文化、政治和金融因素之影響（Chopoorian, 1986）。政策的發展和執行通常並非具有邏輯性、理性或是整齊性，也有可能在過程中的任一部分受到影響。在此有必要指出，政策通常反映當時的社會價值、信仰

和態度，而且也受到政治的形塑（Mason 等人，2002）。

　　民間和政府之政策已發展出許多嘉惠數百萬美國人的計畫。大多數的美國人經由他們雇主付款的私人保險，可得到優質的急性照護。重度殘障和極度貧窮的人口，也得到一些健保服務。現在或過去有服役的個人及其家庭享受廣泛的健康服務，包括急性照護、居家照護和長期照護。我們的各個健康照護體系都施行一套品質標準，現在基於國家政策，身心障礙人士對於就業、進入建築物及乘坐交通工具等，也有相等的管道。我們作為一個國家，還有很多值得驕傲的政策，但是很多問題仍然存在。

問題與議題

　　逐漸老化的人口被認為是「人口定時炸彈」，會在二十五年後，也就是第一批戰後嬰兒潮世代 80 歲時引爆。到 2030 年時，大約 1 億 5 千萬美國人會罹患慢性病，而醫療花費將增加 770%（Jones, 2000）。然而，健保決策者很少採取有魄力的方式去重新建構，確保財務和服務體制，以便容納日漸增加的弱勢人口，包括患有慢性病和身心障礙之人士（Navarro, 2004）。

美國健保：一個問題重重的體制

　　美國是世界上唯一不將健保視為權益的工業化國家，其文化價值影響過去和現在公共衛生政策之決定。個人選擇的價值在歷史上占有主要的地位，美國人一直以來都有一種強烈的文化價值觀，堅信只要一個人努力工作，就可以養活自己和家人，意思是說，也可以付得起健保費用（Bellah 等人，1985）。另外，社會價值觀也認為，競爭市場是提供健保最好的方式，現在的衛生政策也受此指引。讓市場提供大多數的健保服務，使決策者只剩下「修補」健保制度問題的能力而已。得到社會認可的決策者均同意，有部分人確實需要協助，例如：老人、極度貧窮者和身心障礙者。這樣「修補」問題的方式，於是分別產生個別的計畫，像是老人和身心障礙者（醫療保險計畫）、極度貧窮者（醫療輔助計畫），以及未加保的孩童〔聯邦孩童健保（State Children's Health Care Program, SCHIP）〕。決策者也同意，藉由健保給付的方式獎勵那些為國家服務的人，包括現役和退伍軍人，因此產生另一個

個別的健保體制（退伍軍人事務）。這些公私健保給付的混合，給了我們世界上最不完整也最複雜的健保體制。為了更了解這種體制，以下將會對關鍵政策、健保體制和計畫，做綜合性的討論。

健保

雖然美國的健保制度在式微當中，但是美國的健保是經由私人保險提供資金（60%），大部分的美國人都經由雇主獲得健保（Kaiser, 2004a）。在此要指出重要的一點是，美國私人健保公司的目標和政策是為了創造收入，這是藉由冒險才達成的，也就是根據保單持有人之年齡、性別、職業、健康狀態和健康風險，來設定保費和其他政策。理論上，擔保一大群人會冒很大風險，這套理論可能對擁有數千名員工／國民的大公司（或是政府）有效，但是美國大多數企業都屬於小型的，而他們需要投入健保的人數也不多，對於想賺錢的保險公司而言，他們過去都拉健康的人的保險，而限制高健康風險的人加入。

漲價對於患有慢性病之投保人而言是個大問題。每個月從收入提撥 55% 當保費的慢性病投保人的比例，從 2001 年的 28% 增加到二年之後的 42%（Tu, 2004）。

傳統或保守型保險

過去最常見的保險種類就是傳統一分錢、一分貨的計畫。傳統或保守型計畫的數目已經大幅降低，從 1988 年的 73% 降到 2003 年的 55%（Kaiser, 2004b）。傳統健保計畫通常允許投保者選擇健康提供者，後者也可不在保險公司的監督下做出大部分的健保決定。大部分所包括的服務是屬於急性照護服務，像是住院、拿藥和醫療器材；很少或甚至沒有強調預防、維持健康或是可支撐之健保服務。這種涵蓋限制了需要防止慢性情況的服務，也無法給予身心障礙或是慢性病患者長期的照護服務。另一項在傳統使用者付費計畫下的重大問題，是缺乏對於服務之使用和費用之控管。健保提供者不太願意去控管花費，因為他們提供越多服務的話，收入也就越多。因此，保險費得漲價來支付越來越多的服務。上漲的保險費用對於支付大部分保險費的雇主而言是項重大議題。隨著保費持續增加，雇主通常會尋找比較便宜的選項來提供員工。對於雇主而言，其中一個選項是檢視管理式照護組織。

管理式照護組織

　　管理式照護組織（managed care organizations, MCOs），原先的定義是論人式計酬保險機制（capitated financing mechanism）。現今通常是指並非用付費服務的計畫，目的是希望包括照護的費用和管理（Kaiser, 2004b）。管理式照護組織的種類，包括保健組織（health maintenance organizations, HMOs）、優先醫療健康計畫（preferred provider organizations, PPOs），以及定點服務計畫（point of service, POS）。對於那些藉由雇主投保的人來說，管理式照護組織的成長和傳統健康計畫有反向的關係。當傳統健康計畫減少時，管理式照護組織卻大幅增加，從 1988 年的 27% 增加到 2003 年的 95%（Kaiser, 2004b）。

　　隨著管理式照護組織在 1990 年代的復出，很多人希望能有個管理照護體制。很多人希望管理式照護組織能夠促進健康及協助預防疾病，最終達到降低費用的目標。管理式照護組織可協助消除不當的利用服務，以及藉由提供預防性健保服務來提供設立標準規範的益處。不幸的是，專家均同意，管理式照護組織，特別是健保組織強調的是控管費用。這項重點導致需要照護的病人無法得到足夠的治療，特別是那些有嚴重精神疾病和慢性疾病等特殊健康照護需要的病人（Heinrich, 1998）。

醫療保險計畫

　　醫療保險計畫是 1965 年時，藉由「社會安全法——高齡和身心障礙者健康保險計畫」（Social Security Act-Health Insurance for the Aged and Disabled）第 818 條的聯邦立法方式來施行（Wakefield, 2001）。醫療保險是一項服務，超過 44 千萬美國人的保險計畫（CMS, 2004a）。這項計畫提供 65 歲以上、任何腎衰竭以及 65 歲以下，但有長期身心障礙的人提供保險。醫療保險計畫涵蓋了 3 千 5 百萬 65 歲以上的人，以及 6 百萬患有長期身心障礙的年輕人（Kaiser, 2004c）。在醫療保險計畫施行以前，50% 的老人沒有健保（Vladeck & King, 1997）。

　　會規劃醫療保險計畫是為了支撐住院之急性照護，現在受惠於該計畫的人大約有 44 千萬人，其中 63% 的人至少有兩種慢性病，而該計畫 95% 的開銷就花在這些上面（Wakefield, 2001, p.100）。醫療保險計畫有兩個不同部分，也就是 A 和 B。A 部分涵蓋住院醫療服務、專業的護理設備照護、收容照護，以及居家健康照護。A 部分對於大部分美國老人而言是免費的，如果要獲得 B 部分的服務，所有受

患者都需要月付保費。B 部分所提供的服務，包括專業健康服務，例如：醫生、豐富工作經驗之護士和其他服務人員；門診照護、醫療器材以及救護車載送服務。不過，這兩個部分都不涵蓋長期之照護。

　　醫療保險計畫看起來很全面性且定義分明，但是就像所有健保計畫一樣，在評估一項政策的施行方式時，不管是經由特定立法或行政規範之政策方式，我們都會發現這些服務通常既不全面、定義也不清楚。舉例來說，如果要經由醫療保險計畫獲得居家健康照護的話，個人需要達到以下要求：受困在家；有身體治療處方證明；需要間歇性技術的護理照護、身體療法或是語言療法；必須從獲得認證並有參與醫療保險計畫之居家健康機構獲得服務（AAHSA, nd）。因此，如果一位護理工作者照顧一位患有糖尿病，同時又有心臟無法充血性心衰竭病史的患者，假設患者需要腿部潰瘍之專業照護的話，首先必須得把病人轉診到一位醫師那裡。其次，如果一位病患可以到對街雜貨店買東西，但身體上卻無法承受坐 30 分鐘公車到醫生開業之診所，那該名病患就沒有資格從醫療保險計畫獲得居家健康服務。這裡很重要的一點是：婦女比較容易受到醫療保險計畫列舉問題的影響。婦女比男性容易患有會導致生病或障礙的慢性病況，而且她們能用來應對這些問題的社會和經濟資源也比較少（Bierman & Clancy, 2000）。

　　2003 年醫療保險計畫處方藥物、改革和現代化法：歷史性的醫療保險計畫之改革方案於 2003 年 11 月通過，名稱為「2003 年醫療保險計畫處方藥物、改革及現代化法」（Medicare Prescription Drug, Improvement, and Modernization Act of 2003），簡稱「現代化法」（Jennings, 2004a）。這條法律從 2006 年開始，針對老人設立補助處方藥的優惠（如表26-1）。2004 年時，個人可購買每月 35 美元的藥物折扣卡，和現在藥物費用可打九折到七五折。如果個人所得不到 12,569 美元的話，他們在折扣卡上可享有 600 美元的優惠來涵蓋處方藥費用（CMS, 2004b）。新法並不包括任何控管藥物費用的機制，只有時間能證明這種折扣卡會多有效。一項由「消費者報告」（consumer reports）所做的研究顯示，線上購買處方藥可省的錢比醫療保險計畫的折扣卡還多（Medicare Cards, 2004）。

表26-1　2006年新醫療保險計畫處方藥物優惠

加上年度保費 420 元			
藥物費用（元）	自費	最高金額（元）	累積自付金額
0～250	100%	250	250
251～2,250	25%	500	750
2,251～5,100	100%	2,850	3,600
超過 5,100	5%	無上限	3,600
			超過 5,100 元，多 5% 費用

＊資料來源：美國家庭（2004b）。

　　在這項現代化法之前，1997 年的「預算平衡法」（balanced budget act, BBA），已經在醫療保險計畫下增加私人計畫的角色（傳統付費之服務和管理式照護組織），這項新計畫稱做「醫療保險計畫加選項」（medicare + choice, M + C）。預算平衡法包括優先醫療健康計畫、醫療服務提供者資助組織（provider-sponsored organizations, PSOs）、私人付費服務計畫（private fee-for-service plans, PPPs），以及醫療帳戶計畫（medical savings accounts, MSAs）。「醫療保險計畫加選項」在現代化法之下重新命名為「醫療保險優良計畫」（medicare advantage），加上另一項選擇——區域性的優先醫療健康計畫（CMS, 2004b）。

　　在新的現代化法之下，也必須施行有關疾病管理的新措施（Jennings, 2004b）。醫療保險暨輔助計畫中心（Centers of Medicare & Medicaid Services, CMS）於 2004 年時宣布，十項醫療保險計畫方案將於該年底前施行，希望藉由增加對於醫療保險受惠者照護之協調，來展現健保品質和正面效果，同時也可省下很多費用。

　　醫療保險計畫讓老人和身心障礙者，更容易獲得健保之照護，醫療保險涵蓋許多必要之服務的給付。隨著現代化法的施行，一般均希望處方藥物之保險項目能夠更便宜，也更容易讓老人和身心障礙者獲得，但是很多潛在性的問題仍須處理，包括政府如何能在不實施經費控管的情況下負擔所需藥費？醫療保險計畫之受惠者如何能負擔日漸上漲的醫療保險的部分保費？即使在擁有藥物折扣卡的情況下，醫療保險計畫受惠者是否依舊能負擔藥物上漲的費用（Families USA, 2004a; McClellan,

2004）？許多問題在該法案的施行階段將會浮上檯面，決策者在選民提出他們的關切問題時，自然會做出修正。

醫療輔助計畫（Medicaid）

　　醫療輔助計畫是 1965 年社會保險法之修正案，並於 1966 年施行。列在該法第 19 條的醫療輔助計畫，是為了向有需要之低收入家庭提供健康保險。各州規劃該計畫，並由聯邦和州政府共同提供經費（CMS, 2004c）。由於醫療輔助計畫的保險範圍是由州來執行，因此各州範圍均有不同，對於誰符合資格的標準亦有不同（Rowland & Tallon, 2004）。各州為了要獲得符合比例之聯邦經費，則必須提供基本的醫療服務，例如：住院和門診醫療照護、醫生和護理工作人員之服務。超過 5,000 萬人經由醫療輔助計畫獲得必要之健保服務（Families USA, 2004c）。這個數字包括超過 2,400 萬孩童、1,100 萬成人，以及超過 1,300 萬老人和身心障礙者（Rowland & Tallon, 2004）。雖然超過 70% 的醫療輔助計畫受惠者都是孩童和父母親，但他們只占了該計畫花費的四分之一而已。醫療輔助計畫大部分的經費都用在老人和身心障礙者身上（Rowland & Tallon, 2004）。

　　很多人都符合請領醫療保險計畫和醫療輔助計畫的資格。如果有人獲得兩種計畫的話，則先由醫療保險計畫給付；若有不同，則由醫療輔助計畫給付，直到達到各州的限度為止（CMS, 2004c）。醫療輔助計畫將涵蓋額外的服務，例如：長期護理設備照護、處方藥物、眼鏡和助聽器等。醫療輔助計畫也涵蓋那些加保醫療保險的計畫，但是收入未達一定標準的身心障礙者和老人。這項針對低收入之醫療保險計畫受惠者的有限保險範圍，以支付保費、扣除條款和共同保險的方式提供協助。很重要的一點是，超過 40% 的居家照護，是藉由醫療輔助計畫提供經費（CMS, 2004c）。其中一個和這項保險範圍有關的問題是：隨著人口老化和長期照護之需求的增加，都讓政府的負擔過於沉重。這些費用進而需要收更多錢來提供經費給這些計畫，通常是藉由稅收來達到這個目的。但是社會不願意加稅，因此醫療保險計畫和醫療輔助計畫的未來尚在未定之數。

　　醫療輔助計畫和醫療保險計畫之資格，直到 1996 年的重大立法修正時才連結在一起（Pulcini, Neary & Mahoney, 2002）。雖然新的福利修正案並未直接改變醫療輔助計畫，但是現今核定資格變得比較複雜，因為它不再和福利優惠做連結。政

策轉變的益處是允許之前的福利請領者和貧窮的勞動者，能經由醫療輔助計畫獲得保險給付，它也因此救了很多單親家庭，讓他們不至於為孩子在工作和醫療輔助計畫保險範圍間做選擇。然而，倉促將個人從福利名單上移除固然省下州政府之經費，卻也造成仍然符合醫療輔助計畫服務資格的個人無法獲得協助（Kronebusch, 2004）。一些紀錄顯示，各州1.在家庭離開福利計畫時，違法將他們從醫療輔助計畫中移除；2.對於該計畫申請人提供不正確的諮詢；3.在聯邦法律禁止的情況下，逕自替換候補名單上的申請人；4.不回應申請人之需要，也常不用有尊嚴的方式尊重申請人（Families USA, 2000）。

聯邦兒童健保

1997 年的預算平衡法，經由新的聯邦兒童健保來增加對兒童的健保涵蓋範圍。該法提撥超過 480 億美元，讓各州可以替來自勞工階層的兒童加保，因為他們的家庭收入太高，以致不符合醫療輔助計畫的申請，但卻又因為過低而無法負擔私人保險（HCFA, 2000a, 2000b）。聯邦兒童健保和醫療輔助計畫同樣是由州負責執行，而各州的計畫也有所不同。有關各州計畫的資訊和評估，可至醫療保險暨輔助計畫中心的網站上查詢（http://www.cms.hhs.gov/schip）。

從行銷的行動觀點而言，將兒童納入聯邦兒童健保是很重要的一項福利，導致兒童加入醫療輔助計畫的人數一直增加。很多州在全州各地展開活動，希望讓兒童加入他們的聯邦兒童健保中，而很多獲得提報至該計畫的兒童，也符合申請醫療輔助計畫的資格。舉例來說，在某州只要 4 個兒童符合聯邦兒童健保之資格，那麼 5 個兒童便可以加入醫療輔助計畫（Rothschild, 2000）。這也點出先前，或許至今仍存在的一個問題，那就是很多達到醫療輔助計畫標準的兒童並沒有被納入。缺乏加保是有可能發生的，因為很多家庭可能沒有注意到他們孩子的資格，或他們不想要有加入「福利」計畫的恥辱。聯邦兒童健保在減少美國未加保之個人人數方面是一項重要的步驟，然而，很多符合資格的兒童仍然沒有納入聯邦兒童健保或是醫療輔助計畫。某州相信，有超過 6 萬名兒童可以從聯邦兒童健保受惠，但是現今只有 4 萬名兒童有被聯邦兒童健保或是醫療輔助計畫涵蓋在保險範圍內（Rothschild, 2000）。在其他的州，很多不符合醫療輔助計畫資格的兒童，並未獲得告知說他們可以選擇轉而加入聯邦兒童健保，使許多兒童暴露在不適當或甚至沒有健保的狀況

中。兒童通常在沒有健保的情況下無法獲得照護，以防止諸如可由免疫防止的疾病併發症等慢性病況或疾病（例如：肝炎），或是因爲缺乏治療而引發的身體障礙（例如：因中耳炎引發的聽覺喪失）。

聯邦的提議

1997 年的預算平衡法，對於有關醫療保險計畫和醫療輔助計畫的聯邦支出有很大影響。這項法律包括自 1981 年以來對醫療輔助計畫之支出做最大的刪減，也對醫療保險計畫做了一些結構性的改革（Pulcini 等人，2002）。新法其中一項長處，就是之前討論過的兒童健保。這項法律也在1996年以前便入境美國，成爲身心障礙者合法移民之醫療輔助計畫資格。另外，新方案給予各州之經費是用在一些低收入個人醫療保險計畫的福利，也就是涵蓋他們醫療保險計畫的第二部分保費。預算平衡法也恢復醫療輔助計畫對於一些身心障礙兒童的保險範圍，因爲他們在 1996 年的法律緊縮兒童障礙的定義後就失去了他們的保險範圍。預算平衡法要求恢復對於所有在 1996 年福利法之前便領有社會保險福利之身心障礙兒童的保險範圍（Schneider, 1997）。

最近，2003 年醫療護理計畫處方藥物，改革及現代化法會對美國健保體制產生重大影響。在戰後嬰兒潮世代日漸老化，並且越來越多人患有慢性病和肢體障礙後，很多人都關切地說，在現代化法、在沒有包含費用措施的情況下，勢必無法有足夠的經費來協助每一個現今符合資格的人。這和其他有關難易度和負擔程度的議題之辯論都會持續進行，每個立法會期開始時都會發展並實施新的政策。

缺乏既便宜、易獲得、品質佳的健保負擔性

負擔得起

當健保的改革在 1990 年代初期，似乎有可能進行時，美國護士協會（American Nurses Association, ANA）便推動既便宜、易獲得、品質佳的健保。該協會會同其他組織和消費者團體持續支持健保體制的改革，但是眞正的改革卻從未發生過，很多美國人依然缺少既便宜、易獲得、品質佳的健保。雖然最貧窮者可以符合醫療輔助計畫保險的資格，但由於各州保險範圍的不同，所以既麻煩又很沒面子。

對於中級至低收入的人，或是有輕度障礙但可以工作的人而言，可能沒有他們負擔得起的健保。

受到私人保險涵蓋的工作者，從 1989 年的 68% 降到 2004 年的 61%（NCHS, 1999; Kaiser, 2004a）。由於經濟好轉，投保的工人人數在 1999 年上升，而這次是自從 1987 年以來的第一次。在 2000 年代初期時，未投保的人數又增加了。2003 年時，大約 16% 的人口，也就是 4 千 5 百萬美國人沒有健保（DeNavas-Walt, Proctor & Mills, 2004）。根據估計，在 2002 年或是 2003 年的部分或是全年之間，每 3 個 65 歲以下的美國人裡就有一個沒有健保，人數大約是 8,180 萬人（Families USA, 2004d）。在這數字裡面，只有 15.5% 的人不在勞動人口當中，因為他們可能是身心障礙者、慢性病患者、家庭照護者、或是因其他原因沒有在找工作者。

低收入的人通常都沒有投保，而很大比例的身心障礙者都生在低收入及沒有保險的家庭裡。未擁有保險的身心障礙者面臨很大挑戰。在沒有健保的身心障礙者當中，有超過三分之二（69%）的人表示，他們沒有固定的醫生；67% 在沒有諸如輪椅或助聽器等必要輔具的情況下活動；60% 的人因為費用的問題而略過藥劑量、拆解藥丸或是沒有填處方箋，66% 的人也因為經費的關係而延後所需要的照護（Hanson, Neuman, & Voris, 2003）。未投保的慢性病患者不僅比較少機會受到妥善照護，同時也會有更糟的臨床結果（IOM, 2002）。類似的問題也會降臨到那些只有醫療保險計畫保險的身心障礙者。即使有廣泛的醫療輔助計畫保險範圍，但超過 20% 的人表示，醫生不會接受他們的保險，而且是超過有保險的二倍（Hanson 等人，2003）。

收入高於貧窮線，但是失去經由雇主獲得保險的美國人，包括老人和慢性病患者。這些人很難以合理的價格獲得品質佳的保險。在 1997 年的「健保可攜性和責任法」（Health Insurance Portability and Accountability Act, HIPAA）施行以前，如果有人因為沒工作等原因而失去保險的話，新的保險可以因為包括慢性病等已經存在的條件而拒絕給予投保。在該法已實施的今日，如果有人在過去十二個月有保險的話，保險公司就不得拒絕讓此人投保，亦不可在加保之前設下事先存在的條件或是等待期。該法明定，遺傳資訊不可視為事先存在的條件（National Partnership, 2002）。健保可攜性和責任法的限制，是不論新舊雇主皆無義務要負擔新保費的任何部分。通常一個失去保險的人是不會包括在團體保險計畫之中，造成保費變得

很高。對於一個家庭來說，非團體健保的保費，每個月從 277.62 美元到超過 1,300 美元不等，而可扣除的部分高達 5,000 美元，造成很多失業低薪的工人無法負擔（eHealthInsurance, 2004）。

一般預測，到 2030 年時，超過 65 歲的美國人人數將達 6,400 萬人，高齡和慢性病之居家護理服務的需求，勢必隨著老人數目的成長而增加。70 歲以後成為療養院院民的風險是 42%（Knickman & Snell, 2004）。老人主要之保險——醫療保險計畫——並不涵蓋長期護理照護之費用給付。1995 年時，65% 的療養院院民，利用醫療輔助計畫來協助支付他們在那裡的開銷，而用私人保險支付長期照護費用的比例只有 4%（Knickman & Snell, 2004）。

難易度

獲得健保的難易度，對於很多人來說依舊是個議題。對於很多住在鄉間的民眾而言，有地理上的難易度問題。住在鄉間社區的人，通常只有有限的健保服務，特別是那些需要的特別技術之服務。住在鄉間社區的慢性病患者也許可以得到基本的健保服務，但卻很難獲得針對慢性情況做持續性的長期照護。獲得健保的難易度對於都市地區而言也是個問題。受到醫療保險計畫或是醫療輔助計畫涵蓋的人或許會發現，他們的社區沒有收受領有這兩種計畫之病人的健保提供者，或只是提供有限的病患名額而已。

缺少對促進、保持健康和復健的管道

對於擁有健保並需要急性照護的病患而言，美國的健保制度是全世界最佳的。現今的焦點都放在急性疾病方面，因而很少強調對於預防慢性疾病和對於慢性病患者之服務。藉由預防性檢查和諮商來改變個人的衛生行為，已證明是很有效的方法，也會減少發病和死亡率。然而，缺乏適當預防性照護健保範圍的人，比較不太可能獲得預防性檢查，而保險福利也比較少會包括預防性的檢查服務，反而比較會提供急性照護和診療服務（IOM, 2002）。除了預防性服務外，現今的健保制度很少提供有關長期照護服務，不論是在家裡或在另外的住宿地點皆然。罹患慢性病的人通常不需要醫療服務，而是需要有人開車載他們去上班、打掃他們的房子和協助他們吃藥。雖然現在已有一些改變，例如：疾病管制中心（2004b）的慢性病中心暨新自由方案（Chronic Disease Center and the New Freedom Initiative）（2004），

但是現今之健保制度很少提供協助給需要長期支援性服務的慢性病患者。

品質的議題

雖然弗羅倫絲‧南丁格爾（Florence Nightingale）曾發表有關住院病患的死亡率，不過品質指標直到過去十年來才獲得發展和傳播。願意公開提供表現資料的健康計畫，比起那些不願意的計畫，比較有可能提供較好的照護（Thompson 等人，2004）。全國品質保證委員會（National Committee for Quality Assurance, NCQA）是個非營利的私人組織，他們負責發展健康計畫雇主資料和資訊系統（Health Plan Employer Data and Information Set, HEDIS）。該系統是一項為管理式照護組織所設的品質標準計畫，這樣的計畫已經開始對顧客服務產生影響。雖然 HEDIS 是經由一個私人組織來執行，但是它卻受到醫療保險和輔助計畫中心很大的影響，後者是經由醫療保險計畫之管理式照護最大的買家。

現今的 HEDIS 是大多數美國健康計畫用來測量照護和服務表現的測量工具（NCQA, 2003）。個別管理式照護公司獲得 NCQA 認證的地位，可上他們的網站查詢（www.ncqa.org），雇主和消費者可利用 HEDIS 的資訊來幫助他們選擇健康計畫。由 HEDIS 所設的標準，一項被視為是全國均接受的工作守則，用來監督許多和慢性病有關的表現方法。慢性病包括癌症、心臟病、吸菸、氣喘和糖尿病（NCQA, 2004）。一份 2004 年的研究顯示，公開報告其表現的健康計畫已經出現第五年的獲益（NCQA, 2004）。但是正如全國品質保證委員會會長所說：「我們為什麼沒有其他 75% 的美國健康照護系統表現資料呢？」（NCQA News, 2004）同一份報告也發現，現有之健康照護體制上更廣泛的落差，在原本可避免的情形下，仍舊造成數千人死亡（如表26-2）和多花 18 億美元的醫療費用。

管理式照護計畫是藉由分配照護和資源去處理每個病人的需要，以提升照護品質。然而，也有可能為了把利潤極大化而出現服務不佳和照護品質惡劣的狀況（Himmelstein & Woolhander, 2004）。HEDIS 是其中一項負責監督衡量服務品質的方式之一，並會要求這些計畫負起責任。在使用 HEDIS 資料的一項研究中指出，擁有較高行政費用的維持健康組織，通常都提供較差品質的照護服務（Himmelstein & Woolhander, p.336）。在護理產業中，也有很多關於照護品質問題的文獻紀錄（Consumers, Union, 2004）。97% 的護理機構，並未達到所建議之人力水平（Kovner, Mezey & Harrington, 2004）。

表26-2　可歸因於未盡照護之責的死亡估計：選擇的方法和狀況（美國人口）

方　　　法	可避免之死亡數目（範圍）
控制高血壓	15,000～26,000
控制膽固醇	6,900～17,000
糖尿病照護——糖化血紅蛋白之控制	4,300～9,600
戒菸（服藥方式）	5,400～8,100
流感	3,500～7,300
直腸癌檢查	4,200～6,300
β 受體阻滯藥品治療	900～1,900
出生前照護	600～1,400
乳癌檢查	600～1,000
子宮頸癌檢查	600～800
全部	42,000～79,400

＊資料來源：NCQA 新聞（2004）。

生活品質議題

身心障礙者的社會保險收入

　　收入會影響所有人的生活品質，包括那些慢性病患者在內。美國政府社會保險署（Social Security Administration, SSA）之下提供兩個財務協助計畫給身心障礙者：社會保險（SS）、身心障礙保險計畫，以及補充保險津貼計畫（Supplemental Security Income, SSI），這兩項計畫的醫療要求都一樣。社會保險身心障礙保險計畫，是基於之前在社會保險下的工作，政府政策對身心障礙的定義是根據無法工作的情況而定。一個人如果無法從事任何性質的工作，該障礙至少會持續一年或是造成死亡的話，即可定義為身心障礙（SSA, nd）。在受到社會保險之身心障礙保險二年後，領受者可自動加入醫療保險計畫的第一部分。

　　政府對以下的人提供經濟上之協助，以達到政府定義之障礙且收入有限的大人、小孩，在美國工作過並已達 65 歲以上者以及盲人。補充保險障礙津貼計畫是依據經濟上的需要，而非基於先前的工作。可請領該計畫津貼的人，通常也符合申

領醫療輔助計畫和食物券計畫的資格（SSA, nd）。18 歲以下的小孩如果是身心障礙者，並且來自於收入有限，或其父母親（或是單親／配偶）領有退休金或身心障礙福利的話，則可以領取補充保險津貼計畫。不過在 18 歲以後，除非孩子仍是個身心障礙者，否則福利將不會持續發放。

　　若要經由孩子認定是身心障礙的話，則必須要有身體上或精神上有嚴重且明顯的功能限制。根據有社會福利改革法之稱的 1996 年「身心障礙者和工作機會調解法」（Persons with Disability and Work Opportunity Reconciliation Act），孩子不再需要經由個別評估才能認定是身心障礙者。新法規定，只要孩子的障礙包括在社會保險署的障礙範圍內，政府將立即開始發放津貼。

身心障礙美國人法

　　「身心障礙美國人法」於 1990 年通過。前司法部長珍娜‧雷諾女士（Janet Reno）於 2000 年慶祝該法十週年時表示，該法案是一項「劃時代的民權法案，保障身心障礙者在就業、公共住宿、運輸、州和地方政府服務，以及電信方面的平等機會。」（USDOJ, 2000, p.1）若要獲得該法保護的話，則必須要有神經障礙或是和身心障礙者有一定關係的人方可如此。身心障礙美國人法對於身心障礙的定義，和社會保險或是補充保險津貼計畫相較之下，比較沒有那麼嚴格。符合該身心障礙之定義，係指一個人有身體或精神障礙，使他實質上受限於從事一項或多項生活上之活動。

　　身心障礙美國人法賦予身心障礙者個人就業的平等機會、限制雇主可能會詢問相關障礙之問題，也要求雇主針對個人已知的身體上或精神上限制給予合理的住宿。一般認為，這項法律是身心障礙者的勝利，但是限制依舊存在。該法條款不限制針對擁有 15 人以上之企業來施行（USDOJ, 2000）。所謂合理的住宿之定義一直在法庭上爭辯。1999 年時，美國最高法院在奧姆斯德（Olmstead）一案判決中發現，該法中一些不必要的制度化措施造成歧視的形成，並且讓各州無法針對身心障礙者不必要之制度化做處理（Kannarr, 2002）。為了協助各州執行該法，布希總統於 2001 年頒布行政命令，宣布提出一項全國性行動的「自由方案」（Freedom Initiative），旨在移除對於所有年紀之身心障礙者或患有長期疾病者的障礙（CMS, 2004d）。爭議繼續發生，身心障礙團體也持續對於自決和獨立生活原則之闡釋表達異議。另外，還有一些人相信，規範和法律依舊迫使許多身心障礙者進入療養院，或是在搬入社區時無法得到需要的協助（AAPD, 2004）。

家庭暨醫療假法

「家庭暨醫療假法」於 1993 年施行，讓個人可以有時間照顧自己或是生病之家人。該法允許員工可在符合以下的狀況下，在任何十二個月期間，休長達十二個工作週的停薪假（DOL, 2000）：

1. 員工新生嬰兒的生產和照顧。
2. 員工對於養子女的安置。
3. 員工對於患有重病之直系血親（配偶、小孩或父母親）之照護。
4. 員工因嚴重的健康問題而無法工作時所請之醫療假。

在該法施行以前，很多美國員工因為害怕丟掉工作，所以在他們或家人有重大健康需要時仍然不敢請假。這項法律保障，在擁有超過 50 名員工公司工作的員工，可以休長達十二週的停薪假，以便照顧罹患重病的家人，或是本身有嚴重健康狀況時可以休養。這項法律的限制在於，這種假是沒有薪水的，也不適用於 50 名員工以下的公司。

年長美國人法

1965 年通過的「年長美國人法」（The Older Americans Act, OAA）設立高齡事務署（Administration on Aging, AOA），宗旨是營造、協調和提供年長美國人及其家庭社區性服務和機會，該法並在 2000 年修正（AOA, 2004）。該年之修正，包括再次給予五年的授權、維持該計畫許多原先之目標，以及設立全國家庭照護者支援計畫（National Family Caregiver Support Program, NFCSP）。高齡事務署提撥經費給處理高齡事務之州級單位，再撥予地區高齡事務局（Area Agencies on Aging, AAA）。該局提供的服務如下：

1. 服務之管道：資訊和協助、擴大服務範圍、交通、個案管理。
2. 居家服務：持家者／居家健康協助者、個人照護、拜訪和電話確認、家事和支援性服務。
3. 社區服務：大眾餐點、長青中心活動、成人白天照護、守護服務、預防虐待、法律服務、就業諮詢、健康促進。
4. 照護者服務：休息、成人白天照護、諮商和教育。

公共政策大大地影響美國的健康照護制度。美國老年人和重度身心障礙者都可

獲得基本的健康服務，但正如之前所討論的，健康制度既零碎又複雜，對現行政策做改變會讓慢性病患者受惠，不過這麼做需要政治行動。

干預：政治是項照護行動

「我們每個人若不是因為個人之不義，距離參與政治都只有一步之遙。」

—— (Dodd, 2004, p.19)

公領域和私領域政策反映社會的價值、信念和態度，這也是政治所塑造的（Mason 等人，2000）。若要影響和改變政策的話，所需的干涉就不只一次，這需要持續進行，就像照護護理行動一般，包括在政治上要活躍（Smith-Campbell, 1999）。在政治上活躍，讓護士們可以有能力塑造會影響對慢性病患者所受到之照護政策，也給護士們機會來和病人合作，以達成共同目標。幫助有慢性病的人和他們的家庭了解政治過程和政治力量，可以讓他們努力改變在健康照護體系所經歷的不公不義情形。

政治一向被賦予負面的意義，但是政治其實是帶有影響力的中性用語（Mason 等人，2000）。政治之所以會受到負面看待，是因為影響力通常是指個人對於該不該實行什麼政策有不同的看法。這些不同可以來自牴觸的價值和引起強烈情感回應的信念體系，一般人通常也以負面方式看待此事。政治在過程中既非負面亦非正面，而是旨在影響別人之決定和對於情況和事件做一個掌控，通常是希望能控制稀少的資源（Mason 等人，2000）。

影響政策之階段

議程之設定

米斯德（Milstead, 2004）和米利歐（Milio, 1989）提出可影響政策的四個階段：議程設定、政策的立法或規範、計畫之實施、計畫之評鑑。辨識社會問題並引起政府之注意即為議程設定（Milstead）。大多數國家政策議程之設定都從國會議員或是總統府開始。政府官員個人價值觀和信念，以及選民之價值和渴望，會

影響政府官員對於新議程之決定或是對此做出改變。議程也許會因單一的不公義事件或悲劇而被推到地方、州或國家層級的最前線。在反對酒醉駕車的母親組織（Mothers Against Drunk Driving, MADD）存在以前，大部分美國人認為酒醉駕車很正常，然而，這卻會造成全國各地個人之死亡或致殘。由於一位母親有志於改變其子遭到酒醉駕車者撞死的不公平情形，便形成一個新的促進組織，也使得打擊酒醉駕車的運動存在於各地。只因一位婦女有志於對某項不公義之事情做改變，使酒醉駕車之政策和全國價值觀都改變了（Dodd, 2004）。反對酒醉駕車的母親組織之所以會成功，是因為求變的政治氣候成熟了。

在環境有利和社會相信需要採取行動時，主張、議題或問題就會變成議題（Furlong, 2004）。議程之設定可以受很多因素影響，包括研究發現之公布。病患、家屬和議員可以根據醫學院公布有關健康照護體系之差錯的報告，來質疑所受到的健康照護品質（Kohn, Corrigan & Donaldson, 2000）。在議程受到重視之後，政府官員會開始草擬立法計畫和發展、改變政策，以便對在議程設定上的問題做出改正。

立法和規範

立法和規範是對於議程設定上所指出之問題所做的正式回應（Milstead, 2004）。可以影響政策發展並在過程中發揮可觀掌控權的關鍵者，包括國會、國會幕僚、特定利益團體和說客、行政部門、選民和媒體（Wakefield, 2004）。一項法案如何成為國家級法律的過程在圖26-1會有說明。這和州級的過程類似，終點是在州長。關鍵者不僅會影響法案的最終形式，也會對法案在過程中任何階段的持續性或擱置有所影響。草擬法案時會使用廣泛的語言以保持彈性和應用在不同時間的適應性。規範可解讀一項法律如何施行的特性（Loquist, 2004）。一項法案成為法律之後，行政部門有責任在所通過的法律基礎上制定規範。範例包括針對年長美國人法所制定之高齡事務署發展規範，以及基於2003年現代化法由醫療保險暨輔助計畫中心對於醫療保險所設定的特殊費用架構，規範的發展也會受到影響。在國家級的階段，一項特定規範草案必須登在「聯邦紀錄」（Federal Register, http://www.gpoaccess.gov/fr）的網站上，並聽取各界意見。行政部門接下來重新審視這些意見，並可能會對最後的規則和規範做修正。在得到行政層級的機關批准之後，該規範即生效。在規範獲得批准之後，便設立計畫，或是根據新規範把過去的計畫做修正。

影響政治的機會

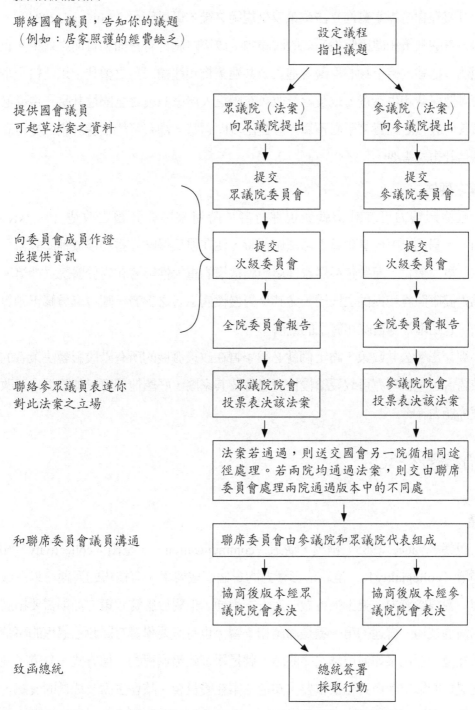

聯絡國會議員，告知你的議題
（例如：居家照護的經費缺乏）

提供國會議員
可起草法案之資料

向委員會成員作證
並提供資訊

聯絡參眾議員表達你
對此法案之立場

和聯席委員會議員溝通

致函總統

設定議程
指出議題

眾議院（法案）
向眾議院提出

參議院（法案）
向參議院提出

提交
眾議院委員會

提交
參議院委員會

提交
次級委員會

提交
次級委員會

全院委員會報告

全院委員會報告

眾議院院會
投票表決該法案

參議院院會
投票表決該法案

法案若通過，則送交國會另一院循相同途
徑處理。若兩院均通過法案，則交由聯席
委員會處理兩院通過版本中的不同處

聯席委員會由參議院和眾議院代表組成

協商後版本經眾
議院院會表決

協商後版本經參
議院院會表決

總統簽署
採取行動

圖26-1　法案如何成為法律（聯邦層級）

計畫之施行

計畫在白紙黑字寫進立法政策或是規範之後才得以施行（Milstead, 2004）。在之前，有關政策和健康照護系統的討論中，政策之施行有正面和負面之效果。正面之範例包括強制給予身心障礙者進入公共建築物和運輸工具之權利，以及給予身心障礙者健保費和生活費，以及給予收入有限之人居家照護之全國性計畫，這樣必須刪減其他計畫之經費來平衡預算。計畫出現問題時，卻有可能影響計畫之施行和鼓勵評估計畫之需要。

計畫之評估

政治影響力可在計畫就表現進行評估時用來影響計畫之改變（Milstead, 2004）。舉例來說，當預算平衡法施行時，便在醫療保險計畫和醫療輔助計畫內部產生了重大變化，連帶包括居家健康照護機構的重大性影響和對於醫院之補償。正因為對健康照護和提供之機構，尤其是對慢性病患者之影響，國會議員修正預算平衡法，包括增加對醫院和醫生的補償率。

要想影響公共政策，護士們就必須學習在政策發展的所有階段影響決策者的必備技巧。這些技巧亦可教授給慢性病患者及其家屬，好讓他們可以加強為自己改變制度的能力。

政治影響之三 C

溝通

范錫（Vance, 1985）指出，溝通（communication）、整體（collectivity）和聯合領導（collegiality），是政治影響力的三個構成要素。有技巧的溝通可以在政治過程中發揮影響力。護士很會做一對一的溝通，但對於影響政策方面則需要拓展她們的溝通技巧。溝通的第一項是聆聽和學習，也有必要學習有關政治過程的事情。如果知道一項法案如何成為法律的話，就是學習政治過程的一種方式，分辨不同階段之過程的關鍵參與者也很重要。知道法案在委員會、該會主席及成員的資訊，對於一個人要發揮影響力而言是很重要的。除了直接試圖影響公共政策決策者之外，間接影響也是一項策略。和國會／行政部門的幕僚、媒體和決策者之選民溝通，也可以影響決策者。關鍵因素就是你知道要影響誰，並要如何影響他們。在你下了決

定之後，以下有好幾項溝通策略可以影響決策者：

1. 以寄信、傳眞、電子郵件或電報的方式，表達你的訊息或立場（特別要點：請瀏覽 www.congress.org 網站）。值得注意的是，在炭疽熱攻擊之後，電子郵件及傳眞或許是和議員溝通的最佳方式。

2. 寫信給報社編輯，在廣播電台或電視上談話（特別要點：請上 Public Knowledge 網站）。

3. 拜訪議員或其個人幕僚（見表26-3）。

4. 在公聽會上作證。

5. 投票，並要求他人投票。

表26-3　和決策者會面的指導方針

- 預約並準時出席。
- 即使是第三次或第四次會面，仍要自我介紹。要說明你是一位護理師，若是病患發言時，請他／她說明自己或家人所經歷的慢性病症狀。
- 一開始先以正面的方式談話。先謝謝議員撥空會面，然後切入正題。必須清楚指出所要討論的議題，如要討論一項特定法案的話，要列出編號、名稱、你的立場，以及你希望議員怎麼做。
- 根據所擁有的時間來舉例和事實說明你的立場；最重要的是要訴說病患的故事。
- 保持正面態度，維持開放友善的氣氛。會面的動機是交換意見並保持溝通管道暢通，不可施以威脅或是要求不可能的事。
- 準備好回答問題。若不知道答案時就照實回答，但附加說明，你會去找更多資料並追蹤相關議題。
- 一定要留下關於該主題的文獻紀錄（相關立場之文章、你的論點大綱等），以及你的名片。
- 拜訪過後寫一張感謝便條寄過去。
- 寄一份該次會面的書面意見或摘要給你任職的公司。

＊資料來源：UCP, 2000; Congress.org (2004).

在具爭議性的議題發生前和議員建立關係，可以讓你有機會影響別人。在面對重要議題之前有好幾種方式可和議員建立關係或友誼。一種方式是幫忙要競選公職的人，幫忙競選活動、發傳單、接電話，或是在家裡主辦募款活動。一位擔任政府職位的護理運動人士表示：「金錢是政治的奶水。要給趁早，沒錢的話就去募款。」（Dodd, 2004, p.19）競選需要錢，如果提供你心儀的候選人這種協助的話，他當選之後你就有影響力了。這不是說錢可以買票，但它的確可以提供管道。如果一位議員時間有限，必須在曾捐過錢給他的人或是未曾捐過錢的人之中擇一會見的

話，大部分議員會選擇會見曾在選戰中給予財務資助的人。這管道就給了個人、護士、病患或家屬機會去闡述他們的立場，並影響議員。政治運動者或許都同意，雖然錢可以提供機會，但是選民若善用時間也可以促成改變。（例如：助選、寫信或致電議員傳達特定議題）議員會注意那些有投票並和他們保持聯繫的人。

整體合作

整體合作對於政治影響力至為重要，而且是建構在網路、建構聯盟，以及合作的基礎上（Vance, 1985）。和專業人士建立關係是很關鍵的，就像和對於健康照護有興趣的公私領域組織代表建立關係一樣（Wakefield, 2004）。改變法律需要集體行動及合作。為250萬名護士發聲的美國護士公會（American Nurses' Association, ANA），就曾對增加居家照護服務的經費、療養院改革法（Nursing Home Reform Act）、護士的經濟和安全議題作證。和美國護士公會、美國退休人士協會、全國居家照護協會，以及醫院公會等組織來關切共同議題，是促成並持續做改變最有效的方法之一。

人脈對於推動一項重要議題而言是很重要的策略。想想看，若有一位學護理的學生之母親是衛生委員會的議員，並討論對健康提供者做補償的事情之情況。和這位學護理之學生合作，並給予適當之教育和支持，好讓她可以在其母親的委員會上作證，則會對一項議題的方向產生重大影響。網路是一項關鍵，因為有時候，成功就只在於一份重要的人脈（Leavitt, Cohen, & Mason, 2002）。

和病患團體之間的網路也會有幫助。讓病患和議員就他們或家屬受到法律的影響之議題進行溝通，對於影響決策者是一項重要的策略。和活躍的促進團體合作的話，可以提供一位新手上路的政治促進者所需的協助和支持。像是美國身心障礙者協會（American Association of People with Disabilities, AAPD）等促進團體，可以協助專業人士或身心障礙者家屬到公聽會上作證（AAPD, 2000）。

聯合領導

政治過程的核心點在於聯合領導，也就是和同事之間的合作及團結精神（Vance, 1985）。若要當政治運動者和冒險者，則需要有同事的支持。以相互尊重及共同信念的態度和他人共事，會對自己很有幫助。有時候，一個多元化的團體即使在其他議題上意見相左，但仍可在共同議題上一起共事。放下情感的因素，和不

同意見的人共事是個關鍵。正如之前所提過的，政治既非正面亦非負面，但是各方通常有不同的價值觀和信念，因此，一個團體若以團結的方式共事的話，可以在遇到衝突時提供支援，亦可在排除個人因素的狀況下，針對影響政治方面的一項要點提供協助。作為一個專業人士，要處理的是特定議題，而不是針對反對你的人做人身攻擊。即使別人對你做人身攻擊，只要專注處理特定議題就好。艾蓮娜‧羅斯福夫人（Eleanor Roosevelt）曾表示：「沒有人可以在未經你同意的情況下，讓你自覺比別人低一等。」通常說的比做的容易。要影響政策的改變需要耐心、毅力和妥協。想要致力做改變時，和那些有相似價值和信念的人共事會對你有很大的幫助。

在這部分所討論的策略均強調在國家級的層面上影響政策。這些相同的策略也可以用在地方和州的政策上，以及用來影響地方社區組織的決策者。護士有必要對政治有些感覺，否則可能會面臨在做重要決定時遭到排除的風險，例如：影響護理工作或慢性病患者所受到的照護。

作為一個對政治有感覺的人可以累積很多經驗，亦可體認到個人無法改變整體的制度。作為一個政治活動新手，先從投票開始。接下來選擇一項你很感興趣的議題（例如：讓你的慢性病患者獲得長期的居家照護）。多充實這方面的知識，並和其他對同樣議題感興趣的人共事，和關鍵參與者溝通你的立場。必須了解你的動機是有道理的，也要對於你、病患和同事，可以達到對政治的影響而感到自豪。

摘要與總結

社會可以藉由公共政策來協助許多需要幫助的美國人。這些包括經由醫療保險計畫對於高齡和重度障礙者的照護、醫療輔助計畫對於貧窮者提供健康保險、讓身心障礙者能有管道獲得美國身心障礙法的保護。社會對於市場機制和個人權利的信念，造成很多人沒有妥善的健康照護。由於健康照護在美國並非一項權利，因此也沒有這種「制度」。現存之體制既複雜、零散又難利用，對於慢性病患者、身心障礙者和老人而言尤其如此，其實可以做些變革來改善體制。護理專業人士和慢性病患者及其家屬，可以藉由政治行動來影響政策。這當然需要時間和毅力，但正如保護兒童基金（Children Defense Fund）創辦人兼董事長瑪麗安‧萊特‧愛德瑪（Marian Wright Edema）所說：「在我們想要做出大變革時，我們亦不可忽略每天

可做到的小變革。這段直到達成大變革的時間並不算短，但我們通常看不見在這中間所做的變化。」

問題與討論

1. 描述慢性病的**趨勢**，以及這些**趨勢**和健康政策關係上的重要性。

2. 區分醫療保險計畫和醫療輔助計畫的不同。

3. 指出會影響慢性病患者之健康政策的重大社會議題。

4. 美國現存之健康照護體制如何影響慢性病患者？

5. 試述法案如何成為法律。

6. 試述 HEDIS 和需要照護的慢性病患者之關係。

7. 2003 年現代化法對於老人和身心障礙者會有什麼影響？

8. 指出影響政治的三個組成要素，並分別敘述。

9. 要在政治上活躍的話，一開始需要採取哪些步驟？

參考文獻

AAHSA—American Association of Homes and Services for the Aging. (nd). *Medicare*. Retrieved September 13, 2004 from www.aahsa.org/public/medicbkgd.htm

AAPD—American Association of People with Disabilities. (2000). *AAPD*. Available on-line at http://www.aapd.com/

_____ (2004, March 2). Letter to Tommy Thompson Secretary of the Department of Health and Human Services. Retrieved September 20, 2004 from www.familiesusa.org/site/DocServer/Medicaid_Ltr_to_Thompson.doc?docID=3061

AOA—Administration on Aging. (2004, September 9) *Older Americans Act*. Retrieved September 21, 2004 from www.aoa.gov

Bellah, R. N., Madsen, R., Sullivan, W. M., Swidler, A., et al. (1985). *Habits of the heart: Individualism and commitment in American life*. New York: Harper & Row.

Benner, P., & Wrubel, J. (1989). *The primacy of caring*. Menlo Park, CA: Addison-Wesley.

Betts, V. T. (2000). In the health policy spotlight: An interview with Virginia Trotter Betts. *Policy, Politics, and Nursing Practice, 1* (2), 124–127.

Bierman, A. S., & Clancy, C. M. (2000). Making capitated Medicare work for women: Policy and research challenges. *Women's Health Issues, 10,* 59–68.

CDC-Centers for Disease Control and Prevention.(2004a). *The burden of chronic diseases and their risk factors: National and State perspectives 2004. Retrieved September 13, 2004 from* http://www.cdc.gov/nccdphp/burdenbook2004/toc.htm

_____ (2004b) *About CDC's Chronic Disease Center*. Retrieved September 13, 2004 from http://www.cdc.gov/nccdphp/about.htm

Chopoorian, T. J. (1986). Reconceptualizing the environment. In P. Moccia (Ed.), *New approaches to theory development,* (pp. 39–54). New York: National League of Nursing.

CMS-Center for Medicare and Medicaid Services (2004a, August 18*). CMS/HCFA History.* Retrieved September 13, 2004 from http://www.cms.hhs.gov/about/history/

_____ (2004b, February 17*). The facts about upcoming new benefits in Medicare*. Retrieved September 20, 2004 from http://www.medicare.gov/Publications/Pubs/pdf/11054.pdf

_____ (2004c, September 16) *Medicaid: A Brief Summary* Retrieved September 20, 2004 from http://www.cms.hhs.gov/publications/overview-medicare-medicaid/default4.asp

_____ (2004d, September 16). *Fulfilling America's promise to Americans with disabilities New Freedom Initiative*. Retrieved September 21, 2004 from www.cms.hhs.

gov/newfreedom

Congress.org. (2004). *Visiting Capitol Hill.* Retrieved September 21, 2004 from http://www.congress.org/congressorg/issues/basics/?style=visit

Consumers Union. (2004, September 21). *Many of the nation's nursing homes continue to have problems and offer questionable care.* Retrieved September 23 from www.Consumerhealthchoices.org

DeNavas-Walt, C., Proctor, B. D., & Mills, R. J. (2004). Income, poverty, and health insurance coverage in the United States. *Current Population Reports, P60-226 [electronic version].* Washington, DC: U.S. Census Bureau.

Dodd, C. J. (2004). Making the political process work. In C.Harrington & C.L. Estes (Eds.), *Health Policy Crisis and Reform in the U.S. Health Care Delivery System* (4th Ed., pp. 18–28). Boston: Jones & Bartlett.

DOL—Department of Labor. (2000). *Employment standards administration wage and hour division.* Available on-line at http://www.dol/gov/dol/esa/public/regs/compliance/whd/whdfs28.htm

eHealthInsurance (2004, August). *Update on Individual Health Insurance* [#7133-02]. Retrieved September 21, 2004 from www.ehealthinsurance.com

Families USA. (2000, May). *Access denied: Families denied access to Medicaid, food stamps, CHIP, and child care.* Available on-line at www.familiesusa.org/newunin.htm

_____ (2004a, September 14) *Data hidden in 2004 Medicare trustees' report shows huge harm to seniors by new drug law.* Retrieved September 20, 2004 http://www.familiesusa.org/site/PageServer?pagename=Media_Statement_Data_Hidden

_____ (2004b, Spring). *Q &A: Understanding the new Medicare prescription drug benefit.* Retrieved September 20, 2004 from http://www.familiesusa.org/site/DocServer/Q_A_.pdf?docID=2768

_____ (2004c, May). *Medicaid: Good Medicine for State Economies –2004 Update.[Publ. No. 04-102]* Retrieved September 20, 2004 from www.familiesusa.org

_____ (2004d, June). *One in three: Non-Elderly Americans without health insurance, 2002–2003.* Retrieved September 21, 2004 from http://www.familiesusa.org/site/DocServer/82million_uninsured_report.pdf?docID=3641

Furlong, E. A. (2004). Agenda setting. In J. A. Milstead (Ed.), *Health policy and politics: A nurses' guide* (pp. 37–66). Gaithersburg, MD: Aspen.

Hanson, K., Neuman,T., & Voris, M. (2003, September). *Understanding the health-care needs and experiences of people with disabilities: Findings from a 2003 survey.* Kaiser Family Foundation (Publ. #6106) Retrieved September 21, 2004 from www.kff.org

HCFA (2000a). *Balanced Budget Act of 1997.* Washington, DC: Author. Available on-line at: www.hcfa.gov/init/bba/bbaintro.htm

——. (2000b, July). *The state children's health insurance program: Preliminary highlights of implementation and expansion.* Washington, DC: Author. Available on-line at: www.hcfa.gov/init/children.htm

Heinrich, J. (1998). Organization and delivery of health care in the United States: The health care system that isn't. In D. J. Mason & J. K. Leavitt (Eds.), *Policy and politics in nursing and health care,* (pp. 59–79). Philadelphia: WB Saunders.

Himmelstein, D. U., & Woolhandler, S. (2004). Taking care of business: HMOs that spend more on administration deliver lower-quality care. In C. Harrington & C. L. Estes (Eds.), *Health PolicyCrisis and Reform in the U.S. Health Care Delivery System* (4th ed.), (pp. 336–338). Boston: Jones & Bartlett.

IOM-Institutes of Medicine (2002). *Care without coverage: Too little, too late.* Washington, DC: National Academy Press.

Jennings, C. P. (2004a) Medicare prescription drug, improvement, modernization act of 2003. *Policy, Politics & Nursing Practice, 5* (1), 57–58.

_____ (2004b). Policy highlight: Medicare's chronic care projects. *Policy, Politics & Nursing Practice, 5* (3), 205–206.

Jones, L. (2000). Rethinking health care to handle an impending chronic care crisis. *Advances—Robert Wood Johnson Foundation Newsletter, 2,* 10,12.

Kaiser Family Foundation. (2004a). *Employer health benefits 2004 summary of findings.* Retrieved September 10, 2004. from www.kff.org/insurance/7148/

_____ (2004b). *Trends and Indicators in the Changing Health Care Marketplace, 2004 Update.* Retrieved September 13, 2004 from www.kff.org/insurance/7031/index.cfm

_____ (2004c). Medicare at a glance. In C. Harrington & C. L. Estes (Eds.), *Health Policy Crisis and Reform in the U.S. Health Care Delivery System* (4th Ed.), (pp. 293–307). Boston: Jones & Bartlett.

Kannarr, S. W. (2002, October). *A quick look at the Olmstead decision fro Kansas Policy makers.* Retrieved September 27, 2004 from http://www.khi.org/transfers/IssueBrief14.pdf

Kavanagh, K. H., & Knowlden, V. (2004). *Many voices: Toward caring culture in healthcare and healing.* Madison, WI: University of Wisconsin Press.

Knickman, J. R., & Snell, R. K. (2004). The 2030 problem: caring for aging baby boomers. In C. Harrington & C. L. Estes (Eds.), *Health Policy Crisis and Reform in the U.S. Health Care Delivery System* (4th ed.), (pp. 114–122). Boston: Jones & Bartlett.

Kohn, L. T., Corrigan, J. M., & Donaldson, M. S. (2000). *To err is human: Building a safer health system.* Washington, DC: National Academy Press.

Kovner, C.T., Mezey, M., & Harrington, C. (2004). Whocare for older adults? Workforce implications of an aging society. In C. Harrington & C. L. Estes (Eds.), *Health Policy Crisis and Reform in the U.S. Health Care Delivery System* (4th ed.), (pp. 216–221). Boston: Jones & Bartlett.

Kronebusch, K. (2004). Medicaid for children: Federal mandates, welfare reform, and policy backsliding.

In C. Harrington & C. L. Estes (Eds.), *Health Policy Crisis and Reform in the U.S. Health Care Delivery System* (4th ed.), (pp.287–292). Boston: Jones & Bartlett.

Leavitt, J. K., Cohen, S. S. & Mason, D. J. (2002). Political analysis and strategies. In D. J. Mason, J. K. Leavitt, & M. W. Chaffee (Eds.), *Policy and Politics in Nursing and Health Care* (4th ed.), (pp. 71–86). St. Louis, MO: Saunders.

Loquist, R. S. (2004). Government regulation: Parallel and powerful. In J. A. Milstead (Ed.), *Health policy and politics: A nurses' guide* (pp. 89–128). Gaithersburg, MD: Aspen.

Mason, D. J, Leavitt, J. K., & Chaffee, M. W. (2002). *Policy and politics in nursing and health care* (4th ed.). St. Louis, MO: Saunders.

McClellan, M. (2004, September 20). *Questions from Senate Finance Committee to CMS Administrator Transcript.* Retrieved September 20, 2004 from http://www.kaisernetwork.org/health_cast/uploaded_files/092004_cq_transcript.pdf

Medicare cards: No match for online prices. (2004, September). *Consumer Reports*, p. 8.

Milio, N. (1989). Developing nursing leadership in health policy. *Journal of Professional Nursing, 5,* 315–321.

Milstead, J. A. (2004). *Health policy and politics: A nurse's guide* (2nd ed.). Gaithersburg, MD: Aspen.

Navarro, V. (2004). Why congress did not enact health care reform. In C. Harrington & C. L. Estes (Eds.), *Health Policy Crisis and Reform in the U.S. Health Care Delivery System* (4th ed.), (pp. 36–40). Sudbury, MA: Jones & Bartlett.

NCHS–National Center for Health Statistics. (1999). *Health, United States, 1999: With health and aging chartbook.* (PHS 99-1232). Hyattsville, MD: U.S. Department of Health and Human Services.

NCQA–National committee for Quality Assurance. (2003). *The state of health care quality: 2003.* Retrieved September 21 from www.ncqa.org

_____ (2004). *The state of health care quality: 2004.* Retrieved September 23 from www.ncqa.org

NCQA News. (2004, Sepember 23). *NCQA report finds major gains in health care quality, but only for 1/4th of the system.* Retrieved September 24 from www.ncqa.org

New Freedom Initiative. (2004). Centers for Medicare and Medicaid Services. Retrieved Sepember 21, 2004 from http://www.cms.hhs.gov/newfreedom/

Pulcini, J. A., Neary, S. R. & Mahoney, D. F. (2002). Health Care Financing. In D. J. Mason, J. K. Leavitt, & M. W. Chaffee (Eds.), *Policy and Politics in Nursing and Health Care* (4th ed.), (pp. 241–265). St. Louis, MO: Saunders.

Rothschild, S. (2000, August 28). Loss of child health insurance funds has silver lining. *Wichita Eagle,* #9A Wichita, KS.

Rowland, D., & Tallon, J. R. (2004). Medicaid: Lessons from a decade. In C. Harrington & C. L. Estes (Eds.), *Health policy crisis and reform in the U.S. health care delivery system* (4th ed.), (pp. 282–286). Sudbury, MA: Jones & Bartlett.

Schneider, A. (1997). *Overview of Medicaid provisions in the Balanced Budget Act of 1997. P.L. 105-33.* Washington, DC: Center on Budget and Policy Priorities. Available on-line at: www.cbpp.org/908mcaid.htm

Smith-Campbell, B. (1999). A case study on expanding the concept of caring from individuals to communities. *Public Health Nursing, 16,* 405–411.

SSA-Social Security Administration (n.d.) *Social Security Online.* Retrieved September 21, 2004 from http://www.ssa.gov/

Thompson, J. W., Pinidiya, S. D., Ryan, K. W., McKinley, E. D., et al. (2004). Health plan quality data: The importance of pubic reporting. In C. Harrington & C. L. Estes (Eds.), *Health policy crisis and reform in the U.S. health care delivery system* (4th ed.), (pp. 233–235). Boston: Jones & Bartlett.

Tu, H.T. (2004, September). *Rising health costs, medical debt and chronic conditions.* Center for Studying Health System Change Retrieved September 23, 2004 from http://www.hschange.org/CONTENT/706/706.pdf

UCP. (2000). UCPNet: Understanding disabilities, creating opportunities: Advocacy and public policy. Available on-line at: www.ucp.org.

USDOJ—United States Department of Justice. (2000). *A guide to disability rights laws.* Available on-line at: www.usdoj.gov/crt/ada/adahom.htm.

Vance, C. (1985). Politics: A humanistic process. In D. J. Mason, S. W. Talbott, & J. K. Leavitt (eds.), *Policy and politics for nurses,* (pp. 104–118). Philadelphia: WB Saunders.

Vladeck, B. C., & King, K. M. (1997). Medicare at 30: Preparing for the future. In C. Harrington & C. L. Estes (Eds.), *Health policy and nursing,* (pp. 319–326). Boston: Jones and Bartlett.

Wakefield, M. K. (2001). Medicare at the crossroads. *Policy, Politics & Nursing Practice, 2* (2), 98–102.

Wakefield, M. K. (2004). Government response: Legislation. In J. A. Milstead (Ed.), *Health policy and politics: A nurses' guide ,* (pp. 67–88). Gaithersburg, MD: Aspen.

Watson, J. (1988). *Nursing: Human science and human care a theory of nursing.* New York: National League of Nursing.

WHO-World Health Organization. (2004). World Health Organization: Department of chronic diseases and health promotion. September 13, 2004 retrieved from http://www.who.int/noncommunicable_diseases/about/chp/en/

網路資料

AAPD—American Association of People with Disabilities: www.aapd.com

AAHSA—American Association of Homes and Services for the Aging: www.aahsa.org

American Nurse's Association: www.nursingworld.org

Centers for Medicare and Medicaid Services (CMS) http://www.cms.hhs.gov/

Citizens for Long Term Care: www.citizensforltc.org

Congress.org: communication tips: http://www.congress.org/congressorg/issues/basics/?style=comm

Consortium for Citizens with Disabilities: www.c-c-d.org

DVV—Department of Veterans Affairs: www.va.gov

Families USA http://www.familiesusa.org/

Federal Legislative link site: http://thomas.loc.gov/

National Alliance for Caregiving: http://www.caregiving.org/

National Chronic Care Consortium: www.nccconline.org/

National Respite Coalition: http://www.archrespite.org/NRC.htm

National Committee for Quality Assurance (NCQA): http://www.ncqa.org

Preventing Chronic Disease Journal, CDC- http://www.cdc.gov/pcd/

Public Knowledge: http://www.publicknowledge.org/content/policy-papers/grassroots-lobbying-howto

Social Security Administration—Disability benefits: www.ssa.gov

UCPnet, Understanding Disabilities, Creating Opportunities: www.ucp.org

WHO—World Health Organization. www.who.org

第二十七章　金融衝擊

前言

在美國，健保成本不斷增加是一個越來越嚴重的危機。這些增加的成本與幾個因素有關，包括個人收入增加、新科技的發展，以及防禦性醫療成本的增加等。然而，導致成本增加最主要的因素是美國人口統計上的改變。戰後嬰兒潮世代將在 2011 年達到退休年齡，而高過 65 歲的人口百分比將會增加，這兩者會對健保服務的供應以及相關的成本造成明顯影響。

隨著美國人口年齡老化以及急症照護科技不斷革新，慢性疾病發生的範圍及普遍性將持續上升。目前，慢性疾病占了美國所有死亡病例的 80%，並且占所有疾病的 90%（Bringewatt, 1998）。將近 1 億名美國人患有一種以上的慢性疾病，因此，患有癌症、糖尿病、呼吸道疾病、阿茲海默症、關節炎以及其他慢性疾病的人，是健保系統中成本最高、成長速度最快，並且最複雜的客戶群（Bringewatt, 1998）。

根據美國慢性疾病照護協會（National Chronic Care Consotion）指出（Bringewatt, 1998），只有在消費者、付費者以及提供者，將焦點放在患有慢性疾病個體的問題上時，才能達到降低照護成本、提升照護品質。為了達成這個任務，健康照護提供者必須跨過聯合服務的層面，使服務轉型為金融、行政，以及照護的傳遞（Bringewatt, 1998）。

慢性疾病患者所接受的服務是由多種公共及私人來源所資助。每一項資助來源都有不同的行政計畫方法。享有醫療保險（Medicare）及醫療補助（Medicaid）福利的消費者，都將管理式醫療公司視為降低成本及保障顧客滿意度的主要工具。然而，在大多數案例中，管理式照護公司的功能是扮演第三方付費者，他們透過一連串以成本或折扣為基礎的分包契約來管理成本及品質。上述的分包契約與醫療費用保險（fee-for-service）相似。慢性疾病及殘障的問題，需要所有管理式醫療公司

及健康系統執行者，將金融焦點轉移到擁有最高成本效益的特定慢性疾病照護組合（Bringewatt, 1998）。

　　目前，在政府補助的計畫中，行政、金融及監督所產生的照護方法都是片段性、以體制為基礎、反應性，並以治療為導向的。對於殘障程度不同的病患所享有的醫療保險、醫療補助及許多其他支出，通常都會提供第三方付費者以及照護提供者維持老舊的運作方式。而規則及法規則提供了抑制因素，使他們需要採用合作及預防殘障的方法。

健保成本評估

　　有一些經濟及金融方法可以用來評估健保的支出。這些方法包括總支出、百分比以及每人的成本。這些支出逐漸上升的趨勢，對政治家及決策者來說非常重要，他們要據此來判斷健保目前的危機，以及發展出的解決方法。

總成本

　　美國國家健保支出（National Health Care Expenditure）在 2003 年時為 1 兆 7 千億美元。在 1970 年，國家健保支出占生產總額的 7.0%，而在 2003 年則占了 15.3%（Smith, Cowan, Sensening & Catlin, 2005）。然而，我們必須正確的認知到，美國人口數從 1970 年的 2 億 1,020 萬人增加至 2002 年的 2 億 8,550 萬人（健保及健康協助服務中心，2003）。

國內生產總額

　　國內生產總額（以下簡稱 GDP）是測量美國貨物及服務總生產量和總消費量的方法，包括美國在內的大多數工業化國家都是使用 GDP 作為主要的經濟指標，而非使用國民生產總額（GNP）。GDP 測量的是在一國界內所生產的所有商品及服務總額，而不考慮生產者位於哪個國家。比起 1993 年的 13.7%，在 2003 年投入健保的 GDP 共 15.3%（Smith 等人，2005）。圖27-1指出，從 1960 年到 2010 年健保開支的增加（預測值）。

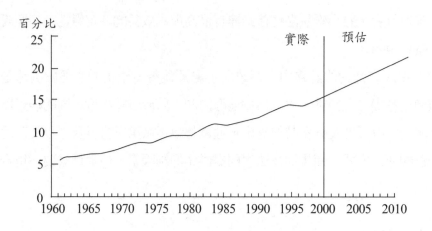

圖27-1　國家健康開支占國民生產總額比例，1996-2010。

＊資料來源：健保財政部（2002），國家健康統計所資料。

每人成本

　　每人開支可以反映平均每人的健保成本。這個測量方法是根據社會經濟及地理的差異作群體之間的比較。人均數據根據的是平均值，因此可能會有誤導的風險。在 2003 年，美國人平均健保成本是 5,670 美元，相較之下，在 1998 年是 4,094 美元（Smith 等人，2005）。

健保成本增加產生的議題

　　1990 年代末期及 2000 年代初期，健保的開支以空前緩慢的速率成長，公共開支成長趨緩的重要因素為醫療保險。醫療保險福利制度在 1997 年的預算平衡法案（Balanced Budget Act, BBA）將健保開支從 1997 年的 6% 降至 1998 年的 2.5%（Levit 等人，2000）。私人健康保險補貼在 1998 年也急起直追，預估成長會持續到 2010 年。為了提升運作效率，醫院業者也持續進行地區及國家聯盟的合併。執業醫生人數也持續上升，以提升在管理式醫療計畫中的協商權利。預估當國會為了降低醫療保險開支的成長而努力解決預算問題時，這項行動會持續進行。

　　為了更正確的了解美國健保成本的危機，並正確地描述是何種模式造成此危機，本章將探討健保的付費方式、費用的流向，以及費用的總額。

健保費用

　　健保的費用來源主要有三種：公共來源、私人保險以及消費者直接或自付費用。在 2003 年，私人開支占國家健康總開支的 55%，政府開支（公共來源）則占 45%。私人開支所占的比例則持續增加中（Smith 等人，2005）（如表27-1）。

表27-1　1990、1994、1998 及 2003 年國家健康支出資金來源

以 10 億美元為單位				
年	1990	1994	1998	2003
總額	697.5	937.1	1,149.1	1,678.9
所有私人資金	413.1	517.2	626.4	913.2
消費				
總額	380.8	478.7	574.4	763.7
自負費用	148.4	176.0	199.5	230.5
私人健康保險	232.4	302.7	337.0	300.6
其他	32.3	38.6	37.9	82.1
政府				
總額	284.3	419.9	522.7	765.7
聯邦	195.8	301.9	376.9	341.7
州及地方	88.5	118.0	145.8	224

* 資料來源：Smith C., Cowan, C., Sensening, A., Catlin, A.,（2005）。2003 年健康支出成長趨緩。健康事務部 24(1)，185-194。2005 年所有權爲 Project Hope 所有。課本版面資料複製須透過看作交易中心，經由 Project Hope 同意。

　　從 1970 年到 2001 年，私人資金在健康開支上所占比例的改變，是由於自付費用從 39.7% 降到 16.6%（CMS, 2003）。當 90 年代末期，自付費用維持穩定時，私人健康保險所占比例從 1990 年起第一次上升，占私人比例增加中的一大部分。圖27-2描述了健保開支的不同來源所占之百分比。

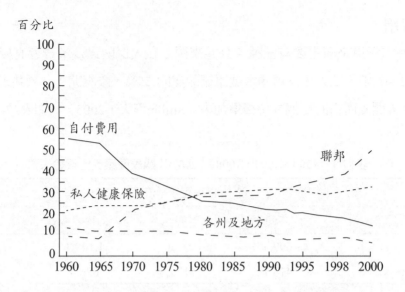

圖27-2 以費用來源區分個人健保支出的分布狀況

＊資料來源：CMS，國家健康統計組精算處。

公共來源

從 1960 年代中期開始實施醫療保險以來，聯邦政府就成了健保唯一最高付費者。

醫療補助（Medicaid）：2002 年，醫療補助總開支爲 2,580 億美元，比起 2001 年增加了 11.7%。過去四年來，開支的緩慢成長率，使醫療補助在總體健康開支中所占的比率維持穩定，大約占了 14.8%（CMS, 2003）。

2000 年到 2002 年之間，有資格享有醫療補助的兒童及成人數量增加了 506 萬人。增加的原因是來自於醫療補助增加的計畫，以及疲弱的經濟環境。醫療補助人數的增加使四十五個州頒布控制開支的方法，例如：凍結或降低比例，刪減福利及保險，以控制處方藥物的開支（Levit 等人，2004）。

醫療保險（Medicare）：醫療保險爲美國第二大津貼計畫（第一爲社會保險），提供殘障人士及 65 歲以上老人的健康保險範圍。在 2001 年，聯邦政府花了 2,410 億美元資助 7,800 萬人的健保（Hoffman 等人，2002）。醫療保險分爲 A 和 B 兩部分。醫療保險 A 部分，協助支付住院病人的醫院照護、技術性護理設備照護、居家健康照護及臨終照護等費用。醫療保險 B 部分提供多種服務，例如：支付最合理、最必要之服務認可費用中 80% 的醫師費用、每週 35 小時的技術性護理服務，以及居家健康協助服務的 100% 費用、每年的流感及肺炎疫苗、40 歲以上

婦女每年乳房 X 光檢查、高危險群婦女每年的子宮頸抹片檢查、所有 50 歲以上的民眾，每年的骨質密度檢查及直腸癌篩檢、糖尿病自我管理（為病患提供訓練、血糖控制、試劑條）、50 歲以上男性的前列腺癌篩檢。最後，醫療保險 B 計畫支付 80% 的耐久性醫療器材、50% 的醫院門診服務、80% 的物理治療、100% 的實驗測試及 X 光檢驗、80% 的救護車服務，以及輸血三個月之後，後續輸血的 80%。

健保的最大公共支付來源——醫療保險，在 2003 年花了 2,468 億美元，以提供 4,100 萬名老人及殘障人士福利的健保，占了國家健保總開支的 19%（CMS, 2003）。醫療保險最近的成長高峰出現於 2001 年，當時開支成長了 9.5%，2002 年的成長則降至 8.4%（Levit 等人，2004）。

若第一批戰後嬰兒潮人口在 2011 年達到醫療保險的補助資格，預計醫療保險系統將於 2026 年耗盡資金。關於如何建立醫療保險計畫（包括處方藥），以及私有部門在提供照護上所扮演的角色等，都是具爭議性的議題。

差額醫療保險（Medigap）：差額醫療保險政策補足了醫療保險涵蓋範圍上的缺口，例如：支付醫生服務共同保險費用中的 20%。差額醫療保險計畫共有 A 計畫到 J 計畫等十種類型。每種計畫類型的差異在於所提供的服務數量及費用。然而，沒有一項計畫包括慢性病患者個人可能需要的福利，包括長期居家全程照護或使用護理器材的全程照護、視力或牙齒照護、助聽器、私人看護或無限制處方藥物。

私人健康保險（Private Health Insurance）：2002 年，私人健康保險支付了健保總開銷的三分之一（5,496 億美元）。相較於 2001 年的 10.3%，津貼在 2002 年增加為 10.9%。1994 年到 1997 年，津貼成長速率慢於福利成長率，因此，2001 年到 2002 年這段期間相較之下呈現了逆轉情勢。

加入雇主擔保計畫的勞工，也持續地從保險轉移到管理式照護計畫。消費者不僅面臨處方藥個人負擔費用的增加，也面臨更高的共同負擔費用（co-payment）及自付額（deductibles）。超過半數加入保險的勞工，在 2002 年加入了三層式計畫，相較之下，2000 年加入的勞工為 29%。加入保險的勞工現在所付的自付開支比過去要高。自付開支的形式有藥物個人負擔費用，這對個人來說比負擔保險費還昂貴（Levit 等人，2004）。

美國從 1970 年代早期就有長期照護保險。在大多數的政策中，當個人無法

進行日常生活中至少兩種活動時，例如：洗澡、穿衣、進食或如廁等，福利便開始生效。然而，這些保險項目所費不貲。保險費一年需要 900 美元，甚至超過 8,000 美元，這都取決於保險人的年齡及選擇的福利（Levit 等人，2000）。此外，大約有四分之一的投保人因為已有健康的問題而資格不符，例如：患有多發性硬化症（multiple sclerosis）、阿茲海默症（Alzheimer's disease）、帕金森氏症（Parkinson's disease）、其他慢性疾病，或長期患有身心失調症等。然而，如果客戶在投保後被診斷出患有上述疾病，大部分的長期照護保險都會保障這些項目。

老年健康聯合協會（United Seniors Health Cooperative）提醒即將投保的民眾，若支付保費會造成經濟困難，那就必須仔細考慮替代方案。根據建議，保險費不能占個人每年所得的 7% 以上（Levit 等人，2000）。

自負費用（Out-of-Pocket Expenses）：自付費用指的是每個人付給醫院、護理之家的自付費用或共同負擔費用，項目包括牙科保健、醫療照護、其他專業服務、視力照護、藥物及其他非醫療的耐用器材。對老年人及使用多種藥物的慢性病患者來說，這些費用可能會過高。

1990 年加入私人或公共管理式醫療的人數增加，造成在當時環境中，有投保的人可以較低的自付費用獲得較多的藥物項目，因此提高了需求。當越來越多的新藥上市時，需求就會更高，部分原因是因為食品藥物管理局（Food and Drug Administration, FDA）核准每一種新藥平均所需的時間減少了（從 1993 年的二年降至 1997 年的十一點七個月）（Grippen, 2000）。

大部分的人將自付費用花在不用處方箋的藥物及保險費上（保費、自付費用及共同保險）。在美國家庭中，若一家之主不是老年人，則自付費用占所得的比例一直都維持穩定（大約 4.6%）。以老年人為一家之主的美國家庭中，這些費用占所得的比例則相當高（11%）（CBO, 2000）。

健保開支

健保開支的成長在 2003 年降至 7.7%，比起 2002 年 9.3% 的成長率還要低（Smith, Cowan, Sensenig & Catlin, 2005）。然而，健保開支占 GDP 的比例首次超過 15%，尤其是比 2002 年的資料高了 0.4%，共占 15.3%（Smith 等人，2005）。

雖然總體的數據顯示出，過去幾年來成長的速率是空前緩慢且穩定的，但若

更詳細檢驗這些數據，我們就會發現，國家健保系統正在發生一些重要改變。從 1995 年到 2001 年間，實質（隨通貨膨脹調整的）健康開支的成長低於 4.5%；在 2002 年增加至 4.9%。健保的公共開支超過半數是來自私人來源。私人健康保險占健保成本的 41%，消費者的直接付費占 9%（Levit 等人，2004）。

　　在 2002 年，醫療補助的開支相當於醫療保險，公共開支下降的最重要因素是醫療保險。1997 年的預算平衡法案所帶來的影響，加上在打擊健保詐欺及藥物濫用上不斷進步，都有助於降低醫療保險的開支。因為醫療保險及醫院保險（hospital insurance, HI）信託基金預期將耗盡，以及 1992 年到 2002 年間醫療保險開支成長超過私人保險開支的成長，因此，國會通過預算平衡法案中的醫療保險條款作為應對措施。在預算平衡法案中，於 1998 年財政年度有效用的條款，加上接下來五年中即將實施的附加條款，降低了 2002 年醫療保險及公共開支的成長（Levit 等人，2004）。

　　健保系統中其他的改變，對提供者會產生影響。醫院在開支中所占的百分比，從 2000 年的 3.7% 增加至 2001 年的 7.5%，並在 2002 年達到 9.5%。2002 年，醫院開支占健保支出的 32%。大眾所關切的是經濟成長緩慢已經威脅到保險公司提供的健保福利是否慷慨，以及醫療機構抵銷損失的能力（Levit 等人，2004）。

健保資金流向

　　在 2003 年，國家健康開支高達 1.7 兆美元，從 2002 年以來增加了 7.7%（Smith 等人，2005），這說明了在接下來的六年中，開支成長增加超過 6%。以每人來計算，健保開支增加了 5,670 美元。在 2003 年的國家健康開支中，醫院收占 31%、醫生 22%、藥物 11%、護理之家 7%、居家照護 3%，其他專業服務則占 26%（Smith 等人，2005）（詳見表27-2及表27-3）。

醫院

　　在 2003 年，醫院開支共 5,159 億美元。開支的成長反映了服務的需求、費用的提高，以及醫院對私人投保者要求更高的費用補償（Smith 等人，2005）。

　　醫院通貨膨脹的最大原因與薪資有關。付給員工的酬勞占營運成本的 62%。護士短缺以及醫院誤診保險所造成的成本增加，都是成本增加的原因。近期因為

住院人數增加而造成的住院天數增加，也是另一項重要的醫院成本（Levit 等人，2004）。

表27-2　2003 年健康服務及供給的開支，以服務種類及資金來源區分

開支種類	總額	私人資金			公共資金			
		總額[a]	自付費用	私人健康保險	總額	醫療保險	聯邦及各州醫療補助[b]	其他公共範疇
健康服務及供給（以 10 億美元計）	$1,614.2	$892.6	$230.5	$600.6	$721.0	$283.1	$268.6	$169.9
專業健康照護	1,440.8	809.2	230.5	518.7	631.5	274.9	250.0	106.6
醫院照護	515.9	215.1	16.3	177.4	300.8	156.4	87.5	56.8
事業服務	542.0	336.0	83.8	238.9	186.7	80.7	67.6	37.7
醫師及診所服務	369.7	246.8	37.6	182.6	123.0	73.8	26.4	22.8
其他專業服務	48.5	34.5	13.3	18.8	13.6	6.9	2.6	4.2
牙科服務	74.3	69.4	32.9	36.5	4.9	8.1	4.2	0.6
其他個人健康照護	49.5	4.9	—[c]	—[c]	44.6	—[c]	34.4	10.2
護理之家與居家健康	150.8	58.6	37.5	15.7	92.2	26.6	61.0	4.6
居家健康照護[d]	40.0	15.1	6.6	7.3	24.9	12.9	9.9	2.1
護理之家照護[d]	110.8	45.5	30.9	6.5	67.3	13.7	21.0	2.5
醫療用品零售								
產品	232.1	179.6	92.9	86.7	52.5	11.2	33.9	7.4
處方藥物	179.2	136.0	53.2	82.9	43.2	2.8	33.9	6.4
耐久性醫療器材	20.4	12.8	9.0	3.8	7.6	6.6	0.0	1.0
其他耐久性醫療產品	32.5	30.7	30.7	—[c]	1.7	1.7	—[c]	—[c]
私人健康保險的計畫管理及淨成本	119.7	83.3	—[c]	81.9	36.4	8.2	18.6	9.6
政府公共健康活動	53.8	—[c]	—[c]	—[c]	53.8	—[c]	—[c]	53.8

＊註：因四捨五入，數學與總數可能不一樣

a：包括其他私人資金

b：包括醫療補助及國家兒童健康保險計畫擴增（SCHIP）〈第十九項〉

c：不實施的

d：僅指獨立式設施。其他此類服務由醫院設施提供，並計入醫院照護。

＊資料來源：Smith, C., Cowan C., Sensening. A., & Catlin, A., (2005)。2003 年健康開支成長趨緩。健康事務部，24(1)，185-94。

表27-3　1970 年至 2003 年國家健康開支（NHE）總數，每人金額及占國民生產總額（GDP）比例

開支種類	1970	1980	1993	1997	1999	2001	2002	2003
國家健康開支（以 10 億元爲單位）	$73.1	$245.8	$838.1	$1,093.1	$1,222.2	$1,426.4	$1,559.0	$1,678.9
健康服務及供給	67.3	233.5	865.3	1,055.8	1,1802	1,373.8	1,499.8	1,614.2
專業健康照護	63.2	214.6	775.8	959.2	1,065.6	1,235.5	1,342.9	1,440.6
醫院照護	27.6	101.5	320.0	367.6	393.4	446.4	484.2	515.9
專業服務	20.7	67.3	280.7	352.2	397.7	464.4	503.0	542.0
醫師及診所服務	14.0	47.1	201.2	241.0	270.9	315.1	340.8	369.7
其他專業服務	0.7	3.6	24.5	33.4	36.7	42.6	46.1	48.5
牙科服務	4.7	13.5	38.9	50.2	56.4	45.6	70.9	74.3
其他個人健康照護	1.3	3.3	16.1	27.7	33.7	41.1	45.3	49.5
護理之家及家庭健康	4.4	20.1	37.6	119.6	122.9	134.9	143.1	150.8
家庭健康照護[a]	0.2	2.4	21.9	34.5	32.3	33.7	36.5	40.0
護理之家照護[a]	4.2	17.7	65.7	85.1	90.7	101.2	106.6	110.8
醫療產品零售	10.5	25.7	87.5	119.8	151.6	189.7	212.6	232.1
處方藥物	5.5	12.0	51.3	75.7	104.4	140.8	161.8	179.2
耐久性醫療器材	1.6	3.9	12.6	16.2	17.2	18.4	19.6	20.4
其他非耐久性醫療產品	3.3	9.8	23.4	27.9	30.0	30.5	31.1	32.5
私人健康保險計畫管理及淨成本	2.8	12.1	53.3	61.3	73.3	90.9	105.7	119.7
政府公共健康活動	1.4	6.7	27.2	36.3	41.2	47.4	51.2	53.8
投資	5.7	12.3	31.8	37.2	42.0	52.6	59.2	64.6
研究[b]	2.0	5.5	15.6	18.7	23.7	32.9	36.5	40.2
建設	3.8	6.8	16.2	78.5	18.3	19.7	22.7	24.5
人口（百萬）	210.2	230.4	264.8	277.6	284.1	29.03	293.2	296.1

（續）

每人國家健康開支	$348	$1,067	$3,354	$3,938	$4,302	$4,914	$5,317	$5,670
國民生產總值（以 10 億美元計）	$1,039	$2,790	$6,637	$8,304	$9,268	$10,128	$10,487	$22,004
國家健康開支占國民生產總額比例	7.0%	8.5%	13.9%	13.2%	13.2%	14.1%	14.9%	15.3%
國民生產總值價格占緊縮內在因素	27.5	54.0	88.4	95.4	97.9	102.4	104.1	106.0
實質國民生產總額（以10 億美元計）	$3,772	$5,162	$7,533	$8,704	$9,470	$9,891	$10,075	$10,381
實質國家健康開支[c]，以10 億美元計	$265.3	$454.7	$1,004.8	$1,145.6	$1,248.8	$1,393.0	$1,497.7	$1,583.9
專業健康照護緊縮[d]	16.0	34.4	81.6	92.2	96.3	103.9	107.9	111.8

a：僅包括獨立式設施。額外的此類服務由醫院設施提供，並計入醫院照護。

b：藥品公司、其他製造商的研究、其他發展開支以及醫療設備提供者及供應都不計入「研究開支」內，但包含於產品失敗的開支層級內。

c：通貨緊縮。根據國民生產均值物價指數（2000=100.0）。

d：個人健康照護（PHC）平均數值指數來自醫院照護的生產者價格指標、護理之家照護的護理之家生產因素價格指數，以及其餘各項個人健康照護要素持有的消費價格根據。

＊資料來源：Smith, C., Cowan C., Sensening. A., & Catlin, A.,（2005 年）。健康開支成長於 2003 年趨緩，健康事務部，24(1)，185-94。

醫生

醫生服務在 2003 年占了 3,697 億美元，也是健保總開支的 22%（Smith 等人，2005 年）。公共基金支付了醫生服務的 60%，而消費者的自付費用則支付 20%（Levit 等人，2004）。

1990 年代早期至中期，大量由雇主資助的私人健康快速地轉移至管理式照護，對醫生服務的許多方面造成很大的影響。這很明顯地可以穩定私人健康保險所涵蓋的醫生開支部分。管理式照護的趨勢，結合醫療保險中醫生費用及看診數量的漸進式標準，有助於抑制醫生服務開支的成長（Levit 等人，2000）。

「接受診療案件」的醫生被稱作「參與提供者」，這表示他們永遠得接受由醫

療保險核准的費用為全額費用，也就是醫生提供醫療服務所收取的費用不得高於醫療保險所核准的費用。醫療保險支付醫生 80% 的核准費用，病患支付 20%。醫生所治療的醫療保險病患若有資格加入醫療補助（雙重資格），那麼醫生則需要接受醫療保險的案件。不接受案件的醫生不能收取高於 15% 的醫療保險核准費用。這表示病患只須支付低於 15% 的費用以及任何自負額及共同保險。

護理之家

在 2003 年，支付獨立護理之家所提供的照護總金額達 1,108 億美元。付給護理之家照護的開支，其成長自 1990 年起便呈穩定下滑。下滑大部分的原因是來自醫療費用的緩慢成長、擴大使用替代性治療場合，例如：居家健康照護、生活輔助設施，以及以社區為基礎的日間托兒所（Levit 等人，2004）。

在 2002 年，公共來源是提供護理之家照護 60% 的資金，比 1990 年的 51% 多。醫療補助在護理之家開支中支出的比例維持相當地穩定，從 1990 年的 45.5% 些微增加到 2002 年的 49%。同時，各州試圖將病患轉移至以社區為基礎的住所，例如：退休社區以及生活輔助。其目標是盡可能維持病患的獨立性（Levit 等人，2004）。

護理之家的照護費用每年平均將近 5 萬美元（Crippen, 2000）。醫療保險只給付出院後短期技術性護理之家照護，很少人有投保長期照護保險。幾乎三分之一的人負擔所有自付費用，將近 70% 的人接受醫療補助的協助。許多護理之家的住戶承認，他們能夠負擔照護的全額，但是他們耗盡自己的積蓄以及其他用來負擔照護費用資產，因此，最後有資格申請醫療補助。醫療補助給付個人的護理之家照護全額，以及其他基本需求，例如：化妝用品以及非處方藥物。醫療補助給付處方藥物，以及某些醫療保險不給付的服務。

居家照護

居家健康開支在 2003 年為 400 億美元。在 1990 年代，居家健康開支歷經了巨大漲幅（Smith 等人，2005）。1990 年到 1998 年漲了 28.2%。預算平衡法案授權嚴苛的法規，以規範居家健康費用和使用控制，包括服務限制以及重新定義視診項目的標準。預算平衡法案亦造成產業中的某些聯合、合併、倒閉，以及 1998 年家庭健康開支的下滑（Levit 等人，1998）。在 2002 年的家庭照護費用中，個人自付費用只負擔 65 億美元，而醫療保險負擔了 114 億美元，家庭照護費用主要是由醫療保險和醫療補助支付（詳見第二十二章居家健康照護）。

慢性疾病和費用

對年過 65 歲的人來說，大部分慢性疾病發生率會隨著年齡增加而上升，其中會有一種或多種以上的症狀。65 歲以上的人所罹患的慢性疾病，主要是高血壓（51%）、關節炎（37%）、心臟病（29%）、眼疾（25%）（Partnership for Solutions, 2004）。慢性疾病患者的醫療費用占國家醫療費用 1 兆 4 千萬美元中的 75%（CDC, 2004）。

所有慢性疾病的金融涵義不在本章的討論範圍內，然而，本章將討論某些疾病，以說明罹患慢性疾病所帶來的金融衝擊。

認知失調

阿茲海默症是一種漸進式的腦部衰退疾病，也是癡呆症最普遍的形式。每年大約有 4 百萬名美國人會罹患阿茲海默症（阿茲海默症協會，2001）。在 1993 年所做的一項國家調查中指出，家中有人罹患阿茲海默症的美國人，大約有 1 千 9 百萬人；而認識阿茲海默症的則有 3 千 7 百萬人（阿茲海默症協會，2001）。除非發現治療方法或預防治療，否則到了 2050 年以前，會有 1 千 4 百萬名美國人罹患阿茲海默症（阿茲海默症協會，2001）。

罹患阿茲海默症的病患平均可活八年，也有人在開始產生症狀之後，還能活超過二十年以上。阿茲海默症每年至少花了美國 1 千億美元（阿茲海默症協會，2004）。無論醫療保險或私人健康保險都不給付這種長期照護，而這是大部分的病患所需要的。阿茲海默症每年花了美國企業超過 611 億美元，其中 246 億美元用來給付健保支出，365 億美元用來給付看護費用（阿茲海默症協會，2004）。

超過十分之七的阿茲海默症患者住在家中，幾乎 75% 的家庭照護是由家人及朋友提供的，其他的則是「付費」照護，平均每年費用為 12,500 美元，大部分都是由家庭自費給付。半數的護理之家之友是罹患阿茲海默症或相關的失調症。護理之家每人每年平均費用為 4 萬 2 千美元，但在美國的某些地區每年會超過 7 萬美元。阿茲海默症病人，每人一生平均花費在醫療上的費用，預估為 17 萬 4 千美元（阿茲海默症協會，2004）。

糖尿病

糖尿病在美國會對超過 1 千 7 百萬的民眾造成影響。自 1991 年起，糖尿病發生率上升了 61%（CDC, 2004）。糖尿病是失明、末期腎衰竭，以及下半身末肢截肢的主要原因引起的（Drass 等人，1998）。

糖尿病患者所使用的健保服務費用很高，而糖尿病大部分的費用來自住院醫療照護。1996 年，在 50 萬 3 千名出院病患中，被診斷患有糖尿病的病患排名第一，而在 380 萬名出院病人中，糖尿病占出院診斷的七分之一。在 120 萬例急診室病例中，糖尿病為前三名。1996 年，約 14% 的糖尿病患者因糖尿病相關的症狀被送往急診室，其中 45 歲以上的人機率最高（CDC, 2000）。

脊椎及大腦損傷

在美國，估計有 25 萬脊椎受損（SCI）的病人。據報導，平均每年有 1 萬 1 千名新的受傷患者，而這些中樞神經受傷案例中，有 40% 肇因於車禍。超過半數的脊椎神經傷患是在 16 到 30 歲間受傷，最常受傷的年齡為 19 歲。大部分的傷患都能倖存，壽命也幾乎和一般人一樣。受傷後，最初的住院（平均一百日）、適應器材，以及住宅修改的費用，平均為 14 萬美元。額外的花費，一生平均為 60 萬美元，甚至可能高達 135 萬美元，但這取決於患者受傷的嚴重程度（克里斯多福李維癱瘓基金會，2000）（詳見 http://www.paralysis.org/）。

美國每年有 2 百萬例的大腦受傷案例，也造成每年 7 萬 5 千到 10 萬人死亡。典型的大腦受傷患者是年輕男性，年齡為 16 到 24 歲，受傷原因為車禍。大腦嚴重受傷的倖存者，一生的照護費用為 410 萬到 900 萬美元（詳見 http://www.paralysis.org/）。這些病患基本上都會申請醫療補助，並且需要龐大的金融資源以負擔其一生的照護。

慢性阻塞性肺病

慢性支氣管炎（chronic bronchitis）及肺氣腫（emphysema），對美國的經濟造成很大的損失。根據國家心肺血液研究院（National Heart Lung and Blood Institute）的估計，在 1998 年，國家每年所需負擔的慢性阻塞性肺病費用為 260 億美元，包括 136 億美元的直接照護支出、64 億美元的間接疾病費用，以及 60 億美元的直接疾病費用（氣喘過敏基金會，2000）。

氣喘（asthma）每年造成 50 萬人住院。氣喘的直接醫療費用支出，在 1998 年共計 75 億美元；間接的經濟損失計 38 億美元。在直接的醫療照護費用中，住院、出院後門診和急診門診，約占了 57%（美國衛生人類服務部，2000）。肺氣腫每年占 180 萬例的急診門診，以及 1 千萬例的醫師門診（氣喘過敏基金會，2000）。

骨質疏鬆

根據國家骨質疏鬆基金會（National Osteoporosis Foundation）統計，骨質疏鬆每年造成大約 150 萬起新的骨折病例。而在 2001 年，相關的醫療費用約為 170 億美元（包括復健及額外治療器材）。因為骨質疏鬆大部分影響的是老年人，因此，國家骨質疏鬆基金會預估在 2040 年前，這些費用將會增加到 2 千億美元，因為屆時 65 歲以上的老人人數將會增加（國家骨質疏鬆基金會，2004）。

髖部骨折（hip fracture）是骨質疏鬆最嚴重的結果。與骨質疏鬆相關的髖部骨折所造成的醫療照護、額外治療器材，以及損失，每年預估為 128 到 178 億美元。復健及機構費用大約為 51 到 71 億美元，在骨質疏鬆相關髖部骨折的預估總經濟成本中，占了 40%（Barfield, 1996）。

心血管疾病

2005 年，心血管疾病及中風，在美國的預估花費是 3,935 億美元。在這些費用中，心臟病占開支的最大部分，計 2,548 億美元。這些基金的主要部分都用來支付醫院及護理之家，護理之家收到 393 億美元，醫生則收到 360 億美元（AHA，2004）。表27-4說明了心血管疾病的直接和間接估計花費。

表27-4　心血管疾病費用（以 10 億美元計）

	心臟病	冠狀動脈心臟病	中風	高血壓	充血性心臟衰竭	總心血管疾病
直接費用						
醫院	77.7	39.9	14.8	6.0	14.7	109.8
護理之家	19.1	10.0	13.2	3.9	3.6	39.3
醫生	18.5	10.4	2.9	10.4	1.9	36.0
藥物／其他耐久醫療器材	19.4	9.0	1.2	22.3	2.9	45.9

（續）

居家健康照護	4.8	1.4	2.9	1.6	2.2	10.9
總開支間接費用	139.5	70.7	35.0	44.2	25.3	241.9
間接費用						
生殖力損失／發病	21.4	9.4	6.3	7.5	NA	34.6
生殖力損失／死亡	93.9	62.0	25.5	8.0	2.6	116.8
總合	254.8	142.1	56.8	59.7	27.9	393.5

＊資料來源：美國心臟協會，2004 年。

　　心血管醫療手術從 1979 年到 1997 年，增加了 350%。在 1995 年，出院病患的心血管手術有 66 萬 9 千起。在這些手術中，男性病患有 37 萬 3 千名，女性病患有 29 萬 6 千名。心血管手術，包括心導管手術（cardiac catheterization）、冠狀動脈繞道手術（coronary artery bypass surgery）、心臟移植、經由皮膚冠狀動脈成形術（percutaneous transluminal coronary angioplasty, PTCA）。1995 年，冠狀動脈繞道手術的平均費用為 4 萬 4,820 美元。隔年，心臟移植手術平均費用為 25 萬 3,200 美元，加上每年後續費用為 2 萬 1,200 美元。在 1995 年，經由皮膚冠狀動脈成形術平均費用為 2 萬 370 美元（詳見 http://www.americanheart.org）。

兒童及慢性疾病

　　急症醫療技術拯救了許多嬰兒的性命，但也使他們留下終生的疾病，需要持續的健康照護。根據病況及嚴重程度，患有慢性疾病的兒童可能需要大範圍的健康服務及支持。聯邦法律認知到這一點，因此規定，只要醫生或其他健康照護提供者認為有必要，有申請醫療補助兒童就有資格透過個案處理使用復健服務、個人照護、心理諮商、恢復及長期的社會服務，以及許多其他服務。至今大約有 250 萬名患有慢性疾病的兒童加入醫療補助計畫（Newacheck & Hughes, 1994）。

　　未投保兒童（Uninsured Children）：在 1997 年未投保的兒童計有 1,100 萬人，雖然有醫療補助及標題十九法案（Title XXI）的改變，有資格申請醫療補助的兒童中，只有 55% 獲得某些健保給付項目。美國許多未投保兒童居住的地區不易獲得健保服務，他們也可能因為父母親無法負擔健保費用而得到較少的照護。根據美國人口普查局（U.S. Census Bureau）1999 年 3 月的資料顯示，大部

分未投保兒童爲西班牙人（占 30%），其次爲黑人（占 19.7%）及白人（14.4%）（Frankenfield 等人，1997）。

成本增加的衝擊

聯邦預算中，預期的長期財政短缺與三個現象有關：戰後嬰兒潮人口老化及最後達到退休年齡、預期壽命的延長，以及每人醫療開支的上升。社會福利（social security）的受託人預估，2000 年到 2030 年，美國老年人口數會增加一倍，20 到 64 歲的人口數也只會增加 16%（CBO, 2000a）。在這種人口統計趨勢下，爲老年人設計的聯邦計畫，對國家的收入及聯邦預算的消耗將會急遽增加。根據社會福利及醫療保險受託人，社會福利及醫療保險的開支占國內生產總額的比例，從 2000 年的 6.5% 增加至 2030 年的 11%。美國聯邦預算協會（CBO）利用同樣的預測，預期到了 2030 年，這些計畫將會占聯邦開支的半數以上；相較之下，1993 年占的百分比爲 39%（CBO, 2000a）。此外，爲了符合低收入老年人口長期照護的需求，醫療補助計畫將會面臨沉重的預算壓力。

今日的兒童將成爲未來的納稅人，他們也需要支付聯邦預算增加的部分，這些預算是作爲老年人照護之用的。然而，在未來主義者的預估中，薪資將會有明顯增加，因此今日的兒童很有可能會更加富有，有能力並且願意和前一世代分享其更高比例的所得（CBO, 2000a）。

健保成本增加的解決方法

當政府的義務以現金計算時，此義務的資金來源便是整體經濟。預估在 2030 年，政府將會需要利用當時可利用的經濟資源，來保障老年人以及其他聯邦的優先事項，例如：國防、協助州及地方教育機構、公共健康服務以及運輸計畫等。

國家爲了 21 世紀預期中的預算壓力做準備的一個方法即是更加節省。國家透過實施促進資本累積的政策，不僅能促進生產力，亦能透過降低未來的消費，達到財富的增加。然而，若要增加資金的供給，目前需要降低消費以換取更多國家儲蓄及投資。增加國家儲蓄的一個方法是指聯邦政府每年需要有預算盈餘，前提是，帶來盈餘的政策不是以私人儲蓄爲代價即可。這是鼓勵私人儲蓄的策略，也有助於支

付未來的消費。

　　經濟成長能爲社會福利津貼以及其他政府的承諾提供更多資金，而健全的經濟也會減緩額外資源轉移到退休人員的速度。龐大的成長使國家收入增加，若將收入用來降低債務，將會降低利息成本，並促進政府預算的總體前景。然而，儘管成長會帶來這些益處，它卻無法消除目前社會福利計畫的失衡。其原因爲，經濟成長一般而言會增加實質薪資，但在目前的福利方案下，雖然會有實質上的時間落差，但是薪資越高基本上會使社會福利津貼更高。因此，國家或許會比較富有，但仍會面臨預算資源的增加，以支付社會福利及戰後嬰兒潮到達退休年齡時的健保支出（CBA, 2002a）。

案例：貧困循環

　　56 歲的 B 先生是一名卡車駕駛，二年前因爲肺氣腫而辭掉工作。他目前殘障並依賴醫療保險過活。他是妻子唯一的經濟來源，小孩已經長大，住在其他州。他一天使用四次噴霧氣治療以及氧氣支氣管擴張劑（oxygen prn）。最近他因爲肺炎住院，目前已回到家中。他每年都會罹患二到三次的肺炎，並且因爲患有慢性阻塞性肺病，因此很難從感染中復原。後來，他因爲睡覺會打呼加上妻子的堅持，因此接受了幾週的醫療評估，檢測是否患有睡眠呼吸中止症（sleep apnea）。結果顯示，他患有睡眠呼吸中止症，持續的時間爲 20 秒。醫師建議他晚上睡覺時使用連續呼吸道正壓呼吸器（cpap）。但他目前因爲慢性疾病，正在服用八種藥物。包括一天服用兩次的 Prozac、Singular 及 Proventral inhaler，每天午前服用 Prevacid、午後服用 Stool softener、一天兩次 Lasix 及 Potassium，以及睡前服用 Ambien。他的口服藥及噴霧藥劑每個月的開銷大約爲 268 美元，房租每個月 600 美元，設備費用平均每個月爲 90 美元。他每個月領取 558 美元的殘障支票。妻子目前在當地的超市工作，賺取最低薪資。她的收入需要負擔雜貨、汽油以及每個月的其他開銷。藥物、房租及設備，使他們每個月平均花費爲 958 美元。因此，他每個月負擔開支後還不足 400 美元。妻子每個月賺 800 美元，爲他的開銷付了 400 美元後，她用剩下的 400 美元來付雜貨及汽油。這是罹患慢性疾病的夫妻努力熬過每個月的典型情節。

　　問題：

1. 處於貧窮階層的人可以使用什麼藥物資源？

2. 有較便宜的藥物可以取代 B 先生目前的藥物清單嗎？

3. 你能爲 B 先生及其妻子想出什麼解決方法嗎？要打破這種「貧困循環」有可能嗎？

管理慢性疾病

預防

美國若不處理慢性疾病的問題，就不能有效解決健保成本的增加。歷史上、私人及政府資源都沒有為預防性健保提供資金，然而，資金援助上的改變已經漸漸為人認知。大部分的保險公司現在不僅願意支付每年健康檢查，也願意支付預防服務。即使醫療保險不給付每年的健康檢查，但是目前醫療保險 B 計畫包含某些預防檢測，包括胸部、子宮頸、陰道、直腸及前列腺癌篩檢、骨質流失檢測、糖尿病監控及自我管理、流感、肺炎，以及 B 型肝炎疫苗接種。

疾病控制中心（Centers for Disease Control）在 2000 年表示，預防慢性疾病對健保開支在金融上的涵義：預防疾病的開支遠低於治療終生慢性疾病的開支。在文獻案例，包括介入戒菸。這些介入因為每年所拯救的性命預估將會省下 2,587 美元，是臨床預防服務中成本效益最高的。另一項有益處的計畫為兩年一次的乳房 X 光檢驗，每年所拯救的生命可以省下 8,280 至 9,890 美元。一旦研究可以更清楚地證明其成本效益，則國家疾病預防的支出將會增加。

擴大醫療保險

醫療保險是位於社會福利之後，第二大的津貼計畫。在 2003 年，這個計畫花了 2,468 億美元，援助 4,100 萬人的健保（CMS, 2003）。某些政治分析家預估，醫療保險計畫將在 2010 年起受到威脅，因為服務的需求將會急劇增加，且勞動人口數將會降低。在 2000 年到 2003 年之間，醫療保險保障的人數預計將會增加一倍（CBO, 2000b）。

醫療保險福利計畫涵蓋以下基本服務，例如：住院、急性後期照護、醫師服務，以及其他出院後照護，但不涵蓋出院後處方藥物。在 1996 年，出院後藥物的開支，占了醫療保險受保人所接受健保服務總開支的 10%（Levit 等人，1998）。大約有 250 億美元花在處方藥物上，每個人自付一半的費用（Levit 等人，1998）。

增加醫療保險的綜合性是個備受討論的看法。這將會去除私人保險補充的需求，並且使醫療保險增加開支。擴大服務或許會使醫療費用保險照護減少，

導致以風險為基礎的醫療保險選擇方案，例如：美國兩黨委員會（Bipartisan Commission）提出的醫療保險未來（Future of Medicare）方案。樣本方案包括在每個地區建立多種方案，讓受保人可以用最低的保費加入一種以上的方案。有能力負擔的受保人可以加入有較多福利的高價方案。方案之間對申請人數的競爭，將有助於確保方案以可能的最低價提供適當的服務。很明顯的，管理式競爭的長期利益或許可以減緩成本成長，或許不能，但是，當個人從醫療保險費用轉移至較有效率的照護方案，投保人的花費就會下降。

擴大健康保險涵蓋範圍

未投保人數從 1991 年的 3,500 萬人增加至 1998 年的 4,400 萬人（CBO, 2000a, p.36）。不在健康保險涵蓋範圍內，對 65 歲以下的人來說是個問題，因為醫療保險只涵蓋 65 歲以上的人。在 1998 年，65 歲以下的人有 18.4% 沒有健康保險。兒童之中大概有 15% 的人沒有健康保險（CBO, 2000b）。

有人提出某些方法來增加美國投保人數，包括擴大政府保險計畫的範圍及資金、提供投保健康保險的人稅務上的鼓勵，並限制私人市場不得增加較低保費的選擇。另一個方法，是擴大政府對公共健康診所及義診的資助。

在 2000 年，有 6 千萬人受醫療保險、醫療補助及國家兒童健康保險計畫（State Children's Health Insurance Program, SCHIP）的保障，總金額超過 3 千億美元（Getzen, 2000）。醫療保險是唯一完全由聯邦資助的計畫。醫療補助及國家兒童健康保險計畫分別由聯邦和州政府共同資助。聯邦政府設立投保人的標準，而醫療補助及國家兒童健康保險計畫的基金管理是由各州所建立，擴大這些計畫要由各州指示。

擴大申請資格要求可以增加醫療補助涵蓋的人數。目前，申請資格及涵蓋程度由各州定義。透過要求各州將涵蓋的貧窮程度標準化，各州的申請資格將會更一致。即使擴大計畫，還是有人因為已有的污點或對計畫不了解而無法申請。

擴大國家兒童健康保險計畫將會使納入健康保險的低收入兒童人數增加。目前，聯邦協助的範圍從 65% 到 85%，取決於各州每人的平均收入。2000 年，聯邦支出幾乎 20 萬美元在國家兒童健康保險計畫上（CBO, 2000a）。各州可以決定他們要將國家兒童健康保險計畫基金用來擴大醫療補助、發展或協助兒童計畫，或是支付特定的服務。在 1998 年的第一年實施期間，只有十九個州使用國家兒童健康

保險計畫基金，許多州的使用金額少於聯邦政府撥發的金額。1997 年的預算平衡法案，給了各州三年時間使用其配額。沒有使用的基金，將由美國健康人文服務祕書處於第四年（2001）重新分配給有使用其配額的各州。也有人提議，擴大國家兒童健康保險計畫，以涵蓋受保兒童的父母親。

提供投保健康保險的人稅務上的鼓勵

目前，聯邦政府放棄部分稅收，將雇主在健康福利所付的費用從收入及薪資中排除，並允許某些健康開支的稅賦減免。此外，彈性支出帳戶（flexible spending account）免繳稅，員工所付的長期照護保險費用，以及未退還的醫療開支，若超過個人調整後所得的 7.5%，則免繳稅。未退還的開支，包括個人支付的健康保險費用、自付費用、某些運輸費用、住宿以及長期照護。這些提議，裨益了超過 1 億 5 千萬名由雇主投保的員工。自由業者可以減免健康保險支出 60%，而在減免規定下，2003 年將上升至 100%。

目前的稅賦系統有利於有工作以及由雇主投保的人。位於最高稅賦級距的人在這種稅賦激勵中受益最多，因為儲蓄取決於稅率，因此受益最多的人是高收入者。分析家提出的稅賦福利擴大，可能包括使用更廣泛的稅賦減免、稅賦免徵額或扣稅抵額（tax credit）。更有可能的情況是，扣稅抵額可能會直接針對無法由雇主投保的人。這個提議有一項弱點，只有在報稅的時候才能提供扣稅抵額。個人剛開始還是需要資金購買保險，直到很久之後才能由扣稅抵額「償還」。

老年人的長期照護服務

長期照護服務的需求將在未來三十年內增加一倍。2000 年，65 歲以上人口中，有 750 萬人需要長期照護協助，大約占老年人口數的 21%（Crippen, 2000）。在這 750 萬人之中，有 150 萬人將會需要護理之家的照護，而有 220 萬人需要住在協助生活中心，利用居家照護或住在社區療養院（Crippen, 2000）。這些數據說明了需要持續教育護士提供長期照護，並使護士做好準備照顧老年人口。

目前，醫療保險及醫療補助資助了國家大約半數的護理之家，以及居家照護支出。對使用所有個人金融資源來支付高價長期照護的中產階級，醫療補助有提供災害長期照護給付。在 1995 年，私人保險占了護理之家及居家照護支出的 1%（CBO, 2000a, p.36）。據估計，家庭提供的長期照護每年約值 5 百億至 1 千億美

元（CBO, 2000b）。然而，根據估計，人口數較少的家庭，提供長期照護的能力在未來很可能會變低，這使得醫療補助需要負擔長期照護的費用。

將醫療保險及醫療補助擴大至長期照護，需要擴大資格規定。另一個可能是，為長期照護提供稅賦津貼，這對低收入的人有利。此外，還有一種提議是，建立以稅為區別的儲蓄帳戶，這可以用來支付長期照護服務。這種帳戶的資金來源為支付稅前的資金，增加的利息則免稅。這個提議的弱點是：如果納稅人的收入低，那麼額外的儲蓄金額可能會很少。

擴大長期保險可能需要透過雇主贊助的計畫來實行，而不是透過目前個人及團體協會。扣稅抵額可為購買長期保險的人設立，但這個提議可能對中等甚至更高收入的納稅人較有幫助（國家農村健康協會，2000）。

未來

健保在 2004 年總統大選時是個重要的議題。布希總統在第一個任期內，他提倡使用納稅人的錢來資助新政府的福利，也就是老年人的處方藥給付。2003 年的醫療保險處方藥物、進步及現代化法案（Medicare Prescription Drug, Improvement and Modernization Act）的實施，將會在 2004 年到 2013 年預算期間，增加 3,950 億美元的成本。2006 年起，醫療保險新的 D 部分將會透過管理是照護方案以及雇主贊助方案，來補助處方藥物的給付。這項法案也提供了藥物折扣卡，為某些低收入的醫療保險受保人負擔每年 600 美元的處方藥物費用。預估到 2014 年前，D 部分會占醫療保險開支的 22%（CBO, 2004）。這項法律的其他法規，包括對醫療保險受保人的提供者實施醫療費用保險的減免。到了 2005 年起，醫療保險費用將會降低 280 億美元（CBO, 2004）。

在未來十年內，當健康照護提供者試圖為患有慢性疾病的老年人口提供照護時，共和黨的健保方案在金融有其涵義。2004 年的國防授權法案（National Defense Authorization Act），將福利擴大到涵蓋殘障程度 50% 以上的殘障退休軍人。在先前的法律規定下，退休軍人不能同時接受全額退休年金以及軍人事務部發放的殘障津貼（veteran affair），直到 2014 年起，殘障的退休軍人可以同時接受退休金及殘障津貼。這些法規使退休軍人的開支，在 2004 年增加 10 億美元，並且在 2004 年至 2013 年間，增加 280 億美元（CBO, 2004）。

摘要與總結

為了因應今日及未來照護慢性病患者的挑戰，我們必須透過建立以人為中心、以社區為基礎，以及以系統為導向的方法，改變目前的照護系統。這些方法都源自慢性疾病管理原則，也就是整合式照護管理、整合式資訊、整合式金融及整合式政策。

我們必須了解美國是否能繼續在健保中持續增加資源及金錢。贊成者強調，我們擁有世界上最好的健保系統；反對者批評這並無系統、且高度不完整、缺乏協調性、缺乏普遍涵蓋範圍，並太過專注於急重症的照護。當漸漸了解到我們無法負擔目前的系統時，將有可能邁向嶄新且不同的系統。

護士的知識應超越病患照護的生理及心理層面，而擴大至新的舞臺，包括健保金融、經濟及保險，病患漸漸會面臨經濟困難以及健保的抉擇。此外，大部分客戶對健保的傳遞、費用、金融及保險，缺乏基本了解。護士扮演了重要角色，透過共同考量，護士需要支持、教育病患，並檢驗自身的信念及實務，如此一來，護士才能提供可能的最高成本效益、最高品質的照護。

護士和病患一樣，受到相同健保經濟的影響越來越深。健保提供者獲利及損失，都會影響購買護士使用設備的決定、護士教育部門的預算、營運預算，包括薪資以及撥發的護理照護時數。未來護理不僅是我們自我檢測及改變的能力，也是在變動的健保系統中成為領導者及創新者的能力。護士也必須跨過臨床舞臺，更積極參與雇主及政府，在營運、金融及政策上的決定。

問題與討論

1. 說出過去三十年來導致健保成本增加的三個關鍵因素。
2. 指出健保費用的三個主要來源，並討論費用的移轉及其對政府資助健保的影響。
3. 說明自付費用及其對老年人和慢性病患者人口的涵義。
4. 如果健保的產生是國家經濟重要的一部分，為何對一般人而言，健保成本上漲對企業及經濟有負面的影響？

5. 說明某些與慢性疾病相關的大量直接費用來源。

6. 討論預防及健康改善，在遏止健保成本上漲中所扮演的角色。

7. 討論健保定量配給的程序，並指出護士在塑造此一未來中所扮演的角色。

8. 體認科技對醫藥、護理及健康照護服務的重要性，討論目前的改變，以及這些改變如何影響健保的傳遞及未來的開支。

參考文獻

Alzheimer's Association. (2004). Statistics about Alzheimer's Disease. Available on-line at http://www.alz.org/aboutAD/statistics.asp

American Heart Association. (2004). Economic cost of cardiovascular disease. Available on-line at http://www.americanheart.org/statistics/

Asthma and Allergy Foundation. (2000). Facts and statistics. Available on-line at http://www.aafa.org

Barefield, E. (1996). Osteoporosis-related hip fractures cost $13 billion to $18 billion yearly. *Food Review, 1,* 31–36.

Bellandi, D. (1999). A year of more and less: Number of hospital deals drops, but more facilities change hands. *Modern Healthcare, 11,* 48.

Bringewatt, R. J. (1998). Healthcare's next big hurdle. *Healthcare Forum Journal, 41* (5), 14–17.

Casey, M. (1998). Hospital mergers: Where have they gone? *Medical Industry Today.* Available on-line at www.medicaldata.com/MIT

Centers for Disease Control. (2000). *Statistics: Diabetes surveillance, 1999.* Available on-line at http://www.cdc.gov/diabetes/statistics/

Centers for Disease Control (2004). *Chronic Disease Overview.* Available online at: http://www.cdc.gov/ nccd-php/overview.htm

Centers for Medicare and Medicaid (2003). *CMS Statistics.* Baltimore: CMS.

Christopher Reeve Paralysis Foundation (2000). *The facts about spinal cord injury and CNS disorders.* Available on-line at http://paralysis.org/

Congressional Budget Office. (2000a). *The Budget and economic outlook: Fiscal years 2001–2010.* (January) Washington, DC: Government Printing Office.

———. (2000b). *Options to expand federal health, retirement and education activities.* (June). Washington, DC: Government Printing Office.

———. (2004). *The budget and economic outlook: Fiscal years 2005–2014.* Washington, DC: Government Printing Office.

Crippen, D. L. (2000). *Preparing for an aging population.* Congressional Budget Office. Available on-line at http://www.cbo.gov

Drass, J., Kell, S., Osborn, M., Bausell, B., et al. (1998). Diabetes care for Medicare beneficiaries: Attitudes and behaviors of primary care physicians. *Diabetes Care, 21,* (8), 1282–1287.

Enda, J. (2000). Health care is in fashion this year. *Charlotte Observer,* Friday October 20, section 6A.

Frankenfield, D. L., Marciniak, T. A., Drass, J. A., & Jencks, S. (1997). Quality improvement activity directed at the national level: Examples from the Health Care Financing Administration. *Quality Management in Health Care, 5* (4), 12–18.

Getzen, T. E. (2000). Forecasting health expenditure: Short, medium, and long (long) term. *Journal of Health Care Finance, 26* (3), 56–72.

Government Accounting Office. (1999). *Medicare managed care plans: many factors contribute to recent withdrawals; plan interest continues.* Washington, DC: Government Accounting Office.

Groessl, E. J., & Cronan, T. A. (2000). A cost analysis of self-management programs for people with chronic illness. *American Journal of Community Psychology, 28* (4), 455–480.

Hoffman, E. D., McFarland, C. M., & Curtis, C. A. (2002). *Brief Summaries of Medicare and Medicaid.* Office of the Actuary: Centers for Medicare and Medicaid Services.

Levit, K., Cowan, C., Lazenby, H., Sensenig, A., et al. (1999). *Employer health benefits, 1999 annual survey.* Menlo Park, CA: Henry J. Kaiser Family Foundation.

———. (2000). Health spending in 1998: Signals of change. *Health Affairs, 19* (1), 124–132.

Levit, K., Smith, C., Cowan, C., Sensenig, A., et al. (2004). Health spending rebound continues in 2002. *Health Affairs, 23,* 1, 147–159.

National Osteoporosis Foundation. (2004). Statistics. Available on-line at http://www.nof.org/osteoporosis/diseasefacts.htm

National Rural Health Association. (2000). *Access to health care for the uninsured in rural and frontier America.* Available on-line at http://www.nrharural.org

Newacheck, P., & Hughes, D. (1994). Children with chronic illness and Medicaid managed care. *Pediatrics, 93* (3), 497–451.

Partnership for Solutions (2004). *Chronic conditions: Making the case for ongoing care.* Johns Hopkins University and the Robert Wood Johnson Foundation.

Smith, C., Cowan, C., Sensening, A., & Catlin, A. (2005). Health spending growth slows in 2003. *Health Affairs, 24* (1), 185–94.

U. S. Department of Health and Human Services. (2000). *Healthy People 2010.* (Conference edition, in two volumes). Washington, DC: Government Printing Office.

國家圖書館出版品預行編目資料

慢性病護理／Ilene Morof Lubkin, Pamala D.
Larsen著；曾文培等譯. －－初版.－－臺北
市：五南, 2008.05
　面；　公分
含參考書目
譯自：Chronic illness：impact and
interventions
ISBN 978-957-11-5146-5 (平裝)
1. 慢性疾病護理　2. 慢性疾病
419.824　　　　　　　　　97003355

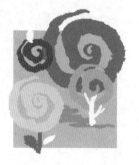

5K97

慢性病護理

作　　　者／Ilene Morof Lubkin、Pamala D.Larsen

譯　　　者／曾文培、周雨樺、陳翠芳、呂如分

　　　　　　蔡宜珊（依翻譯量排序）

發 行 人／楊榮川

總 經 理／楊士清

總 編 輯／楊秀麗

副總編輯／王俐文

責任編輯／許杏釧、陳俐君

封面設計／斐類設計工作室

出 版 者／五南圖書出版股份有限公司

地　　　址／106臺北市大安區和平東路二段339號4樓

電　　　話／(02)2705-5066　　傳　真：(02)2706-6100

網　　　址／http://www.wunan.com.tw

電子郵件／wunan@wunan.com.tw

劃撥帳號／01068953

戶　　　名／五南圖書出版股份有限公司

法律顧問／林勝安律師事務所　林勝安律師

出版日期／2008年5月初版一刷

　　　　　　2020年9月初版五刷

定　　　價／新臺幣750元

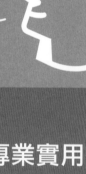

經典永恆·名著常在

五十週年的獻禮 —— 經典名著文庫

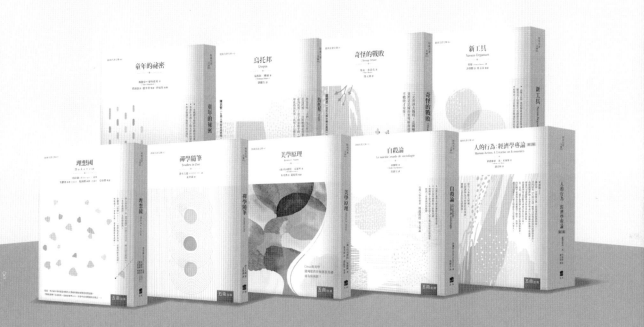

五南，五十年了，半個世紀，人生旅程的一大半，走過來了。

思索著，邁向百年的未來歷程，能為知識界、文化學術界作些什麼？

在速食文化的生態下，有什麼值得讓人雋永品味的？

歷代經典·當今名著，經過時間的洗禮，千錘百鍊，流傳至今，光芒耀人；

不僅使我們能領悟前人的智慧，同時也增深加廣我們思考的深度與視野。

我們決心投入巨資，有計畫的系統梳選，成立「經典名著文庫」，

希望收入古今中外思想性的、充滿睿智與獨見的經典、名著。

這是一項理想性的、永續性的巨大出版工程。

不在意讀者的眾寡，只考慮它的學術價值，力求完整展現先哲思想的軌跡；

為知識界開啟一片智慧之窗，營造一座百花綻放的世界文明公園，

任君遨遊、取菁吸蜜、嘉惠學子！